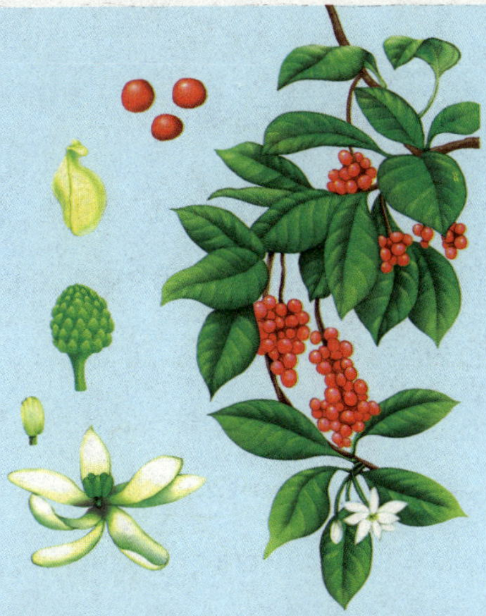

图解本草纲目

[明] 李时珍 ◎ 著
盖国忠　高海波 ◎ 编著

江苏凤凰科学技术出版社 · 南京

图书在版编目（CIP）数据

图解本草纲目 /（明）李时珍著；盖国忠，高海波编著 . 一南京：江苏凤凰科学技术出版社，2020.3（2022.5 重印）

ISBN 978-7-5713-0689-2

Ⅰ . ①图… Ⅱ . ①李… ②盖… ③高… Ⅲ . ①《本草纲目》– 图解 Ⅳ . ① R281.3-64

中国版本图书馆 CIP 数据核字 (2019) 第 277354 号

图解本草纲目

著　　者　【明】李时珍
编　　著　盖国忠　高海波
责任编辑　汤景清　祝　萍
责任监制　方　晨

出版发行　江苏凤凰科学技术出版社
出版社地址　南京市湖南路 1 号 A 楼，邮编：210009
出版社网址　http://www.pspress.cn
印　　刷　文畅阁印刷有限公司

开　　本　718 mm × 1 000 mm　1/16
印　　张　41.5
插　　页　2
字　　数　610 000
版　　次　2020 年 3 月第 1 版
印　　次　2022 年 5 月第 3 次印刷

标准书号　ISBN　978-7-5713-0689-2
定　　价　86.00 元

原序

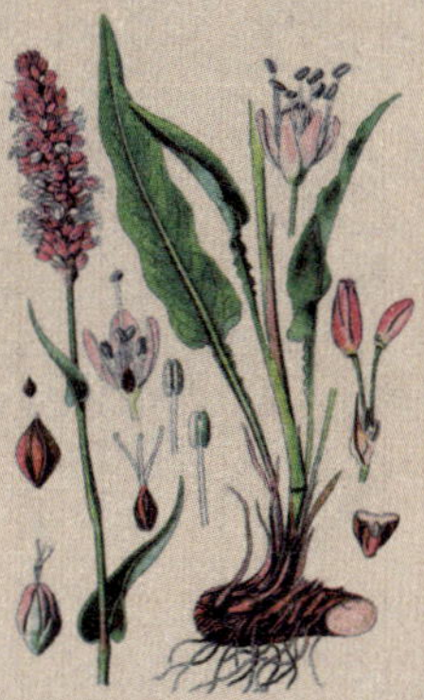

纪称：望龙光知古剑；觇宝气辨明珠。故萍实商羊，非天明莫洞。厥后博物称华，辨字称康，析宝玉称倚顿，亦仅仅晨星耳。楚蕲阳李君东璧，一日过予弇山园谒予，留饮数日。予窥其人，晬然貌也，癯然身也，津津然谭议也，真北斗以南一人。解其装，无长物，有《本草纲目》数十卷。谓予曰：时珍，荆楚鄙人也。幼多羸疾，质成钝椎；长耽典籍，若啖蔗饴。遂渔猎群书，搜罗百氏，凡子、史、经、传、声韵、农圃、医卜、星相、乐府诸家，稍有得处，辄着数言。古有《本草》一书，自炎黄及汉、梁、唐、宋，下迨国朝，注解群氏旧矣。第其中舛谬差讹遗漏，不可枚数。乃敢奋编摩之志，僭纂述之权。岁历三十稔，书考八百余家，稿凡三易。复者芟之，阙者缉之，讹者绳之。旧本一千五百一十八种，今增药三百七十四种，分为一十六部，著成五十二卷。虽非集成，亦粗大备，僭名曰《本草纲目》。愿乞一言，以托不朽。予开卷细玩，每药标正名为纲，附释名为目，正始也；次以集解、辨疑、正误，详其土产形状也；次以气味、主治、附方，着其体用也。上自坟典，下及传奇，凡有相关，靡不备采。如入金谷之园，种色夺目；如登龙君之宫，宝藏悉陈；如对冰壶玉鉴，毛发可指数也。博而不繁，详而有要，综核究竟，直窥渊海。兹岂仅以医书觏哉？实性理之精微，格物之通典，帝王之秘箓，臣民之重宝也。李君用心嘉惠何勤哉！噫！碔玉莫剖，朱紫相倾，弊也久矣。故辨专车之骨，必俟鲁儒；博支机之石，必访卖卜。予方著《弇州卮言》，恚博古如《丹铅卮言》后乏人也，何幸睹兹集哉！兹集也，藏之深山石室无当，盍锲之，以共天下后世味《太玄》如子云者。

时万历岁庚寅春上元日，弇州山人凤洲王世贞拜撰。

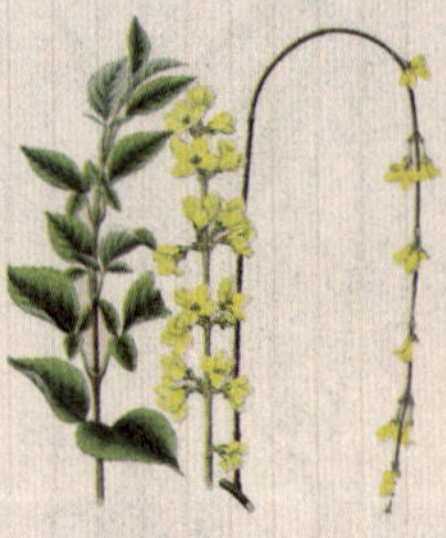

进《本草纲目》疏

湖广黄州府儒学增广生员李建元谨奏，为遵奉明例访书，进献《本草》以备采择事。臣伏读礼部仪制司勘合一款，恭请圣明敕儒臣开书局纂修正史，移文中外。凡名家著述，有关国家典章，及纪君臣事迹，他如天文、乐律、医术、方技诸书，但成一家名言，可以垂于方来者，即访求解送，以备采入《艺文志》。如已刻行者，即刷印一部送部。或其家自欲进献者，听。奉此。臣故父李时珍，原任楚府奉祠，奉敕进封文林郎、四川蓬溪知县。生平笃学，刻意纂修。曾著《本草》一部，甫及刻成，忽值数尽，撰有遗表，令臣代献。臣切思之：父有遗命而子不遵，何以承先志；父有遗书而子不献，何以应朝命。矧今修史之时，又值取书之会，臣不揣谫陋，不避斧钺，谨述故父遗表。臣父时珍，幼多羸疾，长成钝椎，耽嗜典籍，若啖蔗饴。考古证今，奋发编摩，苦志辨疑订误，留心纂述诸书。伏念《本草》一书，关系颇重，注解群氏，谬误亦多。行年三十，力肆校雠；历岁七旬，功始成就。野人炙背食芹，尚欲献之天子；微臣采珠聚玉，敢不上之明君。昔炎黄辨百谷，尝百草，而分别气味之良毒；轩辕师岐伯，遵伯高，而剖析经络之本标。遂有《神农本草》三卷，《艺文》录为医家一经。及汉末而李当之始加校修，至梁末而陶弘景益以注释，古药三百六十五种，以应重卦。唐高宗命司空李重修，长史苏恭表请伏定，增药一百一十四种。宋太祖命医官刘翰详校，宋仁宗再诏补注，增药一百种。召医唐慎微合为《证类》，修补众本草五百种。自是人皆指为全书，医则目为奥典。夷考其间，瑕不少。有当析而混者，如葳蕤、女葳，二物而并入一条；有当并而析者，如南星、虎掌，一物而分为二种。生姜、薯蓣，菜也，而列草品；槟榔、龙眼，果也，而列木部。八谷，生民之天也，不能明辨其种类；三菘，日用之蔬也，罔克的别其名称。黑豆、赤菽，大小同条；硝石、芒硝，水火混注。以兰花为兰草，卷丹为百合，此寇氏《衍义》之舛谬；谓黄精即钩吻，旋花即山姜，乃陶氏《别录》之差讹。酸浆、苦耽，草菜重出，掌氏之不审；天花、栝蒌，两处图形，苏氏之欠明。五倍子，构虫窠也，而认为木实；大草，田字草也，而指为浮萍。似兹之类，不可枚陈，略摘一二，以见错误。若不类分品列，何以印定群疑？臣不揣猥愚，僭肆删述，重复者芟之，遗缺者补之。如磨刀水、潦水、桑柴火、艾火、锁阳、山柰、土茯苓、番木鳖、金柑、樟脑、蝎虎、狗蝇、白蜡、水蛇、狗宝、秋虫之类，并今方所用，而古本则无；三七、地罗、九仙子、蜘蛛香、猪腰子、勾金皮之类，皆方物土苴，而稗官不载。今增新药，凡三百七十四种，类析旧本，分为一十六部。虽非集成，实亦粗备。有数名或散见各部，总标正名为纲，余各附释为目，正始也；次以集解、辨疑、正误，详其出产形状也；次以气味、主治、附方，著其体用也。上自坟典，下至传奇，凡有相关，靡不收采，虽命医书，实该物理。我太祖高皇帝首设医院，重设医学，沛仁心仁术于九有之中；世宗肃皇帝既刻《医方选要》，又刻《卫生易简》，蔼仁政仁声于率土之远。伏愿皇帝陛下体道守成，遵祖继志；当离明之正位，司考文之大权。留情民瘼，再修司命之书；特诏良臣，著成昭代之典。治身以治天下，书当与日月争光；寿国以寿万民，臣不与草木同朽。臣不胜冀望屏营之至。臣建元为此一得之愚，上干九重之览，或准行礼部转发史馆采择，或行医院重修，父子衔恩，存殁均戴。臣无任瞻天仰圣之至。

万历二十四年十一月日进呈，十八日奉圣旨：书留览，礼部知道，钦此。

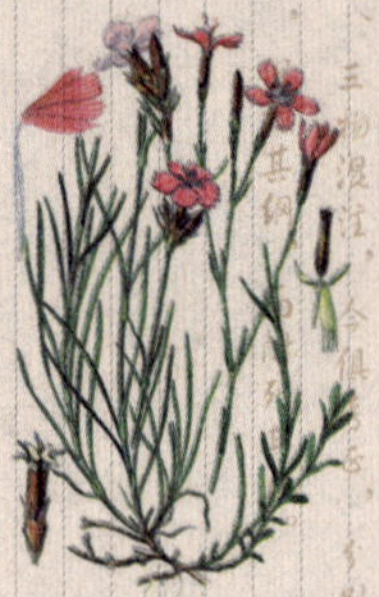

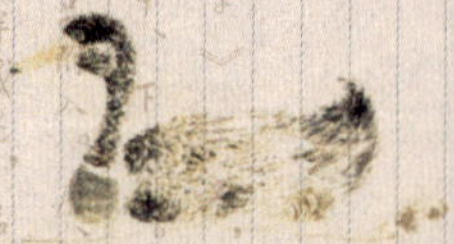

《本草纲目》凡例

一、《神农本草》三卷，三百六十种，分上、中、下三品。梁陶弘景增药一倍，随品附入。唐、宋重修，各有增附，或并或退，品目虽存，旧额淆混，义意俱失。今通列一十六部为纲，六十类为目，各以类从。三品书名，俱注各药之下，一览可知，免寻索也。二、旧本玉、石、水、土混同，诸虫、鳞、介不别，或虫入木部，或木入草部。今各列为部，首以水、火，次之以土，水、火为万物之先，土为万物母也。次之以金、石，从土也。次之以草、谷、菜、果、木，从微至巨也。次之以服、器，从草、木也。次之以虫、鳞、介、禽、兽，终之以人，从贱至贵也。药有数名，今古不同。但标正名为纲，余皆附于释名之下，正始也。仍注各本草名目，纪原也。唐、宋增入药品，或一物再出、三出，或二物、三物混注，今俱考正，分别归并，但标其纲，而附列其目。如标龙为纲，而齿、角、骨、脑、胎、涎皆列为目；标粱为纲，而赤、黄粱米皆列为目之类。诸品首以释名，正名也；次以集解，解其出产、形状、采取也；次以辨疑、正误，辨其可疑，正其谬误也；次以修治，谨炮炙也；次以气味，明性也；次以主治，录功也；次以发明，疏义也；次以附方，着用也；或欲去方，是有体无用矣（旧本附方二千九百三十五，今增八千一百六十一）。唐、宋以朱墨圈盖分别古今，经久讹谬。今既板刻，但直书诸家本草名目于药名、主治之下，便览也。诸家本草，重复者删去，疑误者辨正，采其精粹，各以人名，书于诸款之下，不没其实，且是非有归也。诸物有相类而无功用宜参考者，或有功用而人卒未识者，俱附录之。无可附者，附于各部之末。盖有隐于古而显于今者，如莎根即香附子，陶氏不识而今则盛行；辟虺雷，昔人罕言而今充方物之类，虽冷僻，不可遗也。唐、宋本所无，金、元、我明诸医所用者，增入三十九种。时珍续补三百七十四种。虽曰医家药品，其考释性理，实吾儒格物之学，可裨《尔雅》《诗疏》之缺。旧本序例重繁，今止取神农为正，而旁采《别录》诸家附于下，益以张、李诸家用药之例。古本百病主治药，略而不切。王氏《集要》、祝氏《证治》，亦约而不纯。今分病原列之，以便施用，虽繁不紊也。神农旧目及宋本总目，附于例后，存古也。

牵牛子

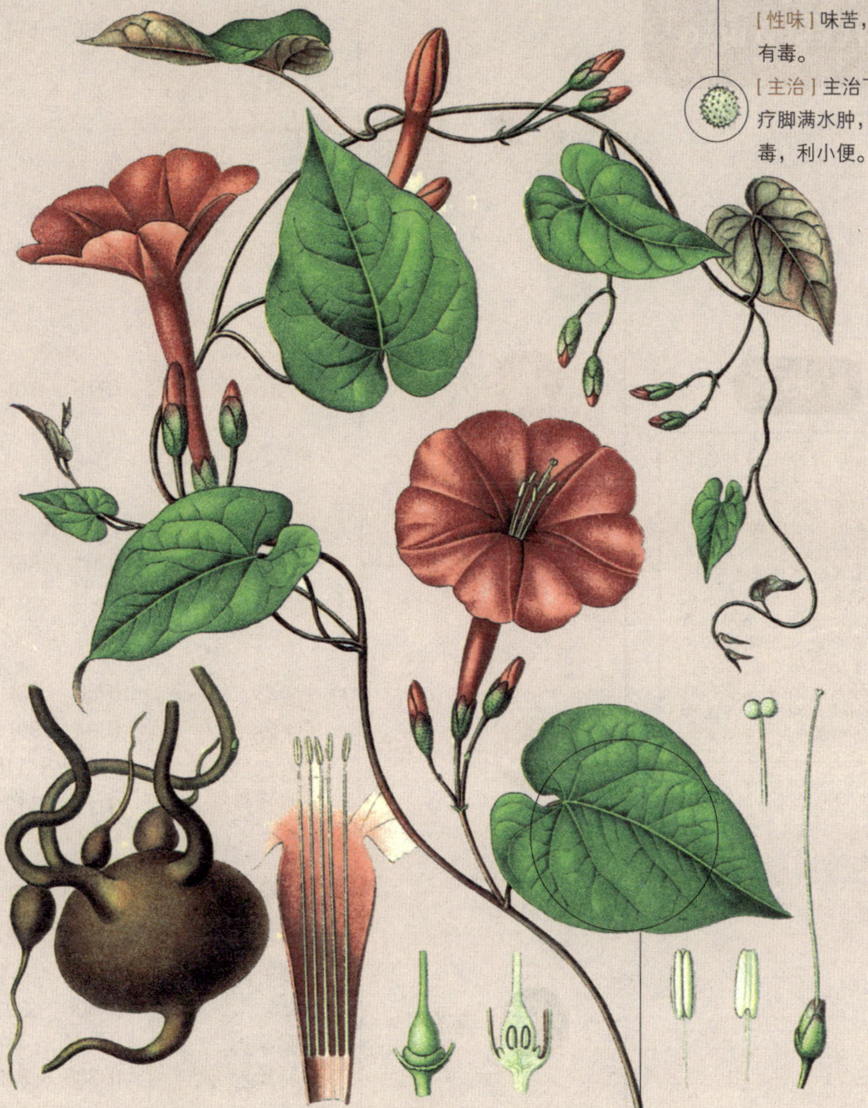

子

[性味]味苦,性寒,有毒。

[主治]主治下气,疗脚满水肿,除风毒,利小便。

叶

[性味]味苦,性寒,有毒。

[主治]治腹部肿块气结,利大小便,除虚肿,落胎。

出产地:全国各地。

成熟周期:花期6~9月,果期7~10月。

形态特征:全株密被白色长毛。叶互生,阔心形,全缘;叶柄与总花梗近等长。花序有花1~3朵;萼片5深裂,裂片卵状披针形,先端尾尖;花冠白色、蓝紫色或紫红色。

功效:泻水通便,消痰涤饮,杀虫攻积。

检索表
JIAN SUO BIAO

李时珍不仅对植物药、动物药进行了仔细的调查、观察，对矿物药也做了不少调查工作。他曾到过铜矿、铅矿、石灰窑等地进行调查研究，将矿物药分为水部、火部、土部和金部，而每一类中大体上又以相同元素化合物按顺序排列。这种药物的分类与现代药物化学中无机物的分类的基本原则是一致的。

凡例

- 二级类
- 三级类
- 类别数量
- 所在页码

植物药

在植物药方面，李时珍主要是根据植物的生态、生长习性或者是植物的形态来进行分类的。我们可以看到，草部中，山草、隰草按照植物的生态环境来分，而蔓草、芳草和毒草是按植物体内含有的特殊物质划分的。比他晚 170 年的瑞典著名植物学家林奈，在 1735 年发表的《自然系统》一书中只将植物分成两部，而《本草纲目》却已经分出了草部、谷部、菜部、果部和木部共五部 27 类。这无论在内容上还是形式上都要丰富和先进得多。

动物药

在动物药的分类上，李时珍是按照生物进化的规律从低等动物到高等动物的发展来划分的，分为鳞部、介部、禽部、兽部和人部五部 14 类。鳞部相当于脊椎动物中的鱼类、爬虫类，禽部相当于鸟类，而猿猴为寓怪类，并指出它们和人类是很相近的。以上分类基本符合由低等到高等的进化规律。

阅读导航

本书以图解的方式对古本《本草纲目》进行了全新的编写，语言更加生动形象，通俗易懂，符合现代人的阅读习惯。全书分十六卷，共收入近600种动物、植物、矿物各类药物，近2000条实用附方，500多幅珍贵金陵古图，200多幅栩栩如生的手绘彩图。采用颜色和字母双重索引，查找方便快捷。

精炼图解

现代手绘插图，再配上详细精炼的牵线文字，即使再艰深、晦涩的文字也可以变得通俗易懂。

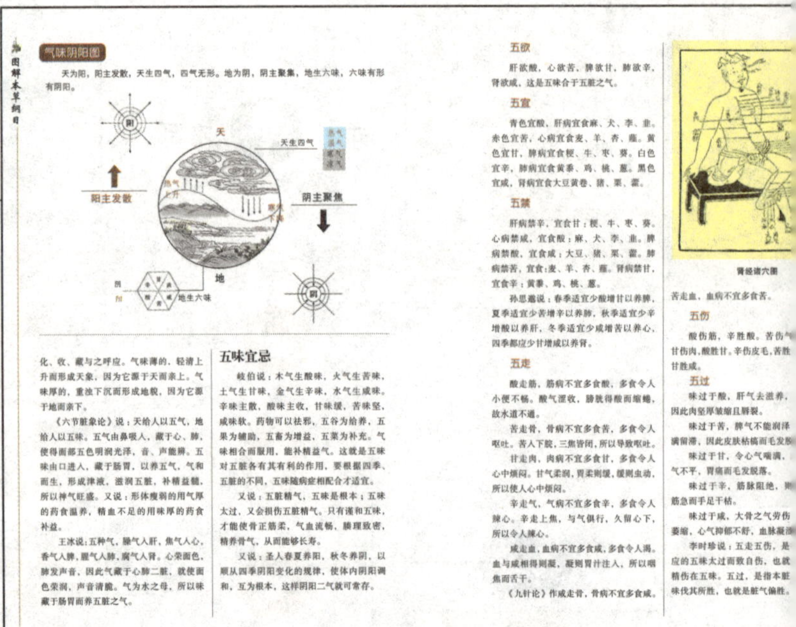

气味阴阳图

天为阳，阳主发散，天生四气，四气无形。地为阴，阴主聚集，地生六味，六味有形有阴阳。

化、收、藏与之呼应。气味薄的，轻清上升而形成天象，因为它源于天而亲上。气味厚的，重浊下沉而形成地貌，因为它源于地而亲下。

《六节脏象论》说：天给人以五气，地给人以五味。五气由鼻吸入，藏于心、肺，使得面部五色明润光泽，音、声能辨。五味由口进入，藏于肠胃，以养五气，气和而生，形成津液，滋润五脏，补精益髓，所以神气旺盛。又说：形体瘦弱的用气厚的药食温养，精血不足的用味厚的药食补益。

王冰说：五种气，臊气入肝，焦气入心，香气入脾，腥气入肺，腐气入肾。心荣面色，肺发声音，因此气藏于心肺二脏，就使面色荣润，声音清脆。气为水之母，所以味藏于肠胃而养五脏之气。

五味宜忌

岐伯说：木气生酸味，火气生苦味，土气生甘味，金气生辛味，水气生咸味。辛味主散，酸味主收，甘味缓，苦味坚，咸味软。药物可以祛邪，五谷为给养，五果为辅助，五畜为增益，五菜为补充。气味相合而服用，能补精益气。这就是五味对五脏各有其有利的作用，要根据四季、五脏的不同，五味随病症相配合才适宜。

又说：五脏精气，五味是根本；五味太过，又会损伤五脏精气。只有谨和五味，才能使骨正筋柔，气血流畅，腠理致密，精养骨气，从而能够长寿。

又说：圣人春夏养阳，秋冬养阴，以顺从四季阴阳变化的规律，使体内阴阳调和，互为根本，这样阴阳二气就可常存。

8

五欲

肝欲酸，心欲苦，脾欲甘，肺欲辛，肾欲咸，这是五味合于五脏之气。

五宜

青色宜酸，肝病宜食麻、犬、李、韭。赤色宜苦，心病宜食麦、羊、杏、薤。黄色宜甘，脾病宜食粳、牛、枣、葵。白色宜辛，肺病宜食黄黍、鸡、桃、葱。黑色宜咸，肾病宜食大豆黄卷、猪、栗、藿。

五禁

肝病禁辛，宜食甘：粳、牛、枣、葵。心病禁咸，宜食酸：麻、犬、李、韭。脾病禁酸，宜食咸：大豆、猪、栗、藿。肺病禁苦，宜食:麦、羊、杏、薤。肾病禁甘，宜食辛：黄黍、鸡、桃、葱。

孙思邈说：春季适宜少酸增甘以养脾，夏季适宜少苦增辛以养肺，秋季适宜少辛增酸以养肝，冬季适宜少咸增苦以养心，四季都应少甘增咸以养肾。

五走

酸走筋，筋病不宜多食酸，多食令人小便不畅。酸气涩收，膀胱得酸而缩蜷，故水道不通。

苦走骨，骨病不宜多食苦，多食令人呕吐。苦人下脘，三焦皆闭，所以导致呕吐。

甘走肉，肉病不宜多食甘，多食令人心中烦闷。甘气柔润，胃柔则缓，缓则虫动，所以使人心中烦闷。

辛走气，气病不宜多食辛，多食令人辣心。辛走上焦，与气俱行，久留心下，所以令人辣心。

咸走血，血病不宜多食咸，多食令人渴。血与咸相得则凝，凝则胃汁注入，所以咽焦而舌干。

《九针论》作咸走骨，骨病不宜多食咸。

肾经诸穴图

苦走血，血病不宜多食苦。

五伤

酸伤筋，辛胜酸。苦伤气……甘伤肉，酸胜甘。辛伤皮毛，苦胜……甘胜咸。

五过

味过于酸，肝气去滋养，因此肉坚厚皱缩且唇裂。

味过于苦，脾气不能润泽……满留滞，因此皮肤枯槁而毛发脱……

味过于甘，令心气喘满，……气不平，肾痛而毛发脱落。

味过于辛，筋脉阻绝，……筋急而手足干枯。

味过于咸，大骨之气劳伤……萎缩，心气抑郁不舒，血脉凝涩……

李时珍说：五走五伤，是……应的五味太过而致自伤，也就……精伤在五味。五过，是指本脏……味伐其所胜，也就是脏气偏胜。

9

通俗白话

对《本草纲目》中生涩难懂的古文进行了精心的编译，以使该译本更加简洁明了，通俗易懂。

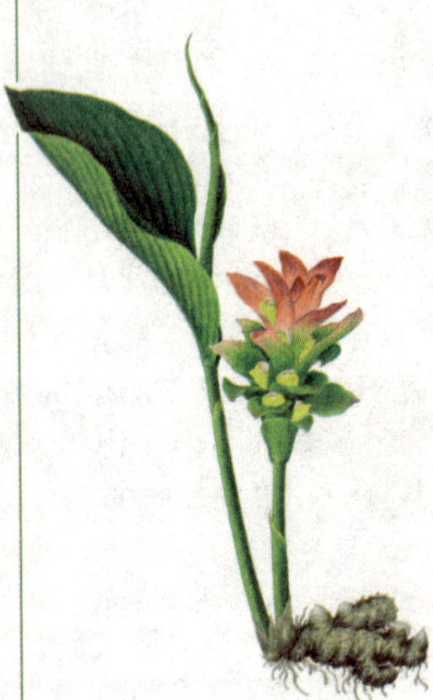

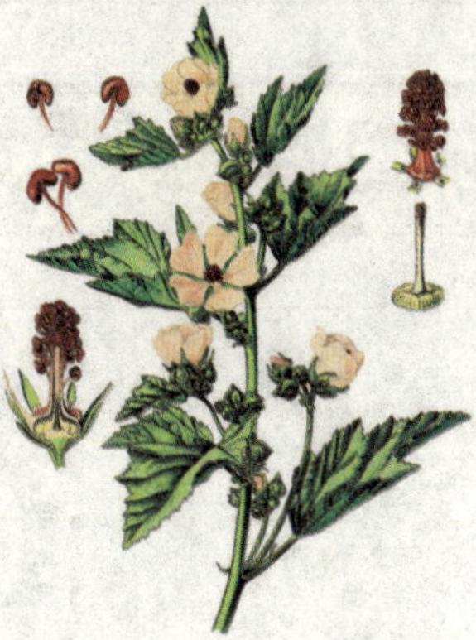

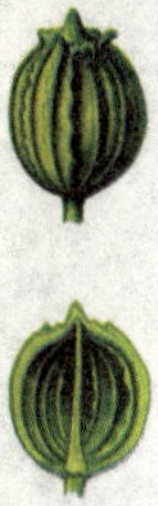

多元快捷索引

本书除了页码索引外，还引入了颜色索引法和字母索引法。多元化的索引方式令本书的查找更加方便快捷。

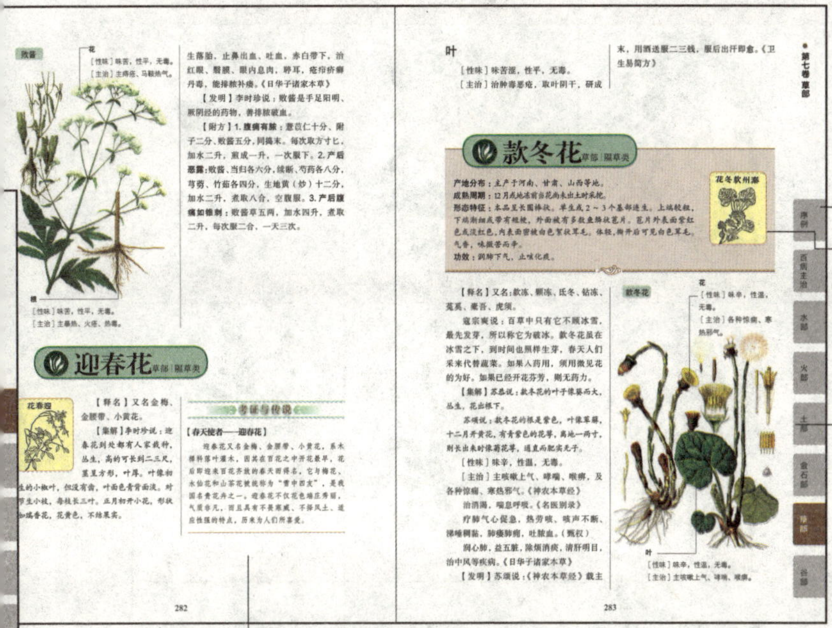

败酱

花

[性味]味苦，性平，无毒。

[主治]主痔疮、马鞍热气。

根

[性味]味苦，性平，无毒。

[主治]主暴热、火疮、热毒。

生落胎，止鼻出血、吐血，赤白带下，治红眼、翳膜、眼内息肉，聍耳，疮疖疥癣丹毒，能排脓补瘘。《日华子诸家本草》

【发明】李时珍说：败酱是手足阳明、厥阴经的药物，善排脓破血。

【附方】1.腹痛有脓：薏苡仁十分、附子二分、败酱五分，同捣末。每次取方寸匕，加水二升，煎成一升，一次服下。2.产后恶露：败酱、当归各六分，续断、芍药各八分，芎䓖、竹茹各四分，生地黄（炒）十二分，加水二升，煮取八合，空腹服。3.产后腹痛如锥刺：败酱草五两，加水四升，煮取二升，每次服二合，一天三次。

迎春花 草部|隰草类

花春迎

【释名】又名金梅、金腰带、小黄花。

【集解】李时珍说：迎春花到处都有人家栽种，丛生，高的可长到二三尺，茎呈方形，叶厚。叶像初生的小椒叶，但没有齿，叶面色青背面淡。对节生小枝，每枝长三叶。正月初开小花，形状如瑞香花，花黄色，不结果实。

考证与传说

【春天使者——迎春花】

迎春花又名金梅、金腰带、小黄花，系木樨科落叶灌木，因其在百花之中开花最早，花后即迎来百花齐放的春天而得名，它与梅花、水仙花和山茶花被统称为“雪中四友”，是我国名贵花卉之一。迎春花不仅花色端庄秀丽，气质非凡，而且具有不畏寒威、不择风土、适应性强的特点，历来为人们所喜爱。

282

叶

[性味]味苦涩，性平，无毒。

[主治]治肿毒恶疮，取叶阴干，研成末，用酒送服二三钱，服后出汗即愈。《卫生易简方》

第七卷 草部

款冬花 草部|隰草类

产地分布：主产于河南、甘肃、山西等地。

成熟周期：12月或地冻前当花尚未出土时采挖。

形态特征：本品呈长圆棒状。单生或2～3个基部连生。上端较粗，下端渐细或带有短梗，外面被有多数鱼鳞状苞片。苞片外表面紫红色或淡红色，内表面密被白色絮状茸毛。体轻，撕开后可见白色茸毛。气香，味微苦而辛。

功效：润肺下气，止咳化痰。

花冬款州秦

【释名】又名：款冻、颗冻、氐冬、钻冻、菟奚、橐吾、虎须。

寇宗奭说：百草中只有它不顾冰雪，最先发芽，所以称它为破冰。款冬花虽在冰雪之下，到时间也照样生芽，春天人们采来代替蔬菜。如果入药用，须用微见花的为好。如果已经开花芬芳，则无药力。

【集解】苏恭说：款冬花的叶子像葵而大，丛生，花出根下。

苏颂说：款冬花的根是紫色，叶像萆薢，十二月开黄花，有青紫色的花萼，离地一两寸，则长出来时像菊花萼，通直而肥实无子。

[性味]味辛，性温，无毒。

[主治]主咳嗽上气、哮喘、喉痹，及各种惊痫、寒热邪气。《神农本草经》

治消渴，喘息呼吸。《名医别录》

疗肺气心促急，热劳咳、咳声不断、涕唾稠黏，肺痿肺痈，吐脓血。（甄权）

润心肺，益五脏，除烦消痰，清肝明目，治中风等疾病。《日华子诸家本草》

【发明】苏颂说：《神农本草经》载主

款冬花

花

[性味]味辛，性温，无毒。

[主治]各种惊痫、寒热邪气。

叶

[性味]味辛，性温，无毒。

[主治]主咳嗽上气、哮喘、喉痹。

序例

百病主治

水部

火部

土部

金石部

草部

谷部

283

珍贵金陵古图

全书收录的古图，版本比原来流行的江西本插图更加简洁生动、古朴大方，具有很高的收藏价值。

高品位专题

专题一有针对性地对品物的产地、成熟周期、形态特征和功效进行了高度概括。专题二以考证、典故和历史故事等方式对品物的内在文化价值进行挖掘。提炼品物精华，升华品物文化价值。

逼真彩色手绘

高清晰度、栩栩如生的彩色手绘图，对植物的根、茎、叶、花、子都进行了细致入微的描绘和详细的分解说明，在给读者带来强烈视觉冲击的同时，又可更加全面地了解植物的药用价值。

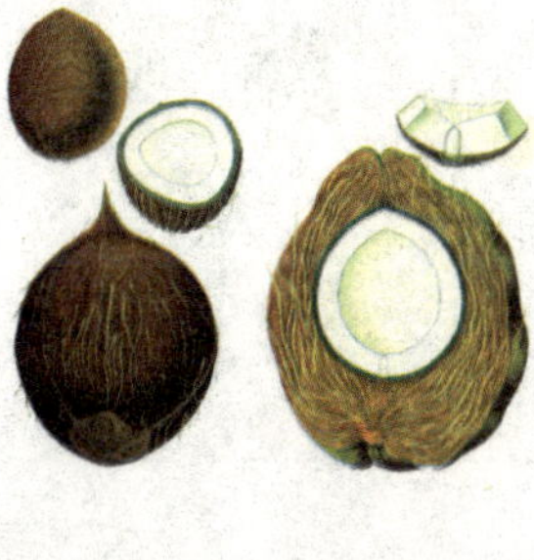

本草植物图鉴

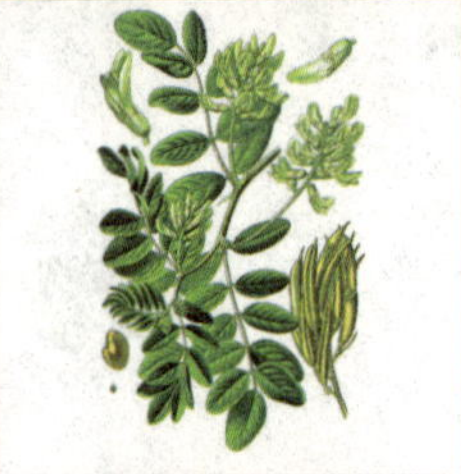

【黄耆】(P125)

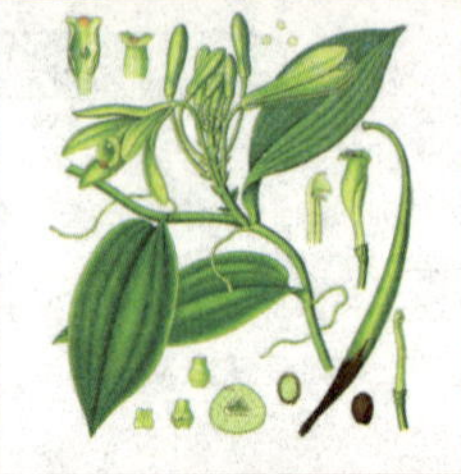

【黄精】(P134)

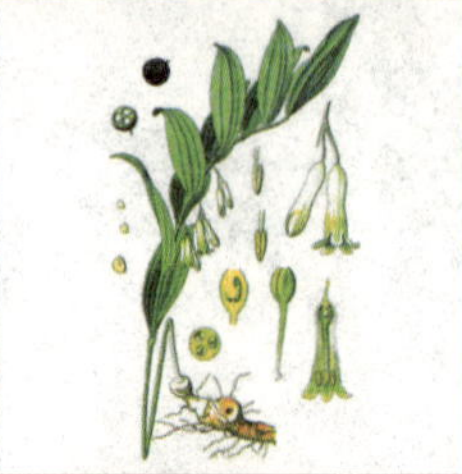

【萎蕤】(P136)

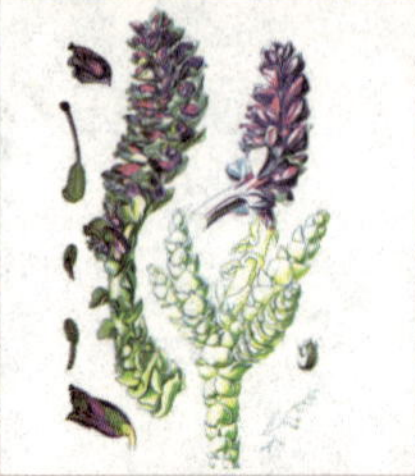

【肉苁蓉】(P139)

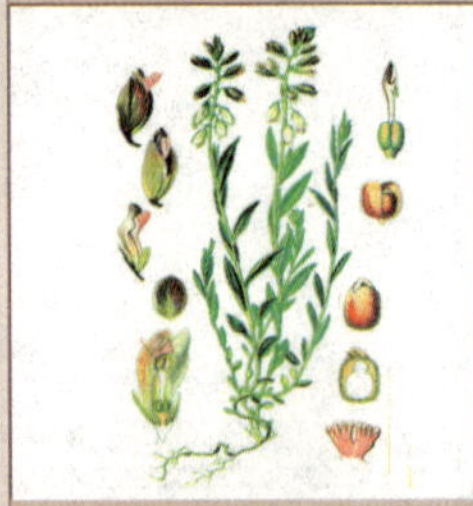

【远志】(P148)

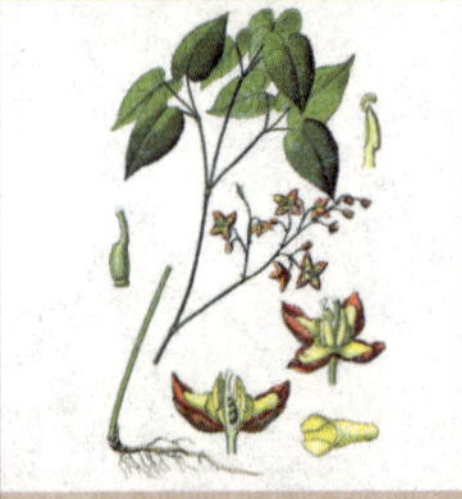

【淫羊藿】(P149)

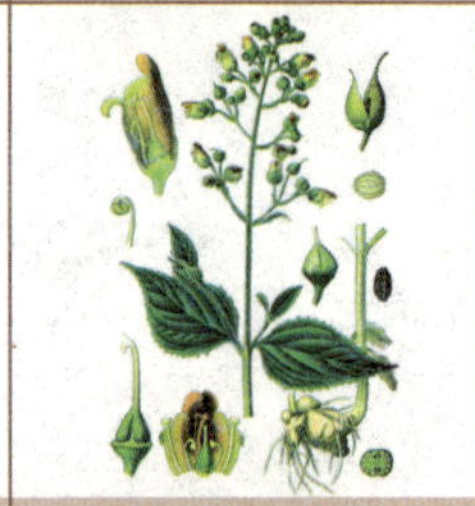

【玄参】(P152)

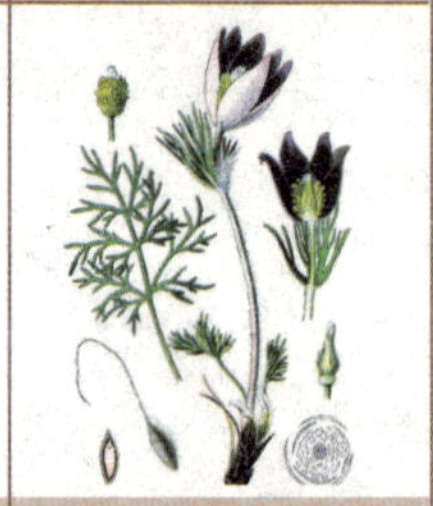

【白头翁】(P153)

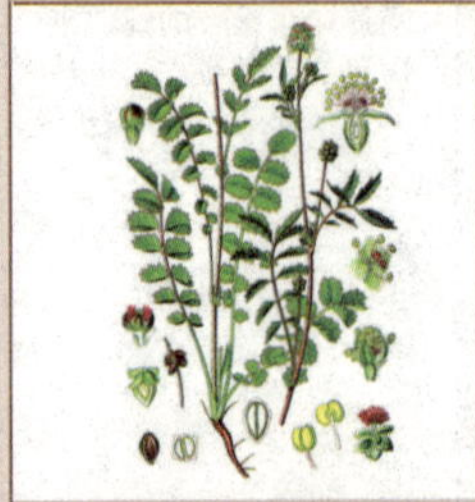

【地榆】(P154)

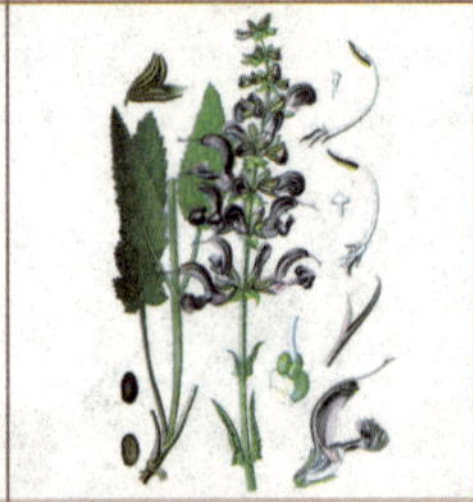

【丹参】(P156)

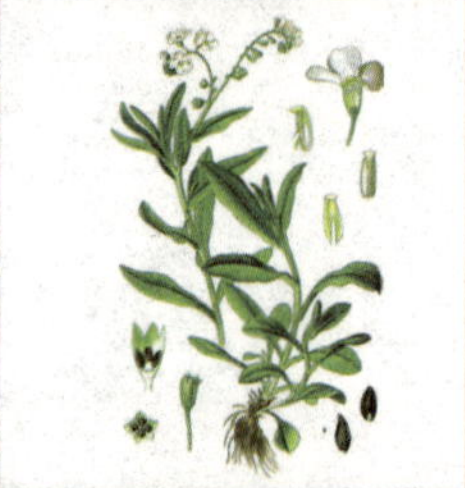

【紫草】(P158)

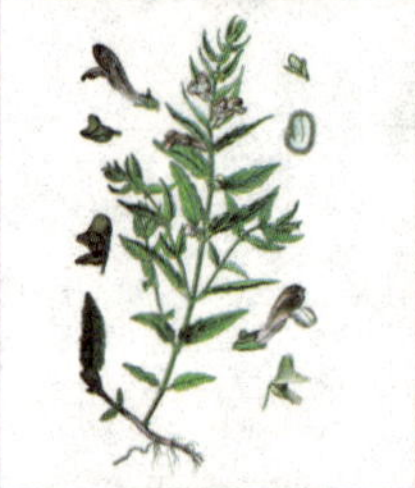

【黄芩】(P164)

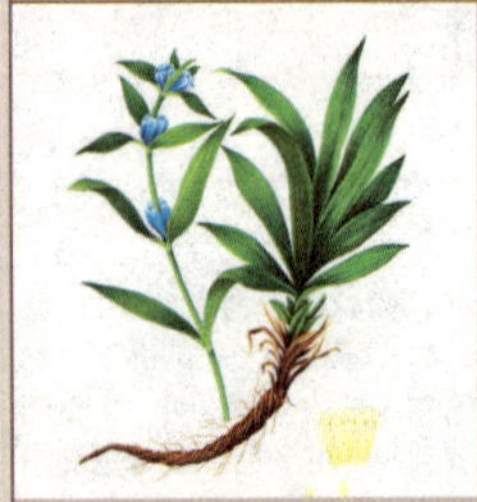

【秦艽】(P166)

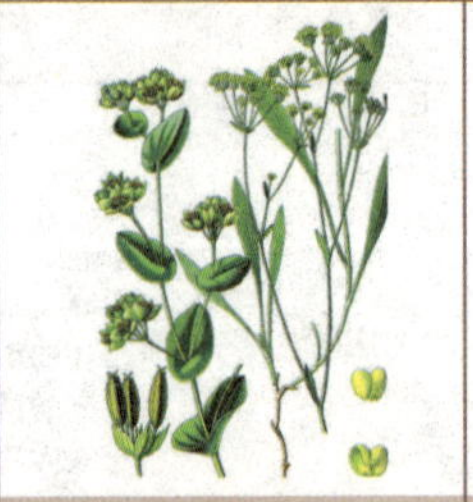

【茈胡】(P168)

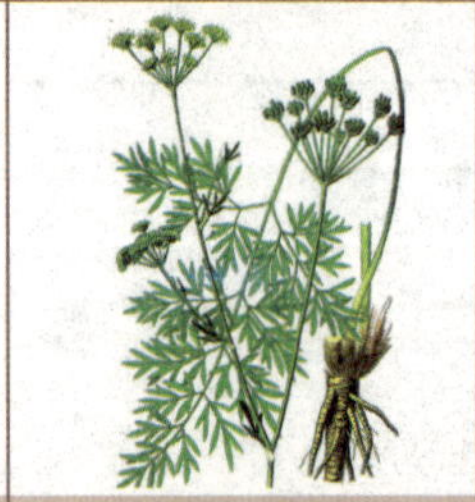

【前胡】(P170)

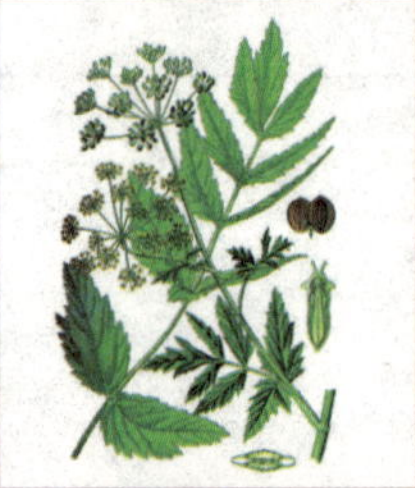

【防风】(P171)

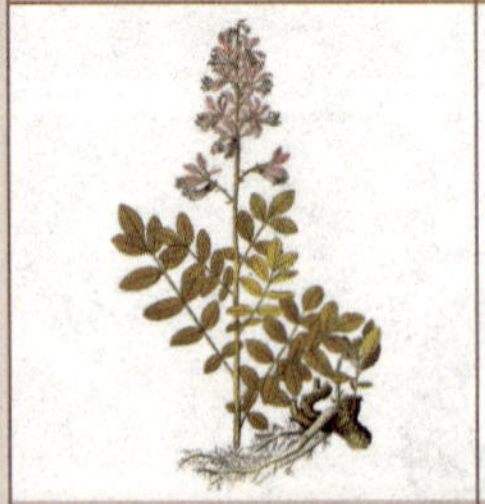

【白鲜】(P179)

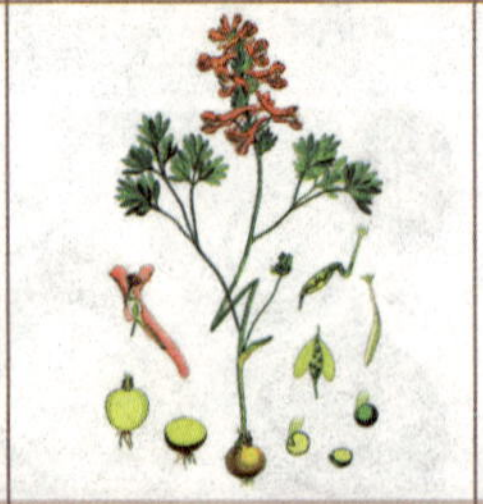

【延胡索】(P180)

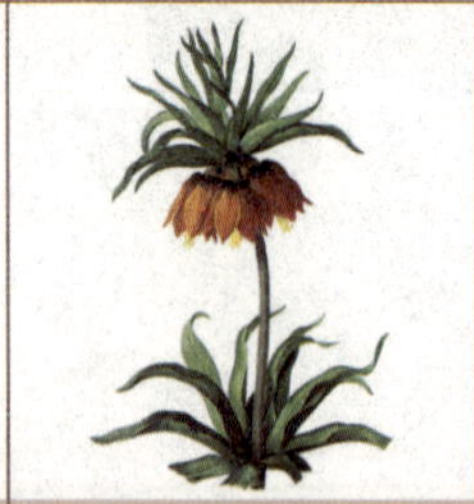

【贝母】(P181)

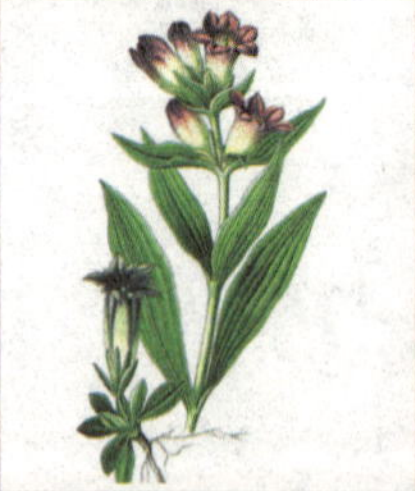

【龙胆】(P187)

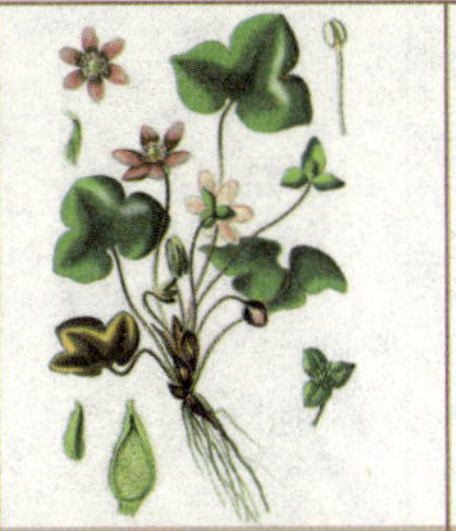
【细辛】(P188)

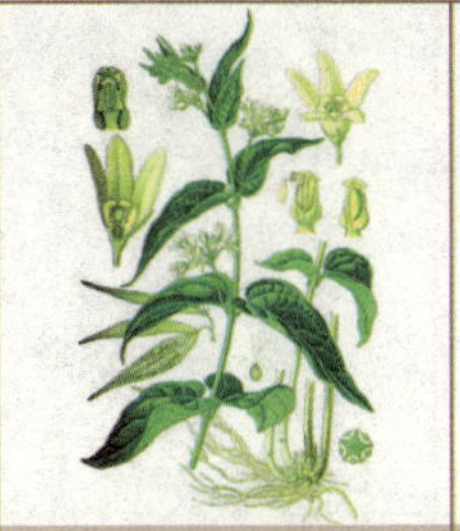
【白前】(P191)

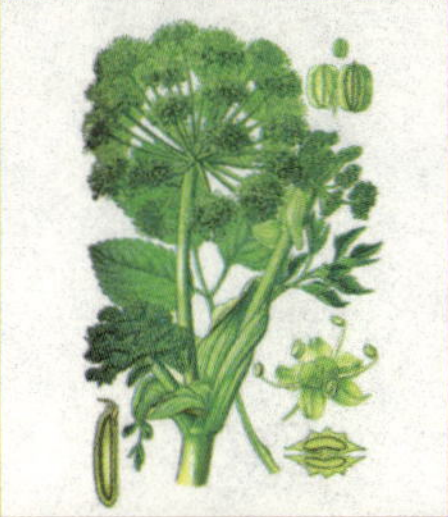
【当归】(P193)

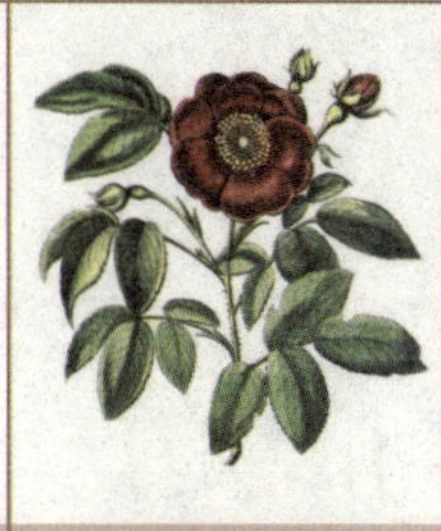
【芍药】(P201)

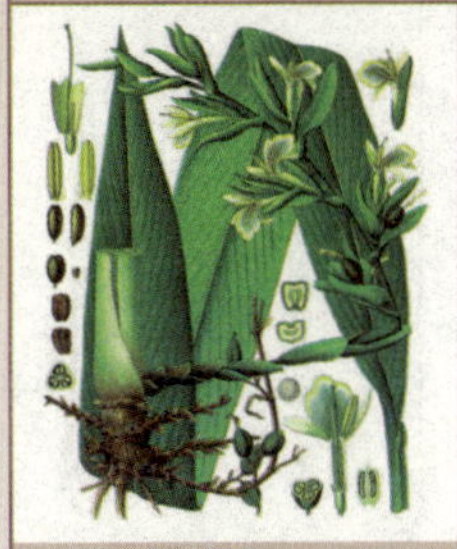
【豆蔻】(P206)

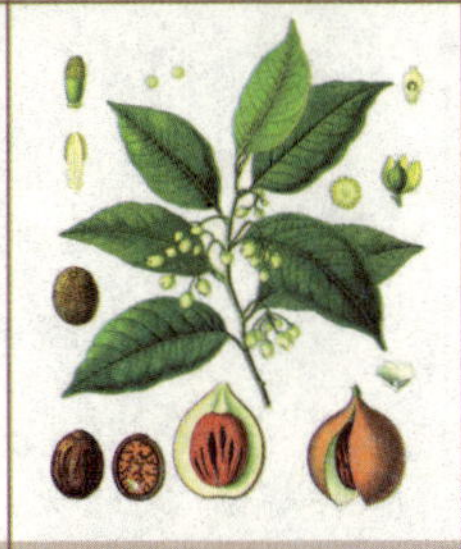
【肉豆蔻】(P212)

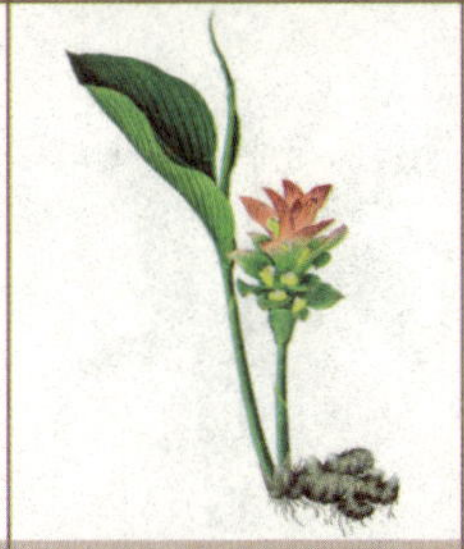
【姜黄】(P216)

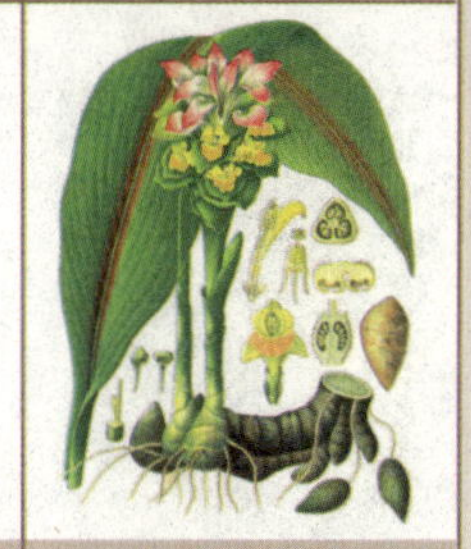
【蓬莪茂】(P218)

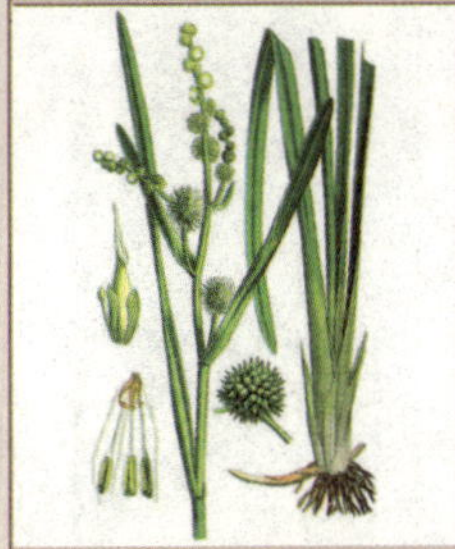
【荆三棱】(P219)

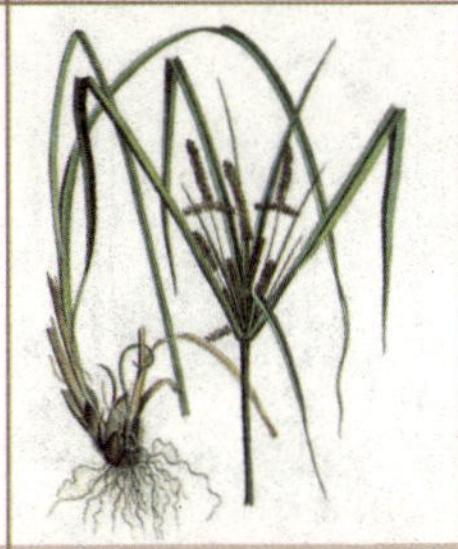
【莎草】(P220)

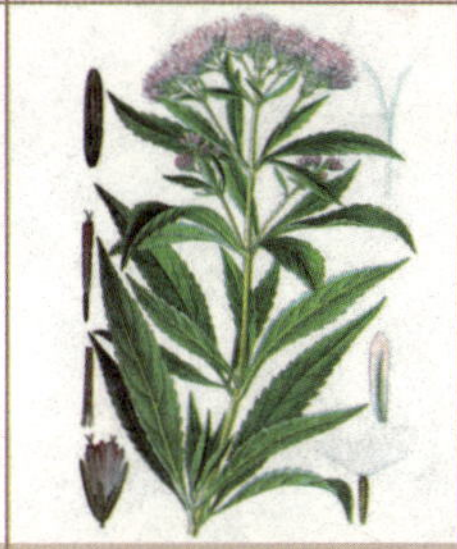
【兰草】(P226)

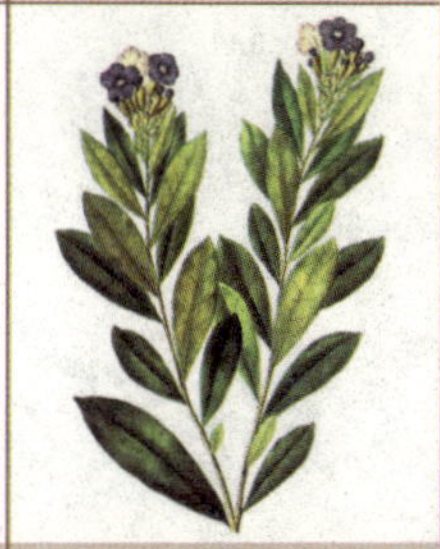
【泽兰】(P227)

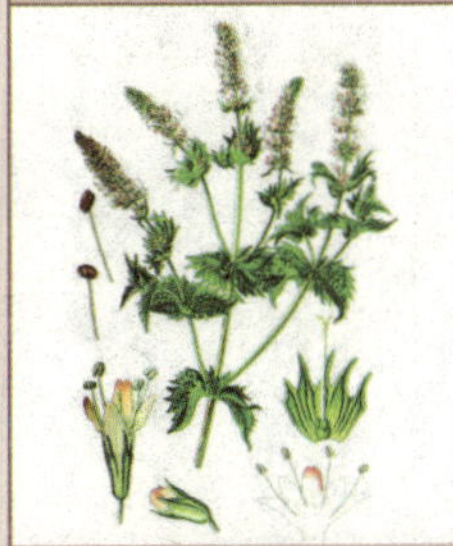
【香薷】(P229)

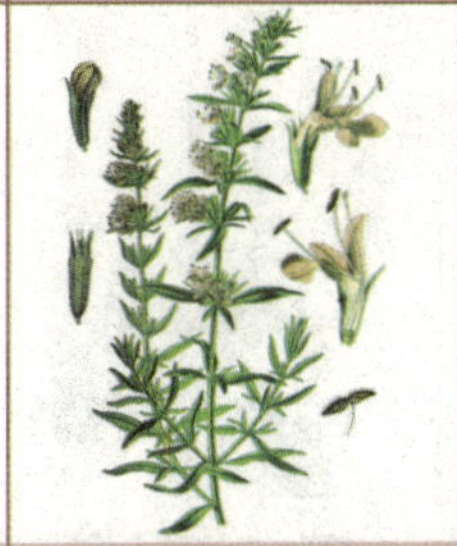
【薄荷】(P233)

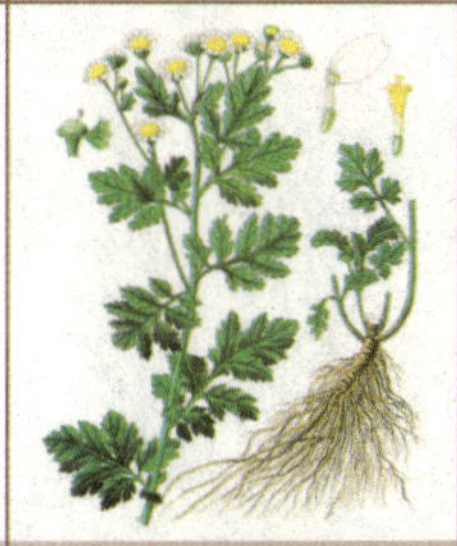
【野菊】(P239)

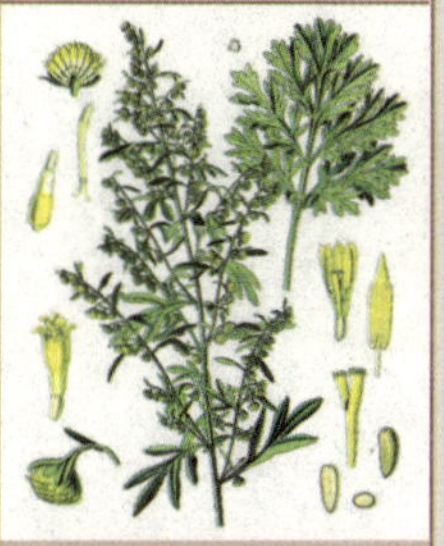
【艾】(P240)

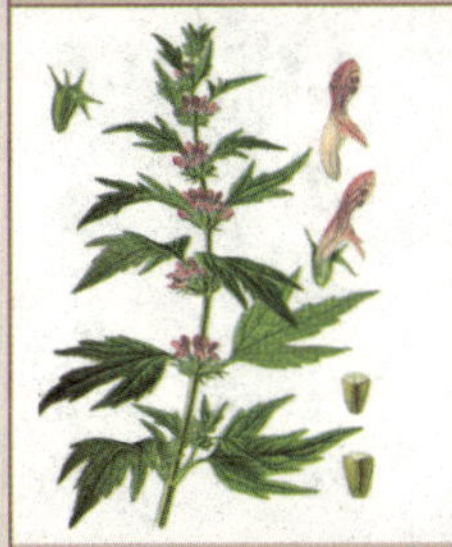
【茺蔚】(P244)

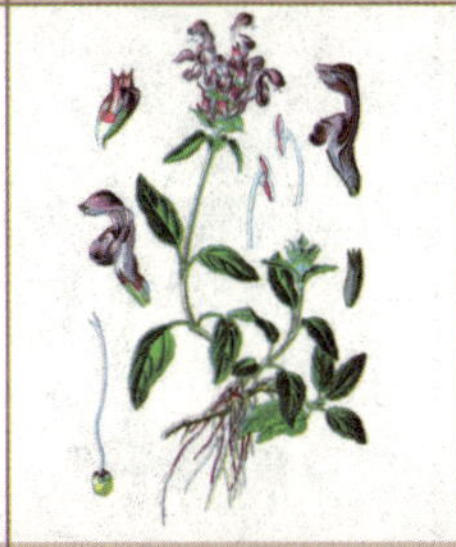
【夏枯草】(P248)

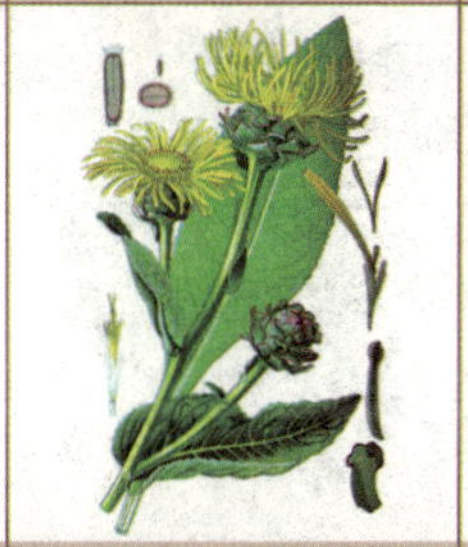
【旋覆花】(P249)

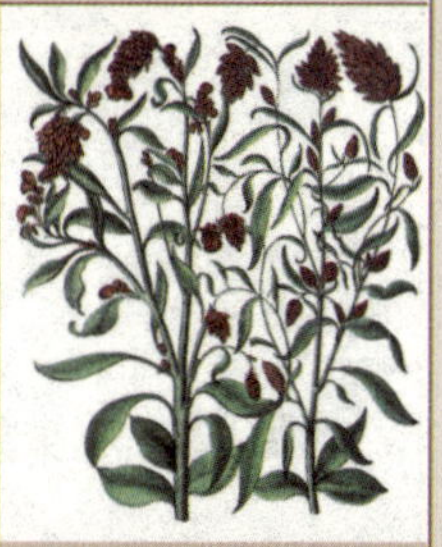
【青葙】(P250)

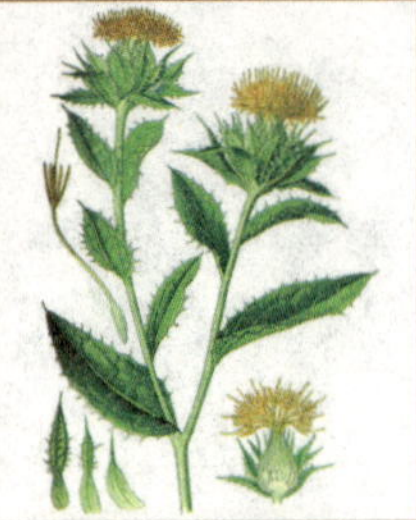

【红蓝花】(P252)

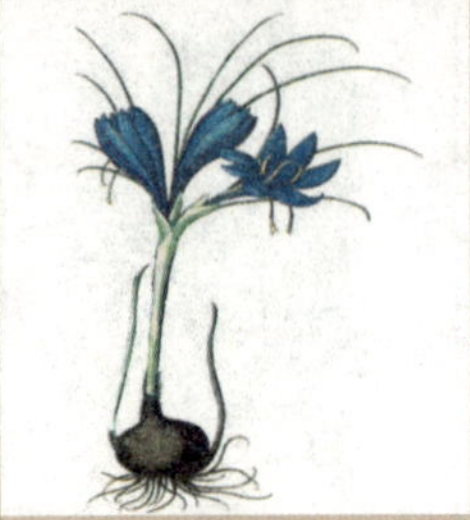

【番红花】(P253)

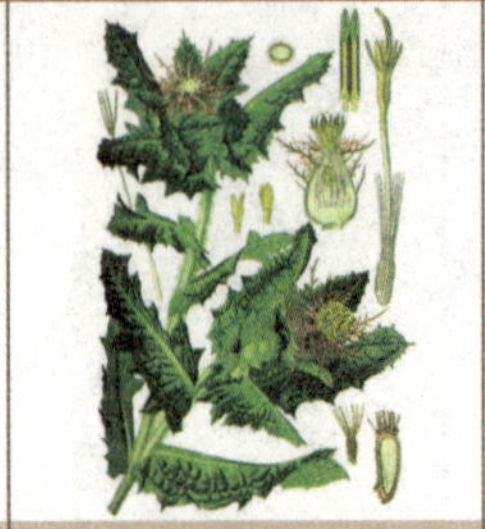

【大蓟 小蓟】(P254)

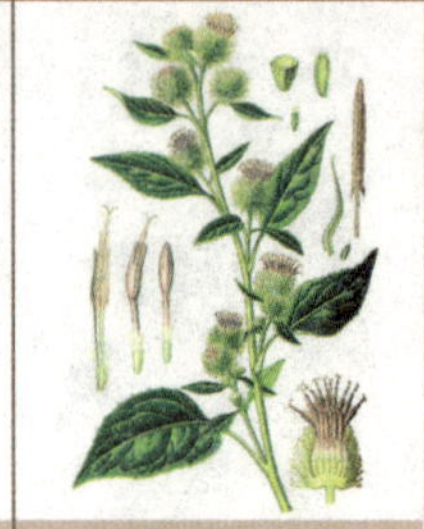

【恶实】(P259)

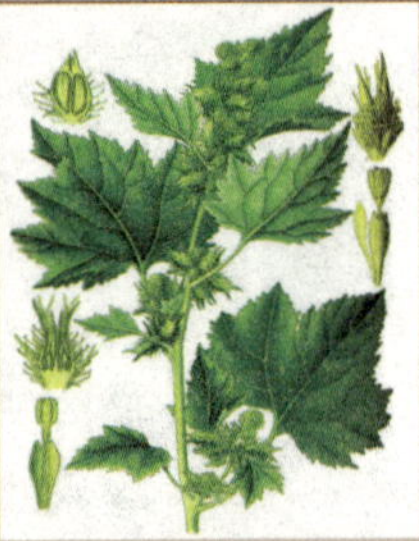

【枲耳】(P261)

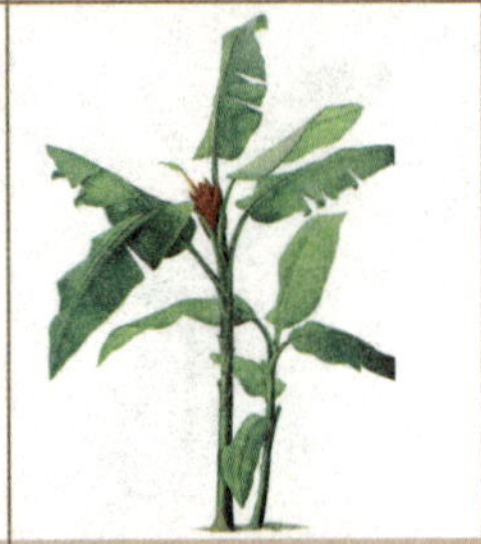

【甘蕉】(P264)

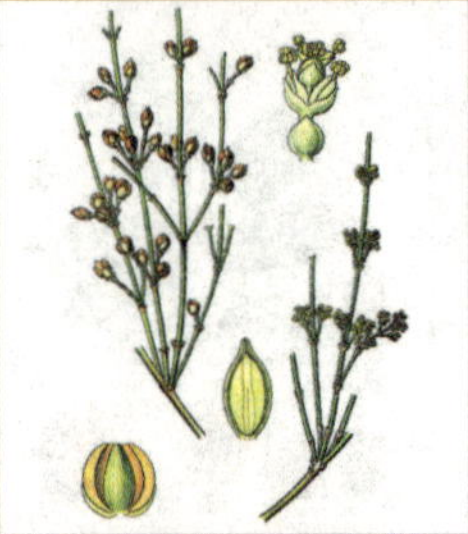

【麻黄】(P266)

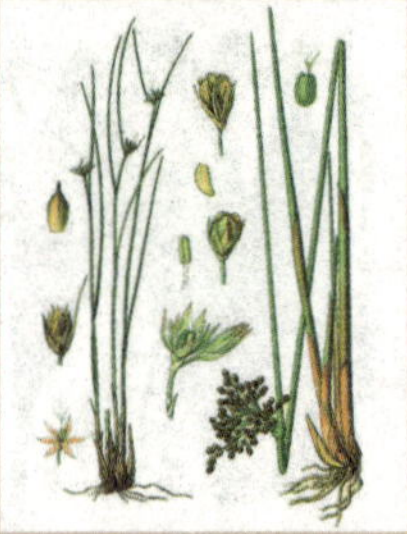

【灯心草】(P269)

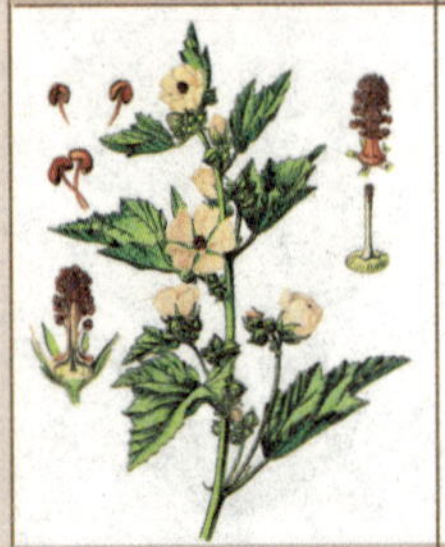

【葵】(P278)

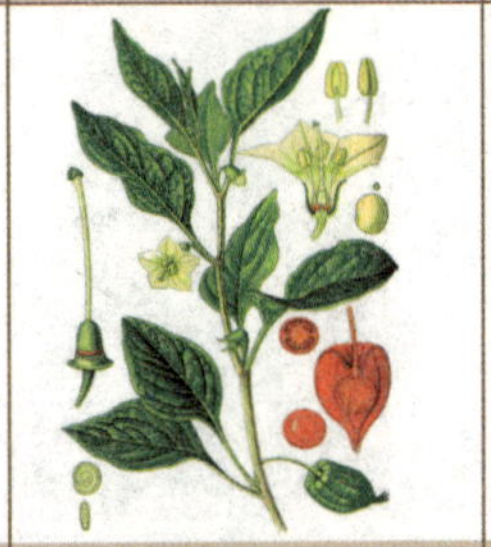

【酸浆】(P279)

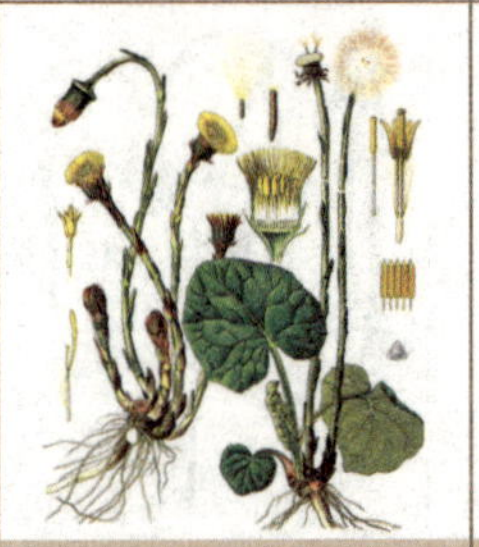

【款冬花】(P283)

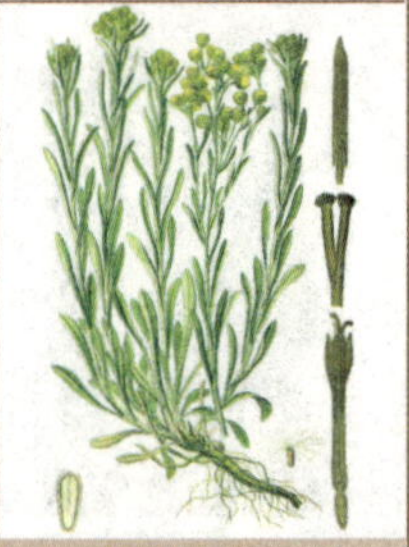

【鼠曲草】(P284)

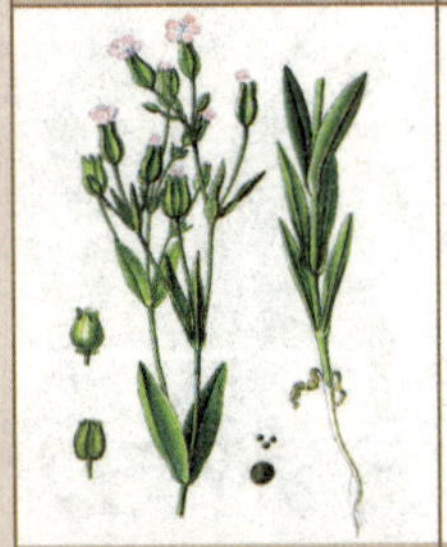

【王不留行】(P287)

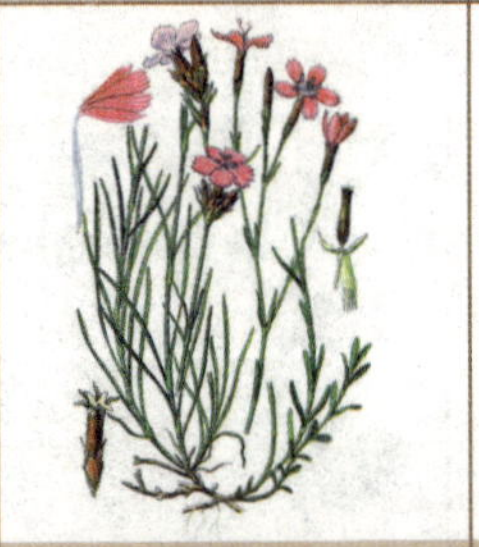

【瞿麦】(P288)

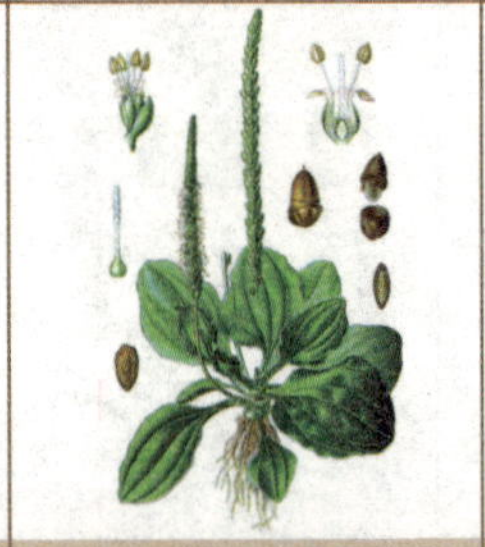

【车前】(P291)

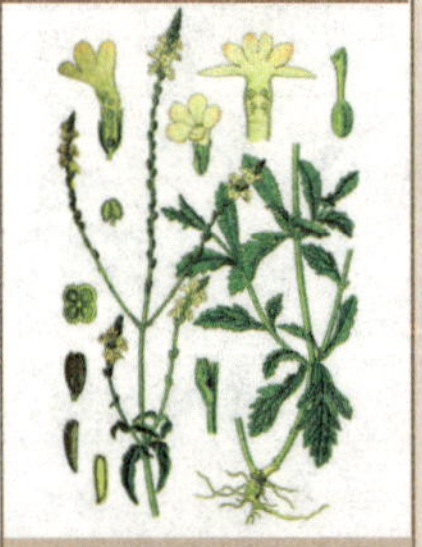

【马鞭草】(P292)

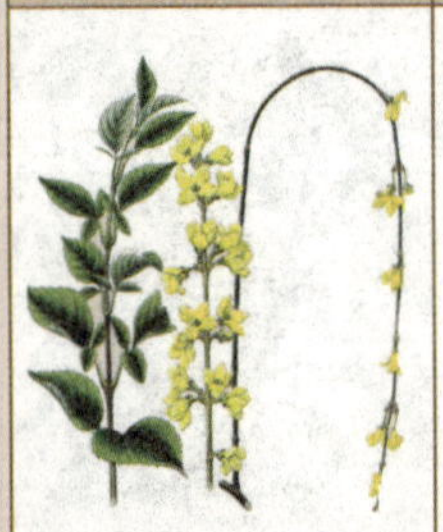

【连翘】(P294)

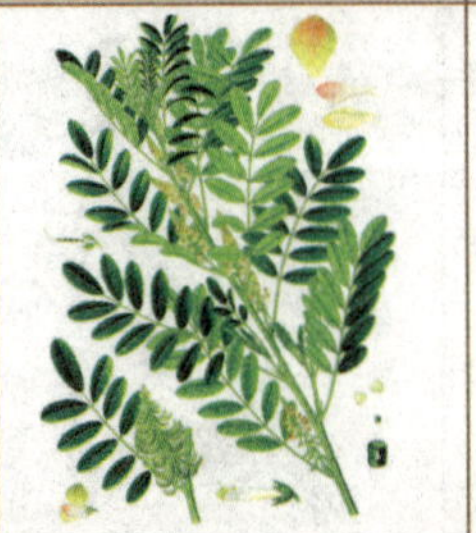

【青黛】(P296)

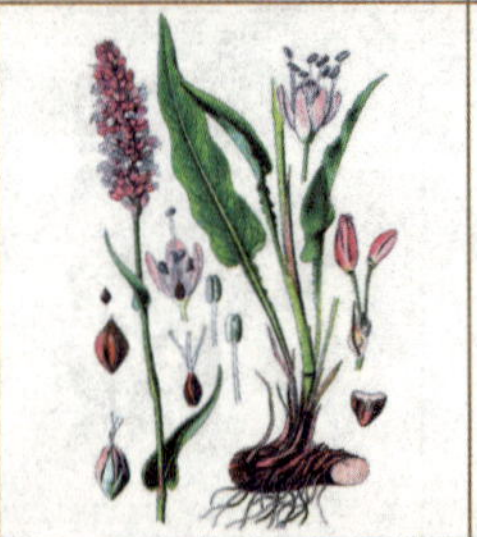

【水蓼】(P298)

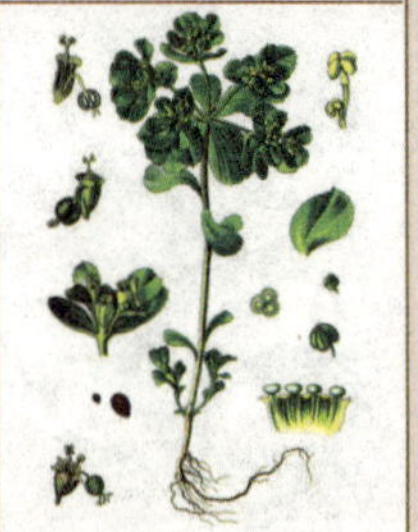

【泽漆】(P309)

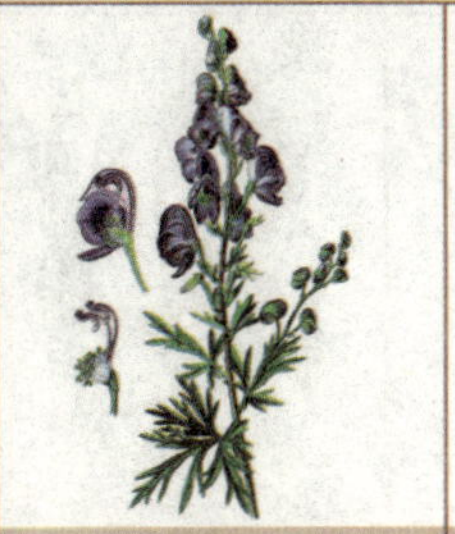

【附子】(P314)

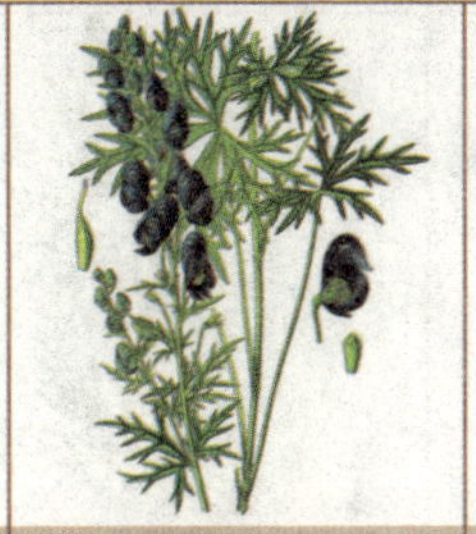

【乌头】(P315)

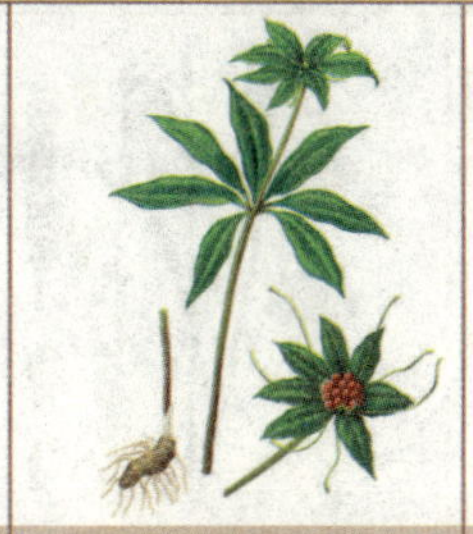

【蚤休】(P320)

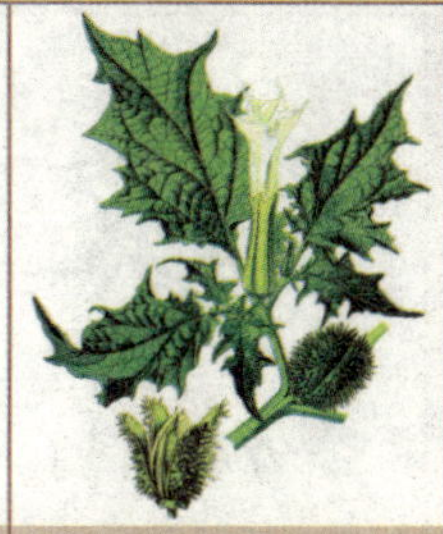

【曼陀罗花】(P321)

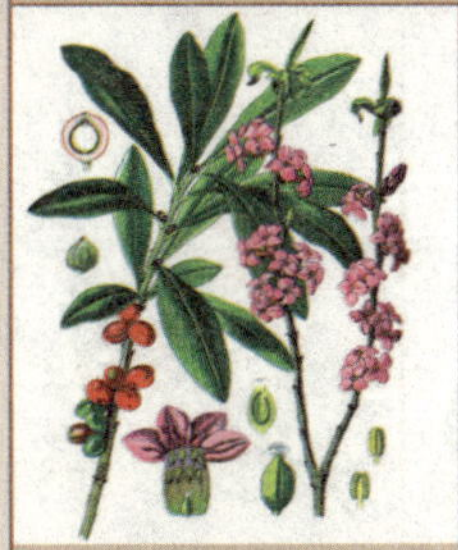

【芫花】(P322)

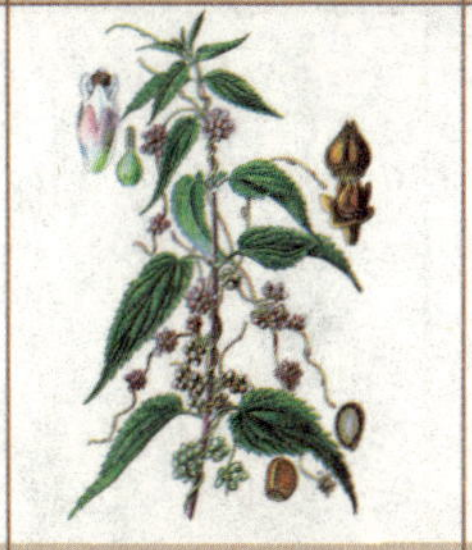

【菟丝子】(P324)

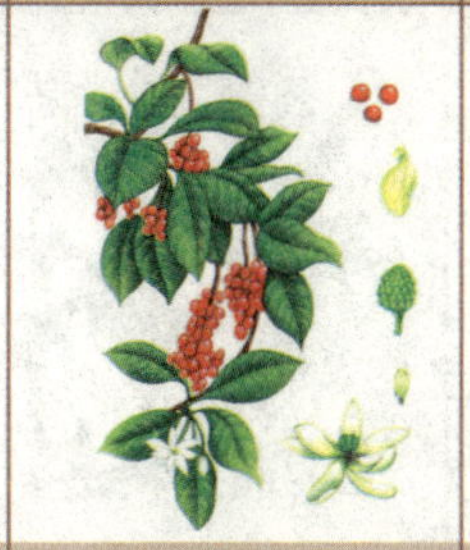

【五味子】(P325)

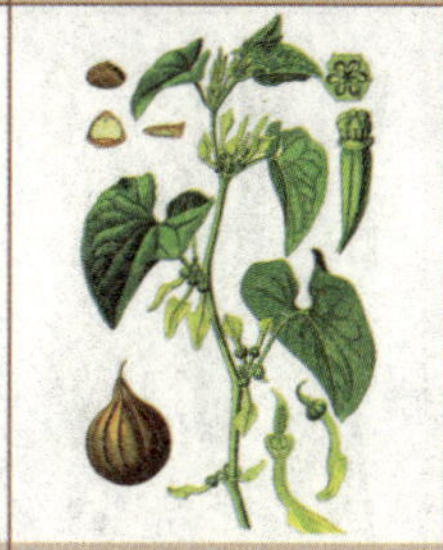

【马兜铃】(P328)

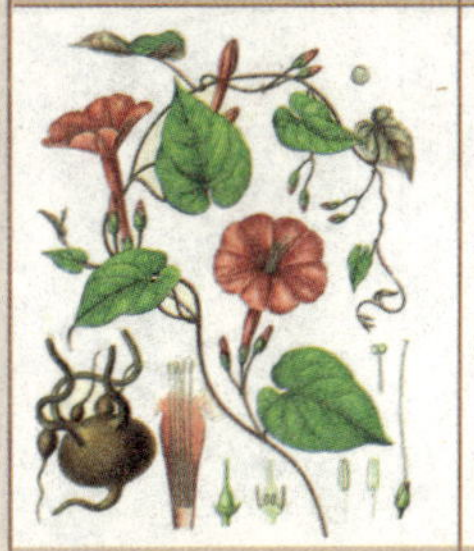

【牵牛子】(P329)

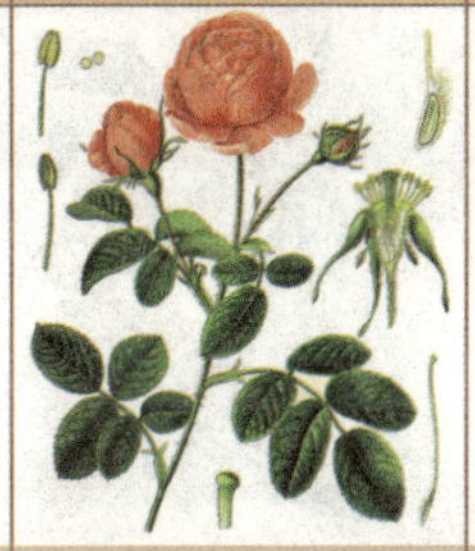

【月季花】(P330)

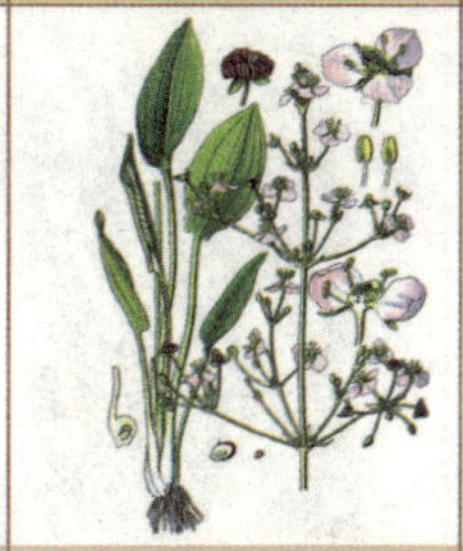

【泽泻】(P335)

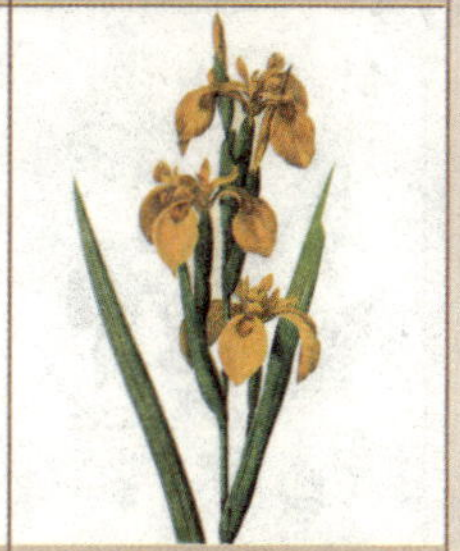

【菖蒲】(P336)

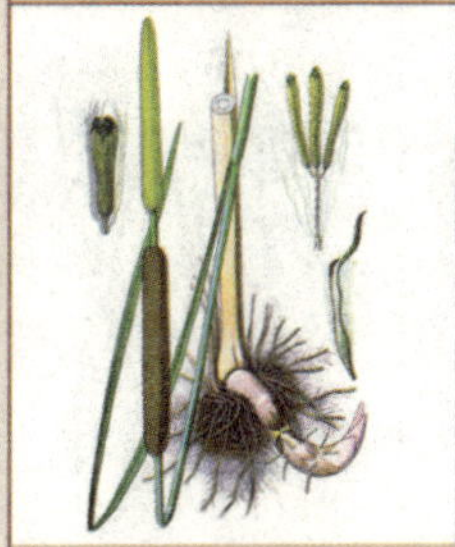

【香蒲】(P338)

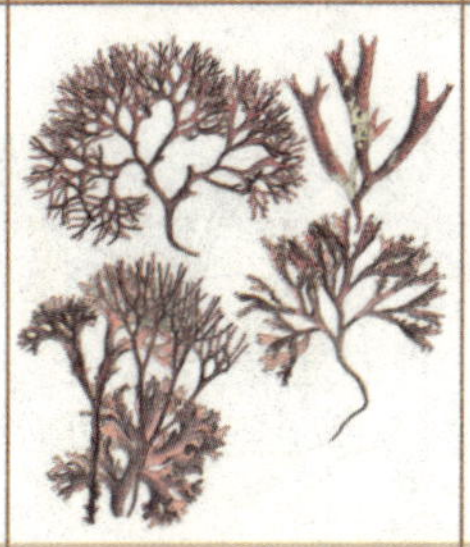

【藻】(P340)

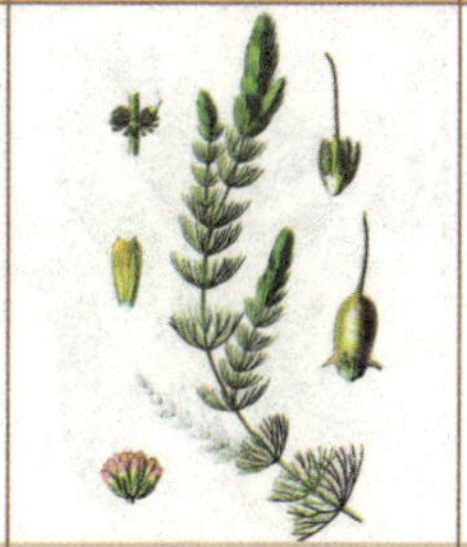

【海藻】(P341)

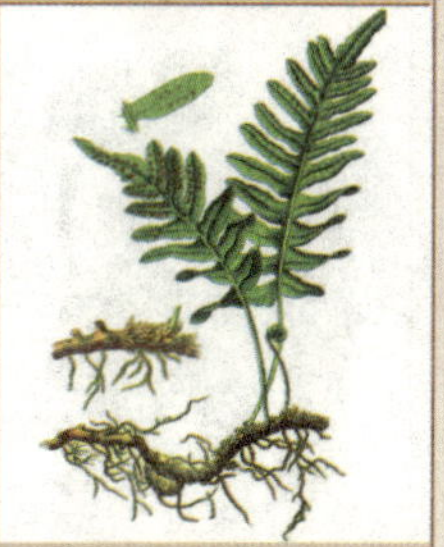

【骨碎补】(P343)

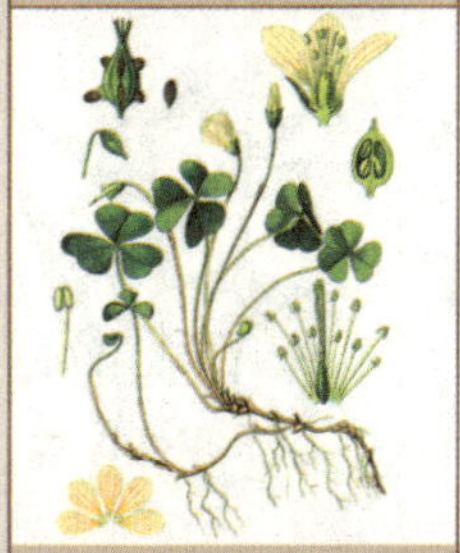

【酢浆草】(P345)

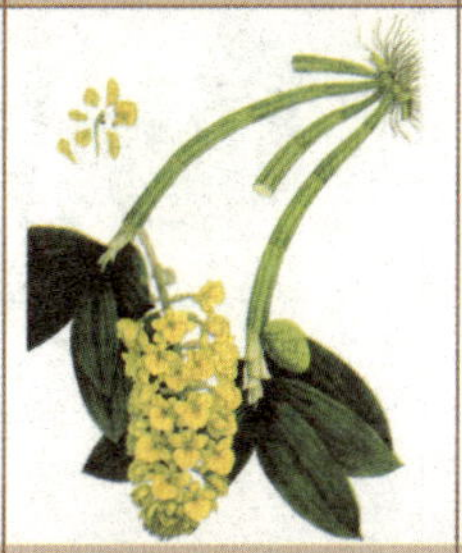

【石斛】(P348)

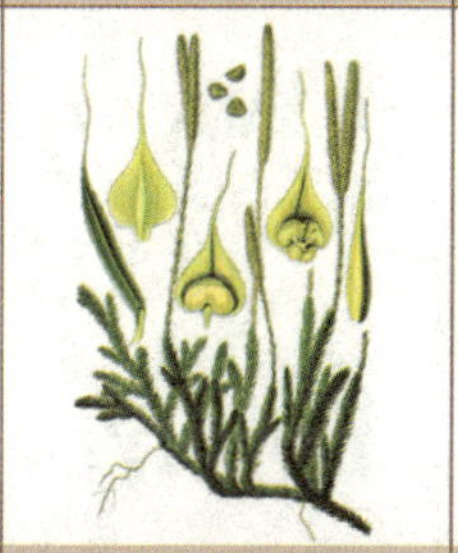

【陟厘】(P349)

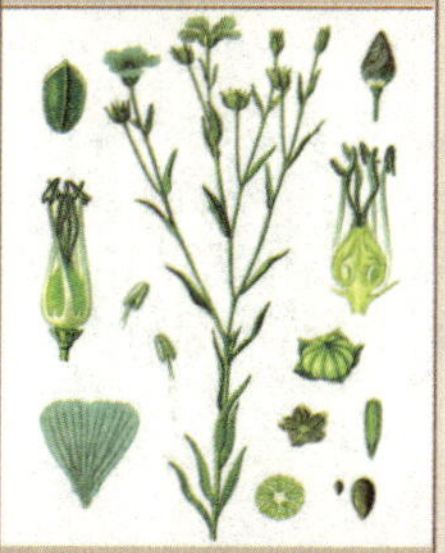

【亚麻】(P356)

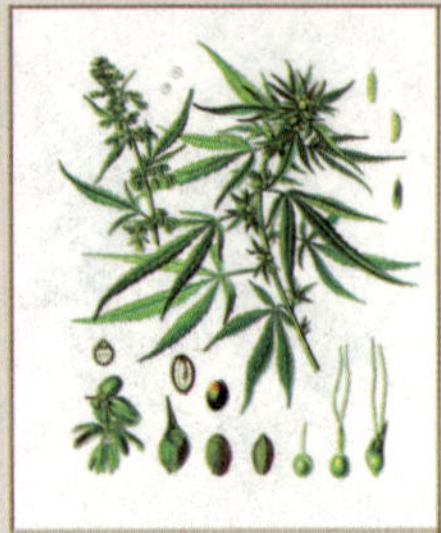
【大麻】(P356)

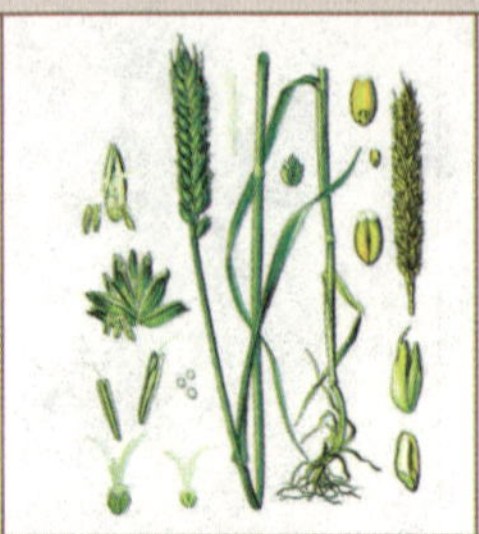
【小麦】(P359)

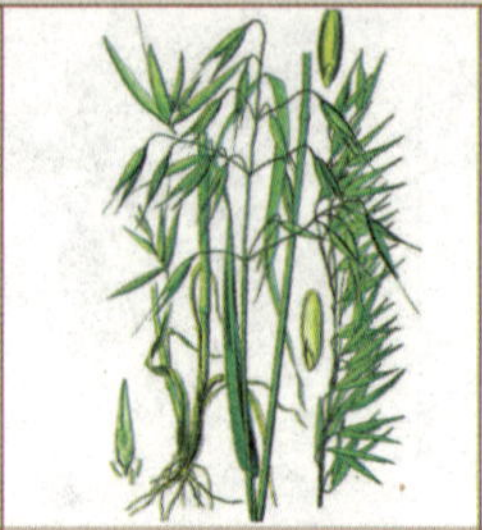
【雀麦】(P362)

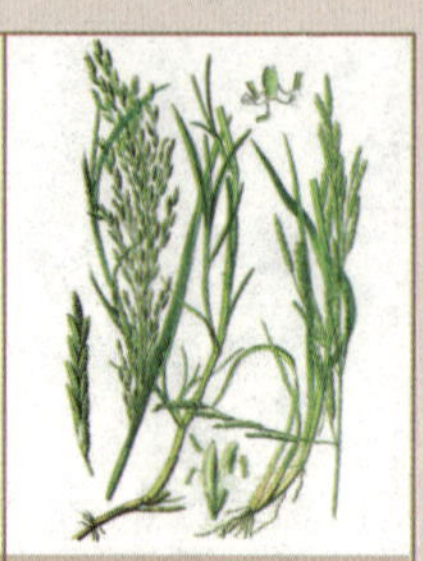
【秈】(P364)

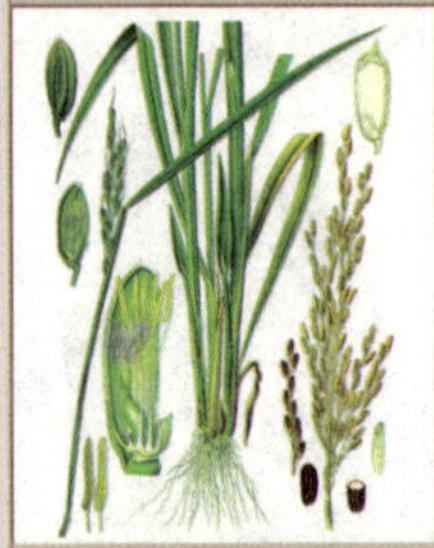
【稻】(P365)

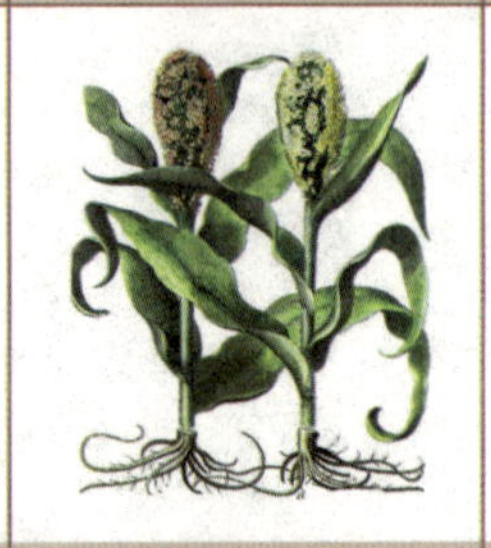
【蜀黍】(P368)

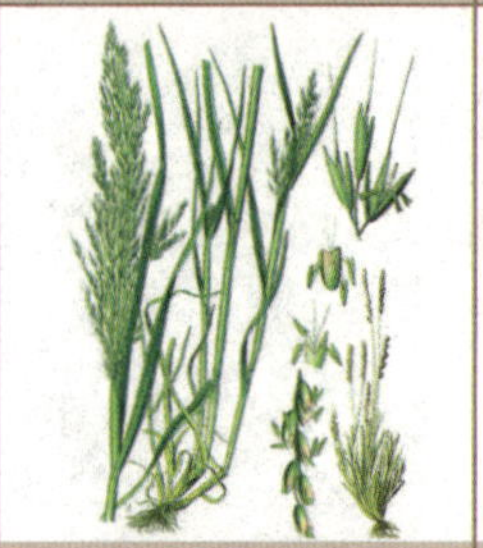
【秫】(P371)

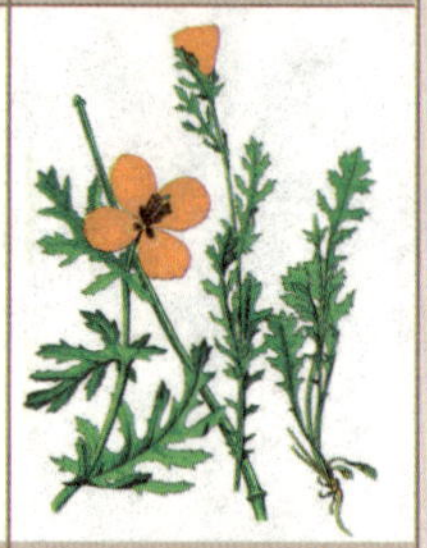
【罂子粟】(P372)

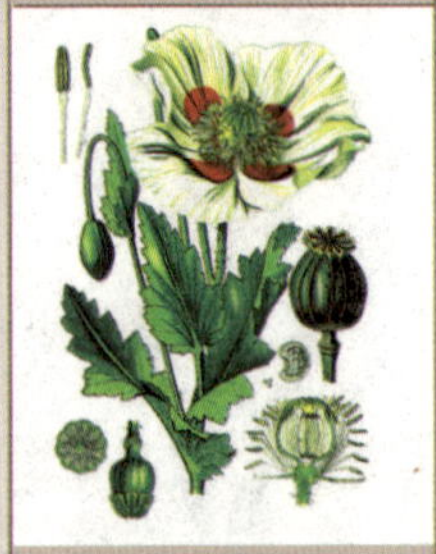
【阿芙蓉】(P373)

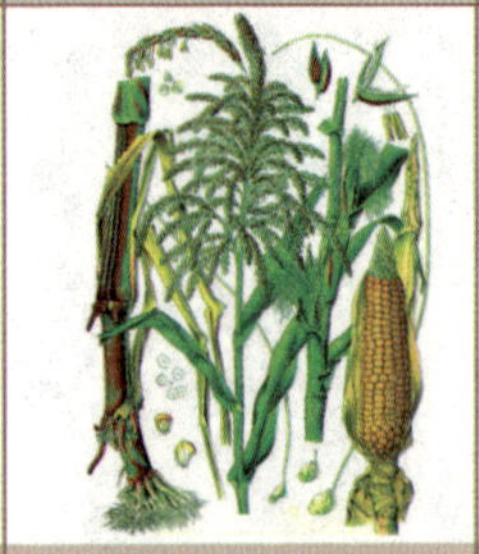
【玉蜀黍】(P377)

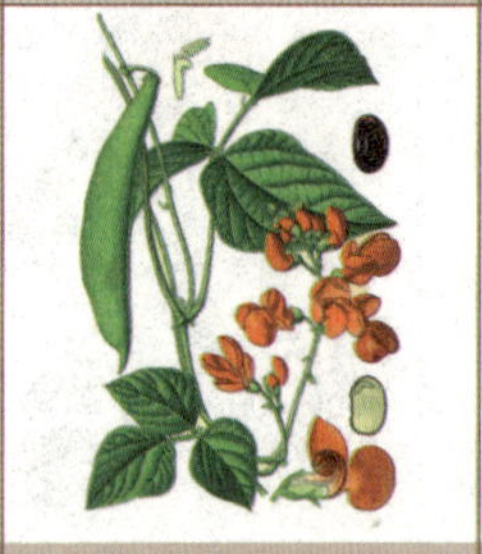
【大豆】(P378)

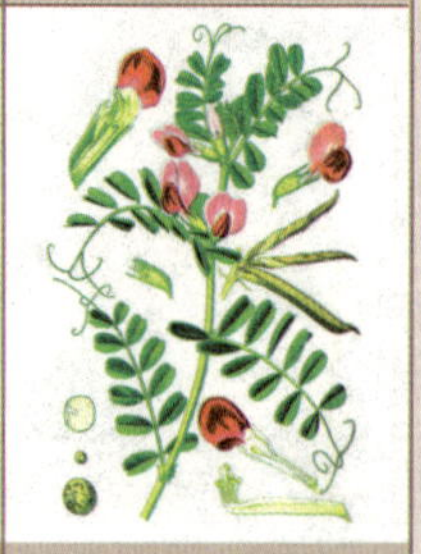
【豌豆】(P384)

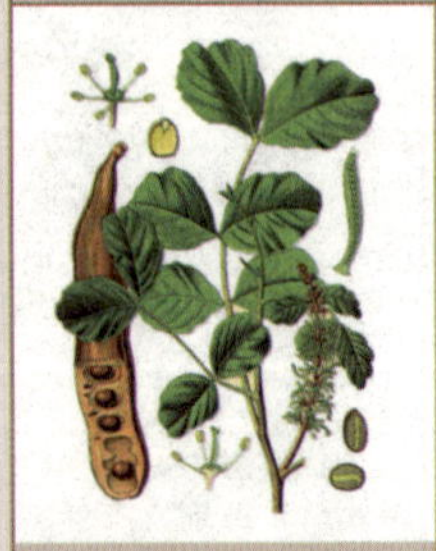
【刀豆】(P387)

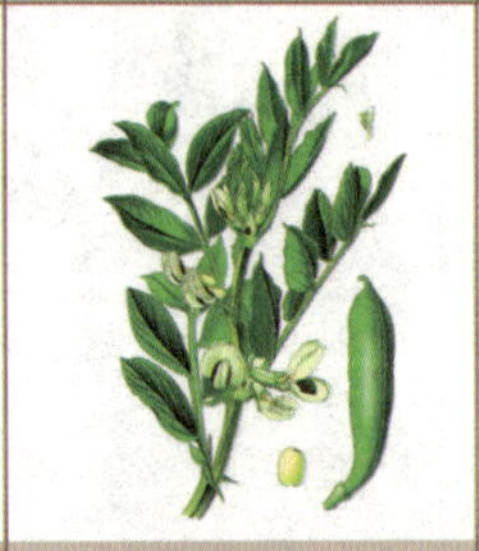
【蚕豆】(P388)

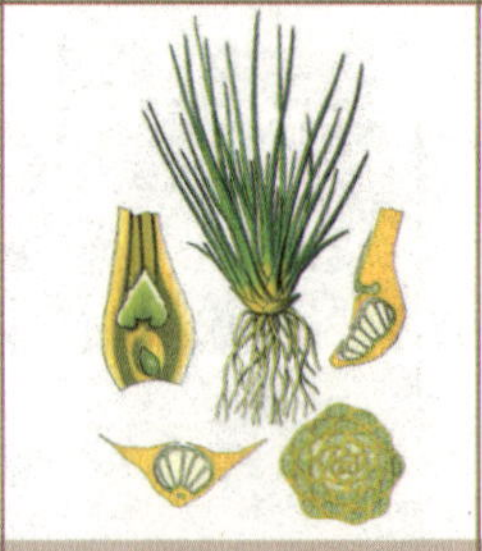
【韭】(P402)

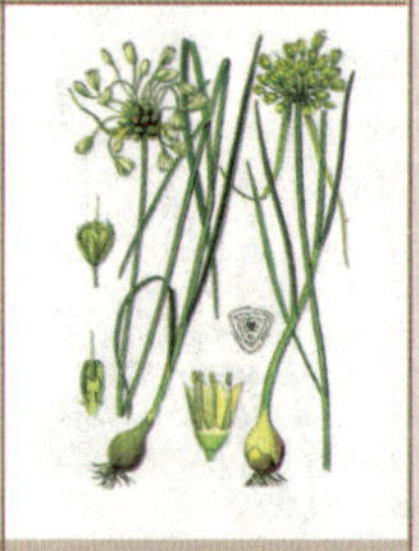
【葱】(P404)

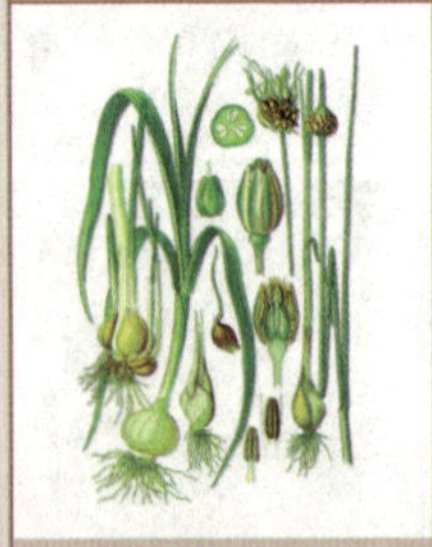
【蒜】(P407)

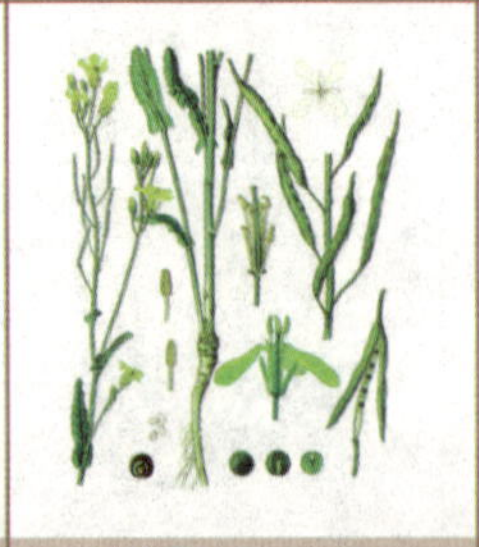
【芸薹】(P409)

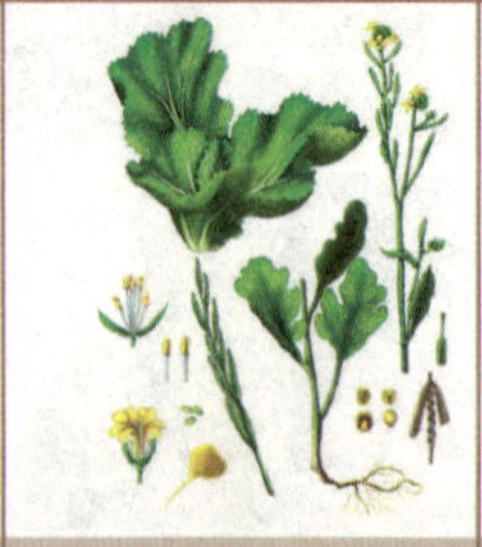
【芥】(P411)

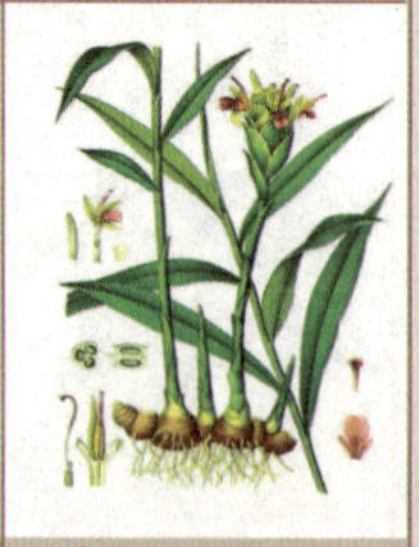
【生姜】(P414)

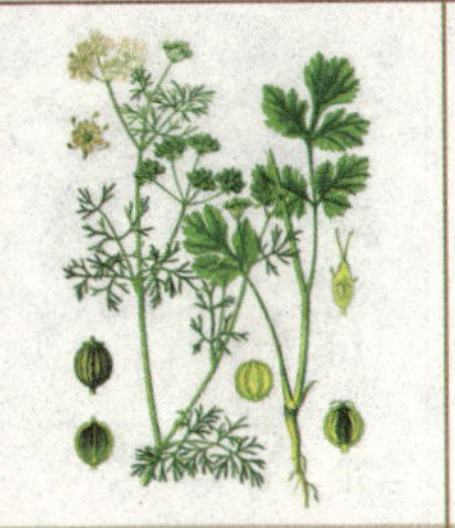
【胡荽】(P418)

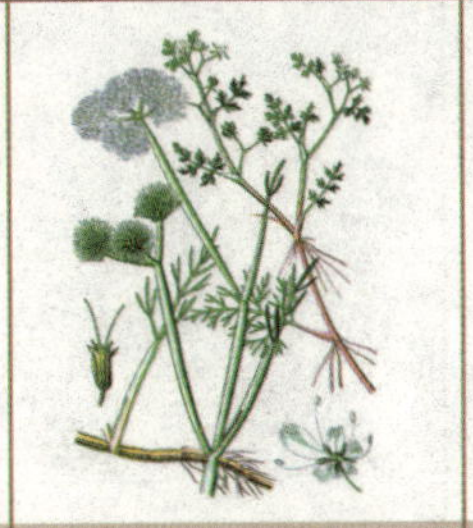
【水芹】(P420)

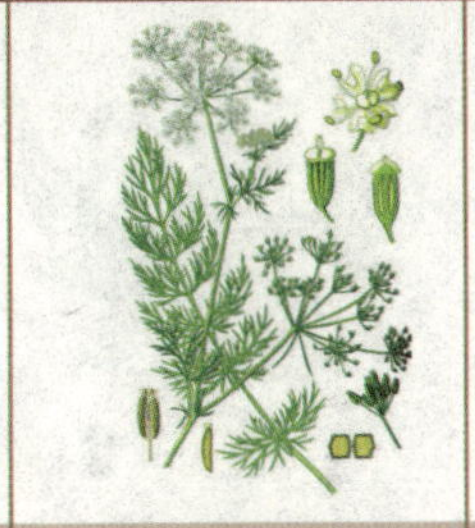
【蘹香】(P421)

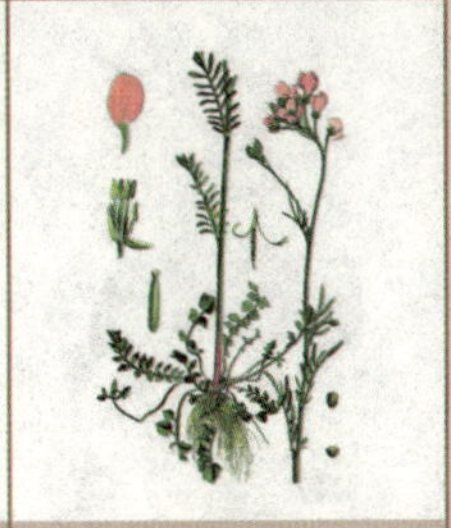
【荠菜】(P423)

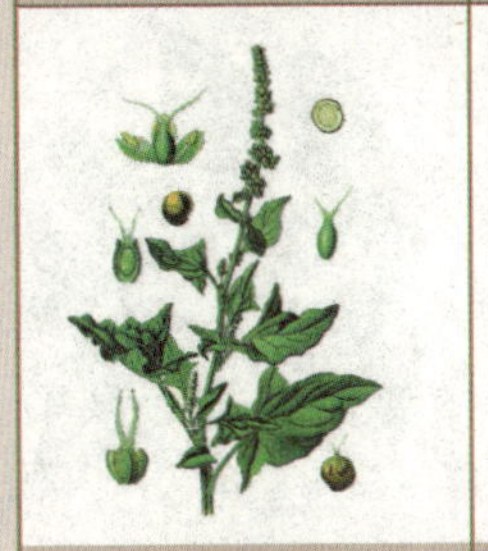
【菠菜】(P424)

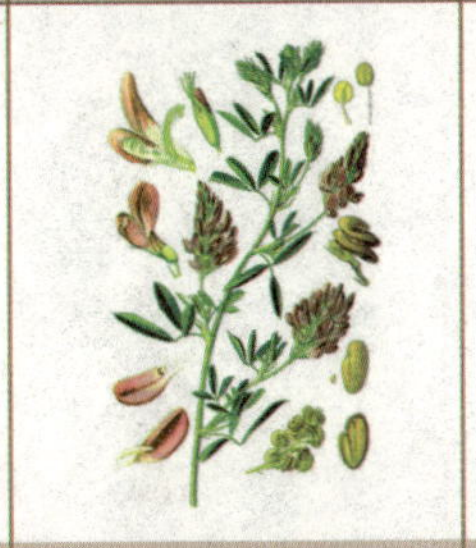
【苜蓿】(P425)

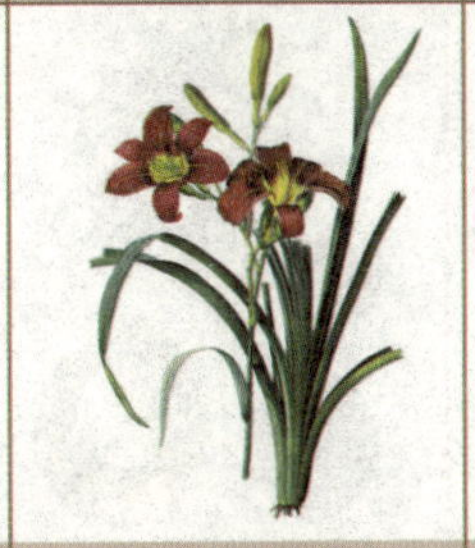
【黄花菜】(P426)

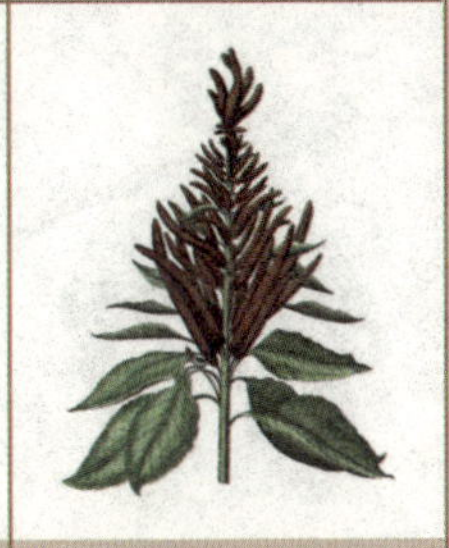
【苋】(P427)

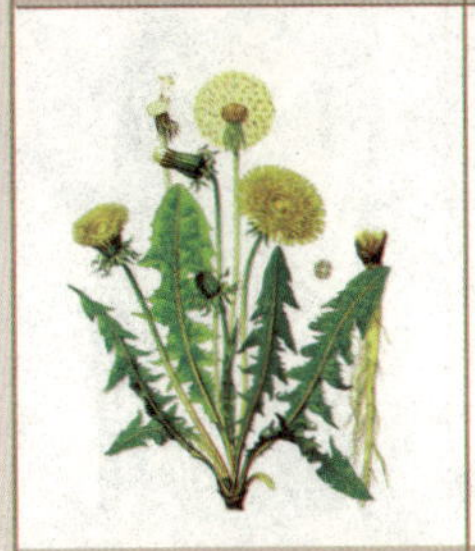
【蒲公英】(P428)

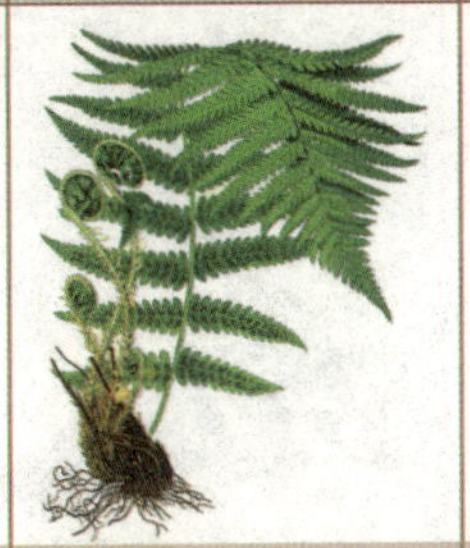
【蕨】(P430)

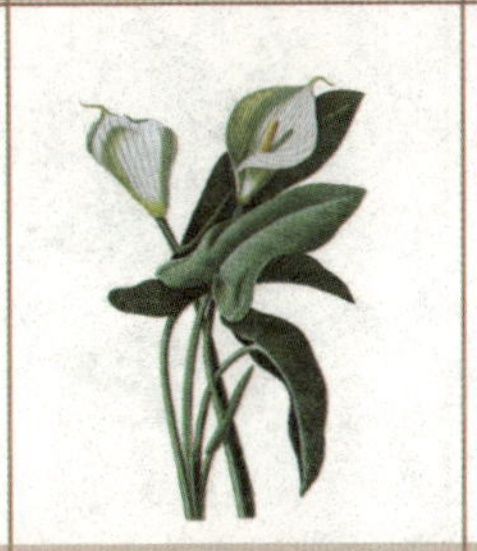
【芋】(P431)

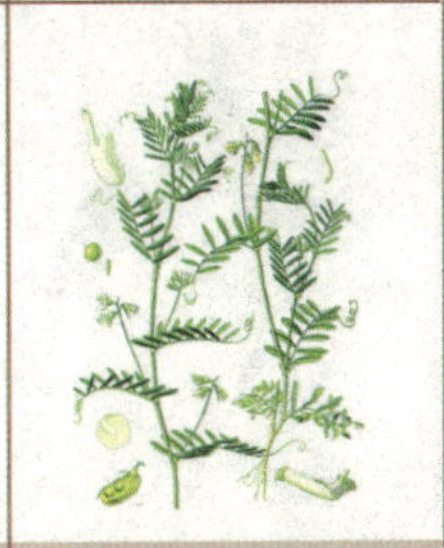
【翘摇】(P434)

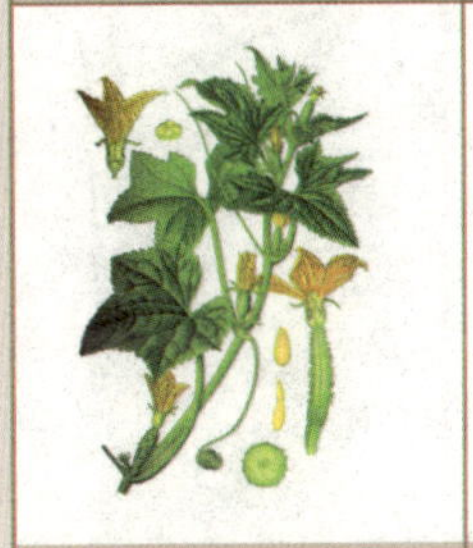
【胡瓜】(P440)

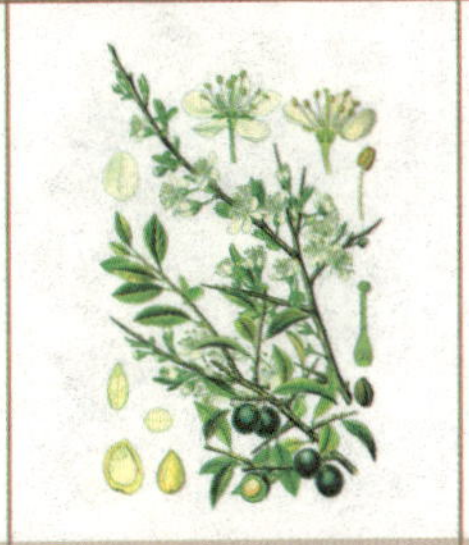
【李】(P450)

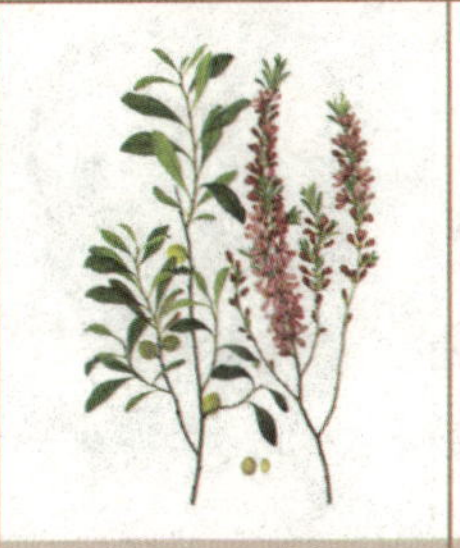
【杏】(P451)

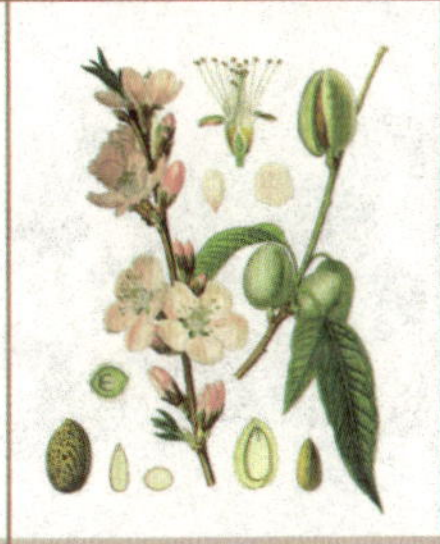
【桃】(P455)

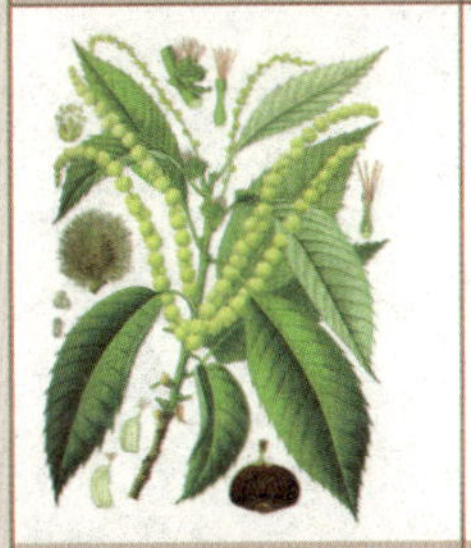
【栗】(P456)

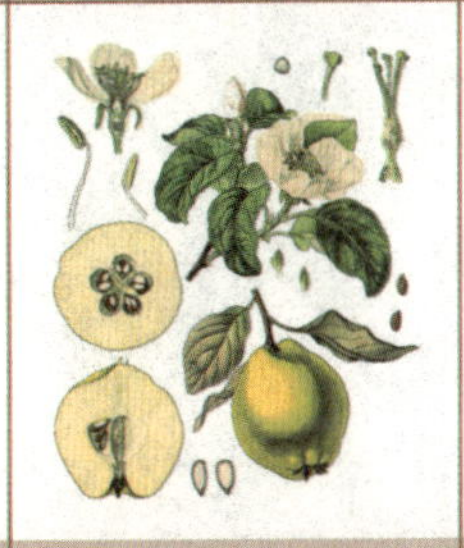
【梨】(P459)

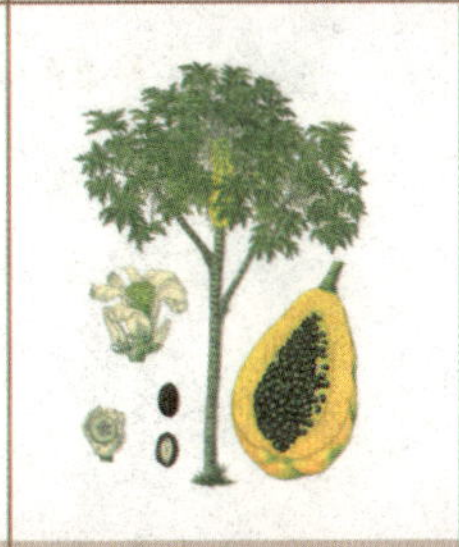
【木瓜】(P460)

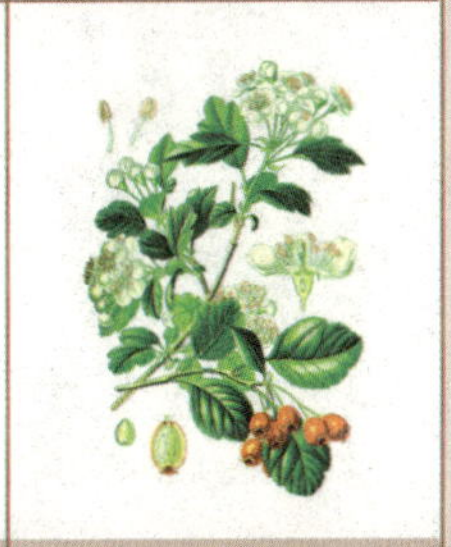
【山楂】(P462)

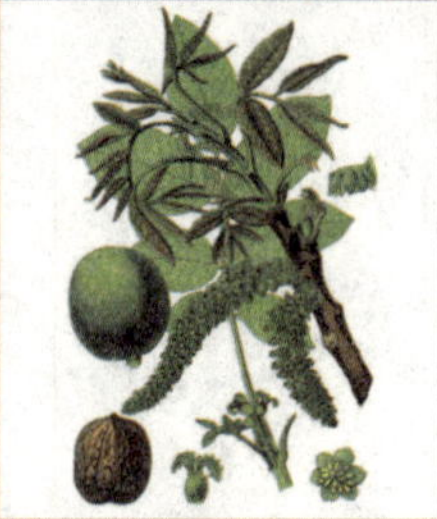

【核桃】(P466)

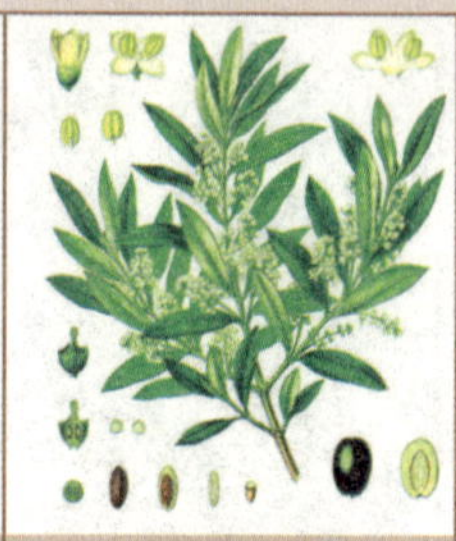

【橄榄】(P468)

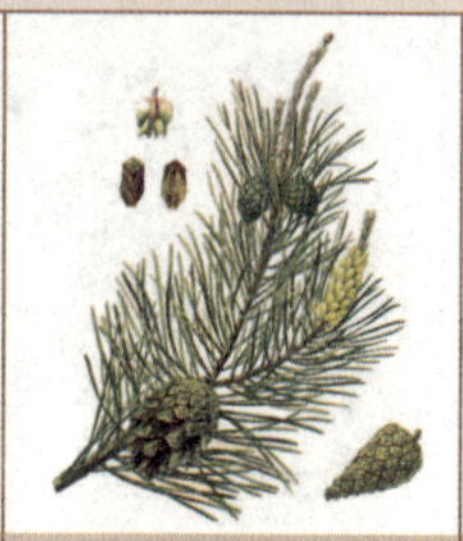

【松子】(P472)

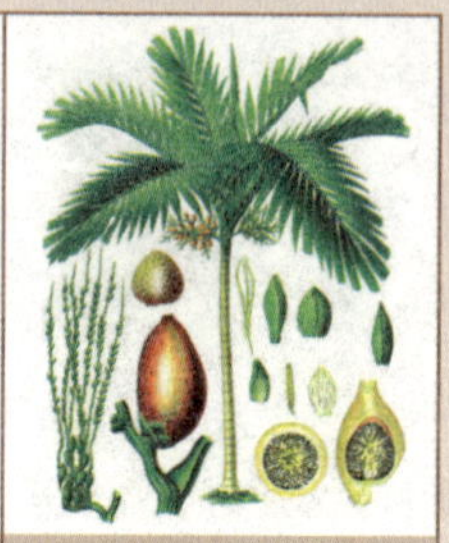

【槟榔】(P472)

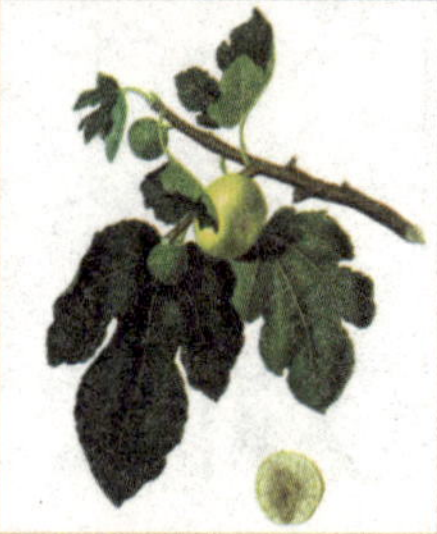

【无花果】(P474)

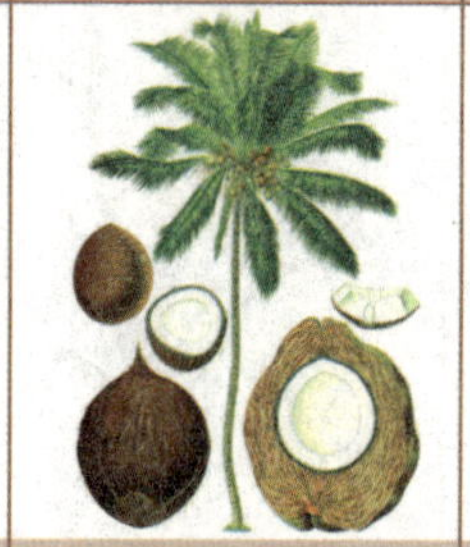

【椰子】(P475)

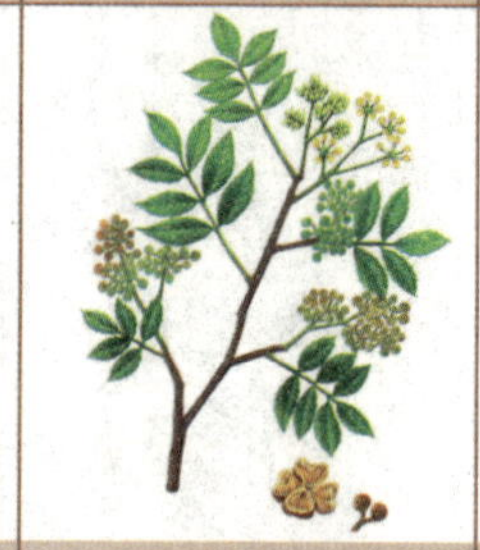

【秦椒】(P476)

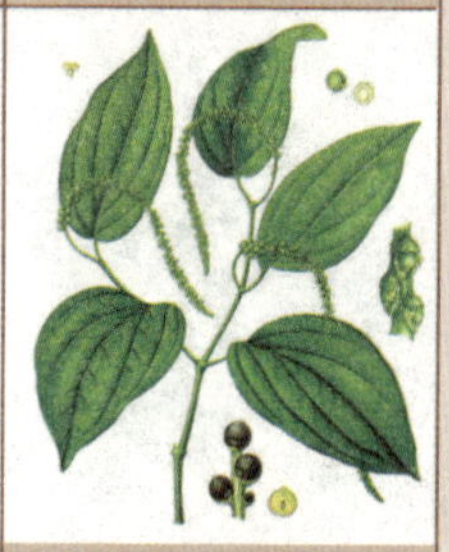

【胡椒】(P477)

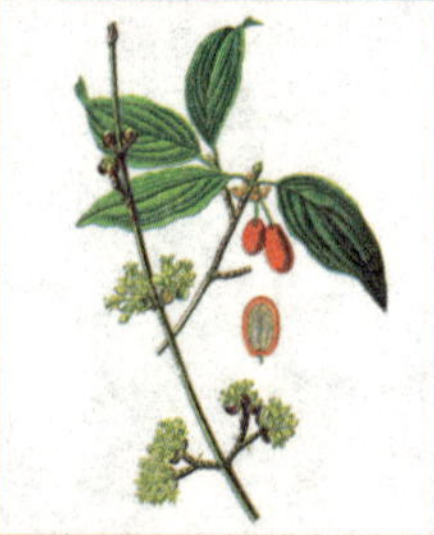

【吴茱萸】(P478)

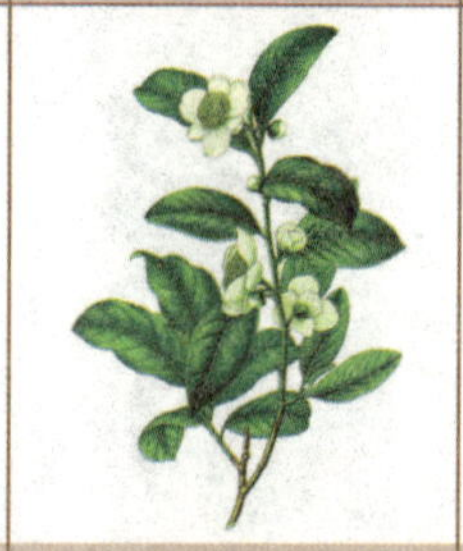

【茗】(479)

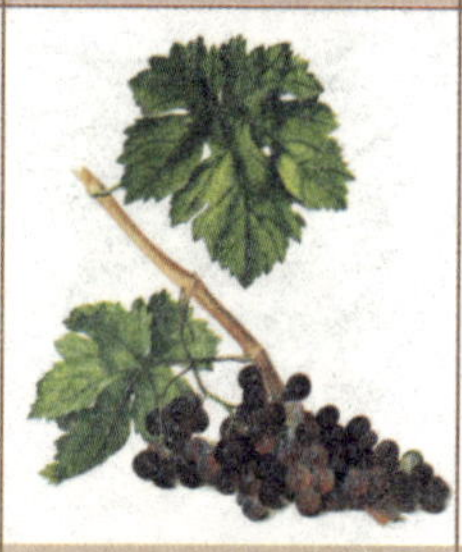

【葡萄】(P482)

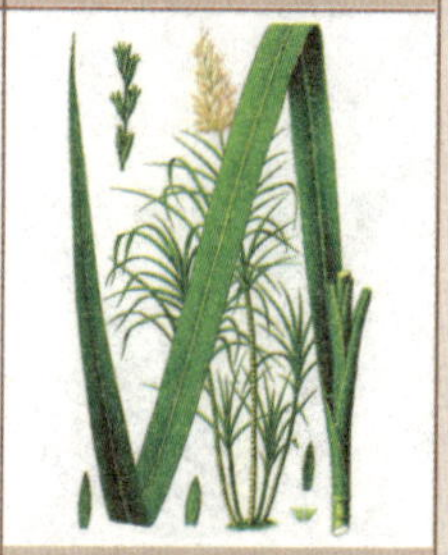

【甘蔗】(P483)

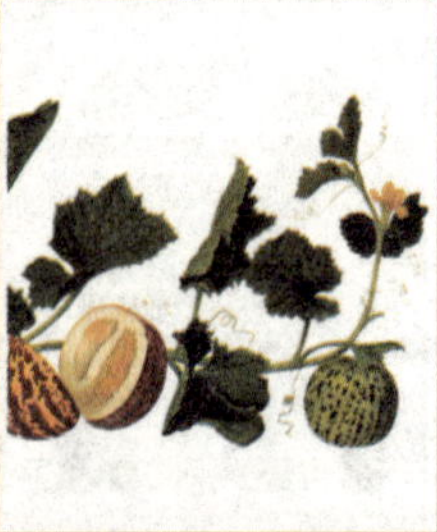

【甜瓜】(P484)

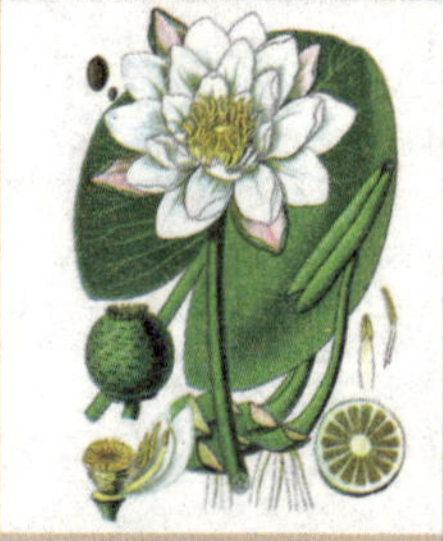

【莲藕】(P486)

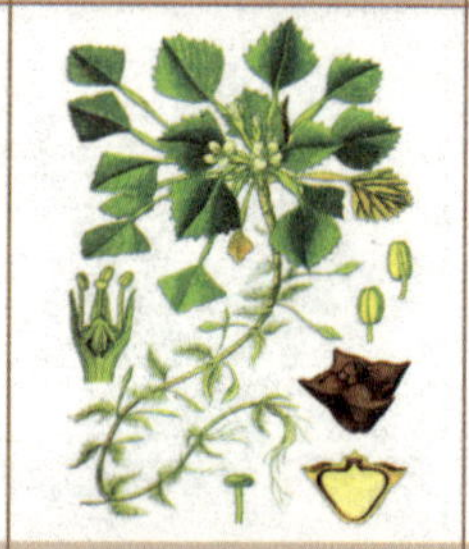

【芰实】(P489)

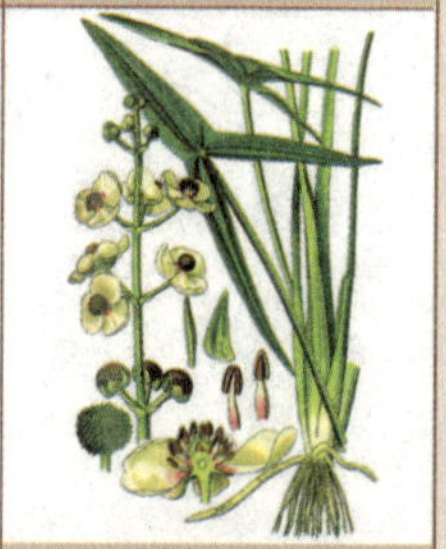

【慈姑】(P492)

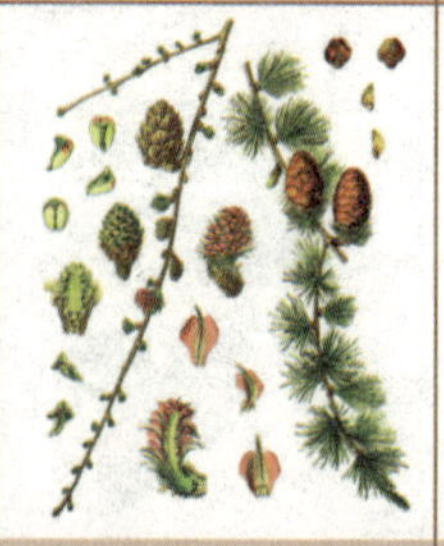

【松】(P495)

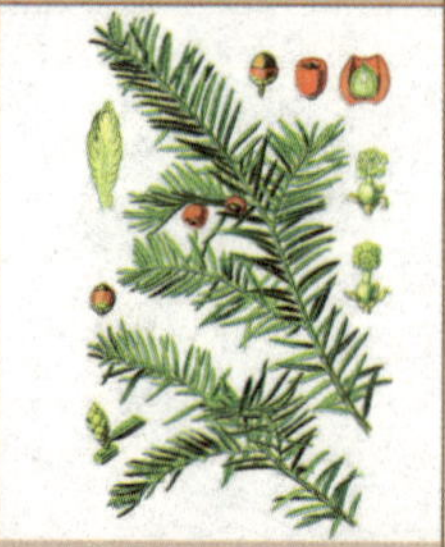

【杉】(498)

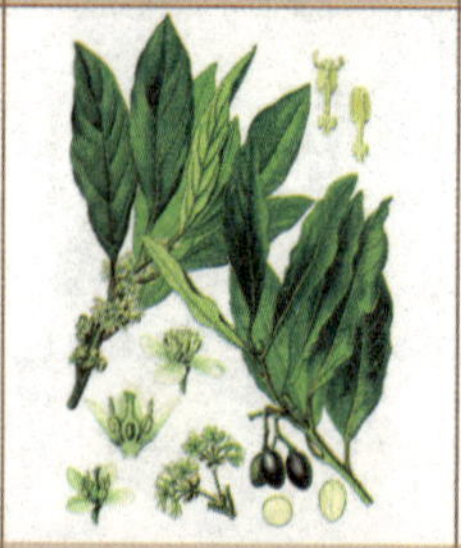

【桂】(P499)

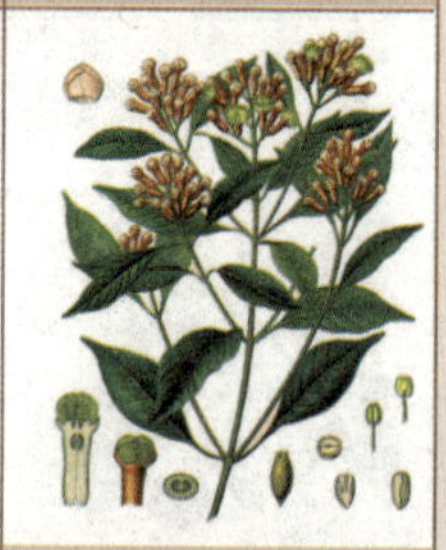

【丁香】(P501)

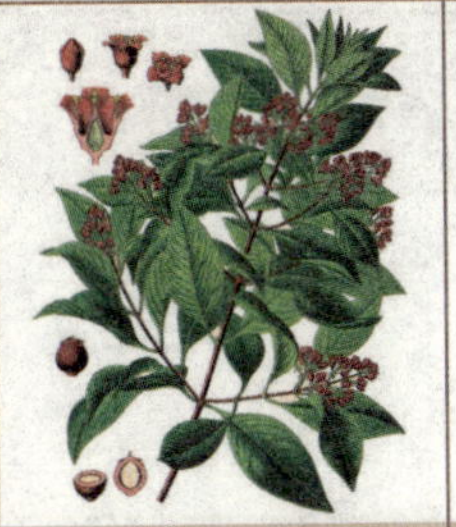
【檀香】(P502)

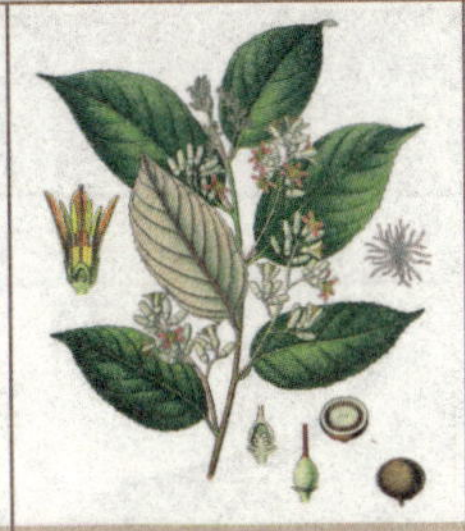
【安息香】(P504)

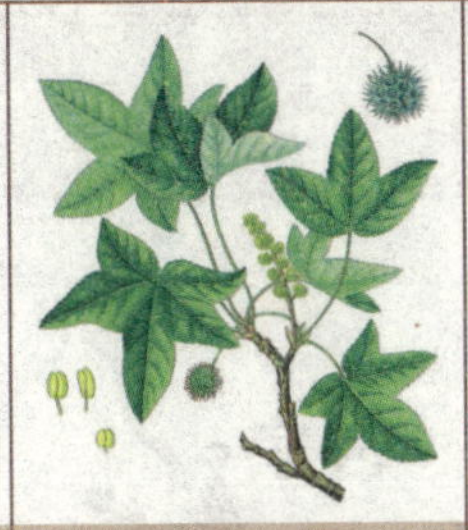
【苏合香】(P505)

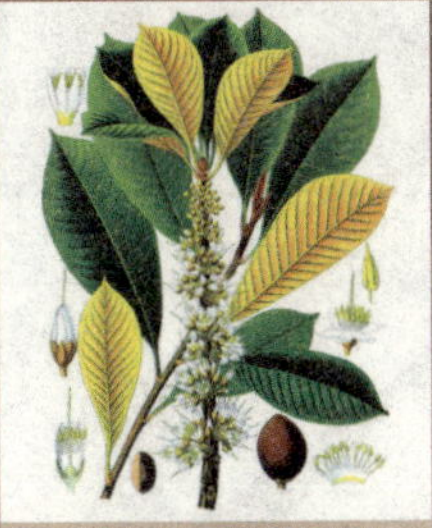
【杜仲】(P507)

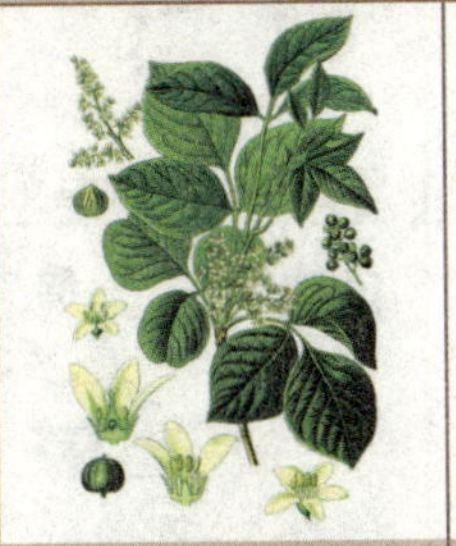
【漆】(P509)

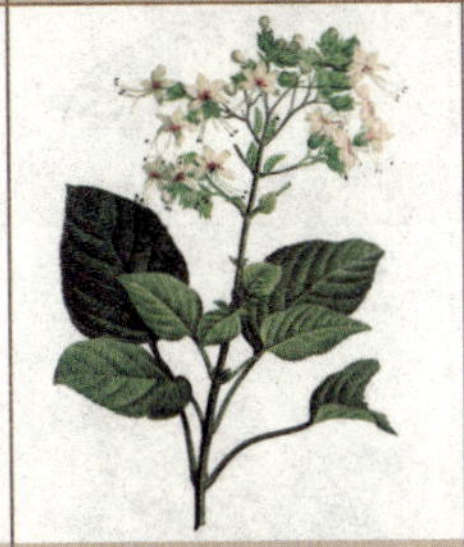
【桐】(P510)

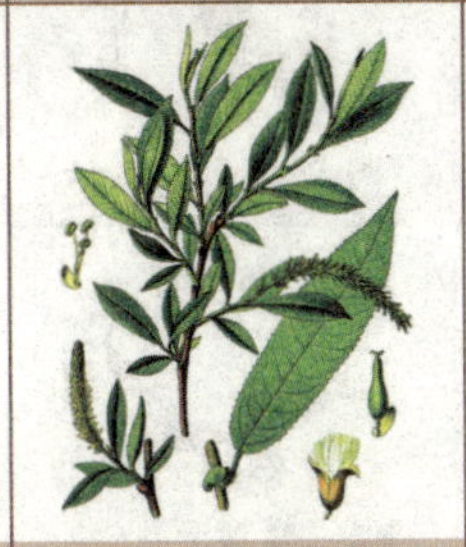
【柳】(P512)

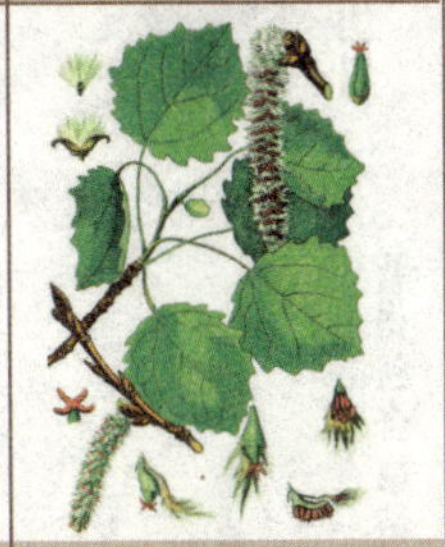
【白杨】(P515)

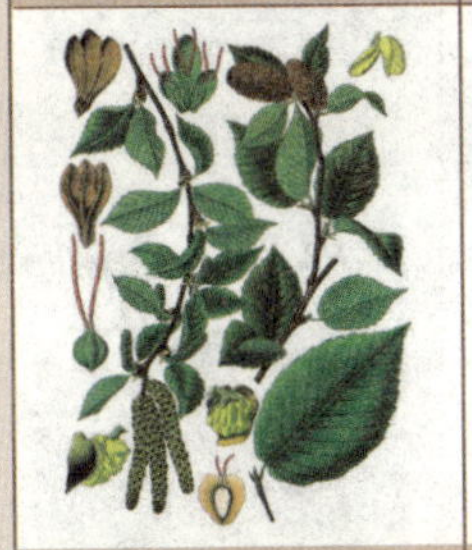
【桦木】(P516)

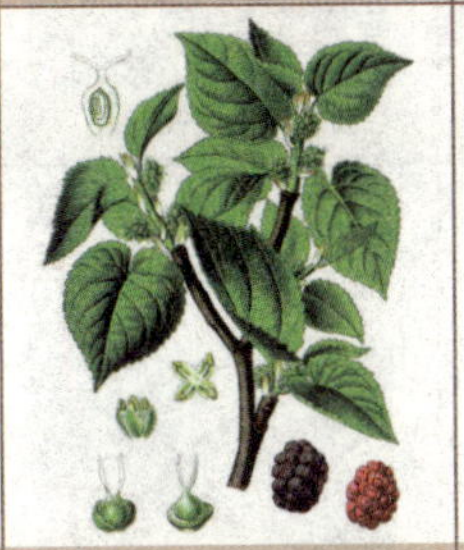
【桑】(P519)

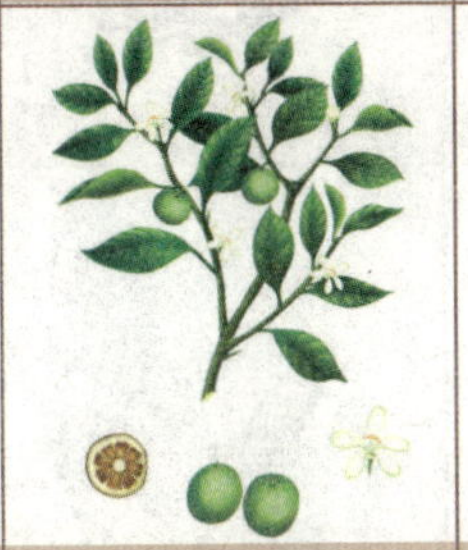
【枳】(P521)

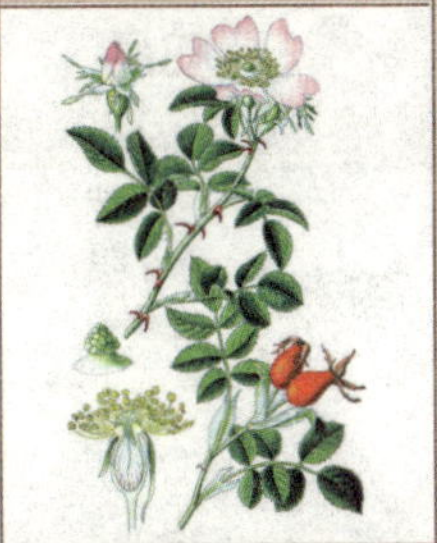
【金樱子】(P523)

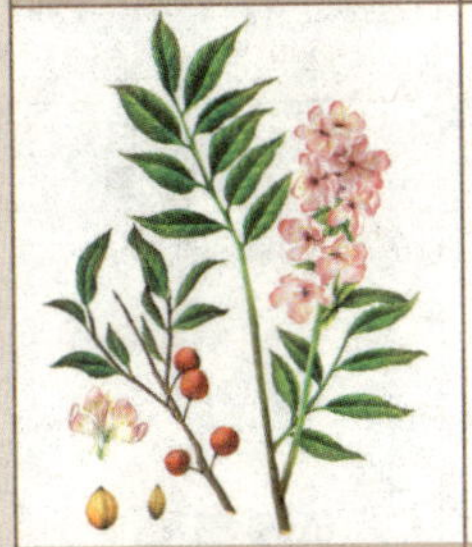
【郁李】(P524)

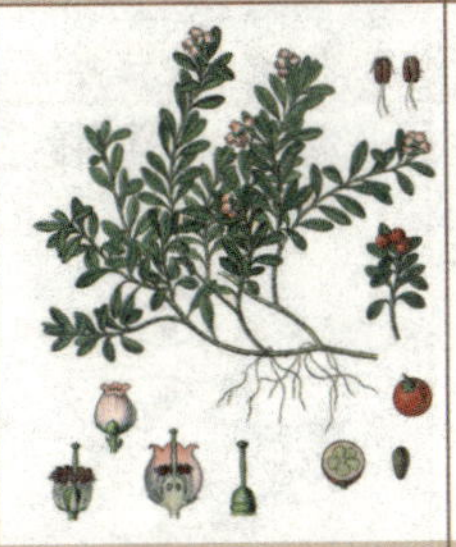
【冬青】(P526)

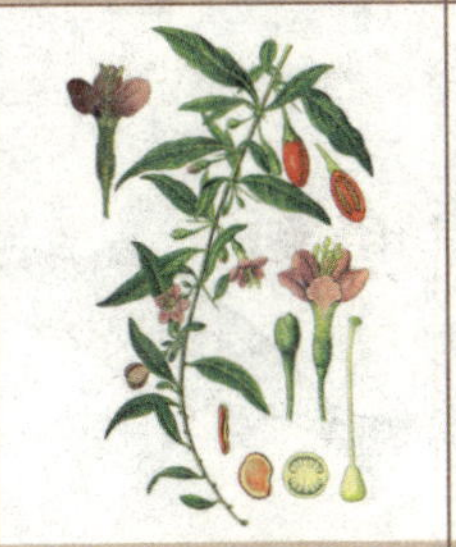
【枸杞】(P527)

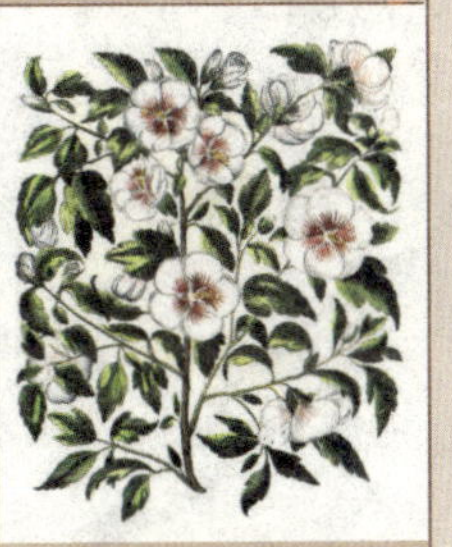
【木槿】(P529)

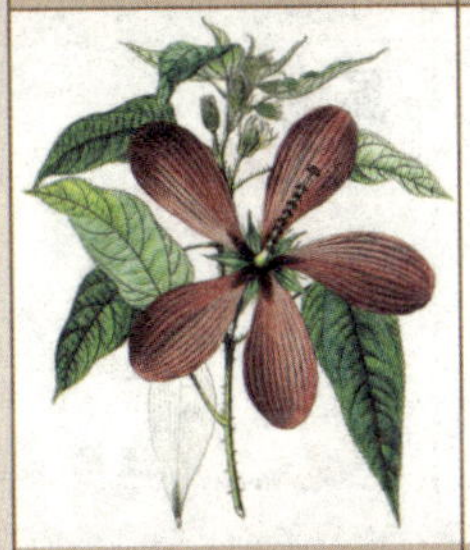
【扶桑】(P530)

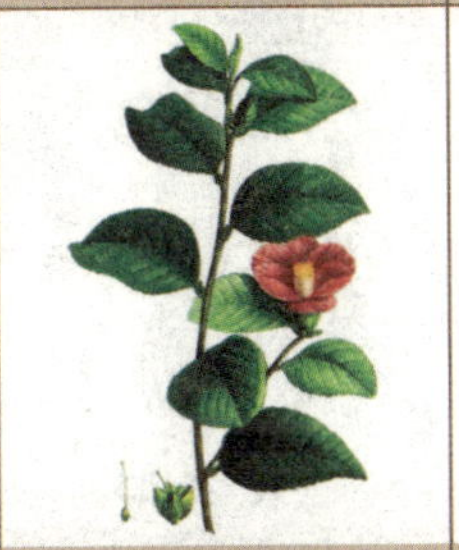
【山茶】(P532)

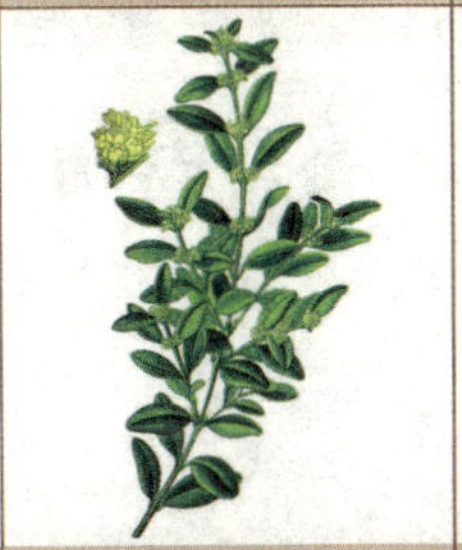
【黄杨木】(P532)

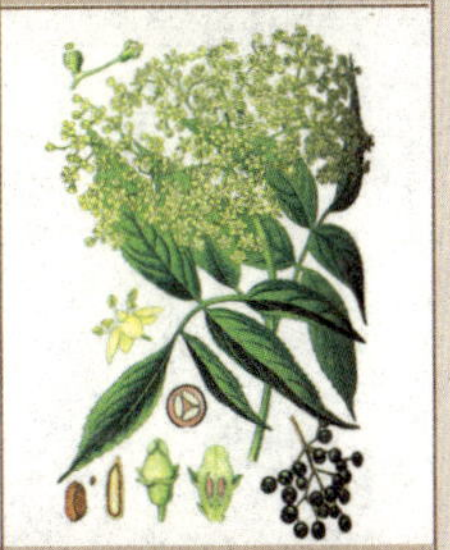
【接骨木】(P533)

本草动物图鉴

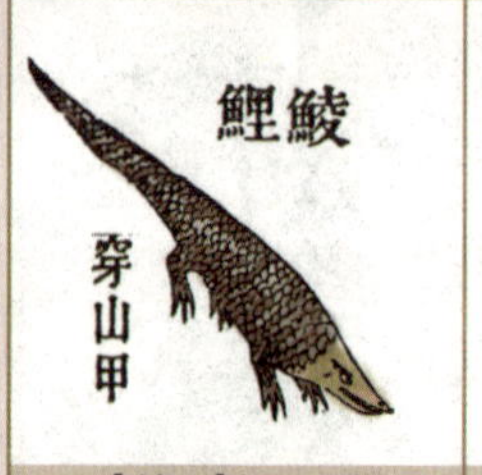

【鲮鲤】(P540)

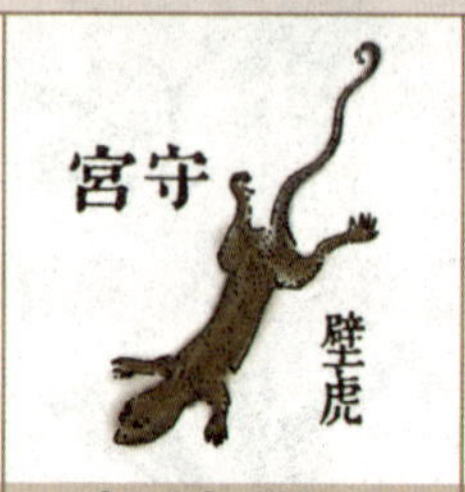

【守宫】(P540)

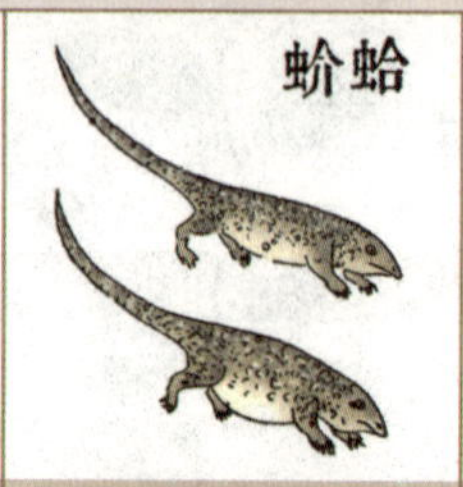

【蛤蚧】(P541)

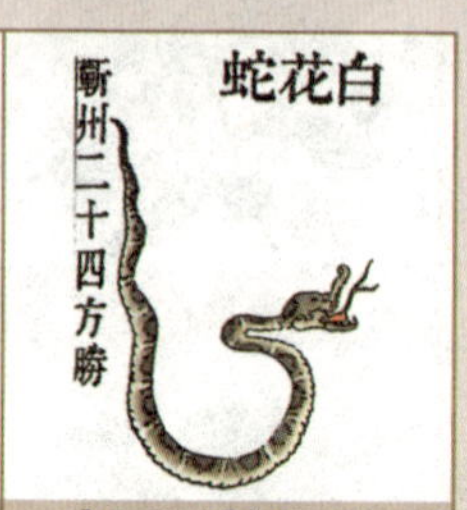

【白花蛇】(P542)

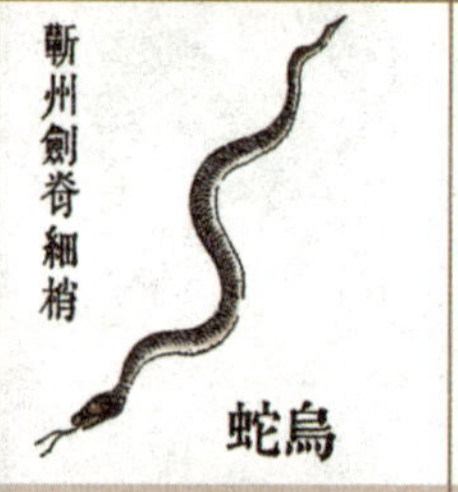

【乌蛇】(P543)

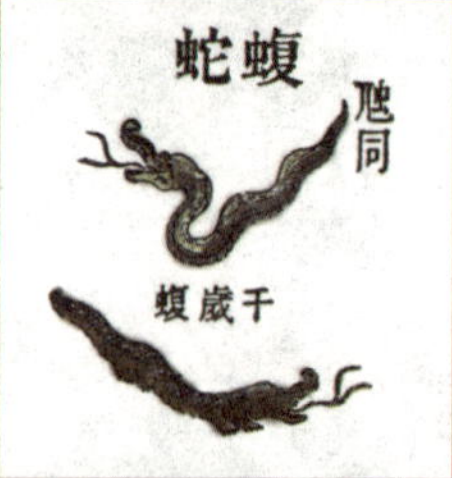

【蝮蛇】(P544)

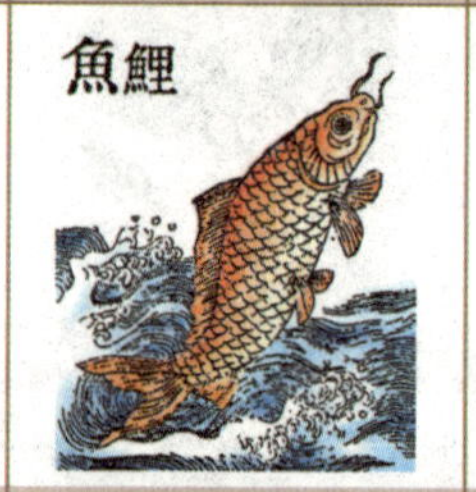

【鲤鱼】(P544)

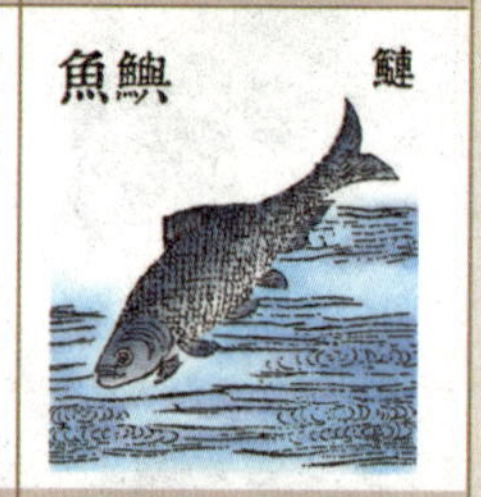

【鲢鱼】(P545)

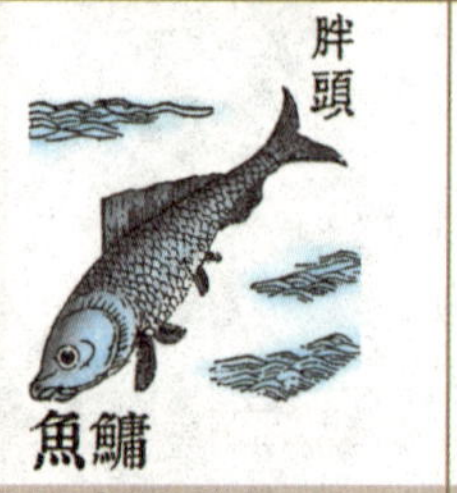

【鳙鱼】(P545)

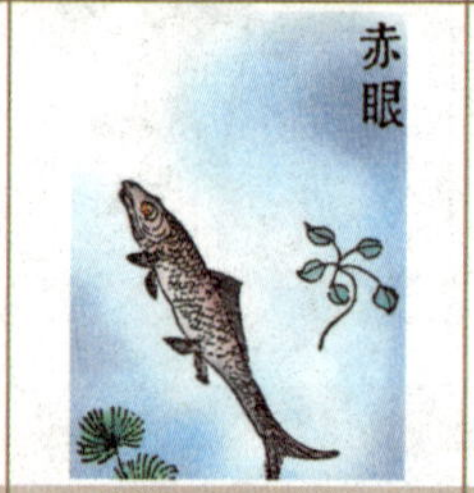

【鳟鱼】(P546)

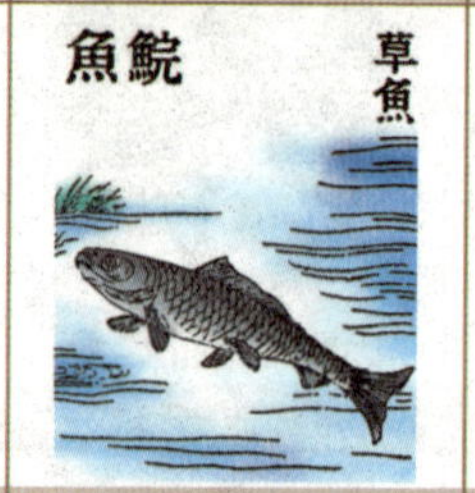

【鲩鱼】(P546)

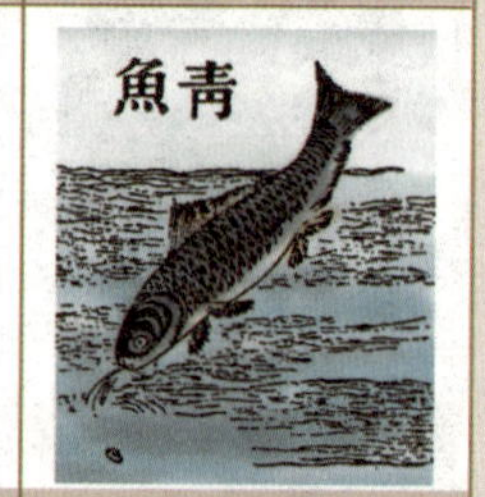

【青鱼】(P546)

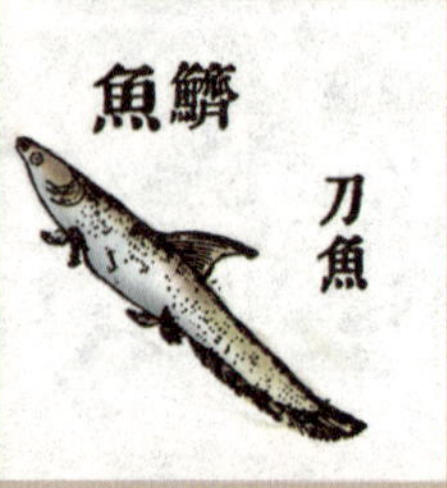

【鲚鱼】(P546)

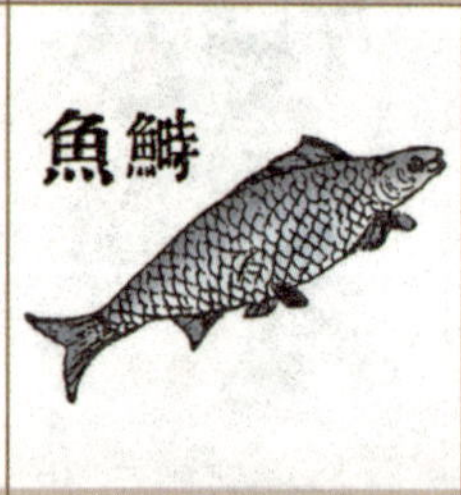

【鲥鱼】(P547)

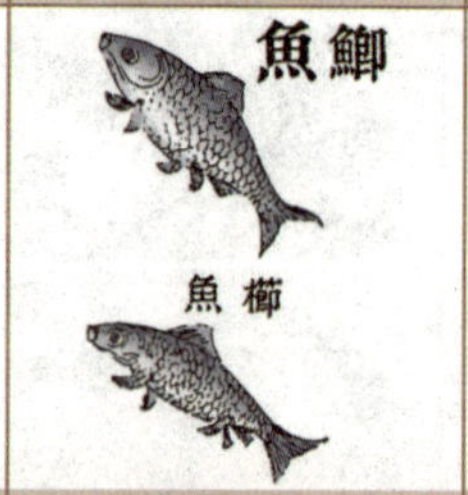

【鲫鱼】(P547)

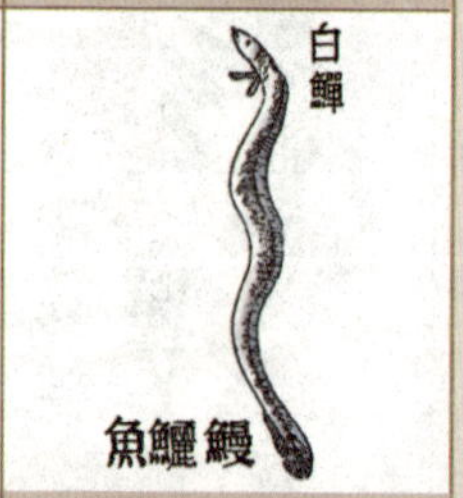

【鳗鲡鱼】(P548)

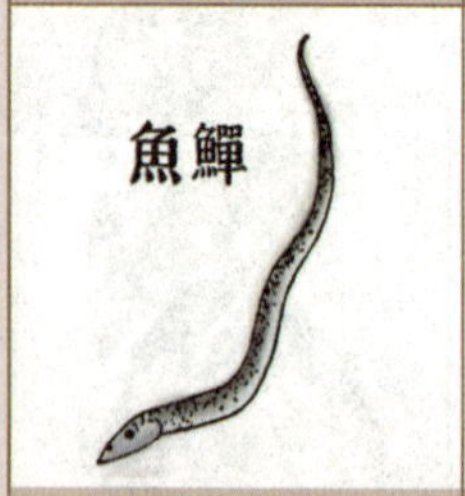

【鳝鱼】(P549)

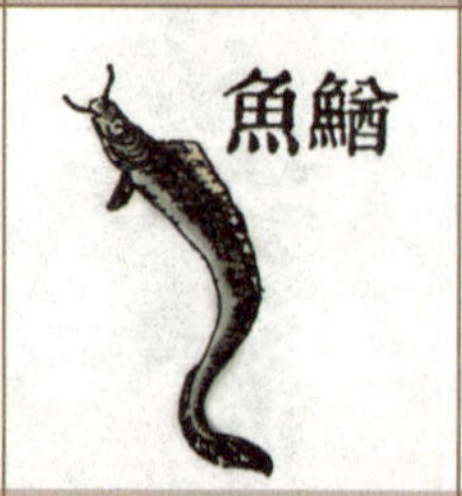

【鳅鱼】(P549)

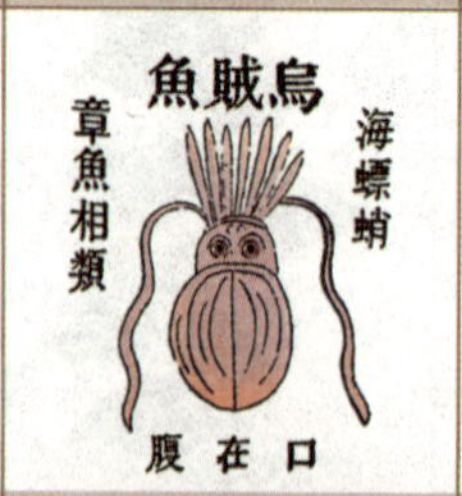

【乌贼】(P549)

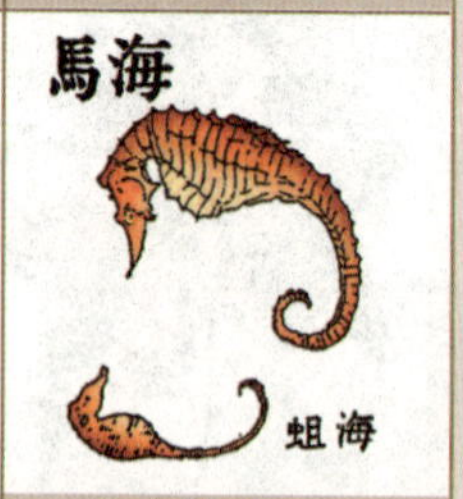

【海马】(P551)

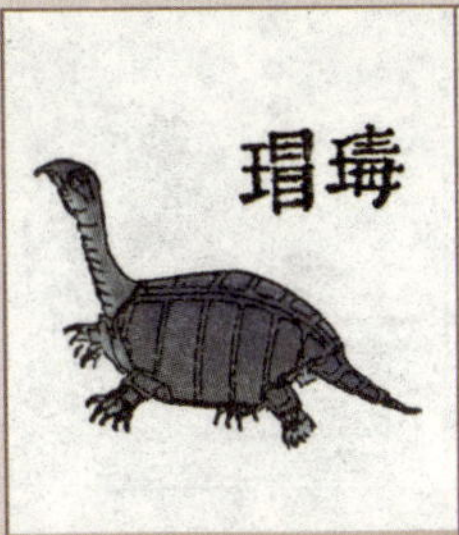

【玳瑁】(P554)

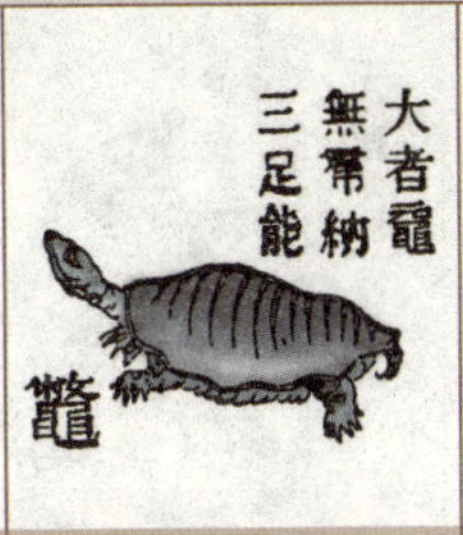

【鳖】(P554)

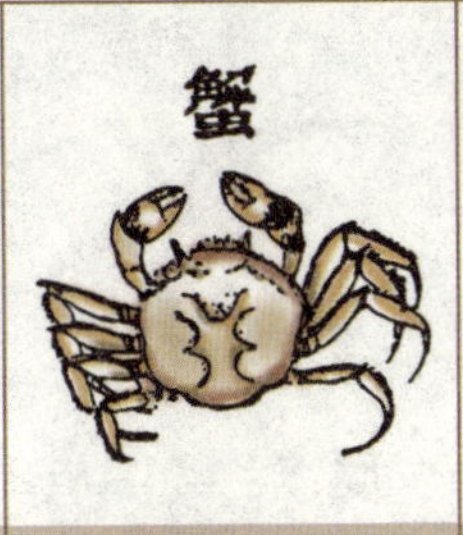

【蟹】(P555)

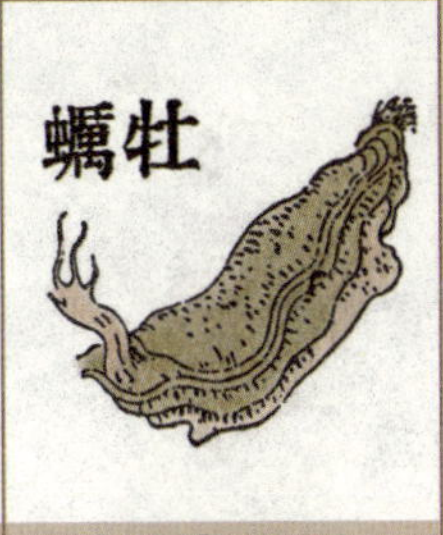

【牡蛎】(P555)

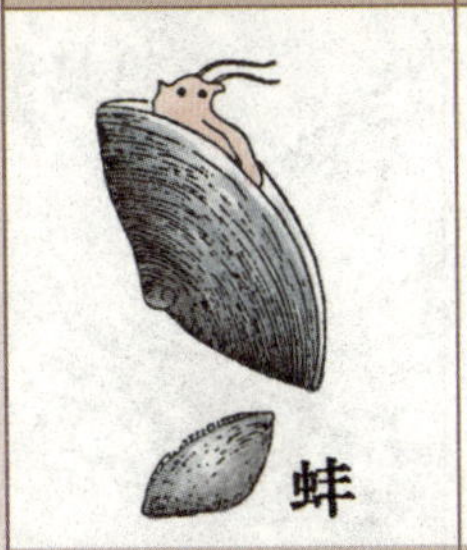

【蚌】(P555)

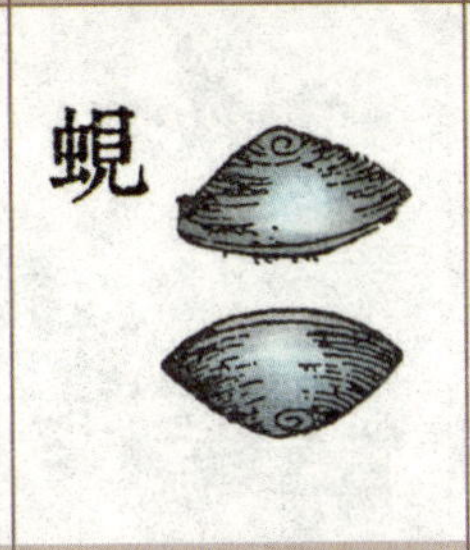

【蚬】(P558)

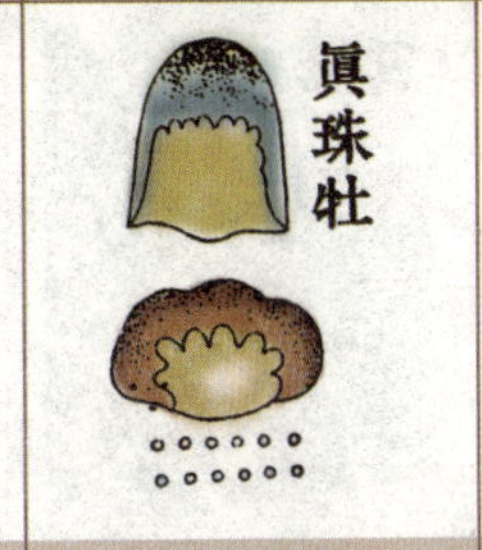

【真珠】(P558)

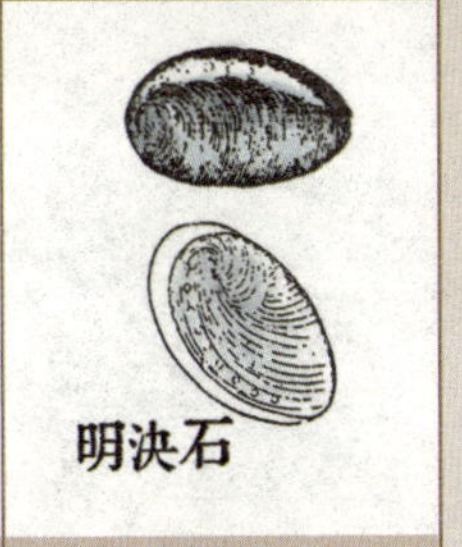

【石决明】(P559)

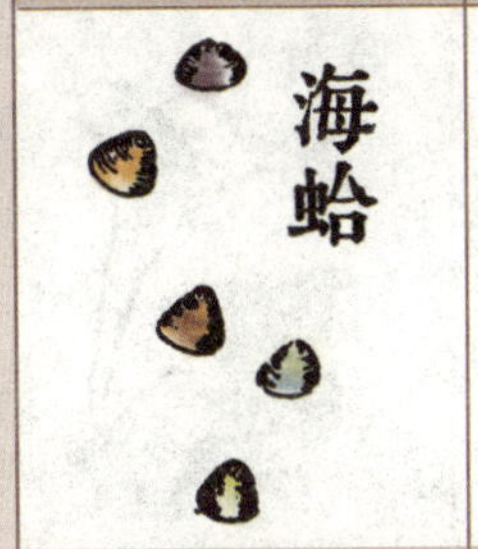

【海蛤】(P560)

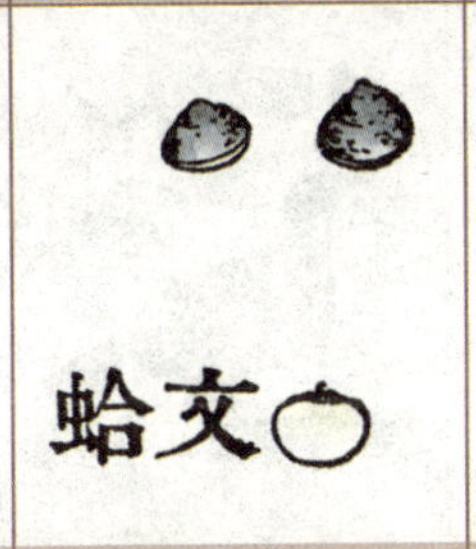

【文蛤】(P560)

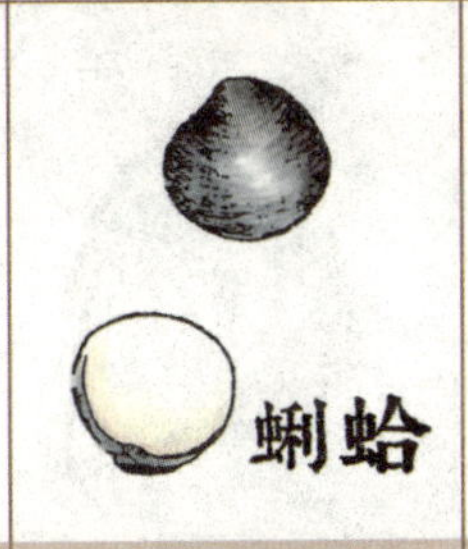

【蛤蜊】(P560)

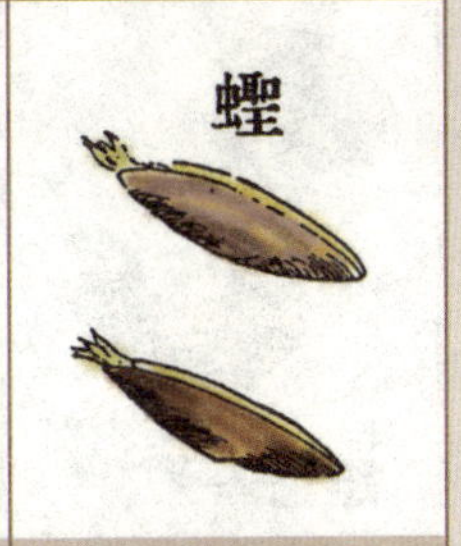

【蛏】(P561)

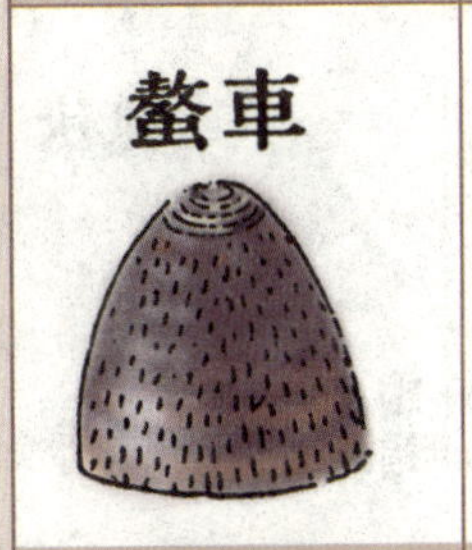

【车螯】(P561)

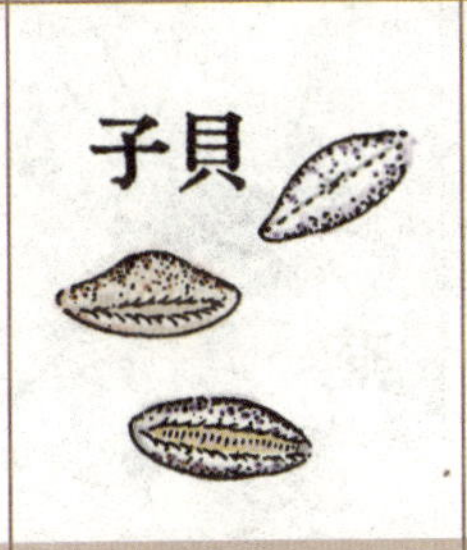

【贝子】(P562)

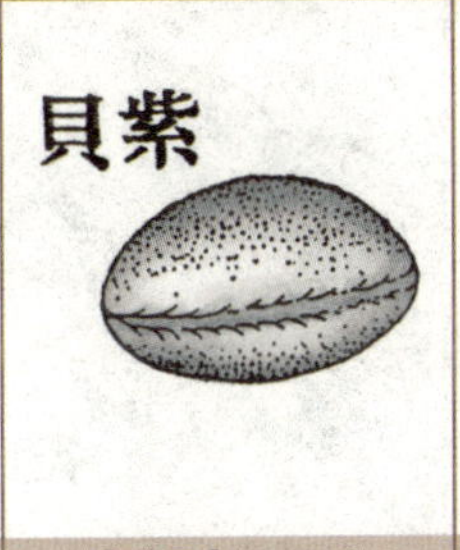

【紫贝】(P562)

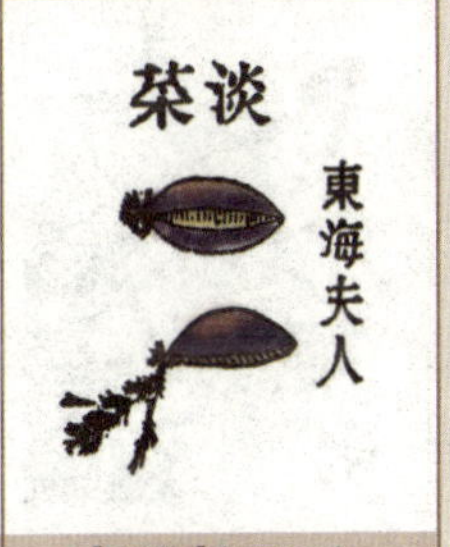

【淡菜】(P562)

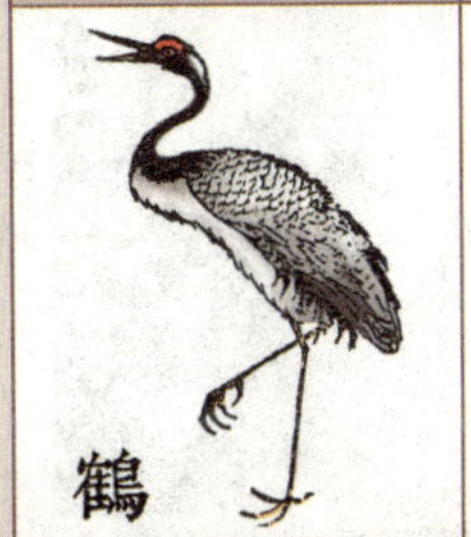

【鹤】(P566)

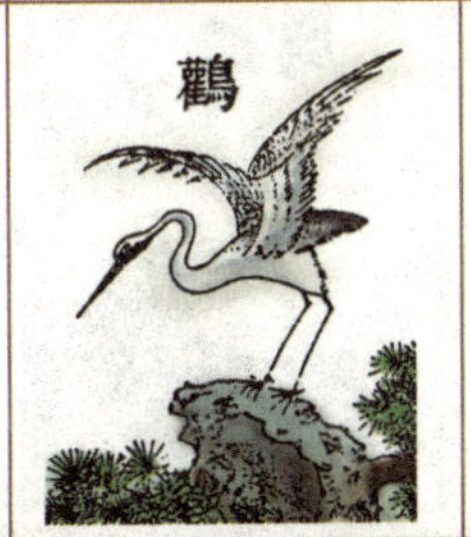

【鹳】(P566)

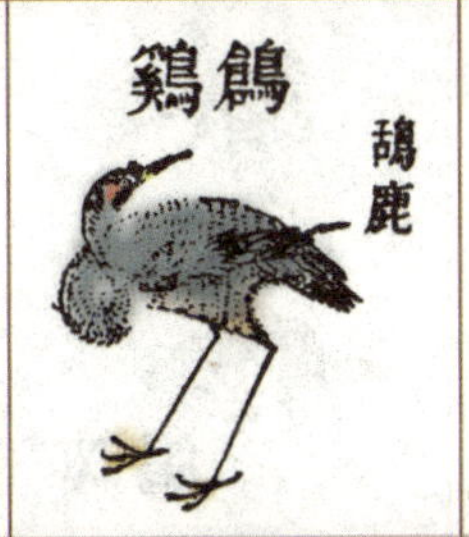

【鸧鸡】(P567)

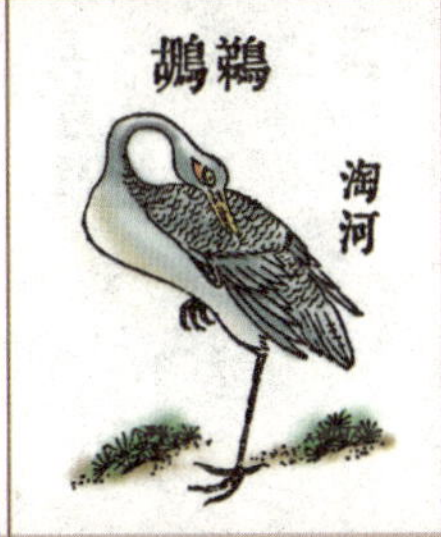

【鹈鹕】(P567)

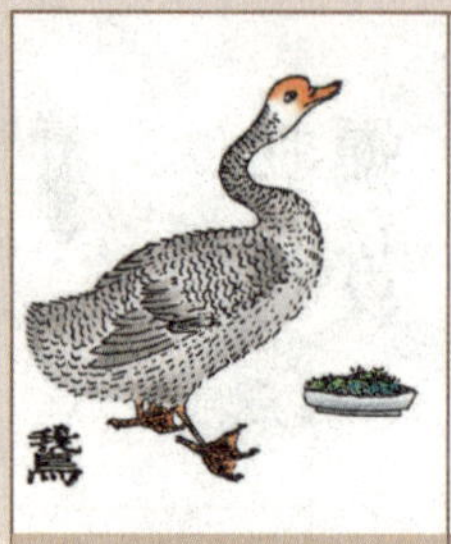

【鹅】(P568)

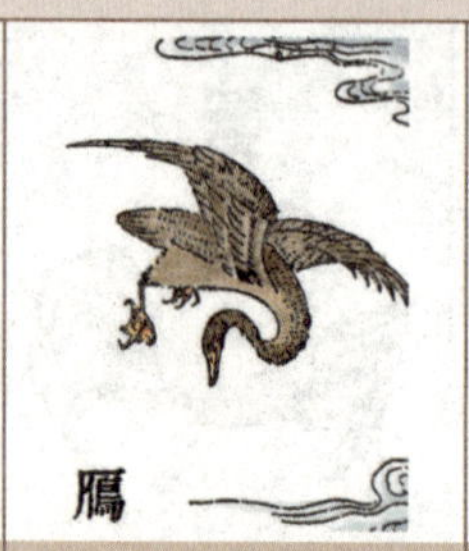

【雁】(P568)

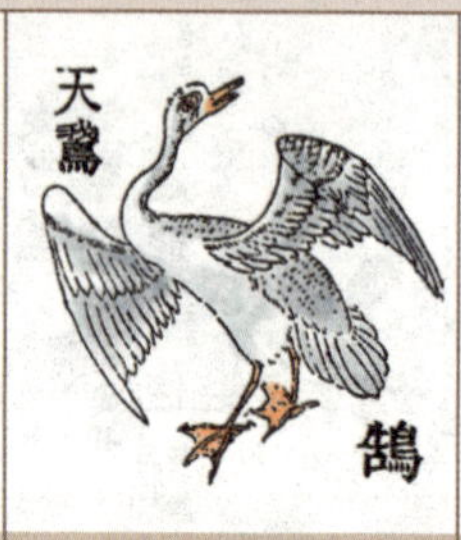

【鹄】(P569)

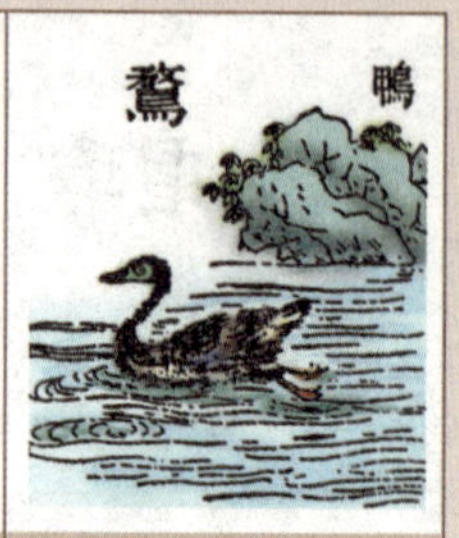

【鹜】(P569)

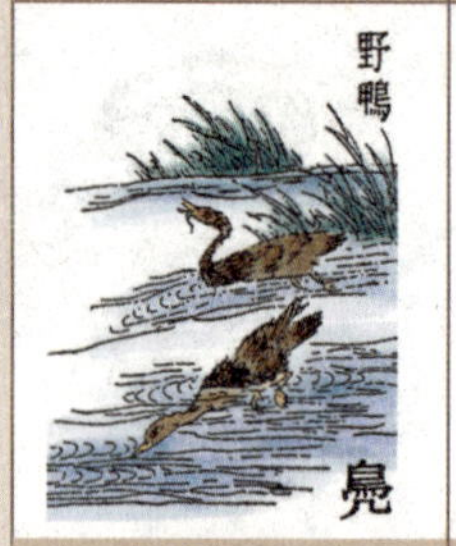

【凫】(P570)

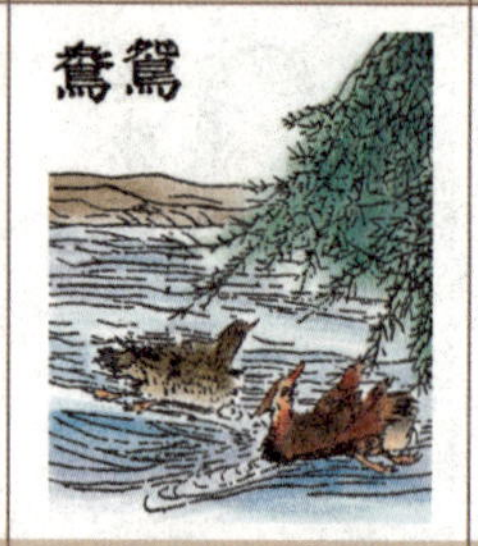

【鸳鸯】(P570)

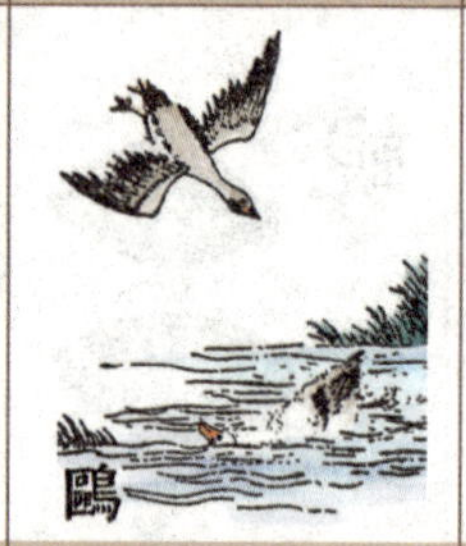

【鸥】(P571)

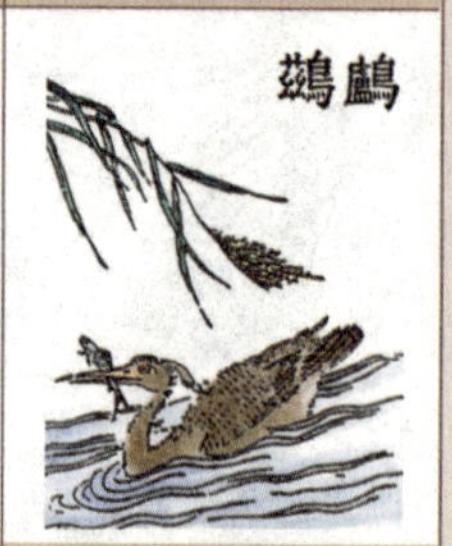

【鸬鹚】(P571)

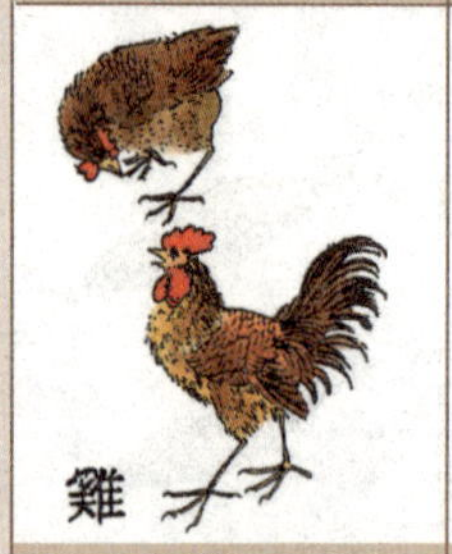

【鸡】(P572)

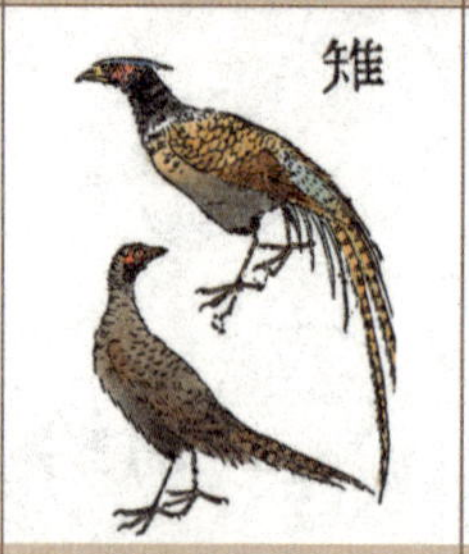

【雉】(P573)

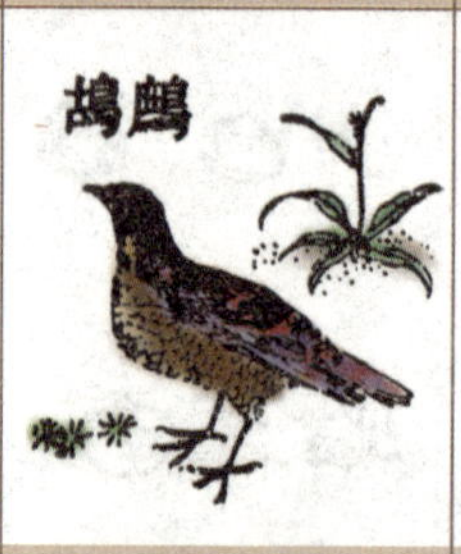

【鹧鸪】(P574)

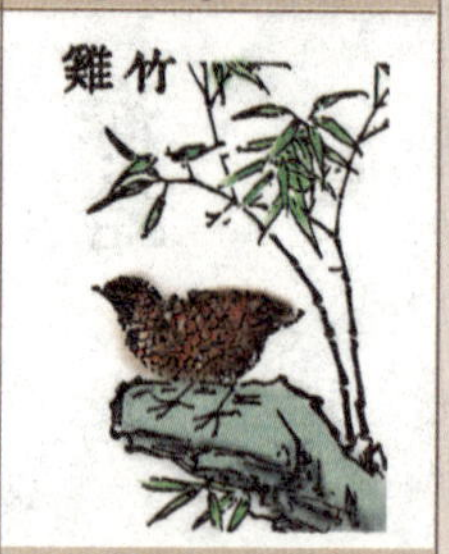

【竹鸡】(P574)

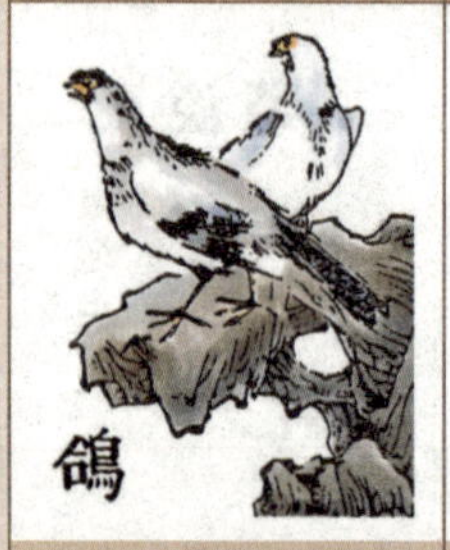

【鸽】(P575)

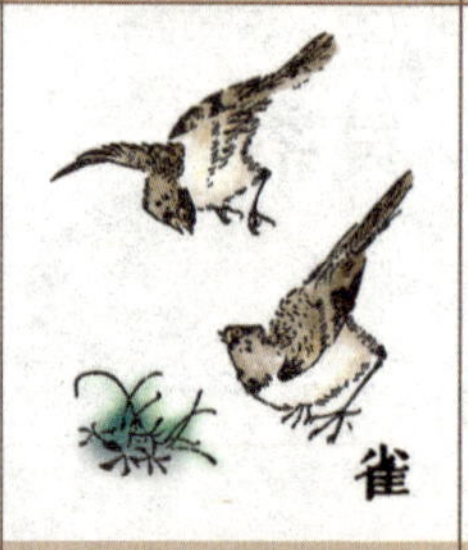

【雀】(P575)

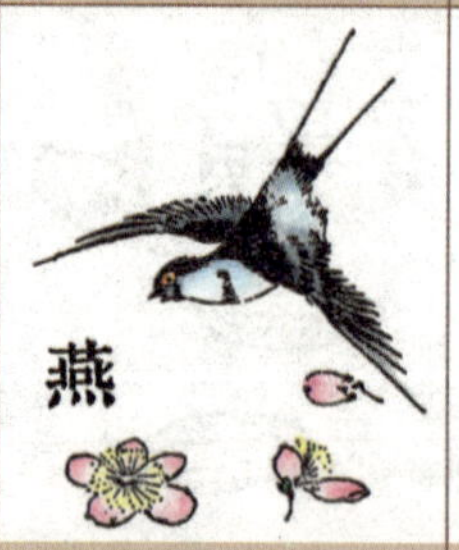

【燕】(P576)

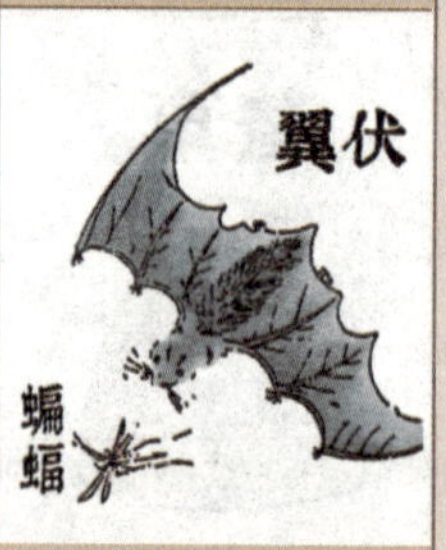

【伏翼】(P576)

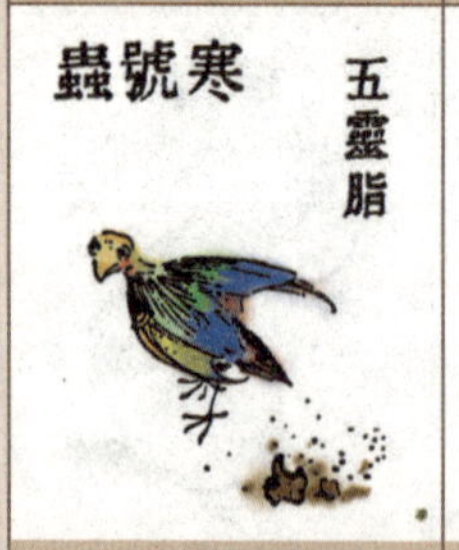

【寒号鸟】(P577)

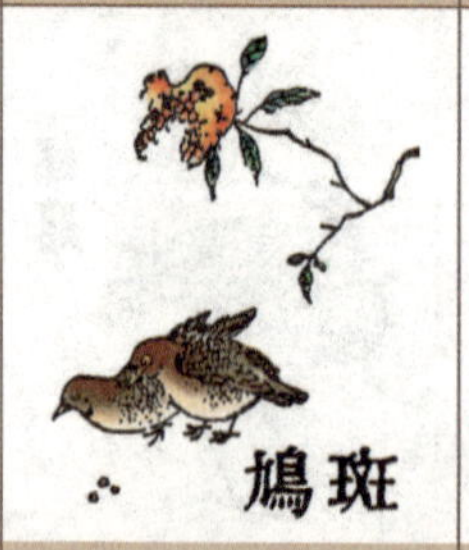

【斑鸠】(P578)

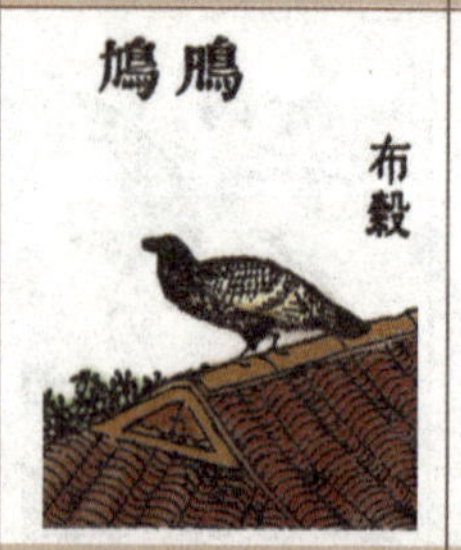

【鸤鸠】(P578)

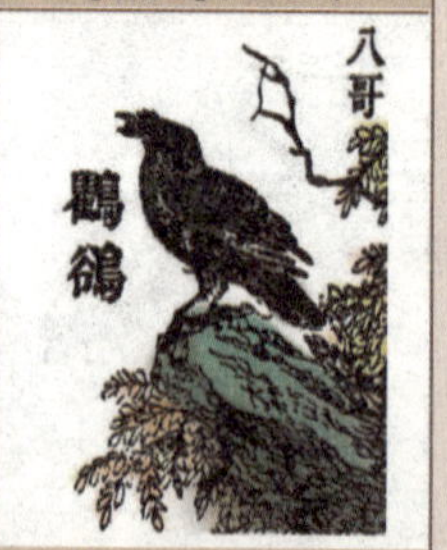

【鸜鹆】(P578)

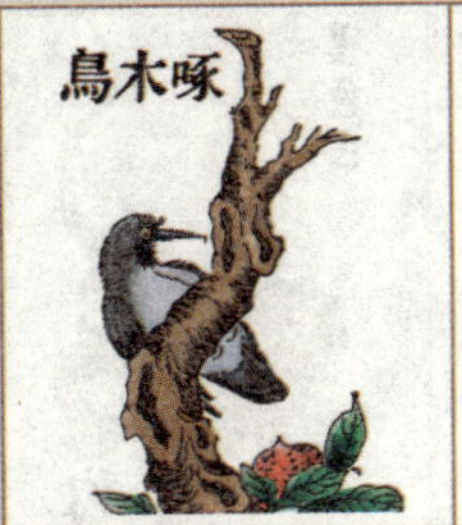

【啄木鸟】(P579)

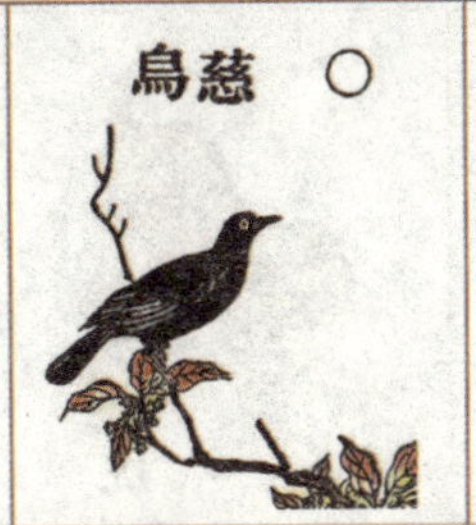

【慈乌】(P579)

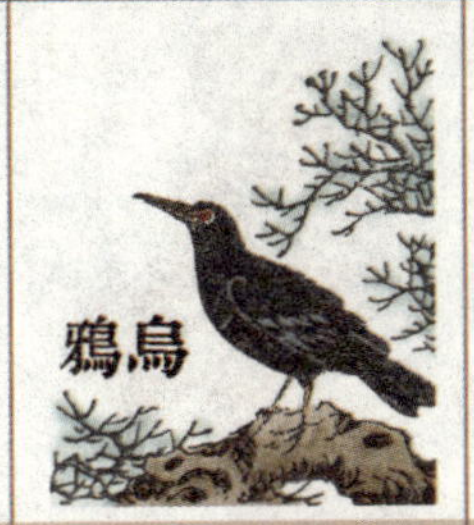

【乌鸦】(P579)

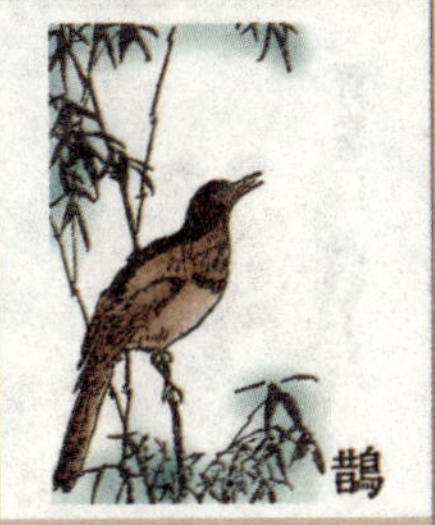

【鹊】(P580)

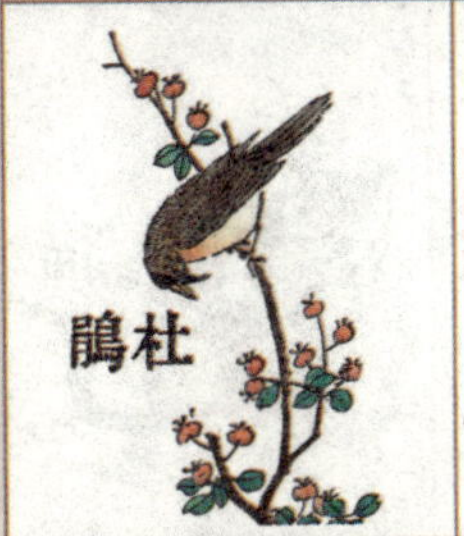

【杜鹃】(P580)

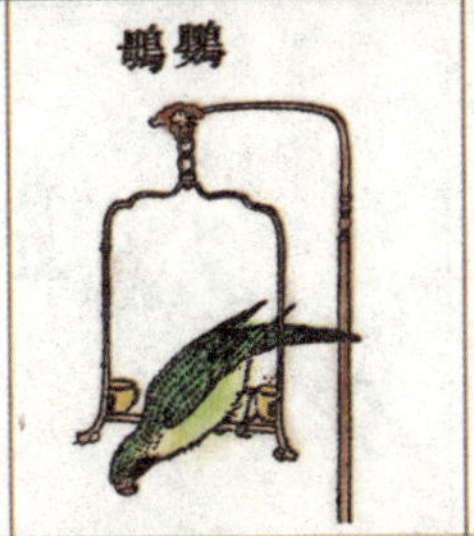

【鹦鹉】(P581)

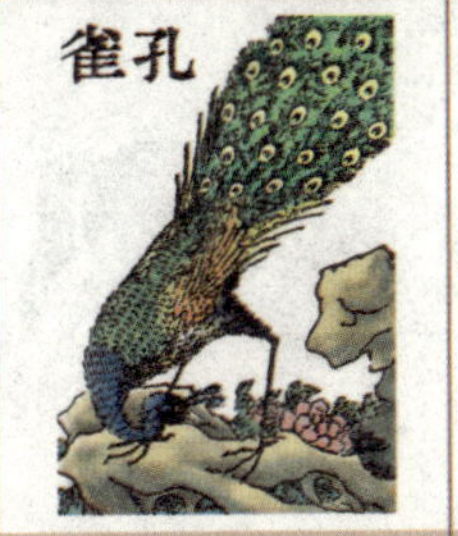

【孔雀】(P581)

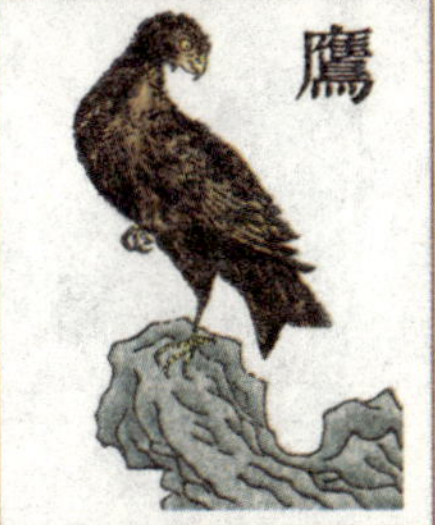

【鹰】(P582)

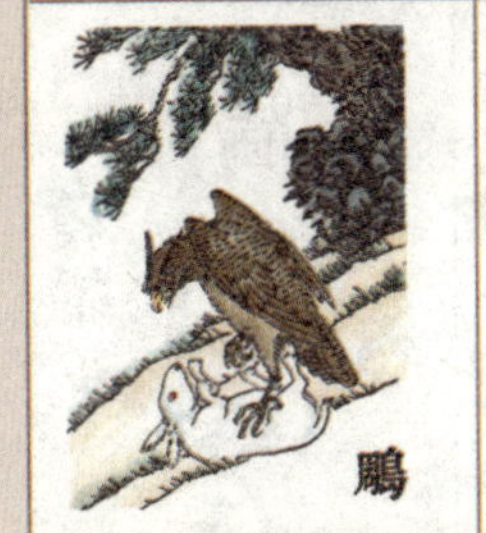

【雕】(P582)

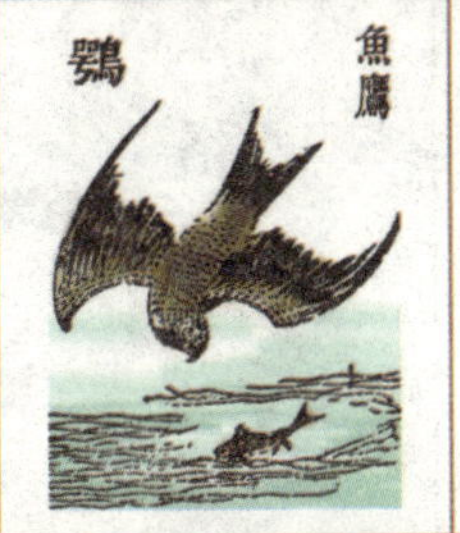

【鹗】(P582)

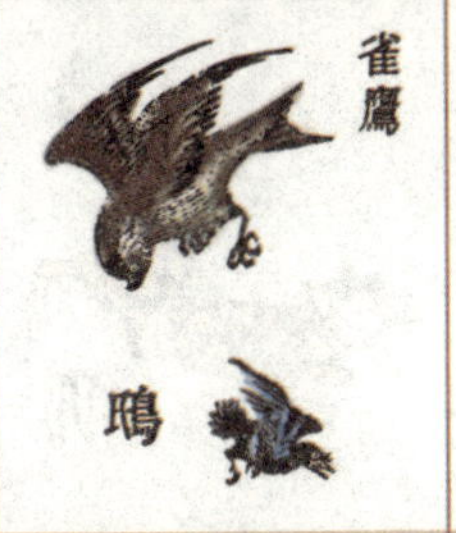

【鸱】(P583)

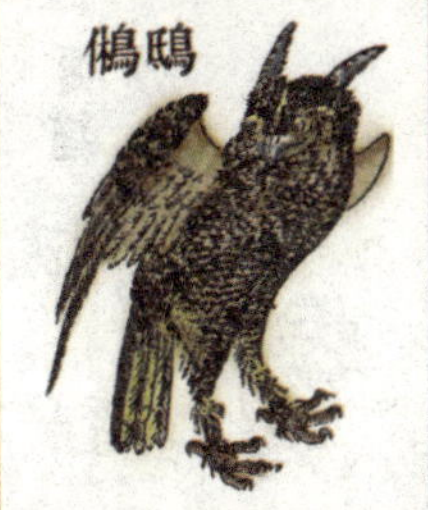

【鸱鸺】(P583)

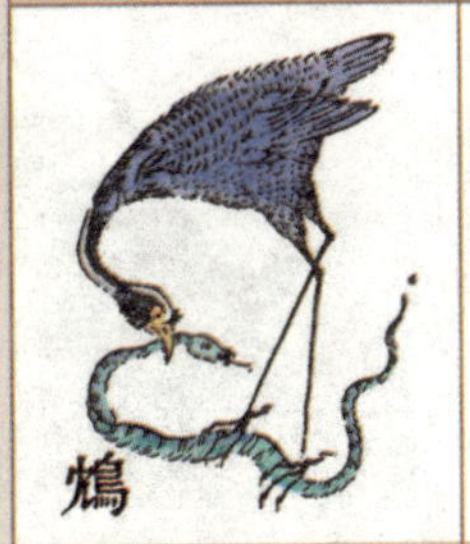

【鸩】(P583)

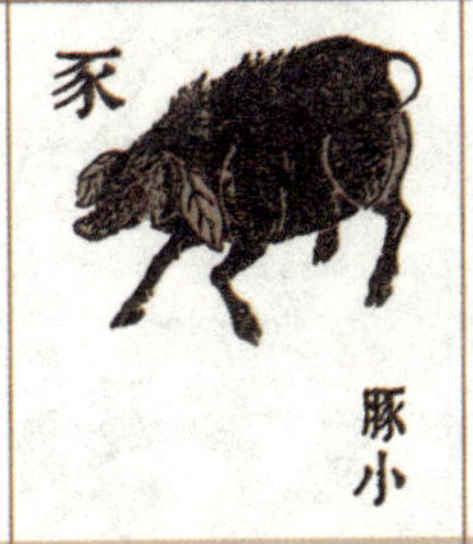

【猪】(P585)

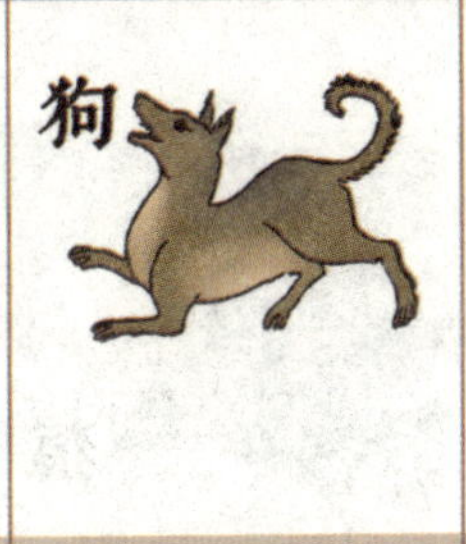

【狗】(P587)

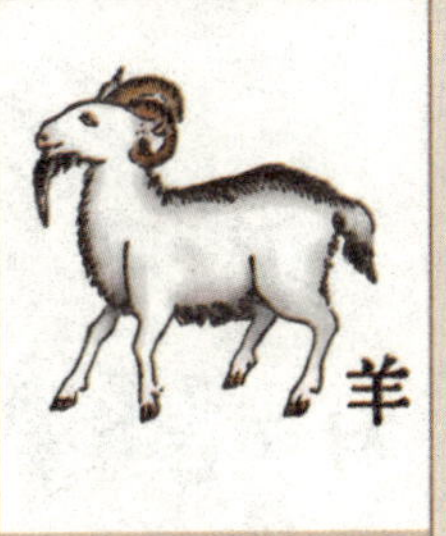

【羊】(P588)

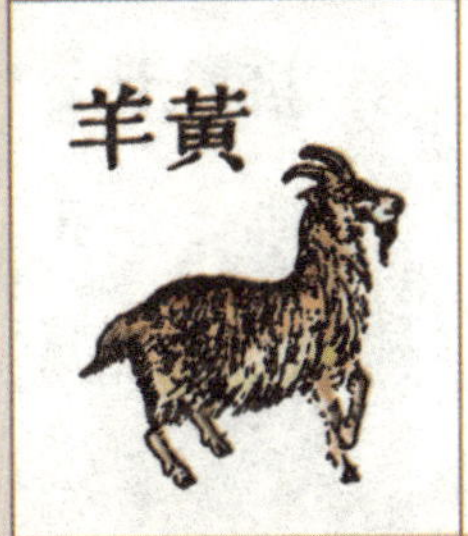

【黄羊】(P590)

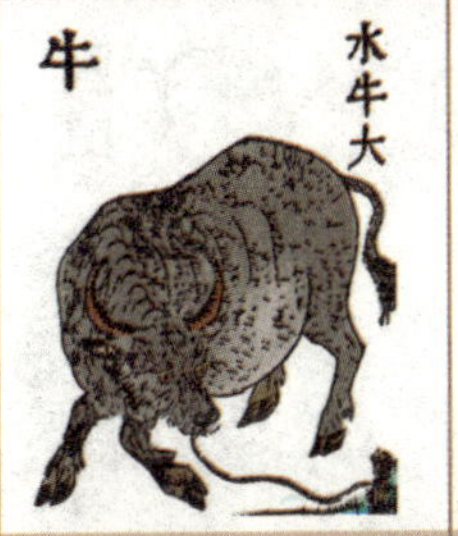

【牛】(P590)

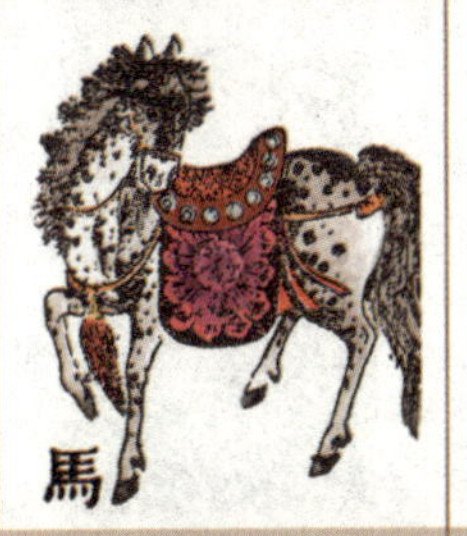

【马】(P591)

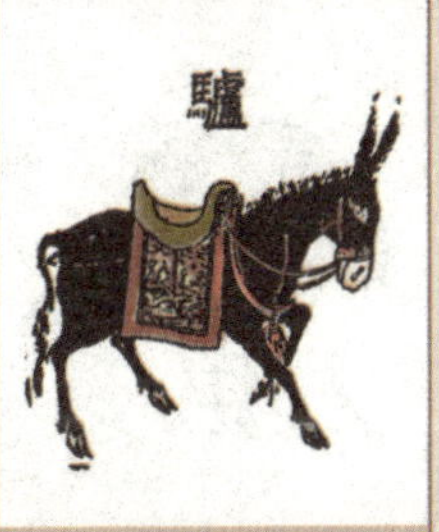

【驴】(P592)

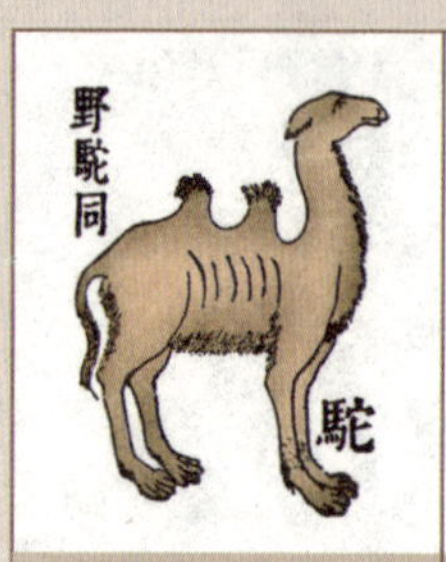

【驼】(P593)

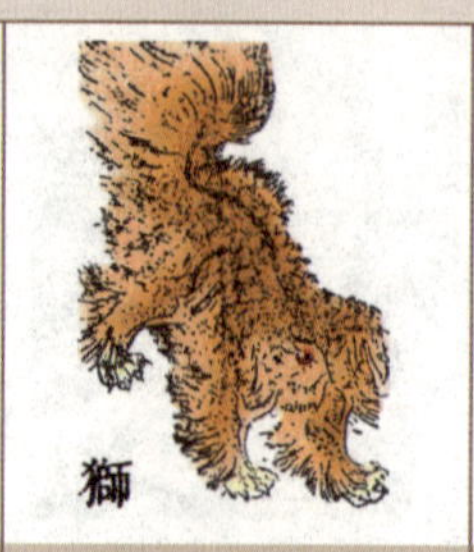

【狮】(P594)

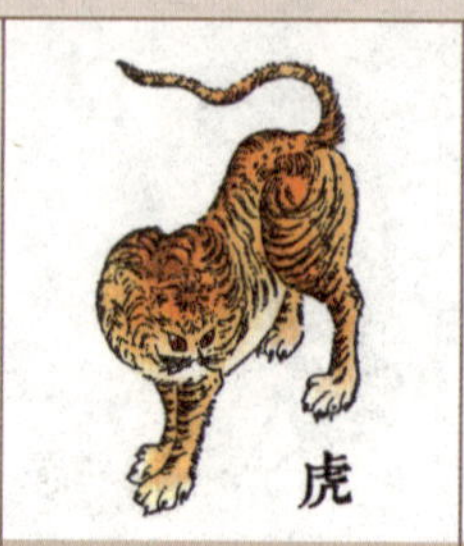

【虎】(P595)

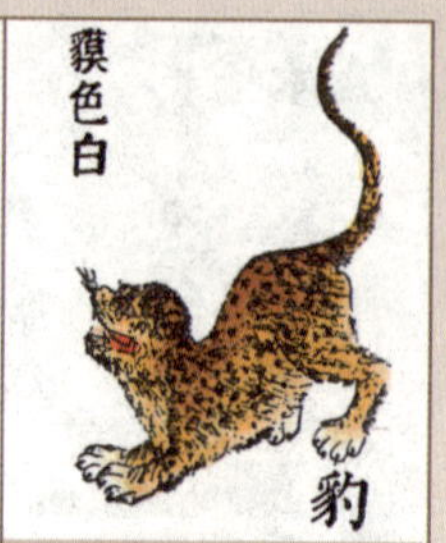

【豹】(P596)

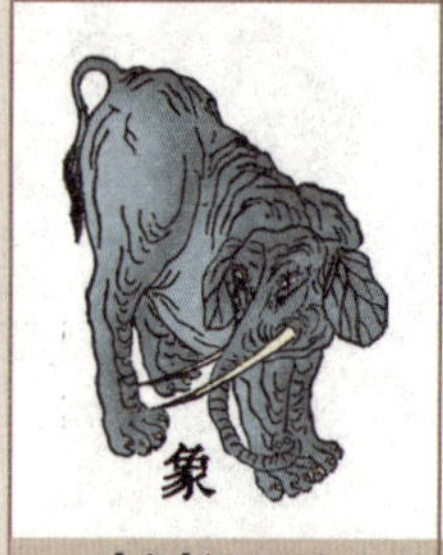

【象】(P597)

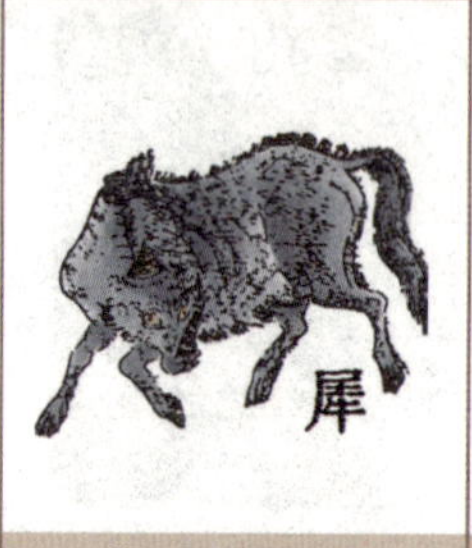

【犀】(P597)

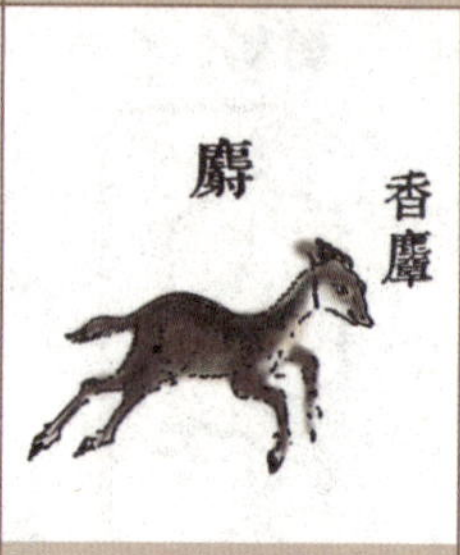

【麝】(P598)

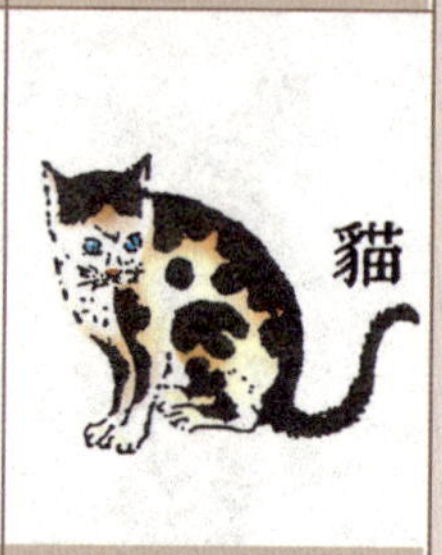

【猫】(P599)

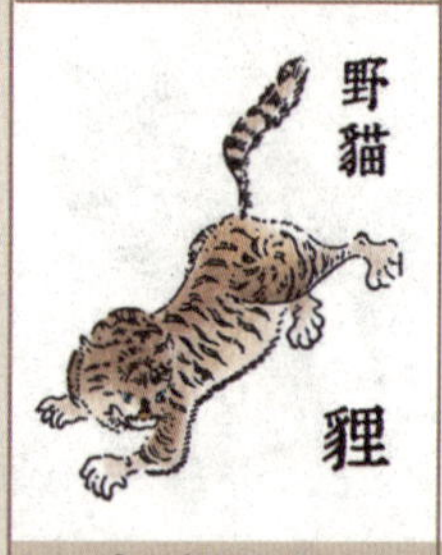

【狸】(P600)

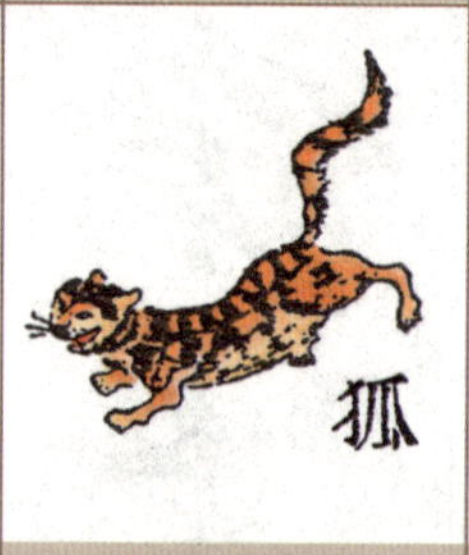

【狐】(P600)

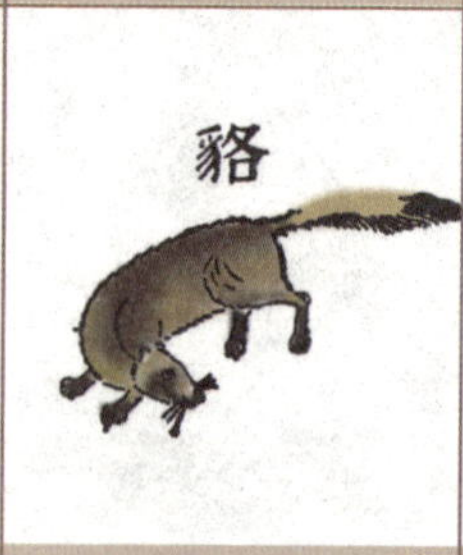

【貉】(P601)

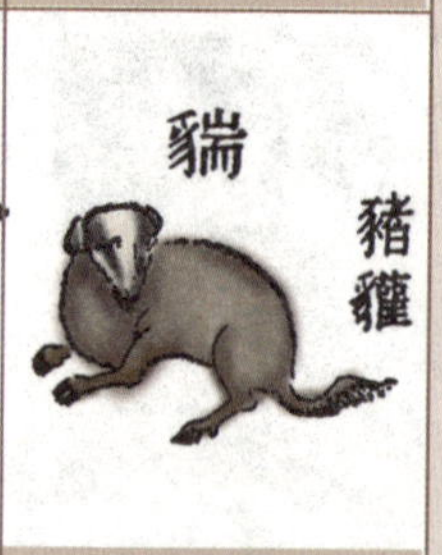

【貒】(P601)

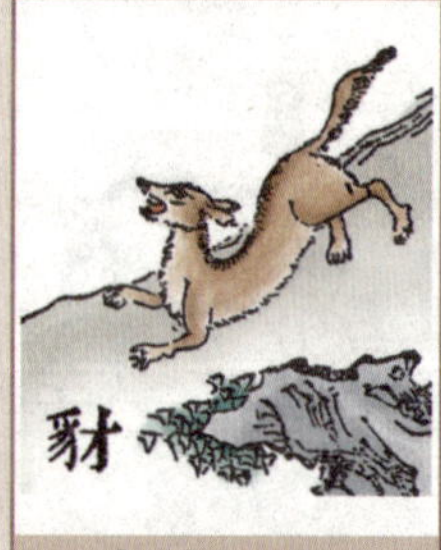

【豺】(P602)

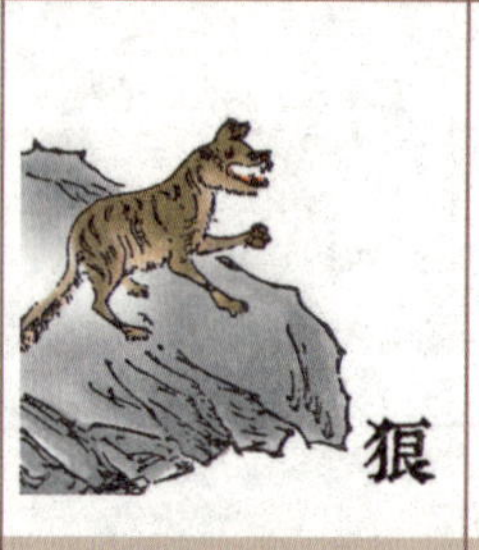

【狼】(P602)

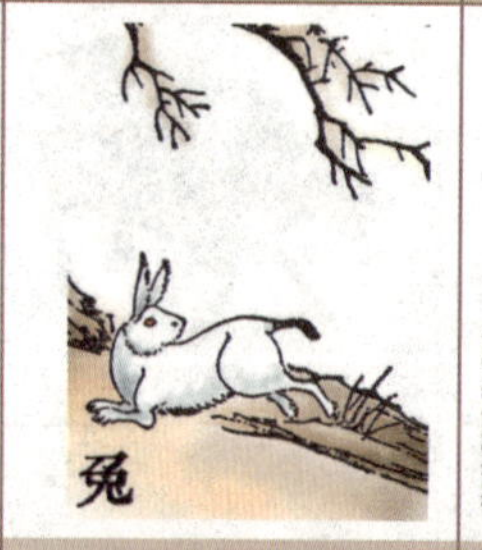

【兔】(P603)

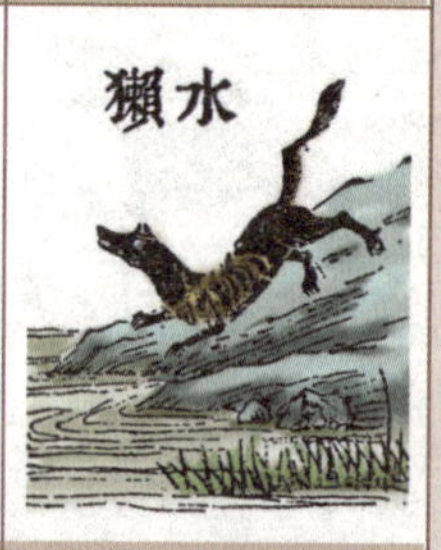

【水獭】(P604)

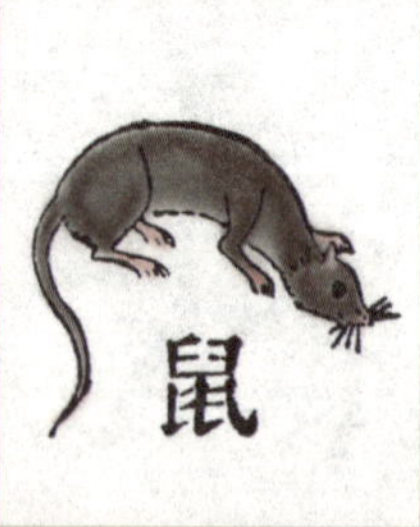

【鼠】(P604)

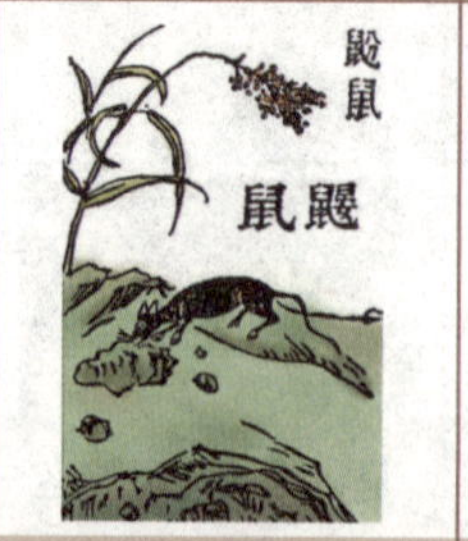

【鼹鼠】(P605)

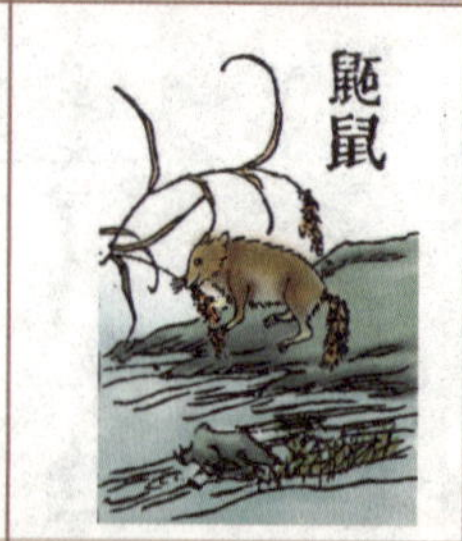

【鼫鼠】(P605)

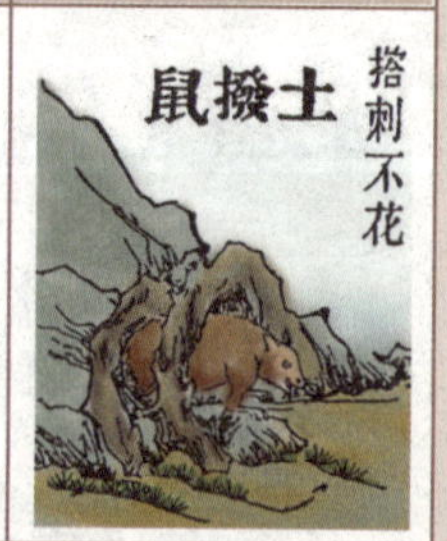

【土拔鼠】(P605)

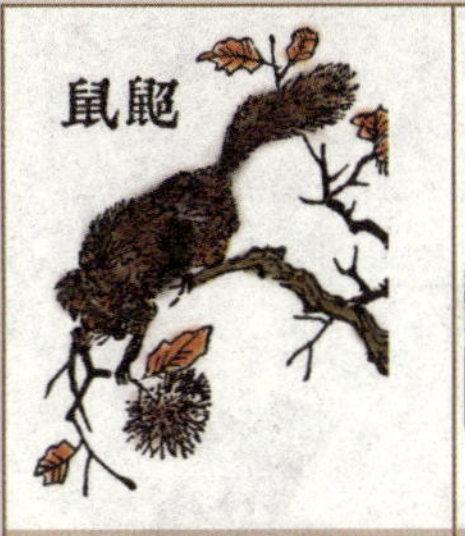

【貂鼠】(P606)

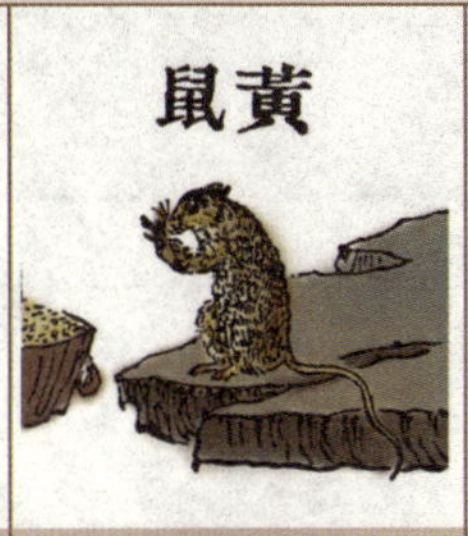

【黄鼠】(P606)

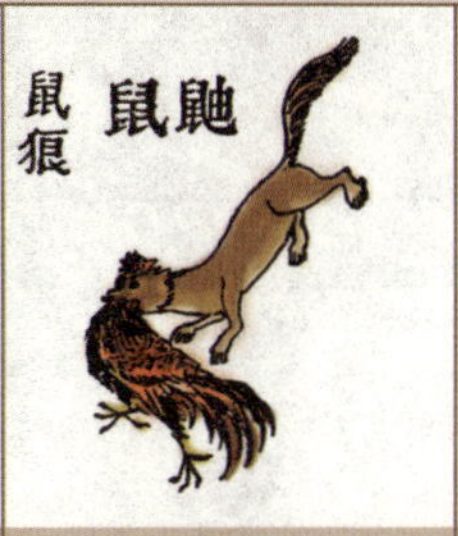

【鼬鼠】(P606)

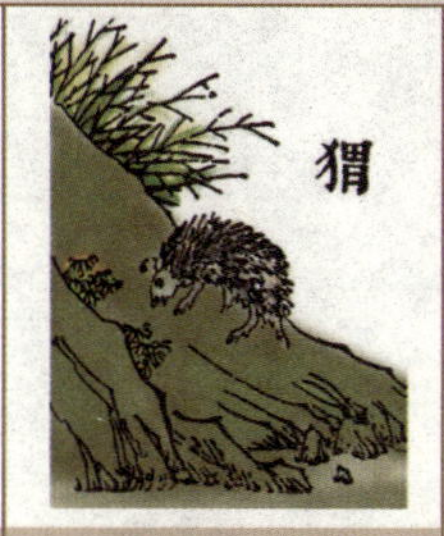

【猬】(P606)

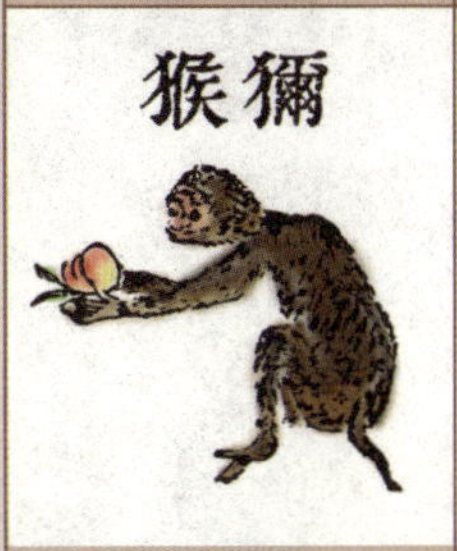

【猕猴】(P607)

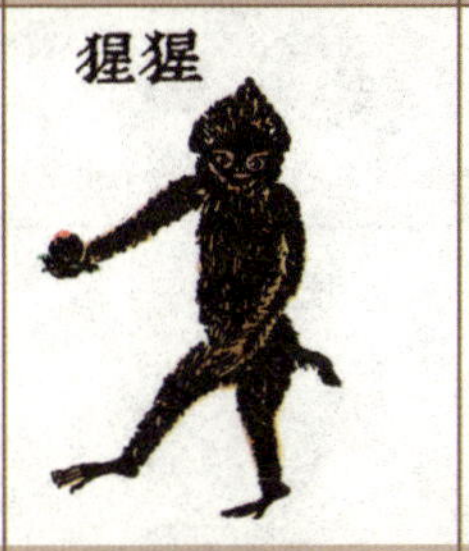

【猩猩】(P608)

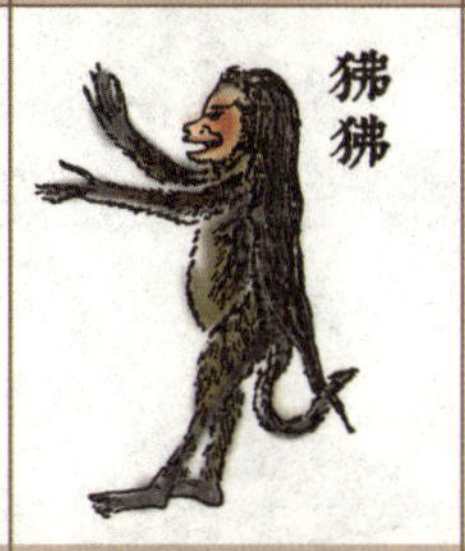

【狒狒】(P608)

本草矿物图鉴

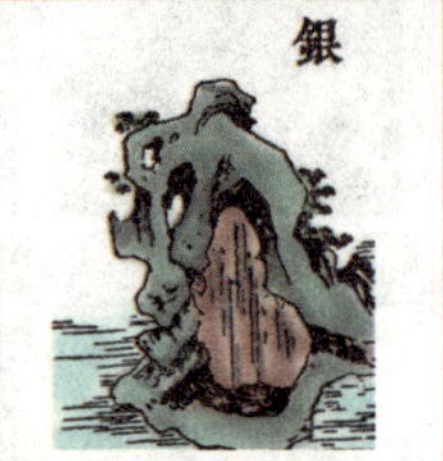

【银】(P89)

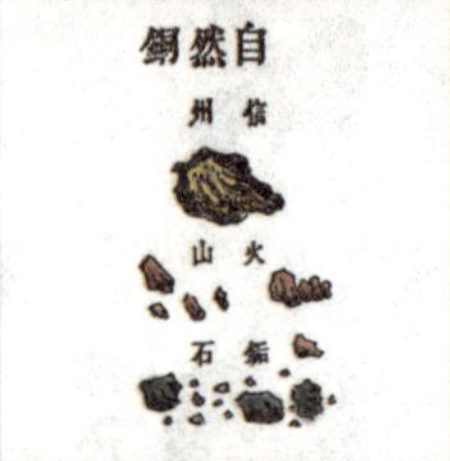

【自然铜】(P90)

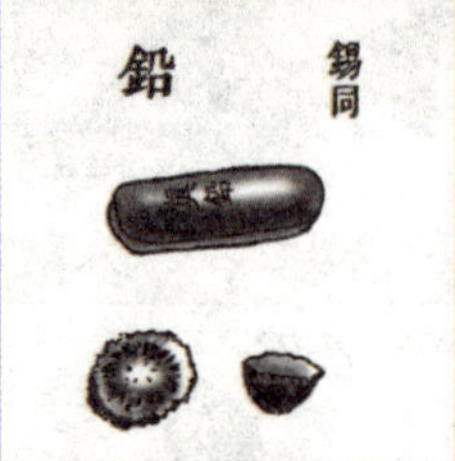

【铅】(P91)

【铁】(P92)

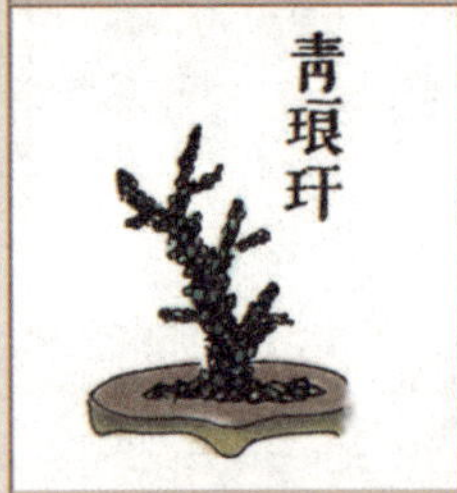

【青琅玕】(P95)

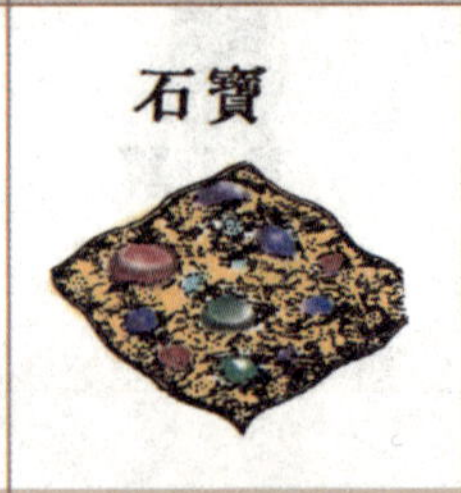

【宝石】(P96)

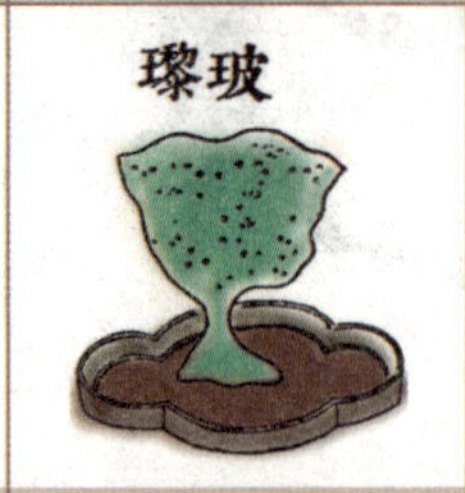

【玻璃】(P97)

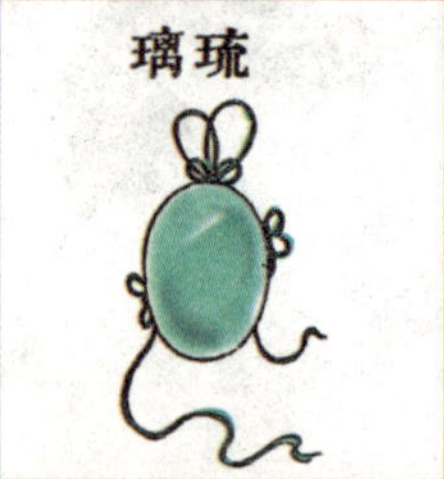

【琉璃】(P97)

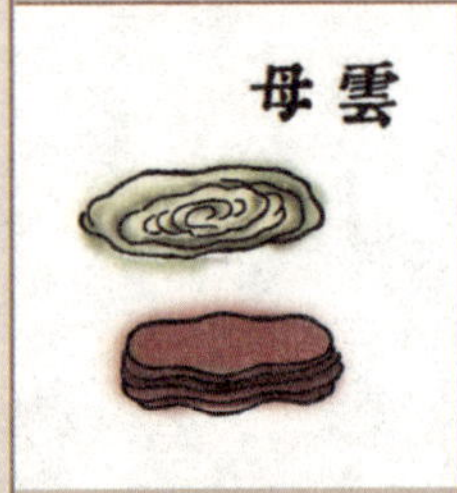

【云母】(P98)

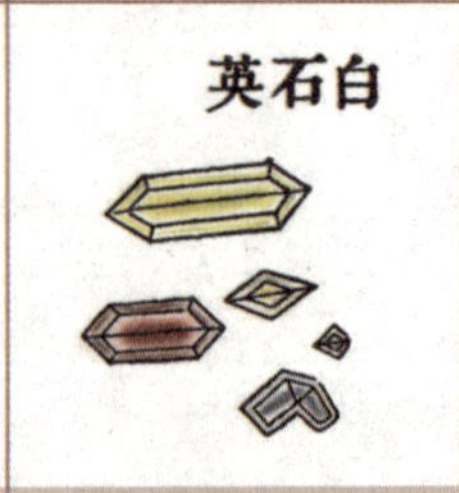

【白石英】(P98)

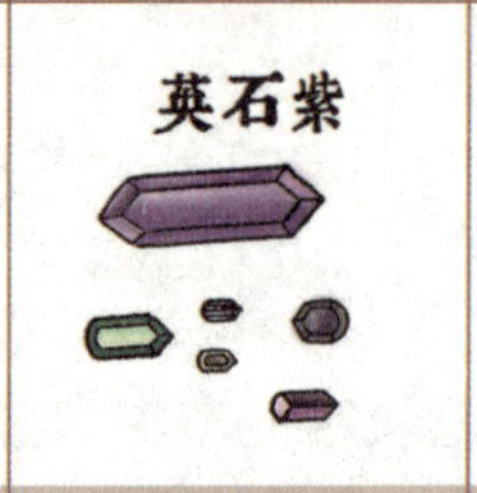

【紫石英】(P99)

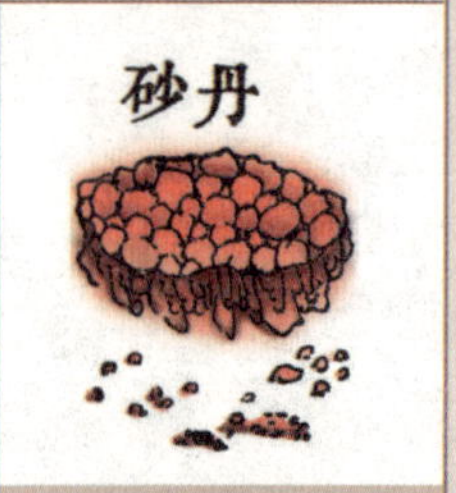

【丹砂】(P100)

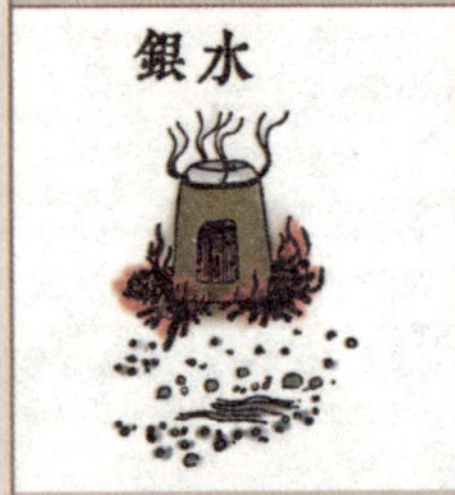

【水银】(P101)

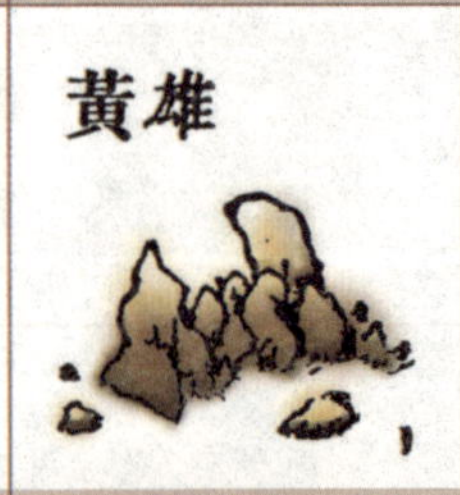

【雄黄】(P103)

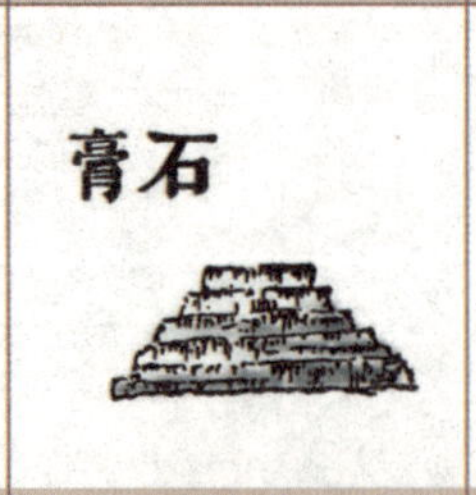

【石膏】(P105)

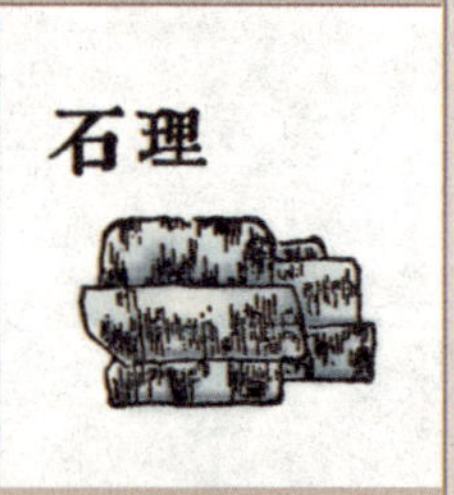

【理石】(P106)

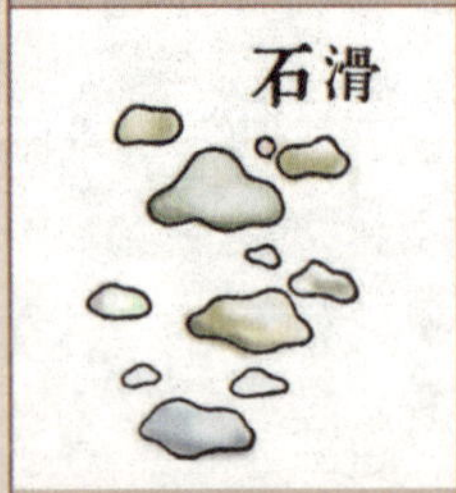

【滑石】(P107)

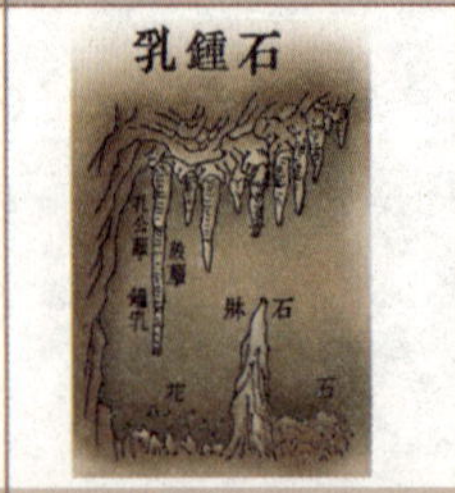

【石钟乳】(P108)

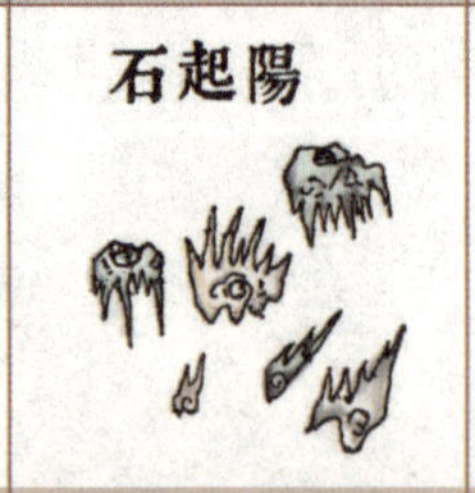

【阳起石】(P111)

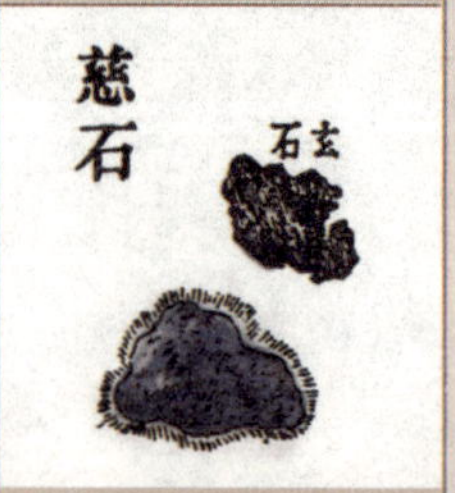

【慈石】(P112)

目录

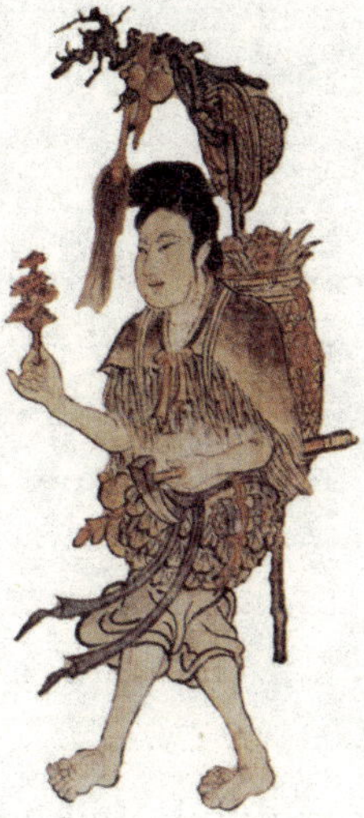

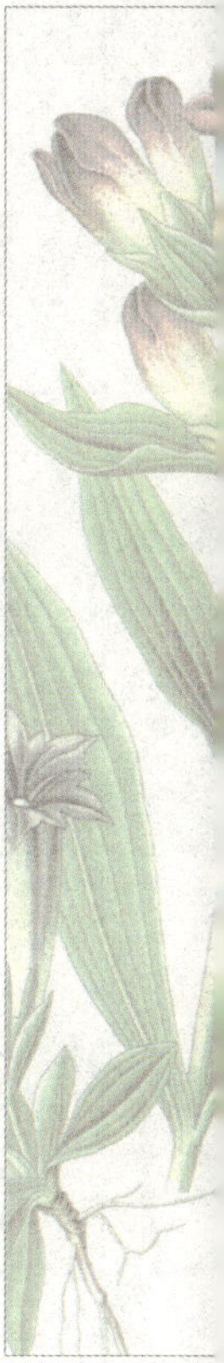

【第一卷 序 例】

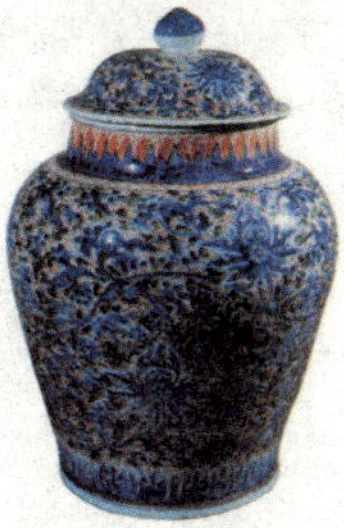

【第二卷 百病主治】

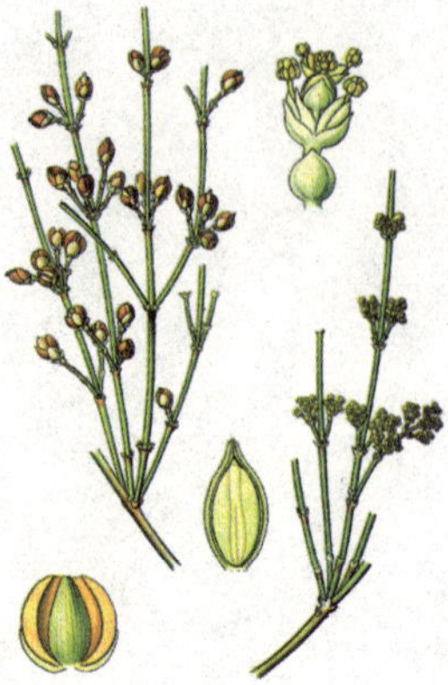

麻黄

[性味]味苦，性温，无毒。

[主治]治中风伤寒头痛，温疟。

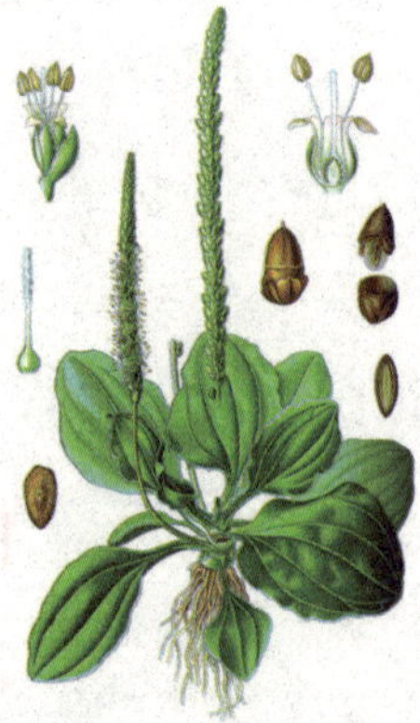

车前

[性味]味甘，性寒，无毒。

[主治]主治金疮出血，鼻出血，瘀血。

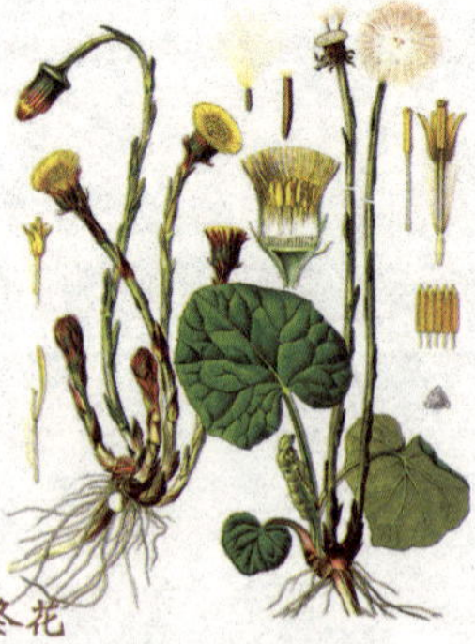

款冬花

[性味]味辛，性温，无毒。

[主治]主治咳嗽上气、哮喘，喉痹。

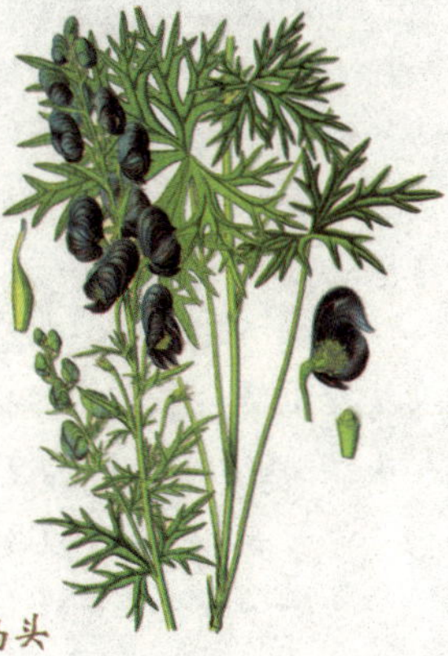

乌头

［性味］味辛，性温，有大毒。
［主治］主治中风恶风，能除寒湿痹。

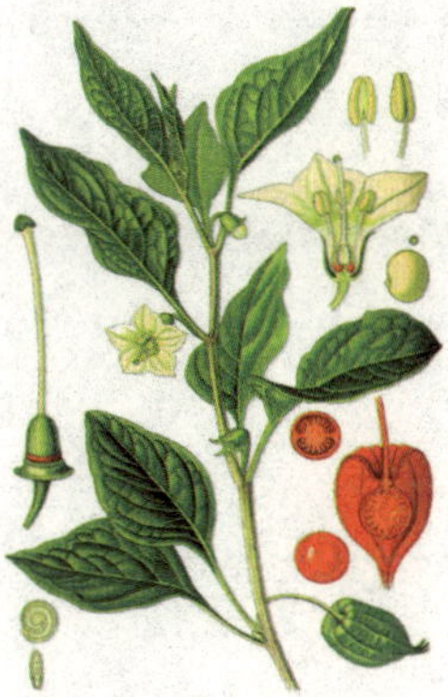

酸浆

［性味］味苦，性寒，无毒。
［主治］治热烦满，定志益气，利水道。

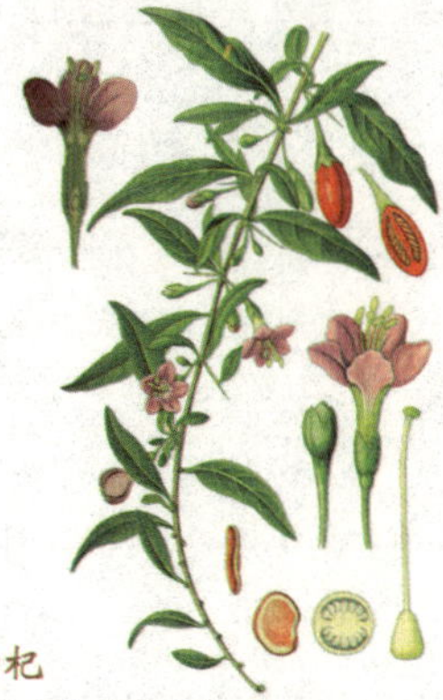

枸杞

［性味］味苦，性寒。
［主治］除烦益志，补五劳七伤。

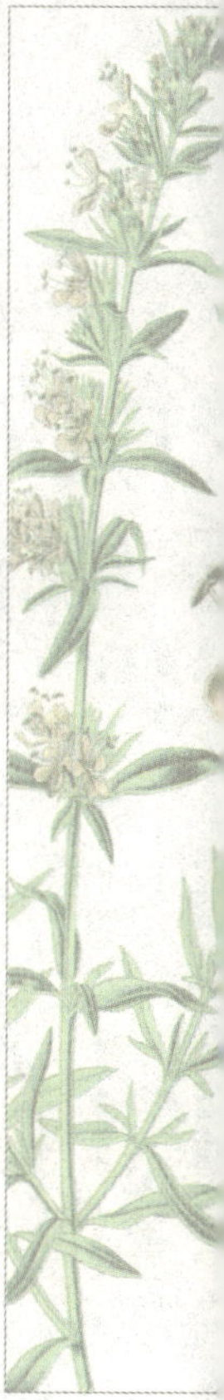

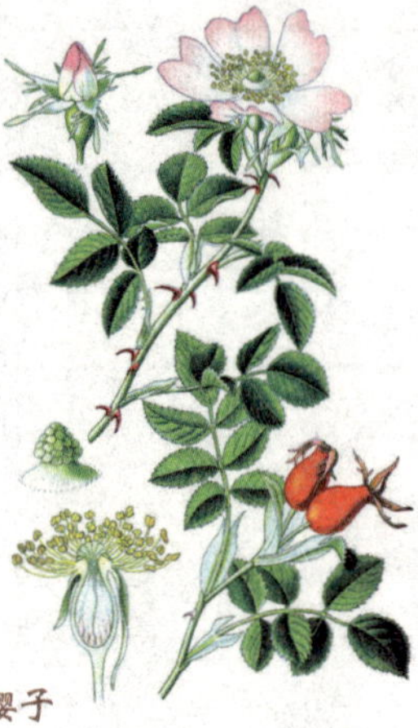

金樱子
[性味]味涩，性平，无毒。
[主治]治因脾虚导致的泻痢。

【第三卷 水 部】

天水类

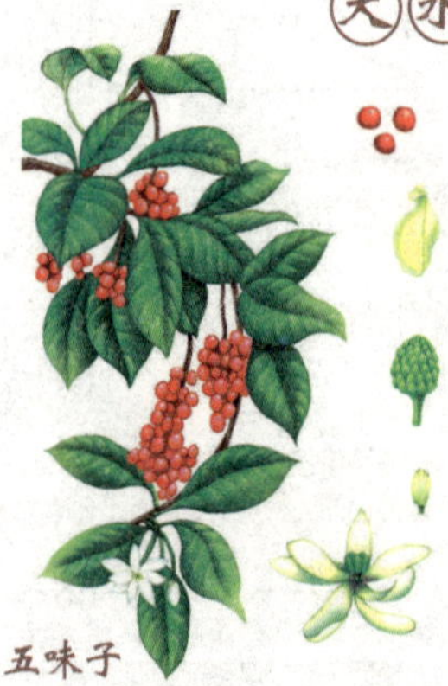

五味子
[性味]味酸，性温，无毒。
[主治]治劳伤羸瘦，补不足。

地水类

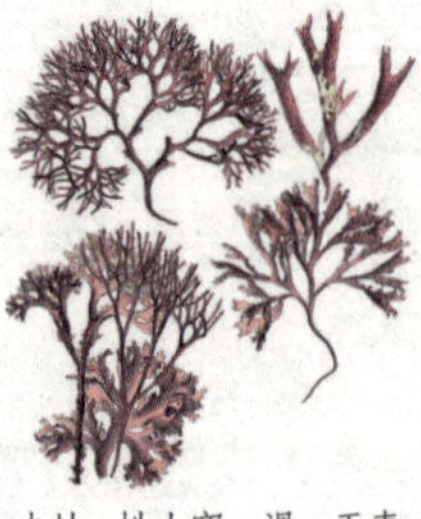

藻
[性味]味甘，性大寒、滑，无毒。
[主治]捣成汁服，能去暴热、热痢，止渴。

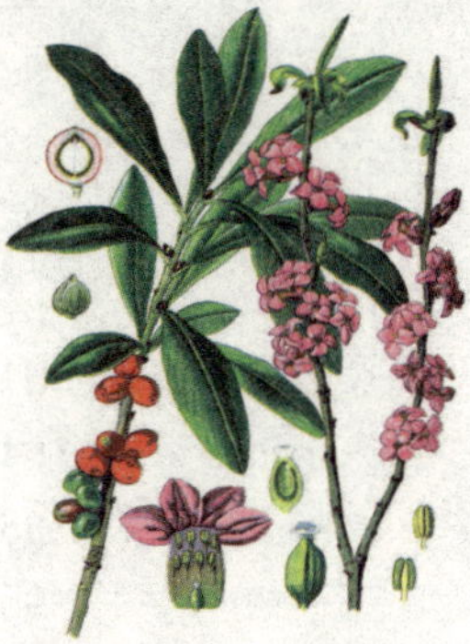

阮花

[性味] 味辛，性温，有小毒。

[主治] 主治咳逆上气、喉鸣喘、咽肿短气。

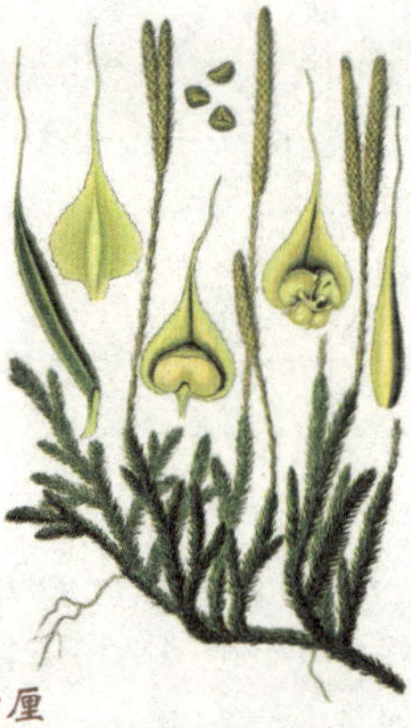

陟厘

[性味] 味甘，性大温，无毒。

[主治] 祛心腹寒气。

金类

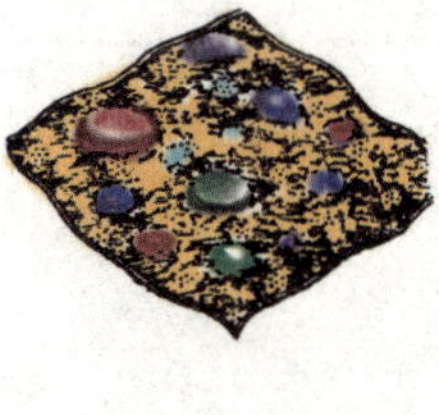

【第四卷 火 部】

【第五卷 土 部】

【第六卷 金石部】

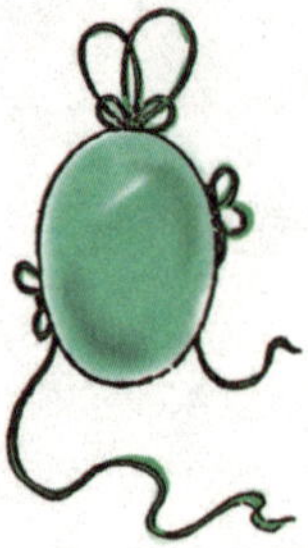
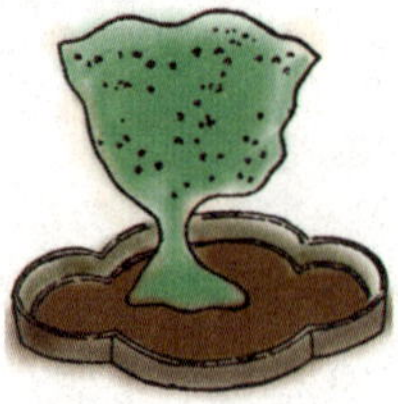
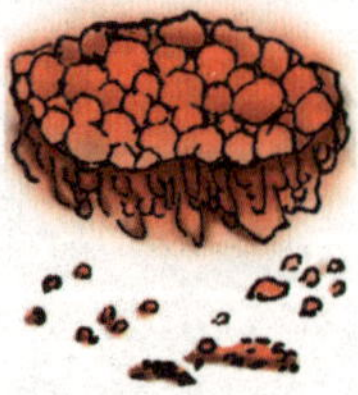
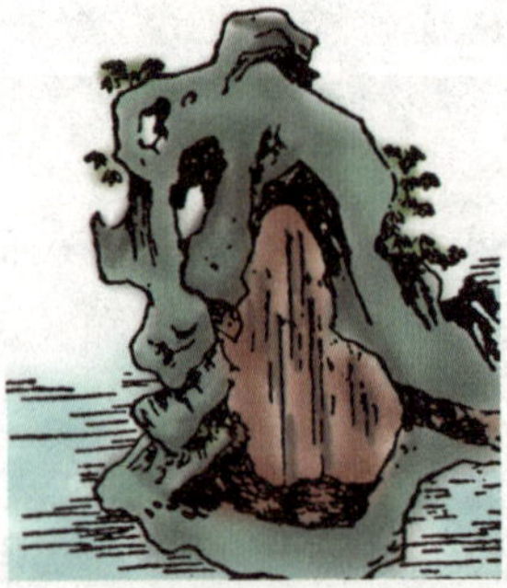

卤石类

【第七卷 草 部】

山草类

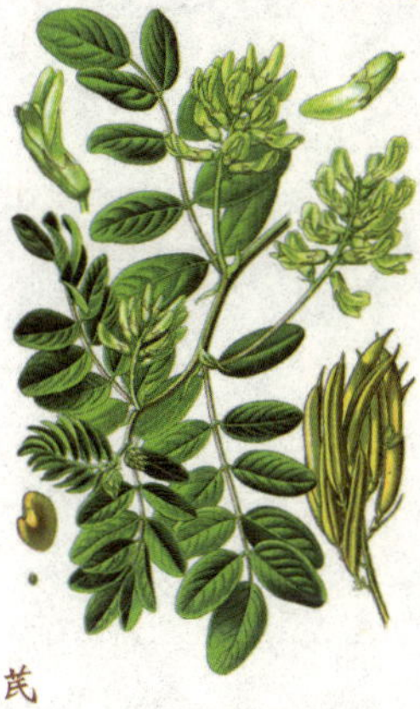

黄芪

[性味]味甘，性微温，无毒。

[主治]主治痈疽、烂疮日久，能排脓止痛。

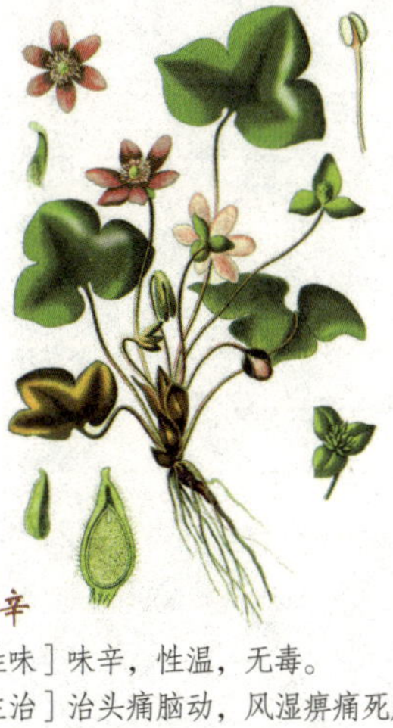

细辛

[性味]味辛，性温，无毒。

[主治]治头痛脑动，风湿痹痛死肌。

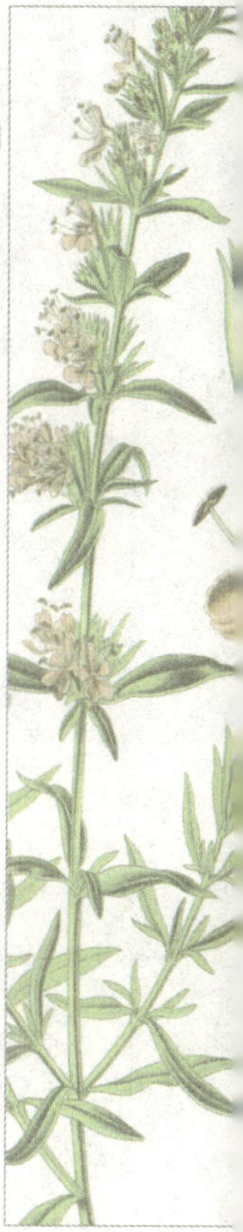

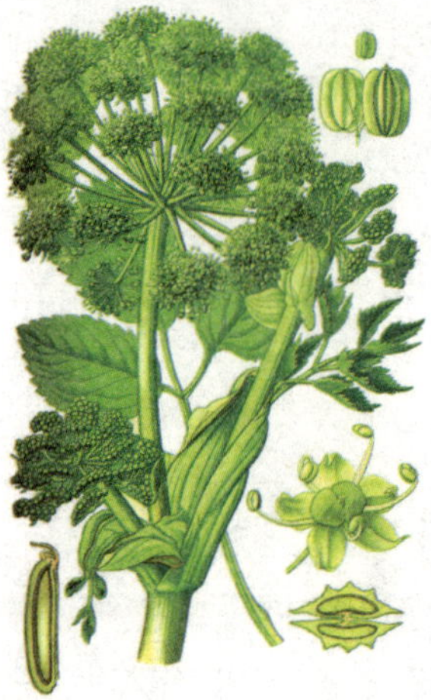

当归

[性味] 味甘，性温，无毒。

[主治] 主治咳逆上气、温疟寒热。

芳草类

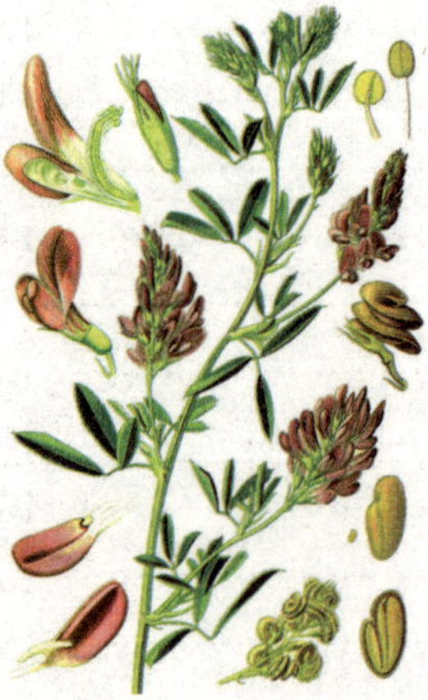

苜蓿

[性味] 性寒，无毒。

[主治] 利五脏，轻身健体，去脾胃间邪热。

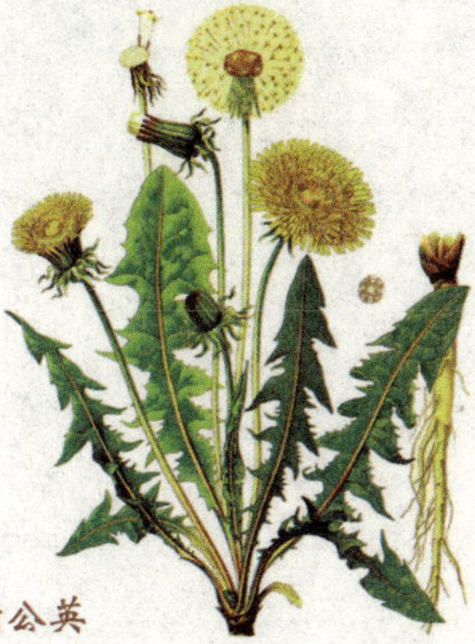

蒲公英

［性味］味甘，性平，无毒。
［主治］能掺牙，乌须发，壮筋骨。

隰草类

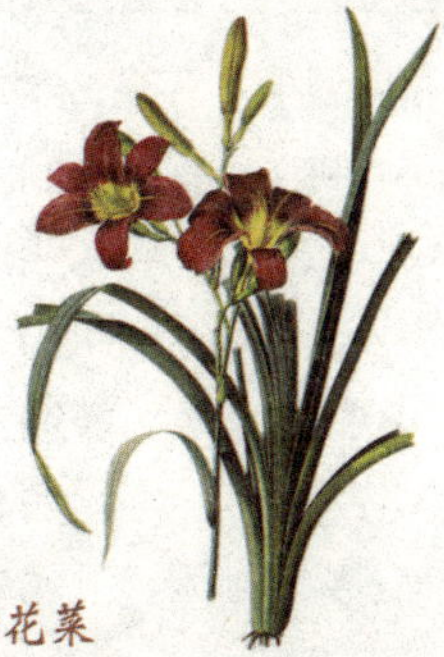

黄花菜

［性味］味甘、微苦，性微寒，无毒。
［主治］通结气。

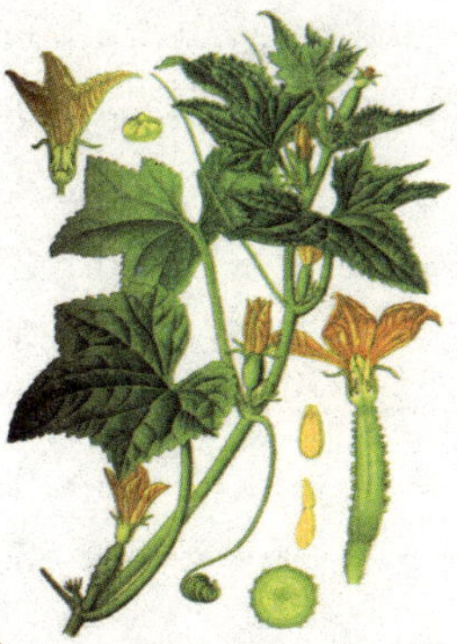

黄瓜

［性味］味甘，性寒，有小毒。
［主治］利水道。

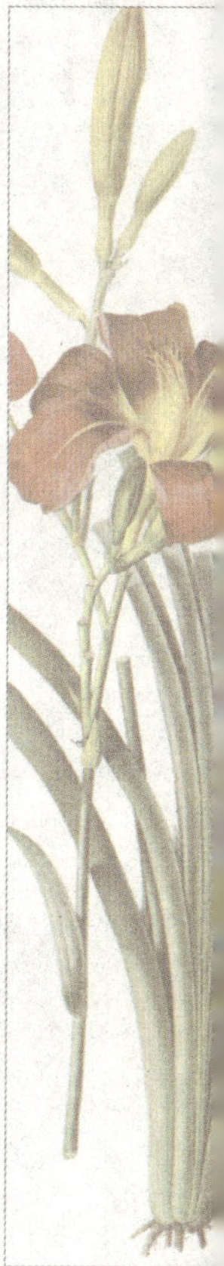

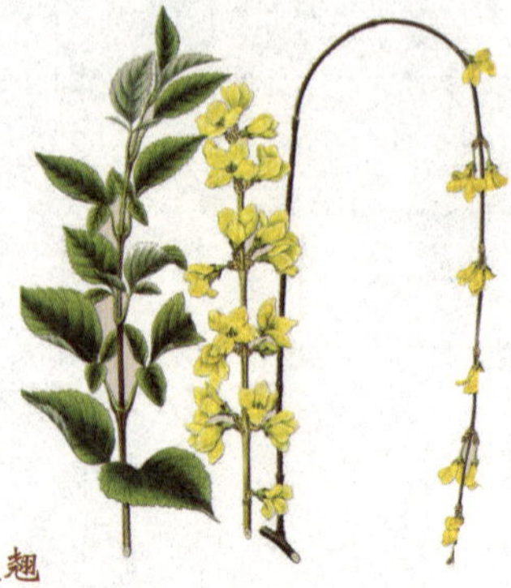

连翘

［性味］味甘，性平，有小毒。
［主治］下热气，益阴精。

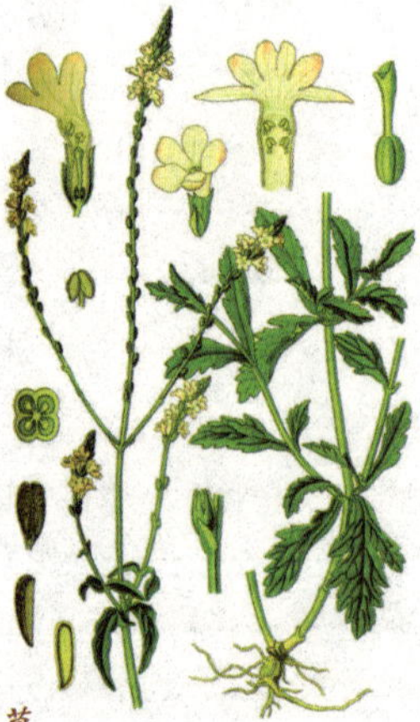

马鞭草

［性味］味苦，性微寒，无毒。
［主治］治金疮，行血活血。

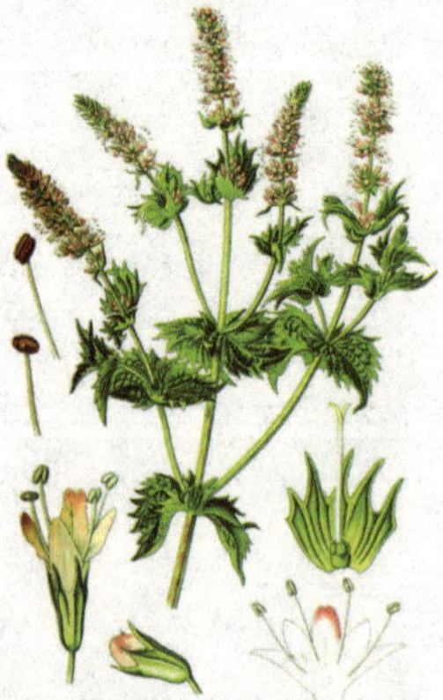

香薷

［性味］味辛，性微温，无毒。
［主治］治疗霍乱腹痛吐泻，消水肿。

毒草类

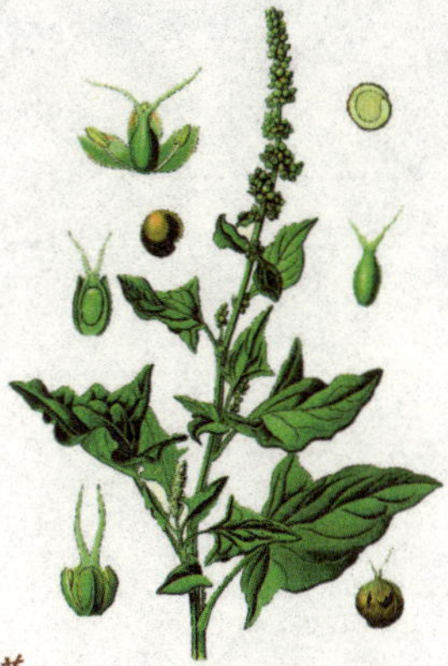

菠菜

[性味] 味甘，性冷，无毒。
[主治] 能疏通血脉，开胸下气，止渴润燥。

蔓草类

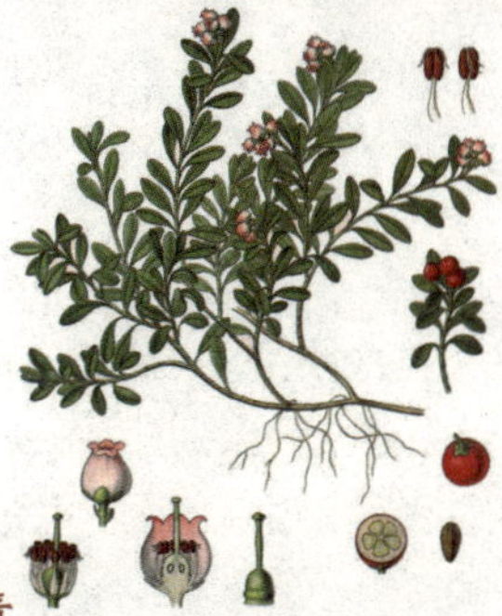

冬青

[性味] 味甘、苦，性凉，无毒。
[主治] 浸酒后吃可祛风虚，补益肌肤。

水草类

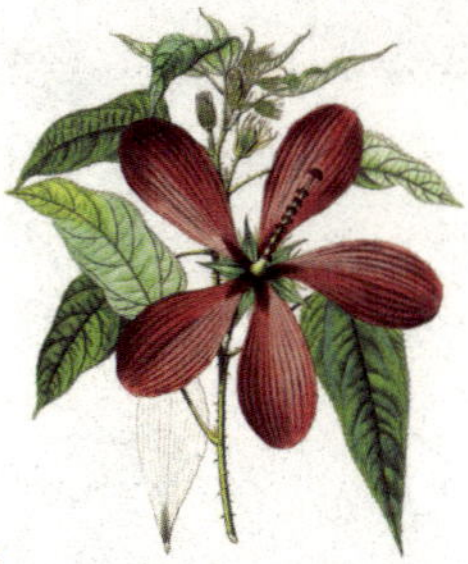

扶桑

[性味] 味甘，性平，无毒。
[主治] 主治痈疽腮肿。

石草类

苔类

【第八卷 谷　部】

麻麦稻类

稷粟类

菽豆类

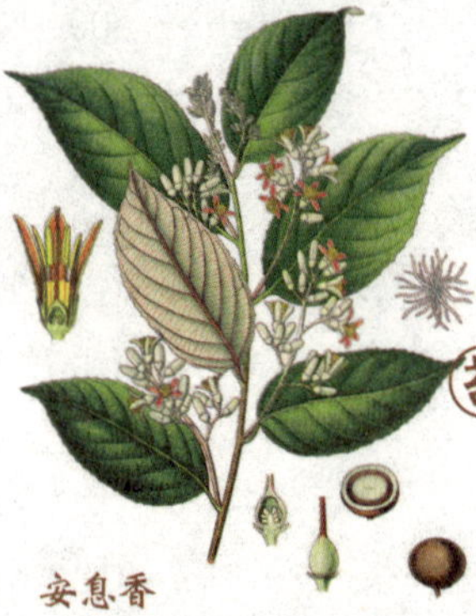

安息香

[性味] 味辛、苦，性平，无毒。

[主治] 主治心腹恶气、鬼疰、邪气魍魉、鬼胎血邪。

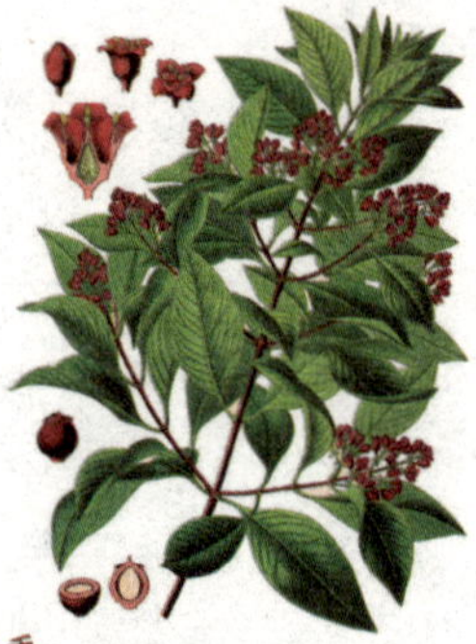

檀香

[性味] 味辛，性温，无毒。

[主治] 煎服，止心腹痛，霍乱肾气痛。

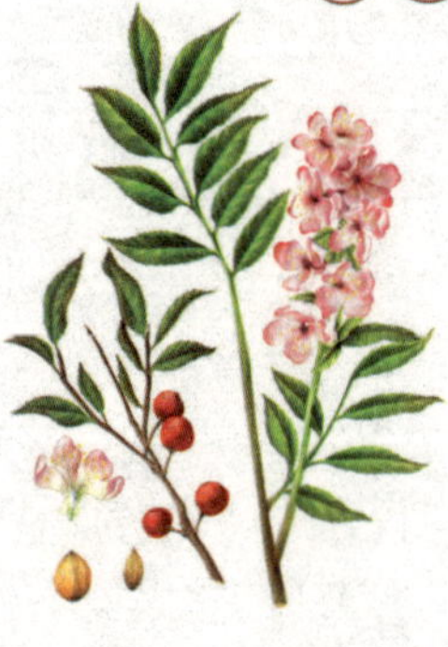

杏

[性味] 味甘(苦)，性温(冷利)，有小毒。

[主治] 主治咳逆上气痰鸣，产乳金疮。

造酿类

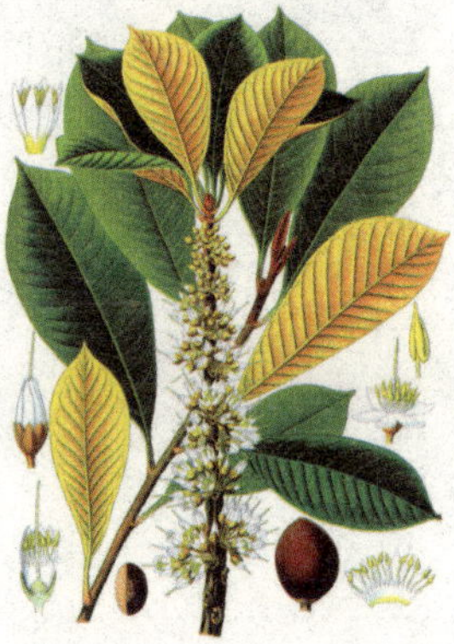

杜仲
[性味]味辛，性平，无毒。
[主治]治腰膝痛，益精气。

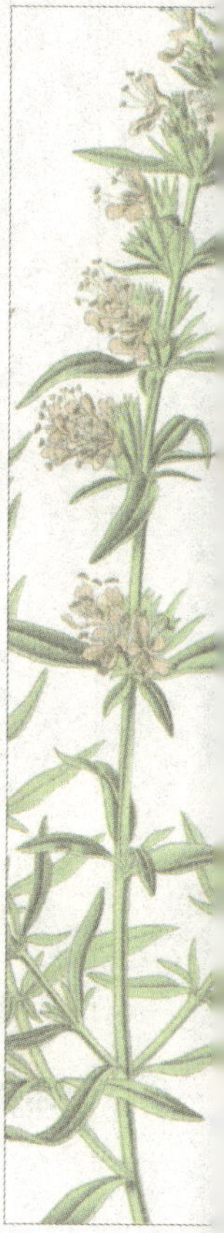

【第九卷 菜 部】

荤辛类

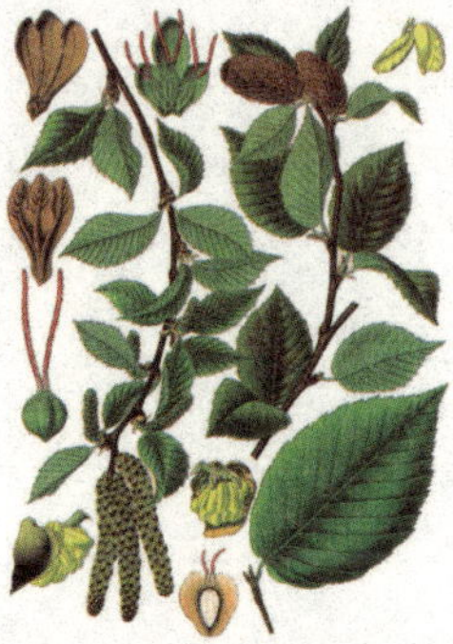

桦木
[性味]味苦，性平，无毒。
[主治]诸黄疸，浓煮汁饮。

柔滑类

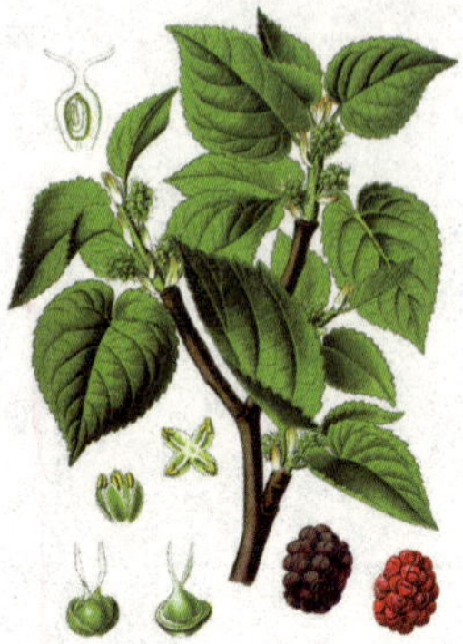

桑

[性味] 味苦，有小毒。

[主治] 单独吃可消渴，利五脏关节，通血气。

蓏菜类

水菜类

芝栭类

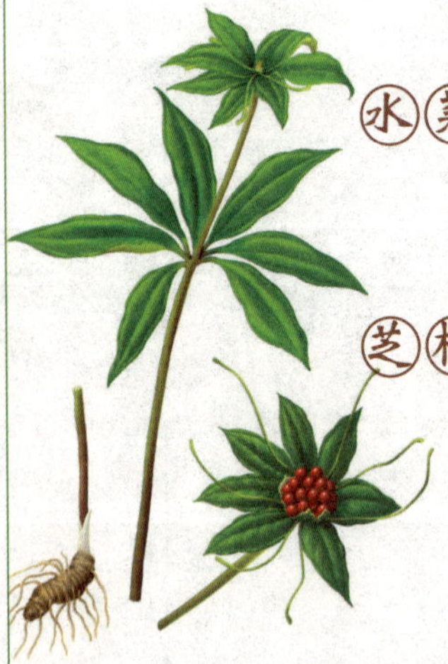

蚤休

[性味] 味苦，性微寒，有毒。

[主治] 主治惊痫、摇头弄舌、热气在腹中。

【第十卷 果 部】

五果类

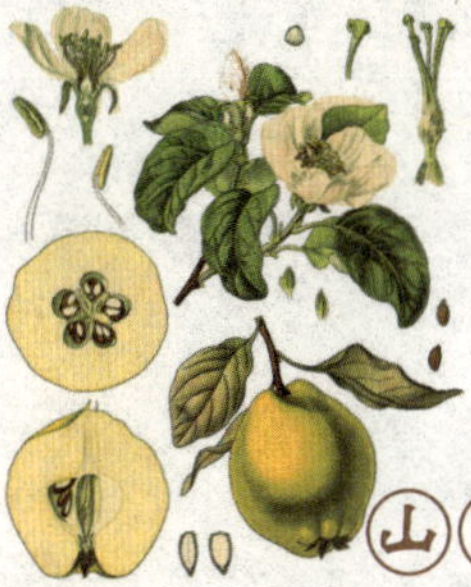

山果类

梨

[性味]味甘、微酸，性寒，无毒。
[主治]治热咳，止渴。

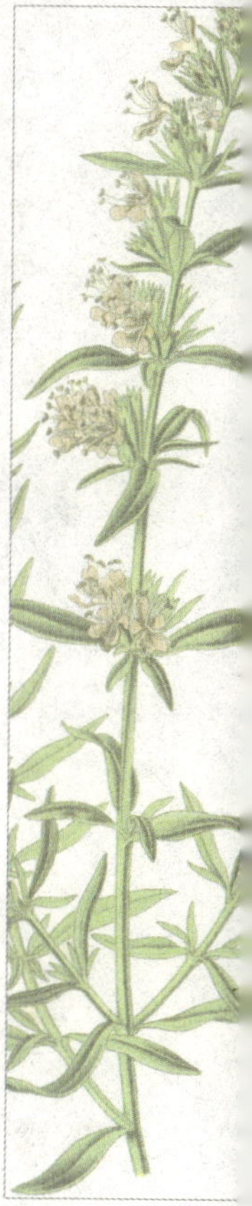

夷果类

味果类

无花果

[性味]味甘，性平，无毒。
[主治]开胃，止泻痢。

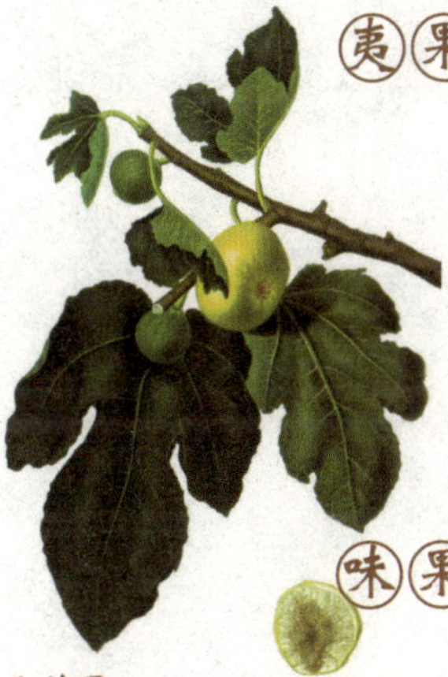

蓏类

水果类

【第十一卷 木部】

香木类

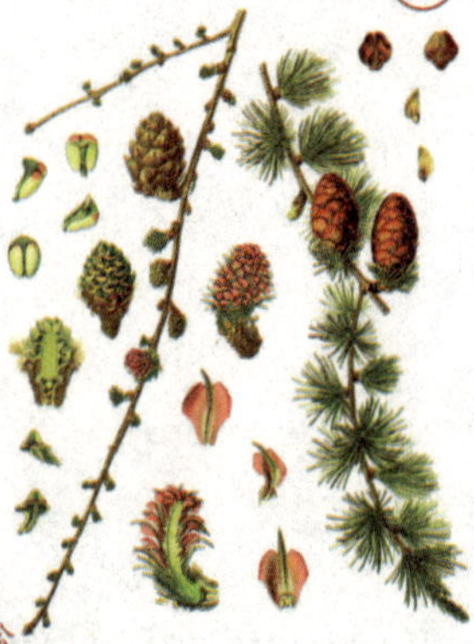

松

［性味］味苦，性温，无毒。
［主治］治风湿疮，生毛发，安五脏。

乔木类

灌木类

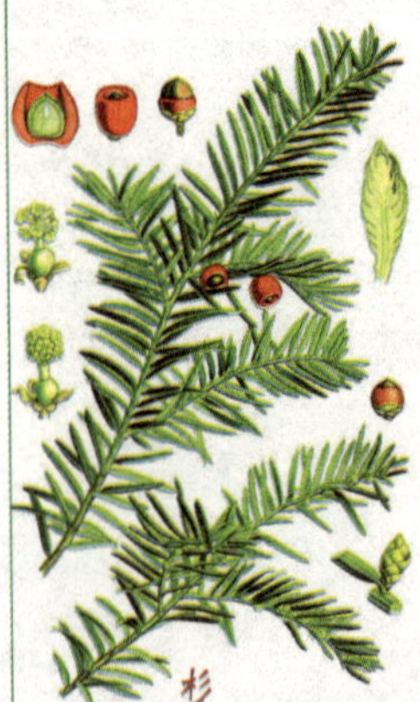

杉

［性味］味辛，无毒。
［主治］治风、虫牙痛。

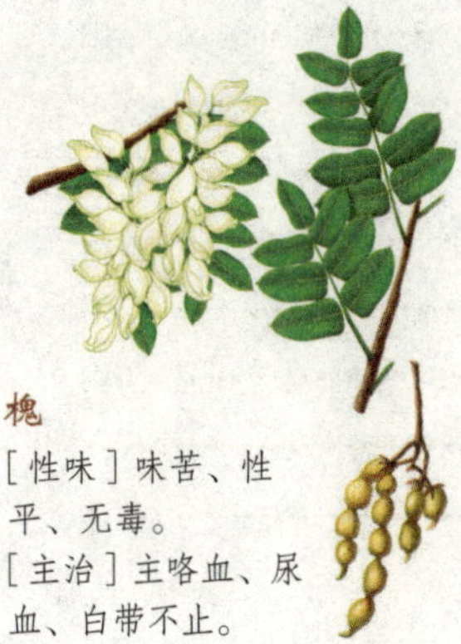

槐
[性味]味苦、性平、无毒。
[主治]主咯血、尿血、白带不止。

【第十二卷 鳞 部】

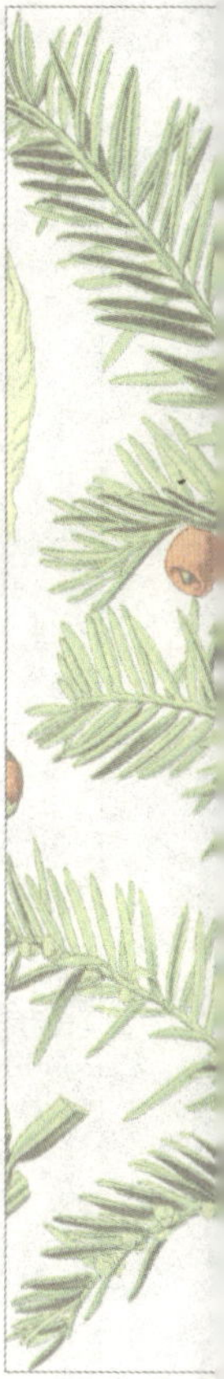

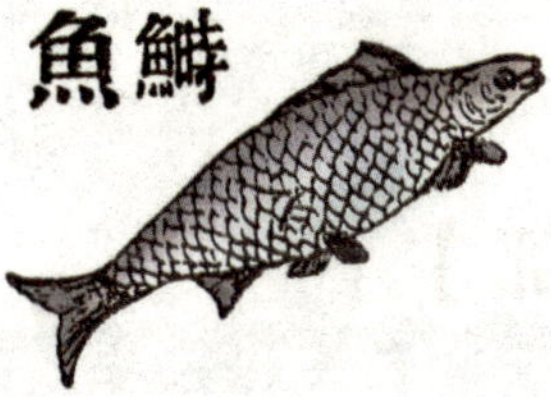

【第十三卷 介 部】

【第十四卷 禽 部】

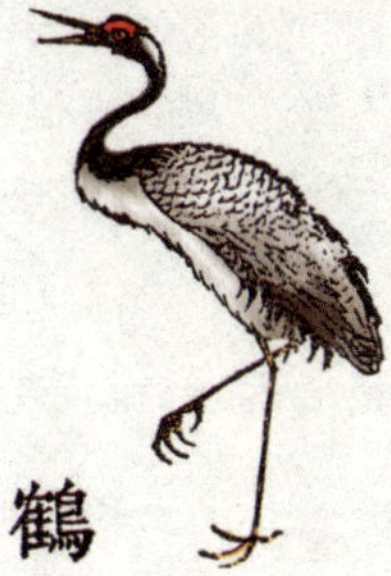

原禽类

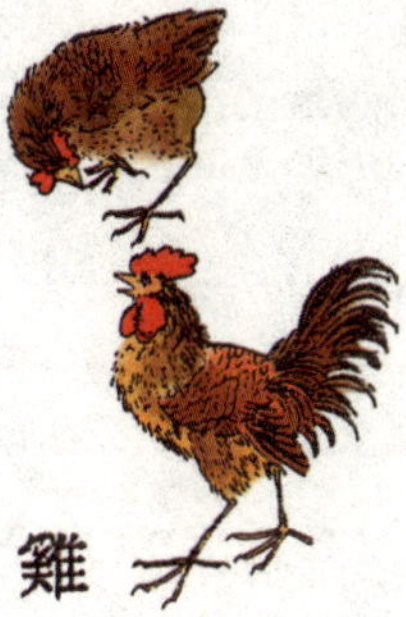

林禽类

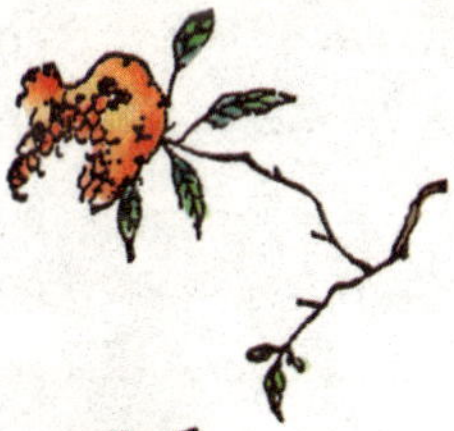

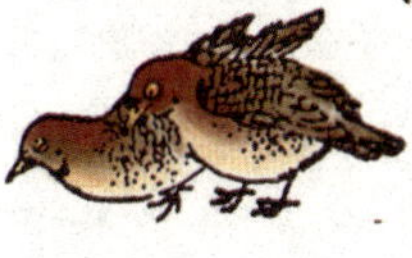

山禽类

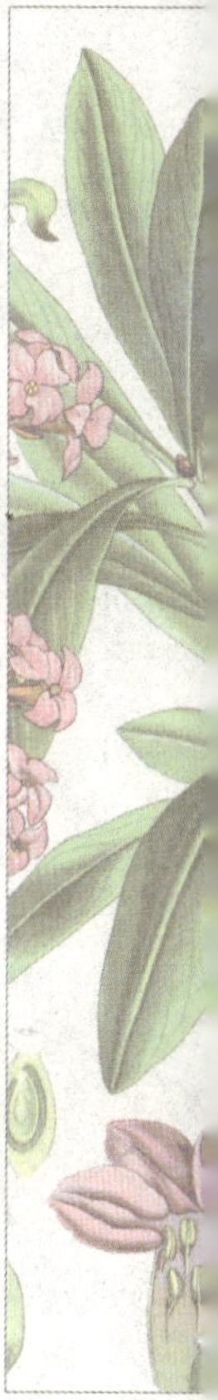

【第十五卷 兽 部】

畜类

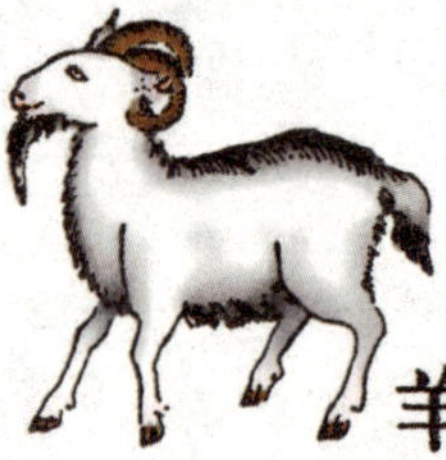

羊

兽类

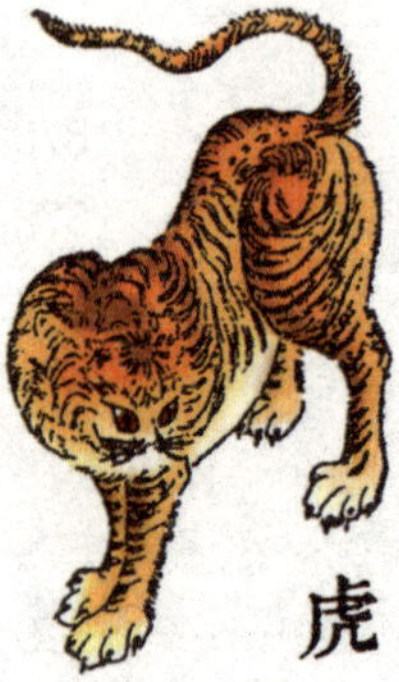

虎

鼠类

鼠鼬

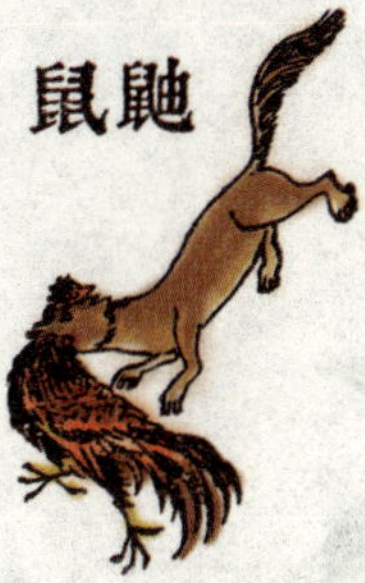

寓类 怪类

【第十六卷 人 部】

鼠鼩

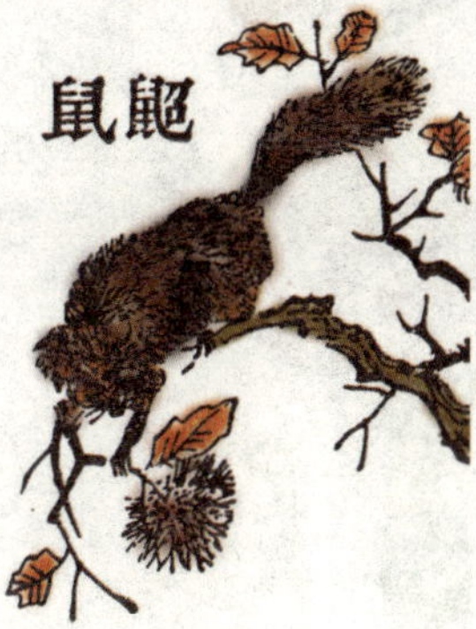

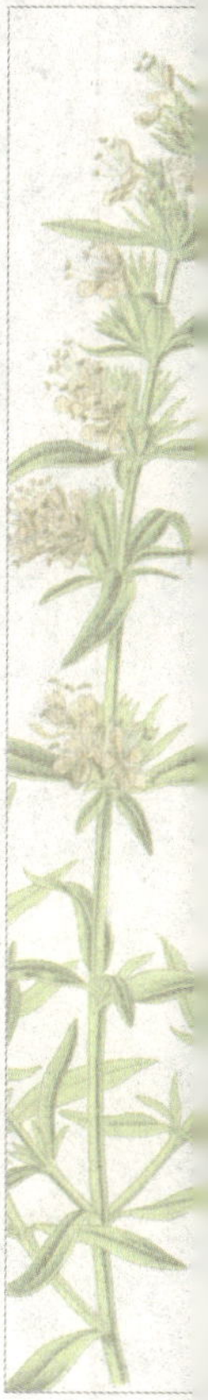

枸杞

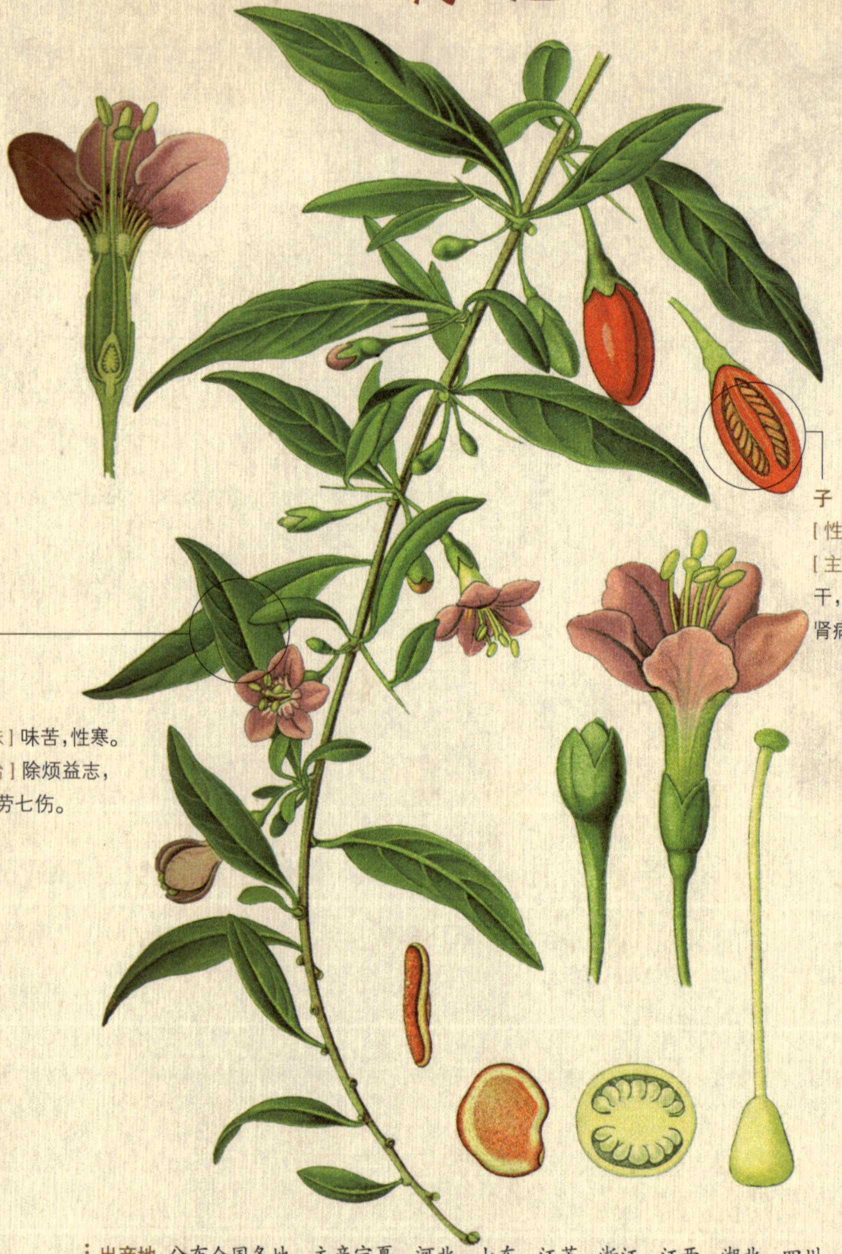

出产地：分布全国各地，主产宁夏、河北、山东、江苏、浙江、江西、湖北、四川、云南、福建等地。日本、朝鲜、欧洲及北美地区也有分布。

成熟周期：花果期6～11月。

形态特征：落叶灌木。多分枝，枝细长，拱形，有条棱，常有刺。单叶互生或簇生，卵状披针形或卵状椭圆形，表面淡绿色。花紫色，漏斗状。浆果卵形或长圆形，深红色或橘红色。

功效：补肾益精，养肝明目，补血安神，生津止渴，润肺止咳。

第一卷

序例

伯说：气有多少，形有盛衰，治疗有缓急，药方有大小。又说，病有远近，症候有中外，治疗有轻重。近的用奇方，远的用偶方。发汗不用奇方，下泻不用偶方。补上治上用缓方，补下治下用急方

说，病情的转变在于疾病，疾病的治疗在于药方，药方的配制在于医生。药方有七类：大、小、缓、急、奇、偶、复，配制药方，气味……热、温、凉，四气生于天；酸、苦、辛、咸、甘、淡，六味成……以有形为味，无形为气，……为阴。辛甘发散为阳，酸苦涌泄为阴；咸味涌泄为阴，淡味渗……或收或散，或缓或急，或燥或润，或软或坚，各随脏腑的病症，而采用不同品味的药物，于是七方……以，奇、偶、复方，是三种药方的形式；大、小、缓、急，是四种配制方法。所以说：治有缓急……小。岐伯说：君药一味，臣药二味，佐药九味，为大方。君药一味，臣药三味，佐药五味，为中

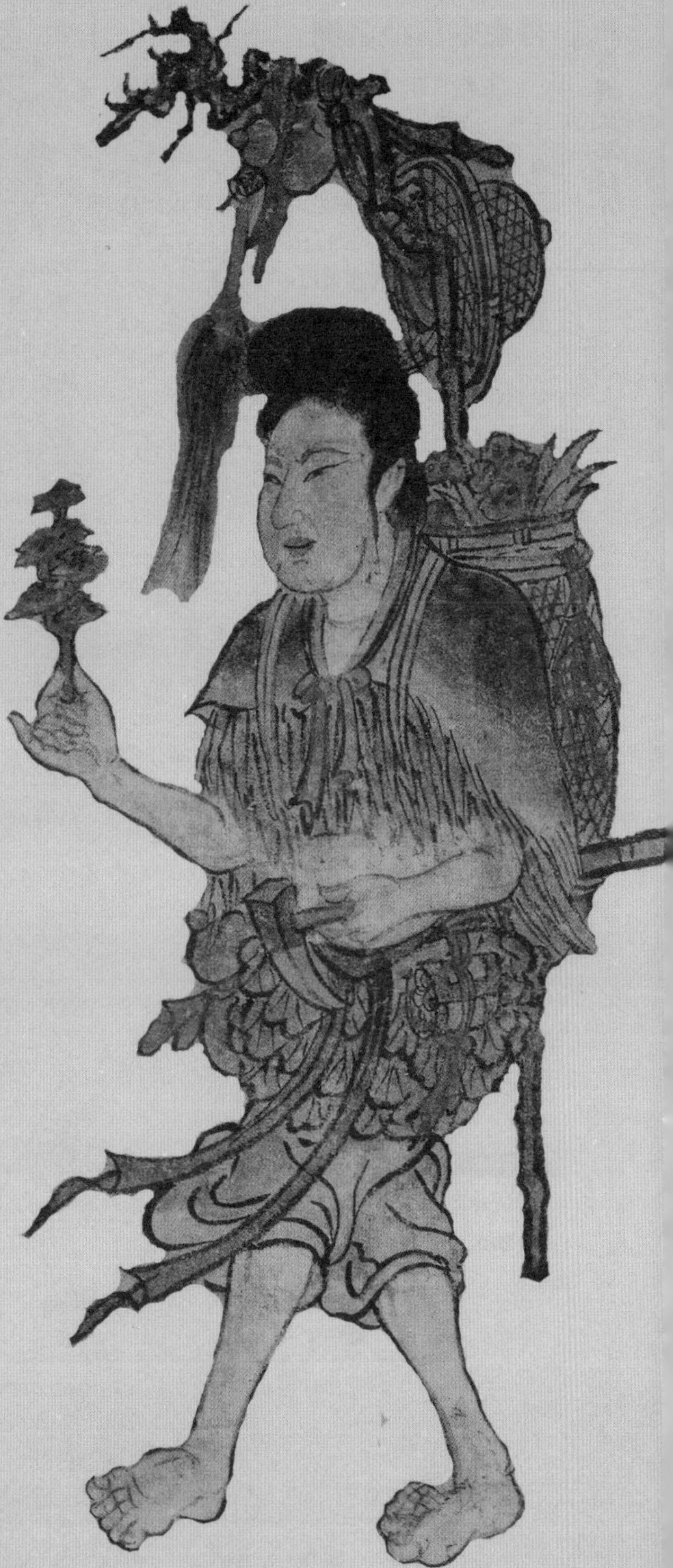

神农本草经名例

上药一百二十种为君，主养命以顺应上天，无毒，长期服用不伤人。想要轻身益气、延年益寿者以上经为本。

中药一百二十种为臣，主养性以顺应人事，有的无毒，有的有毒，须斟酌服用。想要遏病、滋补虚弱者以中经为本。

下药一百二十五种为佐使，主治病以顺应土地，大多有毒，不能长期服用。想要除寒热邪气、破积聚、疗疾病者以下经为本。

上、中、下三品共计三百六十五种，法三百六十五度，一度应一日，以成一年。把此数翻倍，合七百三十种。

药中有君、臣、佐、使，彼此相互配合、制约。一般的配置是君药一味、臣药两味、佐药三味、使药五味，也可以君药一味、臣药三味、佐使药九味。

药有阴阳相配、母子兄弟，根、茎、花、实、苗、皮、骨、肉。不同药物之间，药性不同，有单行的、相须的、相使的、相畏的、相恶的、相反的、相杀的。医生对这七种情形，要从药性方面来观察。要用药性相须、相使的，不要用药性相恶、相反的。如果药物有毒但能相互制约，可以用相畏、相杀的；否则不能合用。

李时珍认为药有七情：独行的，指的是单方，不需辅药；相须的，指药物药性相同，配合使用，不可分离，如人参、甘草，黄檗、知母等；相使的，指主药的佐使；相恶的，指药物夺取彼此药效；相畏的，指药物彼此制约；相反的，指药物不相合；相杀的，指药物制约彼此的毒性。古方中多有用相恶、相反的。相须、相使同用的，是用药的帝道；相畏、相杀同用的，是用药的王道；相恶、相反同用的，是用药的霸道。

药物有酸、咸、甘、苦、辛五味，还有寒、热、温、凉四气以及有毒无毒。药物阴干、曝干，采收、炮制的时间，生熟，出于何种土壤，药物的真、伪、陈、新，都各有方法。药性有适宜制丸的，有适宜制散的，有适宜水煎煮的，有适宜用酒浸泡的，有适宜制膏的，有以上各种制作方法都适宜

药味三品图

药中有上、中、下三品，分别对应君、臣、佐使，三品之间彼此配合、制约，以使药品发挥最大功效。

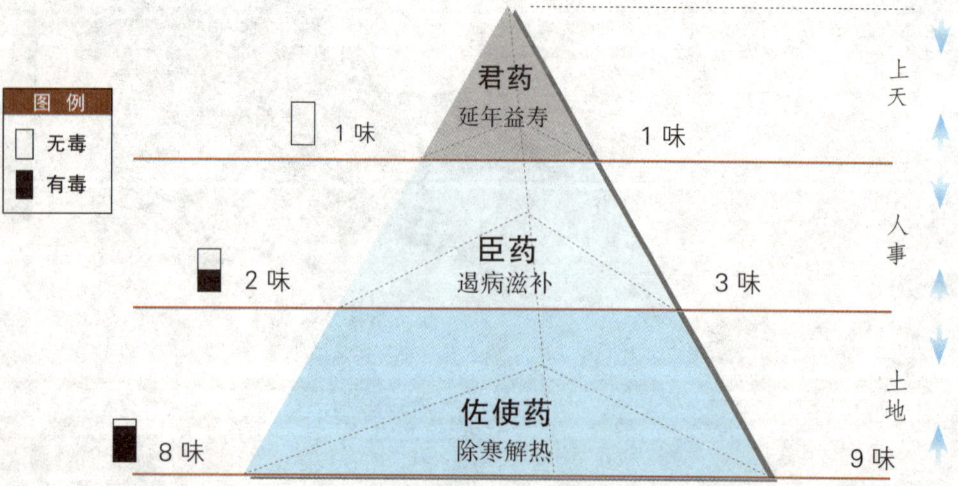

的，也有不能入汤酒的。凡此种种，都要顺从药性，不能违反逾越。

凡是治疗疾病，必须先了解疾病的根源，等待治病的时机。如果五脏未虚，六腑未竭，血脉未乱，精神未散，那服药必活。如果病已成，可得半愈。如果病势已过，命将难全。

七方

岐伯说：气有多少，形有盛衰，治疗有缓急，药方有大小。又说，病有远近，证候有中外，治疗有轻重。病情近的用奇方，远的用偶方。发汗不用奇方，下泻不用偶方。补上治上用缓方，补下治下用急方。

刘元素说：病情的转变在于疾病，疾病的治疗在于药方，药方的配制在于医生。药方有七类：大、小、缓、急、奇、偶、复。配制药方，气味是根本。寒、热、温、凉，四气生于天；酸、苦、辛、咸、甘、淡，六味成于地。所以有形为味，无形为气。气为阳，味为阴。辛甘发散为阳，酸苦涌泻为阴；咸味涌泻为阴，淡味渗泻为阳。或收或散，或缓或急，或燥或润，或软或坚，各随脏腑的病症，而采用不同品味的药物，于是七方可成。所以，奇、偶、复方，是三种药方的形式；大、小、缓、急，是四种配制方法。所以说：治有缓急，方有大小。

大方

岐伯说：君药一味，臣药二味，佐药九味，为大方。君药一味，臣药三味，佐药五味，为中方。君药一味，臣药二味，为小方。

刘元素说：体表为远，里为近。大小，是配制奇、偶方的方法。例如小承气汤、调胃承气汤，是奇方中的小方；大承气汤、抵当汤，是奇方中的大方，因为要用它治疗里面的疾病。桂枝汤、麻黄汤，是偶方中的小方；葛根汤、青龙汤，是偶方中的大方，因为要用它来发汗。

小方

张从正认为小方有两种：有君药一味，臣药二味的小方，用来治疗单一邪气的疾病；有分成两部分而少量多次服用的小方，适用于心、肺及上焦诸病。

刘元素说：肝、肾位置远，治疗肝肾疾病的药方，药味多则气缓，不能速达于下，必须剂量大而味数少，使其气急下走。心、肺位置近，治疗心肺疾病的药方，药味少则气急下走，不能升发于上，必须剂量小而味数多，使其气易散而上行。肺服九、心服七、脾服五、肝服三、肾服一，乃五脏生成之数。

缓方

岐伯说：补上治上用缓方，补下治下用急方，急则气味厚，缓则气味薄，这要根据疾病部位来选用。

王冰说：如果病在肾而心气不足，服药宜急过，不让气味袭心，以免药物欺心，心力更衰。治疗上、下、远、近疾病都与此同。

张从正认为缓方有五种：有用甘甜的缓方，如甘草、糖、蜂蜜之类，病在胸膈，取其留恋。有用药丸的缓方，因药丸的药效比汤、散剂要慢。有药味众多的缓方，药物众多则相互拘制，不得完全发挥其药性。有无毒治病的缓方，无毒则性纯功缓。有气味俱薄的缓方，气味薄则长于补上治上，等其蔓延到下时，药力已衰。

急方

王好古说：治主病宜用缓方，缓则治其本；治从病宜用急方，急则治其标。表、里、汗、下，皆有所当缓、当急。

张从正认为急方有四种：有急病急攻的急方，例如中风、关格之类的疾病；有汤散荡涤的急方，下咽易散而行速；有毒药的急方，毒性能上涌下泄以减弱病势；有气味俱厚的急方，气味俱厚，直趋于下而力不衰。

奇方

王冰说：奇方也就是单方。

张从正说奇方有两种：有单独用一味药物的奇方，适宜于病在上而近的；有药物数目和阳数一、三、五、七、九的奇方，宜下泄，不宜发汗。

偶方

张从正说偶方有三种：有两味相配的偶方；有将两个古方相合的偶方，古谓之复方，都适宜用于病在下而远的；有药物之数合阴数二、四、六、八、十的偶方，宜发汗不宜下泄。

复方

王好古说：奇之不去复以偶，偶之不去复以奇，所以称为复方。复者，再、重的意思。所谓十补一泄，数泄一补也。另外，伤寒见风脉，伤风得寒脉，为脉证不相应，

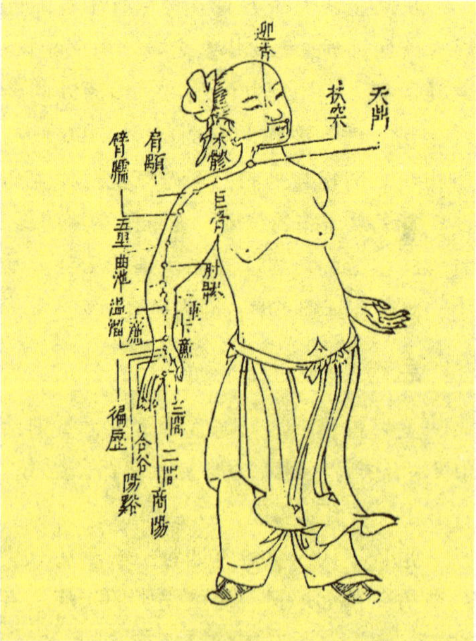

大肠经诸穴图

适宜用复方。

张从正说复方有三种：有二方、三方以及数方相合的复方，如桂枝二越婢一汤、五积散之类；有本方之外另加其他药物的复方，如调胃承气加连翘、薄荷、黄芩、栀子为凉膈散之类；有两分均等的复方，如胃风汤各等分之类。

十剂

徐之才说：药有宣、通、补、泄、轻、重、涩、滑、燥、湿十种，是药之大体，但是《神农本草经》没有记录，后来的人们也没有叙述。

宣剂

李时珍说：壅，堵塞的意思；宣，发散的意思。郁塞导致的疾病，不升不降，传化失常。或郁久而生病，或病久而生郁，必须用药物去发散，就好像承流宣化一样，不单单是涌越为宣。所以，气郁有余，就用香附、抚芎之类的药物去开解，不足则补中益气，以使气运行。火郁轻微的用山栀、青黛发散，严重的则升阳解肌发汗。湿郁轻微的用苍术、白芷这类药物燥解，严重的则用风药偏胜。痰郁轻微的用南星、橘皮这类药物化痰，严重的则用瓜蒂、藜芦这类药物涌吐痰涎。血郁轻微的用桃仁、红花这类药物行血活血，严重的则用吐、利的方法祛除血瘀。食郁轻微的用山楂、神曲消食，严重的则用上涌下利的办法消除食积。这些都是宣剂。

通剂

李时珍说：滞，留滞的意思。湿热之邪留于气分，从而形成痛痹癃闭的，宜用淡味药物上助肺气下降，通其小便，以泄气中之滞，如木通、猪苓之类。湿热之邪留于血分，从而形成痹痛肿注、二便不通的，宜用苦寒药物下引，通其前后，以泄血中之滞，如防己之类。《神农本草经》上说：味薄者通，

所以淡味药物被称为通剂。

补剂

张从正说：五脏各有补泻药剂，五味各补其相对应的脏腑，有表虚、里虚、上虚、下虚、阴虚、阳虚、气虚、血虚。《神农本草经》上说：精不足的补之以味，形不足的补之以气。五谷、五菜、五果、五肉，都是补养之物。

李时珍说：虚则补其母。生姜之辛补肝，炒盐之咸补心，甘草之甘补脾，五味子之酸补肺，黄檗之苦补肾。又如，茯神之补心气，生地黄之补心血；人参之补脾气，白芍药之补脾血；黄芪之补肺气，阿胶之补肺血；杜仲之补肾气，熟地黄之补肾血；芎䓖之补肝气，当归之补肝血之类，都是补剂，不单人参、羊肉为补药。

泄剂

李时珍说：去闭也就是去实。《神农本草经》上说实者泻之，实际上应当是泻其子。五脏五味皆有泻，不单是葶苈、大黄。肝实泻以芍药之酸，心实泻以甘草之甘，脾实泻以黄连之苦，肺实泻以石膏之辛，肾实泻以泽泻之咸。

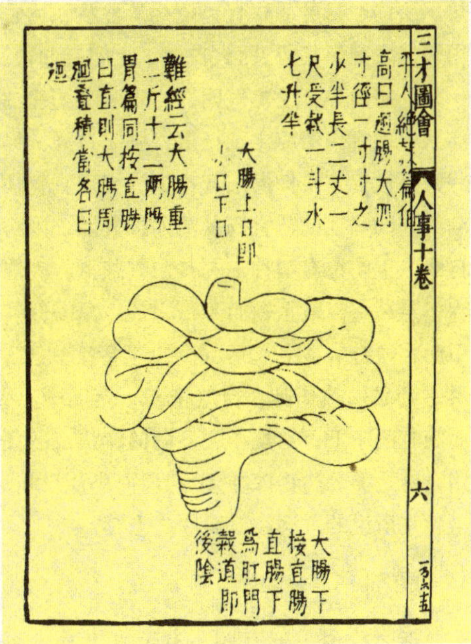

大肠图

轻剂

李时珍说：轻剂可解除闭塞，有表闭里闭，上闭下闭之分。表闭者，风寒伤营，腠理闭密，阳气郁积，不能外出，出现发热、恶寒、头痛、脊强等症状，适宜用轻扬之剂发汗，而表自解。里闭者，火热郁抑，津液不行，皮肤干闭，出现肌热、烦

五脏配当表

五脏各有补泻药剂，五味各补其相对应的脏腑，五脏与五行、五方、五季、五色、五志各有相对应的关系，掌握好它们的关系使其有利于人的五脏健康。

五脏	五味	五行	五方	五季	五色	五志
肝	酸	木	东	春	青	怒
心	苦	火	南	夏	赤	喜
脾	甘	土	中	长夏	黄	思
肺	辛	金	西	秋	白	忧
肾	咸	水	北	冬	黑	恐

热、头痛、目肿、昏瞀、疮疡等症状，适宜用轻扬之剂解其肌，而火自散。上闭有两种：一是外寒内热，上焦气闭，出现咽喉闭痛的症状，适宜用清凉之剂扬散，则闭自开；另一则是饮食寒冷抑遏阳气在下，出现胸膈痞满闭塞的病症，适宜扬其清而抑其浊，则痞自泰。下闭也有两种：一是阳气陷下，表现为里急后重，数至厕而不行之证，只需升其阳而大便自顺，也就是所说的“下者举之”；另一则是燥热伤肺，金气郁积，窍闭于上，而膀胱闭于下，出现小便不利的症状，适宜用升麻之类的药物探吐，上窍通而小便自利，也就是所说的“病在下而取之上”。

重剂

李时珍说重剂有四：有惊则气乱，而魂气飞扬，如丧神守的；有怒则气逆，而肝火激烈，病狂善怒的，这两种都可以用铁粉、雄黄之类的药物平其肝。有神不守舍，而多惊健忘，迷惑不宁的，适宜用朱砂、紫石英之类的药物镇其心；有恐则气下，精志失守而畏惧，仿佛有人要逮他的，适

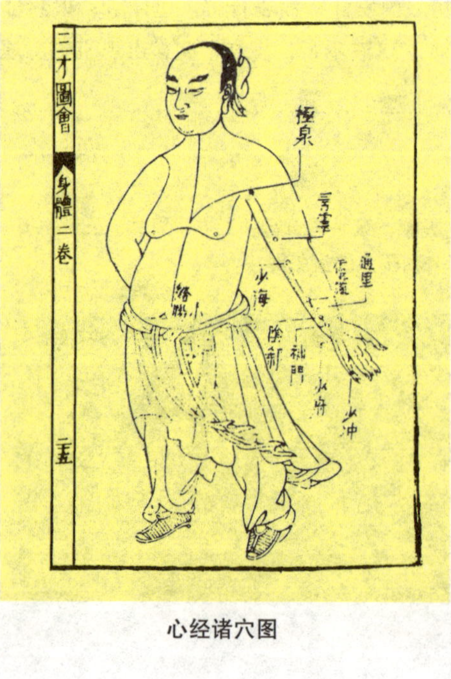

心经诸穴图

宜用磁石、沉香之类的药物安其肾。大多数的重剂压浮火而坠痰涎，不单是治疗胆怯之。所以诸风掉眩及惊痫痰喘，吐逆不止及反胃之类的病，都是由浮火痰涎所导致的，都适宜用重剂坠之。

滑剂

李时珍说：着者，也就是有形之邪留着于经络脏腑之间，表现为小便浊滞、痰涎、胞胎、痈肿之类的疾病，都适宜用滑药以引去留着之物。这与木通、猪苓通以去滞相类似，但是并不一样。木通、猪苓，为淡泄的药物，去湿热无形之邪；葵子、榆皮，为甘滑的药物，去湿热有形之邪。所以前者为滞，后者为着。大便涩的，用菠薐、牵牛之类；小便涩的，用车前、榆皮之类；精窍涩的，用黄檗、葵花之类；胞胎涩的，用黄葵子、王不留行之类；引痰涎自小便去的，用半夏、茯苓之类；引疮毒自小便去的，则用五叶藤、萱草根之类。以上所列都为滑剂。半夏、南星皆辛而涎滑，能泄湿气、通大便，是因为辛能润、能走气、能化液。有人以为半夏、南星为燥物，这是不对的。湿去则土燥，并不是这两种药物性燥。

涩剂

张从正说：寝汗不禁，涩以麻黄根、防风。滑泄不止，涩以豆蔻、枯矾、木贼、罂粟壳。喘咳上奔，涩以乌梅、诃子。凡酸味近于涩者，收敛的意思。然而都宜先攻其本，而后才能够收敛。

李时珍说：脱，有气脱、血脱、精脱、神脱。脱则散而不收，所以用酸涩温平的药物，以敛其耗散。汗出亡阳，精滑不禁，泻痢不止，大便不固，小便自遗，久嗽亡津，都为气脱。下血不已，崩中暴下，诸大亡血，都为血脱。牡蛎、龙骨、海螵蛸、五倍子、五味子、乌梅、榴皮、诃黎勒、罂粟壳、莲房、棕灰、赤石脂、麻黄根这类药物，都是涩药。

气脱兼以气药，血脱兼以血药和气药，因为气为血的统帅。脱阳者见鬼，脱阴者目盲，这两者为神脱，是涩药收不了的。

燥剂

李时珍说：湿有外感、内伤。外感之湿，为雨露、岚雾、地气、水湿，袭于人体皮肉筋骨经络之间；内伤之湿，为水饮、酒食及脾弱肾强所致，所以不能一概而论。故风药可以胜湿，燥药可以除湿，淡药可以渗湿，泄小便可以引湿，利大便可以逐湿，吐痰涎可以祛湿。湿而有热，用苦寒之剂燥之；湿而有寒，用辛热之剂燥之，不单桑皮、小豆是燥剂。湿去则燥，所以称为燥剂。

湿剂

李时珍说：湿剂当作润剂。枯者燥也，阳明燥金之化，秋令也，风热忿郁，血液枯涸而为燥病。上燥则渴，下燥则结，筋燥则强，皮燥则揭，肉燥则裂，骨燥则枯，肺燥则痿，肾燥则消。凡麻仁、阿胶、膏润之类的药物，都为润剂。养血用当归、地黄之类的药物，生津用麦门冬、栝蒌根之类的药物，益精则用肉苁蓉、枸杞之类的药物。

气味阴阳

《阴阳应象论》记载：阳气积聚在上为天，阴气积聚在下为地。阴性柔和而安静，阳性刚强而躁动，阳主蕴育，阴主成长；阳主肃杀，阴主收藏。阳化生清气，阴凝聚成形。饮食五味滋养了形体，形体又依赖于元气的充养。五味之气生成阴精；阴精又靠气化生成。五味太过会损伤形体，元气太过则耗损阴精。阴精能化生人体的元气，饮食五味太过，又耗伤人体的元气。阴性沉下，故味出于下窍；阳性升浮，故气出于上窍。清阳之气循行于肌肤腠理，浊阴之气向内归藏于五脏；清阳之气充实四肢肌肉，浊阴之气内走于六腑。味属阴，味厚者为纯阴，而味薄者

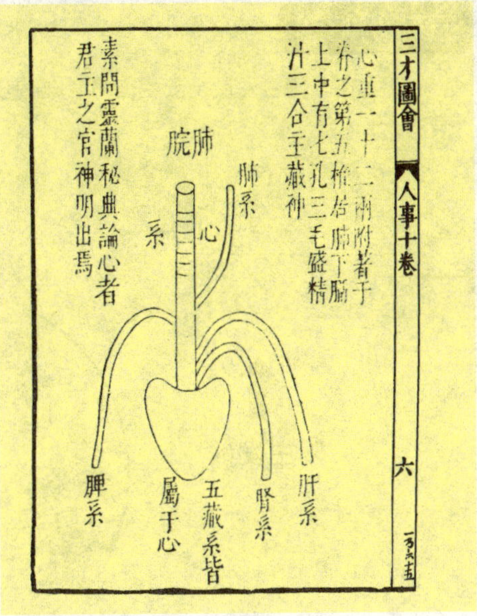

心图

为阴中之阳；气属阳，气厚者为纯阳，气薄者为阳中之阴。味厚者能泻下，味薄者则通利；气薄者能宣泄，气厚者则助阳。五味中，辛、甘味发散为阳，酸苦涌泻为阴；咸味涌泻为阴，淡味渗泻为阳。六者或收或散，或缓或急，或润或燥，或软或坚，需根据各自功能而使用，从而调节机体平衡。

李杲说：味薄的能通利，像酸、苦、咸、平这些；味厚的能下泄，像咸、苦、酸、寒这些。气厚的能发热，像辛、甘、温、热这些；气薄的能渗泄，像甘、淡、平、凉这些。渗指微出汗，泄指通利小便。

又说：药有温、凉、寒、热之气，辛、甘、淡、酸、苦、咸之味，还有升、降、沉、浮的区别，厚、薄、阴、阳之间的不同。一种药物之内，气味兼有，理性俱存。或气相同而味不同，或味相同而气有异。气像天，温热的为天之阳，寒凉的为天之阴；天有阴、阳、风、寒、暑、湿、燥、火，三阴、三阳的规律与之对应。味像地，辛、甘、淡的为地之阳，酸、苦、咸的为地之阴；地有阴、阳，金、木、水、火、土，生、长、

气味阴阳图

天为阳，阳主发散，天生四气，四气无形。地为阴，阴主聚集，地生六味，六味有形有阴阳。

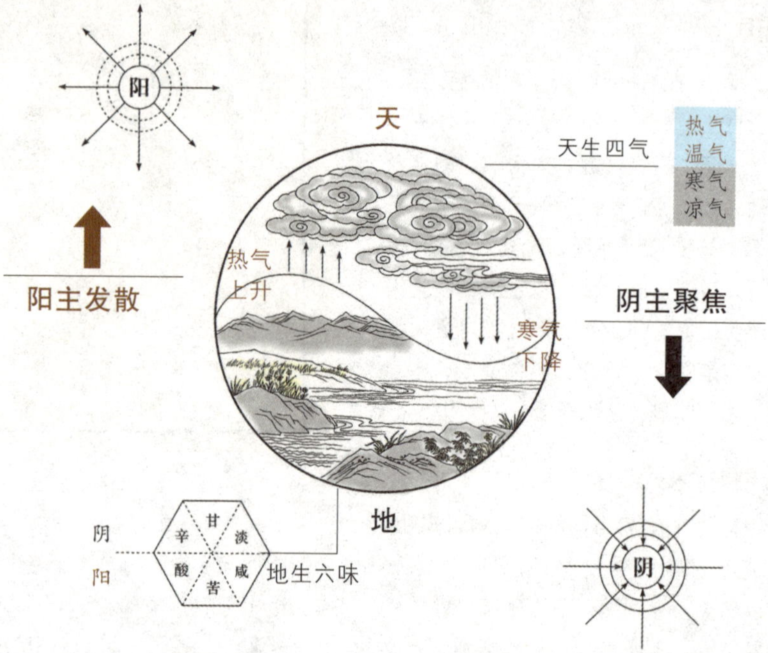

化、收、藏与之呼应。气味薄的，轻清上升而形成天象，因为它源于天而亲上。气味厚的，重浊下沉而形成地貌，因为它源于地而亲下。

《六节脏象论》说：天给人以五气，地给人以五味。五气由鼻吸入，藏于心、肺，使得面部五色明润光泽，音、声能辨。五味由口进入，藏于肠胃，以养五气，气和而生，形成津液，滋润五脏，补精益髓，所以神气旺盛。又说：形体瘦弱的用气厚的药食温养，精血不足的用味厚的药食补益。

王冰说：五种气，臊气入肝，焦气入心，香气入脾，腥气入肺，腐气入肾。心荣面色，肺发声音，因此气藏于心肺二脏，就使面色荣润，声音清脆。气为水之母，所以味藏于肠胃而养五脏之气。

五味宜忌

岐伯说：木气生酸味，火气生苦味，土气生甘味，金气生辛味，水气生咸味。辛味主散，酸味主收，甘味缓，苦味坚，咸味软。药物可以祛邪，五谷为给养，五果为辅助，五畜为增益，五菜为补充。气味相合而服用，能补精益气。这就是五味对五脏各有其有利的作用，要根据四季、五脏的不同，五味随病症相配合才适宜。

又说：五脏精气，五味是根本；五味太过，又会损伤五脏精气。只有谨和五味，才能使骨正筋柔，气血流畅，腠理致密，精养骨气，从而能够长寿。

又说：圣人春夏养阳，秋冬养阴，以顺从四季阴阳变化的规律，使体内阴阳调和，互为根本，这样阴阳二气就可常存。

五欲

肝欲酸，心欲苦，脾欲甘，肺欲辛，肾欲咸，这是五味合于五脏之气。

五宜

青色宜酸，肝病宜食麻、犬、李、韭。赤色宜苦，心病宜食麦、羊、杏、薤。黄色宜甘，脾病宜食粳、牛、枣、葵。白色宜辛，肺病宜食黄黍、鸡、桃、葱。黑色宜咸，肾病宜食大豆黄卷、猪、栗、藿。

五禁

肝病禁辛，宜食甘：粳、牛、枣、葵。心病禁咸，宜食酸：麻、犬、李、韭。脾病禁酸，宜食咸：大豆、猪、栗、藿。肺病禁苦，宜食:麦、羊、杏、薤。肾病禁甘，宜食辛：黄黍、鸡、桃、葱。

孙思邈说：春季适宜少酸增甘以养脾，夏季适宜少苦增辛以养肺，秋季适宜少辛增酸以养肝，冬季适宜少咸增苦以养心，四季都应少甘增咸以养肾。

五走

酸走筋，筋病不宜多食酸，多食令人小便不畅。酸气涩收，膀胱得酸而缩蜷，故水道不通。

苦走骨，骨病不宜多食苦，多食令人呕吐。苦入下脘，三焦皆闭，所以导致呕吐。

甘走肉，肉病不宜多食甘，多食令人心中烦闷。甘气柔润，胃柔则缓，缓则虫动，所以使人心中烦闷。

辛走气，气病不宜多食辛，多食令人辣心。辛走上焦，与气俱行，久留心下，所以令人辣心。

咸走血，血病不宜多食咸，多食令人渴。血与咸相得则凝，凝则胃汁注入，所以咽焦而舌干。

《九针论》作咸走骨，骨病不宜多食咸。

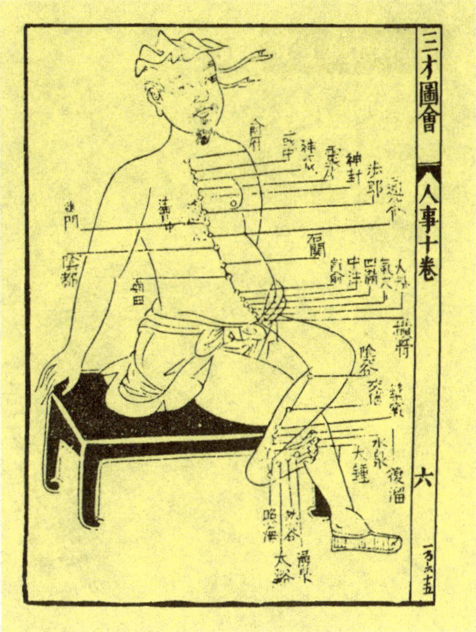

肾经诸穴图

苦走血，血病不宜多食苦。

五伤

酸伤筋，辛胜酸。苦伤气，咸胜苦。甘伤肉，酸胜甘。辛伤皮毛，苦胜辛。咸伤血，甘胜咸。

五过

味过于酸，肝气去滋养，脾气乃绝，因此肉坚厚皱缩且唇裂。

味过于苦，脾气不能润泽，胃气便胀满留滞，因此皮肤枯槁而毛发脱落。

味过于甘，令心气喘满，脸色黑，肾气不平，胃痛而毛发脱落。

味过于辛，筋脉阻绝，则精神耗伤，筋急而手足干枯。

味过于咸，大骨之气劳伤，肌肉瘦削萎缩，心气抑郁不舒，血脉凝涩而变色。

李时珍说：五走五伤，是指本脏所对应的五味太过而致自伤，也就是五脏的阴精伤在五味。五过，是指本脏所对应的五味伐其所胜，也就是脏气偏胜。

五味五行图

五行相生相克，生生不息，五行又生五味，五味对五脏各有其有利的作用。

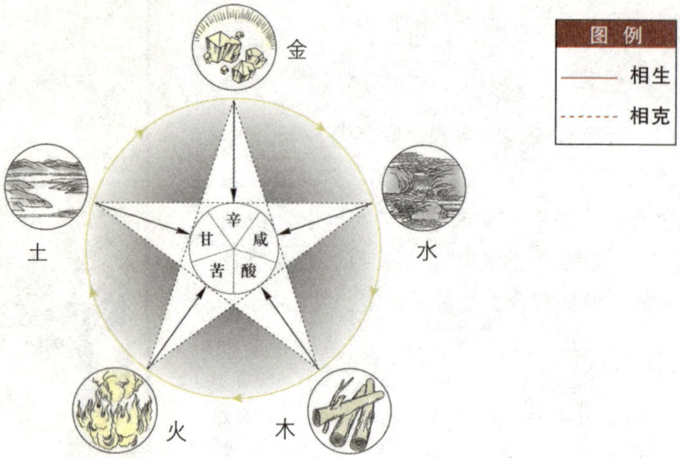

五味偏胜

岐伯说：五味入胃，各归所喜。酸先入肝，苦先入心，甘先入脾，辛先入肺，咸先入肾。时间久了，增脏气；脏气增多了，便成了夭亡的原因。

王冰说：入肝为温，入心为热，入肺为清，入肾为寒，入脾为至阴并兼有四气，都是增其味而益其气。故各从五脏之气，久则从化。所以久服黄连、苦参反而热，热从苦化。其余各味皆与此同。如果气不断增加，则脏气偏胜，必导致偏绝；脏有偏绝，必致突然夭亡。

李杲说：一阴一阳称之为道，偏阴偏阳称之为疾。阳剂性刚，积若燎原，如果消狂痈疽之类的疾病用了它，就会天癸竭而荣涸。阴剂性柔，积若凝水，如果洞泄寒中之类的疾病用了它，就会使真火微弱而卫气散去。所以大寒大热的药物，应当谨慎权衡后使用，气平了则须停止。如有偏助，令人脏气不平，就成为夭亡的缘由。

标本阴阳

李杲说：治病应当清楚标本。以身体来说，体外为标，体内为本；阳为标，阴为本。所以六腑属阳为标，五脏属阴为本；脏腑在内为本，十二经络在外为标。而脏腑、阴阳、气血、经络又各有标本。以病来说，先受为本，后传为标。因此百病必须先治其本，后治其标。否则邪气滋生更甚，疾病也就更难治愈。即使先得的是轻病，后得重病，也应当先治轻病，后治重病，这样邪气才会被制伏。如果有腹满及大小便不利的症状，则不问先后标本，必须先解除腹满及大小便不利，因为那是急症。所以说缓则治其本，急则治其标。又有从前来者为实邪，从后来者为虚邪。实则泻其子，虚则补其母。假如肝受心火为前来实邪，应当针刺肝经上的荥穴以泻心火，这是先治其本；刺心经上的荥穴以泻心火，为后治其标。药物的使用则是入肝经的药物为引，泻心的药物为君。这就是医经上说的标本并见，应当先治其本，后治其标。又如肝受肾水为从后来的虚邪，应当针刺肾经上的井穴以补肝木，这是先治其标，然后刺肝经上的合穴以泻肾水，为后治其本。药物的使用则是入肾的药物为引，补肝的药物为君。这就是医经上所说的标本并见，应当先治其标，后治其本。

升降浮沉

李杲说：药物有升、降、浮、沉、化，生、长、收、藏、成，以与四季配合。春季主升，夏季主浮，秋季主收，冬季主藏，土居中主化。所以味薄的升而生，气薄的降而收，气厚的浮而长，味厚的沉而藏，气平的化而成。如果补之以辛、甘、温、热以及气味薄的，就能助春夏之升浮，那同时也是泻秋冬收藏的药物。在人身上，肝、心二脏就是。如果说补之以酸、苦、咸、寒以及气味厚的，就能助秋冬之降沉，那同时也是泻春夏生长的药物。在人身上，肺、肾二脏就是。淡味的药物，渗也就是升，泄也就是降，为各种药物的佐使。用药的人，遵循这种法则，就能治愈疾病。若反其道而行，非但不能治病，还会导致病人死亡，即使不死，也很危险。

王好古说：病症上升的使之下降，必须懂得抑；沉降的使之上浮，必须懂得载。辛主散，作用也横行；甘主发，作用也上行；苦主泄，作用也下行；酸主收敛，性质为缩；咸味药主软坚，性质为舒。药物的味、功能不同，大致如此。鼓掌成声，火使水沸，二物相合，象在其间。五味相互制约，四气相互调和，其变化甚多，不可轻易使用。《神农本草经》不谈淡味、凉气，是由于缺文造成的。

味薄者主升：甘平、辛平、辛微温、微苦平的药物。

气薄者主降：甘寒、甘凉、甘淡寒凉、酸温、酸平、咸平的药物。

气厚者主浮：甘热、辛热的药物。

味厚者主沉：苦寒、咸寒的药物。

气味平者，兼有四气、四味：甘平、甘温、甘凉、甘辛平、甘微苦平的药物。

李时珍说：酸、咸二味没有升的作用，甘、辛二味没有降的作用，寒无浮的作用，

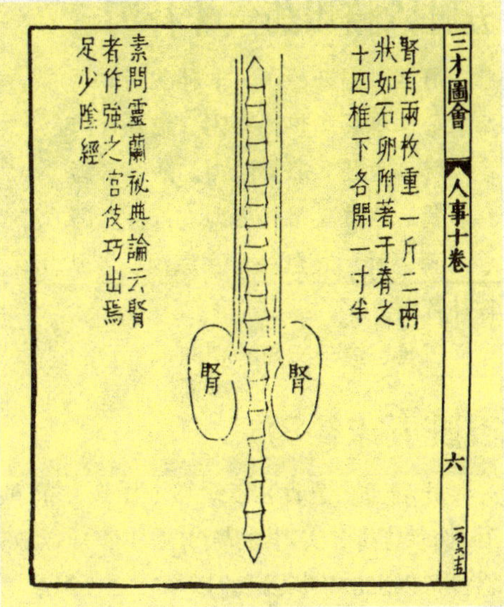

肾图

热无沉的作用，这是由各自的性质所决定的。治疗上升的病症，用气味咸寒的药物引之，就能使其沉而直达下焦；治疗沉降的病症，用酒引之，就能使其上浮至头顶。如果不是洞察大自然的奥秘而有造化的人，是不能达到这种境界的。一种药物之中，有根主升而梢主降，生主散而熟主降的，升降虽是药物的固有属性，但也会因人们使用方法的不同而有异。

四时用药例

李时珍说，《神农本草经》上说："四时用药要先顺应时令，不能杀伐天地间的祥和之气。"又说："升、降、沉、浮要顺应它，寒、热、温、凉则悖药，如芍药、乌梅这类，以顺应秋季下降之气；冬季宜加苦寒之药，如黄芩、知母这类，以顺应冬季沉郁之气。这就是所说的顺时气以养天和。"

王好古说：四时总以芍药为脾剂，苍术为胃剂，柴胡为时剂，十一脏皆取决于少阳，因为它是发生之始。凡用纯寒纯热的药物，或寒热药物相杂，都适宜用甘草来调和它们，只有中满者禁用甘。

五脏六腑用药气味补泻

肝胆 温补凉泻。辛补酸泻。

心、小肠 热补寒泻。咸补甘泻。

肺、大肠 凉补温泻。酸补辛泻。

肾、膀胱 寒补热泻。苦补寒泻。

脾、胃 温热补，寒凉泻，各从其宜。甘补苦泻。

三焦、命门 与心相同。

五脏五味补泻

肝 苦急，急食甘以缓和（甘草），以酸泻下（赤芍药），实则泻其子心（甘草）。欲散，急食辛以发散（川芎），以辛补之（细辛），虚则补其母肾（地黄、黄檗）。

心 苦缓，急食酸以收敛（五味子），以甘泻下（甘草、人参、黄芪），实则泻其子脾（甘草）。欲软，急食咸以软化（芒硝），以咸补之（泽泻），虚则补其母肝（生姜）。

脾 苦湿，急食苦以燥热（白术），以苦泻下（黄连），实则泻其子肺（桑白皮）。欲缓，急食甘以缓和（炙甘草），以甘补之（人参），虚则补其母心（炒盐）。

肺 苦气上逆，急食苦以泄下（黄芩），以辛泻下（桑白皮），实则泻其子肾（泽泻）。欲收，急食酸以收敛（白芍药），以酸补之（五味子），虚则补其母脾（五味子）。

肾 苦燥，急食辛以润和（黄檗、知母），以咸泻下（泽泻），实则泻其子肝（芍药）。欲坚，急食苦以坚硬（知母），以苦补之（黄檗），虚则补其母肺（五味子）。

引经报使

手少阴心经 黄连，细辛。

手太阳小肠经 藁本，黄檗。

足少阴肾经 独活，桂，知母，细辛。

足太阳膀胱经 羌活。

手太阴肺经 桔梗，升麻，葱白，白芷。

手阳明大肠经 白芷，升麻，石膏。

足太阴脾经 升麻，苍术，葛根，白芍药。

足阳明胃经 白芷，升麻，石膏，葛根。

手厥阴心包经 柴胡，牡丹皮。

顺时气 养天和

四时用药要顺应天地间的祥和之气，这样才能真正将药物的养生和治疗的功效发挥出来，达到顺时气、养天和的境界。

药名	品性
薄荷荆芥	辛温
香薷生姜	辛热
芍药乌梅	酸温
黄芩知母	苦寒

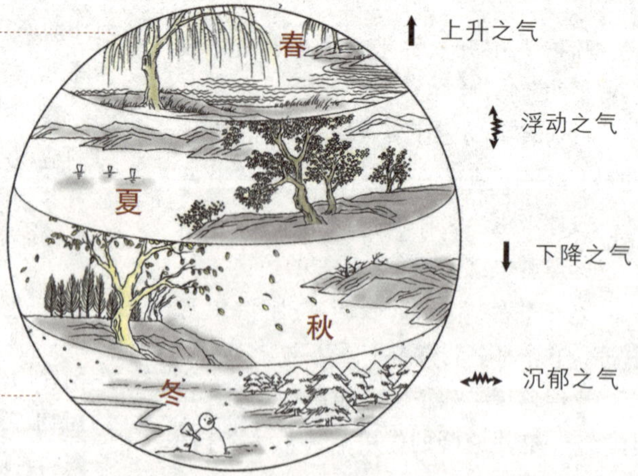

手少阳三焦经 连翘，柴胡（上）地骨皮（中）青皮（下）附子。

足厥阴肝经 青皮，吴茱萸，川芎，柴胡。

足少阳胆经 柴胡，青皮。

相须相使相畏相恶诸药

草部

甘草 与术、苦参、干漆相使。与远志相恶。忌猪肉。

黄芪 与茯苓相使。与白鲜、龟甲相恶。

人参 与茯苓、马蔺相使。与卤碱、溲疏相恶。与五灵脂相畏。

沙参 与防己相恶。

桔梗 与节皮相使。与白及、龙胆、龙眼相畏。忌猪肉、伏砒。

黄精 忌梅实。

葳蕤 与卤碱相畏。

知母 与黄檗、酒相须。伏蓬砂、盐。

术 与防风、地榆相使。忌桃、李、雀肉、菘菜、青鱼。

狗脊 与萆薢相使。与莎草、败酱相恶。

贯众 与雚菌、赤小豆相使。伏石钟乳。

巴戟天 与覆盆子相使。与雷丸、丹参、朝生相恶。

远志 与茯苓、龙骨、冬葵子相须。与珍珠、蜚蠊、藜芦、齐蛤相畏。

淫羊藿 与薯蓣、紫芝相使。得酒良。

玄参 与黄芪、干姜、大枣、山茱萸相恶。

地榆 与麦门冬相恶。伏丹砂、雄黄、硫黄。

丹参 与碱水相畏。

紫参 与辛夷相畏。

白头翁 与蠡实相使。得酒良。

白及 与紫石英相使。与理石相恶。与杏仁、李核仁相畏。

黄连 与黄芩、龙骨、理石相使。忌猪肉。与牛膝、款冬相畏。与冷水、菊花、玄参、白僵蚕、白鲜、芫花相恶。

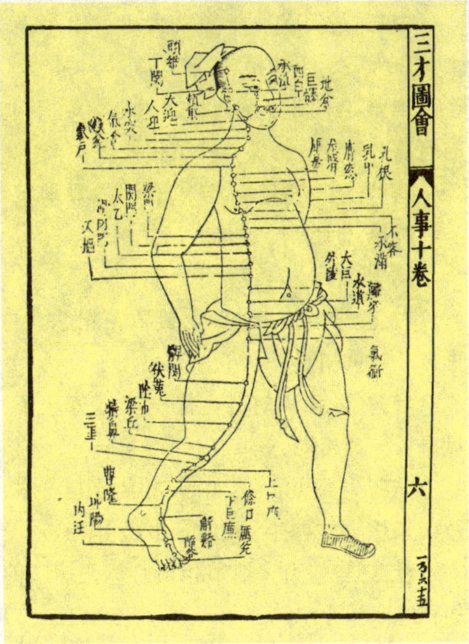

胃经诸穴图

胡黄连 忌猪肉。与菊花、玄参、白鲜相恶。

黄芩 与龙骨、山茱萸相使。与葱实相恶。与丹砂、牡丹、藜芦相畏。

秦艽 与菖蒲相使。与牛乳相畏。

柴胡 与半夏相使。与皂荚相恶。与女菀、藜芦相畏。

前胡 与半夏相使。与皂荚相恶。与藜芦相畏。

防风 与萆薢相畏。与干姜、藜芦、白敛、芫花相恶。

羌独活 与蠡实相使。

苦参 与玄参相使。与贝母、漏卢、菟丝子相恶。伏汞、雌黄、焰消。

白鲜 与桔梗、茯苓、萆薢、螵蛸相恶。

贝母 与厚朴、白微相使。与桃花相恶。与秦艽、莽草相畏。

龙胆 与贯众、赤小豆相使。与地黄、防葵相恶。

细辛 与曾青、枣根相使。与生菜、狸肉相忌。与黄芪、狼毒、山茱萸相恶。与滑石、消石相畏。

白微 与黄芪、干姜、大枣、山茱萸、大黄、大戟、干漆相恶。

当归 与蔄茹、湿面相恶。与雄黄相制。与菖蒲、生姜、海藻、牡蒙相畏。

芎䓖 与白芷相使。与黄连相畏。伏雌黄。

蛇床 与牡丹、贝母、巴豆相恶。

藁本 蔄茹。与青葙子相畏。

白芷 与当归相使。与旋覆花相恶。与雄黄、硫黄相制。

牡丹 忌蒜、胡荽。伏砒。与菟丝子、贝母、大黄相畏。

芍药 与须丸、乌药、没药相使。与石斛、芒硝相恶。与消石、鳖甲、小蓟相畏。

杜若 与辛夷、细辛相须。与柴胡、前胡相恶。

补骨脂 与胡桃、胡麻相须。与甘草相恶。忌诸血、芸薹。

缩砂蔤 与白檀香、豆蔻、人参、益智、黄檗、茯苓、赤白石脂相使。与诃子、鳖甲、白芜荑相须。

香附子 与芎䓖、苍术、醋、童子尿相须。

零陵香 伏三黄、朱砂。

泽兰 与防己相使。

积雪草 伏硫黄。

香薷 忌白山桃。

菊花 与术、枸杞根、桑根白皮、青葙叶相使。

庵蔄 荆子、薏苡为之使。

艾叶 与苦酒、香附相使。

茺蔚 与三黄、砒石相制。

薇衔 与秦皮相须。

夏枯草 与土瓜相使。伏汞、砂。

红蓝花 与酒相使。

续断 与地黄相使。与雷丸相恶。

漏卢 与连翘相使。

飞廉 与乌头相须。与麻黄相恶。

天名精 与垣衣、地黄相使。

芦笋 忌巴豆。

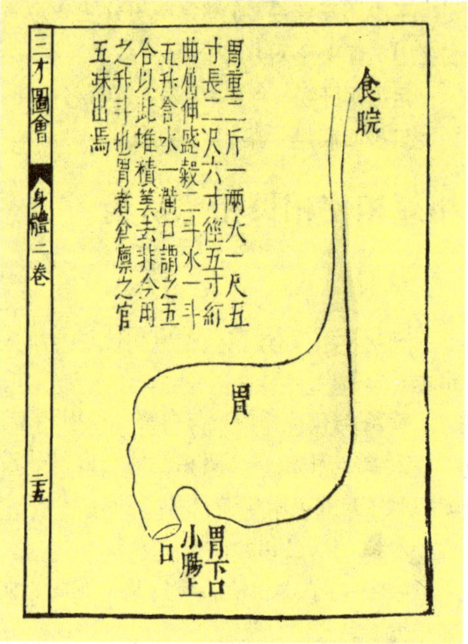

胃图

麻黄 与厚朴、白微相使。与辛夷、石韦相恶。

地黄 与酒、麦门冬、姜汁、缩砂相使。与贝母相恶。与芜荑相畏。忌葱、蒜、萝卜、诸血。

牛膝 与萤火、龟甲、陆英相恶。与白前相畏。忌牛肉。

紫菀 与款冬相使。与天雄、藁本、雷丸、远志、瞿麦相恶。畏茵陈。

女菀 与卤碱相畏。

冬葵子 与黄芩相使。

麦门冬 与地黄、车前相使。与款冬、苦芙、苦瓠相恶。与苦参、青蘘、木耳相畏。伏石钟乳。

款冬花 与杏仁相使。与紫菀相须。与玄参、皂荚、消石相恶。与贝母、麻黄、辛夷、黄芩、黄芪、黄连、青葙相畏。

佛耳草 与款冬相使。

决明子 与蓍实相使。与大麻子相恶。

瞿麦 与牡丹、蘘草相使。与螵蛸相恶。伏丹砂。

葶苈 与榆皮相使。与酒、大枣相须。与白僵蚕、石龙芮相恶。

车前子 与常山相使。

女青 与蛇衔相使。

荩草 与鼠负相畏。

蒺藜 与乌头相使。

大黄 与黄芩相使。与干漆相恶。忌冷水。

商陆 与大蒜相须。忌狗肉。伏硇砂、砒石、雌黄。

狼毒 与大豆相使。与麦句姜相恶。与醋、占斯、密陀僧相畏。

狼牙 与芜荑相使。与地榆、枣肌相恶。

蔄茹 甘草为之使。恶麦门冬。

大戟 与小豆相使。与枣相须。与薯蓣相恶。与菖蒲、芦苇、鼠屎相畏。

泽漆 与小豆相使。与薯蓣相恶。

甘遂 与瓜蒂相使。与远志相恶。

莨菪 与蟹、犀角、甘草、升麻、绿豆相畏。

蓖麻 忌炒豆。伏丹砂、粉霜。

常山 与玉札相畏。忌葱、菘菜。伏砒石。

藜芦 与黄连相使。与大黄相恶。与葱白相畏。

附子 与地胆相使。得蜀椒、食盐，下达命门。与蜈蚣、豉汁相恶。与防风、黑豆、甘草、人参、黄芪、绿豆、乌韭、犀角相畏。

天雄 与远志相使。与腐婢、豉汁相恶。

白附子 与火相须。

蜀漆 与栝蒌、桔梗相使。与贯众相恶。与橐吾相畏。

乌头 与远志、莽草相使。与藜芦、豉汁相恶。与饴糖、黑豆、冷水相畏。伏丹砂、砒石。

天南星 与蜀漆相使。与火、牛胆相须。与莽草相恶。与附子、干姜、防风、生姜相畏。伏雄黄、丹砂、焰消。

半夏 与射干、柴胡相使。与皂荚相恶。忌海藻、饴糖、羊血。与生姜、干姜、秦皮、龟甲、雄黄相畏。

鬼臼 与垣衣相畏。

羊踯躅 与栀子相畏。与诸石及面相恶。伏丹砂、硇砂、雌黄。

芫花 与决明相使。与醋相须。

莽草 与黑豆、紫河车相畏。

石龙芮 与巴戟相使。与蛇蜕皮、吴茱萸相畏。

钩吻 半夏为之使。恶黄芩。

菟丝子 与薯蓣、松脂相使。与酒相须。恶藋菌。

五味子 与苁蓉相使。与葳蕤相恶。胜乌头。

牵牛子 与干姜、青木香相须。

紫葳 与卤碱相畏。

栝蒌根 与枸杞相使。与干姜相恶。与牛膝、干漆相畏。

黄环 与鸢尾相使。与茯苓、防己、干姜相恶。

天门冬 与地黄、贝母、垣衣相使。忌鲤鱼。与曾青、浮萍相畏。与雄黄、硇砂相制。

何首乌 与茯苓相使。忌葱、蒜、萝卜、

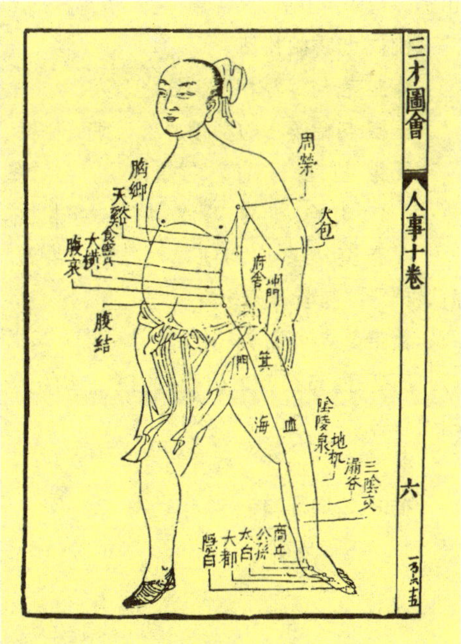

脾经诸穴图

诸血、无鳞鱼。

萆薢 与薏苡相使。与前胡、柴胡、牡蛎、大黄、葵根相畏。

土茯苓 忌茶。

白敛 与代赭石相使。

威灵仙 与茶、面汤相忌。

茜根 与鼠姑相畏。与雄黄相制。

防己 与殷蘖相使。与细辛相恶。与萆薢、女菀、卤碱相畏。杀雄黄、消石毒。

络石 与杜仲、牡丹相使。与铁落、铁精相恶。与贝母、菖蒲相畏。杀蘖毒。

泽泻 与海蛤、文蛤相畏。

石菖蒲 与秦皮、秦艽相使。与麻黄、地胆相恶。忌饴糖、羊肉、铁器。

石斛 与陆英相使。与凝水石、巴豆相恶。与雷丸、僵蚕相畏。

石韦 与滑石、杏仁、射干相使。与菖蒲相须。与丹砂、矾石相制。

乌韭 与垣衣相使。

果部

杏仁 与火相须。与黄芩、黄芪、葛根相恶。与蘘草相畏。

桃仁 与香附相使。

榧实壳 与绿豆相反，食之杀人。

秦椒 与栝蒌、防葵相恶。与雌黄相畏。

蜀椒 与杏仁相使。与盐相须。与款冬花、防风、附子、雄黄、冷水、麻仁、浆相畏。

吴茱萸 与蓼实相使。与丹参、消石、白垩相恶。与紫石英相畏。

食茱萸 与紫石英相畏。

石莲子 与茯苓、山药、白术、枸杞子相须。

莲蕊须 忌地黄、葱、蒜。

荷叶 与桐油相畏。

谷部

麻花 蝕虫为之使。与牡蛎相畏。

麻仁 与茯苓相恶。与牡蛎、白微相畏。

小麦面 与汉椒、萝卜相畏。

大麦 与石蜜相使。

罂粟壳 与醋、乌梅、橘皮相须。

大豆 与前胡、杏仁、牡蛎、乌喙、诸胆汁相须。与五参、龙胆、猪肉相恶。

大豆黄卷 与前胡、杏子、牡蛎、天雄、乌喙、鼠屎、石蜜相须。与海藻、龙胆相恶。

诸豆粉 畏杏仁。

菜部

生姜 与秦椒、秦艽相使。与黄芩、黄连、天鼠粪相恶。杀半夏、南星、莨菪毒。

干姜 同生姜。

茴香 与酒相须。

菥蓂子 与荆实、细辛相须。与干姜、苦参相恶。

薯蓣 与紫芝相使。与甘遂相恶。

雚菌 与酒相须。与鸡子相畏。

六芝 与并薯蓣相使。得发良。得麻子仁、牡桂、白瓜子，益人。与扁青、茵陈蒿相畏。与常山相恶。

金石部

金 与锡相恶。与水银、翡翠石、余甘子、驴马脂相畏。

朱砂银 与石亭脂、磁石、铁相畏。忌诸血。

生银 与锡相恶。与石亭脂、磁石、荷叶、蕈灰、羚羊角、乌贼骨、黄连、甘草、飞廉、鼠尾、龟甲、生姜、地黄、羊脂、苏子油相畏。与羊血、马目毒公相恶。

赤铜 与苍术、巴豆、乳香、胡桃、慈姑、牛脂相畏。

黑铅 与紫背天葵相畏。

胡粉 与雌黄相恶。

锡 与五灵脂、伏龙肝、段羊角、马鞭草、地黄、巴豆、蓖麻、姜汁、砒石、硇砂相畏。

诸铁 与石亭脂相制。与磁石、皂荚、乳香、灰炭、朴硝、硇砂、盐卤、猪犬脂、荔枝相畏。

玉屑 与鹿角相恶。与蟾肪相畏。

玉泉 与款冬花、青竹相畏。

青琅玕 与水银相须。杀锡毒。与鸡骨相畏。

白石英 与马目毒公相恶。

紫石英 与长石相使。得茯苓、人参、芍药，主心中结气。得天雄、菖蒲，主霍乱。与鮀甲、黄连、麦句姜相恶。与扁青、附子、酒相畏。

云母 与泽泻相使。与徐长卿相恶。忌羊血。与鮀甲、矾石、东流水、百草上露、茅屋漏水相畏。与汞相制。伏丹砂。

丹砂 与磁石相恶。与碱水、车前、石韦、皂荚、决明子、瞿麦、南星、乌头、地榆、桑葚、紫河车、地丁、马鞭草、地骨皮、阴地厥、白附子相畏。忌诸血。

水银 与磁石、砒石、黑铅、硫黄、大枣、蜀椒、紫河车、松脂、松叶、荷叶、谷精草、金星草、萱草、夏枯草、莨菪子、雁来红、马蹄香、独脚莲、水慈姑、瓦松、忍冬相畏。

汞粉 与磁石、石黄、黑铅、铁浆、陈酱、黄连、土茯苓相畏。忌一切血。

粉霜 与硫黄、荞麦秆灰相畏。

雄黄 与南星、地黄、萵苣、地榆、黄芩、白芷、当归、地锦、苦参、五加皮、紫河车、五叶藤、鹅肠草、鸡肠草、鹅不食草、圆桑叶、猬脂相畏。

雌黄 与黑铅、胡粉、芎䓖、地黄、独帚、益母、羊不食草、地榆、瓦松、五加皮、冬瓜汁相畏。

石膏 与鸡子相使。与铁相畏。与莽草、巴豆、马目毒公相恶。

理石 与滑石相使。与麻黄相恶。

方解石 与巴豆相恶。

滑石 与石韦相使。恶曾青。与雄黄相制。

不灰木 与三黄、水银相制。

五色石脂 与黄芩、大黄、官桂相畏。

赤石脂 与大黄、松脂相恶。与芫花、豉汁相畏。

白石脂 燕屎为之使。与松脂相恶。与黄芩、黄连、甘草、飞廉、毒公相畏。

黄石脂 曾青为之使。与细辛相恶。与蜚蠊、黄连、甘草相畏。忌卵味。

孔公蘖 与木兰相使。与术、细辛相恶。忌羊血。

石钟乳 与蛇床相使。与牡丹、玄石、牡蒙、人参、术相恶。忌羊血。与紫石英、蘘草、韭实、独蒜、胡葱、胡荽、麦门冬、猫儿眼草相畏。

殷蘖 恶防己。畏术。

阳起石 与桑螵蛸相使。与泽泻、雷丸、菌桂、石葵、蛇蜕相恶。与菟丝子相畏。忌羊血。

磁石 与柴胡相使。与牡丹、莽草相恶。与黄石脂相畏。杀铁毒。消金。伏丹砂。养水银。

玄石 与松脂、柏实、菌桂相恶。

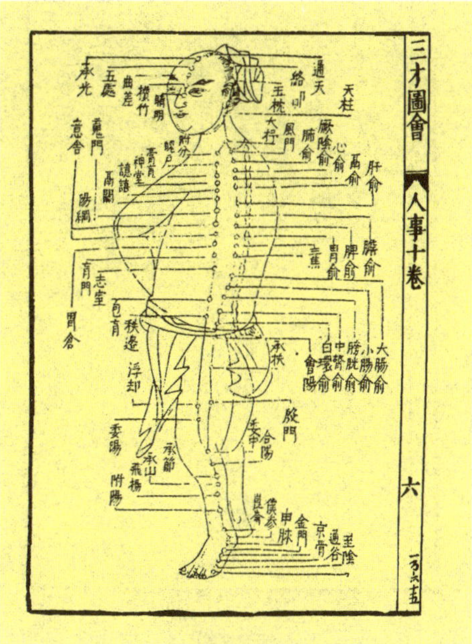

膀胱经诸穴图

代赭石 与干姜相使。与天雄、附子相畏。

禹余粮 与牡丹相使。与五金、三黄相制。

太一余粮 与杜仲相使。与贝母、菖蒲、铁落相畏。

空青、曾青 与菟丝子相畏。

石胆 与水英、陆英相使。与牡桂、菌桂、辛夷、白微、芫花相畏。

矾石 得火良。铅丹、棘针为之使。畏水。恶马目毒公、虎掌、细辛、鹜屎。忌羊血。

砒石 与冷水、绿豆、醋、青盐、蒜、消石、水蓼、常山、益母、独帚、菖蒲、木律、菠菜、莴苣、鹤顶草、三角酸、鹅不食草相畏。

礞石 得焰消良。

大盐 与漏卢相使。

朴硝 与（大黄）、石韦相使。与麦句姜、京三棱相畏。

凝水石 与地榆相畏。

消石 与火相使。与曾青、苦参、苦菜相恶。与女菀、杏仁、竹叶、粥相畏。

硇砂 与五金、八石相制。忌羊血。与

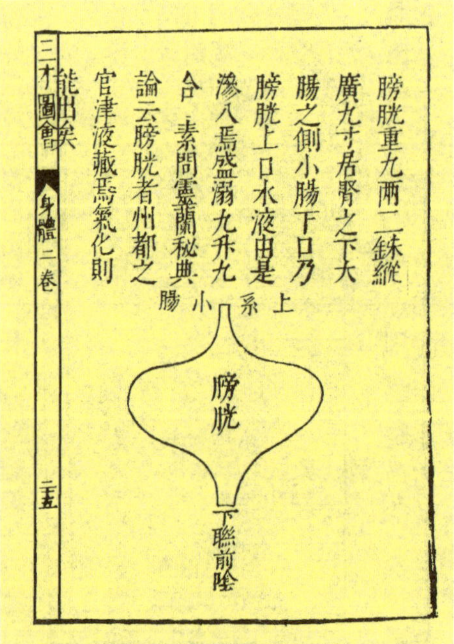

膀胱图

一切酸浆水、醋、乌梅、牡蛎、卷柏、萝卜、独帚、羊蹄、商陆、冬瓜、苍耳、蚕沙、海螵蛸、羊䯊骨、羊踯躅、鱼腥草、河豚鱼胶相畏。

蓬砂 与知母、芸薹、紫苏、甑带、何首乌、鹅不食草相畏。

石硫黄 与曾青、石亭脂相使。与细辛、飞廉、朴硝、铁、醋、黑锡、猪肉、鸭汁、余甘子、桑灰、益母、天盐、车前、黄檗、何首乌、石韦、荞麦、独帚、地骨皮、地榆、蛇床、蓖麻、菟丝子、蚕沙、紫荷、菠菜、桑白皮、马鞭草相畏。

矾石 与甘草相使。与牡蛎相恶。与麻黄、红心灰藋相畏。

绿矾 畏醋。

鳞部

龙骨、龙齿 与人参、牛黄、黑豆相须。与石膏、铁器相畏。忌鱼。

龙角 与蜀椒、理石、干漆相畏。

鼍甲 与蜀漆相使。与芫花、甘遂、狗胆相畏。

蜥蜴 与硫黄、斑蝥、芫荑相恶。

蛇蜕 得火良。与磁石、酒相畏。

白花蛇、乌蛇 得酒良。

鲤鱼胆 与蜀漆相使。

乌贼鱼骨 与白及、白敛、附子相恶。

河豚鱼 与橄榄、甘蔗、芦根、鱼茗木、乌茂草根相畏。

介部

龟甲 与沙参、蜚蠊相恶。与狗胆相畏。

鳖甲 与矾石、理石相恶。

牡蛎 与贝母相使。与甘草、牛膝、远志、蛇床子相须。与麻黄、吴茱萸、辛夷相恶。伏硇砂。

蚌粉 与石亭脂、硫黄相制。

海蛤 与蜀漆相使。与狗胆、甘遂、芫花相畏。

禽部

伏翼 与苋实、云实相使。

夜明沙 与白敛、白微相恶。

五灵脂 与人参相恶。

兽部

羖羊角 与菟丝子相使。

羊胫骨 伏硇砂。

羖羊屎 与粉霜相制。

牛乳 与秦艽、不灰木相制。

马脂、驼脂 柔五金。

阿胶 得火良。与薯蓣相使。与大黄相畏。

牛黄 与人参相使。得牡丹、菖蒲，利耳目。与龙骨、龙胆、地黄、常山、蜚蠊相恶。与牛膝、干漆相畏。

犀角 与松脂、升麻相使。与雷丸、雚菌、乌头、乌喙相恶。

熊胆 与防己、地黄相恶。

鹿茸 与麻勃相使。

鹿角 与杜仲相使。

鹿角胶 得火良。与大黄相畏。

麋脂 忌桃、李。与大黄相畏。

麝香 忌大蒜。

猬皮 得酒良。与桔梗、麦门冬相畏。

猬脂 与五金、八石相制。伏雄黄。

相反诸药

甘草 反大戟、芫花、甘遂、海藻。

大戟 反芫花、海藻。

乌头 反贝母、栝蒌、半夏、白敛、白及。

藜芦 反人参、沙参、丹参、玄参、苦参、细辛、芍药、狸肉。

河豚 反煤炲、荆芥、防风、菊花、桔梗、甘草、马头、附子。

蜂蜜 反生葱。

柿子 反蟹。

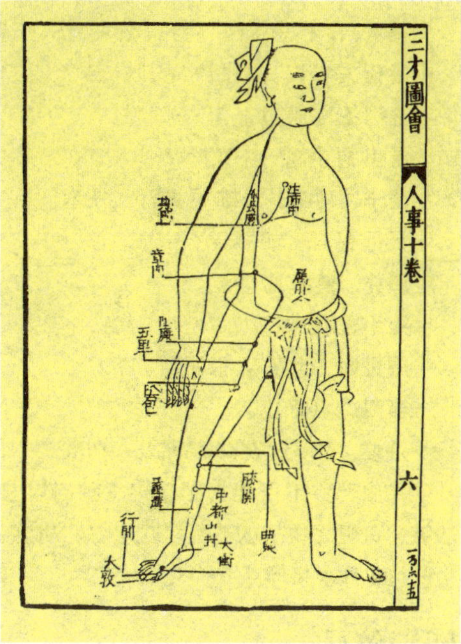

肝经诸穴图

服药忌食

甘草 忌猪肉、菘菜、海菜。

黄连、胡黄连 忌猪肉、冷水。

苍耳 忌猪肉、马肉、米泔。

桔梗、乌梅 忌猪肉。

仙茅 忌牛肉、牛乳。

半夏、菖蒲 忌羊肉、羊血、饴糖。

牛膝 忌牛肉。

阳起石、云母、钟乳、硇砂、矾石 忌羊血。

商陆 忌狗肉。

丹砂、空青、轻粉 忌一切血。

吴茱萸 忌猪心、猪肉。

地黄、何首乌 忌葱、蒜、萝卜、一切血。

补骨脂 忌猪血、芸薹。

细辛、藜芦 忌狸肉、生菜。

荆芥 忌驴肉。反河豚、一切无鳞鱼、蟹。

紫苏、天门冬、丹砂、龙骨 忌鲤鱼。

巴豆 忌野猪肉、菰笋、芦笋、酱、豆豉、冷水。

苍术、白术 忌雀肉、青鱼、菘菜、桃、李。

薄荷 忌鳖肉。

麦门冬 忌鲫鱼

常山 忌生葱、生菜。

附子、乌头、天雄 忌豉汁、稷米。

牡丹 忌蒜、胡荽。

厚朴、蓖麻 忌炒豆。

鳖甲 忌苋菜。

威灵仙、土茯苓 忌面汤、茶。

当归 忌湿面。

丹参、茯苓、茯神 忌醋及一切酸。

凡服药，不可杂食肥猪肉、狗肉以及油腻、鱼腥之物；也不可多吃生蒜、胡荽、生葱、各种水果等。

妊娠禁忌

乌头	附子	天雄	乌喙
侧子	野葛	羊踯躅	桂
南星	半夏	巴豆	大戟
芫花	藜芦	薏苡仁	薇衔
牛膝	皂荚	牵牛	厚朴
槐子	桃仁	牡丹皮	茜根
茅根	干漆	瞿麦	蔄茹
赤箭	草三棱	鬼箭	通草
红花	苏木	葵子	代赭石
常山	水银	锡粉	硇砂
砒石	芒硝	硫黄	石蚕
雄黄	水蛭	虻虫	芫菁
斑蝥	地胆	蜘蛛	蝼蛄
葛上亭长	蜈蚣	衣鱼	蛇蜕
蜥蜴	樗鸡	蛴螬	蟅虫
兔肉	蟹爪甲	狗肉	马肉
驴肉	羊肝	鲤鱼	鳅鳝
龟鳖	蟹	生姜	小蒜
马刀	蚱蝉	猬皮	牛黄
麝香	雌黄	蛤蟆	雀肉

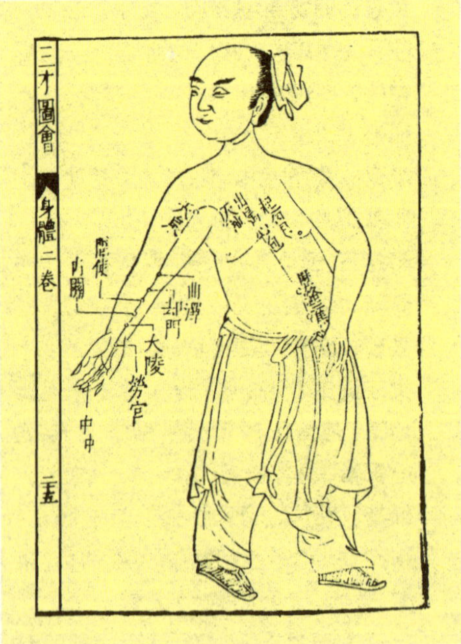

心包经络诸穴图

饮食禁忌

猪肉 忌生姜、荞麦、葵菜、胡荽、梅子、炒豆、牛肉、马肉、驴肉、羊肝、龟鳖、鹌鹑等。

猪肝 忌鱼鲙、腌鱼、鹌鹑、鲤鱼肠子等。

猪心肺 忌饴糖、白花菜、吴茱萸等。

羊肉 忌梅子、小豆、豆酱、荞麦、鱼干鲙、醋、酪和（酸物）、猪肉、鲊。

羊心肝 忌梅、小豆、生椒、苦笋等。

白狗血 忌羊、鸡等。

狗肉 忌菱角、蒜、牛肠、鲤鱼、鳝鱼等。

牛肉 忌黍米、韭薤、生姜、猪肉、狗肉、栗子等。

牛肝 忌鲇鱼。

牛奶 忌生鱼和一切酸物。

马肉 忌仓米、生姜、苍耳、粳米、猪肉、鹿肉。

兔肉 忌生姜、橘皮、芥末、鸡肉、鹿肉、獭肉等。

獐肉 忌梅、李子、生菜、鹄、虾等。

麋鹿 忌生菜、菰蒲、鸡、鮠鱼、雉、虾。

鸡肉 忌胡蒜、芥末、生葱、李子、鱼汁、狗肉、鲤鱼、兔肉、鳖肉、野鸡、糯米、獭肉等。

鸡蛋 同鸡肉。

雉肉 忌荞麦、木耳、蘑菇、胡桃、鲫鱼、猪肝、鲇鱼、鹿肉。

野鸭 忌胡桃、木耳。

鸭蛋 忌李子和鳖肉。

鹌鹑 忌菌子和木耳。

雀肉 忌李子、酱和各种动物的肝。

鲤鱼 忌猪肝、葵菜、狗肉、鸡肉等。

鲫鱼 忌芥菜、蒜、糖、猪肝和野鸡、鹿肉、猴肉等。

青鱼 忌豆藿。

鱼鲊 忌豆藿、麦酱、蒜、葵和绿豆等。

黄鱼 忌荞麦。

鲈鱼 忌乳酪。

鲟鱼 忌干笋。

鮰鱼 忌野猪、野鸡

鲇鱼 忌牛肝、鹿肉、野猪

鳅、鳝 忌狗肉和桑柴火煮。

鳖肉 忌苋菜、薄荷、芥菜、桃子、鸡蛋、鸭肉、猪肉、兔肉等。

螃蟹 忌荆芥、柿子、橘子、软枣等。

虾子 忌猪肉、鸡肉。

李子忌蜂蜜、浆水、鸭、雀肉、鸡、獐等。

大枣 忌葱、鱼。

橙橘 忌槟榔、獭肉。

桃子 忌鳖肉。

枇杷 忌热面。

杨梅 忌生葱。

银杏 忌鳗鲡。

慈姑 忌茱萸。

各种瓜 忌油饼。

砂糖 忌鲫鱼、笋、葵菜。

荞麦 忌猪肉、羊肉、野鸡肉、黄鱼。

黍米 忌葵菜、蜂蜜、牛肉。

绿豆 忌榧子、鲤鱼干。

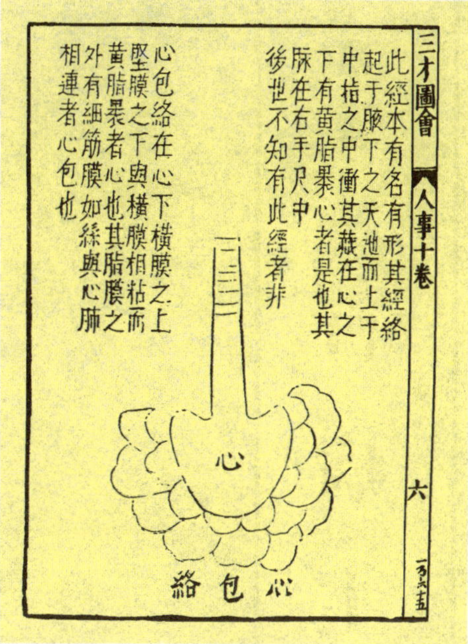

心包络图

炒豆 忌猪肉。

生葱 忌蜂蜜、鸡、大枣、狗肉、杨梅等。

韭薤 忌蜂蜜和牛肉。

胡荽 忌猪肉。

胡蒜 忌鱼鲙、鱼鲊、鲫鱼、狗肉、鸡。

苋菜 忌蕨和鳖。

白花菜 忌猪心肺。

胡蒜 忌腌鱼、鲫鱼、狗肉、鸡。

梅子 忌猪肉、羊肉、獐肉。

凫茈 忌驴肉。

生姜 忌猪肉、牛肉、兔肉、马肉。

芥末 忌鲫鱼、兔肉、鸡肉、鳖等。

干笋 忌砂糖、鲟鱼、羊心肝。

木耳 忌野鸡肉、野鸭、鹌鹑。

胡桃 忌野鸭、酒、野鸡。

栗子 忌牛肉。

同是饮食也不适宜错杂，因为物性相反的很多。

第二卷

百病主治

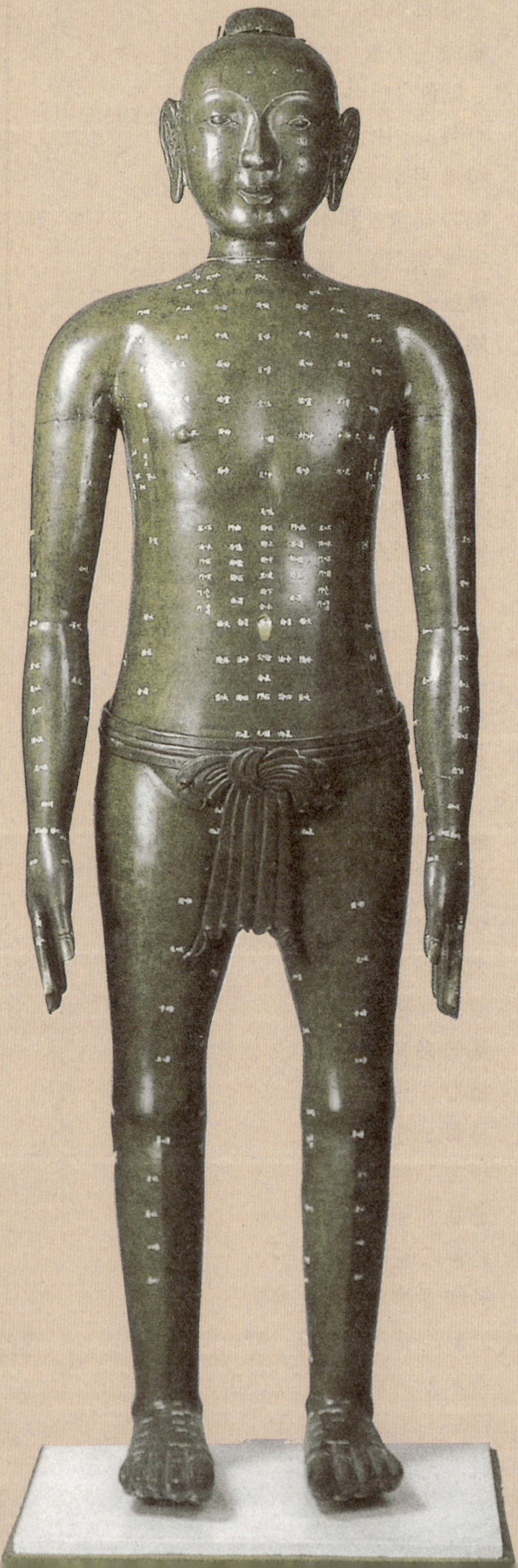

诸风

【释名】有中经、中脏、中腑、中气、痰厥、痛风、破伤风。

【熏鼻】巴豆烟、蓖麻烟、黄芪汤。

【吹鼻】皂荚末、细辛末、半夏末，梁上尘。

【擦牙】白梅肉、南星末、蜈蚣末、苏合丸、白矾盐、龙脑。

【贴㖞】1. 南星末，姜汁调贴。2. 蓖麻仁捣贴。3. 炒石灰，以醋调贴。4. 皂荚研末，以醋调贴。5. 巴豆贴手掌心。6. 桂末，以水调贴。7. 大蒜膏贴合谷穴。8. 伏龙肝，鳖血调贴。

【各经主治】1. 葛根主足阳明经。2. 姜活主足太阳经。3. 白芷主手阳明经。4. 藁本主手太阳经。5. 黄芪主手少阳经。6. 柴胡主足少阳经。7. 川芎主手足厥阴经。8. 升麻主足太阴经。9. 细辛主手少阴经。10. 独活主足少阴经。11. 防风主手太阴经。

【风热湿热】1. 玄参、大青、苦参，白鲜皮、白头翁、白英、青葙子、败酱草、桔梗，主治风热。2. 黄芩、黄连、菊花、秦艽，主治风热湿热。3. 甘草，泻火，利九窍百脉。4. 大黄荡涤湿热，下一切风热。5. 侧柏叶一把加葱白捣酒煎服。6. 天门冬，宅风湿偏痹及热中风。

【风寒风湿】1. 石菖蒲浸酒服。2. 藁本，主一百六十恶风，头面身体风湿，手足颤抖。3. 防风，主三十六般风，去上焦风邪、头目滞气、经络留湿、一身骨节痛，为除风去湿仙药。4. 羌活，主一切风寒风湿，透关利节，为太阳经、厥阴少阴经。5. 大豆炒焦后投入酒中饮用。6. 鳝鱼做羹食。7. 秦椒或蜀椒食用。8. 五加皮酿酒服。

【血滞】1. 当归、川芎，并主一切风、一切气、一切虚。破恶血，养新血。蜂蜜丸服，治风痰，行气解郁。2. 桃仁浸酒制

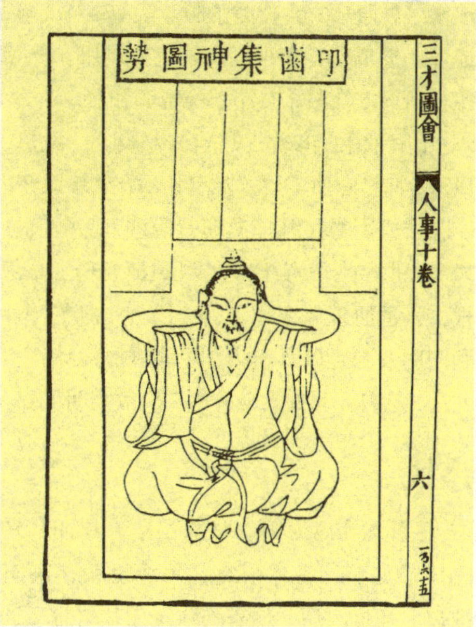

八段锦 -1

成丸服。3. 芍药，治风，除血痹，泻肝，安脾肺。风毒在骨髓痛，同虎骨浸酒饮。4. 地黄，逐血痹，填骨髓。5. 韭汁饮服。6. 丹参，除风邪留热，治骨节痛，四肢不遂。破宿血，生新血。渍酒饮，治风毒足软，名“奔马草”。

【风虚】1. 天麻，主肝气不足，风虚内作，头晕目眩，麻痹不仁，语言不遂，为定风神药。2. 黄芪，风虚自汗。逐五脏恶血，泻阴火，去虚热，无汗则发，有汗则止。3. 人参，补元气，定魂魄，止烦躁，生津液，消痰。4. 长松，煮酒，治一切风虚。5. 黄精，补中、除风湿。6. 枸杞子或冬青子浸酒服。

【痰气】1. 天南星，中风中气痰厥，不省人事，同木香煎服。诸风口噤，同苏叶、生姜煎眼。2. 藿香，升降诸气。3. 前胡，化痰热，下气散风。4. 旋覆花，风气湿痹，胸上痰结留饮。中风壅滞，蜜丸服。5. 香附子，心肺虚气客热，行肝气，升降诸气。煎汤浴风疹。6. 木香，中气不省人事，研末服，行肝气，调诸气。7. 半夏，消痰除湿。痰厥中风，同甘草，防风煎服。

【吐痰】1. 藜芦或煎，或散。2. 橘红一斤，

煎水一碗服。3. 食盐煎汤服。4. 人参芦或煎，或散。5. 瓜蒂、赤小豆捣碎取汁调服。6. 莱菔子研磨取汁服。7. 醋、蜂蜜调和服。

【发散】1. 麻黄，发散贼风、风寒、风热、风湿，身热麻痹不仁。熬膏服，治风病取汗。2. 葱白或生姜食用。3. 薄荷治贼风，散风热风寒，利关节，发毒汗，为小儿风涎要药。4. 葛根，发散肌表风寒风热，止渴。5. 白芷，解利阳明及肺经风寒风热、皮肤风痹瘙痒，利九窍，表汗不可缺。6. 升麻，发散阳明风邪。

痉风

【释名】属太阳。督脉二经。其证：发热口噤如痫，身体强直，角弓反张，甚至抽搐。痈疽产后，俱有伤风湿发痉之证。

【风热湿热】1. 蝉蜕炒研成末，酒服一钱。2. 地黄，主产后风痉，取汁同姜汁交浸焙研，酒服。3. 杏仁杵烂蒸熟后绞汁饮服。4. 黄连，主破伤风，煎酒入黄蜡化服。

【风寒风湿】1. 麻黄、桂枝、术，并主风寒风湿痉。2. 羌活，主风寒风湿，伤金疮痫痉。产后中风，口噤不知人，酒水煎服。3. 防风，主金疮中风湿内痉。4. 荆芥，散风湿风热。产后中风口噤，四肢强直，角弓反张，或抽搐欲死，为末，豆淋酒服。5. 葛根，金疮中风寒，发痉欲死，煮汁服。干者为末。

【外敷】1. 薤白或韭叶捣烂烘后敷。2. 刘寄奴、麦面，同烧盐敷。3. 胡粉，主疮入水湿肿痛，同炭灰敷。4. 煨葱敷，或同干姜一起煎水洗。5. 贝母、茅花，并主金疮伤风。

【洗浸】1. 桑枝烤热后烙在局部，冷后再换。2. 桑灰汁、疮伤风水，入腹杀人。3. 蜀椒和面煨熨患处。4. 鸡肠草，手足疮伤水。

【熨灸】商陆，疮伤水湿，捣炙，熨，冷即换。

癫痫

【释名】有风热，惊邪，皆兼虑与痰。

【吐痰】1. 皂荚，水浸，取汁熬膏，入麝摊晒，化浆水，灌鼻取涎。2. 芭蕉油。主暗风痫疾，眩晕仆倒，饮之取吐。3. 山梅，擦牙追涎。或加白矾。4. 瓜蒂、藜芦、乌头尖、附子尖、石胆，石绿，并吐癫痫暗风痰涎。

【风虚】1. 人参，消胸中痰，治惊痫。小儿风痫，同辰砂、蛤粉末、猪心血丸服。2. 天麻或当归煎汤服。3. 石菖蒲，开心孔，通九窍，出音声。为末，猪心汤日服，治癫痫风疾。4. 酸石榴加酿蝎五枚，用泥包裹煅熟后研成末，每次服五分。5. 蜂蜜和鸡蛋一同食用。

【风热惊痰】1. 雄黄与丹砂同研成末，制成丸服。2. 百合、鸭跖草，并主癫邪，狂叫身热。3. 黄连，泄心肝火，去心窍恶血。4. 莨菪子，癫狂风痫，浸酒煎丸服。5. 蛇含、紫菀、半夏，并主寒热惊痫。6. 天南星，风痫痰迷，九蒸九晒，姜汁丸服。7. 郁金，失心风癫，痰血络聚心窍，同明矾丸服。

卒厥

【释名】有血厥、尸厥、气厥、火厥、痰厥、

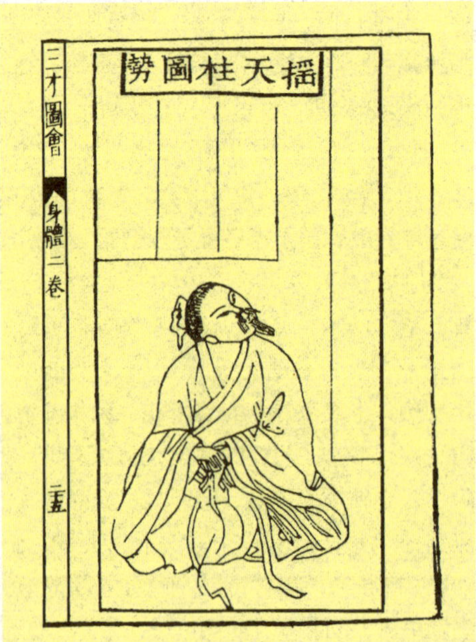

八段锦 -2

惊死、中恶。指突然昏倒，不省人事，但大多能够逐渐清醒。

【内治】1. 女青捣末，以酒灌服。2. 巴豆同杏仁汁服。3. 常山同牡蛎煎服。4. 菖蒲汁、蠡实根汁调匀灌服。

【外治】1. 半夏、菖蒲、皂角、雄黄，研末吹鼻。2. 薤汁、韭汁，调匀灌鼻。3. 醋少许灌鼻。4. 热汤熨腹。

伤寒热病

【释名】寒乃标，热乃本。春为温，夏为热，秋为瘴，冬为寒，四时天行为疫疠。

【攻里】1. 大戟、芫花，主胁下水饮。2. 栝蒌实，利热实结胸。3. 桃仁煎汤服。4. 葶苈，主结胸狂躁。5. 大黄，主阳明、太阴、少阴、厥阴经，燥热满痢诸证。6. 荛花，行水。7. 蜀漆，行水。

【发表】1. 艾叶，时气瘟疫，煎服取汁。2. 葛根、升麻、白芷，主阳明、太阴经。3. 细辛，主少阴经。4. 苍术，主太阴经。5. 荆芥薄荷、紫苏，并发四时伤寒不正之汗。

【和解】1. 地黄，主温毒发斑，熬黑膏服。同薄荷汁服，主热瘴昏迷。2. 半夏，黄芩、芍药、牡丹、贝母、甘草，并主寒热。3. 白术、葳蕤、白微、白鲜皮、防风、防己，并主风温、风湿。4. 泽泻、秦艽、海金沙、木通、海藻，并主湿热。5. 鸡蛋生吞一枚或打破煮成浆啜食。6. 前胡、恶实、射干、桔梗，并主痰热咽痛。7. 柴胡，主少阳寒热诸证。伤寒余热，同甘草煎服。8. 防风、黄连、五味子，煎汤服。9. 赤小豆、薏苡仁、粳米，食用。

【食复劳复】1. 橘皮水煎服。2. 胡黄连，主劳复，同栀子丸服。3. 饭烧成灰研末饮服。4. 麦门冬，主伤寒后小劳，复作发热。同甘草、竹叶，粳米煎服。5. 鳖甲烧存性研末用水冲服。

【温经】1. 草乌头。阴毒，插入谷道中。2. 附子，治三阴经证及阴毒伤寒、阴阳易病。

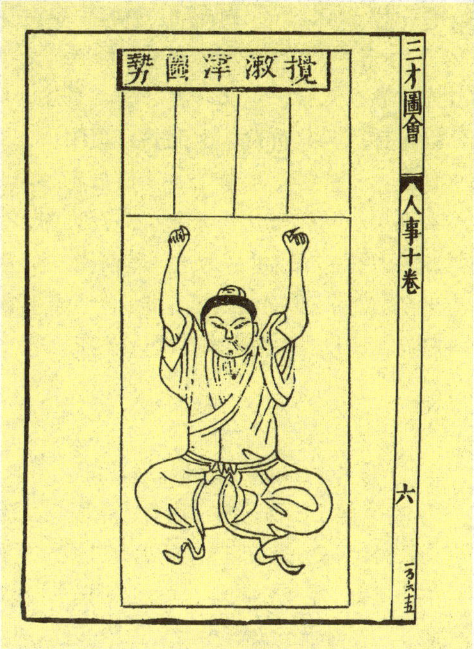

八段锦 -3

3. 蓼子，主女劳复，卵缩入腹绞痛，煮汁服。

瘟疫

【瘴疠】1. 食用猪血。2. 葱、蒜，烧酒同食。3. 槟榔乌梅，同食。4. 大黄、附子、肉豆蔻，并煎汤服。

【辟禳】1. 木香、辟虺雷、徐长卿、鬼督邮、蘗个、女青、山柰、荜拨，并辟毒疫鬼邪气。2. 升麻，吐瘟疫时气毒疠。3. 苍耳，为末水服，辟恶邪，不染疫疾。4. 苍术，主由岚瘴气、温疾恶气。烧烟熏，去鬼邪。

中暑

有受热中暑，受凉中暑。

【泻火益元】1. 黄芪、知母，泻肺火，滋肾水。2. 人参，暑伤元气，大汗痿顿，同麦门冬、五味子煎服，大泻阴火，补元气，助金水。3. 西瓜、甜瓜和椰子汁饮服。4. 麦门冬，清肺金、降心火、止烦热咳嗽。5. 黄芪，伤暑自汗，喘促肌热，煎服。6. 虎杖，同甘草煎饮，压一切暑毒烦渴，利小便。7. 苦茗，同姜煎饮，和醋同服。8. 乌梅，生津止渴。

【中暑】1. 车前草、半夏煎汤服。2. 黄连，酒煮丸服，主伏暑在心脾，发热吐泻痢渴诸病。3. 黄檗，上湿热，泻阴火，滋肾水，去痿弱。4. 桂心，大解暑毒，同茯苓丸服。同蜂蜜作渴水饮。5. 石香薷、紫苏叶、苍术、白术、木通、车前子、泽泻、半夏、藿香、缩砂、木瓜、枇杷叶、赤茯苓、厚朴、黄芩，并主伤暑有湿热诸病。

湿

【释名】有风湿、寒湿、湿热。

【寒湿】1. 葡萄酒、烧酒，饮服。2. 草乌头，除风湿，燥脾胃，同苍术制丸服。3. 附子、乌头、芫花、艾叶、木香、杜若、山姜、廉姜、王孙、狗脊、牛膝、山柰、红豆蔻、草果、蠡实、豆黄、生姜、干姜、芥子、蒜、胡蒜、茴香、吴茱萸、胡椒、桂心、丁香、樟脑、乌药、山茱萸，煎汤服。4. 苍术，除上、中、下三焦湿，发汗利小便，逐水功最大。湿气身重作痛，熬膏服。

【风湿】1. 羌独活、防风、细辛、麻黄、秦艽、菖蒲、漏卢、菊花、马先蒿、白蒿、旋覆、苍耳、薇衔、石龙芮、防己、茜根、木贼、藁本、川芎、蛇床子、黄芪、黄精、葳蕤、忍冬、苏子、南星、土茯苓、龙常、葱白、薏苡、胡麻、秦椒、蔓椒、蜀椒红、柏实、松叶、沉香、龙脑、蔓荆、皂荚、枸杞、五加皮、桂枝、伏牛花、厚朴，与仓术、橘皮煎汤服，除湿病。2. 鳝鱼制羹食。3. 蝎烧研后加入麝香浸酒服。

【湿热】1. 山茵陈、黄芩、黄连、防己、连翘、白术、柴胡、苦参、龙胆草、车前、木通、泽泻、通草、白鲜、半夏、海金沙、地黄、甘遂、大戟、萱草，并煎水服。2. 大黄，血分药，煎水服。3. 牵牛，气分药，煎水服。4. 营实根、夏枯草，并煎汤服。5. 赤小豆、薏苡仁、旱芹，并制成丸服。6. 干姜、生姜、

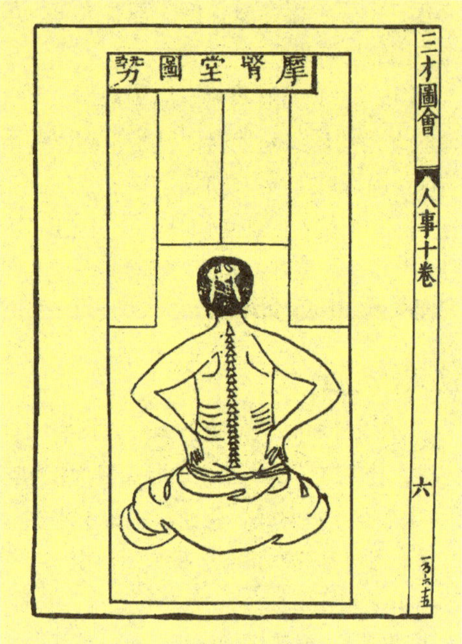

八段锦 -4

酸枣、柳叶，煎汤服。

火热

【释名】有虚火、郁火、实火，气分热、五脏热、血分热、十二经热。

【升散】1. 白芷，散风寒身热，浴小儿热。2. 升麻，解肌肉热，散郁火。3. 葛根，解阳明烦热，止渴散郁火。4. 羌活，散火郁发热。5. 柴胡，平肝、胆、三焦、包络相火，除肌热、潮热，寒热往来、小儿骨热、疳热、妇人产前产后热。虚劳发热，同人参煎服。6. 薄荷汁、水萍，煎汤服。

【缓火】1. 天门冬，肺劳风热，丸服。阴虚火动有痰热，同五味子丸服。妇人骨蒸，同生地黄丸服。2. 黄芪，泻阴火，补元气，去虚热。无汗则发，有汗则止。3. 鳖肉，同柴胡等制丸服，或食鸭肉、鸽肉、兔肉，解热，凉补。

【泻火】1. 连翘，主少阳、阳明、三焦气分之火。2. 黄芩，泻肺及大肠火，肌肉

骨蒸诸热。肺热如火燎，烦躁咳嗽引饮，一味煎服。3. 胡黄连，主骨蒸劳热、小儿疳热、妇人胎蒸。4. 秦艽，主阳明湿热，劳热、潮热骨蒸。5. 沙参，清肺热。6. 桔梗，清肺热。7. 黄连，泻肝胆心脾火，退客热。

【滋阴】1. 知母，主心烦，骨热劳往来，产后褥劳、热劳。泻肺命火，滋肾水。2. 熟地黄，主血虚劳热，产后虚热，老人虚燥。同生地黄为末，姜汁糊丸，治妇人劳热。3. 黄檗，主下焦湿热，滋阴降火。4. 当归，主血虚发热，困渴引饮，目赤面红，日夜不退，脉洪如白虎证，同黄芪煎服。5. 丹参，主冷热劳，风邪留热。研末服，主小儿中风，身热拘急。

【各经火药】1. 肝：气，柴胡；血，黄芩。2. 心：气，麦门冬；血，黄连。3. 脾：气，白芍药；血，生地黄。4. 肺：气，石膏；血，栀子。5. 肾：气，知母；血，黄檗。6. 胆：气，连翘；血，柴胡。7. 小肠：气，赤茯苓；血，木通。8. 大肠：气，黄芩；血，大黄。9. 膀胱：气，滑石；血，黄檗。10. 胃：气，葛根；血，大黄。11. 三焦：气，连翘；血，地骨：12. 包络：气，麦门冬；血，牡丹皮。

【各经发热药】1. 胆：气，柴胡；血，栝蒌。2. 心：气，黄连；血，生地黄。3. 脾：气，芍药；血，木瓜。4. 肺：气，石膏；血，桑白皮。5. 肾：气，知母；血，地黄。6. 肝：气，柴胡；血，当归。7. 小肠：气，赤茯苓；血，木通。8. 包络：气，麦门冬；血，牡丹皮。9. 膀胱：气，滑石；血，泽泻。10. 胃：气，石膏；血，芒硝。11. 三焦：气，石膏；血，竹叶。12. 大肠：气，芒硝；血，大黄。

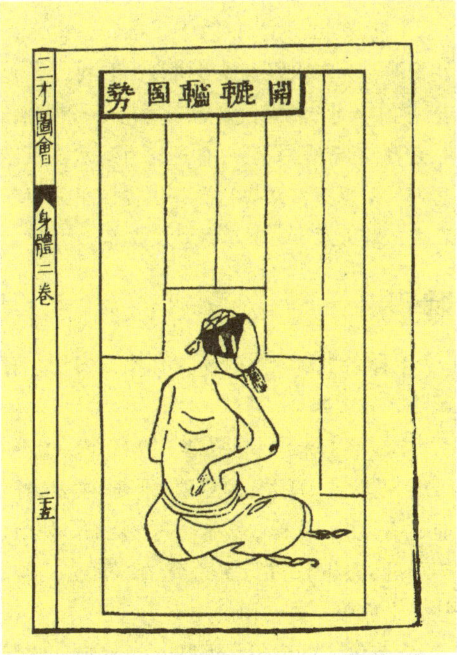

八段锦 -5

诸气

【释名】悲则气消，怒则气逆，喜则气散，恐则气下，惊则气乱，劳则气耗，炅则气泄，思则气结，寒则气收。

【痰气】1. 荞麦、生姜、山楂、橘皮、橙皮、柚皮，煮食或煎汤服。2. 贝母，散心胸郁结之气，消痰。3. 桔梗、前胡、白前、苏子，并主消痰，一切逆气。4. 射干，散胸中痰结热气。5. 芫花，主诸般气痛，醋炒，同玄胡索服。6. 威灵仙，宣通五脏，去心腹冷滞，推陈致新。男女气痛，同韭根、乌药、鸡蛋煮酒服。7. 牵牛，利一切气壅滞。三焦壅滞，涕唾痰涎，昏眩不爽，皂角汁丸服。气筑奔冲，同槟榔末服。

【郁气】1. 香附，主心腹膀胱连胁下气妨，常日忧愁，总解一切气郁，行十二经气分，有补有泻，有升有降。2. 苍术，消气块，解气郁。3. 抚芎，与香附、苍术，总解诸郁。4. 木香，消心腹一切滞气。和胃气，泄肺气，行肝气。凡气郁而不舒者，宜用。冲脉为病，逆气里急。同补药则补，同泻药则泻。中气，竹沥、姜汁调灌。气胀，同诃子丸服。化积滞。

【冷气】1. 艾叶，主心腹一切冷气恶气，捣汁服。2. 附子，升降诸气，煎汁入沉香服。3. 乌头，主一切冷气，做丸服。4. 肉豆蔻、草豆蔻、红豆蔻、高良姜、益智子、荜茇、缩砂、补骨脂、胡卢巴、蒟酱，并破气。5. 五味子，主奔豚冷气，心腹气胀。6. 蜀椒，解郁结。其性下行通三焦。凡人食饱气上，生吞一二十枚即散。7. 秦椒、毕茄澄、吴茱萸、食茱萸、桂、沉香、丁香、丁皮、檀香、乌药、樟脑、苏合香、阿魏、龙脑树子，并破冷气，下恶气。

【血气】1. 当归，主气中之血。2. 芎䓖，主血中之气。3. 蓬莪术，主气中之血。4. 姜黄，主血中之气。5. 郁金，主血气。6. 玄胡索、乳香、没药、安息香，并活血散气。

痰饮

【释名】痰有六：湿、热、风、寒、食、气。饮有五：支、留、伏、溢、悬。皆生于湿。

【湿热火郁】1. 贝母，化痰降气，解郁润肺。痰胀，同厚朴丸服。2. 栝蒌，降火清金，涤痰结。清痰利膈，同半夏熬膏服。胸痹痰嗽，取子同薤白煎服。饮酒痰澼，胁胀呕吐腹鸣，同神曲末服。

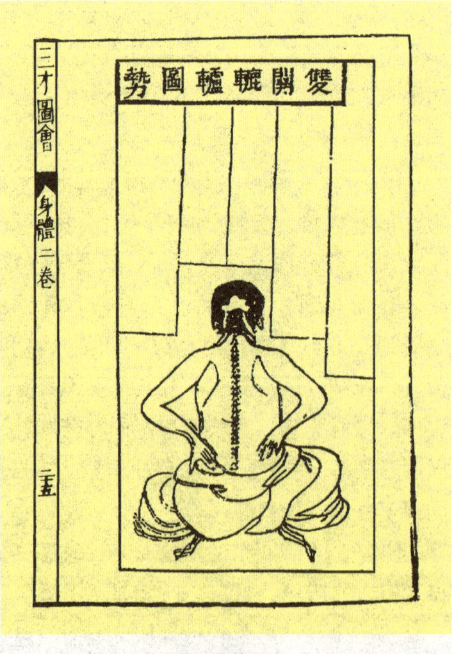

八段锦 -6

【风寒湿郁】1. 白术，消痰水，燥脾胃。心下有水，同泽泻煎服。无饮酒癖，同姜、桂制丸服。2. 天南星，除痰燥湿。壮人风痰，同木香、生姜煎服。痰迷心窍，服寿星丸。小儿风痰，服抱龙丸。3. 苍术，消痰水，解湿郁，治痰夹瘀血成囊。

【宣吐】1. 杜衡、石苋、石胡荽，汁服。2. 恒山、蜀漆、郁金，同藜芦末服。3. 人参芦、桔梗芦、藜芦、三白草，汁服。4. 人参芦、桔梗芦、藜芦、三白草，汁服。附子尖、土瓜根、及己、苦参、地松、羊踯躅、紫河车、虎耳草、芭蕉油、莱菔子、苦瓠、瓜蒂、苦茗、乌梅、酸榴皮、梨汁、桐油、皂荚、相思子、松萝、盐卤水、石绿、石青、石胆、白青、砒石、密陀僧、矾石、大盐、虾汁，水煎服。

【气滞食积】1. 盐杨梅，消食去痰，做屑服。2. 红曲或神曲水煎服。3. 醋、莱菔子，水煎服。4. 蕈菜、茼蒿、山楂，并消食积痰。5. 香附子，散气郁，消饮食痰饮，利胸膈。停痰宿饮，同半夏、白矾、皂角水，做丸服。6. 食用牡蛎、蚌粉。

【荡涤】1. 大黄、射干、桃花，宿水痰饮积滞，为末水服，或做饼食，取利。2. 芫花，胸中痰水，胁下饮癖。3. 荛花，肠胃留癖。4. 大戟，湿热水癖。5. 甘遂，直达水汽所结之处。6. 巴豆，寒癖宿食，大便闭，酒煮三日夜，煎丸水下。风痰湿病，按掌心取汗。

脾胃

【释名】有劳倦内伤，有饮食内伤，有湿热，有虚寒。

【虚寒】附子、草豆蔻、高良姜、山姜、廉姜、益智子、荜茇、肉豆蔻、干姜、生姜、蒜、韭、薤、芥、芜菁、糯米、秫、烧酒、胡椒、毕茄澄、秦椒、蜀椒、吴茱萸、食茱萸、丁香、桂，水煎服，或食用。

【劳倦】1. 芍药，泻肝，安脾肺，收胃

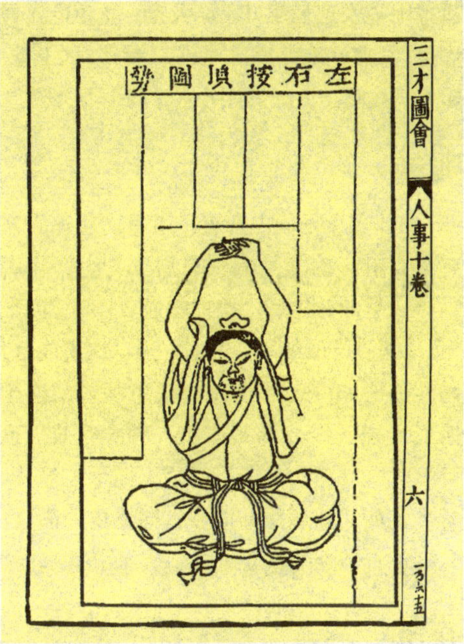

八段锦 -7

气。2. 人参，劳倦内伤，补中气，泻邪火，煎膏合姜、蜜服。3. 黄芪，益脾胃，实皮毛，去肌热，止自汗。4. 黄精、葳蕤，补中益气。5. 白术，熬膏服。6. 柴胡，平肝，引清气自左而上。

【食滞】1. 地黄，去胃中宿食。2. 香附、三棱、莪术、木香、柴胡，消谷。3. 荆芥、薄荷、苏荏、水苏，水煎服。4. 红曲、檗米、麦糵、饴糖、酱、醋、酒、糟、蒜、葱、胡葱、胡荽、莱菔、姜、杏仁，消停食，用巴豆炒过，研末服。5. 大黄，荡涤宿食，推陈致新。山楂、柰子、茶，饮服。

【酒毒】1. 猪肾加入葛粉烧烤食用。2. 菊花制成末酒服。3. 绿豆、黑豆或赤小豆煮食。4. 水芹、白苣、甜瓜、橘皮、柑皮，水煎服。5. 蜂蜜、藕、菱、西瓜，食用。6. 饮用葛根汁、白茅根汁。

吞酸嘈杂

【释名】有痰食热证，有阳气下陷虚证。

【阳陷】1. 人参同干姜制成丸服。2. 吴茱萸与醋煎水服。3. 食鱼。

【痰食】1. 神曲、橘皮、山楂，煎水服。2. 荠苎，生食，去肠间酸水。3. 萝卜，生食。4. 米醋，饮服。5. 苍术、香附、黄连、蓬莪术、缩砂仁、半夏、鸡苏，生食。6. 蚬壳烧存性研末冲服。

噎膈

【释名】噎病在咽嗌，主于气，有痰有积。膈病在膈膜，主于血，有挟积、挟饮癖、挟瘀血及虫者。

【开结消积】1. 韭汁放点盐、姜汁和牛奶饮服，治反胃。2. 郁金，破恶血，止痛。3. 阿魏，五噎膈气，同五灵脂丸服。4. 威灵仙，噎膈气，同蜜煎服，吐痰。5. 凤仙子，噎食不下，酒浸晒研，酒丸服。6. 荛花、甘遂、梅核，同木香末服。7. 大黄，食已即吐，大便结，同甘草煎服。8. 三棱，治气胀，破积气，反胃，同丁香末服。

【利痰化气】1. 半夏、白面、轻粉，做丸煮食，主噎膈反胃，大便郁结。2. 山豆根，研末，橘皮汤下。3. 昆布，气噎，咽中如有物，吞吐不出，以小麦煮过，含咽。4. 芦根，五噎吐逆，煎服。5. 天南星、前胡、桔梗、贝母、香附子、紫苏子、木香、藿香、泽泻、缩砂、茴香、高良姜、红豆蔻、草果、白豆蔻、生姜，咽中有物，吞吐不出，含之一月愈。噎气，姜漂晒研末，入甘草末服。6. 橘皮，水煎服。

反胃

【释名】主于虚，有兼气、兼痰、兼血、兼火、兼寒、兼积者。病在中下二焦。食不能入，是有火；食入反出，是无火。

【和胃润燥】1. 乌雄鸡加入胡荽子煮食，二只即愈。2. 白术、芍药、芦根，止反胃五噎吐逆，去膈间客热，煮汁服。3. 马齿苋捣汁饮服。4. 干柿子连蒂一起捣烂用酒调服。5. 人参，止反胃吐食，煎饮或煮粥食，或同半夏、生姜、蜜煎服。

【温中开结】1. 生姜汁煮粥食。2. 白豆蔻，脾虚反胃，同丁香、缩砂、陈廪米、姜汁制丸服。3. 白芷，血风反胃，猪血蘸食。4. 木香，同丁香煎服，治反胃关格。5. 荜茇、草豆蔻、红豆蔻、高良姜、肉豆蔻、藿香、抚芎、苏子、前胡、香附、半夏，并温中消食止吐。6. 韭菜，炒熟加盐、醋吃十顿。

呕吐

【释名】有痰热，有虚寒，有积滞。

【积滞】1. 大黄，水煎服。2. 神曲，水煎服。3. 五灵脂、狗胆制丸服。

【痰热】1. 葛根，捣末服。2. 香附，妊娠恶阻，同藿香、甘草煎服。3. 黄连，苦耽，劳乏呕逆。4. 麦门冬，止呕吐燥渴。5. 前胡，化痰止吐。6. 芦根，主呕逆不食，除膈间客热，水煮服。7. 泽泻，行水止吐。8. 赤小豆、豌豆煎汤服。9. 蝉蜕加滑石粉末水煎服。

【虚寒】1. 旋覆花，止呕逆不下食，消痰下气。2. 苍术，暖胃消谷，止呕吐。3. 白术，胃虚呕逆及产后呕吐。4. 人参，止呕吐，胃虚有痰，煎汁入姜汁、竹沥服。胃寒，同丁香、藿香、橘皮煎服。妊娠吐水，同干姜丸服。

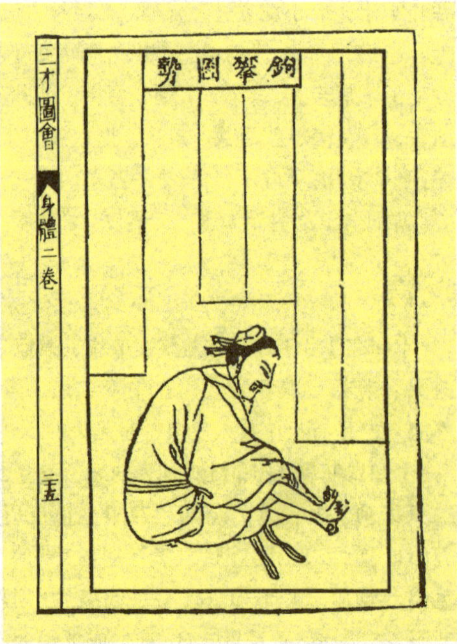

八段锦 -8

呃逆

【释名】呃，古音噫，不平之意。有寒有热，有虚有实。其气自脐下冲上，作呃呃声，是冲脉之病。也称咳逆。

【虚寒】1. 细辛，卒客忤逆，口不能言，同桂心含口中。2. 姜汁，久患呃逆，连至四五十声，以汁和蜜煎服，三次立效。也可擦背。3. 乌头，阴毒呃逆，同干姜等分，研炒色变，煎服。4. 缩砂，同姜皮冲酒服。5. 麻黄，烧烟嗅，立止之。

霍乱

【释名】有湿热、寒湿，并七情内伤，六气外感。

【湿热】1. 香薷，霍乱转筋腹痛，水煮汁服。2. 石香薷、术，健胃安脾，除湿热，止霍乱吐下。3. 蓼子，霍乱烦渴，同香薷煎服。4. 前胡、桔梗，并下气，止霍乱转筋。5. 苏子、紫苏，水煮服，止霍乱胀满。6. 扁竹，霍乱吐利，入豉煮羹服。

【积滞】1. 大黄，同巴豆、郁金丸服，治干霍乱。2. 巴豆，伏暑伤冷，同黄丹、蜡丸服。

【寒湿】1. 皂荚，霍乱转筋，吹鼻。2. 木香，霍乱转筋，为末酒服。3. 香附子、附子，霍乱吐下，为末四钱，盐半钱，水煎服。小儿吐泻，熟附子、白石脂、龙骨丸服。4. 半夏，霍乱腹满，同桂末服。5. 人参，止霍乱吐利，煎汁入鸡蛋白服，或加丁香，或加桂心。6. 炒盐，霍乱腹痛，熨。转筋欲死者，填脐灸。7. 高良姜，温中消食下气。霍乱腹痛，炙香煮酒，或水煎冷服。

泄泻

【释名】有湿热、寒湿、风暑、积滞、

惊痰、虚陷。

【湿热】1. 粟米，并除湿热，利小便，止烦渴，燥脾胃。2. 青粱米、丹黍米、山药，湿泄，同苍术丸服。3. 苍术，湿泄如注，同芍药、黄芩、桂心煎服。暑月暴泄，同神曲丸服。4. 车前子，暑月暴泄，炒研服。5. 苎叶，骤然水泄，阴干研服。

【积滞】1. 楮叶，止一切泄利，同巴豆皮炒研蜡丸服。2. 芜荑，气泄久不止，小儿疳泄，同豆蔻、诃子丸服。3. 神曲、麦蘖、荞麦粉，脾积泄，砂糖水服三钱。4. 巴豆，积滞泄泻，可以通肠，可以止泄。夏月水泄，及小儿吐泻下痢，灯上烧，蜡丸水服。

【虚寒】1. 补骨脂，水泄日久，同粟壳丸服。脾胃虚泄，同豆蔻丸服。2. 防风、藁本，治风泄，风胜湿。3. 火枕草，风气行于肠胃，泄泻，醋糊丸服。4. 蘼芜，湿泄，作饮服。5. 升麻、葛根、柴胡，并主虚泄风泄，阳气下陷作泄。

【外治】1. 椒红，炒酥后贴于小儿囟门。2. 田螺，捣敷脐上。 3. 大蒜捣烂贴两足心，或赤小豆捣烂用酒调贴于两足心。

痢

【释名】有暑毒、积滞、湿热、虚滑、冷积、蛊毒。

【湿热】1. 黄连，热毒赤痢，水煎露一夜热服。小儿入蜜，或炒焦，同当归末、麝香、米汤服，下痢腹痛，酒煎服。伤寒痢，同艾水煎服。暴痢，同黄芩煎服。气痢后重，同干姜末服。赤白日久，同盐梅烧末服。鸡蛋清制丸服。诸痢脾泄，入猪肠煮丸。湿痢，同吴茱萸炒丸服。香连丸加减，通治诸痢。四治黄连丸，治五疳八痢。2. 葱白煮粥或鲫鱼食。3. 柴胡，积热痢，同黄芩半水半酒煎服。4. 豆豉炒焦后酒调服。5. 白蒿，夏月暴水痢，为末服。6. 益母草，同米煮粥，止疳痢。同盐梅烧服，止杂痢。

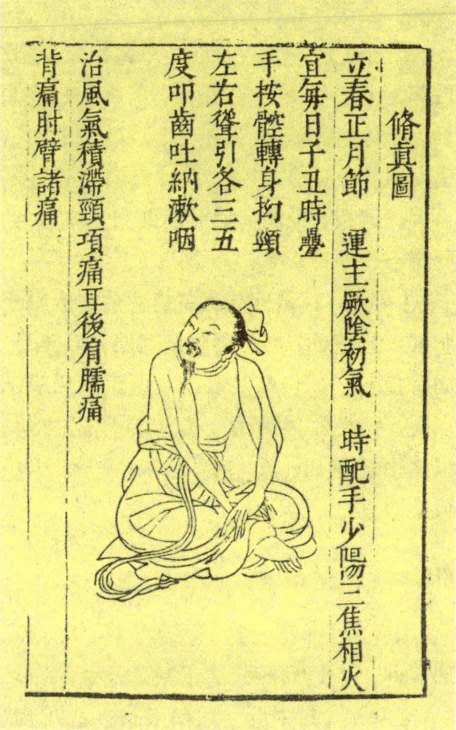

二十四节气做功图——立春

7. 荆芥，烧末。8. 黄芩，下痢腹痛日久，同芍药、甘草用。

【积滞】1. 山楂，煮服，止痢。2. 巴豆，治积痢，同杏仁丸服。小儿用百草霜同化蜡共服。3. 巴豆皮，同楮叶烧丸服，治一切泻痢。4. 藜芦，主泻痢。5. 莱菔汁和蜂蜜服，干者嚼，止噤口痢。6. 莱菔子，下痢后重。7. 青木香，下痢腹痛，气滞里急，实大肠。

【虚寒】1. 乌骨鸡煮汁服，或鸡蛋同醋煮食。2. 牛肝与醋一同煮食。3. 乌头，久痢，烧研蜡丸服。4. 附子，休息痢，鸡蛋白丸服。 5. 人参，冷痢厥逆，同诃子、生姜煎服。噤口痢，同莲肉煎呷。老人虚痢，同鹿角末煎服。6. 当归，止腹痛里急后重，生血养血。久痢，吴茱萸炒过，蜜丸服。7. 白术，胃虚及冷痢多年。8. 苍术，久痢，同川椒丸服。9. 芍药，补脾散血，止腹痛后重。

久痢，吴茱萸炒过蜜丸服。

【止涩】1. 大枣与米粉一起烧食。2. 赤白鸡冠花，酒煎。3. 木贼，煎水。4. 营实根，痟痢，煎服。5. 五味子、罂粟，同壳炙，蜜丸服。6. 乌梅，止渴，除冷热痢，水煎服。血痢，同茶、醋服。同黄连丸服。休息痢，同建茶、干姜丸服。

【外治】1. 蓖麻与硫黄捣烂后，敷贴于脐部。2. 芥子，同生姜捣膏封脐。3. 黄丹，同蒜捣封脐，仍贴足心。4. 田螺或蚂蟥加点麝香捣烂后，贴脐部。5. 木鳖子，六个研，以热面饼挖孔，安一半，热贴脐上，少顷再换即止。

疟

【释名】有湿、风、寒、暑、热、食、瘴、邪八种，以及五脏疟、六腑疟、劳疟、疟母。

【寒湿】1. 牛肝，用醋煮食，或羊肉、黄狗肉煮羹食。2. 独蒜，烧研末，酒调服。

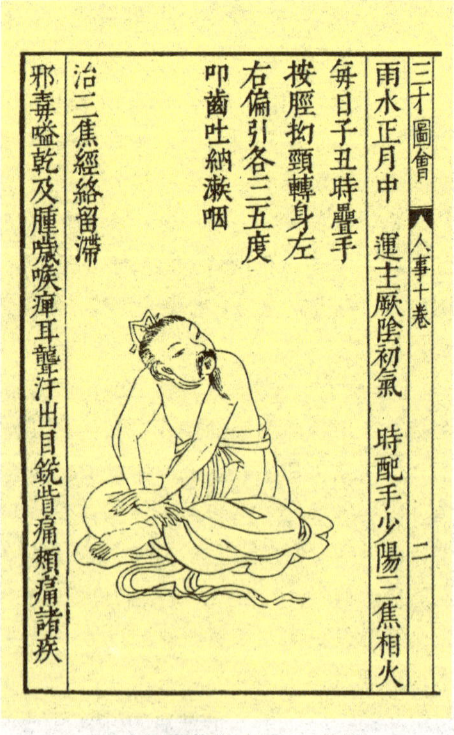

二十四节气做功图——雨水

3. 橘皮，以姜汁浸煮，焙研末，加入大枣水煎服。4. 附子、红枣、葱、姜，并煎服。

【暑热】1. 牛膝，久疟劳疟，水煎日服。茎叶浸酒服。2. 黄芩，去寒热往来，入手少阴阳明、手足少阳、太阴六经。3. 甘草，主五脏六腑寒热。4. 黄芪，主太阴疟寒热，自汗虚劳。5. 柴胡，少阳本经药，通治诸疟为君，随寒热虚实，入引经佐使。水煎服。6. 鳖甲，醋烧研末冲服。

【外治】1. 鱼腥草，擦身直到出汗。2. 马齿苋、小蒜、胡椒、百草霜，加露水杵汁饮服。

【痰食】1. 白僵蚕，制丸服。2. 穿山甲，甲加干枣烧研末冲服，或同酒、当归、柴胡、知母一起蒸后制丸服。

【吐痰】1. 瓜蒂，捣汁服。2. 石胡荽，汁饮服。

心下痞满

【释名】有不因下而痞结者，从土虚及痰饮、食郁、湿热而治。痛者为结胸胸痹，不痛者为痞满。有因下而郁结者，从下虚及阳气下陷而治。

【痰食】1. 白芥子，冷痰痞满，同白术丸服。2. 旋覆花，汗下后，心下痞满，噫气不止。3. 缩砂，痰气膈胀，以萝卜汁浸，焙研汤服。4. 泽漆，心下伏瘕如杯，同大黄、葶苈丸服。5. 栝蒌，胸痹痰结，痛彻心背，痞满喘咳，取子丸服，或同薤白煎酒服。

【湿热气郁】1. 贝母，主胸胁逆气，散心胸郁结之气，姜汁炒丸。2. 黄连，湿热痞满。3. 黄芩，利胸中气，脾经湿热。4. 柴胡，伤寒心下诸痰热结实，胸中邪气，心下痞，胸胁痛。5. 前胡，痰满胸胁中痞，心腹结气。6. 桔梗，胸胁痛刺，同枳壳煎。

【脾虚】1. 附子、羊肉，老人膈痞不下食，同橘皮、姜、面做羹食。2. 术，除热消食，消痰水。胸膈烦闷，白术末，汤服，消痞强胃，同枳实为丸服。心下坚大如盘，

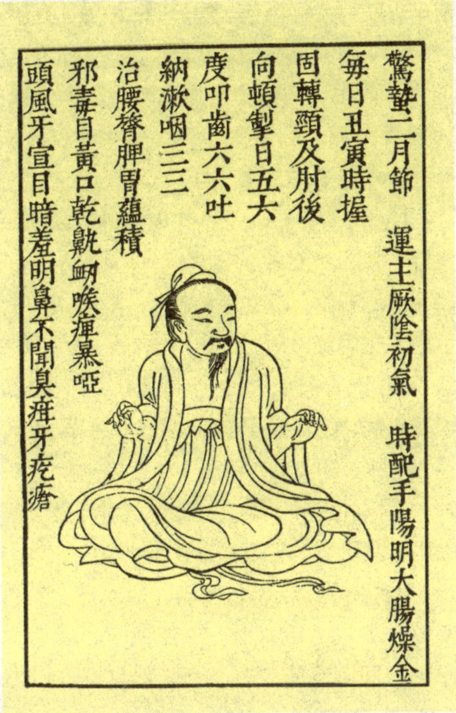

二十四节气做功图——惊蛰

水饮所作，腹满胁鸣，实则失气，虚则遗尿，名气分，同枳实水煎服。3. 苍术，除心下急满，解郁燥湿。4. 远志，去心下膈气。5. 升麻、柴胡，升清气，降浊气。6. 人参，主胸胁逆满，消胸中痰，消食变酸水，泻心、肺、脾、胃火邪。心下结硬，常觉痞满，多食则吐，气引前后，噫呃不除，思虑郁结，同橘皮去白丸服。

胀满

【释名】有血积，湿热，寒湿，气积，食积。

【寒湿】1. 附子，胃寒气满，不能传化，饥不能食，同人参、生姜末，煎服。2. 益智子，主客寒犯胃。腹胀急泻，日夜不止，二两煎汤服，即止。3. 胡芦巴，治肾冷，腹胁胀满，面色青黑。4. 胡椒，虚胀腹大，同全蝎丸服。5. 草豆蔻，除寒燥湿，开郁破气。

【湿热】1. 大黄，主肠结热，心腹胀满。2. 黄连，去心火及中焦湿热。3. 黄芩，主脾经诸湿，利胸中热。4. 柴胡，宣畅气血，引清气上行。5. 桔梗，腹满肠鸣，伤寒腹胀，同半夏、橘皮煎服。6. 射干，主胸胁满，腹胀气喘。7. 薄荷、防风、车前、泽泻、木通、白芍药，去脏腑壅气，利小便，于土中泻木而补脾。

【气虚】1. 百合，除浮肿，胪胀痞满。2. 沉香，升降诸气。3. 葳蕤，主心腹结气。4. 青木香，主心腹一切气，散滞气，调诸气。5. 香附子，治诸气胀满，同缩砂、甘草为末服。

【积滞】1. 橘皮，下气破癖，除痰水滞气。2. 神曲，补虚消食。三焦滞气，同莱菔子煎服。少腹坚大如盘，胸满食不消化，汤服方寸匕。3. 胡蒜，下气，消谷化肉。4. 山楂，化积消食，行结气。5. 刘寄奴穗，血气胀满，为末，酒服三钱，是破血下胀仙药。6. 胡椒，腹中虚胀，同蝎尾、莱菔子丸服。7. 胡粉，化积消胀。小儿腹胀，盐炒摩腹。

诸肿

【释名】有湿肿、风肿、热肿、水肿、气肿、血肿、虚肿、积肿。

【洁净府】1. 绿豆，煮食，消肿下气；加附子煮食，消十种水气。2. 鸭跖草，和小豆煮食，利水。3. 苍耳子，治大腹水肿，烧灰，同葶苈末服。4. 木通，煎水，利大小便、水肿，除湿热。5. 香薷，散水肿。大叶者浓煎汁熬，丸服。暴水、风水、气水，加白术末制丸服。

【开鬼门】1. 陆英洗水汽虚肿。2. 浮萍研末酒服，去风湿，下水气。3. 防风，治风行周身，及经络中留湿，是治风去湿之仙药。4. 柴胡，主大肠停积水胀。5. 萝卜子炒熟研末酒服，治妊娠浮肿、风水浮肿。6. 羌活，疗风用独活，疗水用羌活。7. 蒺藜洗浮肿。8. 麻黄，主风肿、水肿，一身面目浮肿，脉浮，小便不利，同甘草煮汤服，取汗。水肿脉沉，浮者为风，虚肿者为气，

皆非水也，麻黄、甘草、附子煮汤服。9. 桐叶、小豆煮水服少许，并洗手足浮肿，

【逐陈莝(消积食)】1. 蓖麻子仁，水症肿满，研末水服，取吐。2. 商陆，主水肿胀满，疏五脏水气，泻十种水病，利大小肠。切根，同赤小豆、粳米煮饭。3. 大戟，主十二水，腹满痛，发汗，利大小便。水肿喘急及水蛊，同干姜末服。或同当归、橘皮煎服。或同木香末，酒服。或同木香、牵牛末、猪肾煨食。或煮枣食。并取利水为神效。4. 泽漆，去大腹水气，四肢面目浮肿。十肿水气，取汁熬膏，酒服。5. 甘遂，主面目浮肿，下五水，泻十二水疾，泻肾经及隧道水湿痰饮，直达水气所结之处，是泻水圣药。水肿腹满，同牵牛煎呷。膜外水气，同荞麦面做饼食。身面浮肿，研末二钱入猪肾煨食。正水胀急，大小便不利，半生半炒研末，和面做丸子煮食。小儿痟水，同青橘皮研末服。水蛊喘胀，同大戟煎呷；妊娠肿满，蜜汁丸服。6. 芫花，主五水在五

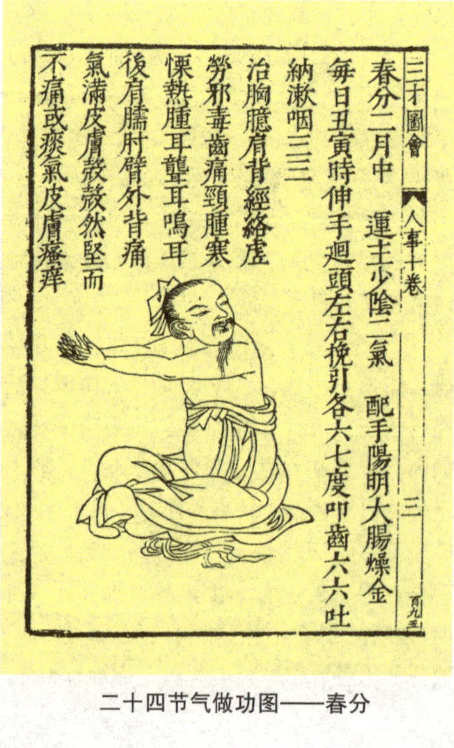

二十四节气做功图——春分

脏、皮肤。水肿胀满，同枳壳、醋煮，丸服。7. 牵牛，利大小便，除虚肿水病，气分湿热。同大黄研末，与锅焦饭制丸服。诸水饮病，同茴香末服。8. 马兜铃，去肺中湿气，水肿腹大喘息，煎汤服。

【调脾胃】1. 附子，脾虚湿肿，同小豆煮焙丸服，男女肿、喘满、小便不利，中下二焦气不升降，用生附子一个，入生姜十片，煎水入沉香汁冷服，须数十枚有效。2. 苍术，除湿发汗，消痰饮，治水肿胀满。3. 黄连，湿热水病，蜜丸，每服四五丸，一日三服。4. 黄芪，风肿自汗。5. 香附子，利三焦，解六郁，消肿。酒肿虚肿，醋煮丸服。气虚浮肿，焙丸服。6. 藿香，主风水毒肿。

【血肿】1. 紫草，胀满，通水道。2. 刘寄奴，下气，治水肿。3. 泽兰，产后血虚浮肿，同防己末，醋汤服。4. 红蓝花，捣汁服，不过三服。

黄疸

【释名】有五种，皆属热湿。有瘀热、脾虚、食积、瘀血、阴黄。

【湿热】1. 胡黄连，小儿黄疸，同黄连末入黄瓜内，以面裹，煨熟，捣丸服。2. 白鲜皮，主黄疸、热黄、急黄、谷黄、劳黄、酒黄，煎服。3. 秦艽，牛乳煎服，利大小便，疗酒黄黄疸，解酒毒，治胃热。以一两酒浸饮汁，治五种疸。4. 大黄，治湿热黄疸。伤寒瘀热发黄者，浸水煎服。5. 栝蒌根，除肠胃痼热、八疸、身面黄。黑疸危急，捣汁服，小儿加蜜。酒疸、黄疸、青栝蒌焙研煎服。时疾发黄，黄栝蒌绞汁，入芒硝服。

【食积】1. 丝瓜，同子烧研煎汤服，每次二钱。2. 五灵脂，加麝香，制丸服。

【脾胃】1. 鸡蛋，以酒、醋浸泡一夜，吞蛋清数枚。2. 白术，主疸，除湿热，消食，利小便。炒，和熟地黄制丸服。苍术也可。

3. 远志，面目黄，煎服。4. 当归，治白黄、色枯舌缩，同白术煎服。5. 老茄，用竹刀采摘，阴干研末，每次酒调服二钱。6. 黄雌鸡，煮食并饮汁。7. 黄芪，主酒疸，心下懊痛，胫肿发斑，同木兰皮研末，酒服。

脚气

【释名】有风湿、寒湿、湿热、食积。

【湿热流注】1. 木通、防己、泽泻、香薷、荆芥、龙常草、车前子、海金沙、海藻、大黄、商陆，任选一种合小豆、绿豆煮饭食。2. 甘遂，泻肾脏风湿下注，脚气肿痛生疮，同木鳖子入猪肾煨食，取利。3. 牵牛，风毒脚气肠秘，蜜丸日服，也可生吞。4. 巴戟天，饮酒人脚气，炒过同大黄炒研，蜜丸服。5. 香附子、胡麻，腰脚痛痹，炒末服。6. 大麻仁，脚气腹痹，浸酒服。肿渴，研汁煮小豆食。7. 赤小豆，同鲤鱼煮食。8. 黑大豆，煮汁饮。9. 桃仁，研末酒调服。

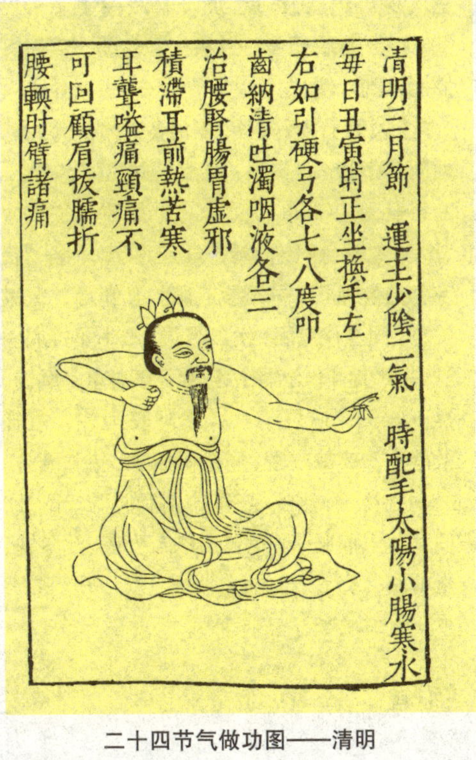

二十四节气做功图——清明

【风寒湿气】1. 木鳖子，麸炒去油，同桂末，热酒服，取汗。2. 高良姜，脚气人晚食不消，欲作吐者，煎眼即消。3. 丹参，风痹足软，渍酒饮。4. 胡芦巴，寒湿脚气，酒浸，同破故纸末，入木瓜蒸熟，丸服。5. 麻黄、羌活、细辛、苍术、白术、天麻、牡蒙、夏枯草、附子、侧子、艾叶、秦艽、白蒿、薇衔、马先蒿、水苏、紫苏、漏卢、飞廉、青葙、苍耳、茵芋、马蔺子、茜根、菊花、旋覆、菖蒲、水萍、青藤，选部分泡酒。

【敷贴】1. 皂荚，同小豆末敷。2. 天雄、草乌头，姜汁调敷，或加大黄、木鳖子末调敷。3. 白芥子，同白芷末敷。4. 附子，姜汁调敷。5. 蓖麻仁，同苏合香丸贴足心，痛即止。6. 乌柏皮，脚气生疮有虫，以末敷，追涎。7. 羊角，烧研酒调敷，取汗。8. 木瓜，袋盛，挞患处。9. 蜀椒，袋盛，挞患处。

痿

【释名】有湿热，湿痰，瘀血。血虚属肝肾，气虚属脾肺。

【虚燥】1. 山药，补虚羸，强筋骨，助肺胃。2. 肉苁蓉、锁阳、列当、五味子、覆盆子、巴戟天、淫羊藿、山茱萸、枸杞子、杜仲、白胶、鹿茸、鹿角、麋角、腽肭脐，并强阴气，益精血，补肝肾，润燥养筋，治痿弱。3. 麦门冬，降心火，定肺气，主痿躄，强阴益精。水煎服。4. 知母，泻阴火，滋肾水，润心肺。水煎服。5. 甘草，泻火调元，水煎服。6. 黄芪，益元气，泻阴火，逐恶血，止自汗，壮筋骨，利阴气，补脾肺。水煎服。

【湿热】1. 升麻、柴胡，引经药。2. 秦艽，主阳明湿热，养血荣筋。3. 知母，泻阴火，滋肾水，水煎服。4. 生地黄、黄连、连翘、泽泻、威灵仙、防己、木通，并除湿热，水煎服。5. 黄芩，去脾肺湿热，养阴退阳。6. 黄柏，除湿热，滋肾水，水煎服。益气药中加它，使膝中气力涌出，痿软即去，为痿病要药。7. 茯苓、猪苓，泄湿热。8. 五加皮，主痿躄，贼风伤人，软脚。

【痰湿】1. 橘皮，利气，除湿痰。水煎服。2. 白术、神曲、香附子、半夏，并除湿消痰。3. 天南星，筋痿拘缓。4. 白附子，主诸风冷气，足弱无力。5. 附子、天雄，主风痰冷痹，软脚毒风，为引经药。6. 苍术，除湿，消痰，健脾，治筋骨软弱，为治痿要药。水煎服。

转筋

【释名】有风寒外束，血热，湿热吐泻。

【外治】1. 铜器，炙，熨患处。2. 柏叶，捣敷患处，并煎汁淋。3. 蒜，加盐捣敷脐部。

【内治】1. 厚朴、栀子，主霍乱转筋。2. 桔梗、前胡、艾叶、紫苏、香薷、半夏、附子、五味子、菖蒲、缩砂、高良姜、葱白、薤白、生姜、干姜、木瓜，利筋脉，主转筋，筋挛诸病。枝、叶、皮、根功用相同。3. 棠梨枝、叶、楂子、吴茱萸，炒煎酒服，得利安。4. 松节，主转筋挛急。同乳香炒焦研末，木瓜酒服。5. 沉香，止转筋。6. 木香，和木瓜汁入酒调服。

喘逆

【释名】古名咳逆上气。有风寒，火郁，痰气，水湿，气虚，阴虚，脚气。

【痰气】1. 阿胶，同紫苏、乌梅煎服。2. 甘遂，水气喘促，同大戟末，服“十枣丸”。3. 苏子，消痰利气定喘，与橘皮相宜。上气咳逆，研汁煮粥食。4. 莨菪子，积年上气咳嗽，羊肺蘸末服。5. 葶苈，主肺壅上气喘促。肺湿痰喘，和枣肉制丸服，也可浸酒。6. 桔梗，痰喘，研末，水煎服。

【风寒】1. 南藤，上气咳嗽，煮汁服。2. 羌活，主诸风湿冷，奔喘逆气。3. 苏叶，散风寒，行气，消痰，利肺。同橘皮水煎服。4. 款冬花，主咳逆上气，喘息呼吸，除烦消痰。5. 麻黄，主风寒、咳逆上气。6. 松子仁，小儿寒嗽壅喘，

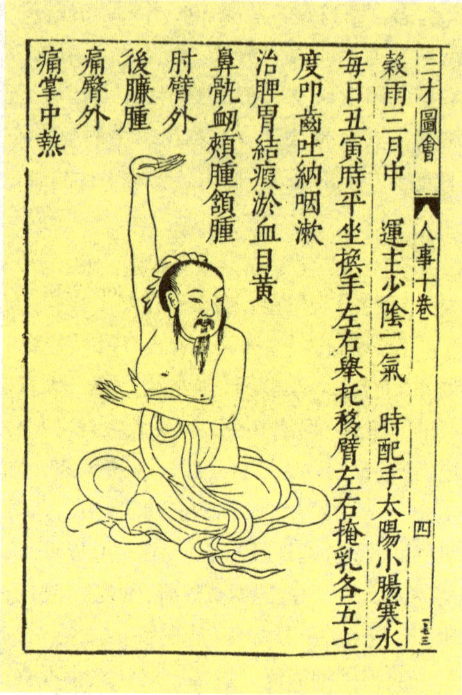

二十四节气做功图——谷雨

同麻黄、百部、杏仁制丸服。7. 桂，同干姜、皂荚制丸服。8. 鲤鱼，烧研末，入粥食。9. 巴豆，寒痰气喘，青皮一片夹一粒烧研，加姜汁、酒服，到口便止。

【火郁】1. 天门冬、麦门冬、黄芩、沙参、前胡、荩草、丹黍根，煮服，并主肺热喘息。2. 茅根，肺热喘急，煎水服，名“如神汤”。3. 大黄，人忽喘急闷绝，涎出吐逆，齿动，名“伤寒并热霍乱”，同人参煎服。4. 知母，久嗽气急，同杏仁煎服，次以杏仁、萝卜子丸服。

【虚促】1. 沉香，上热下寒喘急，磨汤。2. 五味子，咳逆上气，以阿胶为佐，收耗散之气。痰嗽气喘，同白矾研末，猪肺蘸食。3. 马兜铃，肺热喘促不止，清肺补肺。酥炒，同甘草末煎服。4. 黄芪、紫菀、女菀、款冬花，水煎服。5. 韭汁，喘息欲绝，饮一升。6. 大枣，上气咳嗽，酥煎含咽。

咳嗽

【释名】有风寒，痰湿，火热，燥郁。

【痰火】1. 知母，消痰润肺，滋阴降火。久近痰嗽，同贝母研末，姜片蘸食。2. 大枣、桑叶、石蜜，煎汤服。3. 沙参，益肺气，清肺火，水煎服。4. 麦门冬，心肺虚热，火嗽，嚼食甚妙，寒多者禁服。5. 百部，热咳上气，火炙，酒浸服。暴咳嗽，同姜汁煎服。6. 天花粉，虚热咳嗽，同人参末服。

【风寒】1. 缩砂、紫苏、芥子，并主寒嗽。2. 生姜，寒湿嗽，烧后，含。久嗽，以白饧或蜜煮食。小儿寒嗽，煎汤浴。3. 白前，风寒上气，能保定肺气，多以温药佐使。久咳唾血，同桔梗、桑白皮、甘草煎服。4. 百部，止暴嗽，浸酒服。5. 款冬花，为温肺治嗽要药。6. 牛蒡根，风寒伤肺壅咳。7. 麻黄，发散风寒，解肺经火郁。水煎服。8. 细辛，去风湿，泄肺破痰。水煎服。9. 干姜、蜀椒、桂心，并主寒嗽。10. 蜂房，烧灰冲服。

【痰湿】1. 厚朴、矾石，化痰止咳，醋糊丸服，或加人参。或同炒栀子制丸服。2. 雌黄，久咳，煅过制丸服。3. 莨菪子，久嗽不止，煮炒研末，同酥煮枣食。熏黄烧烟吸。4. 葶苈，肺壅痰嗽，同知母、贝母、枣肉制丸服。5. 玄胡索，老小痰嗽，同枯矾和饧食。6. 旋覆花、白药、栀子、千金藤、黄环、荛花、大戟、甘遂、草犀、苏子、荏子、白芥子、蔓荆子，并主痰气咳嗽。

【虚劳】1. 地黄，咳嗽吐血，研末酒服。2. 羊胰，久咳，加大枣浸酒饮服，或食羊肉。3. 五味子，收肺气，止咳嗽，是火热必用之药。久咳肺胀，同粟壳制丸服。久嗽不止，同甘草、五倍子、风化硝末噙。又同甘草、细茶研末噙。4. 紫菀，止咳脓血，消痰益肺。肺伤咳嗽，水煎服。吐血咳嗽，同五味子制丸服。久嗽，同款冬花、百部研末服。小儿咳嗽，同杏仁制丸服。

肺痿肺痈

【释名】有火郁，分气虚，血虚。

【排逐】1. 防己，肺痿咯血，同葶苈末，糯米汤服。肺痿喘咳，浆水煎呷。2. 桔梗，主肺痈，排脓养血，补内漏。张仲景治胸满振寒，咽干吐浊唾，久久吐脓血，同甘草煎服，吐尽脓血愈。3. 芦根，主骨蒸肺痿，不能食，同麦门冬、地骨皮、茯苓、橘皮、生姜煎服。4. 甘草，去肺痿脓血。久咳肺痿，寒热烦闷，多唾，煎服。肺痿吐涎沫，头眩，小便数而不咳，是肺中冷，同干姜煎服。

【补益】人参，消痰，治肺痿，鸡蛋清调服。1. 五味子、女菀、沙参、白柿，并润肺止咳。2. 麦门冬，主肺痿肺痈，咳唾脓血。水煎服。3. 栝蒌，肺痿咳血，同乌梅、杏仁研末，猪肺蘸食。4. 款冬花，劳咳肺痿，同百合研末服。5. 天门冬，肺痿，咳涎不渴，捣汁入饴、酒，紫菀末制丸含。6. 蒺藜子，主肺痿唾脓。

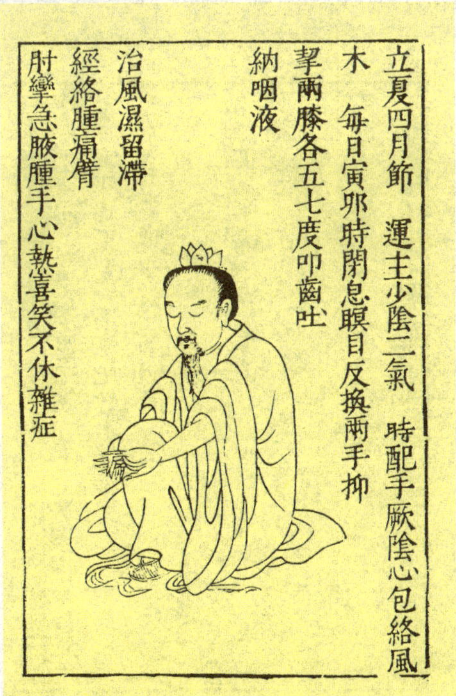

二十四节气做功图——立夏

虚损

【释名】有气虚，血虚，精虚，五脏虚，虚热，虚寒。

【血虚】1. 羊肉，益产妇，食用。2. 泽兰，主妇人频产劳瘦，丈夫面黄。丸服。3. 黄柏，下焦阴虚，同知母制丸服，或同糯米制丸服。

【气虚】1. 忍冬藤，久服轻身长年益寿，煮汁酿酒饮。2. 莲实，酒浸后放入猪肚煮熟制丸服。3. 石斛，主五脏虚劳羸瘦，长肌肉，壮筋骨，锁涎。涩丈夫元气，酒浸，酥蒸服，永不骨痛。4. 黄精，五劳七伤，益脾胃，润心肺，九蒸九晒后食。5. 青蒿，劳热在骨节间作寒热，熬膏，或研末服，或入人参、麦门冬制丸服。6. 黄芪，主五劳羸瘦，寒热自汗，补气实表。7. 骨碎补，主五劳六极，手足不收，上热下寒，肾虚。煎服。

【精虚】1. 猪脊髓、羊脊髓，并补虚劳，益精气。2. 列当、锁阳，主五劳七伤，茎中寒热痛，强阴益精髓。3. 菟丝子，主五劳七伤，益精补阳。同杜仲制丸服。4. 覆盆子，益精强阴，补肝明目。每日晨水服三钱，益男子精，女人有子。5. 何首乌，益精血气，久服有子，服食有力。

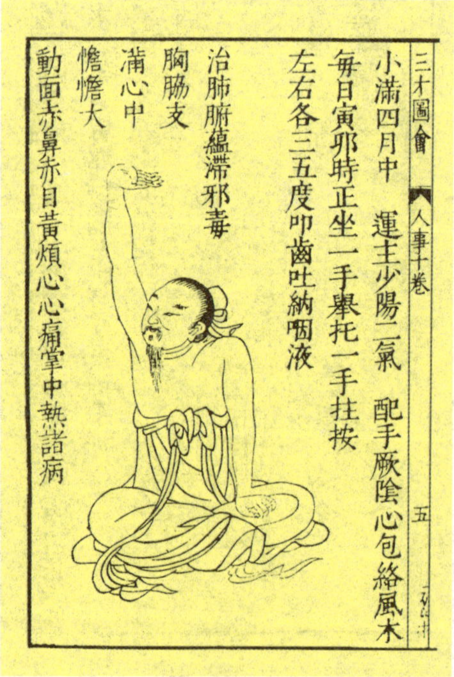

二十四节气做功图——小满

寒热

【释名】有外感，内伤，火郁，虚劳，疟，疮，瘰疬。

【补中清肺】1. 茯苓、酸枣、山茱萸，煎汤服。2. 沙参、黄精、葳蕤、术，并除寒热，益气和中。煎汤服。3. 桔梗，除寒热，利肺。4. 豌豆、绿豆、赤小豆、煎汤服。5. 黄芪，主虚疾寒热。

【和解】1. 茅根、大黄，并主血闭寒热。2. 秦艽、当归、芎劳、芍药，并主虚劳寒热。3. 丹参，主虚劳寒热。4. 胡黄连，主小儿寒热。5. 黄芩，主寒热往来，及骨蒸热毒。6. 柴胡，主寒热邪气，推陈致新，去早辰潮热，寒热往来，妇人热入血室。

吐血衄血

【释名】阳胜阴，则血热妄行；阴胜阳，则血不归经。血行清道出于鼻，血行浊道出于口。呕血出于肝，吐血出于胃，衄血出于肺。耳血、眼血称衄，肤血称血汗，口鼻并出称脑衄，九窍俱出称大衄。

【滋阴抑阳】1. 丹参，破宿血，生新血。2. 紫参，主唾血鼽衄。同人参、阿胶研末服，止吐血。3. 生地黄，凉血生血。治心肺损，吐血衄血，水煎，入白胶服。心热吐衄，取汁和大黄末制丸服。同地龙、薄荷研末服。4. 牡丹皮，和血，生血，凉血。5. 当归，头止血，身和血，尾破血。衄血不止，研末服一钱。

【逐瘀散滞】1. 桃仁，破瘀血血闭。2. 麻油，衄血，注鼻，能散血。3. 杜衡，吐血有瘀，用它催吐。4. 红蓝花、郁金，破血。研末，井水服，止吐血。5. 茜根，活血行血。研末，水煎服，止吐衄诸血。或加黑豆、甘草制丸服。同艾叶、乌梅制丸服。6. 三七，吐衄诸血，淘米水服三钱。

【调中补虚】1. 百合汁，和蜂蜜蒸食，主肺病吐血。2. 黄芪，逐五脏恶血。同紫萍研末服，止吐血。3. 甘草，养血补血，主唾脓血。4. 白及，羊肺蘸食，主肺损吐血。水服，止衄。5. 羊血，热饮。6. 代赭石，研末服。7. 水牛脑，加杏仁、胡桃、白蜜、麻油熬干，制末服。

【理气导血】1. 天南星，散血，研末服。2. 半夏，散瘀血。3. 乌药、沉香，并止吐血衄血。4. 防风，上部见血须用。5. 白芷，破宿血，补新血。涂山根，止衄。

【从治】1. 干姜，汁服。主阴胜阳吐血衄血。2. 益智子，热伤心系吐血，同丹砂、青皮、麝香研末服。3. 附子，阳虚吐血，同地黄、山药制丸服。4. 艾叶，服汁，止吐衄。5. 姜汁，服汁，同时滴鼻。6. 胡蒜，贴足心。主衄血。又服蒜汁，止吐血。

齿出血

【释名】有阳明风热，湿热，肾虚。

【外治】1. 地龙，加石矾研末外敷。2. 丝瓜藤，烧灰外敷。3. 香附，姜汁，炒研外涂。或同青盐、百草霜。

【除热】1. 防风、羌活、黄连，水煎服。

【清补】1. 人参，齿缝出血，同茯苓、麦门冬服，奇效。2. 上盛下虚，服凉药益甚者，服六味地黄丸，黑锡丹。

咳血

【释名】咳血出于肺，嗽血出于脾，咯血出于心，唾血出于肾。有火郁，有虚劳。

【虚劳】1. 人参、地黄、百合、紫菀、白及、黄芪、五味子、阿胶、白胶、酥酪、黄明胶，肺损嗽血，炙研汤服。2. 猪心，包沉香、半夏末煨食。

【火郁】1. 生姜，蘸百草霜服。2. 荷叶，研末服。3. 藕汁、桃仁、柿霜、干柿，入脾肺，

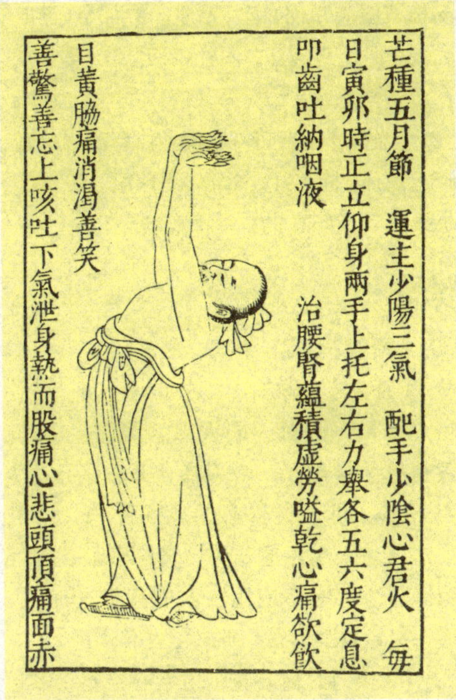

二十四节气做功图——芒种

消宿血、咯血、痰涎血。4. 杏仁，主肺热咳血，同青黛、黄蜡作饼，干柿夹煨，每日食。5. 水苏，研末饮服。6. 紫菀，同五味子蜜丸服。并治吐血后咳。

诸汗

【释名】有气虚，血虚，风热，湿热。

【风热】1. 桑叶，经霜后研末服。2. 白芷，盗汗，同朱砂服。3. 荆芥，冷风出汗，煮汁服。4. 黄连，降心火，止汗。5. 胡黄连，小儿自汗。6. 麦门冬、小麦、浮麦、麦面，盗汗，做丸煮食。7. 防风，止盗汗，同人参、芎䓖研末服。自汗，研末，麦汤服。8. 竹沥，热饮服。

【气虚】1. 猪肝，制丸服，以食后汗出为限度。2. 羊胃，制羹食。3. 白术，研末服，或同小麦煎服，止自汗。同黄芪、石斛、牡蛎研末服，主脾虚汗。4. 麻黄根，止诸汗必用，或研末，或煎，或外扑。5. 附子，主亡阳自汗，水煎服。6. 艾叶，盗汗，同茯神、

乌梅煎服。7. 何首乌，贴脐。8. 郁金，涂乳。9. 杜仲，产后虚汗，同牡蛎服。10. 吴茱萸，产后盗汗恶寒。

【血虚】1. 当归、地黄、白芍药、猪膏，产后虚汗，同姜汁、蜂蜜、酒煎服。2. 猪心，加人参、当归煮食。

健忘

【释名】心虚，兼痰，兼火。

【补虚】1. 预知子，主心气不足，恍惚错忘，忪悸烦郁。同人参、菖蒲、山药、黄精等，制丸服。2. 人参，开心益智，令人不忘。同猪脂肪炼过，酒服。3. 龙眼，安志强魂，主思虑伤脾，健忘怔忡，自汗惊悸。“归脾汤”有用。4. 石菖蒲，开心孔，通九窍，久服不惑。研末，酒下。

【痰热】1. 商陆花，主人心错塞，多忘喜误。研末服。2. 玄参，补肾止忘。3. 麦门冬、牡丹皮、柴胡、木通，通利诸经脉所壅寒热之气，令人不忘。4. 黄连，降心火，令人不忘。

惊悸

【释名】有火，有痰，兼虚。

【清镇】1. 牛黄，煮汁服。2. 人参、黄芪、白及、胡麻、山药、淡竹沥、黄柏、柏实、茯神、茯苓、乳香、没药、血竭、酸枣仁、厚朴，火惊失志，煮汁服。3. 甘草，惊悸烦闷，安魂魄。伤寒心悸，煎服。4. 半夏，心下悸忪，同麻黄制丸服。5. 天南星，心胆被惊，神不守舍，恍惚健忘，妄言妄见，同朱砂、琥珀制丸服。6. 柴胡，除烦止惊，平肝胆包络相火。7. 芍药，泻肝，除烦热惊狂。8. 麦门冬、远志、丹参、牡丹皮、玄参、知母，并定心，安魂魄，止惊悸。9. 自然铜，或铁粉煮汁服。

烦躁

【释名】肺主烦，肾主躁。有痰，有火，

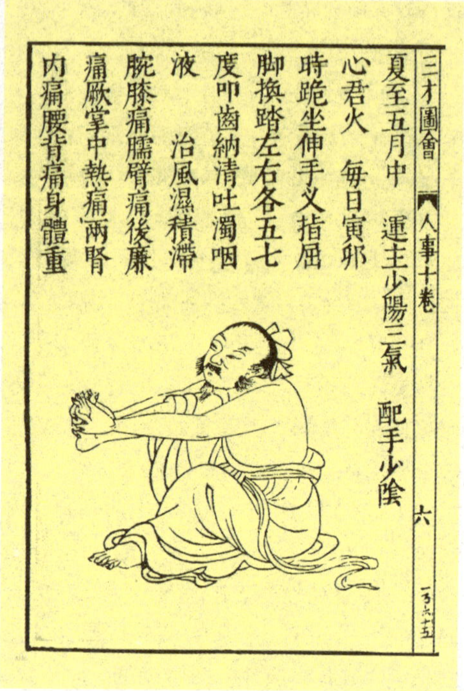

二十四节气做功图——夏至

有虫厥。

【清镇】1. 黄连、黄芩、麦门冬、知母、贝母、车前子、丹参、玄参、甘草、柴胡、甘蕉根、白前、葳蕤、龙胆草、防风、蠡实、芍药、地黄、五味子、酸浆、青黛、栝蒌子、葛根、菖蒲、菰笋、萱根、土瓜根、王不留行，并主热烦。2. 竹沥、淡竹叶、酸枣仁，煮汁服。3. 西瓜、甜瓜、乌梅、大枣，捣汁服。4. 款冬花，润心肺，除烦。5. 白术，烦闷，煎服。

不眠

【释名】有心虚，胆虚，兼火。

【清热】1. 大枣，同葱白煎服。2. 半夏，阳盛阴虚，目不得瞑，同秫米，煎以千里流水，炊以苇火，饮之即卧。3. 蜂蜜、白鸭煮汁服。4. 麦门冬，除心肺热，安魂魄。5. 干姜，虚劳不眠，研末二钱，汤服取汗。6. 酸枣，炒研末，用竹叶煎汤服。7. 灯心草，夜不合眼，煎汤代茶。8. 地黄，助心胆气。

多眠

【释名】脾虚，兼湿热，风热。

【风热】1. 苦参、营实，并除有热多眠。2. 甘蓝及子，久食有益心力，治人多睡。3. 龙葵、酸浆，并令人少睡。4. 当归、地黄，并主脾气痿躄嗜睡。5. 苍耳、白薇，主风温灼热多眠。6. 白苣、苦苣，食用。7. 酸枣，生研末煎汤服，或枣叶煎水服。

【脾湿】1. 木通，主脾病、常欲眠。水煎服。2. 术、葳蕤、黄芪、人参、沙参、土茯苓、茯苓、荆沥、南烛，并主嗜睡。3. 蕤核，生用治嗜睡。4. 花构叶，晒干研末，用汤送服。

消渴

【释名】上消少食，中消多食，下消小便如膏油。

【补虚滋阴】1. 猪脊骨，加甘草、木香、石莲、人枣，水煎服。2. 兔及头骨，煮汁服。3. 黄芪，诸虚发渴，生痈或痈后作渴，同粉草半生半炙末服。4. 香附，消渴多年，同茯苓研末，日服。5. 牛膝，下虚消渴，地黄汁浸泡，研丸服。

【生津润燥】1. 煨猪肉汤，澄清每日饮服。2. 王瓜子，食后嚼二三两。3. 王瓜根、生葛根，煮服。4. 芭蕉根汁，日饮。5. 牛蒡子、葵根，消渴，小便不利，煎服；消中尿多，煎服。6. 青粱米，粟米、麻子仁，煮汁服。7. 蔓菁根、竹笋、生姜，加鲫鱼胆制丸服。8. 乌梅，烘烤研末，水煎服。9. 煨鸡汤，澄清饮服，一般用 3 只。10. 栝蒌根，是消渴要药，煎汤、作粉、熬膏皆良。

【降火清金】1. 小麦，做粥食。2. 猪脬，烧研末，用酒调服。3. 浮萍，捣汁服。同栝蒌根制丸服。4. 葎草，虚热渴，杵汁服。5. 紫葛，产后烦渴，煎水服。6. 凌霄花，水煎。7. 泽泻、白药、贝母、白英、沙参、茅根，煎水。

【杀虫】1. 鳝鱼头，加鳅鱼烧研末，加

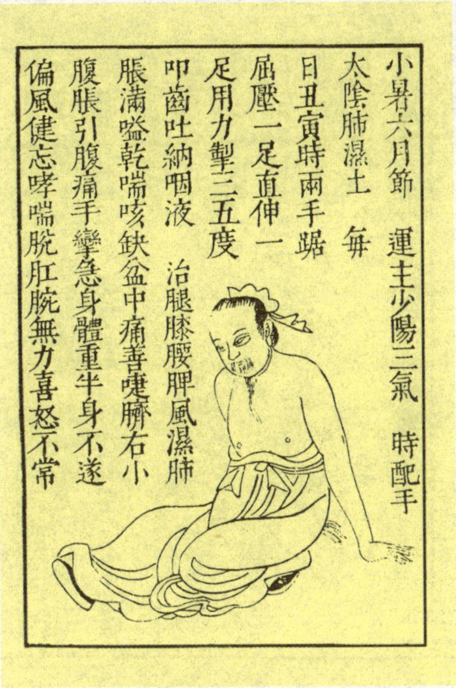

二十四节气做功图——小暑

薄荷叶，用新汲水送服，每次二钱。2. 鲫鱼胆、鸡肠，加栝蒌根炒研末，制丸服。3. 苦楝根皮，加少许麝香，水煎服。

遗精梦泄

【释名】有心虚，肾虚，湿热，脱精。

【湿热】1. 牡蛎粉，用醋糊丸服。2. 铁锈，用冷水调服，每次一钱。3. 车前草，捣汁饮服。

【心虚】1. 朱砂，心虚遗精，入猪心煮食。2. 茯苓，主阳虚有余沥，梦遗。同黄蜡制丸服。心肾不交，同赤茯苓熬膏，制丸服。3. 莲子心，止遗精，入辰砂研末服。4. 石莲肉，同龙骨、益智等分研末服。酒浸，同猪肚制丸，名“水芝丹”。5. 厚朴，心脾不调，遗沥，同茯苓、酒、水煎服。

【肾虚】1. 阿胶，肾虚失精，酒服。2. 猪肾，肾虚遗精，加入附子末，煨食。3. 山药，益肾气，止泄精，研末酒服。4. 补骨脂，主骨髓伤败，肾冷精流，同青盐研末服。5. 五味子，

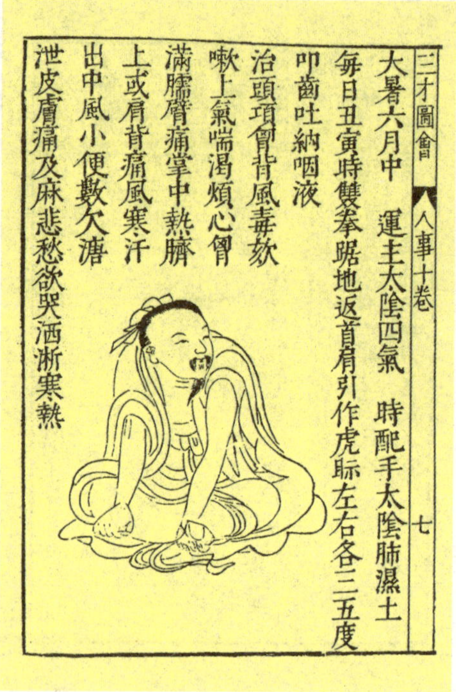

二十四节气做功图——大暑

肾遗精，熬膏日服。6. 石龙芮，补阴气不足，失精茎冷，水煎服。7. 蒺蔾、蒺藜、狗脊，固精强骨，益男子，同远志、茯神、当归丸服。8. 益智仁，梦泄，同乌药、山药丸服。

赤白浊

【释名】赤属血，白属气。有湿热，有虚损。

【湿热】1. 稻草，煎浓汁，露置一夜饮服。2. 柳叶，清明采，水煎，代茶饮。3. 黄连，思虑无穷，发为白淫，同茯苓制丸服。4. 知母，赤白浊及梦遗，同黄檗、蛤粉、山粉、牡蛎制丸服。5. 茶茗叶，尿白如注，小腹气痛，烧入麝香服。

【虚损】1. 羊骨，研末，用酒调服。2. 茱萸、巴戟天、山药、茯苓，心肾气虚。梦遗白浊，赤白各半，地黄汁及酒熬膏制丸服。阳虚甚，黄蜡制丸服。3. 肉苁蓉，同鹿茸、山药、茯苓制丸服。4. 菟丝子，思虑伤心肾，白浊遗精，同茯苓、石莲制丸服。又同麦门冬制丸服。5. 木香，小便浑如精状，同当归、没药制丸服。6. 附子，白浊便数，下寒，炮末，水煎服。

癃淋

【释名】癃淋即淋病，指小便不通。热在上焦，口渴；热在下焦，不渴；湿在中焦，不能生肺。前后关格者，是下焦气闭。五淋者，为热淋、气淋、虚淋、膏淋、沙石淋。

【通滞利窍】1. 芦根、石龙刍、葵根，煎服。2. 榆皮，煮汁服。3. 蜀葵花，大小便关格，胀闷欲死，以一两捣入麝香五分，煎服。根也可。4. 车前汁，和蜂蜜服。5. 杜衡，主吐痰，利水道。6. 泽泻、灯心草、木通、扁竹，煎服。7. 通草、防己、羊桃，汁服。8. 瞿麦，主五淋小便不通，下沙石。

【解结】1. 大黄、大戟、郁李仁、乌桕根、桃花，煎水服。2. 白石英，煮汁服。

【清上泻火】1. 桔梗，焙干研末，热酒频服。2. 黄芩，煮汁服。3. 鸡肠草、石韦，煎水服。4. 大麦，煎汁，和姜汁饮。5. 乌麻、蔓菁子，浸水服。6. 赤小豆、黑豆、绿豆、麻仁、甘蔗、砂糖、干柿，煎水服。

【沙石】1. 玉蜀黍、苜蓿根，并煎服。2. 瞿麦，研末服。3. 车前子，煮服。4. 菟葵，汁服。5. 牛膝，煎服。6. 虎杖，煎服。7. 薏苡根，煎服。8. 黑豆，同粉草、滑石服。9. 人参，沙淋、石淋，同黄芪等份研末，以蜜炙萝卜片蘸，食盐汤下。

【湿热】1. 三白草、葶苈、马先蒿、章柳、茵陈蒿、白术、秦艽、水萍、葛、薏苡仁、根、叶，并主热淋。煎服。2. 苎根，煮汁服，利小便。又同蛤粉水服，外敷脐。3. 蒺蔾，卒淋，以一两同芭蕉四两煎，调滑石末服。

【调气】1. 桔梗、半夏、胡荽、葵根，煎水服。2. 杏仁，炒熟研末服。3. 芍药、槟榔，研末煎服，利膀胱、大小肠。4. 附子，用盐水浸泡，同泽泻煎服。5. 白芷，用醋浸，焙干研末服。6. 徐长卿、冬葵根，煎服。7. 酸草汁、车前汁，调和服。8. 甘草梢、玄胡索、苦楝子，加酒煮服。

【滋阴】1. 白石英，煮汁服。2. 桑螵蛸、黄芩，煎服。3. 牛蒡叶，小便痛，捣汁，同地黄汁用蜜煎，调滑石末服。4. 蓟根，捣汁服。5. 续断，捣汁服。6. 菟丝子，煎服。7. 恶实，炒干研末煎水服。8. 紫荆皮，水煮服，下五淋。9. 知母、黄檗，小便不通，各一两用酒洗，入桂一钱，制丸服。

溲数遗尿

【释名】有虚热，虚寒。肺盛则小便数而欠，虚则欠咳小便遗。心虚则少气遗尿。肝实则癃闭，虚则遗尿。脬遗热于膀胱则遗尿。膀胱不约则遗，不藏则水泉不禁。脬损则小便滴沥不禁。

【虚寒】1. 人参、黄芪，气虚遗精。2. 猪脬，烧烤食用，或在猪肚和猪脬中盛糯米

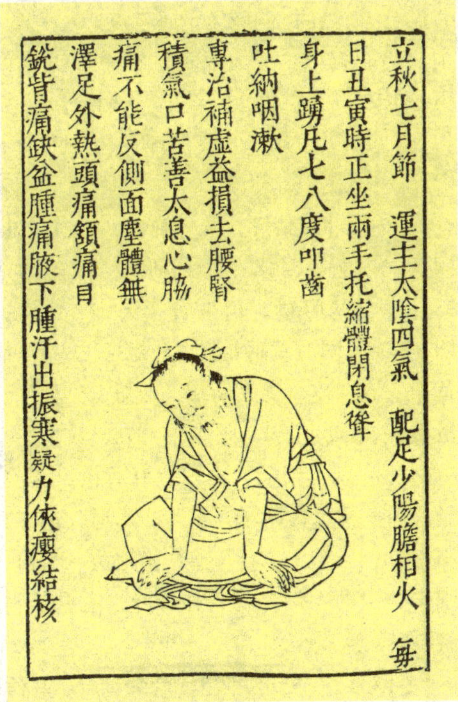

二十四节气做功图——立秋

煮食。3. 益智子，夜多小便，取二十四枚入盐煎服，心虚者，同茯苓、白术研末服，或同乌梅制丸服。4. 覆盆子，益肾脏，缩小便，酒焙研末服。5. 草乌头，老人遗尿，炒盐，酒糊丸，服二十丸。6. 狗脊，主失尿不节，利老人，益男子。煎服。7. 葳蕤，主茎中寒，小便数。煎服。8. 仙茅，丈夫虚劳，老人失尿，制丸服。9. 牛膝，阴消，老人失尿。煎服。10. 鸡肠草，止小便数遗，煮羹食。

【虚热】1. 雌黄，肾消尿数不禁，同盐炒干姜，制丸服。2. 黄檗，小便频数，遗精白浊，诸虚不足，同糯米蒸，酒糊丸服。3. 菰根汁、麦门冬、土瓜根，并止小便不禁。煎服。4. 牡丹皮，除厥阴热，止小便。5. 生地黄，除湿热。6. 续断、漏芦，止小便。7. 松蕈，食之，治溲浊不禁。8. 茯苓，治小便数，同矾煮山药，研为散服。不禁，同地黄汁熬膏，制丸服。小儿尿床，同茯神、益智，研末服。9. 白薇，妇人遗尿，同白芍研末酒服。

小便血

【释名】不痛者为尿血，主虚；痛者为血淋，主热。

【血淋】1. 鲟鱼，煮汁服。2. 酢浆草，捣汁，入“五苓散”服。3. 生地黄，同车前汁温服。又同生姜捣汁服。4. 地锦，服汁。5. 茅根，同干姜，煎服。6. 香附，同陈皮、赤茯苓煎服。7. 车前子，研末服。8. 水芹根，汁服。9. 赤小豆，炒研末，葱汤服。10. 青粱米，同车前子煮粥食。11. 藕汁，饮服。12. 牛膝，煎服。

【尿血】1. 人参，阴虚者，同黄芪、蜜炙萝卜蘸食。2. 郁金，破恶血，血淋尿血，葱白煎。3. 益母草，汁服。4. 旱莲，同车前取汁服。5. 芭蕉根、旱莲等份，煎服。6. 白芷，同当归研末服。7. 玄胡索，同朴硝煎服。8. 升麻，小儿尿血，煎服。9. 刘寄奴，研末服。10. 荆芥，同缩砂研末服。

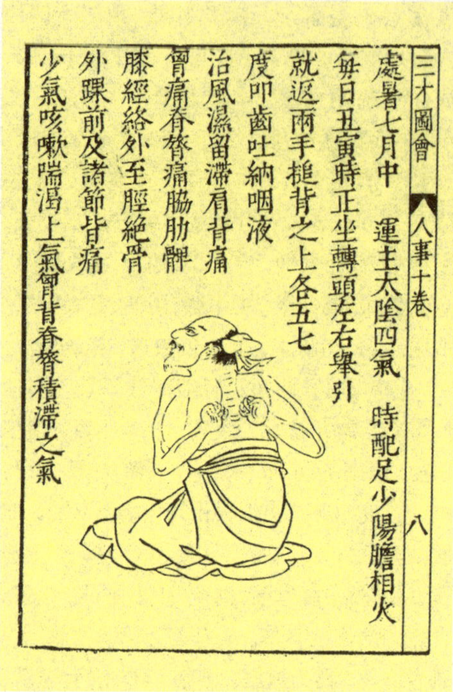

二十四节气做功图——处暑

阴痿

【释名】又称阳痿。有湿热者，属肝脾；有虚者，属肺肾。

【虚弱】1. 人参，益肺肾元气，熬膏。2. 黄芪，益气利阴，煎服。3. 甘草，益肾气内伤，令人阴不痿。4. 熟地黄，滋肾水，益真阴。5. 肉苁蓉，主茎中寒热疼痒，强阴，益精气，多子。男子绝阳不生，女子绝阴不产，壮阳，日御过倍，同羊肉煮粥食。6. 锁阳，益精血，大补阴气，润燥痿，功同肉苁蓉。7. 列当，兴阳，浸酒服。8. 何首乌，长筋骨，益精髓，坚阳道，令人有子。9. 牛膝，治阴痿补肾，强筋填髓。煎服。

【湿热】1. 天门冬、麦门冬、知母、石斛，并强阴益精，煎服。2. 车前子，主男子伤中。养肺强阴，益精生子。煎服。3. 葛根，起阴。煎服。4. 牡丹皮、地肤子、升麻、柴胡、泽泻、龙胆，益精补气，治阴痿。煎服。5. 丝瓜汁，阴茎挺长，肝经湿热之故，调五倍子末敷，内服柴胡加黄连。6. 枳实，阴痿有气者增加。7. 茯苓、五加皮、黄檗、菊花上水，煎服，益色壮阳。

强中

【释名】有肝火盛强，有金石性发，其证:茎盛不衰，精出不止，多发消渴、痈疽。

【补虚】补骨脂，和韭子各一两，研末，水煎服，每次二钱，每日两次。

【伏火解毒】知母、地黄、麦门冬、黄芩、玄参、黄连、栝蒌根、大豆、黄檗、地骨皮、冷石、石膏、猪肾，煎服。

阴囊痒

【释名】1. 阴汗、阴燥、阴疼皆属湿热，也有肝肾风虚。厥阴实则挺长，虚则暴痒。

【敷扑】1. 雄黄，阴痒有虫，同枯矾、羊蹄汁搽。2. 五倍子，同茶末涂。3. 麻黄根，同牡蛎、干姜，研粉扑。又同硫黄研末扑。4. 没石子、菖蒲，同蛇床子研末敷。5. 干姜，主阴冷。捣敷。6. 大豆黄，嚼涂。7. 吴茱萸、蜀椒，同杏仁捣敷，又主女人阴冷。8. 杏仁，炒塞妇人阴痒。9. 银杏，阴上生虱作痒，嚼涂。10. 桃仁，粉涂。

【内服】1. 猪脬，肾风囊痒，火炙，盐酒下。2. 黄芪，阴汗，酒炒，研末，猪心蘸食。3. 苍术、龙胆草、川大黄、天雄、大蒜，阴汗作痒，同淡豉制丸服。4. 栀子仁、茯苓、黄檗、五加皮，男女阴痒，煎服。5. 杜仲、滑石、白僵蚕，主男子阴痒痛。煎服。6. 白芷、羌活、防风、柴胡、白术、麻黄根、车前子、白蒺藜、白附子、黄芩、木通、远志、藁本香、黑牵牛、石菖蒲、生地黄、当归、细辛、山药、荆芥穗、补骨脂，主男子阴囊湿痒。煎服。

【熏洗】1. 皂角，糯禾，烧烟日熏。2. 荷叶、浮萍、蛇床子，煎水洗阴部。

大便燥结

【释名】有热，有风，有气，有血，有湿，有虚，有阴，有脾约，三焦约，前后关格。

【养血润燥】1. 土瓜根汁，灌肠。2. 胡麻、胡麻油、麻子仁，老人、虚人，产后闭结，煮粥食。3. 当归，同白芷研末服。4. 地黄、冬葵子、吴葵华、羊蹄根、紫草，利大肠。痈疽、痘疮、闭结，煎服。5. 粟米、秫、荞麦、大小麦、麦酱汁、马齿苋、苋菜、芋、百合、菠菜、苦荬菜、白苣、菘、苜蓿、薇、落葵、笋、甘蔗、桃仁，血燥，同陈皮服。产后闭经，同藕节煎服。6. 田螺，捣敷脐部。7. 蜂蜜、蜂子、螺蛳、海蛤，并利大小便。8. 梨、柿子、柏子仁、松子仁、麻仁，制丸服。

【通利】1. 大黄研末服，或同皂荚制丸服。巴豆、樗根白皮、雄楝根皮、腻粉，通大肠壅结，同黄丹服。2. 蝼蛄，二便不通欲死，同蜣螂研末服。3. 大黄、牵牛，利大小便，除三焦壅塞，气秘气滞，半生半炒服。4. 甘遂，下水饮，治二便关格，蜜水服，也敷脐。5. 续随子，利大小肠，下恶滞物。煎服。6. 桃花，水服，通大便。7. 桃叶，汁服，通大小便。8. 郁李仁，利大小肠，破结气血燥，或研末或制丸，做面食。9. 芫花、泽泻、荛花，并利大小便。水煎服。10. 射干，汁服，利大小便。

【虚寒】1. 附子，冷闭，研末蜜水服。2. 胡椒，二十一粒调芒硝半两煎服。3. 甘草，小儿初生，大便不通，同枳壳一钱，煎服。4. 肉苁蓉，老人虚闭，同沉香、麻仁，制丸服。5. 锁阳，虚闭，煮食。6. 半夏，辛能润燥，主冷闭，同硫黄制丸服。7. 黄芪，老人虚闭，同陈皮研末，以麻仁浆、蜜煎匀和服。8. 人参，产后闭，同枳壳、麻仁，制丸服。

【导气】1. 茴香，大小便闭，同麻仁、葱白煎汤，调"五苓散"服。2. 厚朴，大肠干结，猪脏煮汁，制丸服。3. 生葛、威灵仙、旋覆花、地蜈蚣汁，并冷利。煎服。4. 草乌头，二便不通，葱蘸其汁插入肛内，名"霹雳箭"。5. 石莼，风闭，煮饮。6. 萝卜子，利大小肠，风闭气闭，炒，擂水服。和皂荚研末服。7. 葱白，大肠虚闭，同盐捣贴脐。二便闭，和酢浆敷小腹。小儿虚闭，煎汤调阿胶末服。

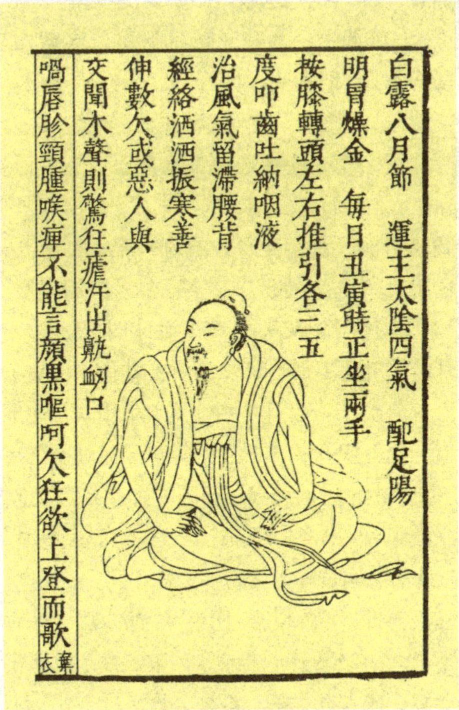

二十四节气做功图——白露

脱肛

【释名】有泻痢，痔漏，大肠气虚。

【内服】1. 蜀椒，清晨嚼一钱，凉水下，数日有效。2. 卷柏，研末服。3. 蛇床子，同甘草研末服。4. 黄栝蒌，服汁，或入矾煅为丸。5. 防已，焙煎代茶。6. 茜根、榴皮，煎酒服。7. 鸡冠花，同棕灰、羌活研末服。8. 益奶草，浸酒服。9. 紫堇花，同磁石毛服，并敷。10. 防风，同鸡冠花制丸服。

【外治】1. 龟血、鳖血，涂患处。2. 曼陀罗子，同橡斗、朴硝煎水洗。3. 苦参，同五倍子、陈壁土煎洗，木贼末敷。4. 香附子，同荆芥煎水洗。5. 女萎，烧熏。6. 苎根，煎水洗。7. 酢浆草。煎水洗。8. 生萝卜，捣贴脐。9. 胡荽，烧熏。10. 胡荽子，痔漏脱肛，同粟糠、乳香烧烟熏。

痔漏

【释名】初起为痔，久则成漏。痔属酒、色、郁、气、血、热或有虫，漏属湿热。

【涂点】1. 鸭胆、鹅胆、牛胆，加片脑涂搽患处。2. 草乌头，反内痔。捣涂。3. 白及、白敛、黄连，捣汁涂。4. 硇砂，点。5. 桃叶，杵捣，患者坐其上。6. 血竭，主血痔。捣涂。7. 没药、楮叶，杵涂。8. 密陀僧，同铜青涂。9. 石灰，点。10. 孔公蘖、殷蘖、硫黄、黄矾、绿矾、水银、枣，研末塞漏孔。

【内治】1. 赤小豆，肠痔有血，苦酒煮，晒干，研末服。2. 橡子，痔血，同糯米粉炒黄和蒸，频食。3. 苍耳茎、叶，下血，研末服。4. 扁蓄，汁服。5. 苦杖，焙研末，蜜丸服。6. 酢浆草，煮服。7. 连翘、旱莲，捣汁酒服。8. 蒲黄，酒服。9. 忍冬，酒煮，制丸服。10. 何首乌，烧研末，饮服。11. 牵牛，痔漏有虫，研末，猪肉蘸食。

【洗渍】1. 仙人杖、桃根、猕猴桃、无花果、冬瓜、苦瓠、苦荬菜、鱼腥草，煎水洗，并入枯矾、片脑敷。2. 胡麻、丁香、槐枝、柳枝，洗痔，后以艾灸。3. 芜荑、棘根、木槿根，煎水洗。花，研末敷。4. 苦参、飞廉、白鸡冠、白芷、连翘、酢浆草、木鳖子，洗并涂。

下血

【释名】血清者，为肠风，虚热生风，或兼湿气。血浊者，为脏毒，积热食毒，兼有湿热。血大下者为结阴，属虚寒。便前为近血，便后为远血。又有蛊毒虫痔。

【虚寒】1. 骨碎补，烧研末，酒服。2. 鲫鱼，酿五倍子煅后研末，用酒调服。3. 艾叶，止下血，及产后泻血，同老姜煎服。4. 附子，下血日久虚寒，同枯矾制丸服，或同生黑豆煎服。5. 草乌头，结阴下血，同茴香、盐煎露服。6. 莨菪子，肠风下血，姜汁、酒同熬，

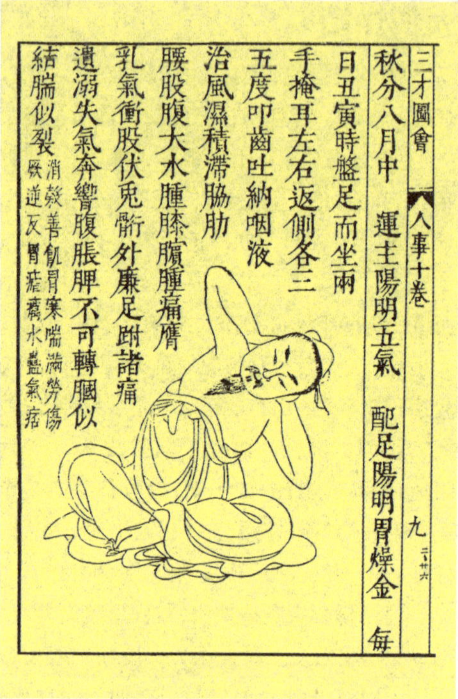

二十四节气做功图——秋分

制丸服。7. 人参，因酒色甚下血，同柏叶、荆芥、飞面研末，水服。8. 干姜，主肠癖下血。

【风湿】1. 木贼，肠风下血，水煎服。肠痔下血，同枳壳、干姜、大黄，炒研末服。2. 葱须，治便血。3. 赤箭，止血，煎服。4. 升麻、天名精，止血破瘀，水煎服。5. 羌活、白芷，肠风下血，研末，米汤饮服。6. 胡荽子，肠风下血，和生菜食，或研末服。7. 秦艽，主肠风泻血，煎服。8. 皂角，加羊肉制丸服。

【湿热】1. 青蒿，酒痔下血，研末服。2. 苍耳叶，五痔下血，研末服。3. 桔梗，中蛊下血。煎服。4. 黄连，中部见血须用。积热下血，制丸服。脏毒下血，同蒜制丸服。酒痔下血，酒煮，制丸服。肠风下血，茱萸炒过，制丸服。5. 黄芩，水煎服。6. 苦参，肠风泻血。7. 木香，同黄连入猪肠煮，捣丸服。8. 郁金，肠毒入胃，下血频痛，同牛黄，浆水服。9. 香附子，诸般下血，米醋炒，服二钱，或醋糊丸服。或入百草霜、麝香，尤效。

【止涩】1. 牛骨灰、人头发灰，水冲服。2. 卷柏，大肠下血，同侧柏、棕榈烧灰酒服。生用破血，炙用止血。远年下血，同地榆煎服。3. 血见愁、姜汁，和捣，米汤饮服。4. 乌梅，烧研，醋糊丸服。5. 橄榄，烧研，米汤饮服。6. 荷叶、莲房灰、橡斗壳，加白梅，水煎服。7. 酸榴皮，研末冲服或煎服。

【积滞】1. 苦楝实，蜜丸服。2. 巴豆，煨鸡蛋食。3. 芜荑、猪胆汁，制丸服，治结阴下血。4. 山楂，下血，用寒热脾胃药俱无效者，研末，艾汤服即止。

瘀血

【释名】有郁怒，有劳力，有损伤。

【破血散血】1. 射干，消瘀血、老血在心脾间，煎服。2. 黄芪，逐五脏间恶血，煎服。3. 玄参，治血瘕，下寒血。4. 黄芩，热入血室，煎服。5. 黄连，赤目瘀血，上部见血，煎服。6. 败酱，破多年凝血，煎服。7. 生甘草，行厥阴、阳明二经污浊之血。煎服。8. 桔梗，主瘀血久在肠内，研末，米汤饮服。9. 芍药，逐贼血，女人血闭，胎前产后一切血病。

积聚癥瘕

【释名】左为血，右为食，中为痰气。积系于脏，聚系于腑，癥系于气与食，瘕系于血与虫，痃系于气郁，癖系于痰饮。心为伏梁，肺为息贲，脾为痞气，肝为肥气，肾为奔豚。

【痰饮】1. 柴胡、桔梗、苦参，并主寒热积聚。2. 巴豆，破癥瘕结聚，留饮痰癖。一切积滞，同黄檗、蛤粉制丸服。3. 莨菪子，积冷痃癖，煮枣食。4. 狼毒，主积聚饮食，痰饮癥瘕，胸下积癖。煎服。5. 紫菀，主肺积息贲。煎服。6. 商陆，主腹中暴症，如石刺痛。煎服。7. 黄连、天南星，并主伏梁，煎服。8. 牵牛，去痃癖气块。男女五积，研末蜜丸服。食积，加巴豆霜。

【血气】1. 石灰，同大黄、桂心熬膏，贴腹胁积块。2. 姜黄，癥瘕血块，入脾，兼治血中之气。煎服。3. 香附子，醋炒，消积聚癥瘕。4. 郁金，破血积，专入血分。煎服。5. 大黄，破癥瘕积聚留饮，老血留结。以醋制丸，或熬膏服，产后血块尤宜。同石灰、桂心熬醋，贴积块。男子败积，女子败血，以荞面同酒服，不动真气。6. 胡麻油，吐发瘕。7. 山蒜、积块，妇人血瘕，以醋贴。8. 牡丹、芍药、当归、芎䓖、丹参、玄参、紫参、白头翁、玄胡索、泽兰、刘寄奴草、续断、凤仙子、大戟、蒺藜、虎杖、水荭、马鞭草、土瓜根、麻黄、米醋，并除癥瘕，恶血癖块。醋煎生大黄，治痃癖。

【食气】1. 青木香，主积年冷气痃癖，癥块胀疼。煎服。2. 白蒿，祛伏瘕，女人癥瘕。煎服。3. 蓍叶，同独蒜、穿山甲、盐、醋调，贴痞块，化为脓血。4. 木鳖子，主治疳积痞块。煎服。5. 神曲、麦蘖、蘖米、蔓菁，并消食下气，化癥瘕积聚。煎服。6. 萝卜，化面积痰癖，消食下气。煮食。7. 马齿苋、山楂，

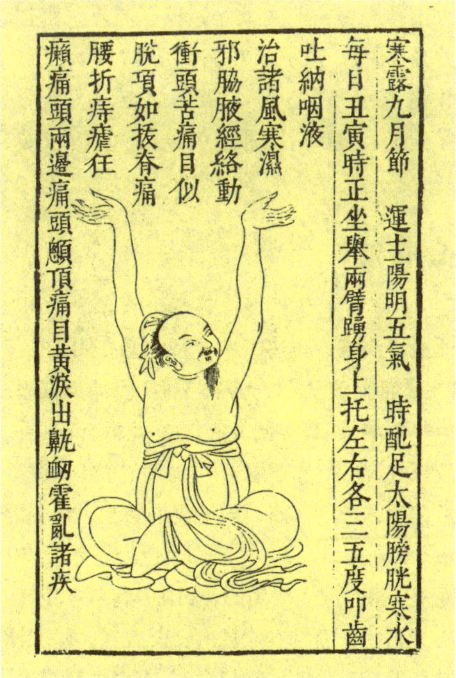

二十四节气做功图——寒露

化饮食，消肉积癥瘕。8. 阿魏，破癥积肉积。

诸虫

【释名】即人体内蛔、白、蛲、伏、肉、肺、胃、弱、赤虫等九种。又有尸虫、劳虫、疳虫、瘕虫。

【杀虫】1. 黄连、苦参、苍耳、天名精、蜀羊泉、蒺藜、酸草、骨碎补、羊蹄根、牵牛、蛇含、营实根，并杀小虫、疳虫。2. 使君子，生食或煎饮，治小儿蛔虫。3. 食盐，杀一切虫。4. 白芷，煎水浴身。5. 黄精，去三尸。煎服。6. 杜衡、贯众、蘼芜、紫河车、云实、白菖、百部、天门冬，并杀蛔、寸白诸虫。7. 连翘、山豆根下白虫。8. 术，蒸饼制丸服。

肠鸣

【释名】有虚气，水饮，虫积。

【肠鸣】1. 厚朴，主积年冷气，腹内雷鸣。2. 食鳝鱼。3. 半夏、石香薷、荜茇、红豆蔻，并主虚冷肠鸣。煎服。4. 大戟，主痰饮，腹内雷鸣。煎服。5. 黄芩，主水火击搏有声。6. 麦蘖、饴糖、橘皮、杏仁，并主肠鸣。煎服。7. 丹参、桔梗、海藻，并主心腹邪气上下，雷鸣如走水。煎服。8. 栀子，主热鸣。煎服。9. 昆布、女菀、女萎，并主肠鸣游气，上下无常处。煎服。

心腹痛

【释名】有寒气，热气，火郁，食积，死血，痰癖，虫物，虚劳，中恶，阴毒。

【活血流气】1. 大黄，干血气，醋熬膏服。冷热不调，高良姜制丸服。2. 乳香、降真香、紫荆皮、铜青、赤铜屑，并主血气心痛。煎服。3. 姜黄，产后血痛，同桂研末酒服，血下即愈。4. 刘寄奴草，血气，研末酒服。5. 红蓝花，血气，擂酒服。6. 当归，和血，行气，止疼。心下刺疼，酒服方寸匕。女人血气，同干漆制丸服。产后痛，活血利气。心腹少腹诸痛，酒服二钱，有神。热厥心痛，同川楝末二钱服。血气诸痛，同橘红制丸服。7. 蒲黄，血气心腹诸疼，同五灵脂煎醋或酒服。

【温中散郁】1. 香薷，暑月腹痛。煎服。2. 苏子，一切冷气痛，同高良姜、橘皮等份，制丸服。3. 艾叶，心腹一切冷气鬼气，捣汁饮，或研末服。同香附，醋煮丸服，治心腹小腹诸痛。4. 芎䓖，开郁行气。诸冷痛中恶，研末，浇酒服。5. 藁本，大实心痛，同苍术煎服，彻其毒。6. 苍术，心腹胀痛，解郁宽中。7. 甘草，去腹中冷痛。8. 高良姜，腹内暴冷久冷痛，煮饮。心脾痛，同干姜制丸服。9. 香附子，主一切气，心腹痛，利三焦，解六郁，同缩砂仁、甘草末点服。心脾气痛，同高良姜研末服。血气痛，同荔枝烧，研末酒服。

【痰饮】1. 牡蛎粉，烦满心脾痛，煅研末，酒服。2. 狼毒，九种心痛，同吴茱萸、巴豆、人参、附子、干姜制丸服。心腹冷痰胀痛，同附子、旋覆花制丸服。3. 蛤粉，心气痛，

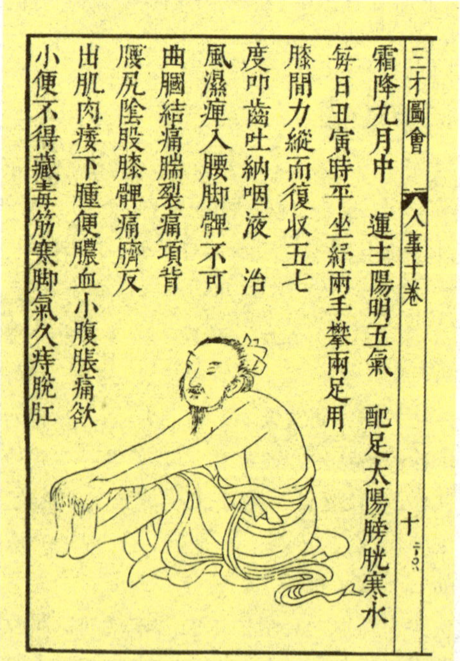

二十四节气做功图——霜降

炒研末，同香附末服。4. 百合、椒目，留饮腹痛，同巴豆制丸服。5. 牡荆子，炒研末服。6. 枳实，胸痹痰水痛，研末服。7. 枳壳，主心腹结气痰水。煎服。8. 矾石，诸心痛，以醋煎皂子服。同半夏制丸服。9. 五倍子，心腹痛，炒焦，酒服立止。

【火郁】1. 沙参、玄参、生麻油，卒热心痛，饮一合。2. 苦参，大热腹中痛，及小腹热痛，面色青赤，煎醋服。3. 黄芩，小腹绞痛。小儿腹痛、得厚朴、黄连，止腹痛，水煎服。4. 山豆根，卒腹痛，水研服，入口即定。5. 马兜铃，烧研酒服。6. 黄连，卒热心腹烦痛，水煎服。

【中恶】1. 蜀椒、茱萸、蜜香、沉香、檀香、安息香，化酒服。2. 桔梗、升麻、木香，磨汁服。3. 卷柏、女青，研末服。4. 鬼督邮、狼毒、藁本、射干、鸢尾、鬼臼，续随子，煎服。5. 醇酒、豌豆、白豆、大豆、胡荽、芥子，浸酒服。6. 桃仁，研末服。7. 艾叶，鬼击中恶，卒然着人如刀刺状，心腹切痛，或即吐血下血，水煎服。8. 乳香、丁香、阿魏、樟材、鬼箭，水煎。

胁痛

【释名】有肝胆火，肺气，死血，痰癖，食积，气虚。

【血积】1. 吴茱萸，主食积。煎服。2. 巴豆，积滞。煎服。3. 当归、芎䓖、姜黄、玄胡索、牡丹皮、红蓝花、红曲，并主死血食积作痛。煎服。4. 韭菜，主瘀血，两胁刺痛。5. 大黄，主腹胁老血痛。煎服。6. 凤仙花，腰胁引痛不可忍，晒研末，酒服三钱，活血消积。

【木实】1. 青橘皮，泻肝胆积气必用之药。2. 木香，散肝经滞气，升降治气。煎服。3. 黄芩、龙胆、青黛，并泻肝胆之火。4. 芍药、抚芎，并搜肝气。5. 生甘草，缓火。6. 柴胡，胁痛主药，煎眼。7. 香附子，总解诸郁，

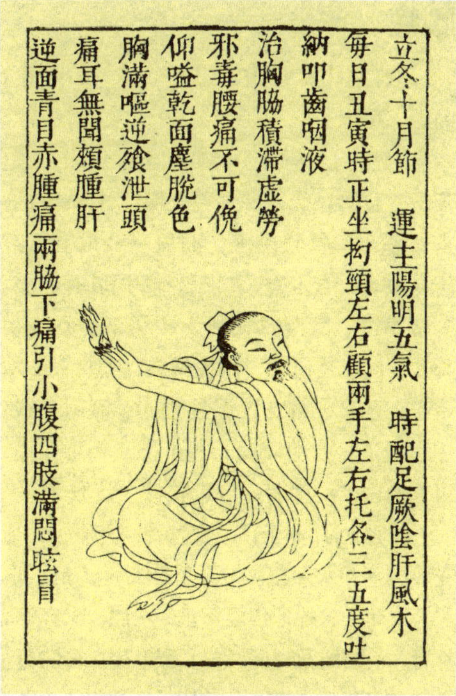

二十四节气做功图——立冬

治膀胱连胁下气妨，煎服。8. 黄连，猪胆炒，大泄肝胆之火。肝火胁痛，姜汁炒，制丸。同茱萸炒，制丸服。

【痰气】1. 防风，泻肺实烦满胁痛。2. 枳实，胸胁痰癖气痛。煎服。3. 狼毒，两胁气结痞满，心下停痰鸣转，同附子、旋覆花制丸服。4. 香薷，心烦胁痛连胸欲死，捣汁饮。5. 芫花，心下痞满，痛引两胁，干呕汗出，同甘遂、大戟为散，枣汤服。6. 半夏、天南星、桔梗、细辛、杜若、贝母、生姜，并主胸胁逆气。煎服。8. 白芥子，痰在胸胁支满，每次酒吞七粒。又同白术制丸服。9. 薏苡根，胸胁卒痛，煮服即定。

【外治】1. 大黄，同石灰、桂心熬醋贴。同大蒜、朴硝捣贴。2. 芥子、茱萸，并醋研敷。3. 食盐、生姜、葱白、韭菜、艾叶，并炒熨。

【虚陷】1. 茴香，加枳壳末，用盐、酒煎服。2. 黑大豆，腰胁卒痛，炒焦煎酒服。3. 黄芪、人参、苍术、柴胡、升麻，并主气虚下陷，两胁支痛。

腰痛

【释名】有肾虚，湿热，痰气，瘀血，闪肭，风寒。

【湿热】1. 甜瓜子，制末，酒浸饮服。2. 皂荚子，腰脚风痛，酥炒制丸服。3. 威灵仙，宿脓恶水，腰膝冷疼，酒服一钱取利，或研丸服。4. 青木香，气滞腰痛，同乳香酒服。5. 牵牛子，除湿热气滞，腰痛下冷，半生半炒，同硫黄研末、白面做丸，煮食。6. 木鳖子、蕙草、桃花，湿气腰痛，酒服一钱，一宿即消。或酿酒服。7. 槟榔，腰重作痛，研末酒服。8. 葳蕤，湿毒腰痛，煎服。

【虚损】1. 韭子，同安息香制丸服。2. 菊花，腰痛，水煎服。3. 艾叶，带脉为病，煎服。4. 附子，补下焦之阳虚，煎服。5. 蒺藜，补肾，治腰痛及奔豚肾气，蜜丸服。6. 狗脊、牛膝、肉苁蓉、天麻、蛇床子、石斛、山药，并主男子腰膝强痛，补肾益精。煎服。7. 补骨脂，主骨髓伤败，腰膝冷。肾虚腰痛，研末酒服，或同杜仲、胡桃制丸服。妊娠腰痛，研末，胡桃、酒下。8. 茴香，肾虚腰痛，猪肾煨食。腰痛如刺，研末，盐汤服，或加杜仲、木香，外以糯米炒熨。9. 干姜、菥蓂子、胡麻、胡桃，肾虚腰痛，同补骨脂制丸服。10. 山楂，老人腰痛，同鹿茸制丸服。

【血滞】1. 莳萝，闪挫，酒服二钱。2. 鳖肉，煮食。3. 术，利腰脐间血，补腰膝，煎服。4. 甘遂，闪挫痛，入猪肾煨食。5. 续断，折跌，恶血腰痛，酒服。6. 神曲，闪挫，煅红淬酒服。7. 玄胡索，止暴腰痛，活血利气，同当归、桂心研末，酒服。8. 丝瓜根，烧研末，用酒调服。9. 冬瓜皮，烧研末，用酒调服。10. 西瓜皮，干研末，用酒调服。11. 橙核，炒研末，用酒调服。

【风寒】1. 羌活、麻黄，太阳病腰脊痛。水煎服。2. 藁本，主恶风鬼注，流入腰痛。煎服。

【外治】1. 大豆、糯米，并炒熨寒湿痛。

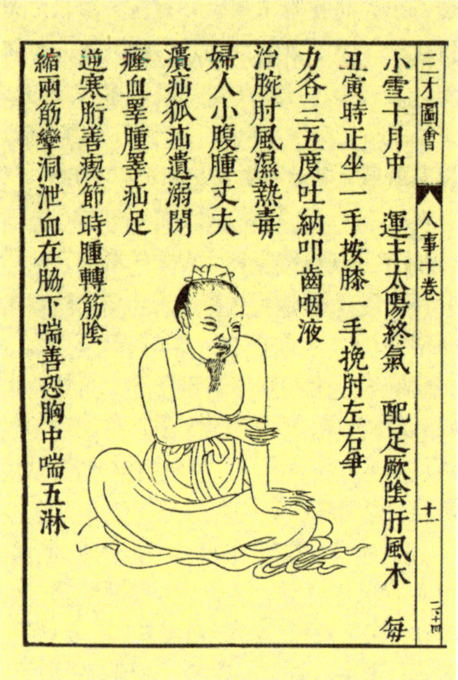

二十四节气做功图——小雪

2. 天麻、半夏、细辛同煮，熨。3. 芥子，痰注及扑损痛，同酒涂。4. 白檀香，肾气腰痛，磨水涂。5. 桂，反腰血痛，醋调涂。

疝溃

【释名】腹病曰疝，丸病曰溃。有寒气，湿热，痰积，血滞，虚冷。男子奔豚。女子育肠。小儿木肾。

【湿热】1. 海藻，疝气，卵肿。研末服。2. 梨叶，水煎服。3. 丹参，通心包络。酒服。4. 沙参、玄参，并主卒得疝气，小腹阴中相引痛欲死，酒煎服二钱。5. 马鞭草，妇人疝气，酒煎热服，又浴身取汗。6. 羌活，男子奔豚，女人疝瘕。煎服。7. 黄芩，小腹绞痛，小便如淋，同木通、甘草煎服。8. 藁本、蛇床子、白鲜皮，并主妇人癥瘕。煎服。9. 泽泻、赤小豆，并主小肠膀胱奔豚气。煎服。10. 莴苣子，研末水煎服。

【寒气】1. 木香，小肠疝气，煮酒日饮。小儿阴肿，同枳壳、甘草煎服。2. 草乌头，寒气心疝二十年者，同茱萸制丸服。3. 桃仁，炒研末，用酒调服。4. 附子、乌头，寒疝厥逆，脉弦紧，煎水入蜜服。寒疝滑泄，同玄胡索、木香煎服。5. 艾叶，一切冷气少腹痛，同香附醋丸服，有奇效。6. 牡蒿，阴肿，擂酒服。7. 茴香，疝气，膀胱育肠气，煎酒、煮粥皆良。同杏仁、葱白研末，酒服。同荔枝研末服。同川椒研末服。炒熨脐下。8. 薤白汁、木瓜，并主奔豚。煎服。

【阴溃】1. 蜀椒，阴渐入囊，欲死，作袋包。2. 茱萸，冷气，内外肾痛，同盐研，敷。3. 蒺藜，研粉摩。4. 石灰，同栀子、五倍子研末，醋和敷。5. 牡蛎粉，同干姜末敷。6. 马鞭草、大黄，和醋煎服。7. 地肤子、野苏、槐白皮，并煎汤洗。

【痰积】1. 商陆、天南星、贝母、芫花、防葵、巴豆、干漆、五加皮、鼠李、山楂，煎服。2. 香附子，治食积痰气疝痛，同海石研末，姜汁服。3. 大黄，小腹痛，老血留结。4. 甘遂，主疝瘕，偏气，同茴香研末酒服。5. 狼毒，阴疝欲死，同防风、附子制丸服。6. 荆芥，破结聚气，下瘀血。阴肿痛，焙研末，酒服。7. 蒲黄，同五灵脂，治诸疝痛。8. 射干，利积痰瘀血疝毒。阴疝痛刺，捣汁服，取利，也制丸服。

【挟虚】1. 猪脬，疝气坠痛，入诸药煮食。2. 苍术，疝多湿热，挟虚者，先疏涤，后用人参、白术，佐以疏导。3. 赤箭、当归、芎䓖、芍药，并主疝瘕，搜肝止痛。煎服。4. 山茱萸、巴戟天、远志、牡丹皮，并主奔豚冷气。煎服。5. 甘草，缓火止痛，煎服。

痛风

【释名】属风、寒，湿、热、挟痰及血虚、污血。

【风痰湿热】1. 防己、木鳖子，并主湿热肿痛，煎服。2. 桃仁，主血滞风痹挛痛。3. 橘皮，下滞气，化湿痰。风痰麻木，或手木，或十指麻木，皆是湿痰死血，以一斤去白，流水五碗，煮烂去滓至一碗，顿服取吐，是吐痰圣药。4. 威灵仙，治风湿痰饮，为痛风要药。腰膝积年冷病诸痛，研末酒下，或制丸服，以微利为效。5. 黄芩，三焦湿热风热，历节肿痛。煎服。6. 秦艽，除阳明风湿、湿热，养血荣筋。煎服。7. 龙胆草、木通，煎服。8. 半夏、天南星，并治风痰、湿痰、热痰凝滞。右臂湿痰作痛，南星、苍术煎服。9. 红蓝花，活血滞，止痛，瘦人适宜。煎服。

【风寒风湿】1. 芫花，风湿痰注作痛。2. 薏苡仁，加麻黄、杏仁、甘草，水煎服。3. 防风，主周身骨节尽痛，是治风湿仙药，煎服。4. 苍术，散风，除湿，燥痰，解郁，发汗，通治上中下湿气。湿气身痛，熬汁做膏，点服。5. 桔梗，主寒热风痹，滞气作痛，煎服。6. 苍耳子，风湿周痹，四肢拘痛，研末煎服。7. 羊踯躅，风湿痹痛，同糯米、黑豆、酒、水煎服，取吐利。风痰注痛，同生南星捣饼，蒸四五次，临时焙丸，湿酒下三丸，静卧避风。8. 麻

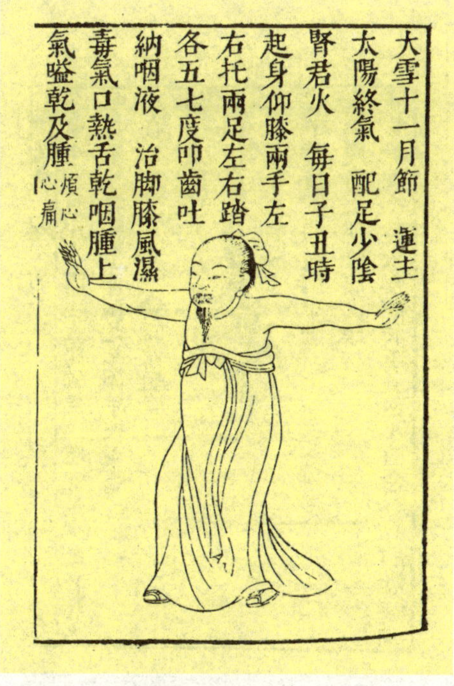

二十四节气做功图——大雪

黄，主风寒、风湿、风热痹痛，发汗。9. 乌头、附子，并燥湿痰，为引经药。煎服。10. 羌活，风湿相搏，一身尽痛，非此不除。同松节煮酒，日饮。

【补虚】1. 乳香，补肾活血，定诸经之痛。2. 没药，逐经络滞血，定痛，历节诸风痛不止，同虎胫骨研末，酒服。3. 石斛，脚膝冷痛痹弱，酒浸酥蒸，服满一镒，永不骨痛。4. 天麻，诸风湿痹不仁，补肝虚，利腰膝。腰脚痛，同半夏、细辛袋盛，蒸热互熨，汗出则愈。5. 草薢、狗脊，主寒湿膝痛腰背强，补肝肾。6. 土茯苓，治疮毒筋骨痛，去风湿，利关节。7. 锁阳，润燥养筋。8. 罂粟壳，收敛固气，能入肾，治骨痛尤宜。煎服。9. 当归、芎藭、芍药、地黄、丹参，并养新血，破宿血，止痛。煎服。10. 牛膝，补肝肾，逐恶血，治风寒湿痹，膝痛不可屈伸，能引诸药下行，煎服。

【外治】芥子，加醋涂患处。

头痛

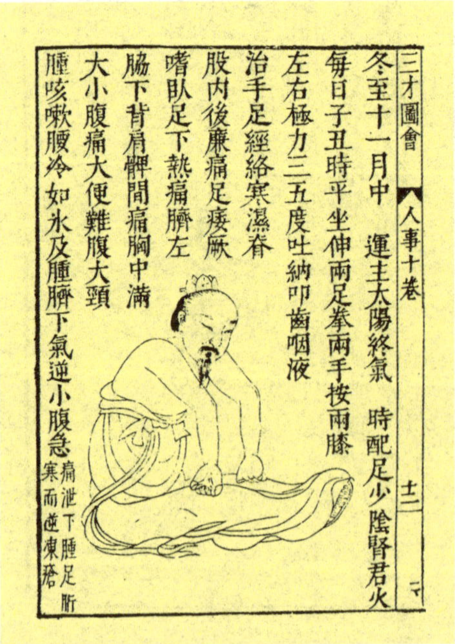

二十四节气做功图——冬至

【释名】有外感，气虚，血虚，风热，湿热，寒湿，痰厥，真痛，偏痛。右属风虚，左属痰热。

【湿热痰湿】1. 香附子，气郁头痛，同川芎研末服。偏头风，同乌头、甘草制丸服。2. 杨梅，研末，用茶饮服。3. 竹茹，水煎服。4. 菊花，头目风热肿痛，同石膏、芎藭研末服。5. 蔓荆实，主头痛，脑鸣，目泪。太阳头痛，研末浸酒服。6. 水苏，风热痛，同皂荚、芫花制丸服。7. 半夏，痰厥头痛，非此不除，同苍术用。8. 栝蒌，热病头痛，洗瓤温服。9. 黄芩，一味酒浸晒研，茶服，治风湿、湿热、相火，偏、正诸般头痛。

【引经】1. 厥阴：吴茱萸、芎藭。2. 太阴：苍术、半夏。3. 少阳：柴胡、芎藭。4. 阳明：白芷、葛根、升麻、石膏。5. 少阴：细辛。6. 太阳：麻黄、藁本、羌活、蔓荆。

【外治】1. 桂木，酒调，涂头顶和额。2. 玄胡索，同牙皂、青黛制丸。3. 全蝎，加地龙、土狗、五倍子末调匀贴敷太阳穴。4. 谷精草，研末，调糊贴脑，烧烟熏鼻。

【风寒湿厥】1. 草乌头，偏正头风，同苍术、葱汁制丸服。2. 菖蒲，主头风泪下。煎服。3. 胡麻，主头面游风。煎服。4. 乌头、附子，浸酒服，煮豆食，治头风。同白芷研末服，治风毒痛。同川芎或同高良姜服，治风寒痛。同葱汁制丸，或同钟乳、全蝎制丸，治气虚痛。同全蝎、韭根制丸，主肾厥痛。同釜墨，止痰厥痛。5. 天雄，头面风去来痛。6. 芎藭，风入脑户头痛，行气开郁，必用之药。风热及气虚，研末茶服。偏头风，浸酒服。卒厥，同乌药研末服。7. 白附子，偏正头风，同牙皂研末服。痰厥痛，同半夏、南星制丸服。8. 杜衡，风寒头痛初起，研末服，发汗。

眩晕

【释名】眩是目黑，晕是头旋，皆是气虚挟痰，挟火，挟风，或挟血虚，或兼外

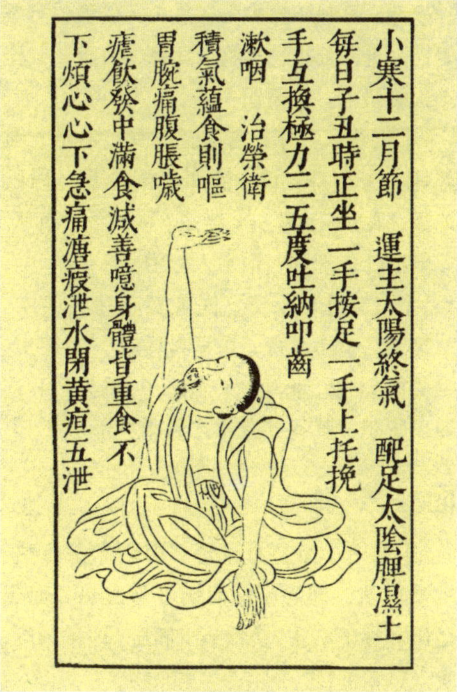

二十四节气做功图——小寒

感四气。

【痰热】1. 枳壳、黄檗、栀子、石胆，女人头晕，天地转动，名曰心眩，非血风，以胡饼剂和，切小块焙干，每服一块，竹茹汤下。2. 旋覆花、天花粉、前胡、桔梗、黄芩、黄连、泽泻、白芥子、热痰烦晕，同黑芥子、大戟、甘遂、芒硝，朱砂制九服。3. 白附子，风痰，同石膏、朱砂、龙脑制丸服。4. 大黄，湿热眩晕，炒末茶服。5. 半夏，痰厥昏晕，同甘草、防风煎服。风痰眩晕，研末水沉粉，入朱砂丸服。金花丸，同南星、寒水石、天麻、雄黄、白面，煮丸服。6. 橘皮、荆沥、竹沥，头风眩晕目眩，欲吐。煎饮。7. 天南星，风痰眩晕吐逆，同半夏、天麻、白面煮丸。

【风虚】1. 附子、乌头、薄荷、细辛、木香、紫苏、水苏、白蒿、卷柏、蘼芜、羌活、藁本、地黄、人参、黄芪、升麻、柴胡、山药，并治风虚眩晕。2. 当归，失血眩晕，芎䓖煎服。3. 荆芥，主头旋目眩，煎服。4. 白芷，头风血风眩晕，蜜丸服。5. 苍耳子，诸风头晕，蜜丸服。女人血风头旋，闷绝不省，研末酒服，能通顶门。6. 菊苗，男女头风眩晕，发落有痰，发则昏倒。阴干研末，每酒服二钱。秋月收花浸酒，或酿酒服。

眼目

【释名】有赤目传变，内障昏盲，外障翳膜，物伤眯目。

【昏盲】1. 车前子，明目，去肝中风热毒冲眼，赤痛障翳，脑痛泪出。风热目暗，同黄连研末服。目昏障翳，补肝肾，同地黄、菟丝子制丸服，名“驻景丸”。2. 天麻、芎䓖，并补肝明目。3. 赤小豆、白扁豆、腐婢，煮食。4. 当归，内虚目暗，同附子制丸服。5. 青蒿子，目涩，研末日服，久则目明。6. 地黄，补阴，补肾明目，同椒红制丸服。7. 麦门冬，明目轻身，同地黄、车前子制丸服。8. 人参，益气明目。酒毒目盲，苏木汤调末服。小儿惊后，瞳仁不正，同阿胶煎服。9. 蒺藜，三十年失明，研末日服。

【赤肿】1. 荆芥，主头目一切风热疾，研末酒服。2. 赤芍药、防风、羌活、柴胡、麻黄，并主风热赤目肿痛。3. 黄芩，消肿赤瘀血，煎服。4. 芍药，目赤涩痛，补肝明目。5. 桔梗，赤目肿痛。肝风盛，黑睛痛，同牵牛制丸服。6. 白芷，赤目胬肉，头风侵目痒泪。一切目疾，同雄黄制丸服。7. 薄荷，去风热。烂弦，以姜汁浸研，泡汤洗。8. 黄连，消目赤肿，泻肝胆心火，不可久服。赤目痛痒，出泪羞明，浸鸡蛋白点。蒸人乳点，同冬青煎点。同干姜、杏仁煎点。水调贴足心。烂弦风赤，同人乳、槐花、轻粉蒸熨。风热盲翳，同羊肝制丸服。9. 山茵陈，赤肿，同车前子研末服。

【翳膜】1. 贝母，研末点翳，同胡椒末，止泪。2. 淫羊藿，目昏生翳，同王瓜研末服。3. 谷精草，去翳，同防风研末服。痘后翳，同猪肝制丸服。4. 天花粉，痘后目障，同蛇蜕、羊肝煮食。5. 羊肝、覆盆子根，研粉，点痘后翳。6. 芡实，主青盲目翳黑花，肝家客热。煎服。7. 黄芩，肝热生翳，同淡豉研末，猪肝煮食。8. 白菊花，病后生翳，同蝉花研末服。癍豆生翳，同绿豆皮、谷精草研末，煮干柿食。9. 麻黄根，主内外障翳，同当归、麝香，煎服。

耳

【释名】耳鸣、耳聋，有肾虚，有气虚，有郁火，有风热，耳痛是风热。

【外治】1. 生麻油，日滴，取耳结。2. 烧酒，滴入半个时辰，取耳中核。3. 杏仁，蒸油滴耳。4. 木香，浸麻油煎后，滴耳，每日四五次。5. 菖蒲，同巴豆塞。

【补虚】1. 猪肾，煮粥食。2. 干柿，加粳米、豆豉煮粥食，每日一次。3. 百合，研末，日服。4. 茯苓，黄蜡合嚼。5. 鸡蛋，浸酒，再与醋炒食。6. 黄芪、白术、人参，气虚聋鸣，诸补中药皆可用。7. 熟地黄、当归、肉苁蓉、枸杞子，煎服。

【解郁】1. 香附，炒研末，莱菔子汤下。

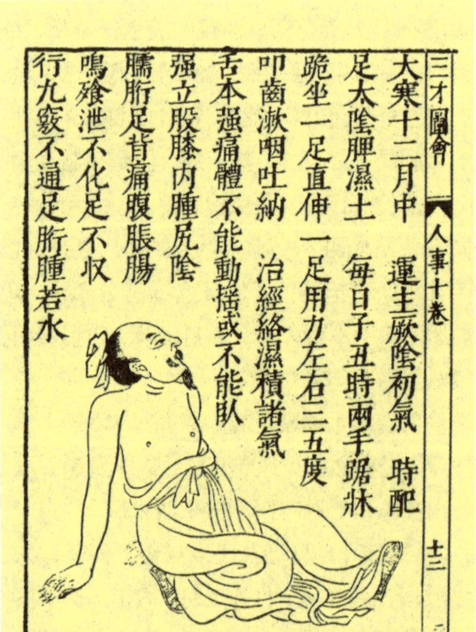

二十四节气做功图——大寒

2. 连翘，耳鸣，除少阳三焦火，煎服。3. 柴胡，去少阳郁火，耳鸣，耳聋，煎服。4. 全蝎，焙研末，用酒服一钱。

【虫物入耳】1. 菖蒲，塞耳，治蚤、虱入耳。2. 百部，浸油滴耳。3. 葱汁、韭汁、姜汁、人乳，滴耳。4. 半夏，浸麻油，滴耳。5. 薄荷汁，滴耳，治水入耳中。

【耳痛】1. 茱萸，同大黄、乌头研末。贴足心，引热下行，止耳鸣耳痛。2. 楝实、牛蒡根，熬汁，滴耳。3. 蓖麻子，捣涂。4. 连翘、柴胡、黄芩、商陆，塞耳。

面

【释名】面肿是风热。面紫赤是血热。痘是风热，即谷嘴。酒糟鼻是血热。面黑是风邪客于皮肤，痰饮渍于腑脏，即雀卵斑，女人名粉滓斑。

【瘢痕】1. 禹余粮，身面瘢痕，同半夏、鸡蛋黄涂，一月愈。2. 葵子，汁涂。3. 马齿苋，煎水洗。4. 蒺藜，煎水洗。

【风热】1. 辛夷、黄檗、楮叶，煮粥食。2. 大黄，头面肿大疼痛，以二两，同僵蚕一两研末，姜汁和丸弹子大，服。3. 葱根，主发散，食。4. 牛蒡根，汗出中风面肿，或连头项，或连手足，研烂，酒煎成膏，贴，并服二匙。5. 菟丝子，浸酒服。6. 白芷香、白附子、薄荷叶、黄芩、藁本香、升麻、羌活、葛根、麻黄、海藻、防风、远志、白术，并主阳明风热。

【疱痘面黑】1. 天门冬，同蜜捣，制丸，日用洗面，去黑。2. 马齿苋，洗面黑痣及瘢痕。3. 女菀，治面黑，同铅丹研末酒服，男女二十日，黑从大便出。4. 苍耳叶，研末服，并去面上黑斑。5. 葳蕤，久服，去面上黑痣，好颜色。6. 益母草，煅研日洗。7. 夏枯草，烧灰，入红豆洗。8. 栝蒌实，去手面皱，悦泽人面。同杏仁、猪胰研涂，令人面白。9. 白蔹，同杏仁研涂，去粉滓酒糟鼻。

【面疮】1. 黄矾，妇人颊疮频发，同胡粉、水银、猪脂，涂。2. 鲫鱼头，烧研末，加酱汁涂面上黄水疮。3. 牵牛，汁涂。4. 曼陀罗花，煎汤日洗。5. 胡麻，嚼涂。6. 桃花，面上黄水疮。研末冲服。7. 杏仁、鸡子白，和涂。8. 银杏，和糟嚼涂。9. 紫草、紫菀、艾叶，煎醋搽。10. 何首乌，煎水洗。

鼻

【释名】鼻渊，流浊涕，是脑受风热。鼻鼽，流清涕，是脑受风寒，包热在内。脑崩臭秽，是下虚。鼻窒，是阳明湿热，生瘜肉。鼻痛，是阳明风热。

【窒瘜】【内治】1. 羊肺，同白术、肉苁蓉、干姜、芎䓖研末，日服。2. 槐叶，同葱、豉煎服。3. 天南星，风邪入脑，鼻塞结硬，流浊涕，每次二钱，同甘草、姜、枣煎服。4. 麻黄、羌活、防风、升麻、葛根、川芎、菊花、白术、薄荷、前胡、黄芩、甘草、桔梗、干姜、干柿，同粳米煮粥食。5. 小蓟，煎服。6. 山茱萸、釜墨，水服。7. 白薇，肺实鼻塞，不知香臭，同贝母、款冬、百部研末服。

【窒瘜】【外治】1. 雄黄，一块塞，不过十日，自落。2. 菖蒲，同皂荚末塞。3. 蒺藜，同黄连煎汁，灌入鼻中，嚏出瘜肉。4. 青蒿灰、硇砂，浸汁滴。5. 桂心、丁香、石胡荽，并塞耳。6. 瓜蒂，研末吹，或加白矾，或同细辛、麝香。7. 蓖麻子，同枣塞，一月闻香臭。8. 细辛，鼻齆。不闻香臭，研末，时时吹。

【渊鼽】【内治】1. 蜀椒、辛夷，能助清阳上行通于天，治鼻病而利九窍。头风清涕，同枇杷花研末，酒服。2. 防风，同黄芩、川芎、麦门冬、人参、甘草，研末服。3. 川芎，同石膏、香附、龙脑，研末服。4. 草乌头，脑泄臭秽，同苍术、川芎，制丸服。5. 羌活、白芷、升麻、芍药，并去风热痰湿。煎服。6. 苍耳子，研末，日服二钱，能通顶门。同白芷、辛夷、薄荷研末，葱、茶服。

【渊鼽】【外治】1. 附子，以葱涎和，贴足心。大蒜也可。2. 大蒜，同荜茇捣，按囟上，以熨斗熨。3. 艾叶，同细辛、苍术、川芎末，隔帕按顶门，熨。4. 白芷，流涕臭水，同硫黄、黄丹吹。

唇

【释名】脾热则唇赤或肿，寒则唇青或噤，燥则唇干或裂，风则唇动或歪，虚则唇白五色，湿热则唇湿烂。

【唇肿】大黄、黄连、连翘、防风、薄荷、荆芥、蓖麻仁、桑汁、石膏、芒硝，煎水，并涂。

【唇裂】1. 芍药，润燥，煎服。2. 黄连，泻火，煎服。3. 生地黄，凉血，煎服。4. 麦门冬，清热，煎服。5. 人参，生津，食。6. 当归，生血，食。7. 昨叶何草，唇裂生疮，同姜、盐捣擦。

【唇噤】1. 荆芥、防风、秦艽、羌活、芥子，醋煎，敷舌。2. 艾叶，捣敷舌。3. 天南星，擦牙，煎服。

口舌

【释名】舌苦是胆热，甘是脾热，酸是湿热，涩是风热，辛是燥热，咸是脾湿，淡是胃虚，麻是血虚，生苔是脾热闭，出血是心火郁积，肿胀是心脾火毒，疮裂是上焦热，木强是风痰湿热，短缩是风热。舌出数寸有伤寒、产后、中毒、大惊数种。口糜是膀胱移热于小肠，口臭是胃火食郁。喉腥是肺火痰滞。

【舌衄】1. 槐花，炒服，并掺。2. 蒲黄，同青黛水服，并敷。同乌贼骨研末敷。3. 香薷，煎汁，日服三升。4. 大小蓟，捣汁，和酒服。5. 蓖麻油，点灯熏鼻自止。6. 黄芩、大黄、升麻、玄参、麦门冬、艾叶，水煎服。7. 赤小豆，绞汁服。8. 黄檗、蜜炙，米汤饮服。9. 生地黄，同阿胶研末，米汤饮服。

【舌苦】柴胡、黄芩、苦参、黄连、龙胆、泻胆，煎服。麦门冬，清心，煎服。

【舌胀】1. 消石，同竹沥含。2. 芒硝，同蒲黄掺。小儿舌胀塞口，紫雪、竹沥多服。3. 半夏、羊蹄、络石，煎，并漱。4. 附子尖，同巴豆煎服，并漱。5. 蒲黄，同干姜煎服。6. 赤小豆，同醋煎服。7. 龙脑香，伤寒舌出数寸，掺之随消。8. 黄檗，浸竹沥，煎服，并漱。9. 白矾，同朴硝末掺，同桂心安舌下。

【舌涩】黄芩，泻火，煎服。葛根，生津，捣服。防风、薄荷，去风热，煎服。半夏、茯苓，去痰热，煎服。

【舌辛】黄芩、栀子，泻肺，煎服。芍药，泻脾，煎。麦门冬，清心，煎服。

【舌甘】生地黄、芍药、黄连，煎服。

【舌酸】黄连、龙胆，泻脾，煎服。神曲、萝卜，消食，嚼。

【舌淡】白术，燥脾，煎服。半夏、生姜、行水，煎服。茯苓，渗湿，煎。

【舌咸】知母，泻肾，煎服。

【口糜】【内治】1. 蜀椒，口疮久患者，水洗，面拌煮熟，空腹吞，以饭压下，不过再服。2. 麦门冬、木通、玄参、赤芍药、连翘、秦艽、薄荷、黄连、黄芩、知母、牡丹、甘草、附子，口疮，久服凉药不愈，理中加附子，含以官桂。3. 栗子，小儿口疮，日煮食。4. 桔梗，同甘草煎服。

【口糜】【噙漱】1. 萝卜汁、姜汁，并漱满口烂疮。2. 黄连，煎酒呷含。同干姜研末掺，名“水火散”。3. 赤小豆，醋调。并涂小儿鹅口。4. 甘草，同白矾煎。5. 天门冬，口疮连年，同麦门冬、玄参制丸噙。6. 蔷薇根，日久延及胸中，三年以上者，浓煎含嗽。夏用枝叶。7. 牛膝、忍冬，并煎水，嗽口疮。8. 贝母，小儿口生白疮，如鹅口疮，研末，入蜜抹，一日五六次。9. 升麻，同黄连研末噙。

【口臭】1. 黄连、白芷、薄荷、荆芥、芎䓖、茴香、莳萝、胡荽、邪蒿、莴苣、生姜、梅脯、橄榄、橘皮、橙皮、茗、砂糖、丁香、檀香，清晨含。2. 细辛，同白豆蔻含。3. 香薷、藿香、益智、缩砂、山姜、高良姜、山柰、香附，研末掺。4. 大黄，烧研末，揩牙。

【喉腥】1. 知母、黄芩，并泻肺热，喉中腥气。煎服。2. 桔梗、桑白皮、地骨皮、五味子、麦门冬，煎服。

咽喉

【释名】咽痛是君火，有寒包热。喉痹是相火，有嗌疸，俗名走马喉痹，杀人最急，唯火及针焠效速。

【风痰】1. 天南星，同白僵蚕研末服。2. 苍耳根，缠喉风，同老姜研末酒服。3. 半夏，咽痛，煎醋呷。喉痹不通，吹鼻。同巴豆、醋同熬膏化服，取吐。4. 羌活，喉闭口噤，同牛蒡子煎灌。5. 菖蒲汁，烧铁锤淬酒服。6. 生姜汁，和蜜服，治食诸禽中毒，咽肿痹。7. 麻黄，咽喉痛痒，烧熏。

【降火】1. 麦门冬，虚热上攻咽痛，同黄连制丸服。2. 蒺藜、谷精草、蛇含、九仙子、山豆根、白药子，并可咽，及煎服，研末服，涂喉外。3. 知母、黄芩，并泻肺火，煎服。4. 薄荷、荆芥、防风，并散风热，煎服。5. 玄参，去无根之火。急喉痹，同鼠粘子研末服。发斑咽痛，同升麻、甘草煎服。6. 恶实，除风热，利咽膈。喉肿，同马蔺子研末服。悬痈肿痛，同甘草煎咽，名“开关散”。7. 牛蒡根，捣汁服，也可煎。

音声

【释名】喑有肺热，有肺痿，有风毒入肺，有虫食肺。哑有寒包热，有狐惑。不语有失音，有舌强或痰迷，有肾虚喑痱。

【风痰】1. 防已，毒风不语，煎服。2. 杏仁，润声气。卒哑，同桂含。蜜、酥煮丸噙。生含，主偏风失音不语。3. 附子，突然失音，吹。4. 黄芪，风喑不语，同防风煎汤熏。5. 红

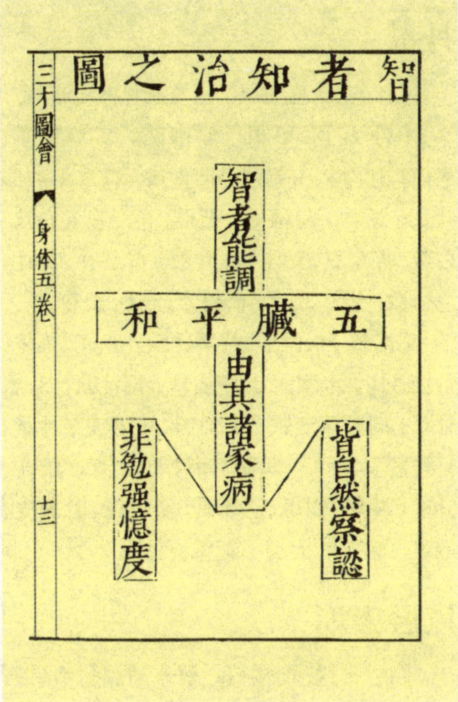

智者知治之图

花，男女中风，口噤不语，同乳香服。6. 远志，妇人血噤失音，煎服。

【邪热】1. 槐花，嚼，去风热失音。2. 荆沥、竹沥、竹叶，煎汁。3. 胡麻油、梨汁，客热中风不语，同竹沥、荆沥、生地汁熬膏服。4. 人参，肺热声哑，同诃子研末噙。产后不语，同菖蒲服。5. 牛蒡子，热时哑，同桔梗、甘草煎服。6. 赤小豆，小儿不语，研末敷舌。7. 萝卜，咳嗽失音，同皂荚煎服。汁，和姜汁服。8. 黄芩，并病声喑，同麦门冬制丸服。9. 柿，润声喉。10. 桔梗、沙参、知母、麦门冬，并除肺热，煎服。

牙齿

【释名】牙痛，有风热，湿热，胃火，肾虚，虫龋。

【虫牙】1. 杏仁，煎漱或烧烙。2. 巴豆，风虫，棉裹咬。烧烟熏。3. 覆盆子，点目取虫。4. 细辛、苦参、恶实，并煎漱。5. 附子，塞孔。又塞耳。6. 银杏，食后生嚼一两枚。7. 皂荚子，醋煮，烙。8. 大黄，同地黄贴。9. 桔梗，同薏苡根，水煎服。

【风热、湿热】1. 细辛，和石灰掺。2. 生地黄，牙痛牙长，并含。3. 白芷，主阳明风热。同细辛研末掺，入朱砂掺。4. 黄连，主胃火湿热，牙痛恶热，揩。5. 升麻，阳明本经药，主牙根浮烂。胃火，煎水漱。6. 羌活，风热，煮酒漱。同地黄研末煎服。7. 当归、牡丹、白头翁、薄荷，风热，煎服。8. 荆芥，风热，同葱根、乌桕根煎服。9. 秦艽，阳明湿热，煎服。

【肾虚】1. 牛膝，含漱。2. 补骨脂，同青盐日揩。风虫，同乳香含漱。3. 蒺藜，打动牙痛，擦漱。4. 甘松，同硫黄煎漱。5. 旱莲草，同青盐炒焦，揩牙，乌须固齿。

须发

【内服】1. 鳖肉，长须发。2. 干柿，同枸杞子研末，制丸服。3. 常春藤、木通、石松，并主风血，好颜色，发变黑不老，浸酒饮。4. 白蒿、青蒿、香附，并长毛发，煎服。5. 地黄，九蒸九晒，日噙。6. 牛膝，麦门冬、肉苁蓉、何首乌、黑大豆、白扁豆、大麦、胡麻，九蒸九晒。7. 旱莲，内煎膏服，外烧揩牙，乌髭发，益肾阴。汁涂，眉发生速。

【生眉】1. 柳叶，同姜汁，擦眉落。2. 雄黄，和醋涂。3. 芥子，同半夏、姜汁涂。4. 昨叶何草，生眉发膏为要药。5. 半夏，眉发坠落，涂之即生。茎涎同。6. 苦参、仙茅，大风，眉发脱落。7. 蔓菁子，醋和，并涂。8. 生姜，擦。9. 白鲜皮，眉发脆脱，汁涂。10. 香附，长须眉。

【发白】1. 栝蒌，同青盐、杏仁煅末，拔白易黑。2. 百合、姜皮，并拔白易黑。3. 胡桃，和胡粉，拔白生黑。烧，同贝母，揩牙乌须。

【发落】1. 榧子，同胡桃、侧柏叶浸水，梳发不落。2. 半夏，眉发坠落，涂之即生。

序例
百病主治
水部
火部
土部
金石部
草部
谷部

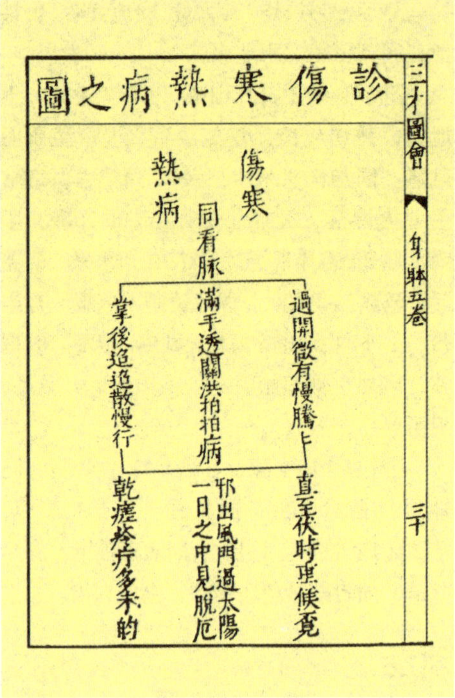

诊伤寒热病之图

3. 香薷，小儿发迟，同猪脂涂。4. 芭蕉油、蓖麻子、兰草、蕙草，并浸油梳头，长发令黑。5. 蒲公英、旱莲，并揩牙乌须。6. 生姜，擦。7. 骨碎补，病后发落，同野蔷薇枝煎刷。8. 枣根，蒸汁。

狐臭

【释名】体臭，腋臭，漏臭。

【外治】1. 胆矾，入少轻粉，姜汁调搽，热痛乃止。2. 生姜，频擦。3. 甘遂，二两研末，掺新杀猪肉上，乘热夹，内服热甘草汤，必大泄，气不可近。4. 马齿苋，杵成团，用袋盛，泥裹，火烧过，入蜜热夹。5. 青木香，切片，醋浸一宿，夹，数次愈。6. 辛夷，同木香、细辛、芎䓖粉涂。

【内治】1. 花蜘蛛，二枚，捣烂酒服，治狐臭。2. 鳝鱼，作羹，空肠饱食，覆取汗，汗出如白胶，从腰脚中出，后以“五木汤”浴，慎风一日，每五日一次。

丹毒

【释名】火盛生风，也有兼脾胃气郁者。

【外治】1. 枣根，煎水洗。2. 鸡肠草、葱白，汁涂。3. 绿豆，同大黄，捣敷。4. 蓼叶灰、栝蒌，醋调。5. 苎根、赤地利、白及、白蔹、赤小豆，煎水浴，并敷。6. 蓝叶、淀汁、芭蕉根，汁涂。7. 大蒜、胡荽、干姜，蜜和，敷。

【内解】1. 栀子、黄檗、桂心、枳壳、茯苓、竹沥，烧，水服。2. 积雪草，捣汁服。3. 水甘草，同甘草煎服。4. 丹参、马齿苋，汁服。5. 连翘、防风、薄荷、荆芥、大青、黄连、升麻、甘草、知母、赤芍药、金银花、牡丹皮、麻黄、射干、大黄、萹蓄，汁服。

风瘙疹痱

【内治】1. 枸橘核，研末酒服，治风瘙痒。2. 苦参，研末，以皂角汁熬膏制丸服，治肺风皮肤瘙痒。3. 苍耳花、叶、子，等份研末，以炒焦黑豆浸酒，服二钱，治风热瘾疹。

【外治】1. 石灰，醋和匀，涂患处。2. 景天汁、石南汁、枳实汁、芒硝汤、矾汤，调匀擦拭。3. 枳壳，烤炙，熨风疹。4. 白芷、浮萍、槐枝、盐汤、吴茱萸，煎酒涂患处。

【痱疹】1. 慈姑叶、汁，调蚌粉掺。2. 枣叶，研末，和葛粉扑患处。3. 绿豆粉、滑石粉，混合扑患处。4. 菟丝汁，抹患处。5. 升麻，煎水，洗患处。

疬疡癜风

【释名】疬疡是汗斑。癜风是白斑片。赤者名赤疵。

【外治】1. 茵陈，洗疬疡。2. 蓖麻汁、续随子汁，涂白癜风、疬疡。3. 贝母，治紫白癜斑，同南星、姜汁擦。同百部、姜汁擦。浴后擦，取汗。4. 知母，醋磨涂。5. 附子，治紫白癜风，同硫黄，以姜汁调，茄蒂蘸擦。6. 防已，同浮萍煎，浴擦。7. 苍耳草、酸草，同水萍煎水洗。8. 紫背萍，并洗擦。9. 白附子，同上。

【内治】1. 猪肚，煮食。2. 女萎、何首乌，主白癜，同苍术、荆芥等份，皂角汁煎膏，制丸服。3. 胡麻油，和酒服。4. 桑枝，同益母草熬膏服。5. 枳壳，主紫癜风，煎服。6. 白鸽，炒熟，酒服。7. 猪胰，酒浸蒸食，不过十具。8. 蒺藜，主白癜风，每次酒服二三钱。

瘿瘤疣痣

【疣痣】1. 杏仁、李仁，加鸡蛋清研汁，外涂。2. 剪刀草，汁涂。3. 芫花，同大戟、甘遂研末，涂瘤瘿。根煮线，系瘤痣。4. 续随子，汁涂。5. 天南星，研末，醋调涂。6. 升麻，煎水，入蜜拭。7. 藜芦灰、青蒿灰、麦秆灰、茄梗灰、藜灰、冬瓜藤灰，并淋汁，点疣痣，腐痈瘤，去点印。

【内治】1. 连翘、丹参、桔梗、木通、玄参、

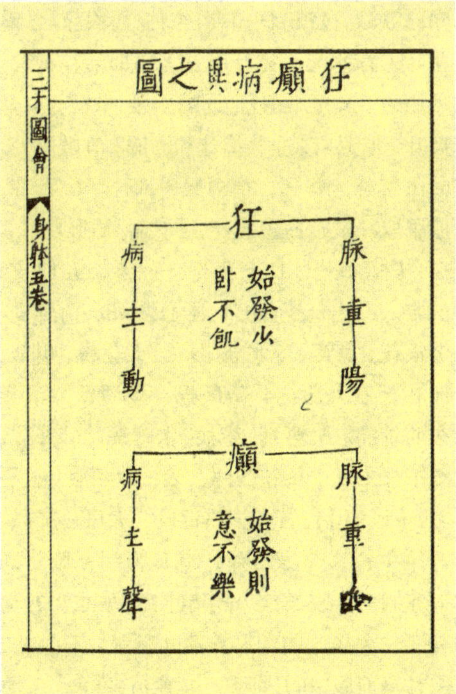

狂癫病异之图

当归、常山，煎服，取吐。2. 贝母，同连翘煎服，主项下瘿瘤。3. 黄药子，消瘿气，煮酒服。4. 杜衡，破留血痰饮，消项下瘿瘤。煎服。5. 牛蒡根，蜜丸服。6. 牡蛎、淡菜、蛤蜊，食。

瘰疬

【释名】也称鼠瘘、老鼠疮等。小者为瘰，大者为疬。多因肺肾阴虚，肝气久郁，虚火内灼，炼液为痰，或受风火邪毒，结于颈项、腋、胯之间，初起结块如豆，无痛无热，后渐增大串生，久则微觉疼痛，或结块相互粘连，推之不移。若溃破则脓汁稀薄，其中或夹有豆渣样物质。此愈彼起，久不收口，可形成窦道或瘘管。相当于淋巴结结核、慢性淋巴结炎。附结核。

【内治】1. 木鳖子，鸡蛋清，蒸食。2. 蓖麻子，每夜吞二三枚。同白胶香熬膏服。3. 昆布，研末浸酒，时时含咽，或用海藻。4. 何首乌，日日生服，并嚼汁涂。5. 土茯苓，水煎服。6. 白蔹，酒调多服，并生捣汁涂。7. 苦参、牛膝汁，制丸服。8. 野菊根，擂酒服，渣涂患处。9. 薄荷，取汁，同皂荚汁熬膏，制丸服。

【外治】1. 荆芥，煎水洗。2. 白蔹、土瓜根、半夏、藜芦、通草花上粉、大麻，同艾灸。3. 半夏，同南星、鸡蛋清涂。4. 草乌头，同木鳖子捣涂。5. 商陆，切片，艾灸。6. 车前草，捣涂。7. 毛蓼，纳入窦道，引脓血。

【结核】1. 百合，同蓖麻研涂。2. 甘遂，同大戟、白芥子制丸，治痰核。3. 金星草，研末服。4. 桔梗、玄参、大黄，酒蒸。5. 蒜，同茱萸捣，涂恶核肿结。6. 天南星，治痰瘤结核，大者如拳，小者如栗，生研涂。

痈疽

【释名】深为疽，浅为痈。大为痈，小为疖。

【溃疡】1. 巴豆，炒焦，涂肿疡，解毒。

作捻，导脓。2. 硫黄，诸䘌肉出数寸，涂之即消。4. 牛膝，插疮口，去恶血。5. 地黄，熬膏，贴痈疖恶血。6. 木香，痈疽不敛臭败，同黄连、槟榔敷。7. 黄芪，痈疽久败，排脓止痛，生肌内补，为疮家圣药。煎服。8. 没药、血竭、乳香，并消肿止痛生肌。痈疽头颤，熟水研服。

【肿疡】1. 连翘，消肿止痛，十二经疮药，不可无此。痈肿初起，煮服取汗。2. 苍耳，擂酒取汗。3. 远志，一切痈疽、发背、疖毒恶候，死血阴毒在内不痛者，或忧怒等气在其中作痛不可忍者，研末，每服三钱，温酒浸，取清服，其滓涂。4. 甘草，行污浊之血，消五发之疽，消肿导毒。一切发背痈疽，用甘草末和大麦粉，汤和热敷，末成者内消，已成者即溃。再微炙一两，水浸一夜，服。阴囊痈，水炙煎服，二十日即消。

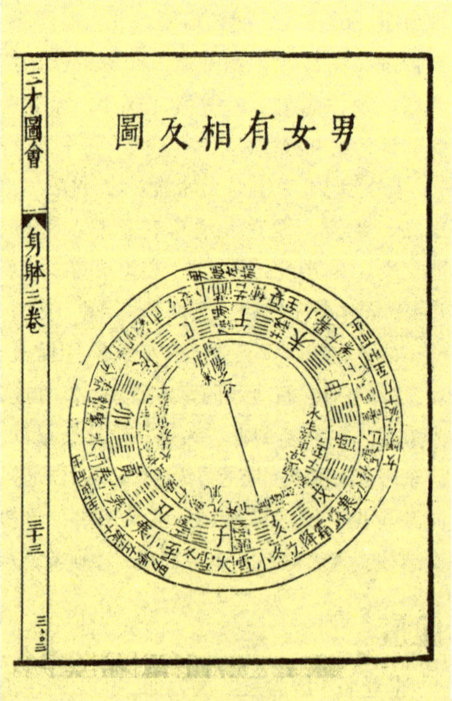

男女有相反图

【乳痈】1. 蔓荆子，炒研末，酒服三钱，取汗。2. 橘叶、赤小豆，研末用酒服。3. 蒲黄、百合，并涂吹乳妒。4. 紫苏、栝蒌、忍冬，并煎酒服。5. 何首乌，煮酒。6. 鼠粘子、冬葵子、莨菪子、葛蔓灰，并研末，酒服。7. 贝母、丹参，同白芷、芍药、猪脂、醋，熬膏涂。8. 大黄，同甘草熬膏贴，也研末敷。

【解毒】1. 大枣，肠痈，连核烧，同百药煎研末服。2. 乌药，孕中有痈，同牛皮胶煎服。3. 人参，酒毒，胸生疽疮，同酒炒大黄末，姜汤服，得汗即愈。4. 黄芪，除肠胃间恶血，煎服。5. 薏苡仁、冬瓜仁、甜瓜仁，肠痈已成，小腹肿痛，小便似淋，或大便下脓，同当归、蛇蜕，水煎服，利下恶物。6. 败酱，除痈肿，破多年凝血，化脓为水。肠痈有脓，同薏苡仁、附子研末，水服，小便当下，即愈。7. 大蓟叶，肠痈瘀血，煎服。

诸疮上

【疔疮】1. 草乌头，同葱白制丸服，取汁。同巴豆贴，拔根。同川乌、杏仁、白面涂。2. 菊花叶，疔垂死，捣汁服，入口即活，神验。冬用根。3. 王不留行，同蟾酥服，取汗。4. 丝瓜叶，加葱白，韭菜捣汁和酒服，渣敷患处。5. 山慈菇、苍耳，擂酒服，取汗。6. 石蒜，煎服取汗。7. 白芷、姜，同擂，酒服取汗。

【杨梅疮】1. 土茯苓、苦参、五加皮，煎服。2. 土茯苓、防风、木通、木瓜、白鲜皮、金银花、皂荚子，水煎服。3. 天花粉、川芎、槐花，制丸服。4. 蔷薇根，煮酒饮，治年久筋骨痛。5. 野菊、枣根，水煎洗。6. 杏仁、细茶、木瓜，梅花四两，炒，煎酒服。

【风癞】1. 苦参，热毒风、大风、肺风、肾风生疮，遍身瘰痒，皂荚膏制丸眼。同荆芥制丸。浸酒饮。煮猪叶食，取虫。2. 何首乌、大风，同胡麻九蒸九晒服。3. 长松，同甘草煎服，旬日即愈。4. 黄精，蒸食。5. 草乌头，油、盐炒，制丸服。6. 凌霄花，同

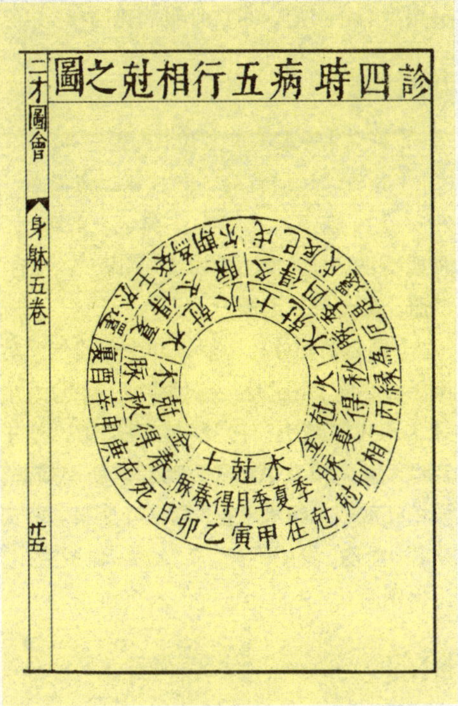

诊四时病五行相克之图

地龙、蚕、蝎，研末服。7. 栝蒌，浸酒。8. 狼毒，同秦艽煎服。9. 大黄，同皂荚刺煎服。10. 牛膝，骨疽癞病，酒服。

【恶疮】1. 杜衡、牛蒡根、狼牙，煎水洗。2. 秦艽，掺诸疮口不合。3. 芎䓖，同轻粉涂。4. 忍冬，同雄黄，熏恶疮。5. 草乌头、沙参、黄芩花，并涂恶疮脓水。6. 何首乌、扁竹，并敷、浸淫恶疮。7. 藜芦、鼠尾草，并敷反花恶疮。8. 莽草、青葙子、苦参、钩吻，并杀恶疮虫。9. 大蓟根、野菊根、及己、香附子、狼毒、黄连、虎杖根、地肤子，煎水洗。10. 黄芩，恶疮蚀疽，煎服。

【疥、癣】1. 苦参、菖蒲、百部，浸酒服。2. 海虾、鳝鱼、鳗鲡，捣烂涂患处。3. 淫羊藿、青蒿、山茵陈、乌头、马鞭草，熬水洗。4. 杜衡、白鲜皮、苍耳子、黄连、大蓟汁、紫参、丹参、紫草、莨菪根、沙参、薄荷、狼把草、姜黄、芍药、芎䓖、山豆根、何首乌、藜芦、天门冬，酒磨，涂。5. 蒜、马齿苋、丝瓜叶，擦。

【热疮】1. 生百合，捣涂天疱热疮。2. 葛根，捣敷小儿热疮。3. 剪春罗，捣敷火带疮。4. 败酱，捣敷暴热火疮赤气。5. 茱萸，煎酒，拭火烂疮。

【足疮】1. 绿矾，煅烧研末敷，治足跌。2. 绿矾、雄黄、硫黄、乳香、没药，研末搽患处。3. 茶末、荆芥末，捣汁敷。4. 食盐、椒末，和醋涂，治手足心毒。

【手疮】1. 甘草、地榆、蜀椒、葱、盐、芒硝，一并煎汤，涂患处。2. 葵根，捣汁涂。

诸虫伤

【蜂、虿伤】1. 小蓟、恶实、葵叶、鬼针，取汁服，并涂患处，也治蝎毒。2. 雄黄，用醋研磨，涂患处。3. 贝母，酒服。4. 芋叶、苦苣、冬瓜叶、马齿苋、胡麻油、韭汁、干姜、薄荷、青蒿、大麻叶、苦李仁、楝叶汁、蓝汁、酒糟、藜叶、蜀椒、食茱萸、木槿叶、半夏、附子，用醋研磨，涂患处。

【蛇、虺伤】1. 紫荆皮，煎服并洗患处。2. 兔葵、荠苨、长松、恶实、辟虺雷、苋菜，捣汁，或研末服。3. 白芷、雄黄、麝香、细辛，酒服。4. 甘草、白矾，研末，冷水服。5. 麻油、米醋，和饮二两。6. 丝瓜根，擂酒，饮醉。7. 贝母，酒服至醉。8. 鬼针、茱萸，水服，并涂患处。

诸物哽咽

【诸骨哽】1. 艾叶，煎酒服。2. 饴糖，含咽，治鱼骨。3. 半夏、白芷，水服，取吐。4. 云实根，研汁服。5. 蔷薇根，水服。6. 白蔹、白芷，水服。7. 凤仙子，研末，水服。8. 百合汁，涂项外，治鱼骨。9. 水仙根、玉簪根，擂汁服，治鱼骨。

妇人经水

【释名】经闭：有血滞，血枯。不调：

有血虚者过期，血热者先期，血气滞者作痛。

【益气养血】1. 人参，加熟地黄研末，制丸服。2. 阿胶，炒研末，用酒调服。

【活血通气】1. 柴胡，妇人热入血室，寒热，经水不调。煎服。2. 虎杖，通经，同没药、凌霄花，研末服。3. 芥子，研末酒服，通月水。4. 芎䓖，主一切气，一切血，破宿血，养新血，搜肝气，补肝血，润肝燥，女人血闭无子，是血中气药。煎服。5. 芍药，女人寒血闭胀，小腹痛，诸老血留结，月候不调。煎服。6. 生地黄，凉血生血，补真阴，通月水。煎服。

带下

【释名】是湿热夹痰，有虚有实。

【带下】1. 茯苓，制丸服。2. 艾叶、白带，煮鸡蛋食。3. 苍术，燥湿强脾，制丸服。4. 枸杞根，带下脉数，同地黄，煮酒饮。5. 莲米，赤白带，同白果、江米、胡椒，入乌骨鸡煮食。

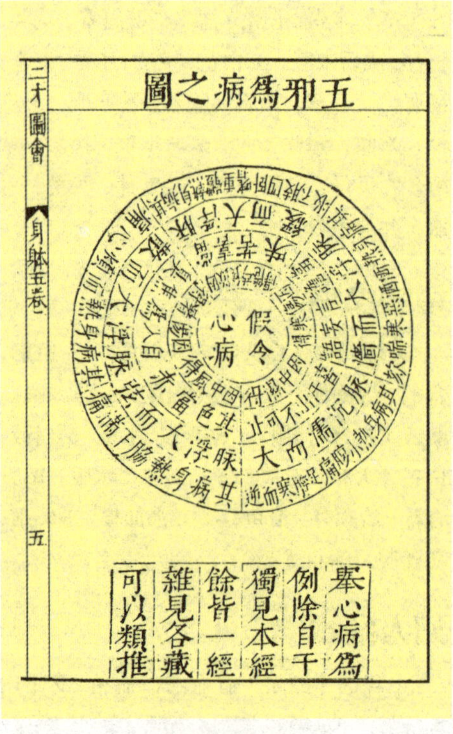

五邪为病之图

6. 白扁豆，炒研，米饮日服。花同。

崩中漏下

【释名】月水不止，五十行经。

【止涩】1. 何首乌，同甘草，煮酒服。2. 贯众，煎酒。3. 丁香，煎酒。4. 地榆，月经不止，血崩，漏下赤白，煎醋服。5. 三七，酒服。6. 地锦，酒眼。

【调营清热】1. 柴胡，升少阳清气。煎服。2. 白芷，主崩漏，入阳明经。3. 黑大豆，月水不止，炒焦，冲酒。4. 生地黄，崩中及经不止，擂汁酒服。5. 芍药，崩中痛甚，同柏叶煎服。经水不止，同艾叶煎服。6. 肉苁蓉，血崩，绝阴不产。7. 人参，血脱益阳，阳生则阴长。

胎前

【安胎】1. 秦艽，同甘草、白胶、糯米，煎服，同阿胶、艾叶煎服。2. 芎䓖，损动胎气，酒服二钱。3. 续断，三月孕，防胎堕，同杜仲丸服。4. 益母草，子同。胎前宜熬膏服。5. 丹参，安生胎，落死胎。6. 青竹茹，八九月伤动作痛，煎酒服。

产难

【堕生胎】1. 芫花根，研末一钱，桃仁汤下。内产后，下胎。2. 天雄、半夏、天南星、玄胡索、补骨脂、商陆、牛膝、羊踯躅、土瓜根、薏苡根、红花、牡丹皮、大麦蘖、麦曲、大戟、野葛、藜芦、干姜、桂心、皂荚、干漆、槐实、巴豆、蜥蜴、蟹爪，同桂心、瞿麦、牛膝研末，煎酒服。

【催生】1. 牛膝，酒煎。2. 地黄，汁，和酢服。3. 白芷，煎服。或同百草霜，醋汤服。4. 益母草，难产及子死，捣汁服。5. 蒺藜子，同贝母研末服，催生，下胞衣。6. 贝母，研末服。

【胎死】1. 鸡卵黄，和姜汁服。2. 丹参，

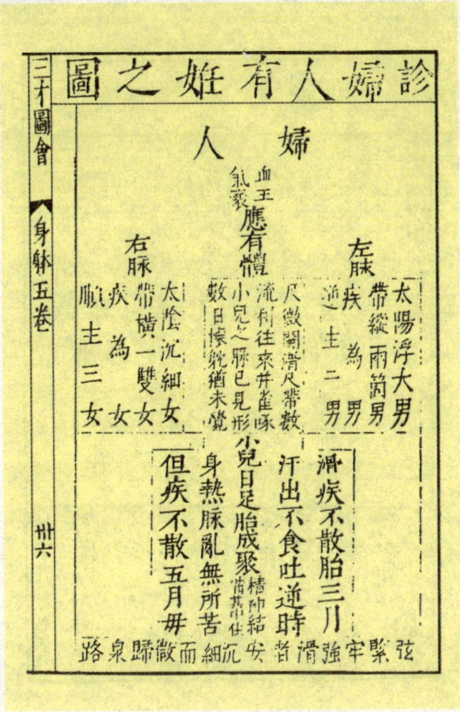

诊妇人有妊之图

研末服。3. 益母草，捣汁服。4. 贝母，研末，酒服。5. 鬼臼，煎酒。6. 红花，煎酒。7. 大豆，煎醋。8. 蓖麻子，四枚，同巴豆二枚，入麝香，贴脐。

产后

【补虚活血】1. 当归，血痛，同干姜研末服。自汗，同黄芪、白芍药，煎服。2. 人参，血运，同紫苏煎酒服。不语，同石菖蒲、石莲肉，煎服。发喘，苏木汤服末二钱。秘塞，同麻仁、枳壳，丸服。诸虚，同当归、猪肾煮食。3. 蒲黄，血运、血痛、胞衣不下，水服二钱，或煎服。4. 雌鸡，产后宜食。或同百合、粳米，煮食。5. 黄芪，产后一切病。6. 杜仲，诸病，同枣肉制丸服。

【血渴】1. 黄芩，产后血渴，同麦门冬煎服。2. 紫葛，烦渴，煎呷。

【血晕】1. 红花，煮酒服，下恶血、胎衣。2. 虎杖，煎水。3. 夏枯草，汁服。4. 接骨木，血晕烦热，煎服。5. 续断，血晕寒热，心下硬，煎服。

【风痉】1. 荆芥，产后中风，痉直口噤，寒热不识人，水煎入酒服。或加当归。2. 白术，同泽泻煮服。3. 羌活，研末，水煎。4. 黑大豆，炒焦冲酒。

【血气痛】1. 丹参，破宿血，生新血。酒服。2. 三七，酒服。3. 芎䓖、三棱、莪术、甘蕉根、玄胡索，酒服。4. 鸡冠花，煎酒。5. 大黄，醋丸服。6. 虎杖，水煎。

【下血过多】1. 贯众，心腹痛，醋炙，研末服。2. 艾叶，血不止，同老姜煎服，立止。感寒腹痛，焙熨脐上。3. 紫菀，水服。4. 石菖蒲，煎酒。5. 鳝鱼，宜食。

【下乳汁】1. 虾汁，做羹食。2. 栝蒌根，烧研末，酒服，或酒、水煎服。3. 母猪蹄，同通草煮食，饮汁。4. 豌豆，煮汁。5. 丝瓜，烧存性，研，酒服取汗。

【寒热】1. 苦参，主产后烦热。2. 知母、猪肾，煮食。

阴病

【阴寒】1. 吴茱萸，同椒煎服。2. 丁香、蛇床子，并塞。3. 硫黄，煎洗。

【阴肿痛】1. 黄连、菊苗、羌活、白芷、槐实、阳起石，并主女人疝痛。2. 蛇床子，煎水洗。3. 卷柏，煎水洗。4. 枸杞根，煎水洗。5. 枳实，炒煎。

【阴痒、阴蚀】1. 蛇床子、小蓟、狼牙、瞿麦、荆芥，同牙皂、墙头草，煎洗。2. 五加皮、槐白皮、槐耳、桃仁，并烧烟熏。

小儿初生诸病

【流涎】半夏，同皂荚子仁、姜汁制丸服。

【脐肿】荆芥，煎汤洗后，煨葱贴，即消。

【沐浴】黄连、桃叶、李叶，煮汁洗浴。

【便闭】1. 甘草，同枳壳煎水灌。2. 葱白，尿不通，煎乳灌。

【解毒】1. 甘草，煎汁服。2. 韭汁，并灌少许，吐出恶水、恶血，永无诸疾。3. 胡麻，生嚼，绢包与患者咂，毒自下。4. 牛黄、蜜和豆许。5. 黄连，灌一匙。并解胎毒及痘毒。

【夜啼】1. 当归，胎寒好啼，日夜不止，焙研，以乳和，灌。2. 前胡，蜜丸服。

惊痫

【释名】有阴阳二证。

【阴证】1. 蚤休，主惊痫，摇头弄舌，热在腹中。慢惊带阳证，同栝蒌根研末服。2. 天南星，慢惊，同天麻、麝香服，或制丸服。暑毒人心，昏迷搐搦，同白附子、半夏生研，同猪胆制丸服。3. 附子，慢惊，同全蝎煎服。尖，吐风痰。吹鼻，治脐风。

【阳证】1. 乳香，同没药服。2. 半夏、天南星、枳壳、杏仁、神曲、僵蚕、白矾、水银、粉霜、轻粉，并主惊痫，风痰热痰。3. 钩藤，同甘草煎服，主小儿寒热，十二惊痫，胎风。

痘疮

【预解】1. 朱砂，蜜调服。2. 黑大豆，同绿豆、赤小豆、甘草煮食饮汁。3. 胡麻油，煎浓食，外同葱涎掺周身。4. 葵根，煮食。5. 鹌卵，煮食。

【外治】1. 马齿苋，烧灰扑患处。2. 海螵蛸，研末掺。3. 茱萸，嚼一二粒抹。4. 胡荽，煎酒喷。

【内治】1. 胡荽，浸酒服。2. 柴胡，退痘后热。3. 牛蒡子，痘出不快，便闭，咽不利，同荆芥、甘草煎服。4. 贯众，同升麻、芍药煎。5. 老丝瓜，烧研，砂糖水服。

小儿惊痫

【释名】有阴阳二证。

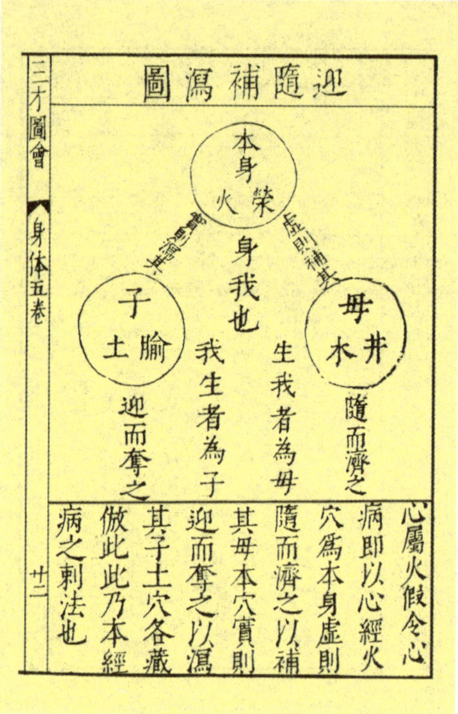

迎随补泻图

【阴证】1. 桔梗，主小儿惊痫，煎服。2. 人参，同黄芪、甘草，煎服，治小儿胃虚而成慢惊，为泻火补金、益土平木之神剂。3. 黄芪，补脉泻心，煎服。

【阳证】1. 葛蔓，小儿口噤，病在咽中，烧灰点。2. 阿魏，治盘肠痛，同蒜炮，制丸服。3. 胡黄连、黄芩，小儿惊啼，同人参研末服。4. 防风，治上焦风邪，四肢挛急。5. 羌活，主诸风惊痫，去肾间风，搜肝风。煎服。

第三卷

水部

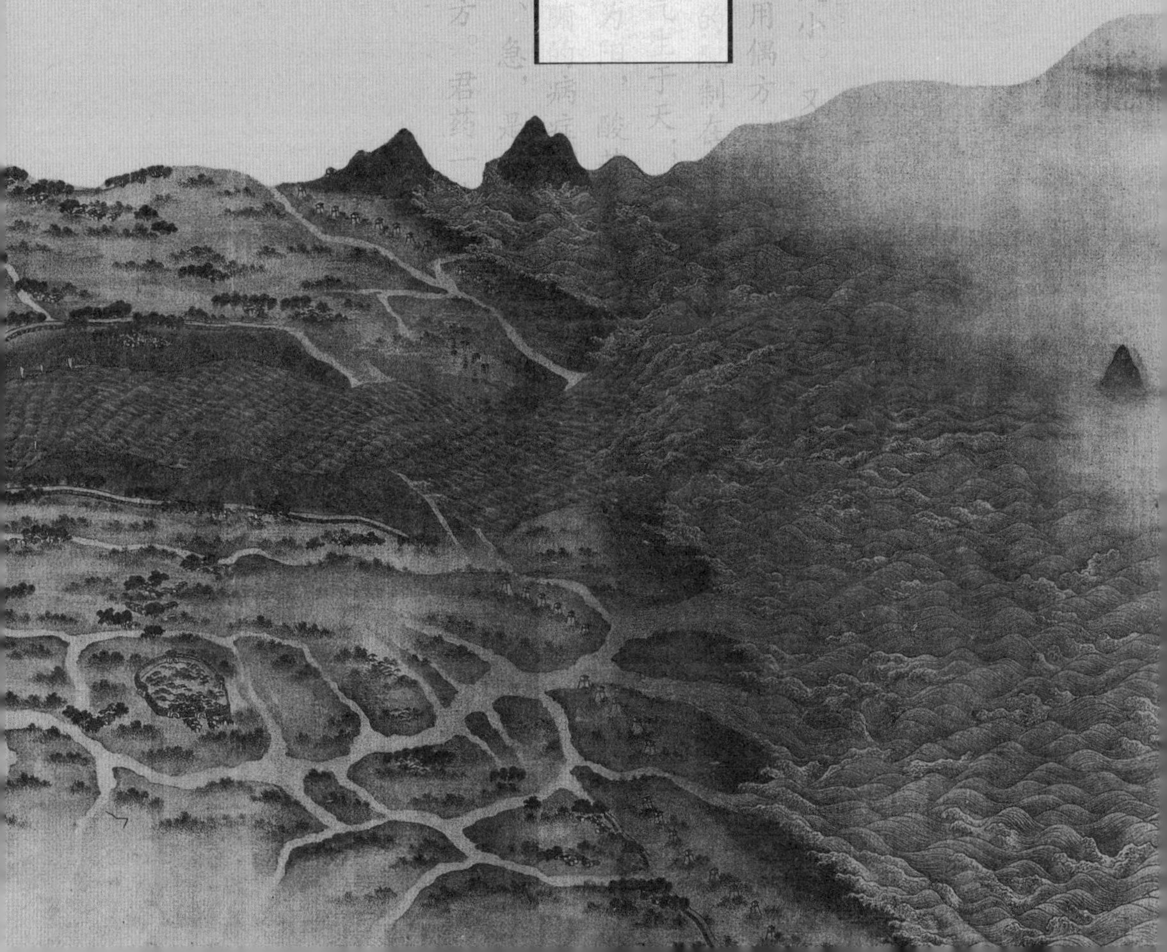

李时珍说：水在八卦中为坎象，其卦横写为☵，纵写为⁞|⁞。其体纯阴，其用纯阳。在上形成雨露霜雪，在下则为海河泉井。水的流动、静止、寒凉、温热，是不同水汽所产生的差异；水的甘、淡、咸、苦，是水的不同味道。所以，古人分析九州水土的特性，以此来辨别各地人们的善恶和寿命的长短。水是万物化生之源，土是万物生长之本。饮资于水，食资于土。饮食是人的命脉，也是营卫之气化生的来源。所以说，水液丢失则营血枯竭，水谷不入则卫气消亡。对于水的性味，防病治病的医生们尤其要用心了解。现收集水中能用来做药食用的水，可分为天水和地水两大类。

天水类

雨水

水部｜天水类

【释名】李时珍说：地气上升蒸腾为云，天气凝结下降为雨，所以人出的汗液，便以天地间的雨水来命名。

［性味］味咸，性平，无毒。

梅雨水

水部｜天水类

［主治］用梅雨水来洗癣和疥疮，可使其愈后没有瘢痕；制酱时加到酱中使其易熟。（陈藏器）

【发明】李时珍说：梅雨也叫霉雨，说梅雨水沾到衣物后，衣物都会长黑霉斑。芒种以后的壬日是进入梅雨季节的第一天，叫入梅；小暑后的壬日是梅雨季节的最后一天，叫出梅。又说三月是迎梅雨的月份，五月份是送梅雨的月份，这之间下的雨都叫作梅雨水，都是湿热之邪郁遏熏蒸而形成的。人受到这种湿热之气的侵害就会生病，物受到这种湿热之气的熏蒸就会生霉。所以，梅雨水不能用来酿酒和造醋。

水循环图

水是万物化生之源，土是万物生长之本。水在天上形成雨露霜雪，在地下则为海河泉井。水的流动、静止、寒凉、温热，是不同水汽所产生的差异。

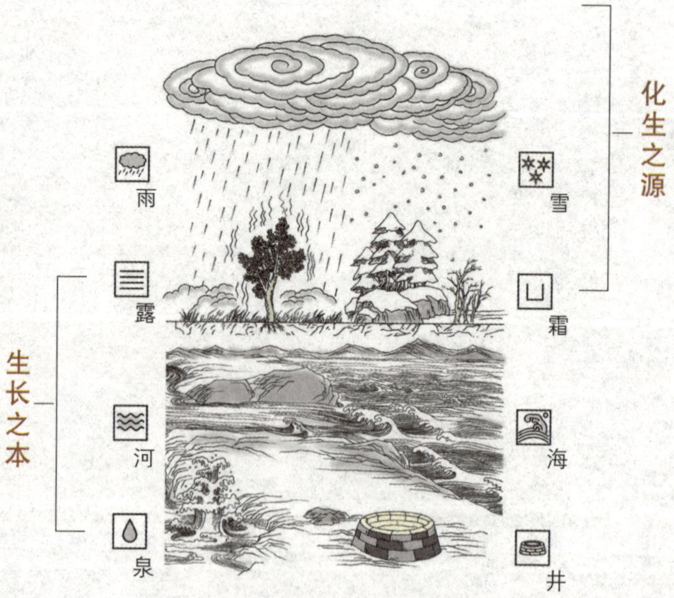

液雨水 水部 天水类

［主治］液雨水主杀百虫，适宜用来煎煮杀虫和消导积滞。（李时珍）

【发明】李时珍说：立冬后的第十天叫入液，到小雪这天为出液，这之间所下的雨水称作液雨水，也叫药雨水。各种昆虫喝了液雨水后，就会蛰伏起来，直到第二年春天雷声响起的时候才爬出来。

潦水 水部 天水类

【释名】李时珍说：天上降注的雨水叫作潦水。又说淫雨为潦水。

［性味］味甘，性平，无毒。

［主治］用来煎调补脾胃、祛湿热。（李时珍）

【发明】成无己说：张仲景治疗伤寒瘀热于里，肤色发黄，常用潦水煎煮麻黄连翘赤小豆汤，是取潦水味薄而不会助长湿气的特点，利于去除湿热。

露水 水部 天水类

【释名】李时珍说：露水是阴气凝聚而形成的水液，是润泽的夜气附着于物体上而形成的，能润泽道路旁的花草树木。

［性味］味甘，性平，无毒。

［主治］在深秋露水较多的时候，用盘子收取，煎至浓稠，服后使人延年不饥。（陈藏器）

秋露水秉承了金秋肃杀的特性，适宜用来煎煮润肺的药物，或用来调和治疗疥疮、癣病、虫毒、麻风等病的各种散剂。（虞传）

各种草尖上的秋露水：在清晨收取，可治愈多种疾病，止消渴，使人身体轻捷有力，不饥饿，肌肤健康有光泽。（陈藏器）

阴历八月初一收取来的露水，用来磨墨汁点太阳穴，可止头痛。点膏肓穴，则治痨病，这种方法叫作天灸。（李时珍）

各种鲜花上的露水：使人容颜健康美丽。（陈藏器）

柏叶、菖蒲上的露水：每天早晨用来清洗眼部，能明目。（李时珍）

韭叶上的露水：每天早晨取来外洗，可以治疗白癜风。（李时珍）

凌霄花上的露水：进入眼中会损伤眼睛。（李时珍）

【发明】李时珍说：秋露造酒最香洌。

甘露 水部 天水类

【释名】又名：膏露、瑞露、天酒、神浆。

李时珍说：《瑞应图》中称，甘露即美露，是神灵的精华，仁瑞之泽，它凝如脂，甘甜如蜜糖，所以又有甘、膏、酒、浆的名称。《拾遗》上记载：昆仑山上有甘露，远远望去就像丹，落到草木上，则皎莹如雪。

［性味］味甘，性大寒，无毒。

［主治］滋润五脏，延年益寿。甘露蜜治胸膈的各种热毒，明目止渴。（陈藏器）

明水 水部 天水类

【释名】又名：方诸水。

陈藏器说：方诸是一种大蚌的名字。反复摩擦蚌壳使其发热，再把贝壳对着月亮放好，能得到水二三小合。这种水就如同清晨的露水。

李时珍说：之所以称为明水，是因为其清明纯洁，取赞誉之意。

［性味］味甘，性寒，无毒。

［主治］清心、明目、止渴，还能治疗小儿烦热。（陈藏器）

冬霜

水部｜天水类

【释名】李时珍说：阴气偏盛时则露水凝结成霜。霜能损伤万物，而露水能滋养万物，这种性质的不同是由于时令的变化而造成的。

陈承说：凡是收取霜，应当用鸡毛扫取，装入瓶中，密封保存于阴凉处，很长时间也不会坏。

［性治］味甘，性寒，无毒。

［主治］服冬霜可解酒热，治风寒感冒引起的鼻塞及酒后面热耳赤等。（陈藏器）

把冬霜与蚌粉调和，外敷暑天的痱子及腋下红肿，效果好。（陈承）

【附方】**寒热疟疾**：取秋后的霜一钱半，用热酒服食。

腊雪

水部｜天水类

【释名】李时珍说：按刘熙《释名》上说，雪，洗的意思，可以洗除瘴疠之气和虫蝗。凡是花都只有五片花瓣，而雪花却是六瓣。六是阴的生成数。冬至后的第三个戊日为腊，腊月里的前三场大雪，非常适合农作物的生长，又可以冻死蝗虫卵。把腊雪收集起来密封后放在阴凉处，数十年也不会坏。用腊雪水浸泡过的五谷种子，则耐旱而不生虫。把腊雪水洒在家具上，能驱虫蝇。用腊雪腌制贮藏的各种果实，不被虫蛀，这难道不是除虫的验证吗？

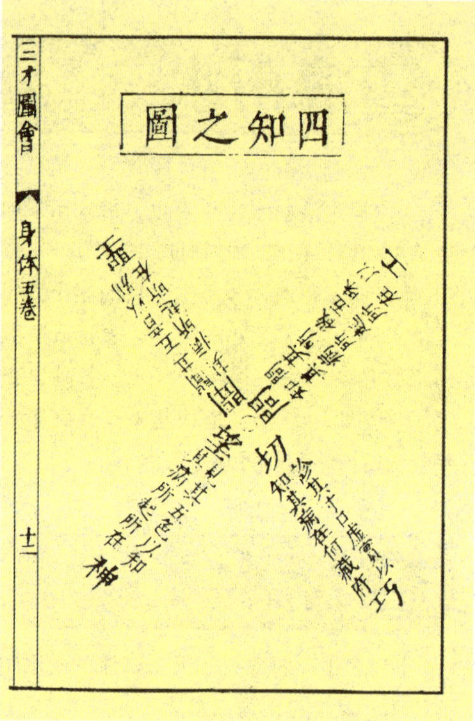

四知之图

陈藏器说：春天的雪有虫，雪水也容易腐败，所以不收取。

［性味］味甘，性冷，无毒。

［主治］腊雪能解一切热毒之证。治疗因气候而起的各种瘟疫和小儿发热惊痫，哭闹不安。也可治疗成年人因服用丹石而出现的异常病症以及酒后发热、黄疸等。（陈藏器）

用腊雪水洗眼，能消退红肿。（张从正）

用腊雪水煎茶或煮粥，可以解热止渴。（吴瑞）

腊雪水宜用来煎治伤寒发热的药，外搽用来治疗痱子的效果也好。（李时珍）

【发明】寇宗奭说：腊雪水，性质大寒，所以能治疗上述各种病症。

雹

水部｜天水类

【释名】李时珍说：程子讲，雹是天地

阴阳之气相搏而形成的。也有人说，雹者，炮也，意思是击中物品就像炮弹一样。

《五雷经》说：雹是不平和的气会聚的结果。

[性味] 味咸，性冷，有毒。

按《五雷经》上说，人吃了冰雹，会发生疫疠、麻风、癫狂等一类病症。（李时珍）

夏冰

水部 | 天水类

【释名】又名：凌。

李时珍说：冰是阴气凝结的精华，当水凝结至极时，性质就会和土一样，由柔转刚。这就是所说的物极必反。

[性味] 味甘，性冷，无毒。

[主治] 陈藏器说：夏冰能清热除烦，还可用来贴熨乳房，治疗乳房红肿疼痛。

伤寒热毒、高热神昏的人，放一块冰

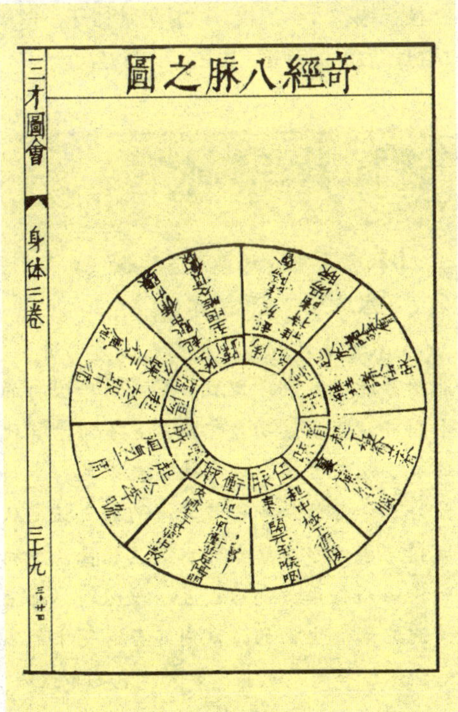

奇经八脉之图

在膻中穴上，就会醒来。用这种方法也可以解酒毒。（李时珍）

【发明】陈藏器说：暑天食用冰水，与气候相反，对人体不适宜。冰水进入胃肠后，会使冷热相搏，产生疾病。食谱上说，凡在夏季用冰，只能用它来降低食物的温度，不能直接食用。夏日吃冰，虽然当时很畅快，但久了就会产生疾病。

【附方】**身上瘢痕**：用夏冰时时熨抹，能消去。

地水类

流水

水部 | 地水类

【集解】李时珍说：流水，大的有江河，小的有溪涧，都是流动的水。流水在外表现为流动不止，但性宁静，质虽柔和但气刚强，与湖泽池塘的死水不同。然而江河的水大多混浊，溪涧的水大多清澈，两者又有不同。混浊流水和清澈流水中的鱼，其性状、颜色也迥然不同；用来淬剑染布，则着色不同；煮粥烹茶，味道也不一样。那么用来入药，怎么能不加以分辨呢？

千里水 东流水 甘烂水

水部 | 地水类

[性味] 味甘，性平，无毒。

[主治] 病后体虚，将此水反复上扬多次后，用来煎煮药物，安神。（陈藏器）

此水能治五劳七伤、肾虚脾弱、阳盛阴虚、目不能瞑、霍乱吐泻及伤寒后欲作

奔豚（腹中有气上冲，“如豕之奔突”，故名“奔豚”）。（李时珍）

逆流水 水部 地水类

［主治］治中风、卒厥、头风、疟疾、咽喉诸病，能够宣吐痰饮。（李时珍）

【发明】孙思邈说：江水从远处流来，顺势归海，用来治头，病势必归于下。所以用来治疗五劳七伤羸弱之病症，煎药宜用陈芦、劳水，是因它水势不强、火不盛的缘故。如果没有江水，就以东流水代替，如泾、渭等。

李时珍说：劳水也就是扬泛水，张仲景称它为甘烂水。取江水或河水二斗，置大盆中，用一个瓢，舀水高扬倒下，如此重复许多遍，水面生出数千颗水珠子，取来煎药。这是因为水的性质咸而重，扬过的水则甘而轻，取其不助肾气而能益养脾胃的特性。顺流水性顺而向下流，所以能治下焦病症和腰膝酸痛，通利大小便的药也用它煎煮。急流水湍急，性急速而下达，所以通二便、治风痹（肢体酸痛、痛处游走不定）的药都用它煎制。

寇宗奭说：东流水取其性顺疾速，通膈下关。倒流水，取其回旋流止，上而不下的性质。

张从正说：曾有病人患小便闭塞，很多医生都治不了，后让人取长川中的急流水，煎先前医生开的药，一饮就通了，所以对水怎么能不加以选择呢？

【附方】**1. 治目不得瞑，因阳气盛阴气虚而致睡不着，眼睛闭不上**：取千里外流来的水八升，反复扬许多遍后，取其清澈的水五升、高粱米一升、半夏五合，小火慢煮，煮到只剩一升水时，去滓，饮汁，每次喝一小杯。一日三次。**2. 治汗后奔豚，用茯苓桂枝甘草大枣汤**。取茯苓一两，甘草二钱半，桂枝三钱，大枣二枚，以甘烂水二升，先煮茯苓，后加诸药煮，服用，一日三次。

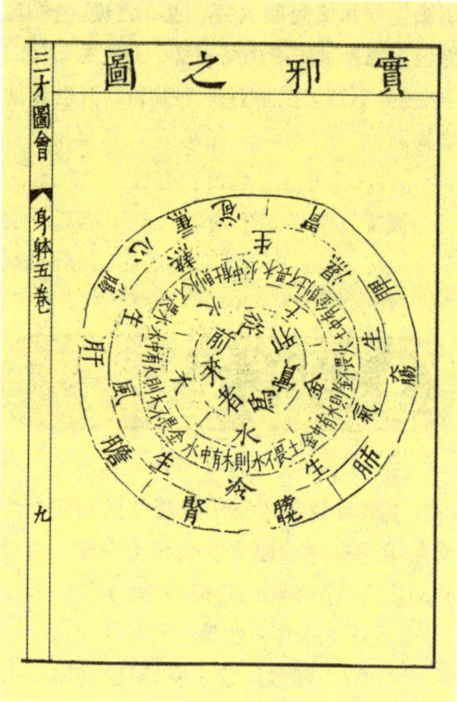

实邪之图

井泉水 水部 地水类

【释名】李时珍说：井字像“#”形，泉字像水从穴中流出的样子。

【集解】汪颖说：刚刚打上来的井水，能治疗疾病，利于健康。早晨第一次打的水叫井华水，其功效广泛，且不同于其他的水。凡是井水，远从地下泉来的，水质最好；从近处江湖中渗进来的则欠佳；从城镇沟渠污水中渗出的水则呈碱性，用的时候必须将水煮沸后放置一段时间，待杂质沉淀后取上面的清水用，否则气味都不好，不适合用来煎药、煮食、泡茶和酿酒。大雨过后的井水浑浊，须擂桃仁和杏仁，将捣出的汁水连同桃仁、杏仁一起投入井中，待井水澄清后再用。

李时珍说：凡是井水以黑铅为底的，能清热利水散结，人饮用后不容易生病；水中加入丹砂，能镇惊安神，使人延年益寿。反酌而倾倒的水叫倒流水，打水的吊桶滴下的水叫无根水，不管何时，只要刚从井中打出的水叫新汲水，清晨第一次打的水叫井华水。从同一个井中打出来的水，功用都不同，那在煎药、煮食、泡茶等方面怎么能不对水加以选择呢？

井华水 水部|地水类

［性味］味甘，性平，无毒。

［主治］井华水可以治疗酒后热邪迫于大肠而引起的泄泻，用来洗眼消除目中翳障。人受到惊恐所致的出血证，可用井华水喷脸。用井华水调朱砂服用，使人容颜健康光润，镇静安神。还能治疗口臭，用来炼各种药石。往酒醋中加入少量井华水，可以让酒、醋不易变质。《嘉祐补注本草》

井华水适宜用来煎煮补阴药。（虞抟）

井华水适宜用来煎煮一切痰火内扰、气血不和的药物。（李时珍）

新汲水 水部|地水类

［主治］新汲水能治疗消渴、反胃、湿热痢疾、湿热淋证、小便赤涩疼痛。祛邪、调和中焦，引热下行，都适宜饮它。用来外洗、能治疗痈肿、漆疮。还能解椒毒所致的口不能开，鱼骨哽喉。《嘉祐补注本草》

新汲水能解砒石、乌喙、烧酒、煤炭毒，治疗郁热烦闷、神昏烦渴等。（李时珍）

【发明】掌禹锡说：凡是饮水治疗疾病，都应用新汲的泉水，不能用停积的污浊水，污浊的水不但不能治病，还会对人体有害。

虞抟说：新汲的井华水，汲取了天一真气，浮于水面。用来煎补阴药或炼丹烹茶，性味与雪水相同。

李时珍说：井水即地脉，如同人的血脉一样，应该取土厚水深、源远而质地清洁饮用。《周易》上说：带泥的井水不能食用，井洌寒凉的井水才能饮用。

【附方】**1. 鼻血不止**：用新汲水洗脚，左鼻出血洗右脚，右鼻出血洗左脚，或同时洗左右脚，有效。还可以用冷水喷脸、也能止血。**2. 心闷汗出，不能识人**：取新汲水和蜂蜜饮，很有效。**3. 婴儿初生不啼**：取冷水灌，外用葱白茎轻轻地鞭打，即啼。

醴泉 水部|地水类

【释名】又名：甘泉。

李时珍说：醴也就是薄酒，因泉水的味道像薄酒，所以叫醴泉。醴泉涌出的地方不固定，如果君王布德，太平盛世，醴泉就会涌出。人们饮了醴泉水，可以养老延年。《瑞应图》中说：醴泉是水的精华，味道甘甜像薄酒，凡是醴泉流过的地方，草木都茂盛，饮了可令人增寿。《东观经》说：汉光武中元元年，醴泉在京城涌出，凡是喝了醴泉水的人，痼疾都痊愈了。

［性味］味甘，性平，无毒。

［主治］在井边空腹饮用醴泉水，可以治疗心腹痛及疰忤、邪秽之类的疾病，还能够治疗消渴、反胃呕吐、霍乱等，以新汲的为好。（陈藏器）

温汤 水部|地水类

【释名】又名：温泉、沸泉。

陈藏器说：地下含有硫黄，就会使水温升高，且含有硫黄的气味。硫黄主治诸疮，所以含硫黄的温泉水也有同样的功用。温度高的温泉，可以熏炙猪、羊肉和煮熟鸡蛋。

李时珍说：有温泉的地方非常多。有砒石的地方也有温泉，沐浴后可使人中毒。

［性味］味辛，性热，有小毒。

［主治］在温泉中洗浴，可以治疗诸风筋骨挛缩，肌皮顽痹，手足不遂，眉发脱落以及各种皮肤疥癣等。在温泉中洗浴后，身体会非常虚弱疲劳，可根据病的不同随证用药或用饮食加以补养。没有病的人，不宜轻易用温泉沐浴。（陈藏器）

【发明】汪颖说：庐山下有温泉，方士常常叫患有疥癣、梅毒疮的人饱食后入池，长时间浸泡，泡至出汗为止，十天后，各种疮就自愈了。

盐胆水 水部｜地水类

【释名】又名：卤水。

陈藏器说：卤水是煮盐初熟时，槽中沥下来的一种黑汁。

李时珍说：盐槽中的沥水，味苦，不能食用。现在的人用它来点豆腐。

［性味］味咸、苦，有大毒。

［主治］可治疗䘌卢蚀、疥癣、瘘疮及虫咬伤，也可以用来治疗马牛等牲畜被毒虫叮咬。人与六畜饮一合卤水立刻就会死亡。凡是疮疡有出血的，不能用卤水涂抹。（陈藏器）

痰厥昏迷，不省人事的，可灌盐胆水催吐，效果好。（李时珍）

山岩泉水 水部｜地水类

【释名】李时珍说：从山岩土石间流出，汇成溪涧的泉水，即为山岩泉水。《尔雅·释水》上说：泉水的源头越远，水质越清冷，且以山中有玉石、茂盛草木的山岩泉水质地为佳，山有黑土、毒石、恶草的泉水则不可用。陆羽说：凡瀑布、流速湍急的泉水，人饮后会致颈部疾病。

汪颖说：昔时在浔阳，一日，忽然城中的马死了很多。问其原因，说是几天前的大雨，把山谷中蛇虫的毒冲了下来，马饮用了这种有毒的水后所致。

［性味］味甘，性平，无毒。

［主治］治霍乱烦闷呕吐、腹空抽筋，恐再入腹，宜多饮用，这种方法叫“洗肠”。不要让腹中空，空了就饮，人们都害怕这种方法，但尝试的结果有效。但应注意：对于素体虚寒的人，应防这样而致脏腑受寒。（陈藏器）

热汤 水部｜地水类

【释名】又名：百沸汤、麻沸汤、太和汤。

李时珍说：按汪颖的说法，热汤必须是完全煮沸的为佳。如果仅仅是半沸的水，饮后反而会伤元气，引起腹胀。又有以下的说法：用热汤漱口会损伤牙齿。手脚冻僵的人不能用热汤洗手脚，否则会致指甲脱落。用铜瓶煎水饮用，会损害人的声音。

［性味］味甘，性平，无毒。

［主治］热汤能助长阳气，通经络。（寇宗奭）

热汤可热敷霍乱所致的小腿腓肠肌痉挛转入腹部或治疗尸恶移瘴之气引起的突然昏迷。《嘉祐补注本草》

【发明】寇宗奭说：热汤能通经络，患风冷气痹、肢体酸痛的人，用热汤淋泡双足至膝部，然后盖厚被使出汗。另外，其他药物的药效，也可借汤中的热气而运行到全身。四季的急性泻痢，四肢厥冷，脐腹痛，可让

水的分类

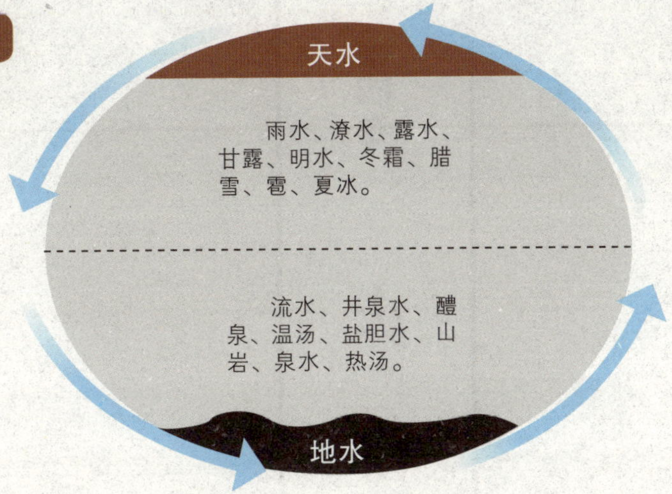

患者坐在热汤中，让热水浸到腹部以上，并不断揉摩腹部。在生发阳气止泻的药物中，没有比这效果更迅速的。虚寒体质的人（表现为形寒肢冷、口淡不渴、面色苍白、气短乏力等症状）刚开始坐在热汤中，必定会全身发颤，需要有人在旁照看。

张从正说：凡伤风、伤寒、伤食、伤酒等病症，初起时未及时用药，可饮太和汤一碗，或者酸齑汤也行，同时用手揉肚腹，有恍惚的感觉，便再饮再揉，直到腹部胀满，再也喝不下，然后用手探吐，出汗后，病就好了。

【附方】**1. 初感风寒，头痛畏寒：**用水七碗，把锅烧红后倒入水，取起再烧再投，如此七次后，趁热饮一碗，用衣被蒙头，取汗，效果显著。**2. 治霍乱转筋：**用容器盛热汤温熨足底，冷了就换。**3. 治中暑昏迷：**用热汤徐徐灌服，再适当抬高他的头，让热汤进入腹内，即苏醒。

诸水有毒 水部 | 天水类

井水沸腾，不能饮用。李时珍说：在三十步内取青石一块投入井中，井水沸腾即止。

古井和已经枯竭无水的井，不能轻易下去，因为井中有毒，会伤害人。

阴寒潮湿地区流动的泉水有毒，在二、八月，行人误饮了这种水，容易发恶性疟疾，使人脚软乏力。

水泊中停积静止的水，在五六月间有龟鳖的卵，人饮用了这种水，会得瘕病。

沙河中的水，饮用后会使人声音暗哑或失音。

两山夹缝中的水和有声音的流水，喝了容易使人得瘿病。

铜器上凝结的水珠不小心滴入食物中，会让人生疽和疮。

用冷水洗头会生头风，妇女尤忌。

水存放后，如果面上呈现五色，那说明这种水有毒，不能用来洗手或他用。

患流行病后用冷水洗浴，会损伤心包。

盛夏季节用冷水洗浴，容易生伤寒病。

出汗后入冷水，会引起骨痹。李时珍说：顾闵远行，在汗出后渡水，就形成了骨痹痿蹶，数年后死去。

妇人产后即洗浴，会抽搐痉厥，容易导致死亡。

酒后饮冷水，会引起手颤。

酒后饮茶水，会成酒癖。

喝了水就睡，会成水癖。

第四卷

火部

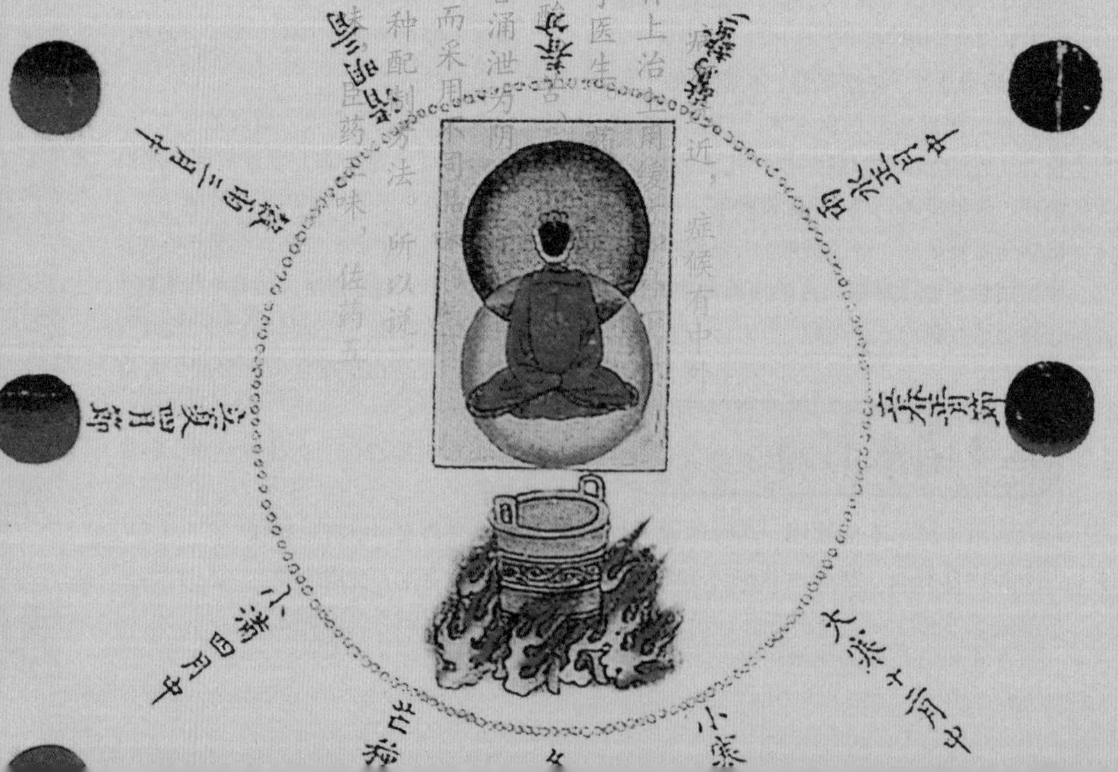

李时珍说：水火养民，而民也赖依水火而生存。历代本草方书都只知辨水而不知辨火，这是一大缺漏。在五行中，南方属火，火字横看为☲卦，直为火字，是炎上的形象。火气上行于天，下藏于地，而被人们使用。上古时期，周朝的司烜氏以燧向太阳取明火，以鉴向月亮取明水，以供祭祀的时候使用。司爟氏掌管火的政令，在四时变化时，用国火救治时疾。《曲礼》上说：圣王应用水火金木，饮食必定遵循四季变化的规律。可见古时圣王对于火政，对于火在天人之间的作用，是很用心的，那为什么如今的人却对火如此简单怠慢呢？我现在汇集日常用的，并为火部。

阳火 阴火 火部

【集解】李时珍说：火为五行之一，有气而无质，在天地间创造化育，主宰万物生杀，显露仁德，掩藏功用，神妙无穷。我常常推绎思考有关火的问题，五行中，木金土水都只有一类，唯独火分为两类，即阴火、阳火。火有三纲十二目。三纲指的是天火、地火、人火；十二目指的是天火分四目，地火分五目，人火分三目。进一步说明，天之阳火有两种：太阳属真火，星精为飞火（它们照耀万物，降则有灾，俗称火殃）。天之阴火也有两种：龙火和雷火（龙口有火光，霹雳之火，神火也）。地之阳火有三种：钻木之火，石头撞击之火，敲击金属产生的火。地之阴火有两种：石油之火（见石部石脑油）和水中之火（江湖河海，夜动有火。有人说：水神夜出，则有火光）。人之阳火有一种：丙丁君火（心、小肠，离火也）。人之阴火有两种：命门之火（起于北海，坎火也，游行三焦，寄位肝胆）和三昧之火（纯阳，乾火也）。合起来，阳火有六种，阴火也有六种，共十二种。阳火遇到草木则燃烧，可以用湿物遏伏，用水浇灭它。阴火不焚烧草木而流于金石，遇到湿物或水则更加炽盛。用水浇它则火焰冲天，直至将物体燃尽才停止；用火逐之，用灰扑之，则火势自消，光焰自灭。所以，人如果善于反省自身，能够上体察天理，下检验于物，则对于君火、相火，正治、反治的道理，也就有所理解了。此外还有萧丘之寒火（萧丘在南海中，上有自然之火，春生秋灭。生一种木，小而焦黑。出自《抱朴子·外篇》），泽中之阳焰（状如火焰，起于水面。出自《素问·王冰注》），野外之鬼磷（其火色青，形状如炬，或聚或散，俗称“鬼火”。有人说，这是各种血的磷光），金银之精气（凡是金银玉宝，在夜晚都有火光），它们似火而不能焚烧物体。至于樟脑、猾髓，都能在水中发火；浓酒、积油，得热气则火自生。南荒有厌火之民，食火之兽；西戎有食火之鸟（鸵鸟，见禽部）。火鸦蝙蝠，能食火焰、浓烟；火龟火鼠，生于火地。

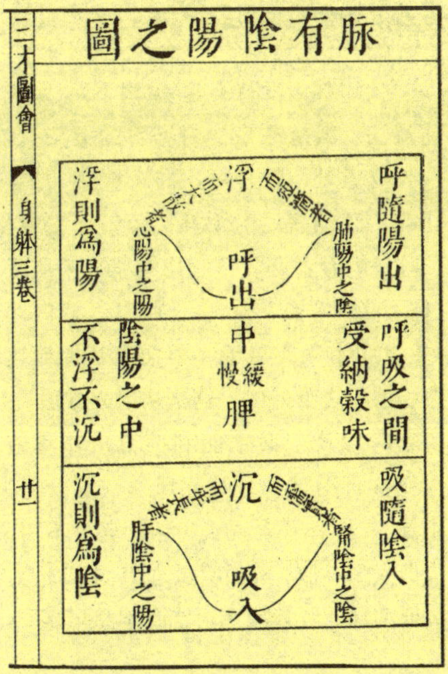

脉有阴阳之图

阴阳火分类表

火分为两类，即阴火、阳火。火有三纲十二目。三纲指的是天火、地火、人火；十二目指的是天火分四目，地火分五目，人火分三目。

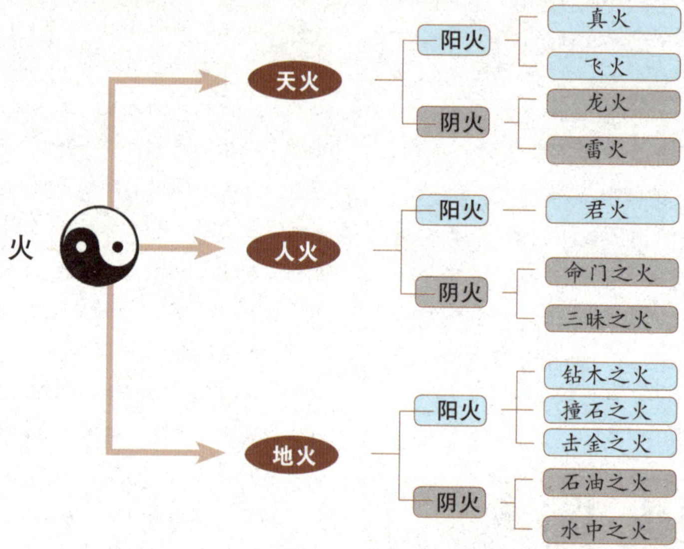

桑柴火 火部

[主治]痈疽发背不起、瘀肉不腐、阴疮、瘰疬流注、臁疮顽疮，将燃着的桑柴火吹灭，外灸患处，每日两次。未溃烂的能拔毒止痛，已经溃烂的则补接阳气而去腐生肌。凡一切补益药，适宜用桑柴火来煎煮。不过，不能用它点艾条，会伤肌肉。(李时珍)

【发明】朱震亨说：桑柴火其性畅达，能拨引郁积之毒外出，这是从治的方法。

李时珍说：桑木能利关节，养津液。得火则拔毒引邪，且祛逐风寒，所以能去腐生新。《抱朴子》说：一切仙药，不用桑柴火煎煮的不服。桑是箕星之精，能助药力，除风寒痹痛，长期服用可终身不患风疾。

炭火 火部

【集解】李时珍说：烧木则成炭，木材搁久了会腐烂，而炭埋在土中，日久却不腐烂，这是由于木有生性而炭没有生性。殡葬时埋炭入土，能使虫蚁不入，也可使竹木的根到了坟边就自动返回，这也是因炭没有生性的缘故。古代的人在冬至、夏至的前两天，把土和炭垂吊在秤杆两端，使两端轻重均衡，如果阴气盛时则土的那边偏重，阳气盛时则炭的那边偏重。

[主治]栎炭火：适宜用来煅制一切金石药物。(李时珍)

桴炭火：适宜用来烹煮焙炙各种丸药。(李时珍)

白炭：可治疗金银铜铁误吞入腹，将其烧红后立即研为粉末，煎汤呷服。严重的，

可刮取粉末三钱，用井水调服，未见效再服。还能解水银、轻粉的毒。将带火的炭投进水中，能取出水银。（李时珍）

【附方】**1. 白虎风痛（骨节像被什么东西咬碎似的，且疼痛的地方游走不定）**：取炭灰五升、蚯蚓屎一升、红花七捻（两指头捏到的为一捻），一起熬，熬好后用醋拌过，以旧布包好，趁热熨痛处。**2. 治肠风下血**：用紧炭三钱、枳壳烧灰存性五钱，共研为粉末，每次服三钱，五更天时用米汤送服，天亮再服一次，当天见效。忌食油腻食物。**3. 治汤火灼伤**：用炭末和香油调涂伤处。**4. 治白癞头疮**：将白炭烧红，投入沸水中，用此汤温洗，有效。**5. 治阴囊湿痒**：用麸炭和紫苏叶末，擦患处。

芦火 竹火 火部

［主治］适宜煎煮一切滋补的药物。（李时珍）

【发明】李时珍说：凡是服用汤药，即使药物是上等精品，炮制也正确，但如果煎药的人鲁莽粗糙，水火选择不良，火候没有掌握好，则药也会没有效果。茶是否香醇，饭是否香甜，都与水、火及烹饪方法恰当与否有关，汤药也是如此。因此必须用细心、有经验的人来煎药，药物要用深罐密封，用新水活火，先武火后文火，再按正确的方法服用，就不会没有效果。用陈芦、枯竹的火，是取它们火力不强，不损伤药力的缘故。用桑柴火，是取其能助药力，用桴炭火是因它的火势较慢，用栎炭火则是因它的火力较快。温养的药物用糠及马屎、牛屎火来煎，是因其火力缓慢，能使药力均匀发挥效果。

艾火 火部

［主治］艾火能灸治百病。如果灸治各种风病寒疾，往艾叶中加入少许硫黄末，效果更好。（李时珍）

【发明】李时珍说：凡用艾火灸治疾病，宜用阳燧和火珠面对阳光，取太阳真火，其次为钻槐木取火。如果病情紧急，难备以上两种火，可用真麻油灯火或蜡烛火，把艾茎点燃，滋润灸治疮疡至疼痛消失。金石或钻燧之火均不能用。邵子曾说：火无体，因物赋形，所以金石之火烈于草木之火。八种木火中，松木之火难愈病，柏木之火伤神多汗，桑木之火伤肌肉，柘木之火伤气损脉，枣木之火伤内脏吐血，橘木之火伤营卫经络，榆木之火伤骨失志，竹木之火伤筋损目。

【附录】阳燧：李时珍说：阳燧即火镜，

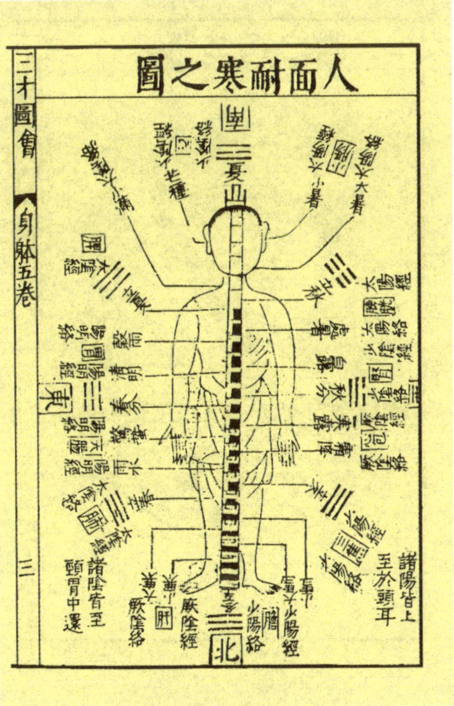

人面耐寒之图

用铜铸成，其面凹，摩热向日，以艾承之，则得火。周朝取火官以火燧取明火于日，说的就是这。

火针

火部

【释名】又名：燔针、焠针、烧针、煨针。

李时珍说：火针在《素问》中被称为燔针、焠针。张仲景把它叫作烧针，四川蜀地的人叫煨针。其使用方法是：在灯盏里注满麻油，放灯草二茎至七茎点燃，再将针反复涂上麻油，在灯上烧至通红时使用。针不红或不热，反而会损伤人体，且不能祛除病邪。针必须以火箸铁锻造的为佳。点穴要准，如有差异则没有效果。

［主治］用火针可治疗风寒筋脉急挛引起的痹痛，或瘫痪、肢体麻木不仁等，下针后要快速出针，急按住针孔则疼痛立止，不按则很痛。治疗症块、结积等病。下针后要缓慢出针，并转动针柄，以发散污邪。背部痈疽有脓没有头的，针扎入使脓肿破溃，不要按闭孔穴。凡用火针，不能刺太深，否则伤经络，不过也不能太浅，太浅则不能祛病，要适度。针刺后如果出现恶寒发热，这是刺中病灶的反应。面部疾病以及夏季湿热之邪在两脚时，都不能用这种方法。（李时珍）

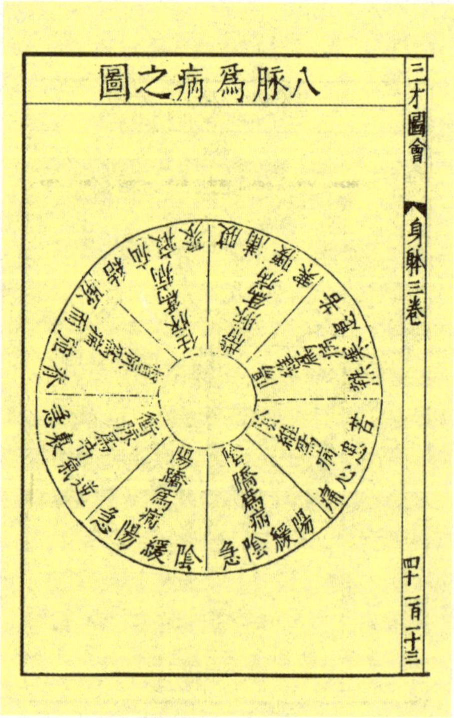

八脉为病之图

【发明】李时珍说：《素问》上说，病在筋，应调筋，用燔针劫刺其下，也可治疗筋急。病在骨，应治骨，用焠针药物熨贴患处。《灵枢》在论述十二经筋病变出现的挛急痹痛证时，都用燔针劫刺，以病人有感觉为度，以压痛点为穴位。又说经筋之病，寒则筋脉挛急，角弓反张；热则筋脉纵弛不收，阴痿不用。刺是治疗风寒急证的方法。对于热盛者不能用燔针。由此看来，燔针是为筋寒而急者设，以热治寒，为正治之法。而后世用燔针来治疗积聚痞块，也是借温热之气来散寒，发散湿浊之邪。又有用燔针来治疗痈疽的，则是用从治之法来泻除毒邪。而愚昧的人将燔针用来治疗伤寒热病，是非常错误的。张仲景曾说：太阳伤寒病，用温针必成惊狂。营气衰微的人，用烧针则血流不行，更发热而烦躁。太阳病用下法后，心下痞满，为表里俱虚，阴阳俱竭的变证，如果再用烧针，则会心胸烦乱，面色青黄，皮肤湿润，很难治疗。这都是不知道用火针的原则而错误使用以致害人。还有，凡因肝虚导致的目昏多泪、双目红赤以及翳膜顽厚、病后失明，或者五脏虚劳风热，上冲于目生翳等，都宜于用熨烙之法。这是因为气血得温则运动，得寒则凝滞的缘故。其方法是：用与翳一般大小的平头针，烧红，轻轻在翳膜中熨烙，翳膜烙破溃后，再用除翳药敷点。

灯火

火部

［主治］灯火能治小儿惊风抽搐、昏迷，又可治头风胀痛。用灯心蘸麻油在额头太阳穴络脉较多的地方焠烤，效果很好。外痔肿痛的，也可用这种方法。因为麻油能祛风解毒，火能通经络。小儿初生，因受寒而气欲绝的，先不要剪断脐带，急忙用烘热的棉絮包裹，将胎衣烘热，用灯炷在脐下往来燎烤，待暖气入小儿腹内，气回后自然就会苏醒。还有，用烧热的铜匙柄熨烙眼睑，能祛风退赤。（李时珍）

【发明】李时珍说：用来点灯，只有胡麻油和苏子油能明目治病，其他如用各种鱼油、禽兽油、菜籽油、棉籽油、桐油、豆油、石脑油等点燃的灯烟，都对眼睛有伤害，且不能治病。

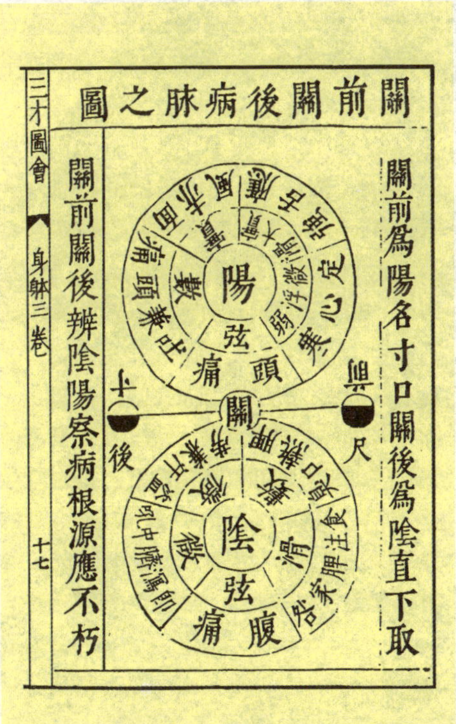

关前关后病脉之图

【附方】**1. 治搅肠沙痛，手足冷，腹痛，身上出红点**：用灯草蘸油点火灼触红点，有效。**2. 小儿惊风**：向后仰的，以灯火照灼其囟门和两眉间的上下方。惊风眼睛翻上不下的，照灼脐的上下。惊风不省人事的，照灼手足心和胸部。惊风手紧握、目往上翻的，照灼囟门部位和两手心。惊风口吐白沫的，照灼口和手足心。**3. 百虫咬伤**：用灯火熏，出水妙。

烛烬

火部

【集解】李时珍说：烛有蜜蜡烛、虫蜡烛、柏油烛、牛脂烛等，只有蜜蜡烛、柏油烛的烛烬可入药。

［性味］缺。

［主治］烛烬可以治疗疔肿，将烛烬与胡麻、针砂等份研为细末，和醋调和外敷患处即可。治九漏，以烛烬与阴干的马齿苋等份，研为细末，用泔水洗净，和腊猪脂调和外敷，一日三次。（李时珍）

第五卷

土部

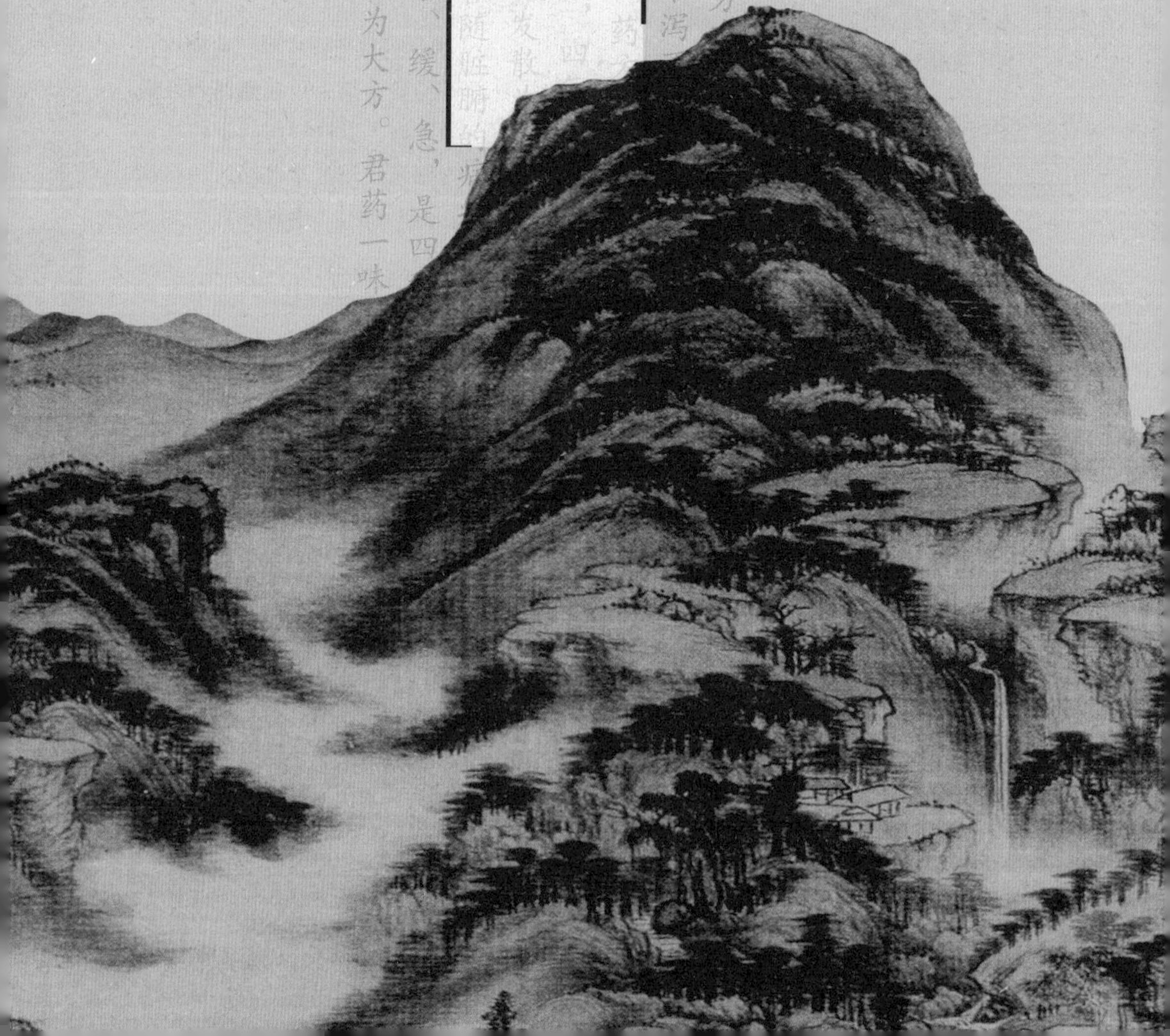

李时珍说：土是五行当中最主要的，为坤卦。土有五色而以黄色为正色，具备五味而以甘为正味。所以《尚书·禹贡》中分辨九州土地颜色的不同，《周官》中分辨十二种土壤性质的不同。土至柔中有刚，至静而有常，兼五行而生万物，却不赋予它特殊的能力，可见坤土之德到极致了。在人体，脾胃与土相应，所以各种土入药，都具有补脾助戊己的功效。现收集各种土，编为土部。

白垩

土部

【释名】又名：白善土、白土粉、画粉。

李时珍说：土的颜色以黄色为正色，以白色为恶色，所以称为垩。后人忌用垩字，于是叫它为白善。

【集解】《名医别录》上记载：白垩产于邯郸山谷中，没有固定的采收时间。

陶弘景说：白垩就是如今画家所用的画粉，量多且价格便宜，但常用的方药中用得很少。

寇宗奭认为：白善土在京城被叫作白土子，切成方块后卖给人洗衣服。

李时珍说：白土到处都有，就是用来烧制白瓷器的那种泥。

【修治】雷敩说：垩，不要用那种色青底白的。白垩入药需捣碎筛末，用盐汤飞过，晒干备用，这样可以避免涩肠。每二两垩，用盐一分。

《日华子诸家本草》说：白垩入药煅烧后用，不入汤剂。

［性味］味苦，性温，无毒。

《名医别录》记载：辛、无毒。不能长期服用，会伤五脏，令人消瘦。

［主治］主治女子寒热症瘕、闭经、积聚。《神农本草经》

治阴部肿痛、崩漏、不孕、泻痢。《名医别录》

能治疗女子血结，涩肠止痢。（甄权）

治鼻出血、吐血、痔瘘、男子肾寒滑精、女子宫寒不孕。《日华子诸家本草》

取白垩与王瓜等份，研为细末，用汤送服二钱，治疗头痛。（寇宗奭）

【发明】李时珍说：各种土均能胜湿补脾，而白垩则兼入气分。

【附方】**1. 鼻血不止**：白垩末五钱，井水调服。二付除根。**2. 水泄不化**：取煅白垩、炮干姜各一两，楮叶二两，共研为末，做成如绿豆大的丸子，每次用米汤送服二十丸。**3. 反胃吐食**：白垩煅红，放在一升米醋中浸过，再煅再渍，直到醋干为止。取这样的白垩一两，炮干姜两钱半，共研成末，每次调服一钱，最后服到一斤以上为妙。**4. 突发咳嗽**：取白垩、白矾各一两，共研为末，加姜汁，做成如梧桐子大的丸子，临睡前姜汤送服二十丸。**5. 风赤烂眼**：取白垩一两，铜青一钱，共研为末。每次取半钱，用开水泡后洗眼。**6. 小儿热丹**：取白垩一分，寒水石半两，共研为末，用新水调匀涂敷。**7. 痱子痒**：用白垩灰末扑。**8. 指头肿痛**：用白垩调猪油擦涂。**9. 臁疮不干（臁疮为小腿前面的疮）**：将白垩煅过，研成末，调生油搽。

赤土

土部

［性味］味甘，性温，无毒。

［主治］治水火烫伤，用赤土研细末外涂。（李时珍）

【附方】**1. 治牙龈焮痛、溃烂、虫蛀**：用赤土、荆芥叶共研为末，外用搽涂，每日三次。**2. 治风疹瘙痒，难以忍受**：用赤土研末，空腹温酒送服一钱。**3. 治身面印纹**：刺破，用醋调赤土外敷，干后又换，以疮口黑印消失为度。

序例
百病主治
水部
火部
土部
金石部
草部
谷部

黄土

土部

【释名】陈藏器引张司空的话说：三尺以上的土为粪，三尺以下的土才为土。凡用土入药时，应当去掉三尺以上的污秽之物。

［性味］味甘，性平，无毒。

陈藏器说：经常接触土气，会使人面色发黄。挖土触犯地脉，会使人气逆水肿。如果挖土犯神杀，令人生肿毒。

［主治］治赤白痢、腹中热毒绞痛、便血。取干黄土，水煮开三至五遍，沉淀去滓，温服一二升。黄土还能解各种药毒、肉食中毒、合口椒中毒及野菌中毒。（陈藏器）

【发明】李时珍说：按刘跂《钱乙传》中所说，元丰年间，皇子仪国公犯了瘛疭病，国医治不好，长公主举荐钱乙入宫治病，钱乙用黄土汤就把病治好了。神宗召见钱乙，问为什么用黄土能把病治好。钱乙回答说：瘛疭是木盛风动之证，用土制水，木得其平，则风自退。神宗大为赞赏，升钱乙为太医。

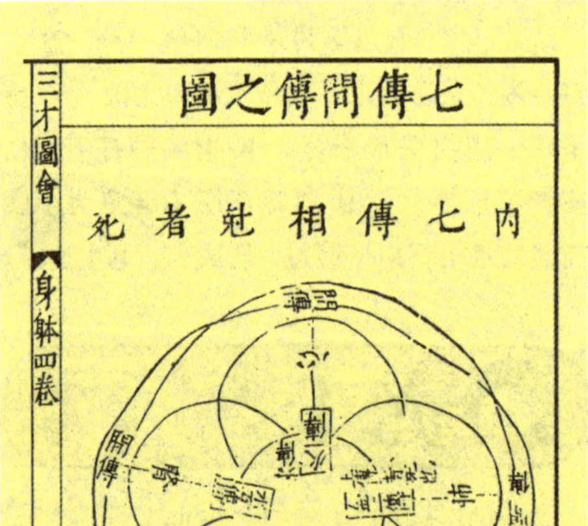

七传间传之图

【附方】**1. 治小儿乌纱惊风，全身现乌黑色**：用黄土一碗、陈醋一杯，同炒。炒热后，用布包好，熨小儿全身，直达脚下，刺破为宜。**2. 眼睛突然看不见**：将黄土溶在水中，搅匀后澄清，取上面清液洗眼。**3. 肉痔肿痛**：用向阳的黄土、黄连、皮硝各一两，与猪胆汁调匀，同研成泥，做成枣大的药丸，塞入肛门。过一夜，药丸随大便排出。用药时，须内服乌梅黄连二味丸。**4. 各种跌打损伤**：取干净黄土五升，蒸热，分两包轮换熨伤处。不要让布包冷了，但也不宜太热，恐烫伤皮肉，取痛止则已，此方神效。**5. 汤火灼伤**：用醋调黄土，外涂。

土蜂窠

土部

【释名】又名：蠮螉窠。

李时珍说：也就是细腰蜂的巢。

［性味］味甘，性平，无毒。

［主治］治痈肿风头。《名医别录》

主治小儿霍乱吐泻，将土蜂窠炙研为末，乳汁调服一钱。《太平圣惠方》

醋调外涂，能治疗肿毒以及蜘蛛、蜂和蝎子等毒虫蜇咬伤。（陈藏器、寇宗奭）

治疗肿乳蛾、妇人难产。（李时珍）

【附方】**1. 肿毒痛如火烧**：用醋调土蜂窠外涂。又法：用川乌头和土蜂窠等份，醋调外涂，肿毒未成脓则消，已成脓则早破。**2. 疔疮肿痛**：用煅过的土蜂窠和烧过的蛇皮等份，每次用酒冲服一钱。

蚯蚓泥

土部

【释名】又称：蚓蝼、六一泥、蚯蚓粪。

［性味］味甘、酸，性寒，无毒。

［主治］治赤白热痢，取蚯蚓泥一升炒至烟尽，浇汁半升，滤净后服用。（陈藏器）

治小儿阴囊虚热肿痛，用生甘草汁加入轻粉末和蚯蚓泥中外涂。用盐和蚯蚓泥同研外敷，可祛热毒，疗蛇、犬咬伤。（《日华子诸家本草》）

用盐末与蚯蚓泥外敷，治狂犬咬伤或出犬毛，神效。（苏敬）

【附方】**1. 热疟，恶寒轻，发热重**：用蚯蚓泥和面，做成梧桐子大的丸子，用朱砂为衣。每次服三丸，忌食生冷。还可以在蚯蚓泥里加菖蒲末和独蒜做成丸子，也有效。**2. 小便不通**：用蚯蚓泥、朴硝等份，水调成膏，敷在脐下，即通。**3. 小儿阴囊肿大**：用蚯蚓泥调薄荷汁，外敷患处。**4. 妇女吹乳**：用韭菜地中的蚯蚓泥，研细筛过，用米醋调，厚敷乳上，干了就换，三次即愈。用凉水调也可以。**5. 时行腮肿**：用柏叶汁调蚯蚓泥涂患处。**6. 脚心肿痛，因久站久行而致**：用水调蚯蚓泥厚敷，一夕即愈。**7. 耳后诸疮**：将蚯蚓泥烧过，用猪油调敷患处。**8. 蜈蚣咬伤**：用蚯蚓泥敷伤口，有效。**9. 解射网毒（射网是用草乌头制成的毒药，可以治疮根结核、瘰疬等）**：将蚯蚓泥末用井水调，服二方匕。**10. 小儿头热、鼻塞不能**：用湿蚯蚓泥研磨做饼，贴囟门上，一天换几次。**11. 臁疮**：用韭菜地里的蚯蚓泥，研细，加轻粉、清油，调成膏状，贴在患处。**12. 外肾生疮**：用蚯蚓泥二分、绿豆粉一分，加水研涂，随干随换。

乌爹泥

土部

【释名】又称：乌叠泥、孩儿茶。

李时珍说：乌爹，也有人称它为乌丁，这是番语的音译，没有统一的叫法。

【集解】李时珍说：乌爹泥产于南番爪哇、暹罗等地，现在老挝、云南也能制作。据说是将细茶末装入竹筒中，然后将竹筒两头塞紧堵死，埋入污泥沟中，过一段时间后取出，捣汁熬制即成。其中块小而润泽的为上品，块大而焦枯的为次品。

［性味］味苦、涩，性平，无毒。

［主治］乌爹泥能清胸膈郁热，化痰生津，生肌定痛，可以用来外涂刀枪伤及其他一切疮，止血收湿。（李时珍）

【附方】**1. 鼻渊，常流清涕**：用乌爹泥末吹进鼻孔，效果好。**2. 牙疳口疮**：用乌爹泥、硼砂等份，研末搽患处。又有积德堂方：用乌爹泥、雄黄、贝母等份，研成末，用米泔水漱净口后涂搽。**3. 下疳阴疮**：用米泔水洗净患处后，以乌爹泥末涂搽，也可以往乌爹泥中加胡黄连等份。又有纂奇方：乌爹泥一钱，真珠一分，片脑半分，共研为末，涂搽。**4. 痔疮肿痛**：用乌爹泥、麝香，共研为末，和唾液涂搽。**5. 脱肛气热**：用乌爹泥二分、熊胆五分、片脑一分，共研为末，用人乳调搽肛上。此方也可以用来治痔疮。

伏龙肝

土部

【释名】又名：灶心土。

陶弘景说：灶心土是灶中正对锅底的黄土。因灶有灶王神，所以称为伏龙肝。

雷敩：凡取伏龙肝入药不要用灶下土。所谓伏龙肝，是指十年以上的灶中火气积久而结成的土，如红色的石块，中间为黄色，外形有棱角，取这样的土研成细末水飞用。

［性味］味辛，性微温，无毒。

甄权说：味咸。

《日华子诸家本草》载：性热，微毒。

［主治］治妇人崩漏、吐血，止咳止血。将伏龙肝用醋调敷，治痈肿毒气。《名医别录》

止鼻衄、痢下脓血、带下、尿血、遗精，能催生下胞，治疗小儿夜啼。《日华子诸家本草》

能治心痛、癫狂、风邪蛊毒、小儿脐疮、重舌、风噤反胃以及中秽浊之气昏迷不醒和各种疮，还能护胎。（李时珍）

【附方】**1. 中风口噤，不能言语，心神恍惚，手足不能随意运动，或腹中痛满或时而晕厥：**用伏龙肝五升，加水八升，搅后澄清，取上层清水服用。**2. 神志狂乱，不能识人：**将伏龙肝研末，用水冲服方寸匕。一日服三次。**3. 小儿夜啼：**用伏龙肝二钱、朱砂一钱、麝香少量，共研为末，加蜂蜜做成绿豆大的药丸。每次服五丸，桃符汤送下。**4. 冷热心痛：**伏龙肝末一茶匙，如热痛用热水湿烫后服，如是冷痛则用酒冲服。**5. 反胃呕吐：**用陈年的伏龙肝，研末，米汤送下。每次服三钱。**6. 吐血，心腹疼痛：**用伏龙肝与多年烟壁土等份，每次取五钱，加水两碗煮成一碗，让其澄清，取上层清水服用，空腹服。另吃些白粥补身体。**7. 妇女血漏，淋漓不止：**用伏龙肝半两，阿胶、炒蚕沙各一两，共研为末。每次空腹用酒送服二、三钱，直到病痊愈为止。**8. 妇女赤白带下，日久黄瘁，六脉微涩：**用伏龙肝、棕榈灰、屋梁上尘，等份，各炒到烟尽，共研为末，加龙脑、麝香各少许。每次服三钱，用温酒或淡醋汤送下。患赤白带有一年之久的，按此治疗，半月可愈。**9. 食物中毒：**取如鸡蛋大小的伏龙肝末，用水冲服，吐出便愈。**10. 冷气入腹，肿满难当以及男子阴部突然肿痛等：**用伏龙肝调鸡蛋白涂搽。**11. 耳内流脓：**用棉花裹伏龙肝末塞耳内，一天换三次。**12. 小儿热疖：**取伏龙肝末、生椒末等份，用醋调敷。**13. 一切痈肿：**用伏龙肝加蒜捣粒成泥贴患处，干了就换。加鸡蛋黄也可以。

烟胶

土部

【集解】李时珍说：烟胶乃是熏消牛皮灶和烧瓦窑上的黑土。

［主治］主治头疮、白秃、疥疮、风癣、痒痛流水，取牛皮灶边的土研为细末，用麻油调好外涂。也可以加入少量的轻粉。

【附方】**1. 治牛皮血癣：**取烟胶、寒水石各三钱，白矾二钱，花椒一钱半，共研为末，用腊猪油调搽。**2. 治消渴暴饮：**取瓦窑突顶上极干如黑铁的烟胶半斤，研为末，加入生姜四两，共捣烂，装入绢袋，用水五升浸泡取汁，每次饮五合。

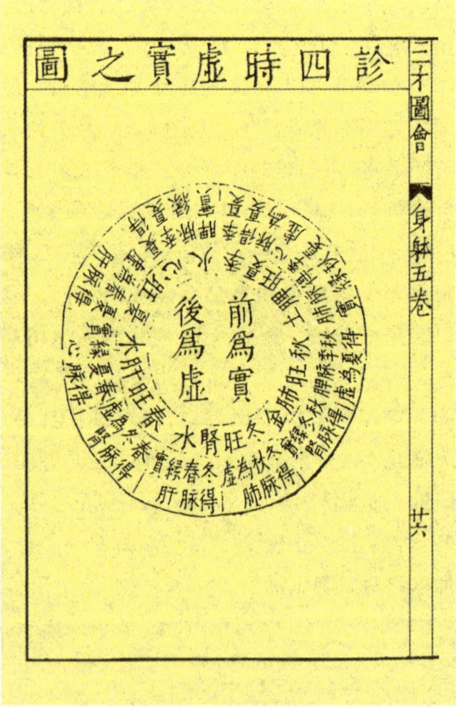

诊四时虚实之图

墨

土部

【释名】又名：乌金、陈玄、玄香、乌玉玦。

李时珍说：古人以黑土为墨，故字从黑土。许慎《说文解字》云：墨是用烟煤制成，属土类，故墨字从黑从土。刘熙《释名》解释说：墨是晦的意思。

【集解】寇宗奭说：墨是松烟制成的。市上有用粟草灰来假冒的，不可用。只有松烟墨才能入药，其中又以远烟细者为佳，粗的不能用。现在高丽国进贡的墨，不知道是什么东西所制，不宜入药。鄜延有石油，燃烧后的烟甚浓，其煤可以制成墨，黑光如漆，不可入药。

李时珍说：上等好墨，是用松枝燃烧，取松烟与梣皮汁化胶调和制成的，或加香药等物。现在的人多用窑突中的墨烟，反复用麻油浸，然后用火烧过制成墨，称为墨烟，墨虽光亮发黑，但并不是松烟制成的，用的时候应当仔细辨认。石墨见石炭条下。

［性味］味辛，性温，无毒。

［主治］能止血生肌，愈合金疮。治产后出血晕厥、崩漏，用醋研磨后服用。还能止血痢及小儿见生人啼哭，将墨捣烂过筛，温水调服。《开宝本草》

能利小便，通经，治痈肿。(李时珍)

【发明】朱震亨说：墨属金而有火，入药甚助补性，又能止血。

【附方】1. **吐血不止**：用墨磨汁同莱菔汁或生地黄汁饮下。2. **流鼻血不止**：用浓墨汁滴入鼻中。3. **大小便血**：取研细的好墨二钱，用阿胶化汤调服。4. **赤白下痢**：取干姜、好墨各五两，共研为末，用醋做成如梧桐子大的姜墨丸，每次用米汤送服三四十丸。日夜服六、七次，即愈。5. **妇女崩漏**：用好墨一钱，水冲服，一天两次。6. **背部痈痛**：滴醋磨墨，极浓，涂背周围，中间涂猪胆汁，干了再涂，一夜可消。

釜脐墨

土部

【释名】又名：釜月中墨、铛墨、釜煤、釜炲、锅底墨。

李时珍说：大的为釜，叫锅；小的叫铛。

［性味］味辛，性温，无毒。

［主治］治中恶蛊毒、吐血血运，用酒或水温服二钱。也能外涂治疗金疮，止血生肌。《开宝本草》

能消食积，治舌肿、喉痹、口疮、热毒炽盛引起的狂证。(李时珍)

【发明】苏颂说：古方中治疗伤寒病的黑奴丸，是用釜底墨、灶突墨、梁上尘这三种药物合成，因其功效相近。

【附方】1. **中恶心痛**：用釜脐墨五钱、盐一钱，研匀，热水一盏调服。2. **吐血咳血**：用釜脐墨炒过，研末，每次用井华水冲服二钱，连服三副。3. **舌头突然肿大**：用釜脐墨和酒涂搽。4. **耳里流脓**：用釜脐墨吹满耳，脓尽，药自出。5. **小儿口疮**：用釜脐墨时时涂搽。6. **手搔疮肿，化脓**：用釜脐墨研细，清油调搽。

百草霜

土部

【释名】又称：灶突墨、灶额墨。

李时珍说：百草霜是灶额及烟炉中的墨烟，质轻而细，故称为霜。

［性味］味辛，性温，无毒。

［主治］加在消食药中使用，能消化积滞。(苏颂)

能止全身出血，妇人崩漏、带下，治疗胎前产后诸病和伤寒阳毒发狂，黄疸，疟疾、痢疾、噎膈，咽喉、口舌诸疮。(李时珍)

【发明】李时珍说：百草霜、釜底墨、梁上倒挂尘，都是烟气凝结而成，但其质有轻重虚实的不同。重者归中下二焦，轻者入心肺之经。

【附方】**1. 流鼻血不止**：用百草霜末吹入鼻孔，血立止。**2. 吐血**：用百草霜末二钱，糯米汤送下。又方：百草霜五钱、槐花末二两，共研细，每次用茅根汤送服二钱。**3. 齿缝出血**：用百草霜末涂搽，有效。**4. 妇女白带**：用百草霜一两、香金墨半两，共研末。每次服用时取猪肝一片剖开，将药末三钱放入其中，纸裹煨熟，细细嚼食，温酒咽下。**5. 脏毒下血**：用百草霜五钱，米汤调匀，放在外面露一夜，第二天早晨空腹服下。**6. 突然泻痢**：用百草霜二钱，米汤调服。**7. 一切痢疾初起时，服用铁刷丸，效果神奇**：百草霜三钱、金墨一钱、半夏七分、煮熟的巴豆十四粒，研匀，加黄蜡三钱、香油少许，做成丸子，分次吞服。视丸子大小，每次服用三四丸至四五十丸，姜汤送下。**8. 小儿积痢，用驻车丸**：用百草霜二钱、煨去了油的巴豆一钱，研匀，稍加面粉，做成绿豆大的丸子，每次服三五丸。如果是赤痢，用甘草汤送服；如果是白痢，用米汤送服；如果兼有赤、白痢，则用姜汤送服。**9. 热痢脓血**：用百草霜、黄连各一两，研末，每次用酒送服二钱，一天服两次。**10. 昏厥不醒，但脉搏未停**：用百草霜和水灌之。同时，针刺百会、足大趾中趾甲侧。**11. 白秃头疮**：用百草霜调猪油涂搽。**12. 瘰疽流水，即手足肩背等处的肌肉里生出许多米粒般的疖子，疼痛钻心**：用百草霜、釜脐墨、灶屋尘，合研，加水一斗，煮三沸，取汁洗。一天洗三四次。

石硷

土部

【释名】又名：灰硷、花硷。

李时珍说：状如石类硷，故得硷名。

【集解】李时珍说：石硷，产自山东济宁

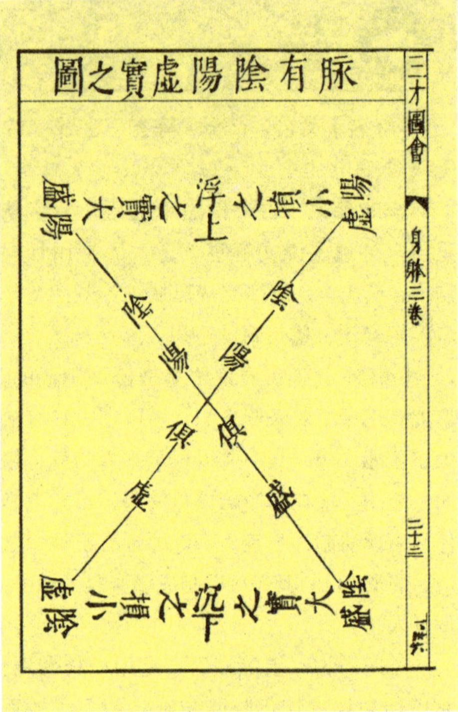

脉有阴阳虚实之图

等地。当地人采集青蒿、辣蓼一类的植物，开窖浸水，滤起晒干后烧灰，再用原水淋汁，每一百升加入面粉二三斤，日久则凝结如石。将石硷连汁一起卖到四方，用来洗衣发面，获利丰厚。其他地方用灶灰淋浓汁，也可以用来去污垢、发面。

［性味］味辛、苦，性温，微毒。

［主治］石硷能祛湿热，止心痛，消痰积，去食滞。还可以用来洗涤污垢油腻。须根据体质虚实选用，过量服用会伤人损身。（朱震亨）

能杀齿虫，祛目中翳障，治噎膈反胃，同石灰合用能腐蚀肌肉，溃痈疽瘰疬，去瘀血，用来点痣、黡、疣、赘、痔核等有神效。（李时珍）

【附方】**1. 消积破气**：石硷三钱，山楂三两，阿魏五钱，用皂荚水制过的半夏一两，共研为末，以阿魏化醋煮糊，制成药丸服用。**2. 虫牙疼痛**：用花硷填蛀孔内，疼痛立止。

第六卷

金石部

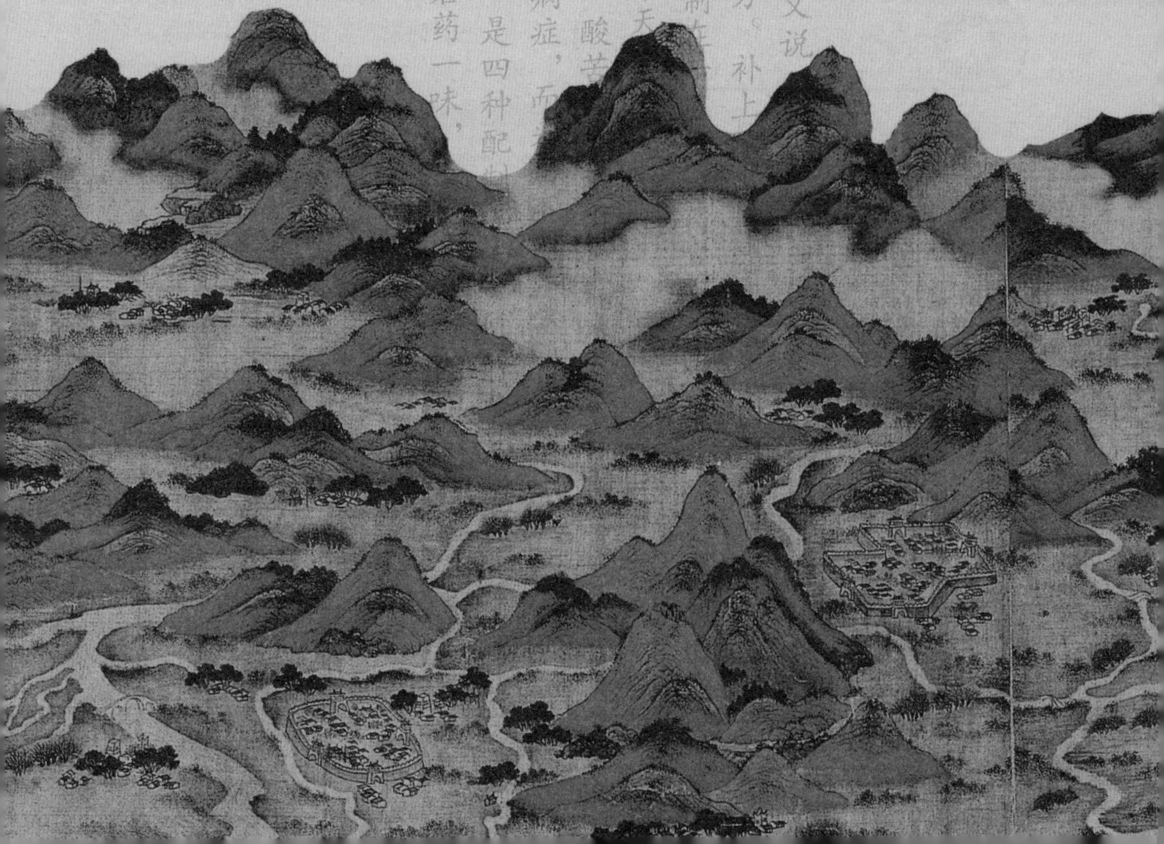

李时珍说：石是气之核，土之骨。大则为山岩，细小则为砂尘。石的精华是金、玉，有毒的是矾、砒。石气凝则结为丹青，液化则为矾汞。石的变化，或由柔弱变刚强，如乳卤变成石；或自动而成静，如草木化为石；飞禽走兽等有灵性之物化为石，是自有情而至无情；雷震星陨落成石，是从无形变为有形。大块的石头，虽有鸿钧之巨，但可在炉火中煅制，金石虽是顽物，却可造化无穷。人们在居家生活中都依赖金石，金石美玉虽说是死物，而利用无穷。因此，《禹贡》《周官》中将金石列为土产，《农经》《轩典》中也详细论述了它的性味功能。这说明金石已经被古代良相、良医注意了。现在把石中能济国、治病的集成金石部，分为四类，分别是：金类、玉类、石类、卤石类。

金类

金

金石部 金类

【释名】又名：黄牙、太真。

【集解】《名医别录》中记载：金屑出产于益州，随时都可开采。

陶弘景说：到外都出产金，但以梁、益、宁三州最多，出自水沙中。淘得的金屑，被称为生金。建平、晋安也有金沙，出于石中，烧熔后鼓铸为硍，虽被火烧也未熟，还必须进一步冶炼。

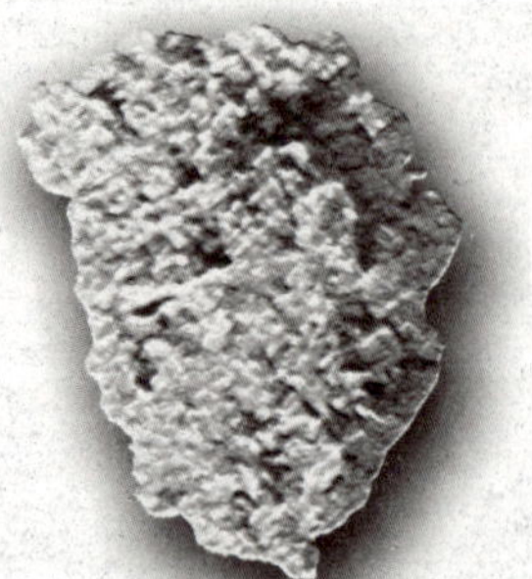

马志说：现在医生所用的，都是炼熟的金箔，这是无毒的。

李时珍说：金有山金、沙金二种。金的颜色根据含金量的不同，颜色也不同：七成金色青，八成金色黄，九成金色紫，十成金色赤，以赤为足金之色。掺了银的金质地较软，试石则色青；掺了铜的金质地坚硬，试石则有声。《宝货辨疑》记载：马蹄金像马蹄，很难获得。橄榄金出自荆湖岭南。胯子金像带胯，出产于湖南北部。瓜子金大如瓜子。麸金如麸片，出产于湖南等地。沙金细如沙屑，出于蜀中。叶子金出产于云南。《地镜图》说：黄金之气赤，夜有火光能引来白鼠。有人说：山上有薤，其下就有金。凡是曾埋在墓穴中或是被制成钗钏饰物及便器的金，陶弘景把它叫作辱金。这些金不可以合在一起炼。

金屑

［性味］味辛，性平，有毒。

李珣说：生金有毒，熟金无毒。

寇宗奭说：金屑必须烹炼锻造为金箔，才能入药。金箔和生金一样，有毒能杀人，且这种毒很难解。如果不经过锻造的金屑是不能够使用的。金性恶锡，畏水银，得余甘子则体柔。

［主治］镇定精神、坚骨髓，通利五脏邪气。《名医别录》

治疗小儿受惊伤五脏，风痫突然神志不清，镇心安魂魄。（甄权）

癫痫风热、喘气咳嗽、伤寒肺损吐血、骨蒸劳极作渴，都可加少量金箔入丸散服用。（李珣）

能破冷气，除风。（青霞子）

【发明】李时珍说：金是西方之行，性能制木，所以能治惊痫风热肝胆的疾病。不过在古方中很少有用的，只有服用的人才说它。《淮南子》三十六水法，说化为浆服饵。

葛洪在《抱朴子》中说：服饵用黄金不亚于金液，其法是用豕负革肪、苦酒炼之百遍后，就变柔软；或者用樗皮治它，或者用牡荆酒、磁石把金消为水，或者用雄黄、雌黄合饵，都能成地仙。又说丹砂化成圣金，服了它会升仙。陈藏器在《别录》里也说，久服金能成神仙。这些说法大都是根据秦始皇、汉武帝时的传说而来。岂知血肉之躯，依赖水谷，哪能忍受金石重坠的物体长时间留在肠胃里！因求生而丧生，真可以说是很愚昧。所以《太清法》中说：金禀中宫阴己之气，性本刚，服用它会损伤肌肉。

【附方】**1. 治牙齿风痛**：将金钗用火烧后触痛处，疼痛立止。**2. 治轻粉破口，凡是水肿及疮病，服用轻粉后生口疮，牙龈溃烂**：用金器煮汁频频漱口，能杀轻粉毒，以愈为度。**3. 治水银入肉，令人痉挛**：用金物熨它，水银必当出来蚀金，等金变成白色即可，应频繁使用以取得疗效。

银

金石部 | 金类

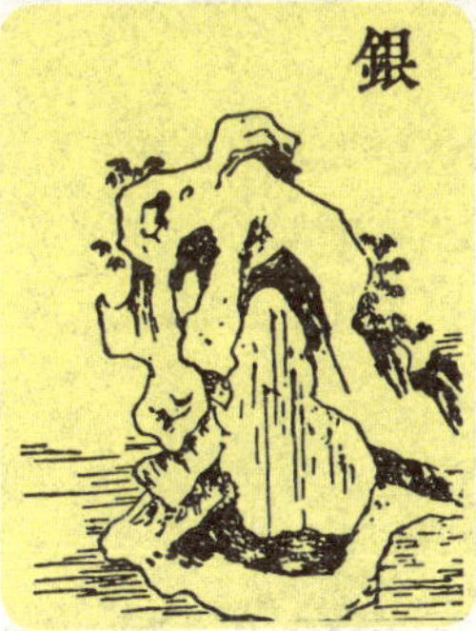

【释名】又名：白金、鋈。

李时珍说：《尔雅》中说，白金叫作银，其美者称为镣。《说文解字》解释：鋈，即白金。《梵书》称之为：阿路巴。

【集解】李时珍说：闽、浙、荆、湖、饶、信、广、滇、贵州等地的山上都产银，有从矿石中炼出的，也有从沙土中炼出的。其中生银俗称银笋、银牙，也叫作出山银。《宝藏论》说：银有十七种。国外还有四种。天生的银牙，生于银坑内石缝中，状如乱丝，颜色呈红色的为上品；入火中呈紫白色，像草根的次之；衔黑石的最稀奇，生于乐平、鄱阳出产铅的山中，又叫龙牙，也叫龙须，是纯正的生银，无毒，为做好药的根本。生银生于石矿中，成片块状，大小不定，状如硬锡。母砂银，生于五溪丹砂穴中，色理红光。黑铅银，得子母之气。这四种是真银。有水银银、草砂银、曾青银、石绿银、雄黄银、雌黄银、硫黄银、胆矾银、灵草银，都是用药制成的。丹阳银、铜银、铁银、白锡银，都是用药点化而成的，这十三种都是假银。外国的四种：新罗银、波斯银、林邑银、云南银，都是精品。

银屑

【修治】李时珍说：入药只用银箔。如果用水银盐消制后的银屑，反而有毒。《龙木论》称之为银液。另外，锡箔和银箔相似，应辨其真伪。

［性味］味辛，性平，有毒。

［主治］安五脏，定心神，止惊悸，除邪气，久服轻身，延年益寿。《名医别录》

定志，祛惊痫，治小儿癫疾狂走。（甄权）

破冷除风。（青霞子）

银箔能坚筋骨，镇心明目，治风热癫痫，入丸、散剂服用。（李珣）

生银

［性味］味辛，性寒，无毒。

韩保昇说：银畏黄连、甘草、飞廉、石亭脂、砒石，恶羊血、马目毒公。

《日华子诸家本草》说：银性冷，微毒。畏慈石，恶锡，忌生血。

李时珍说：荷叶、蕈灰能粉银。羚羊角、乌贼鱼骨、鼠尾、龟壳、生姜、地黄、慈石，皆能瘦银，羊脂、紫苏子油，皆能柔银。

［主治］主治热狂惊悸、发痫恍惚、夜卧不安且谵语、邪气鬼祟等证。服之明目镇心，安神定志。小儿诸热丹毒，将其用水磨后服用，功效胜过紫雪丹。《开宝本草》

小儿中恶，热毒烦闷，水磨服之。《日

华子诸家本草》

将生银煮水，再加入葱白、粳米做粥食，治胎动不安，漏血。（李时珍）

【发明】李时珍说：用银入药，是平肝镇怯的意思。所以《太清服炼书》上说，银禀西方辛阴之神，结精为质，性则戾，服之能伤肝。抱朴子说把银化成水服，可成地仙，这是方士的谬言，不足为信。

【附方】**1. 风牙疼痛**：用文银一两，烧红渍入一碗烧酒中，趁热漱口。**2. 口鼻疳蚀，穿唇透颊**：用银屑一两，放入三升水中，在铜器内煎成一升，一天洗三四次。

自然铜 金石部｜金类

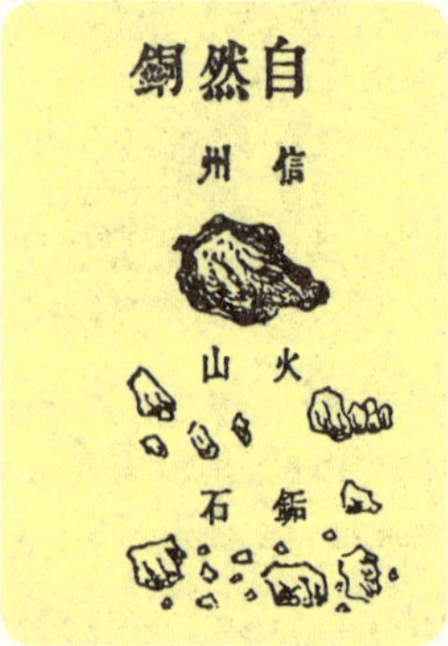

【释名】又名：石髓铅。

马志说：其色青黄如铜，不加冶炼，所以叫作自然铜。

【集解】李时珍说：按《宝藏论》中所说：自然铜生于曾青、石绿的穴中，形状如寒林草根，颜色红腻，也有生在穴壁的。又有一种类似丹砂，光明坚硬有棱，中含铜脉的，尤佳。还有一种似木根，不红腻，随手碎为粉的，至为精明，产铜的矿山附近都有。现在人们所用的自然铜都不是上面所说的。

【修治】雷敩说：将采来的石髓铅捶碎后，同甘草汤煮一昼夜，到天明漉出，摊开晾干，入臼中捣碎，过筛后，用醋浸一个晚上，到第二天早上，用六一泥瓷盒子，盛二升，在文武火中养三日夜，才干的时候，用盖盖好，火煅两昼夜，去土研如粉用。凡炮制自然铜五两，用醋两镒。

李时珍说：现在的人只将自然铜用火煅醋淬七次，研细水飞过后使用。

［性味］味辛，性平，无毒。

［主治］治折伤，能散血止痛，破积聚。《开宝本草》

能消瘀血，排脓，续筋骨；治产后血邪，安心，止惊悸，用酒磨后服用。《日华子诸家本草》

【发明】寇宗奭说：有人用自然铜治疗折断翅膀的胡雁，后来雁翅膀接好飞去。现在有人治疗跌打伤，用自然铜研细水飞过，同当归、没药各半钱一起用酒调服，再用手按摩病伤处。

李时珍说：自然铜接骨的作用和铜屑相同，不可诬也。但接骨之后，不可长期服用，即以理气活血便可。

【附方】**1. 心气刺痛**：用自然铜，先经火煅，然后醋淬，淬后又煅，反复九次，最后研为细末。每次取一小撮，调醋服。**2. 骨折**：用自然铜磨酒服，但骨接之后，不可常服。

铜青 金石部｜金类

【释名】又名：铜绿。

【集解】陈藏器说：生熟铜都覆盖有青（绿）色之物，即铜的精华，大的为空绿，稍次的为空青。铜青则是铜器上的绿色之物，淘洗后使用。

李时珍说：现在的人用醋使铜生绿，收

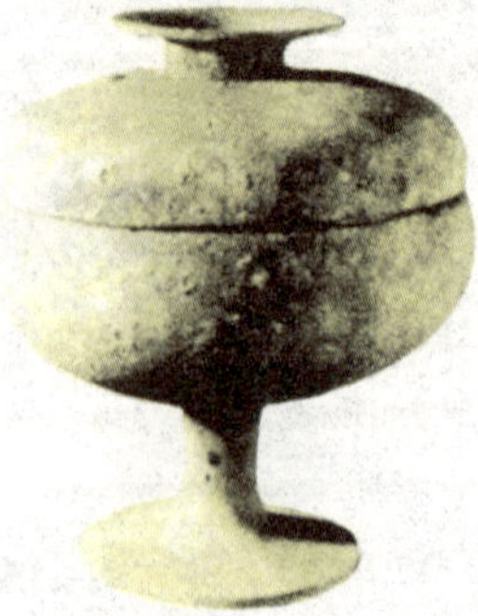

取晒干后制药出售。

［性味］味酸，性平，有小毒。

［主治］治妇女血气心痛，治疗金疮止血，能明目，祛皮肤上红痣、息肉。（陈藏器）

治风烂眼流泪。（徐之才）

治恶疮、疳疮，能涌吐风痰，杀虫。（李时珍）

【发明】李时珍说：铜青是铜的液气所凝结，味酸而有小毒，能入肝胆，所以能吐利风痰，明目杀疳，治疗肝胆疾病。《抱朴子》上说：用铜青涂在木头上，入水不会腐烂。

【附方】**1. 治风痰卒中，为痰涎潮盛，卒中不语，以及一切风瘫的，用碧琳丹：** 取生绿二两，乳钵研细，水化去石，慢火熬干，取辰日、辰时、辰位上修合，再研入麝香一分，用糯米粉糊和成如弹子大的药丸，阴干。卒中者，每丸分作两次服，用薄荷酒研好送下。其他风证，则用朱砂酒化下。要吐出青绿色涎水，泻下恶物，才算病愈。如治小儿的这种病，宜用绿云丹：用铜青研末，不定量，用醋面糊丸如芡实子大。每次用薄荷酒化服一丸，服后一会吐涎如胶，即有效。**2. 烂弦风眼：** 用水调铜青，涂在碗底，艾火熏干后，刮下来涂烂处。**3. 头发恶红，不断脱落：** 用油磨铜钱末涂抹即生。**4. 走马牙疳：** 用铜青、滑石、杏仁等份，研末涂搽。**5. 治杨梅毒疮：** 取铜绿，用醋煮后研末，烧酒调搽。要忍痛，让水出，次日即干。或者再加白矾，与铜青等份，研末涂搽。**6. 臁疮顽癣：** 用铜青七分，研细，加黄蜡一两共熬。另取厚纸一张，涂上熬好的汁，两面垫一层纸，然后贴到患处，以出水为好。也可以用来治疗杨梅疮毒及虫咬。**7. 百虫入耳：** 用生油调铜青滴入。**8. 头上生虱：** 取铜青、明矾，共研末，揉入头发内。

铅

金石部｜金类

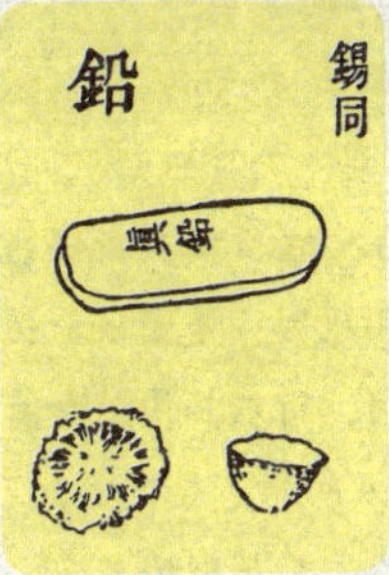

【释名】又名：青金、黑锡、金公、水中金。

李时珍说：铅易沿流，所以称之为铅。锡是白锡，所以铅为黑锡。而神仙家拆其字为金公，隐含其名水中金。

【集解】苏颂说：铅出产于蜀郡平泽，现在有银坑的地方都有，开采后炼矿石而取。

【修治】李时珍说：凡用铅应当以铁铫熔化后泻于瓦上，滤去杂质，如此数次后收用。其黑锡灰则是用铅砂取黑灰。白锡灰，不可以入药。

［性味］味甘，性寒，无毒。

陈藏器说：有小毒。

［主治］镇心安神，治疗伤寒毒气，反胃呕哕，蛇蝎蛟伤，用铅炙熨。《日华子诸家本草》

能治疗甲状腺肿大，鬼气疰忤。将铅锉为细末，和青木香敷疮肿恶毒。（陈藏器）

消颈淋巴结核，痈肿，明目固牙，黑须发。治石女，杀虫坠痰，治疗噎膈消渴风痫，解金石药毒。（李时珍）

黑锡灰

金石部｜金类

［主治］治疗积聚，杀虫，同槟榔末各等份，用五更米汤饮服。（朱震亨）

【发明】李时珍说：铅禀承北方癸水之气，阴极之精，其体重实，其性濡滑，其色黑，内通于肾，故《局方》黑锡丹、《宣明》补真丹都用它。得汞交感，就能治一切阴阳混淆，上盛下虚导致呕吐、眩晕、噎膈、反胃等危重病。所谓镇坠之剂，有反正的功效。但性带阴毒，不可多服，恐会伤人心胃。

锡

金石部 金类

【释名】又名：白镴、鈏、贺。

【集解】李时珍说：锡出于云南、衡州。许慎的《说文》中解释说：锡，处在银铅之间。《土宿本草》上载：现在的人把酒装在新锡器内，浸渍时间长了能杀人的原因，是因砒能化锡，年月尚短，便被取来用，所以其中蕴含有毒。又说：砒是锡的根。银色而有铅的质地，五金之中只有锡最容易制，失其药则为五金之贼，得其药则为五金之媒。

［性味］味甘，性寒，微毒。

［主治］主治恶毒风疮。《日华子诸家本草》

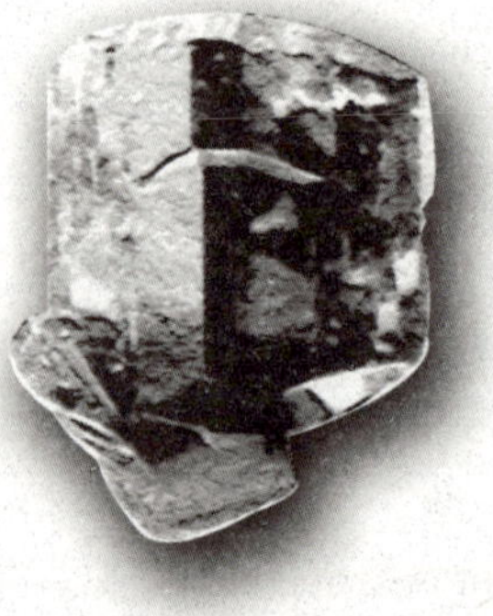

【发明】李时珍说：洪迈的《夷坚志》中说，汝人多患大脖子病。地饶风沙，沙入井中，饮用这样的水就会得大脖子病。所以金、房一带的人们用锡为井栏，夹锡钱镇之，或者将锡沉入井中，才免除了该隐患。

【附方】**杨梅毒疮**：用黑铅、广锡各二钱半，结砂后，取蜈蚣二条，研末，纸卷作小捻，油浸一夜，点灯照疮，每日两次，七日即愈。

诸铜器

金石部 金类

［性味］有毒。

李时珍说：用铜器盛装的饮食茶酒，过夜后有毒。用铜器煎汤饮用，会损伤人的声音。

陈藏器说：铜器上的汗有毒，能让人发恶疮内疽。

［主治］治上吐下泻导致的小腿抽筋，肾堂及脐下痛，都可将铜器烤热后隔衣熨脐腹肾堂。《日华子诸家本草》

古铜器能辟邪祟。（李时珍）

铁

金石部 金类

【释名】又名：黑金、乌金。

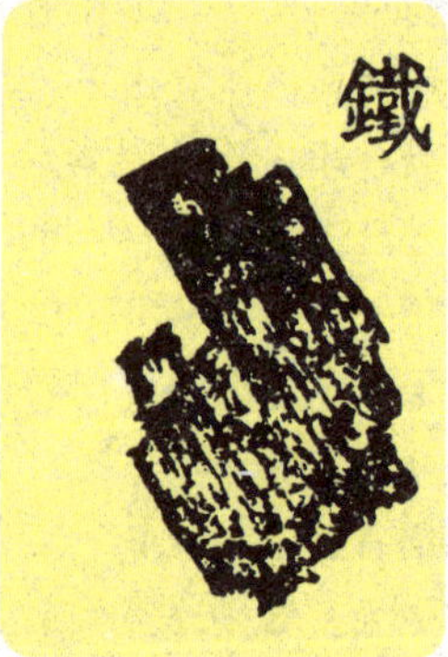

李时珍说：铁，截也，指刚硬能够截断物体。铁在五金中属水，所以称为黑金。

【集解】苏颂说：初炼去矿，用来铸造范金器物的，是生铁。再三锤拍，可以作鍱的，称为𫔎铁，也叫作熟铁。生熟铁相混合，用来制作刀剑锋刃的，为钢铁。打铁匠把铁烧到赤沸，在砧上打下的细皮屑，为铁落。从锻灶中飞出，像灰尘，紫色且轻虚，可以莹磨铜器的，为铁精。制针的人磨出的细末，称为针砂。取各种铁放容器中用水浸泡，泡久了色青出沫、可以染皂的，为铁浆。把铁拍成片段，放在醋糟中，时间久了上生铁锈可刮取的叫作铁华粉。将铁放入火中炼时，飞溅出的铁末，为铁粉。

李时珍说：铁都是用矿石炼成的。秦、晋、

淮、楚、湖南、闽、广各山中都产铁，其中以广铁为好。甘肃的土锭铁，色黑性坚，适宜用来制作刀剑。西番出产的宾铁尤其好。《宝藏论》中说，铁有五种：荆铁产自当阳，色紫而坚利；上饶铁次之；宾铁产自波斯，坚利可切金玉；太原、蜀山的铁顽滞；刚铁出自西南瘴海中的山石中，状如紫石英，水火不能损坏它，用它穿珠切玉，如同削土一般。

熟铁

苏恭说：熟铁即柔铁。

［气味］味辛，性平，有毒。

李时珍说：铁畏皂荚、猪犬脂、乳香、朴硝、硇砂、盐卤、荔枝。凡是各种草木药都忌铁器，而补肾药尤其忌之，否则反消肝肾，肝伤则母气就更虚了。

［主治］坚肌耐痛。《神农本草经》

劳铁：烧红投酒中，热饮，可治贼风。（陈藏器）

生铁

［气味］味辛，性微寒，微毒。

［主治］治疗下部及脱肛。《名医别录》

能镇心安五脏，治痫疾，黑鬓发。治疗恶疮癣疥，蜘蛛咬伤，取生铁用蒜磨，然后用生油调敷。《日华子诸家本草》

散瘀血，消丹毒。（李时珍）

【发明】苏恭说：用各种铁来治疗疾病，并不入丸散剂使用，都是将铁煮取汁来用。

李时珍说：铁在五金中，色黑与水相配，其性则制木，所以适宜治疗痫疾。《素问》中治疗阳气太盛，病狂善怒的，用生铁落，正是取其制木的属性。

【附方】**1. 脱肛多年不收的：**用生铁二斤，水一斗，煮汁五升，用来洗肛门，一天两次。**2. 高烧引起的耳聋：**将铁烧后投入酒中，饮之，同时用磁石塞耳，但夜间须取去。**3. 小儿丹毒：**把铁烧红，水淬过，饮此水一合。**4. 打伤瘀血：**用生铁一斤，酒三升，煮至一升后饮用。

铁落

金石部 | 金类

【释名】又名：铁液、铁屑、铁蛾。

苏敬说：煅制的人将铁烧至赤沸，在砧土锻打，其皮甲落下所得的，即为铁落。其液黑于其他的铁，所以又名铁液。

李时珍说：生铁打铸的时候，铁花飞散，如兰如蛾，故俗称之为铁蛾。现在制作烟火的人有用它。将铁末浸醋后用来写字于纸上，背后涂上墨，就像碑上的字。

［性味］味辛，性平，无毒

［主治］主治风热恶疮、疡疽疮痂、皮肤疥癣。《神农本草经》

能除胸膈中热气、饮食不下，止烦，去黑子，可用作黑色染料。《名医别录》

治惊邪癫痫、小儿客忤，消食及冷气，煎汁服用。《日华子诸家本草》

主治鬼打鬼疰邪气，将铁用水浸渍到沫出后，澄清，暖饮一二杯。（陈藏器）

炒热投入酒中饮服，能治疗贼风痉。又裹以熨腋下，能治疗狐臭。（苏敬）

平肝祛怯，治易怒发狂。（李时珍）

【附方】**小儿丹毒：**将铁落研细，调猪油涂搽。

玉类

玉

金石部 玉类

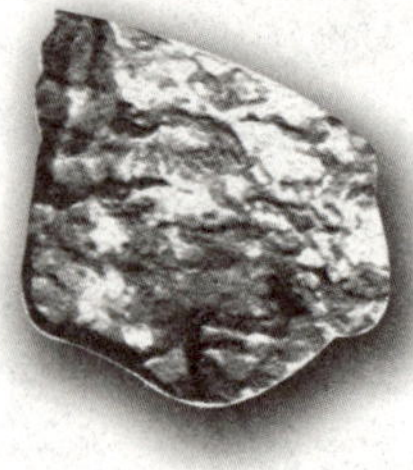

【释名】又名：玄真。

李时珍说：许慎在《说文解字》中说，玉是石中之美者。玉有五德：润泽以温，是仁；触其外而知其内，是义；其声舒扬且能远传，是智；宁折不弯，是勇；锐廉而不技，是洁。其字像三块玉石连贯之形。

【集解】陶弘景说：好玉出自蓝田以及南阳徐善亭部界中，日南、卢容水中所产的玉，外国于阗、疏勒等处的玉也都是好玉。

李时珍说：按《太平御览》记载，胶州出白玉，夫余出赤玉，挹娄出青玉，大秦出菜玉，西蜀出黑玉。蓝田出美玉，因其色如蓝，所以称蓝田玉。《淮南子》载：钟山的玉，用炉炭烧三日三夜，而色泽不发生变化，是得到了天地的精华。如此看来，则产玉的地方就多了。而现在玉之所以稀有，可能是因为纳为贡品后为害地方，所以就独以于阗玉为珍贵。古礼中的玄珪苍璧、黄琮赤璋、白琥玄璜，是以天地四时来命名的宝玉。《博物志》说：山有谷的地方产玉石。《尸子》说：水流洄旋的地方有珠，方折的地方有玉，《玉书》说：玉有山玄纹和水苍纹，山中有土，则木润实，水中有玉，则水流芳，藏在璞石中而纹彩外露。据此可知玉有山产、水产二种。中原的玉多产于山上，于阗的玉则出自河中。其中有的石很像玉，如珷玞、琨、珉、璁、瓔等。北方有一种罐子玉，雪白有气眼，是用药烧制而成的，不可不辨，这种玉不温润。《稗官》记载：火玉颜色红赤，可烹鼎，暖玉可辟寒气，寒玉可辟酷暑，香玉有香气，软玉质柔软。还有观日玉，能看见日中的宫阙，这些都是难得的稀世珍宝。

寇宗奭说：燕玉出产于燕北地区，体柔脆如油，粉色，不入药用。

玉屑

【修治】陶弘景说：玉屑是玉制成的屑，并不是其他东西。仙经中记载服食瑴玉的方法，有把玉捣成米粒般大小，再用醋一类东西来溶玉如泥，也有将玉合为浆水的。凡服食玉，都不得用已经制成器物的玉制品，以及埋入坟墓中的玉石。

［性味］味甘，性平，无毒。

李珣说：味咸，性寒，无毒。

李时珍说：恶鹿角，养丹砂。

［主治］除胃中热，治喘息烦满，止渴。作屑如麻豆服食，久服能延年益寿。《名医别录》

润心肺，助声喉，滋毛发。《日华子诸家本草》

可滋养五脏，止烦躁，适宜与金、银、麦门冬等同煎服，有益。（李珣）

【附方】**面身瘢痕**：用真玉日日磨之，久则自灭。《圣济录》

青玉

金石部 玉类

【释名】又名：谷玉。

李时珍说：谷，有的写作瑴，又写作珏。二玉相合称作瑴，因此玉常合生，所以称作瑴。

【集解】《名医别录》说：青玉产于蓝田。

李时珍说：按《格古论》载，古玉中以青玉为上品，其色淡青，而带黄色。绿玉以深绿色的为佳，淡的稍次。菜玉非青非绿，如菜色，是玉中品级最低的。

［性味］味甘，性平，无毒。

［主治］主妇人无生育能力，能轻身不

老延年。《名医别录》

附录

璧玉

《名医别录》说：味甘，无毒。主明目益气，使人多精生子。

李时珍说：璧玉，是瑞玉环。这种玉可为璧，所以叫璧玉。璧玉外圆像天，内方像地。《尔雅》中说：璧玉大六寸的叫作瑄，品质好的称作璧，品质更好的称为瑗。

合玉石

《名医别录》说：味甘，无毒。主益气，疗消渴，轻身辟谷。产自常山中丘，像猪油。

李时珍说：这就是碾玉砂，玉必须用此石碾后才光泽。

青琅玕 金石部|玉类

【释名】又名：石阑干、石珠、青珠。

李时珍说：琅玕，像其声。可碾为珠，所以得石珠的名字。

【集解】《名医别录》说：青琅玕，产于蜀郡平原的沼泽，随时可采。

李时珍说，许慎《说文解字》中说：琅玕是石中像玉的石块。孔安国说：琅玕是像珠的石块。《总龟》载：琅玕生于南海的石崖间，形态如笋，质地像玉。《玉册》中说：琅玕生于南海崖石内，自然感受天地阴阳二气而成，似珠而呈赤色。《列子》说：蓬莱山中，珠玕之树丛生。根据这些说法，则琅玕长于西北山中及海边的山崖间。所谓产于海底用网捞取的是珊瑚，而不是琅玕。产于山上的是琅玕，产在水中的为珊瑚，珊瑚也有碧色的。现在回族居集地出一种青珠，与碧靛相似，可能是用琅玕制成的。《山海经》载：开明山北有珠树。《淮南子》说：曾城有九重，有珠树在城西。珠树也就是琅玕。

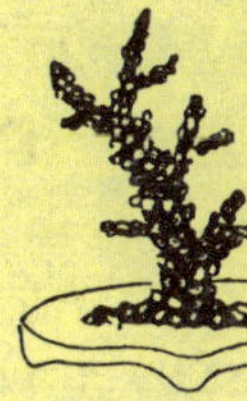

[性味]味辛，性平，无毒。

徐之才说：杀锡毒，得水银良，畏鸡骨。

[主治]治身痒、火疮痈疡、疥瘙死肌。《神农本草经》

治白秃，长在皮肤中的浸淫疮，煮炼后服用。《名医别录》

治手足厥逆。（陶弘景）

石阑干：治疗尿路结石，破血，产后恶血，取其磨水服用或煮服，也可以火烧后投酒中服。（陈藏器）

珊瑚 金石部|玉类

【释名】梵语称：钵摆娑福罗。

【集解】苏敬说：珊瑚产于南海，还有从波斯国以及狮子国来的。

苏颂说：现在广州也产，说是生长在海底，如枝柯形状，明润如红玉，中有很多孔，也有无孔的，枝柯多的更难得到，随时可采集。

寇宗奭说：珊瑚有红油色的，皱纹细小很可爱；有铅丹色的，无皱纹，为下品。入药用红油色的。波斯国海中有珊瑚洲，人们乘船把铁网坠入水底捞取珊瑚。珊瑚生于磐石上，白如菌，一年变黄，三年变赤，枝干交错，高三四尺。人潜入水底，用铁器挖掘它的根，将网系在船上，把它绞出来，过时不捞取，就会被腐蠹。

李时珍说：珊瑚生于海底，五七株成林，叫作珊瑚林。珊瑚在水中直而软，见风和太阳就变得曲而硬，变成红色的珊瑚为上品，汉代赵佗把它叫作火树。珊瑚也有黑色的，但不好，还有碧色的也好。

[性味]味甘，性平，无毒。

[主治]祛目中翳，消宿血。制成末吹鼻，止鼻出血。《新修本草》

能明目镇心，止惊痫。《日华子诸家本草》

用来点眼，去飞丝。（李时珍）

【发明】李珣说：珊瑚主治与金相似。

寇宗奭说：现在的人用珊瑚来点眼，治疗目翳。

陈藏器说：珊瑚用针刺后，流出的汁像血一样，以金投入为丸名金浆，以玉投入为玉髓，久服长生。

【附方】**小儿目翳未坚**：不可乱用药，宜用珊瑚研成粉，每天用少许稍稍点眼，三天病愈。

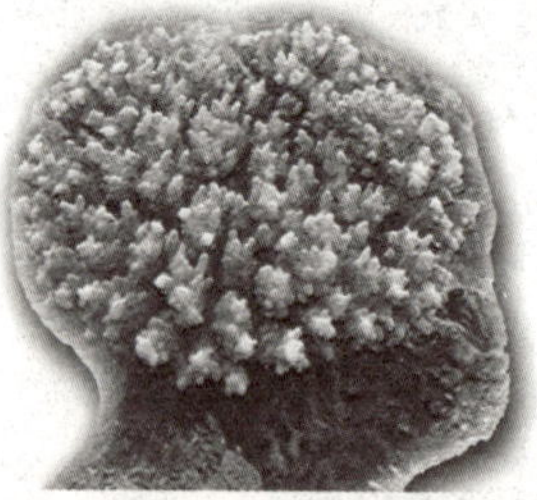

玛瑙

金石部 | 玉类

【释名】又名：马脑、文石。佛书上称：摩罗伽隶。

陈藏器说：赤烂红色，像马的脑，所以有此名，也叫马脑珠。胡人说马脑是马口中吐出来的，谬论。

李时珍说：按《增韵》所说，马脑属玉类。其纹理交错，像马的脑，所以称为马脑。《本草拾遗》说是鬼血所化，更是荒谬。

【集解】陈藏器说：玛瑙产于西域的玉石间，也是美石之类，为宝物。进口到中国的都是制成器物的玛瑙。也有产于日本的。用玛瑙碾压木头，不发热的为上品，发热的便不是真的。

寇宗奭说：玛瑙非玉非石，自成一类。有红、白、黑三种，也有纹如缠丝的。西域人将小的当成把玩之物，大的则碾制为器具。

李时珍说：玛瑙出自西南各国，传说粘上自然灰即变软，可加以刻制。曹昭的《格古论》说：玛瑙多出自北方、南番、西番，非石非玉，坚硬而且脆，刀刮不动，其中成人物鸟兽形的最珍贵。顾荠《负暄录》载：玛瑙的品种很多，产地有南北之分，大的如斗，质地坚硬，碾造时很费工夫。南玛瑙产于大食等国，颜色正红无瑕，可用来制作杯盏。产自西北的玛瑙颜色青黑，以宁夏、瓜、沙、羌地沙碛中的尤为珍奇。有柏枝玛瑙，花如柏枝；夹胎玛瑙，正看莹白，侧看却如凝血，一物有两种颜色；截子玛瑙，黑白相间；合子玛瑙，漆黑中有一条白色分界线；锦江玛瑙，其色如锦；缠丝玛瑙，红白如丝，这些都是珍贵之品。浆水玛瑙，有淡水花；酱斑玛瑙，有紫红花；曲蟮玛瑙，有粉红花。这些都不贵重。另外，还有紫云玛瑙出自和州，土玛瑙出自山东沂州，也有红色云头、缠丝、胡桃花的。竹叶玛瑙产于淮南，花如竹叶，可以做桌面和屏风。金陵雨花台的小玛瑙，只可以充当把玩之物。检验玛瑙的方法：用玛瑙摩擦木头，不发热的为真品。

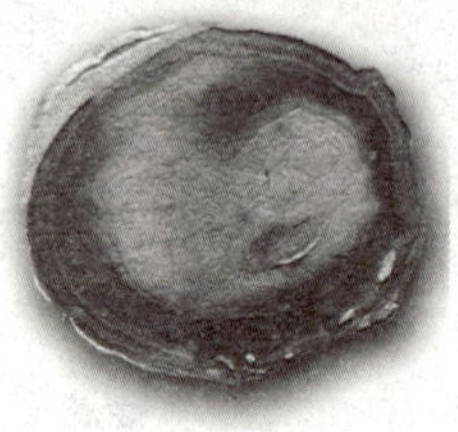

［性味］味辛，性寒，无毒。

［主治］辟恶，熨目赤烂。（陈藏器）

主治眼球上生白膜，研末每天用来点眼。（李时珍）

宝石

金石部 | 玉类

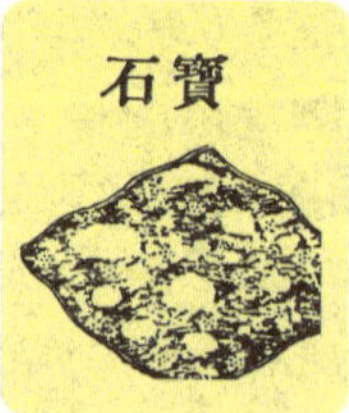

【集解】李时珍说：宝石产于西域、回鹘等地的各个坑井内，云南、辽东也产。宝石有红、绿、碧、紫几种颜色。红色的叫刺子，碧色的叫靛子，翠色的称马价珠，黄色的称木难珠，紫色的名蜡子。还有雅鹘石、猫睛石、石榴子、红扁豆等品种，都属宝石一类。《山海经》中说：騩山多产玉，凄水从那里流出，向东流入大海，水中有很多彩石，彩石也就是宝石。碧色的，唐代的人称为瑟瑟。红色的，宋代人称为靺鞨。如今统一叫作宝石，用来镶嵌首饰器物，大的如指头，小的如豆粒，都碾成珠的形状。张勃的《吴录》载：越南、中国云南的河中出产碧色珠，须祭祀后才可捞取，有缥碧、碧绿等色。这就是碧色宝石。

［主治］祛翳明目，入点眼药中使用。如灰尘进入眼中，以宝石拂拭即去。（李时珍）

玻璃

金石部｜玉类

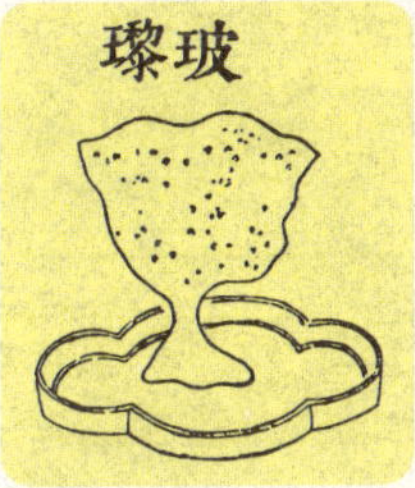

【释名】又名：颇黎、水玉。

【集解】李时珍说：玻璃产于南番。有酒色、紫色、白色，莹澈与水晶相似，碾开有雨点花的为真品。《梁四公子记》载：扶南人来卖碧色玻璃镜，宽一尺半，内外皎洁，对着明亮的地方看它，不见其质。蔡绦也有说：御库里有玻璃母，是大食国进贡的，状如铁滓，煅烧后就如珂子状，有青、红、黄、白几种颜色。

［性味］味辛，性寒，无毒。

［主治］主治惊悸心热，安心明目，祛赤眼，熨热肿。（陈藏器）

可用来摩去翳障。《日华子诸家本草》

水晶

金石部｜玉类

【释名】又名：水精、水玉、石英。

李时珍说：水精莹澈晶光，仿佛水的精华，所以叫作水精，会意也。

【集解】李时珍说：水精也属于玻璃一类，

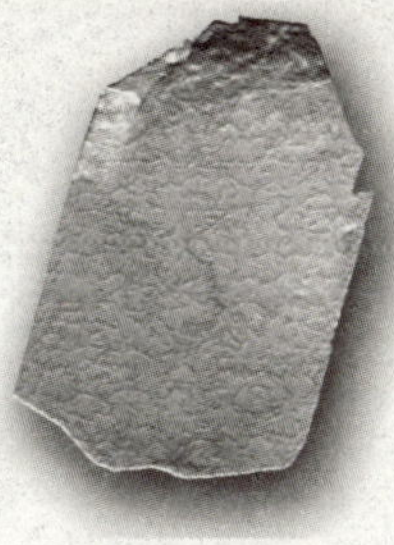

有黑白两种颜色。倭国多水精，质最好。南水精色白，北水精色黑，信州、武昌的水精则混浊。水精性坚而脆，刀刮不动，色澈如泉，清明而晶莹，放入水中无瑕，没有珠的为佳。

［性味］味辛，性寒，无毒。

［主治］熨目，除热泪。（陈藏器）

也可以入点目药中。（李时珍）

琉璃

金石部｜玉类

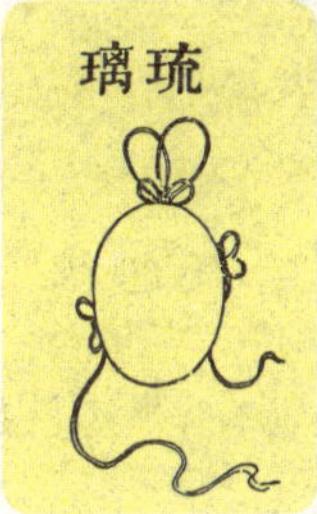

【释名】又名：火齐。

李时珍说：琉璃在《汉书》中作“流离”，言其流光陆离也。

【集解】陈藏器说：《南州异物志》中记载，琉璃的本质是石，用自然灰处理后，可制成器具。佛经中所说的七宝，也就是琉璃、车渠、玛瑙、玻璃、珍珠。

李时珍说：按《魏略》中所说：大秦国出产金银琉璃，有赤、白、黄、黑、青、绿、缥、绀、红、紫十种。这些都是自然的产物，润泽光彩艳，超过众玉。如今民间所用的琉璃，都是经过销冶石汁，用各种药灌制而成的，虚脆不坚。《格古论》中说：石琉璃出自高丽，刀刮不动，颜色白，厚半寸左右，可以用来点灯，透光度比牛角好。

［主治］身热目赤，用水浸冷后熨。（陈藏器）

云母 金石部 玉类

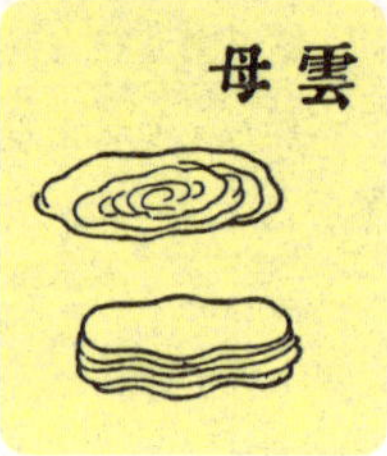

【释名】又名：云华、云珠、云英、云液、云砂、磷石。

【集解】《名医别录》说：云母生于泰山出谷、齐山、庐山及琅琊北定山的石间。云华五色俱全，云英颜色多青，云珠颜色多红赤，云液颜色多白，云砂颜色多青黄，磷石颜色纯白。

苏颂说：如今兖州云梦山及江州、淳州、杭越间也有，产于土石间。作片成层透明，以明亮、光滑、洁白的为上品。其层片有很大而莹洁的。现在的人用来装饰灯笼，也是古扇屏的遗意。江南所产的多青黑，不堪入药。谨按方书中所用的云母，都以洁白有光泽的为贵。

杨损之说：青赤黄白紫都可服用，以白色轻薄通透的为上品，黑的不能用，能使人淋沥生疮。

【修治】李时珍说：道家书中载，盐汤煮云母可为粉。又说，云母一斤，用盐一斗渍湿它，再放入铜器中蒸一天，臼中捣成粉。又说，云母一斤，用盐一升，同捣细，放入多层布袋内搓揉，浇水洗除尽盐味，悬在高处风干，自然成粉。

［性味］味甘，性平，无毒。

甄权说：有小毒，恶徐长卿，忌羊血。

徐之才说：泽泻为其使，畏蛇甲及流水。

陶弘景说：炼云母用矾制则柔烂，也是药性相畏，百草上的露更胜东流水，也有用五月茅草屋上溜下来的水。

独孤滔说：制汞，伏丹砂。

［主治］治身皮死肌，中风寒热，如在车船上。除邪气，安五脏，益子精，明目，久服轻身延年。《神农本草经》

下气坚肌，续绝补中，疗五劳七伤、虚损少气，止痢，久服使人悦泽不老，耐寒暑。《名医别录》

治下痢肠澼，补肾冷。（甄权）

【发明】韩保昇说：云母属金，所以色白而主肺。

寇宗奭说：古代虽有服炼法，但现在很少有人服食，是为了慎重起见。唯有合成云母膏，用来治一切痈毒疮等，方见于《太平惠民和剂局方》。

李时珍说：以前的人说，用云母充填尸体，可使尸身不腐朽。有盗墓贼掘开冯贵人的坟，其尸形貌如生，于是将其奸污；有盗掘晋幽公的坟，百尸纵横以及衣服都和活人一样。这都是使用云母充塞尸体的缘故。

【附方】**一切恶疮、金疮出血**：用云母粉外敷。

白石英 金石部 玉类

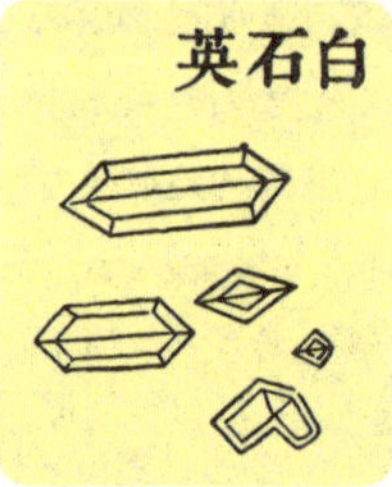

【释名】李时珍说：徐锴说，英，也作瑛，玉光也。今五种石英，都像玉而有光泽。

【集解】《名医别录》说：白石英产自华阴山谷及泰山，大如手指，长二三寸，六面如削，洁白明澈有光，长五六寸的更佳。其中顶端黄色，棱白色的是黄石英；顶端赤色，棱白色的是赤石英；顶瑞青色，棱赤色的是青石英；黑泽有光的是黑石英。

李时珍说：泽州有一种英鸡，吃石英，最补人。

［性味］味甘，性微温，无毒。

徐之才说：恶马目毒公。

［主治］主治消渴、阳痿、咳逆、胸膈间久寒。能益气，除风湿痹，久服轻身延年。《神农本草经》

治疗肺痿，下气，利小便，补五脏，耐寒热。《名医别录》

治肺痈吐脓，咳逆上气，黄疸。（甄权）

实大肠。（王好古）

五色石英 金石部 | 玉类

［主治］心腹邪气，女人心腹痛，镇心，胃中冷气，益毛发，悦颜色，治惊悸，安魂定魄，壮阳道，下乳汁。随脏而治，青治肝，赤治心，黄治脾，白治肺，黑治肾。《日华子诸家本草》

【发明】陈藏器说：湿能去枯，如白石英、紫石英之类。

李时珍说：白石英，为手太阴、阳明经的气分药，治痿痹肺痈枯燥之病。但属石类，只能暂时使用，不可久服。

紫石英 金石部 | 玉类

【集解】《名医别录》载：紫石英产于泰山山谷，随时可采。

掌禹锡说：它的颜色淡紫，质地莹澈，大小不一，都呈五棱形，两头如箭镞。煮水饮用，暖而无毒，与白石英相比，效力倍增。

李时珍说：按《太平御览》所说，从大岘到泰山，都产紫石英。泰山产的，甚是奇物。平氏阳山县产的，色深特别好。乌程县北垄土所出的，光明但小黑。东莞县爆山所出产的，以前用来进贡。江夏矾山也产紫石英。永嘉固陶村小山所出的，芒角很好，但成色小而薄。

【修治】李时珍说：凡入丸散，用火煅醋淬七次，碾成末用水飞过，晒干后入药。

［性味］味甘，性温，无毒。

徐之才说：与长石相使。畏扁青、附子。恶鮀甲、黄连、麦句姜。得茯苓、人参，治疗心中结气。得天雄、菖蒲，治疗霍乱。

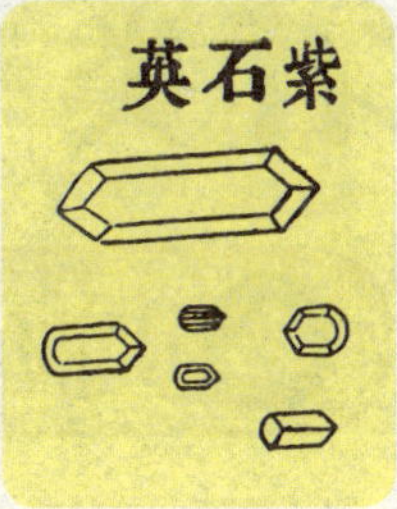

李时珍说：服食紫石英后，如乍寒乍热，饮酒良。

［主治］治心腹咳逆邪气，补不足，女子风寒在子宫，绝孕十年无子。久服温中，轻身延年。《神农本草经》

治疗上气心腹痛、寒热邪气结气，补心气不足，定惊悸，安魂魄，填下焦，止消渴，除胃中久寒，散痈肿，令人悦泽。《名医别录》

养肺气，治惊痫，蚀脓。（甄权）

【发明】王好古说：紫石英入手少阴心经、足厥阴肝经。

李时珍说：紫石英，是入于手少阴心经、足厥阴肝经的血分药。上能镇心，取重能去怯；下能益肝，取湿能去枯。心主血，肝藏血，其性暖而补，所以心神不安、肝血不足，以及女子血海虚寒不孕的病症适宜使用。《名医别录》说其补心气，甄权说其养肺，都没有分清气阳、血阴、营卫的区别。只有《神农本草经》中所说的各种病症，才是正确的。

石类

丹砂

金石部|石类

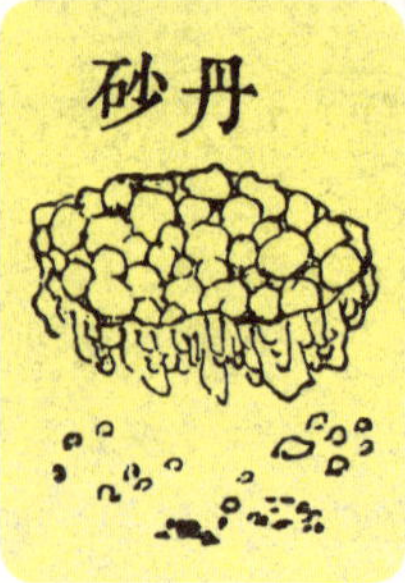

【释名】又名：朱砂。

李时珍说：丹是石头的名字，其字形如井中有一点，就像丹落在井中的形状。这种说法出自许慎的《说文解字》。后人以丹为朱色之名，所以又称朱砂。

【集解】苏恭说：丹砂大略分为土砂、石砂两种。土砂中又有块砂、末砂，体并重而色黄黑，不能用来画画，用来治疗疮疥效果很好，但是不入心腹之药，也可烧之，出水银多。石砂有十几种，最上乘的是光明砂，说是每一颗分别生在一石龛内，大的如鸡蛋，小的如枣栗，形似芙蓉，剖开如云母，光明照彻。其次的或出自石中，或出自水里，大的如拇指，小的如杏仁，光明无杂，叫马牙砂，又叫无重砂，入药及画画都很好，民间也很少有。其他如磨嵯、新井、别井、水井、火井、芙蓉、石末、石堆、豆末等砂，形类颇相似。入药及画画，当拣去其中的杂土石，便可以使用。

李时珍说：丹砂中以辰砂、锦砂最好。麻阳也就是古时的锦州一带。品质最好的是箭镞砂，结不实的为肺砂，细碎的为末砂。颜色紫不染纸的为旧坑砂，都是上品；色鲜艳能染纸的，为新坑砂，质量差些。苏颂、陈承所谓阶州砂、金砂、商州砂，其实是陶弘景所说的武都雄黄，不是丹砂。范成大《桂海志》记载：本草经中以辰砂为上，宜砂次之，然宜州出砂的地方，与湖北大牙山相连。北为辰砂，南为宜砂，地质结构没有大的差异，因而也没有什么区别，时间长一些的也是出于白石床上。苏颂因而说：宜砂出于土石之间，不是出于石床上，是没有认识到这一点。另外还有一种色红质嫩的，名土坑砂，出于土石之间，不耐火煅。邕州也有丹砂，大的重达数十、上百两，结成块，颜色黑暗，不能入药用，只能用来烧取水银。云南、波斯、西湖的砂，都光洁可用。柳州产的一种砂，全与辰砂相类似，只是块圆像皂角子，不能作药用。商州、黔州土丹砂，宜州、信州砂，里面含毒气以及金银铜铅气，不可服。

【修治】李时珍说：现在的制法只是取上好的丹砂研成末，用流水飞三次后使用。那些末砂大都夹杂着石末、铁屑，不堪入药。又一法：用绢织的袋子盛上砂，用荞麦灰淋湿，煮三昼夜取出，用流水浸泡洗过后，研粉晒干用。

［性味］味甘，性微寒，无毒。

李时珍说：丹砂，《名医别录》中说无毒，岐伯、甄权等说有毒，似乎矛盾。其实按何孟春《余冬录》所说，丹砂性寒而无毒，入火则就热而产生剧毒，服后会死人，药性随火煅而改变。丹砂之所以畏慈石、碱水，是因为水能克火。

［主治］治身体五脏百病，养精神，安定魂魄，益气明目，祛除毒邪。能升华成汞。《神农本草经》

通血脉，止烦满消渴，增益精神，悦润颜面，除中恶、腹痛、毒气疥瘘诸疮。《名医别录》

镇心，治结核、抽风。（甄权）

润心肺，治痂疮、息肉，可做成外敷药。《日华子诸家本草》

治惊痫，解胎毒、痘毒，驱疟邪，发汗。（李时珍）

【发明】李杲说：丹砂纯阴，纳浮溜之火而安神明，凡心热者非此不能除。

王好古说：丹砂为心经血分主药，主命门有余。

李时珍说：丹砂生于南方，禀受离火

之气而成，体阳而性阴，所以其外呈现红色而内含真汞。其药性不热而寒，是因离火之中有水的原因。其药味不苦而甘，是因离火之中有土的原因。正因如此，它与远志、龙骨等药配伍，可以保养心气；与当归、丹参等药配伍，则养心血；与枸杞、地黄等药配伍，养肾；与厚朴、川椒等药配伍，养脾；与天南星、川乌等药配伍，可以祛风。除上述功效外，丹砂还可以明目、安胎、解毒、发汗，随着与其配伍的佐药、使药不同而获得相应疗效。

【附方】**1. 小儿惊热，夜卧多啼：**取朱砂半两、牛黄一分，共研细末。每次服一字，用犀角磨水送下。**2. 急惊搐搦：**用丹砂半两，一两重的天南星一个，炮制到开裂后用酒浸泡，再用大蝎三个，共研细末，每次服一字，用薄荷汤送服。**3. 癫痫狂乱，用归神丹，能治一切惊扰，思虑多忘，及一切心气不足：**用猪心两个，切开，入大朱砂二两、灯心草三两在内，外用麻线扎牢，放在石器里煮一昼夜，取砂为末，以茯神末二两，洒上酒，糊成梧桐子大的药丸。每服九丸至十五丸或至二十五丸，麦门冬汤下，病重者，乳香、人参汤送下。

水银

金石部 | 石类

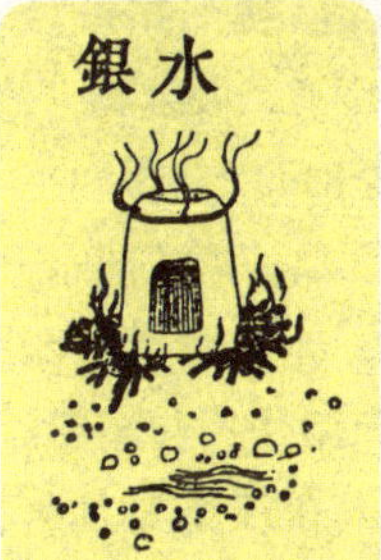

【释名】又名：汞、澒、灵液、姹女。

李时珍说：其形像水，颜色像银，故名水银。澒，流动的样子，方士把水银和牛、羊、猪三种牲畜的油脂合成后制成膏，用通草为灯捻，照于有宝物处，即知金银铜铁铅玉龟蛇妖怪，所以叫灵液。

苏颂说：《广雅》记载水银叫作澒，炼丹的人称汞，两字通用。

【集解】《名医别录》载：水银产于符陵的平原地带，是从丹砂中提炼出来的。

苏恭说：水银出于朱砂，皆因热气，没有听说过有朱砂腹中自出水银的。南人以蒸法取，得水银虽少，而朱砂不损，只是颜色轻微变黑。

李时珍说：从朱砂中提炼出来的是真汞。

［性味］味辛，性寒，有毒。

甄权说：有大毒。《日华子诸家本草》说：无毒。徐之才说：畏磁石、砒霜。

寇宗奭说：水银得铅则凝，遇硫则结，与枣肉共研则散，另外方法煅为腻粉、粉霜，铜遇见它则明，尸体灌了它则后腐，金银铜铁能浮于其上，得紫河车则伏，遇川椒则收。

土宿真君说：荷叶、松叶、松脂、谷精草、萱草、金星草、瓦松、夏枯草、忍冬、莨菪子、雁来红、马蹄香、独脚莲、水慈姑，皆能制伏汞。

［主治］治疥瘘痂白秃，杀皮肤中虱，堕胎除热，解金银铜锡毒。《神农本草经》

敷男子阴部，治疗各种阴部疾病。《名医别录》

利小便，去热毒。（陈藏器）

治天行热疾，除风，安神镇心，治恶疮病疥，杀虫，催盐，下死胎。《日华子诸家本草》

治小儿惊热涎潮。（寇宗奭）

能镇坠痰逆，呕吐反胃。（李时珍）

【发明】陈藏器说：水银入耳，能食人脑至尽；入肉令骨节挛缩，倒阴绝阳。人患疮疥，多用水银涂之，水银性滑重，直入肉，宜谨慎。头疮切不可用水银，唯恐入经络后，必缓筋骨，无药可治。

李时珍说：水银是至阴的精华，禀性沉着。用火煅烧后，即飞腾灵变；接触到人体后，气息熏蒸，钻入骨髓筋脉，灭绝阳气，腐蚀脑海。阴毒的物质没有比得上它的。

水银粉 金石部｜石类

【释名】又名：汞粉、轻粉、峭粉、腻粉。

李时珍说：轻是指它的质地；峭是指它的形状；腻是说它的性质。以前萧史为秦穆公炼制飞云丹，第一转得到的就是轻粉。

[性味]味辛，性冷，无毒。

《日华子诸家本草》载：畏慈石、石黄，忌一切血，因其出于丹砂之故。

李时珍说：温燥有毒，性升浮。黄连、土茯苓、陈酱、黑铅、铁浆等都可以制约它的毒性。

[主治]通大肠，治小儿疳积及瘰疬，杀疮、疥、癣、虫，治疗酒渣鼻、风疮瘙痒等疾病。（陈藏器）

治痰涎积滞，水肿鼓胀，毒疮。（李时珍）

【发明】李时珍说：水银是一种至阴的毒物，因从火煅丹砂而产生，再加盐、矾炼而为轻粉，加上硫黄升而为银朱，轻飞灵变，化纯阴为燥烈之性的药物。其性走而不守，善于劫夺痰涎消积滞。所以水肿、风痰、湿热、毒疮被其劫夺，涎液从齿龈出，郁邪也因此而暂时散开，疾病因此而愈。倘若服用过量，或服用的方法不对，那么毒气被熏蒸窜入经络筋骨，就难以透出。痰涎既已被逐去，而血液也耗亡，筋失所养，因而营卫不相顺从，导致筋脉拘挛，骨节疼痛，发为痈肿疳漏，或者手足皲裂，虫癣顽痹。

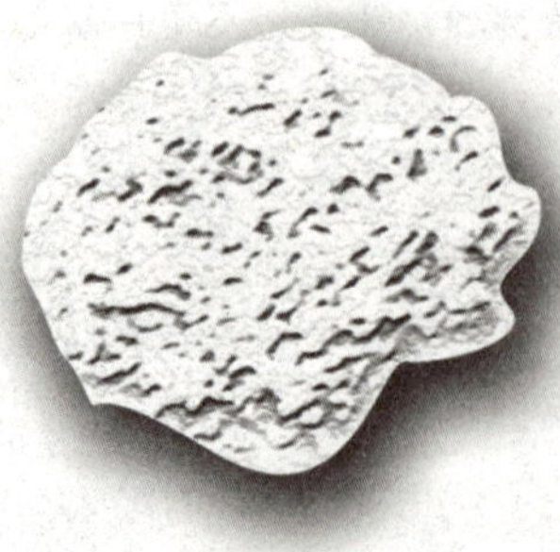

【附方】**1. 臁疮，疮口不愈合**：用齑汁温洗患处，拭干后，用葱汁调轻粉涂搽。又方：轻粉五分，黄蜡一两。先将轻粉铺纸上，再铺黄蜡，然后缚在疮上，黄水流出即愈。**2. 各种痈疽恶疮，杨梅疮**：用水银一两，丹砂、雄黄各二钱半，白矾、绿矾各二两半，研匀，装入罐中，用盐泥封好口，用文武火炼。炼毕开启罐口，扫收罐口粉末。取此粉每三钱加乳香、没药各五分，撒在太乙膏之类的膏药上，贴患处，有奇效。此方名“五宝霜”。

银朱 金石部｜石类

【释名】又名：猩红、紫粉霜。

李时珍说：前人认为水银出于丹砂，熔化还原后红色的，即银朱。它的名字也由此而来。

【集解】李时珍说：胡演著《丹药秘诀》载，升炼银朱，是将石亭脂二斤放在新锅内熔化，再加入水银一斤，炒成青砂状，直至不见较大的碎块。然后研成细末装入罐中，用石板盖住，以铁线捆扎牢固，外用盐泥封好，在大火上煅烧。冷却后取出，下面贴罐的是银朱，近罐口的是丹砂。现在人多用黄丹及红矾混合，其色黄黯，应仔细鉴别。真银朱称为水华朱。每一斤水银，可炼好银朱十四两八分，质量稍次的银朱三两五钱。

[性味]味辛，性温，有毒。

[主治]破积滞，劫痰涎，散结胸，治疗疥癣恶疮，杀虫虱。（李时珍）

【发明】李时珍说：银朱是硫黄同汞升华炼制而成，药性燥烈，亦能腐烂牙龈，使筋脉拘挛，其功效和毒副作用与轻粉相同。如今厨人往往用银朱在饭菜上着色，应去掉。

【附方】**1. 汤火灼伤**：将银朱研细，用菜油调敷上。**2. 背部疽疮**：用银朱、白矾等份，煎汤温洗患处，再用桑柴火远远烘热。一天三次。**3. 顽疮、臁疮久不收口**：用银朱一钱、陈年石灰五分、松香五钱、香油一两，调匀，摊在纸上贴患处。**4. 血风臁疮，生脚股上，为湿毒所致**：取黄蜡一两熔化后，加银朱一两，搅匀，摊在纸上。先把臁疮刺孔，再把药纸贴牢。**5. 癣疮有虫**：用银朱、牛骨髓、桐油，调搽。**6. 头上生虱**：用银朱浸醋，每天梳头时带药入发。又一治法：纸包银朱，烧着，用碗盖住。烟结碗内成垢，以茶水洗下，倒入头发中，再把头发包起来。第二天，头虱尽死。

雄黄

金石部|石类

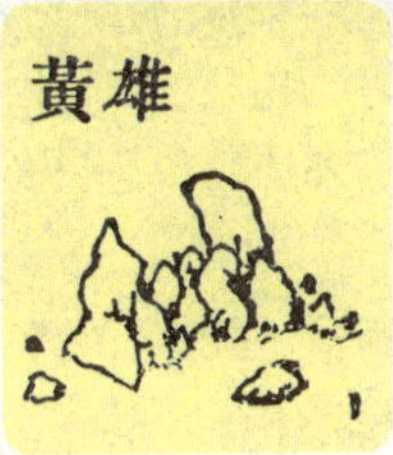

【释名】又名：黄金石、石黄、熏黄。

吴普说：雄黄生于山脉的向阳面，是丹的雄烈品，所以叫雄黄。

陈藏器说：现在的人们敲取石黄中精明耀灿的为雄黄，外面色黑的为熏黄，雄黄烧的时候不臭，熏黄烧时有臭味，以此来区别。

李时珍说：雄黄在冶炼黄金时点入使用，所以叫黄金石，并不是金矿的苗。

【集解】《名医别录》载：雄黄生于武都山谷，敦煌山脉的向阳面。随时可采。

李时珍说：武都水窟所产的雄黄，北人拿来充丹砂，但研细末后色呈黄。据《丹房镜源》说：雄黄千年可化为黄金。武都所产的质量最佳，西北各地稍次。磁铁色的质量好，鸡冠色的质量稍次。

雷敩说：凡用雄黄，勿用臭黄，气臭。黑鸡黄，颜色如乌鸡头；夹腻黄，一重黄，一重石，并不能用。真雄黄，似鹧鸪鸟肝色的质量好。

【修治】孙思邈说：凡服用武都雄黄，必须用油煎九日九夜，才可入药，否则有毒。一定要谨慎使用，不要生用。

李时珍说：另有一法，用米醋加入萝卜汁煮干，效果也好。

［性味］味苦，性平、寒，有毒。

土宿真君说：南星、地黄、莴苣、五加皮、紫河车、地榆、五叶藤、黄芩、白芷、当归、地锦、鹅肠草、鸡肠草、苦参、鹅不食草、圆桑、猬脂，都可制雄黄。

［主治］治恶寒发热及淋巴结瘘管、恶疮，以及疽、痔腐肉不去，除各种邪气、虫毒，胜过五兵。《神农本草经》

疗疥虫䘌疮、目痛、鼻中息肉以及绝筋破骨。治全身关节疼痛，积聚癖气，中恶、腹痛、鬼疰，解诸蛇、虺毒及藜芦毒，使人颜面润泽。《名医别录》

主治疥癣风邪，祛山岚瘴气，治疗癫痫及一切虫兽伤。《日华子诸家本草》

能搜肝气，泻肝风，消涎积。（王好古）

治疗寒热疟疾、伏暑泻痢、酒饮成癖、惊痫、头风眩晕，化腹中瘀血，驱杀痨虫、疳虫。（李时珍）

【发明】《抱朴子》中说：将雄黄带在身上进入山林，就不畏惧蛇。如被蛇咬伤，用少许雄黄敷伤口，很快就会好。吴楚之地，暑湿之气郁蒸，多毒虫及射工、砂虱之类毒物，只需要用雄黄、大蒜等份共捣烂做一丸佩戴，若已被毒物刺中，涂擦也有良效。

寇宗奭说：将雄黄焚烧，蛇嗅气，都远远离去。

李时珍说：雄黄是治疮解毒的要药，入肝经气分，故肝风、肝气、惊痫痰涎、头痛眩晕、暑疟泻痢、积聚等病症，用它有良效。还能化血为水。但是方士炼制雄黄服食，并夸大它的作用，因此中雄黄毒的人也很多。

【附方】**1. 伤寒咳逆，服药没有效果**：用雄黄二钱，酒一盏，煎至七分，让患者趁热嗅其气，可止。**2. 偏头风病，用至灵散**：

取雄黄、细辛等份研为细末，每次取一字吹入鼻中。左边头痛吹右边，右边头痛吹左边。**3. 酒癖，饮酒过度引起头晕、恶心、呕吐，长期不愈，用酒症丸**：取皂角子大的雄黄六块、巴豆连皮油十五个、蝎梢十五个，共研为末，加面粉五两半，滴水做成如豌豆大的丸子。丸子将干时，放于麸中炒香。炒时，取一粒丸子放水里观察，如浮在水面，则表明丸子炒好了，将其收存起来。每服二丸，温酒送下。**4. 阴肿，痛不可忍**：用雄黄、矾石各二两，甘草一尺，加水五升，煮成二升，浸肿处。**5. 食物中毒**：用雄黄、青黛，等份研为末，每服二钱，新汲水送下。**6. 百虫入耳**：烧雄黄熏耳内，虫自出。**7. 马汗疮（按：牧马人多得，初起肿痛，后感烦热，重者可致死）**：用雄黄、白矾各一钱，乌梅三个，巴豆一个，合研为末，用油半钱调敷疮上。**8. 打伤肿痛**：用雄黄二分、密陀僧一分，共研为末，水调敷伤处。极见效。**9. 解藜芦毒**：水服雄黄末一钱。**10. 白秃头疮**：用雄黄、猪胆汁调匀敷上。**11. 眉毛脱落**：用雄黄末一两，调醋搽。**12. 疔疮恶毒**：先用针刺毒疮的四边及中心，再以雄黄粉敷上。又方：用雄黄、蟾蜍各五分，共研为末，和葱、蜂蜜捣成如小米大的丸。以针刺破疮顶，将药插入。**13. 牙齿虫痛**：用雄黄和枣肉，捏成小丸，塞牙齿空洞中。**14. 走马牙疳，臭烂出血**：用豆大的雄黄七粒，每粒用一个去了核的淮枣包好，再用铁丝把枣子穿成一串，烧化为末。每次取少量搽患处，让涎流出，搽至病愈为止。**15. 多年臁疮**：用雄黄二钱、陈皮五钱，卷入布中成精捻子，烧烟熏疮，令热水流出，数次可愈。**16. 红鼻头**：用雄黄、硫黄各五钱，水粉二钱，乳汁调敷。三五次后可愈。

雌黄

金石部｜石类

【释名】李时珍说：生于山脉的阴面，故称雌黄。

【集解】李时珍说；按照独孤滔的《丹房镜源》所载，山的背阳面所产的是雌黄。黑色，质轻干，如烧焦的锡块。或者臭黄，质硬而无外衣。检验的方法：只放在指甲上摩擦，使指甲上色的为好。另法，以其画烧后的熨斗底面，有一道红黄线的好。外来品中，以血色的质量上等，湖南南部的稍次一些，青色的尤好。状如叶子的为上品。炼制黄金没有雌黄不得，它还能熔冶五金、干汞，转化硫黄，制炼粉霜。

［性味］味辛，性平，有毒。

《名医别录》说：大寒，不入汤用。

土宿真君说：芎䓖、地黄、独帚、益母草、羊不食草、地榆、五加皮、瓦松、冬瓜汁，都可制伏雌黄的毒性。另外，雌黄遇铅及胡粉则变为黑色。

［主治］主治恶疮、头秃、痂疥，解各种邪毒，治虫虱身痒。《神农本草经》

腐蚀鼻中息肉，治阴部䘌疮、身面白驳，散皮肤死肌，去恍惚邪气，解蜂蛇毒。长久服用使人脑胀满。《名医别录》

治冷痰劳嗽、血气虫积、心腹疼痛、癫痫，解毒。（李时珍）

【发明】韩保昇说：雌黄法于土，故色黄而主脾。

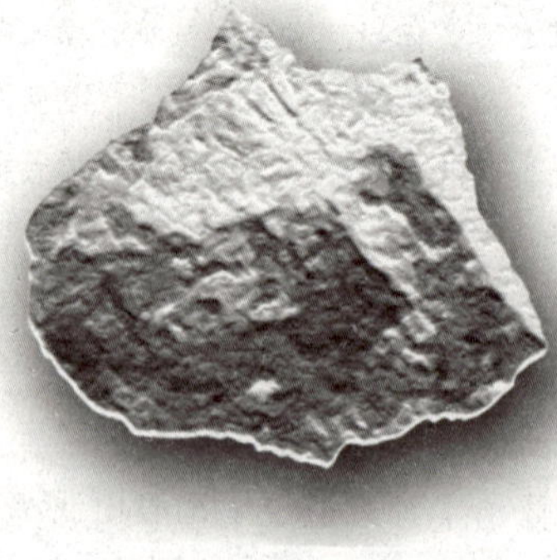

李时珍说：雌黄、雄黄同产于一山。只是以向阳背阳，所感受之气不同而区别。所以炼服的人重雄黄，取其得纯阳之精，雌黄则兼有阴气。如用来治病，雌黄、雄黄的功效相差无几。主要取它们能温中、疏肝杀虫、解毒祛邪的功效。

【附方】**1. 癫痫抽筋：**用雌黄、炒黄丹各一两，共研为末，加麝香少许，以牛乳汁半升熬成膏，仔细捣匀，做成丸子，如麻子大。每次用温水送服三五丸。**2. 乌癞虫疮：**用雌黄粉加醋和鸡蛋黄调匀，搽疮上。**3. 牛皮顽癣：**用雌黄末加轻粉，用猪油调搽患处。

石膏

金石部 | 石类

膏石

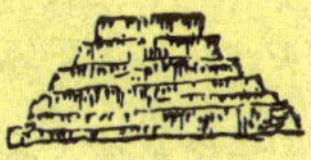

【释名】又名：细理石、寒水石。

李时珍说：石膏的纹理细密，所以名叫细理石。其药性大寒如水，故名寒水石，与凝水石同名异物。

【集解】《名医别录》载：石膏产于齐山山谷及齐卢山、鲁蒙山，随时可采。纹理细密、色白润泽的质地优良，黄色的服后会让人得淋病。

李时珍说：石膏有软、硬二种。软石膏体积大，成很大的块生于石中，一层层像压扁的米糕，每层厚数寸，有红白两种颜色，红色的不可以服，白色的洁净，纹理短密像束针，正如凝固的白蜡，松软易碎，煅后白烂如粉。还有一种明洁，色略呈微青，纹理长细如白丝的，叫理石。与软石膏是一物二种。捣碎以后形状颜色和前一种一样，不好分辨。硬石膏成块状，纹理直、起棱，像马齿一样坚白，敲击后一段段横向分开，光亮如云母、白石英，烧后裂散但不能成粉状。其中似硬石膏成块状，敲击时一块块分解的，为方解石，烧之也散且不烂。它与硬石膏是同类二种，敲碎后形、色一样，不好辨别。自陶弘景、苏敬、大明、雷敩、苏颂、阎孝忠都以硬的为石膏，软的为寒水石，到朱震亨才开始断定软的为石膏，且后人使用后也得以验证，长时间的疑惑才弄明白，那就是：前人所称的寒水石，即软石膏，所称的硬石膏，为长石。石膏、理石、长石、方解石四种，性气都寒，都能去大热气结，不同的是石膏又能解肌发汗。理石即石膏之类，长石即方解石之类，都可代用。现在人们用石膏点制豆腐，这是前人所不知道的。

【修治】李时珍说：古法修治只是将石膏打碎如豆大，用绢包好，放入汤中煮。近人考虑到石膏性寒，阻碍脾胃，因此火煅过后使用，或者用糖拌炒后用，则不碍脾胃。

［性味］味辛，性微寒，无毒。

王好古说：入足阳明、手太阴、少阳经气分。

徐之才说：与鸡子相使。恶莽草、巴豆、马目毒公。畏铁。

［主治］治中风恶寒发热、心下逆气、惊悸、喘促、口干舌焦不能休息、腹中坚硬疼痛、产乳金疮。《神农本草经》

除时气头痛身热，三焦大热，皮肤热，肠胃中结气，解肌发汗，止消渴烦逆，腹胀暴气，喘息咽热，也可煎汤洗浴。《名医别录》

治伤寒头痛如裂，高热不退，皮肤如火烤。与葱同煎代茶饮，去头痛。（甄权）

治疗流行性热狂头，头风眩晕，下乳汁。用它揩齿，有益牙齿。《日华子诸家本草》

除胃热肺热，消散阴邪，缓脾益气。（李杲）

止阳明经头痛，发热恶寒、午后潮热、大渴引饮、中暑潮热、牙痛。（张元素）

【发明】成无己说：风属阳邪，寒属阴邪。风喜伤阳，寒喜伤阴，营卫阴阳，为风寒所伤，则不是单单轻剂所能发散的，必须轻剂重剂合用而散邪，才使阴阳之邪俱祛，营卫之气调和。所以用大青龙汤，汤中以石膏为使药。石膏是重剂，而又专达肌表。又说：热淫所胜，佐以苦甘。知母、石膏之苦甘，可以散热。

【附方】**1. 伤寒发狂，翻越墙壁上屋，用鹊石散**：取石膏二钱、黄连一钱，共研细。甘草煎汤，待药汁冷后送服。**2. 小儿丹毒**：用石膏粉一两调水涂搽。**3. 热盛喘嗽**：用石膏二两、炙甘草半两，共研为末，每次服三钱，用生姜蜂蜜汤送下。**4. 胃火牙痛**：用好软石膏一两，火煅，淡酒淬过，加防风、荆芥、细辛、白芷各五分，共研细。天天擦牙，有效。**5. 流鼻血，头痛，心烦**：用石膏、牡蛎各一两，研细。每服二钱，新汲水送下。同时用水调少量药滴鼻内。**6. 风热所致的筋骨疼痛**：用石膏三钱、面粉七钱，研细，加水调匀，入锅里煅红。冷定后化在滚酒中，趁热服下，盖被发汗。连服药三日，病愈。**7. 湿温，多汗，妄言烦渴**：用石膏、炙甘草，等分为末，每服两小匙，热水送下。**8. 妇女乳痈，用一醉膏**：取石膏煅红，研细。每次服三钱，温酒送下。服药后，再喝酒至醉即安睡。如此再服药一次，即见效。**9. 油伤火烧，痛不可忍**：用石膏粉敷上。**10. 疮口不敛，用红玉散**：用石膏烧红，研细，取二两，加铅丹半两，共研为末，撒疮上。

理石

金石部 | 石类

石理

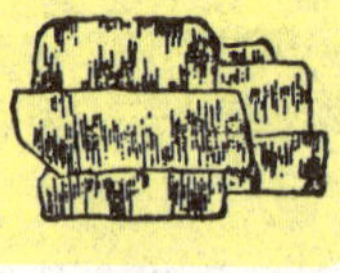

【释名】又名：肌石、立制石。

李时珍说：理石也就是石膏中纹理长细直如丝且明洁微带青色者，因此称为理石、肌石。

［性味］味辛，性寒，无毒。

徐之才说：滑石为之使，恶麻黄。

［主治］治身热，利胃解烦，益精明目，破积聚，去肠虫。《神农本草经》

除营卫中大热结热，解烦毒，止消渴，以及中风痿痹。《名医别录》

渍酒服用，能治疗两胁间的积块，使人肥健悦泽。（苏恭）

长石

金石部 | 石类

【释名】又名：方石、直石、土石、硬石膏。

【集解】李时珍说：长石也就是平常所说的硬石膏，形状似石膏而层块不扁，质地坚硬洁白，有粗的纹理，起齿棱，敲击它就一片片横碎。光莹如云母、白石英，也有墙壁似方解石，但不作方块状。烧后也不粉烂而易散。方解石烧后也一样，但烧时发出声响。以前的人以为这是石膏，又以为是方解石，现在的人则误认它为寒水石，这都是不对的。不过长石与方解石乃是同一类的两种物质，所以也叫作方石，气味功效相同，因此两者通用无妨。唐宋时的方子所用的石膏，大多是长石，以前的医生使用也有效果，所以也可以与石膏通用，但是没有解肌发汗的功效。

［性味］味辛、苦，性寒，无毒。

［主治］治身热、胃中结气。利小便，通血脉，明目去翳眇，下三虫，杀蛊毒。《神农本草经》

止消渴，下气，除胁肋肺间邪气。《名医别录》

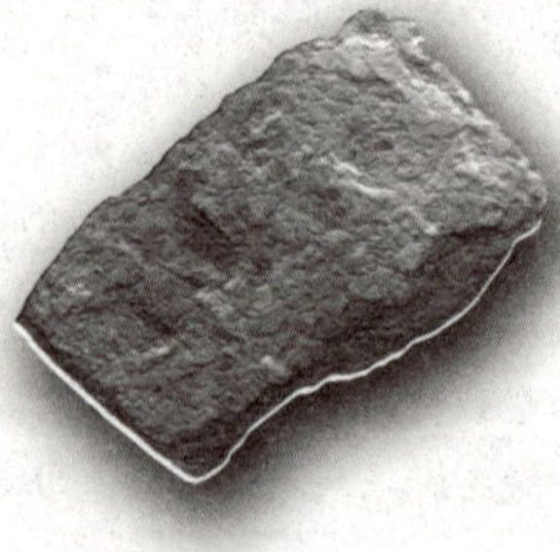

滑石

金石部 石类

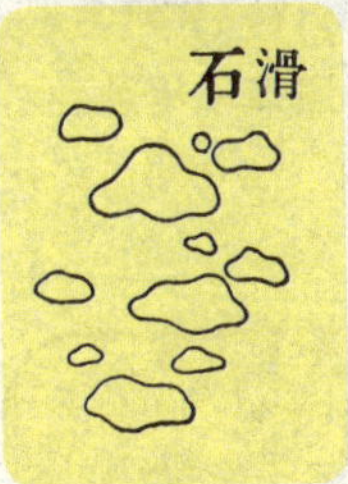

【释名】又名：画石、液石、脊石、脱石、冷石、番石、共石。

寇宗奭说：滑石今称叫画石，是因其软滑，可以绘画。

李时珍说：滑石性滑能通利窍孔，其质又滑腻，所以叫滑石。裱画艺人用滑石刷在纸上代替粉，很白腻。脊为凝固的脂，故名。脱就是无骨的肉。滑石性最滑腻，无硬坚的为上品，故有上面这些名称。

【集解】苏恭说：此石很普遍。最先发现于岭南，白如凝脂，极软滑。掖县出产的，理粗、质青有黑点，可制器物，不可入药。

李时珍说：滑石，广西桂林各地以及瑶族居住地区的山洞皆有出产，这些地方即古代的始安。滑石有白黑两种，功效相似。山东蓬莱县桂府村出产的品质最好，故处方上常写桂府滑石，与桂林出产的齐名。现在的人们用来刻图书，但不怎么坚牢。滑石之根为不灰木，滑石中有光明黄子的是石脑芝。

【修治】雷敩说：凡用白滑石，先用刀刮净研粉，以牡丹皮同煮一昼夜。然后去牡丹皮，取滑石，以东流水淘过，晒干用。

［性味］味甘，性寒，无毒。

《名医别录》载：大寒。

徐之才说：与石韦相使，恶曾青，制雄黄。

［主治］主治身热泻痢，妇女乳汁分泌困难，癃闭，利小便，荡涤胃中积聚寒热，益精气。《神农本草经》

能通利九窍六腑津液，去滞留、郁结，止渴，令人利中。《名医别录》

燥湿，分利水道而坚实大肠粪便，解饮食毒，行积滞，逐凝血，解燥渴，补益脾胃，降心火，为治疗石淋的要药。（朱震亨）

疗黄疸水肿脚气，吐血衄血，金疮出血及诸疮肿毒。（李时珍）

【发明】李时珍说：滑石能利窍，不独利小便。上能利毛发腠理之孔窍，下能利精、尿之孔窍。其味甘淡，先入于胃，渗走经络，游溢津气，上输于肺，下通膀胱。肺主皮毛。为水之上源，膀胱主司津液，经气化可利出。故滑石上能发表，下利水道，为荡热燥湿之药。发表是荡涤上中之热，利水道是荡涤中下之热；发表是燥上中之湿，利水道是燥中下之湿。热散则三焦安宁，表里调和，湿去则阑门通（大小肠交界处），阴阳平利。刘河间用益元散，通治上下诸病，就是此意，只是没有说明确而已。

【附方】**1. 益元散，又名天水散、太白散、六一散**：用白滑石六两（水飞过），粉甘草一两，研细末，用蜂蜜少许，温水调和后服下，每次服三钱。实热病者用新汲水下，通利用葱豉汤下，通乳用猪肉面汤调下。**2. 膈上烦热**：用滑石二两捣细，水三大盏，煎成二盏，去滓，加入粳米煮粥食。**3. 治女劳黄疸，表现为午后发热，恶寒，小腹硬满，大便溏、色黑，额头色黑**：用滑石、石膏等份，研为末，用大麦汁冲服一茶匙，一日三次，服后小便大利即愈，如腹满者则难治。**4. 伤寒衄血**：用滑石粉和米饭做成梧桐子大药丸。每次服十丸，在口中微嚼破，新汲水咽下，立即可止血。汤晦叔说：伤寒鼻衄，是由于应当发汗而没有发汗所导致。如血色紫黑，不论血量多少，不可止血，且还要服温性药，待流出的血色鲜红

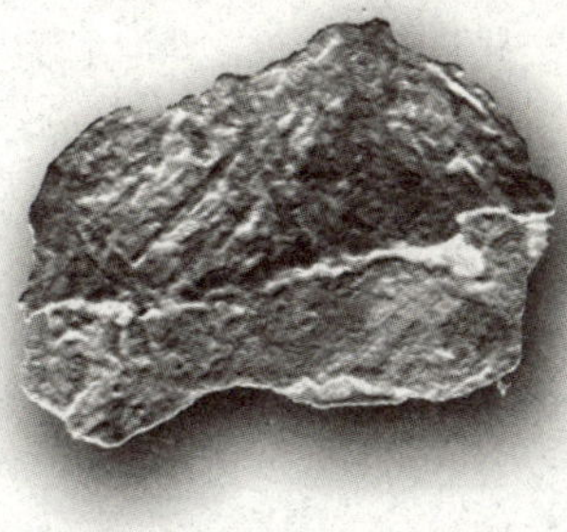

时，急服此药止血。**5. 小便不通**：用滑石粉一升，加车前汁，调匀，涂脐的周围，干了就换。冬天没有车前汁，可用水代。**6. 治疗妇女小便不通，因过忍小便而致**：用滑石粉二钱，葱汤送服。**7. 伏暑吐泄，或吐，或泄，或疟，小便赤色，心烦，口渴，用玉液散**：取烧过的好滑石四两、藿香一钱、丁香一钱，共研为末。每服二钱，米汤送下。**8. 风毒热疮，遍身流黄水**：先用虎仗、豌豆、甘草各等份，煎水洗浴，然后用滑石粉扑敷身上。

炉甘石 金石部 | 石类

【释名】又名：炉先生。

李时珍说：炉甘石出于炉火中，味甘，所以名炉甘石。

【集解】李时珍说：炉甘石在冶炼矿石处都有，以川蜀、湘东最多。但太原、泽州、阳城、高平、灵丘、融县及云南所产的质量好。炉甘石大小不一，形状像羊脑，质地松如石脂，也粘舌。产于金矿井的色微黄，质量好。产于银矿井的色白，或带青，或带绿，或粉红。赤铜与炉甘石接触，就变为黄色。现在的黄铜，都是用炉甘石点化。

【修治】李时珍说：凡使用炉甘石，当用炭火煅红，童子小便淬七次，用水洗净，研成细粉，水飞过，晒干使用。

［性味］味甘，性温，无毒。

［主治］止血，消肿毒，生肌，明目祛翳退赤，收湿除烂。配伍龙脑点眼，治眼中一切疾病。（李时珍）

【发明】李时珍说：炉甘石为阳明经的药物。它吸收了金银之气，故为治疗眼病的要药。我常用炉甘石煅淬、海螵蛸、硼砂各一两，研为细末，用来点眼治疗各种眼部疾病，疗效很好。若加入朱砂五钱，就没有黏性了。

【附方】**1. 耳流脓汁**：用炉甘石、矾石各二钱，胭脂半钱，麝香少许，共研细，吹耳内。**2. 下疳阴疮**：用炉甘石（火煅、醋淬五次）一两、孩儿茶三钱，共研为末，用麻油调敷患处。**3. 阴汗湿痒**：用炉甘石一分、蚌粉半分，共研为末，敷患处。

方解石 金石部 | 石类

【释名】又名：黄石。

马志说：敲击它，就块块方解，所以叫作方解石。

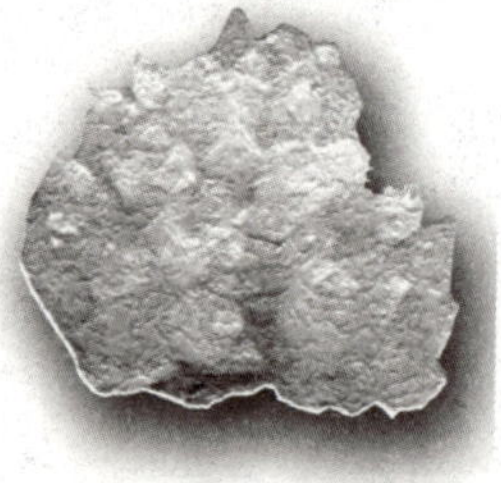

【集解】李时珍说：方解石与硬石膏相似，两者都光洁如白石英，但敲击时断截成片段的为长石，裂成块块方棱的为方解石，因它们属一类二种，也可通用。

［性味］味苦、辛，性大寒，无毒。

徐之才说：恶巴豆。

［主治］治胸中留热结气，黄疸。通血脉，去蛊毒。

石钟乳 金石部 | 石类

【释名】又名：公乳、虚中、芦石、鹅管石、夏石、黄石砂。

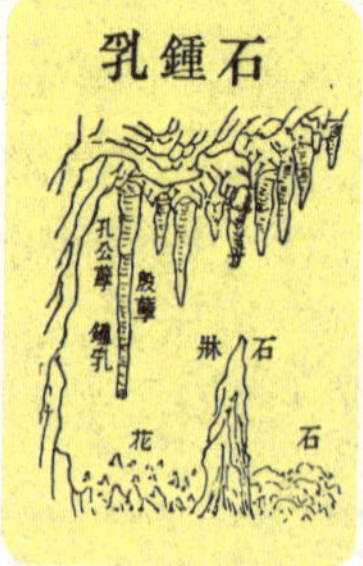

李时珍说：石之津气，钟聚成乳，滴溜成石，所以名为石钟乳。芦与鹅管，是指该石中空之象。

【集解】陶弘景说：石钟乳最早出自始兴，而江陵及东境名山的石洞中也有。但只以中空轻薄如鹅翎管，敲碎后如爪甲，中无雁齿，光滑明亮的为好。

李时珍说：按范成大《桂海志》载，桂林的接宜、融山的洞穴中，钟乳很多，仰看石脉涌起处，有乳床，白如玉雪，是石液融结成的。乳床下垂，如倒着的小山峰，峰顶逐渐尖锐且长如冰柱，柱的顶端轻薄中空如同鹅翎。乳水滴沥不停，边滴边凝，这是最精华的，可用竹管承接滴下的乳水。炼冶家认为鹅管石的顶端，尤其轻、明，如云母、爪甲的最好。

［性味］味甘，性温，无毒。

徐之才说：与蛇床相使。恶牡丹、玄石、牡蒙。畏紫石英、蘘草。忌羊血。

李时珍说：《感志》中说，服石钟乳，忌参类和白术，犯者多死亡。

［主治］主治咳逆上气，能明目益精，安五脏，通百节，利九窍，下乳汁。《神农本草经》

益气，补虚损，治疗脚弱冷痛、下焦伤竭并强阴。久服延年益寿，面色好，不老，令人有子。不炼而服用，会使人小便不利。《名医别录》

主治泄精寒嗽，壮元气，壮阳事，通声音。（甄权）

补五劳七伤。《日华子诸家本草》

治消渴引饮。（青霞子）

【发明】朱震亨说：石钟乳为剽悍之剂。《内经》上说，石类药气悍。凡药气有偏的，只可用于暂时而不能长期使用，何况石类药的药性又偏之甚。

李时珍说：石钟乳是阳明经气分的药物，其性质剽悍、急疾，服后使人阳气暴充，饮

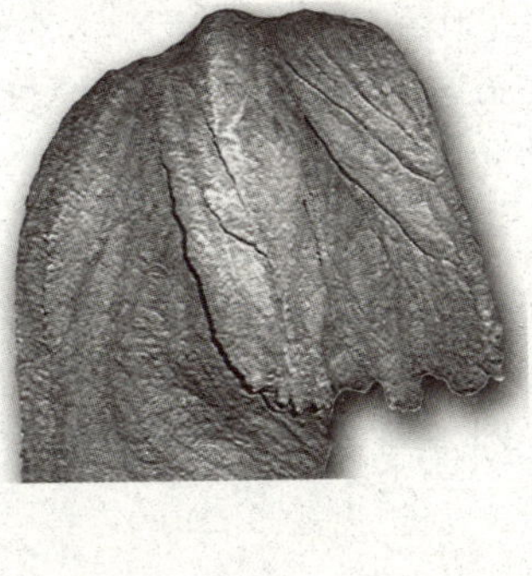

食倍增，形体壮盛。愚昧的人不懂药性，胡乱服用，致使阳气更加淫失，精气暗损而石气独存，孤阳更加炽烈。长期如此，便导致营卫不相协调，生发淋渴，变成痈疽，这是石钟乳的过错，还是人们自己造成的过错呢？凡阳明经气息衰微，用石钟乳配合其他药来救治，疾病去了，就停止用药，有什么不可呢？对于五谷、五肉，长期嗜食不止，都还会发生偏绝的弊害，何况是石类药呢？

【附方】**1. 钟乳酒，能安和五脏，通百节，利九窍，主风虚，补下焦，益精明目：** 取炼成的钟乳粉五两，用夹练袋装，清酒六升，装瓶密封，放锅内用水煮，取出后密封七日，即可饮用，每天饮酒三合。忌房事、葱、豉，以及生硬食物。**2. 一切劳嗽，胸膈痞满，咳嗽不已：** 用石钟乳、雄黄、佛耳草、款冬花，等分为末。每用一钱，细烧成烟，以筒吸烟入喉，每日两次。**3. 肺虚急喘不停：** 用钟乳粉五钱、蜡三两，和匀，蒸在饭甑里。蒸熟取出，合成丸子，如梧桐子大。每服一丸，温开水送下。**4. 吐血损肺：** 用钟乳粉，每服二钱，糯米汤送下。**5. 冷泻不止：** 用钟乳粉一两、煨过的肉豆蔻半两，共研为末，煮枣肉做成丸子，如梧桐子大。每服七十丸，空腹用米汤送服。

石脑油 金石部｜石类

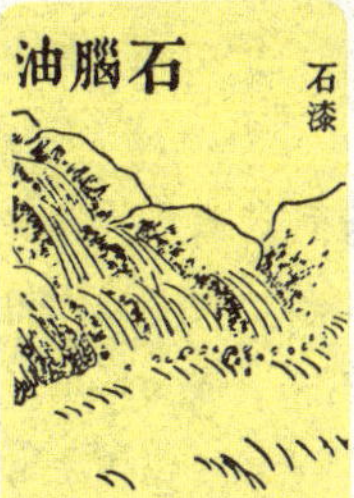

【释名】又名：石油、石漆、猛火油、雄黄油、硫黄油。

【集解】掌禹锡说：石脑油最好用瓷器存放。金银器，虽密闭，但油可透过，不能用。道家多用，世方中用的少。

李时珍说：石脑油产地不一，有出自陕

序例
百病主治
水部
火部
土部
金石部
草部
谷部

西肃州、鄜州、延州、延长，以及广州南雄和缅甸，从石岩中流出，不溶于泉水。当地人用草挹入罐中，黑色像淳漆，发出雄黄、硫黄的气味。当地人多用它来点灯，非常明亮，遇水更炽烈，不能食，燃烧产生的烟很浓。沈存中在西部边疆为官时，将它的煤烟扫下来作墨，光黑如漆，胜过松烟。王冰称龙火得湿则燃烧，遇水则烈，光焰冲天，物质烧光了才熄，说的正是石脑油之类，都属阴火。

［性味］味辛、苦，有毒。

［主治］治小儿惊风，化涎，可和各种药做成丸剂、散剂。《嘉祐补注本草》

涂疮癣虫癞，治针、箭入肉。（李时珍）

【发明】李时珍说：石脑油气味与雄黄、硫黄相同，所以能杀虫治疮。其性走窜，装在许多器皿中都会渗透，只有瓷器、琉璃器皿不漏。所以钱乙治小儿惊热膈实，呕吐痰涎的银液丸中，用它来和水银、轻粉、龙脑、蝎尾、白附子诸药成丸，不仅取其化痰，也取其能透经络，走关节。

石炭

金石部｜石类

【释名】又名：煤炭、石墨、铁炭、乌金石、焦石。

李时珍说：石炭也就是乌金石，上古书中谓之石墨，现在俗称煤炭，因煤、墨音相近。

【集解】石炭南北各出产地很多，过去人不用，所以认识的很少，现在人们用它来代柴炼铁，对人大有利。

李时珍说：南北的山中都产石炭，过去的人不用它，所以认识的人很少。现在的人用它来代替柴薪做饭、煅炼铁矿石，大为人们所利用。还有一种石墨，舐之粘舌，可以用来书写画眉，叫作画眉石，也就是黑石脂。

［性味］味甘、辛，性温，有毒。

李时珍说：煤气中毒的人，昏厥欲死，

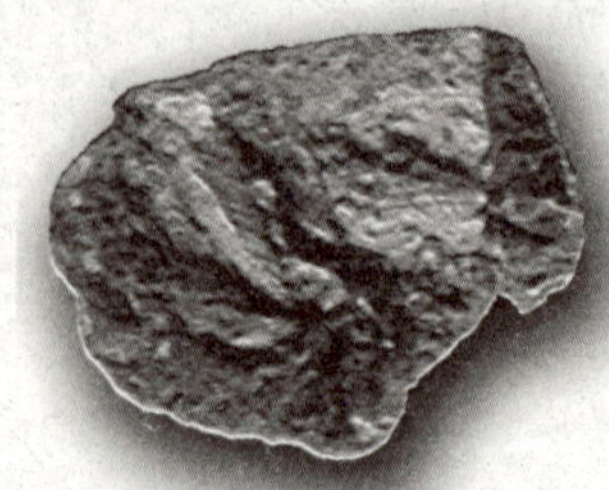

只要饮冷水就立刻解毒。

［主治］主治妇人气血瘀滞疼痛，以及各种疮毒、金疮出血，小儿痰痫。（李时珍）

【附方】**1. 金疮出血**：用石炭捣成粉，敷伤口。疮口太深不能速合者，加滑石。**2. 误吞金银及钱，在腹中不下的**：用杏核大的石炭一块、皂角子大的硫黄一块，共研细，酒送下。

石灰

金石部｜石类

【释名】又名：石垩、垩灰、希灰、锻石、白虎、矿灰。

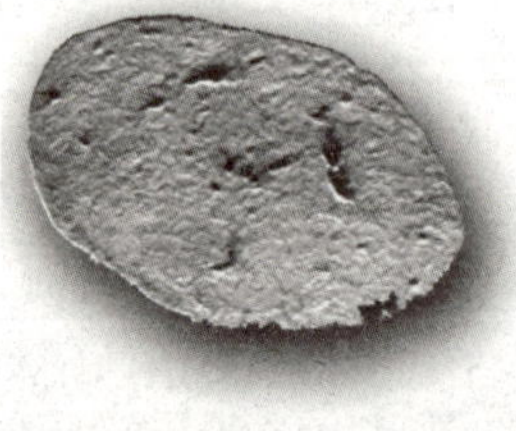

【集解】苏颂说：近山的地方都有，如青石，烧则成灰，又名石锻。有风化和水化两种：风化，取烧煅过的石灰石放在风中，使其自解，这样的功效好；水化，即用水浇煅过的石灰石，热气蒸腾而化解，这样的功效差。

李时珍说：现在的人们专门建窑来烧煅石灰，先在下面放一层柴或煤炭，上面垒青石灰石，从下面点火，层层自焚而散。入药用，取风化、不夹石块的好。

［性味］味辛，性温，有毒。

独孤滔说：伏雄黄、硫黄、硇砂，解除锡中毒所致的昏晕。

［主治］主治疽疡疥瘙、热气、恶疮癞疾、

死肌堕眉，杀痔虫，祛黑痣息肉。《神农本草经》

疗髓骨疽。《名医别录》

治瘑疥，蚀疮疡腐肉，止金疮出血，效果好。（甄权）

生肌长肉，止血，治白癜风、疬风、疮疡、瘢疵痔瘘、瘿赘疣子。还治妇女粉刺、产后阴道不能闭合。可以解除酒酸，治酒中毒，温暖肾脏，治疗冷气。《日华子诸家本草》

可堕胎。（韩保昇）

散血定痛，止水泻血痢、白带白淫，收脱肛和子宫脱垂，消积聚结块，外贴治口㖞斜，黑须发。（李时珍）

【发明】李时珍说：石灰是止血的良药，但不可着水，着水即腐烂肌肉。

【附方】**1. 风牙肿痛**：用放了两年的陈石灰、细辛，等份为末，擦牙。**2. 偏坠气痛**：用炒过的陈石灰、五倍子、山栀子，等份研为末，加面粉和醋调敷患处，一夜即消。**3. 发落不止，因肺有劳热，瘙痒**：用石灰三升，水拌炒焦，泡在三升酒中，每次服三合，常令酒气相接，则新发更生。**4. 染发乌须**：用石灰一两，水溶解后，至第七天时用一两铅粉研匀，好醋调匀，用油纸包好放一夜。用药时，先用皂角水洗净再用。**5. 面靥疣痣**：用水调石灰一盏，用好的糯米若干粒，一半插在灰中，一半露在灰外。经过一夜，米色变如玻璃，先以针轻拨动黑痣，点少许玻璃状米粉在痣上，半天后痣内会流出脓汁，把药刷去，痣处不得沾水，二日即愈。**6. 疔疮恶肿**：用石灰、半夏，等份研为末，敷患处。**7. 痄腮肿痛（痄腮即腮腺炎）**：用醋调石灰敷肿痛处。**8. 多年恶疮**：用陈石灰研细，加鸡蛋清调成块，煅过，再研，以姜汁调敷。**9. 夏季痱子**：用煅石灰一两、蛤粉二两、甘草一两，共研为末，作扑粉扑痱子上。**10. 汤火灼伤**：用陈石灰粉扑伤处，或加油调涂亦可。**11. 打伤肿痛**：用新石灰粉加麻油调搽。

阳起石 金石部|石类

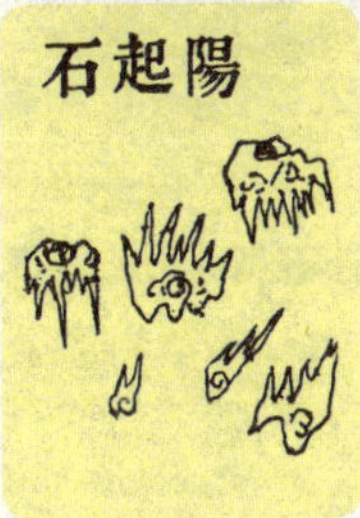

【释名】又名：羊起石、白石、石生。

李时珍说：此药是以其功能命名。

【集解】《名医别录》载：阳起石产于齐山山谷及琅琊山、云山、阳起山，为云母的根。全年都可开采。

苏恭说：此石以白色肌理似殷蘖、夹带云母滋润的为好，故又名白石；今用纯黑如炭者，是错误的。

李时珍说：现在以色白晶莹如狼牙者为好，挟有杂质者不佳。王建平《典术》上说，黄白而红质者为佳，为云母的根。《庚辛玉册》记载，阳起石为阳性石。齐州拣金山出的为佳，其尖似箭镞的药力强，如狗牙的药力差，如将其放在大雪中，积雪迅速消失的为正品。

【修治】《日华子诸家本草》记载：凡入药，将其煅烧后以水淬用，色凝白的最好。

李时珍说：凡用阳起石，将其置火中煅赤，酒淬七次，研细水飞，晒干用。也可用烧酒浸透，同樟脑入罐升炼，取粉用。

［性味］味咸，性微温，无毒。

《吴普本草》载：神农、扁鹊说，味酸，无毒；桐君、雷敩、岐伯认为，味咸，无毒。李当之谓性小寒。

甄权说：味甘，性平。

徐之才说：与桑螵蛸相使。恶泽泻、肉桂、雷丸、石葵、蛇蜕皮，畏菟丝子，忌羊血，不入汤剂。

［主治］治崩中漏下，破子宫瘀血、症瘕结气，止寒热腹痛，治不孕、阳痿不起，

补不足。《神农本草经》

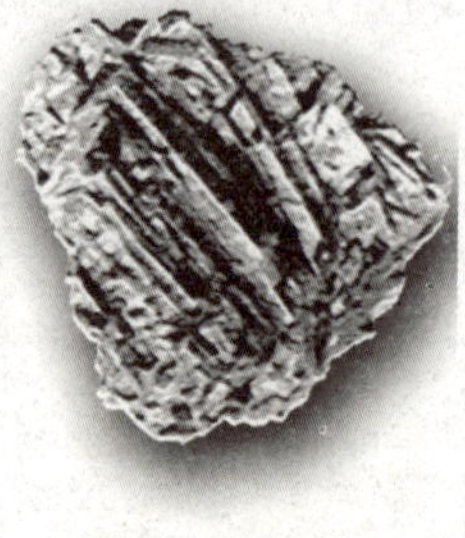

疗男子阴茎头寒、阴下湿痒，去臭汗、消水肿。《名医别录》

补肾气精乏，治腰疼膝冷湿痹、子宫久冷、寒冷症瘕、月经不调。（甄权）

治带下、温疫、冷气，补五劳七伤。《日华子诸家本草》

补命门不足。（王好古）

消散各种热肿。（李时珍）

【发明】寇宗奭说：男女下部虚冷，肾气乏绝，子宫久寒者，将药物水飞后服用。凡是石类药物冷热都有毒，应斟酌使用。

李时珍说：阳起石是右肾命门气分的药，下焦虚寒者适宜使用，然而不能久服。

【附方】1. **丹毒肿痒**：用阳起石煅后研细，清水调搽。 2. **元气虚寒，表现为滑精，精滑不禁，大便溏泄，手足常冷**：用阳起石煅后研细，加钟乳粉等份，再加酒煮过的附子末，调一点面粉把药合成如梧桐子大的丸子。每服五十丸，空腹用米汤送下，直至病愈为止。 3. **阳痿阴汗**：用阳起石煅后研细，每服二钱，盐酒送下。

慈石

金石部 石类

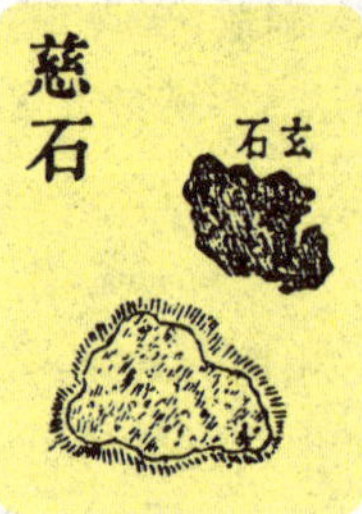

【释名】又名：玄石、处石、熁铁石、吸针石。

陈臧器说：慈石能吸铁，如同慈母召唤子女，所以叫慈石。

李时珍说：不慈的石不能吸铁，叫作玄石，而《名医别录》又单列玄石于后。

【集解】苏颂说：今磁州、徐州以及南海傍的山中都有，磁州产的最好，能吸铁虚连十数针或一二斤刀器，回转不落的，特别好，随时可采。其石中有孔，孔中黄赤色，其上有细毛的，功用更强。

雷斅说：使用慈石，不要误用玄石以及中麻石。这两种石都像慈石，只是不能吸铁。如果误服了，会令人生恶疮，不能治。

【修治】寇宗奭说：慈石入药须火烧醋淬过，研末水飞后用。或者用醋煮三天三夜。

［性味］味辛，性寒，无毒。

甄权说：咸，有小毒。

徐之才说：与柴胡相使，可除铁毒，消金，恶牡丹、莽草，畏黄石脂。

独孤滔说：伏丹砂，养汞，可去铜晕。

［主治］治周痹风湿、肢节中痛、不能持物，手足酸软。除大热烦满及耳聋。《神农本草经》

养肾脏，强骨气，益精除烦，通关节，消痈肿鼠瘘，颈核喉痛，小儿惊痫，煎水饮用。也可治疗不孕症。《名医别录》

补男子肾虚风虚，治身体强直，腰中不利。（甄权）

治筋骨羸弱，补五劳七伤，治眼昏花，除烦躁。小儿误吞针铁等，立刻研细末，将筋肉不切断，与末同吞服，即可出。《日华子诸家本草》

明目聪耳，止金疮血。（李时珍）

【发明】寇宗奭说：养肾气，填精髓，肾虚耳聋目昏的都可以用。

陈藏器说:质重可以去怯,如慈石、铁粉。

李时珍认为：慈石水性，色黑入肾，所以能治疗肾脏各种病症而使耳通、目明。

【附方】1. **阳痿**：用慈石五斤，研细，用清酒浸泡半月，每次服三合，白天服三次，临睡前服一次。 2. **两眼昏障，眼前现空花，视物成两体，用慈朱丸**：取慈石（火煅、醋淬七次）二两、丹砂一两、生神曲三两，共研为末。另用神曲末一两煮成糊，加蜂蜜做成如梧桐子大的丸子。每服二十丸，空腹用米汤送下。**3. 大肠脱肛**：用慈石（火煅、醋淬七次）半两，研细。每服一钱，空腹用米汤送下。**4. 刀伤后出血不止**：用慈石粉敷上，能止痛止血。**5. 误吞针铁**：取枣核大的慈石，钻个小孔，用线穿过，吞下，拽线即出。**6. 各种肿毒**：用慈石三钱、金银藤四两、铅丹八两、香油一斤，熬成药膏，摊厚纸上贴患处。

代赭石 金石部｜石类

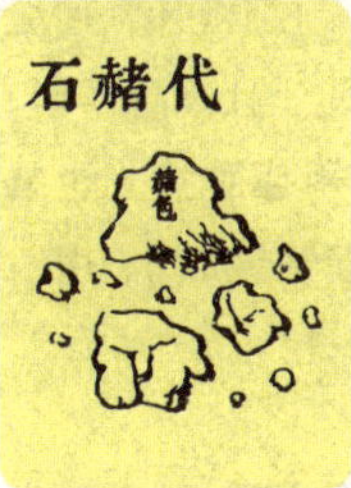

【释名】又名：须丸、血师、土朱、铁朱。

《名医别录》说：产于代郡的叫代赭，产于姑幕的叫须丸。

李时珍说：赭，红色。代，即雁门，今俗称为土朱、铁朱。管子说，山上有赭石，山下有铁。铁朱之名或许源于此，不仅是因为其形状、颜色的原因。

【集解】李时珍说：各地山中均有赭石，以西北产的为好。宋时虔州曾上贡万斤赭石。崔昉的《外丹本草》载：代赭属阳石，与太一禹余粮同生山谷中，研磨后呈朱色，可批阅文字，又可以用来涂其他物品。张华用赭石擦宝剑，宝剑更明亮。

【修治】雷敩说：凡用代赭石，将其研细，以蜡水重重飞过，水面上有赤色如薄云的去掉。用细茶脚汤煮一昼夜，取出研成微末。以净铁铛把它烧红，下白蜜蜡一两，待化投新汲水冲之，再煮一二十沸，取出晒干用。

李时珍说：今人煅红以醋淬三次或七次，研末，水飞过用，取其相制，并为肝经血分引用。

［性味］味苦，性寒，无毒。

《名医别录》载：味甘。

甄权说：味甘，性平。

徐之才说：畏天雄、附子。与干姜相使。

［主治］主治鬼疰贼风蛊毒，杀精物恶鬼，腹中毒邪气、女子赤沃漏下。《神农本草经》

治疗各种带下病、难产、胞衣不出、堕胎，养血气，除五脏血脉中热、血痹血瘀。大人小儿急慢惊风，及阳痿不举。《名医别录》

安胎健脾，止反胃、吐血、鼻血、月经不止、肠风痔瘘、泻痢脱精、尿血遗尿、夜多小便、小儿惊痫疳疾，能使金疮长肉。《日华诸家本草》

可辟邪气。（甄权）

【发明】王好古说：代赭石入手少阴、足厥阴肝经。怯则气虚浮于上，代赭石质重，可以镇虚气上逆。所以张仲景治疗伤寒，汗吐下后心下痞硬，噫气不除的患者，用旋覆代赭汤治疗。旋覆代赭汤：旋覆花三两，代赭石一两，人参二两，生姜五两，甘草三两，半夏半斤，大枣十二枚。水一斗，煮取六升，去滓，再煎三升，温服一升，一日三次。

李时珍说：代赭石入肝经与心包络二经，所以主治二经血分之病。曾有一小孩腹泻后眼睛向上，三天不吃奶，目黄如金，气将绝。有位高明的医生说：这得的是慢惊风，应从肝治，用水飞代赭石末，每次服半钱，冬瓜仁煎汤送服，果然痊愈。

【附方】**1. 哮喘，睡卧不得**：用代赭石研成细末，米醋调服，时时进一、二服。**2. 急慢惊风，表现为吊眼，撮口，抽筋**：用代赭石（火煅、醋淬十次）研细，水飞后晒干。每服一钱或半钱，真金汤调下，连进三服。如脚胫上出现红斑，即是邪出的表现，病将好。如始终不现红斑，无救。**3. 肠风下血，吐血、流鼻血**：用代赭石一两，火煅、醋淬多次，研细。每服一钱，开水送下。**4. 眼睛红肿，不能开视**：用代赭石二分、石膏一分，研细，清水调匀，敷于两眼角和太阳穴处。**5. 各种疮疖**：用代赭石、铅丹、牛皮胶，等分为末，冲入一碗好酒，等澄清后，取酒服。沉渣敷患处，干了就换。

石胆

金石部｜石类

【释名】又名：胆矾、黑石、毕石、君石、铜勒、立制石。

李时珍说：此物以颜色和气味来命名，俗因其像矾，所以又称胆矾。

【集解】李时珍说：石胆出产于蒲州山洞中，像鸭嘴颜色的为上，俗呼胆矾；产于羌里，颜色稍黑的质量次之；信州产的又次之。此物是出产于石矿里，凡经过冶炼的，大多是伪造的。如果用火烧后成汁者，一定是伪造的。涂在铁和铜上烧后呈红色的，是真品。也可以用铜器盛水，投入少许石胆，如果不变成青碧色，几天都没有变化的，是真品。

［性味］味酸、辛，性寒，有毒。

徐之才说：与水英相使。畏牡桂、菌桂、芫花、辛夷、白微。

［主治］明目，治目痛、刀伤和各种痫痉，女子阴蚀痛、石淋寒热、崩漏下血，解各种邪气，治疗不孕症。《神农本草经》

散症积，治咳逆上气，及鼠瘘恶疮。《名医别录》

治虫牙，鼻内息肉。《日华子诸家本草》

治疗赤白带下、面黄、女子脏急。（苏恭）

石胆是吐风疾痰药中效果最快的一种。（苏颂）

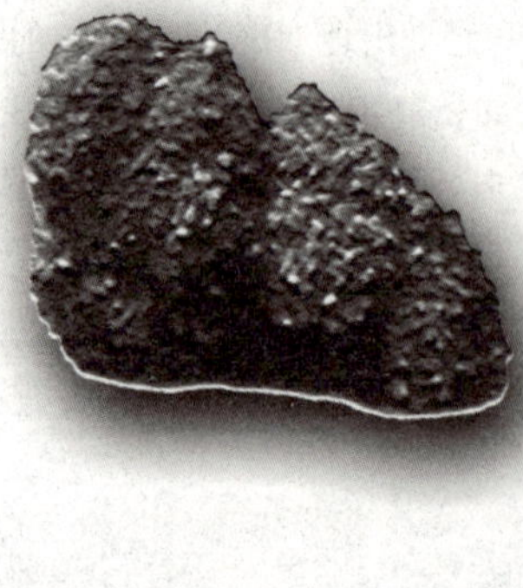

【发明】李时珍说：石胆性寒，味酸而辛，入少阳胆经，其性收敛上行，能涌风热痰涎，发散风木相火，又能杀虫，所以对咽喉口齿疮毒有奇特功效。

【附方】**1. 风痰**：用石胆末一钱，小儿用量一字，温醋汤调服。痰涎吐出即愈。**2. 喉痹喉风，用二圣散**：取石胆二钱半、白僵蚕（炒过）五钱，共研为末。每次取少许吹喉，痰涎吐尽，风痹自愈。**3. 口舌生疮**：用石胆半两，放在锅内煅红，露一夜，研细。每次取少许搽疮上，吐出酸涎水。如此数次，病愈。**4. 走马牙疳**：用红枣一个，去核，填入石胆，包在纸内，煅红。等全冷后，研细敷牙，使涎外出。**5. 赤白癜风**：用石胆、牡蛎各半两，共研为末，调醋涂搽。**6. 甲疽肿痛（也就是指甲与肉间的肿痛，常溃烂流脓）**：用石胆一两烧至烟尽，研末敷患处，几次即愈。

砒石

金石部｜石类

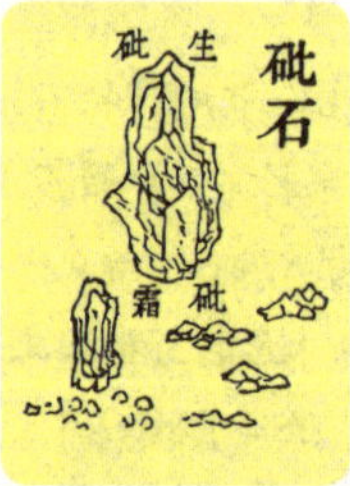

【释名】又名：信石、人言。生者名砒黄，炼者名砒霜。

李时珍说：砒，性猛如貔（音皮），故得名。只出产于信州，所以人们呼为信石，又隐信字为人言。

【集解】苏颂说：只有信州出产的砒石质量最佳，其中有的体积特别大，色如鹅蛋黄，透明清澈，没有杂质。

陈承说：如今的人多用来治疗疟疾，只因疟疾是伤于暑，而砒石生用能解热毒。现在的医生不探究其道理，就用烧炼的砒霜服用，必然会大吐大泻。这样折腾后，有幸活下来的被认为是药物的功劳，便作为常规用法，以后受害的人很多，不能不慎重。开始烧砒霜时，人须站在上风处十余丈以外的地方。下风处的草木都被毒死，又用它拌在饭内给老鼠吃，老鼠也被毒死。死鼠被猫、狗食后，猫狗也会被毒死，毒性远远超过射罔。衡山出产的砒石，药力差于信州产的。

寇宗奭说：生砒称为砒黄，色如牛肉，也有淡白色，谓石非石，谓土非土。磨酒饮，治癖积气。见火便有毒，不可轻易服用。取法：将生砒就置火上，用器皿覆盖，令烟上飞，着器凝结。时间久了，下垂如乳尖的入药为佳，平短者稍次，大块者下等，如细屑的极下。

李时珍说：此为锡之苗，故新锡器装酒时间长了能杀人，因为有砒毒。生砒黄以赤色的为良，熟砒霜以白色的为良。

【修治】雷敩说：凡使用，以小瓷瓶盛，后加紫背天葵、石龙芮二味，火煅，从巳时至申时，便用甘草水浸，从申时至子时，拿出拭干，入瓶再煅，研微末使用。

李时珍说：医家都说生砒见火则毒甚，而雷氏治法用火煅，今所用的多是飞炼，因为想求速效，故不惜其毒，这怎么让病痊呢？

[性味] 味苦、酸，性暖，有毒。

李时珍说：味辛、酸，性大热，有大毒。

《日华子诸家本草》说：畏绿豆、冷水、醋。入药时，用醋煮减轻它的毒性后使用。

土宿真君说：青盐、鹤顶草、消石、蒜、水蓼、常山、益母、独帚、菖蒲、三角酸、鹅不食草、菠菜、莴苣，都能伏制砒的毒性。

[主治] 砒黄：治疟疾肾气，并能杀蚤灭虱。《日华子诸家本草》

冷水磨后服，能解热毒，治痰壅。(陈承)

磨后服用，治癖积气。(寇宗奭)

除逆喘、积痢、烂肉，蚀瘰疬破溃、痈疽败肉等，有去腐生肌的作用。(李时珍)

砒霜：治疗各种疟疾，风痰在胸膈，可作吐药，但不可久服，否则伤人。《开宝本草》

治疗妇女血气冲心痛，堕胎。《日华子诸家本草》

蚀痈疽败肉，使痔枯萎，可杀虫，杀人和动物。(李时珍)

【发明】寇宗奭说：用砒霜治疗疟疾，如用过量，则又吐又泻，此时须煎绿豆汁兼冷水饮用。

刘纯说：疟丹多用大毒的砒霜。本草称主治各种疟疾、风痰在胸膈，可作吐药。大概是因它性至烈，能燥痰湿。然而虽有燥痰之功，却大伤胸中正气，对脾胃虚弱者，切宜戒之。

李时珍说：砒石是大热、大毒之药，而砒霜的毒性尤烈。鼠雀吃少许即死，猫、狗吃了被毒死的鼠、雀也会死，人服到一钱左右也死。即使是钩吻、射罔的毒力也不过如此。但宋人写本草时就没说砒石有毒，这是为什么呢？古人把砒石作为礜石中的一种药，如果与酒或烧酒一起服用，就会腐烂肠胃，顷刻杀人，即使是绿豆、冷水也很难解毒。现在做瓶酒的商人，往往用砒烟熏瓶，则酒不坏，这难道不是唯利不仁吗？饮酒者不知是受砒毒所害，却归罪于酒。砒霜不入汤剂，只入丹、丸剂。

【附方】**1. 中风痰壅，四肢瘫软，昏迷不醒**：用砒霜一粒如绿豆大，研细，先以清水送服少许，再饮热水，大吐即愈。没有呕吐可再服。**2. 休息泻痢，病一、二年不愈，人羸瘦衰弱**：取成块的砒霜研为末与铅丹各半两，共投入已熔化的黄蜡中，柳条搅拌，条焦则换，六、七条之后，取出做成丸子，如梧桐子大，冷水送下。如小儿服，丸子如黍米大。**3. 项上瘰疬**：用砒黄研细，加浓墨做成丸子，如梧桐子大，炒干，收存备用。用时，以针挑破瘰疬，将药半丸贴上，蚀尽为度。

卤石类

食盐 金石部 卤石类

【释名】又名：鹾（音醝）。

李时珍说：盐字像器皿中煎卤的样子。《尔雅》中说：天然生成的为卤，人工合成的为盐。许慎《说文解字》说：盐是咸的。东方称它为斥，西方称它为卤，河东称它为咸。黄帝之臣宿沙氏，初煮海水当作盐用。《神农本草经》中的大盐，就是现在的解池颗盐。《名医别录》重新出现食盐，现在合并为一。方士称盐为海砂。

【集解】陶弘景说：有东海盐、北海盐、南海盐、河东盐池、梁益盐井中的盐、西羌山盐、胡中树盐，颜色种类各不相同，以河东盐为好。东海盐官的盐色白、粒细，北海的盐色黄、粒粗。用来作腌鱼和咸菜的话，说是北海的盐好，而储藏盐必须用盐官的盐。蜀中的盐小而淡，广州的盐咸苦，不知道用来治疗疾病有没有优劣之分。

李时珍说：盐的品种很多，海盐，取海卤煎炼而成。现在辽宁、河北、山东、两淮、闽浙、广南所出产的都是海盐。井盐，取井卤煎炼而成，现在四川、云南出产此盐。池盐，产于河东安邑、西夏灵州，现在只有解州产。把盐碱地围起来，引入清水灌注，时间长了就变成红色，等到夏秋季节，南风猛刮，一夜就凝结成盐，称为盐南风。如果南风不起，制盐就失利，但禁止灌浑浊的水，否则会污染了盐。海丰、深州也是引海水入池来晒盐。并州、河北出产的都是碱盐，它是用碱土经过煎炼而成。阶、成、凤三州出产的是崖盐，生于土崖中，像白矾，也称生盐。以上五种都是食盐，上供国家赋税，下济人民使用。海盐、井盐、碱盐，这三种由人工生产。池盐、崖盐为自然生成。《周礼注疏》说：盐人掌管盐的政策命令，祭祀时供给苦盐、散盐，迎接宾客供给形盐，帝王的膳食供给饴盐。苦盐，就是颗粒盐，产于池中，没有经过炼治，其味咸苦。散盐，就是末盐，出于海中以及井中，用碱煮成的，都是散末。形盐也叫印盐，可以将盐刻成老虎的形状，有人说是卤堆积而成，其形像虎。饴盐，是用饴搅拌而成的，也有人说产自戎地，味道甜美。此外，还有崖盐，产于山崖；戎盐，产于土中；伞子盐，产于井中；石盐，产于石；木盐，产于树；蓬盐，产于草。造化的奥妙，实在难以通晓。

【修治】李时珍说：凡盐，人们多用矾、消、灰、石之类的东西掺杂。入药必须用水化解，澄清去渣，煎炼成白色，才好。

大盐

［性味］味甘、咸，性寒，无毒。

《名医别录》说：食盐味咸，性温，无毒，多食伤肺，易致咳嗽。

甄权说：有小毒。

李时珍说：味咸、微辛，性寒，无毒。

韩保昇说：多食令人失色，肤黑，损筋力。

徐之才说：与漏卢相使。

［主治］肠胃热结，喘逆，胸中病，令人呕吐。《神农本草经》

治伤寒寒热，吐胸中痰澼，止心腹突然疼痛，杀鬼蛊邪疰毒气，治下部䘌疮，坚肌骨。《名医别录》

祛除风邪，吐下恶物，杀虫，去皮肤风毒，调和脏腑，消胃内积食，令人壮健。（陈藏器）

暖助肾脏，治霍乱心痛、金疮、明目，止风泪邪气。治一切虫伤、疮肿、火灼疮，去腐，生肌。通利大小便，疗疝气，滋补五味。《日华子诸家本草》

空心揩齿，吐水洗目，夜见小字。（甄权）

解毒，凉血润燥，定痛止痒，治一切时气风热、痰饮、关格等病。（李时珍）

【发明】陶弘景说：五味之中，只有盐不可缺。西北人，食盐少，人长寿，少病，皮肤好。东南方人，食物中盐多，人寿命短，多病，便是损人伤肺的结果。然而用盐浸鱼肉，可长时间不坏，布帛沾了盐，则容易朽烂，各有所适宜的。

寇宗奭说：咸走血，所以东方吃鱼盐多的人皮肤黑，由此可以验证。喘气、咳嗽、水肿的病人禁止吃盐。北方少数民族用盐淹尸，长期不坏。烧剥金银熔汁作药，解州大盐最好。

李时珍说：盐是百病之主，百病没有不用的。补肾药用盐，因咸归肾，引药气到肾脏。补心药用炒盐，因心苦虚，用咸盐补之。补脾药用炒盐，为虚则补其母，脾乃是心之子。治积聚结核用盐，是因盐能软坚。许多痈疽眼目及血病的人用盐，是因咸走血之故。许多风热病人用盐，是寒胜热之故。大小便有病的人用盐，是盐能润下。骨病、齿病的人用盐，是肾主骨，咸入骨中。吐药用它，是盐引水聚，收豆腐与此同义。各种蛊虫和被虫伤的人用盐，是因为它能解毒。

【附方】1. **下部蚀疮**：将盐炒热，用布包好，令病人坐布袋上。2. **胸中痰饮，伤寒、热病、疟疾须吐的，欲吐不出**：饮盐开水可促使吐出。3. **病后两胁胀痛**：炒盐熨之。4. **虫牙**：用盐半两、皂荚两个，同烧红，研细。每夜临睡前，用来揩牙，一月后可治愈。5. **耳鸣**：用盐五升，蒸热，装在袋中，以耳枕之，袋冷则换。6. **眼常流泪**：用盐少许点眼中，冷水洗数次即愈。7. **身上如有虫行，风热所致**：用盐一斗和水一石煎汤洗浴，连洗三、四次，有效。也治一切风气。8. **蜈蚣咬人，蜂虿叮螫**：嚼盐涂伤处或用热盐水浸伤处。9. **溃痈作痒**：用盐抹患处周围，痒即止。

凝水石 金石部 卤石类

【释名】又名：白水石、寒水石、凌水石、盐精石、泥精、盐枕、盐根。

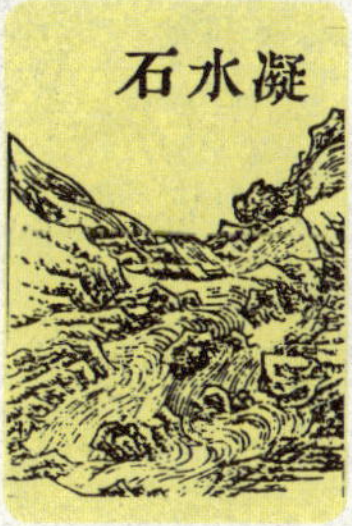

李时珍说：拆成片状投入水中，与水同色，其水凝动。又可在夏季研末，煮后装入瓶中，倒悬井底，即成为凌冰，故有凝水、白水、寒水、凌水等名字。生于积盐之下，所以有盐精等各种称呼。石膏也有寒水的名字，但与此不同。

【集解】李时珍说：凝水也就是盐精石，一名泥精，过去的人叫它盐枕，现在的人叫它盐根。生长在卤地积盐的下面，精华之液渗入土中，天长日久凝结成石，大块有齿棱，如同马牙硝，清莹如水晶，也有带青黑色的，到了暑季就都会回潮，在水中浸久即溶化。陶氏注释戎盐，说盐池泥中自然有凝盐，如同石片，打破后都呈方形，且颜色青黑的，就是这种。苏颂注释玄精石，说解池有盐精石，味更咸苦，是玄精之类。又注解食盐，说盐枕制成的精块，有孔窍，像蜂窠，可以用绳封好作为礼品拜见尊长的，都是这种东西。唐宋时的各医家不识此石，而用石膏、方解石来注释是错误的，现在更正于下。

【正误】李时珍说：寒水石有两种，一种是软石膏，一种是凝水石。只有陶弘景注释的是可以凝水的寒水石，与本文相符。苏恭、苏颂、寇宗奭、阎孝忠四人所说的，都是软石膏。王隐君所说的则是方解石。各家不了解本文的盐精，于是就以石膏、方解石为寒水石。唐宋以来相承其误，通以二石为用，可是盐精的寒水石，绝对不知道怎么用，这是千年来的错误。石膏的错误近千年，由朱震亨开始纠正，而凝水之误，如不是李时珍深察，恐怕也不会得到纠正。

【修治】雷敩说：凡是使用，须用生姜汁煮干研粉用。每十两凝水石，用姜汁一两。

[性味] 味辛，性寒，无毒。

徐之才说：能解巴豆毒，畏地榆。

独孤滔说：制丹砂，伏玄精。

［主治］治身热、腹中积聚邪气、皮中如火烧、烦满，煎水饮用。《神农本草经》

除时气热盛，五脏伏热，胃中热，止渴，消水肿，小腹痹。《名医别录》

压丹石毒风，解伤寒劳复。（甄权）

治小便白、内痹，凉血降火，止牙疼，竖牙明目。（李时珍）

【发明】李时珍说：凝水石秉承积阴之气而成，其气大寒，其味辛咸，入肾经，有活血除热的功效，与各种盐相同。古代方药中所用的寒水石就是此石。唐宋时各种方药中所用的寒水石是石膏，近代方药中用的寒水石，则是长石、方解石，都附在各条文之下，使用时要详细了解。

【附方】**1. 男女转脬，小便困难**：用凝水石二两、滑石一两、葵子一合，共研为末，加水一斗，煮成五升，每服一升。 **2. 牙龈出血，有洞**：用凝水石粉三两、朱砂二钱，甘草、脑子各一字，共研为末，干掺。 **3. 汤火灼伤**：用凝水石烧过，研细后敷伤处。**4. 小儿丹毒，皮肤热赤**：用凝水石半两、白土一分，共研为末，米醋调涂。

朴硝 金石部｜卤石类

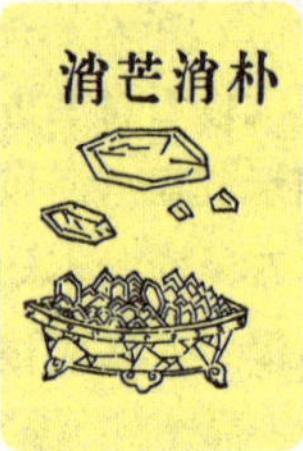

【释名】又名：消石朴、盐消、皮消。“消”字今作“硝”。

马志说：“消”是本体之名，“石”为坚白之号，“朴”是未化的意思。因为芒硝、英硝都从此出，所以叫消石朴。

李时珍说：此物见水即消，又能消化诸物，所以称之消。生于盐卤之地，状似末盐，凡牛马诸皮须用它治熟，所以如今俗有盐消、皮消的叫法。煎炼入盆，凝结在下，粗朴的为朴硝，在上有芒的为芒硝，有牙的为马牙消。《神农本草经》中只有朴硝、消石，《名医别录》复出现芒硝，《宋嘉祐补注本草》又出现马牙消，是不知道消石即是火消，朴硝即是芒硝、马牙消，只是一种东西有精和粗的分别。

【集解】《名医别录》载：朴硝生于益州山谷咸水之阳，随时可采。色青白的佳，黄的伤人，赤的杀人。又说：芒硝，生于朴硝。

李时珍说：硝有三品：产于西蜀的，俗称川硝，最好；产于河东的，俗称盐硝，次之；产于河北、青、齐的，俗呼土硝。三种都生于斥卤之地，当地人刮扫煎汁，经宿结成，状如末盐，还有沙土夹杂，其色黄白，所以《名医别录》说，朴硝黄的伤人，赤的杀人。必须再用水煎化，澄去渣滓，放入萝卜数枚同煮熟后，将萝卜去掉倒入盆中，经宿则结成白硝，如冰如蜡，故俗称盆硝。齐卫的硝则底多，上面生细芒如锋，也就是《名医别录》所说的芒硝。川、晋的硝则底少，一面生牙如圭角，六棱形，玲珑洞澈可爱，也就是《嘉祐补注本草》所说的马牙消，因状如白石英，又名英硝。二硝之底，叫作朴硝。取芒硝、英硝，再三以萝卜煎炼去咸味，即为甜硝。以二硝置于风、日中吹去水汽，则轻白如粉，即为风化硝。以朴硝、芒硝、英硝同甘草煎过，鼎罐升煅，则为玄明粉。

芒硝

［性味］味辛、苦，性大寒，无毒。

甄权说：味咸，有小毒。

［主治］主治五脏积聚，久热胃闭，除邪气，破留血、腹中痰实结搏，推陈致新。《神农本草经》

通经脉，利大小便。《名医别录》

下瘰疬黄疸病，时疾壅热，能散恶血，堕胎，敷漆疮。（甄权）

马牙硝

［性味］味甘，性大寒，无毒。

李时珍说：味咸、微甘。也就是英硝。

［主治］除五脏积热伏气。（甄权）

研细末用来点眼赤，去赤肿障翳涩泪痛，也入点眼药中使用。《日华子诸家本草》

功效与芒硝相同。（李时珍）

【发明】张元素说：芒硝气薄味厚，沉而降，阴也。其作用有三：一是去实热；二是涤肠中宿垢；三是破坚积热块。

李时珍说：朴硝澄下，是硝中粗的，其质重浊。芒硝、牙硝结于上，是硝之精，其质清明。甜硝、风化硝，则又是芒硝、牙硝去气味而甘缓轻爽者。所以朴硝只可用于鲁莽之人，及用作外敷、涂搽之药；如用做汤、散剂服用，必须用芒硝、牙硝为好。

【附方】1. **骨蒸热病，即结核病**：用芒硝末，每服一茶匙。一天两次。2. **腹中痞块**：用朴硝一两、独蒜一个、大黄末八分，共捣成饼，贴患处，以痞块消除为度。3. **关格不通，大小便闭，鼓胀欲死**：用芒硝三两，泡在一升开水中，饮下，引起呕吐即通。4. **小便不通，用白花散**：用芒硝三钱，茴香酒送下。5. **眼睑红烂**：芒硝一盏，用水二碗煎化，露一夜，过滤，早晚用清液洗眼。虽久患者亦能治。6. **牙齿疼痛**：把皂荚煎成浓汁，加入朴硝煎化。倒在石上，等结成霜后，刮取擦牙。7. **口舌生疮**：用朴硝含口中。8. **小儿鹅口疮**：用马牙硝擦舌，一天擦五次。9. **豌豆疮，已成红黑色，但尚未成脓**：用猪胆汁和芒硝末涂敷。10. **风疹、漆疮**：用芒硝煎水涂。

蓬砂 金石部 卤石类

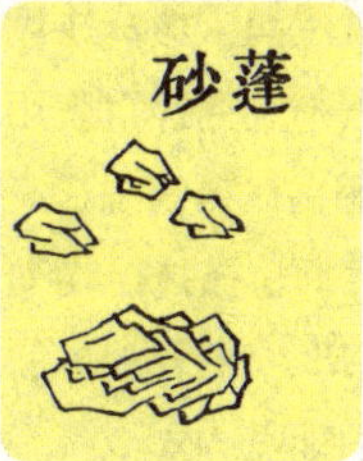

【释名】又名：硼砂、盆砂。

李时珍说：名义未解。一作硼砂。

【集解】苏颂说：硼砂产于南海，其形状十

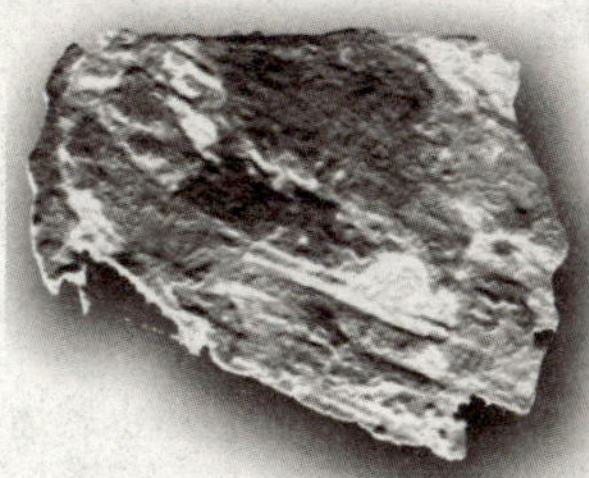

分光莹，也有极大块的。诸方很少用，可焊金银。

寇宗奭说：出于南番的，色重褐，味和，入药其功效速；出于西戎的，色白，味焦，入药其功效缓。

李时珍说：硼砂生于西南番，有黄白二种。西者白如明矾，南者黄如桃胶，都是炼结而成。西者柔物去垢，杀五金，与消石同功，与砒石相得。

［性味］味苦、辛，性暖，无毒。

李时珍说：味甘、微咸，性凉，无毒。

独孤滔说：制汞，哑铜，结砂子。

土宿真君说：知母、鹅不食草、芸薹、紫苏、甑带、何首乌，都能制伏硼砂。同砒石煅过，有变化。

［主治］消痰止嗽，破症结喉痹。《日华子诸家本草》

上焦痰热，生津液，祛口气，消障翳。除噎膈反胃，积块结瘀肉，骨鲠，恶疮及口齿诸病。（李时珍）

【发明】苏颂说：今医家用硼砂治咽喉，效果好。

李时珍说：硼砂，味甘微咸而性凉，色白而质轻，所以能去胸膈上焦之热。

【附方】1. **鼻血不止**：用硼砂一钱，水冲服立止。2. **咽喉肿痛**：用硼砂、白梅等份，捣成芡子大的丸子，每次含化一丸。3. **喉痹、牙疳**：用硼砂粉吹痛处。

矾石 金石部 | 卤石类

【释名】又名：涅石、羽涅、羽泽。煅枯者名巴石，轻白者名柳絮矾。

李时珍说：矾者，燔也，燔石而成。

【集解】苏恭说：矾石有五种：白矾多入药用；青、黑二矾，疗疳及疮；黄矾亦疗疮生肉，兼染皮；绛矾本来绿色，烧之成赤，故名。

李时珍说：矾石不止五种。白矾，方士叫它为白君，出于晋地，为上品，出自青州、吴中的稍次。洁白的为雪矾；光明的为明矾，也叫云母矾；文如束针，状如粉扑的，为波斯白矾，入药为良。黑矾，也就是铅矾，产自晋地，其状如黑泥，为昆仑矾；其状如赤石脂有金星者，为铁矾。

【修治】李时珍说：今人只是煅干汁用，叫作枯矾，不煅的为生矾。如用来服食，必须遵照一定的方法。

[性味] 味酸，性寒，无毒。

吴普说：神农、岐伯认为：味酸，久服伤人骨。扁鹊说：味咸。

甄权说：味涩，性凉，有小毒。

徐之才说：与甘草相使，恶牡蛎，畏麻黄。

[主治] 寒热，泻痢白沃，阴蚀恶疮，目痛，坚骨齿。《神农本草经》

除固热在骨髓，去鼻中息肉。《名医别录》

除风祛热，消痰止渴，暖肾脏，治中风失音。核桃仁、葱作汤沐浴，可出汗。《日华子诸家本草》

生含咽津，治急喉痹。疗鼻出血，鼠漏瘰疬疥癣。（甄权）

主痰涎吐下、饮澼，燥湿解毒追涎，止血定痛，去腐生肌，治痈疽疔肿恶疮，癫痫疸疾。通大小便。治口齿眼目诸病，虎犬蛇蝎百虫伤。（李时珍）

【发明】寇宗奭说：不可多服，因其能损心肺，却水。治膈下涎药多用它，也就是这个意思。

李时珍说：矾石的功用有四：一是吐利风热之痰涎，取其酸苦涌泄也；二是治各种血痛脱肛阴挺疮疡，取其酸涩而收也；三是治痰饮泄痢崩带风眼，取其收而燥爆湿也；四是治喉痹痈疽、中蛊蛇虫伤螫，取其解毒也。

【附方】**1. 胸中积痰，头痛，不思饮食：**矾石一两，加水二升，煮成一升，加蜂蜜半合。频频取饮，不久即大吐积痰。如不吐，喝少许热汤引吐。**2. 喉痈乳蛾，用济生胀带散：**取白矾三钱，放锅中加水熔化，投入劈开的巴豆三粒，在火上煎干后去豆，研矾为末，点患处，病重得以醋调灌，也叫通关散。**3. 牙齿肿痛：**用白矾一两，烧成灰，蜂房一两，微炙，制成散剂。每用二钱，水煎含漱，去涎。**4. 齿龈出血不止：**用白矾一两，加水三升，煮成一升，含漱。**5. 小儿鹅口疮，满口白烂：**用枯矾一钱、朱砂二分，共研为末，每次以少许敷患处。一天三次，有效。**6. 鼻血不止：**用枯矾末吹鼻内。**7. 双目红肿：**用甘草水磨明矾，敷眼睑上，或用枯矾频搽眉心。**8. 风湿膝痛，虚汗，少力多痛：**用白矾烧过，研细。取一汤匙矾粉投沸水中，淋洗痛处。**9. 黄肿、水肿，用推车丸：**取白矾二两、青矾一两、白面粉半斤，同炒红；加醋煮米粉成糊，和药为丸。每服三十丸，枣汤送下。**10. 伏暑泄泻，用玉华丹：**取白矾煅为末，醋糊成丸，按年龄大小取适当分量，木瓜汤送服。**11. 赤白痢下：**用白矾水飞为末，好醋，飞罗面粉做成丸子，如梧桐子大。赤痢用甘草汤送服，白痢用干姜汤送服。**12. 反胃呕吐：**用白矾、硫黄各二两，烧过，加丹砂一分，共研为末，面糊成丸，如小豆大，每服十五丸，姜汤送下。又方：枯矾三两，加蒸饼糊成丸子，如梧桐子大，每服十五丸，空腹用米汤送下。**13. 漆疮作痒：**用白矾煎汤洗搽。**14. 牛皮癣：**用石榴皮蘸明矾粉搽抹。切勿用醋。**15. 鸡眼肉刺：**用枯矾、铅丹、朴消，等份为末，搽患处，次日洗脚两三次。

第七卷

草部

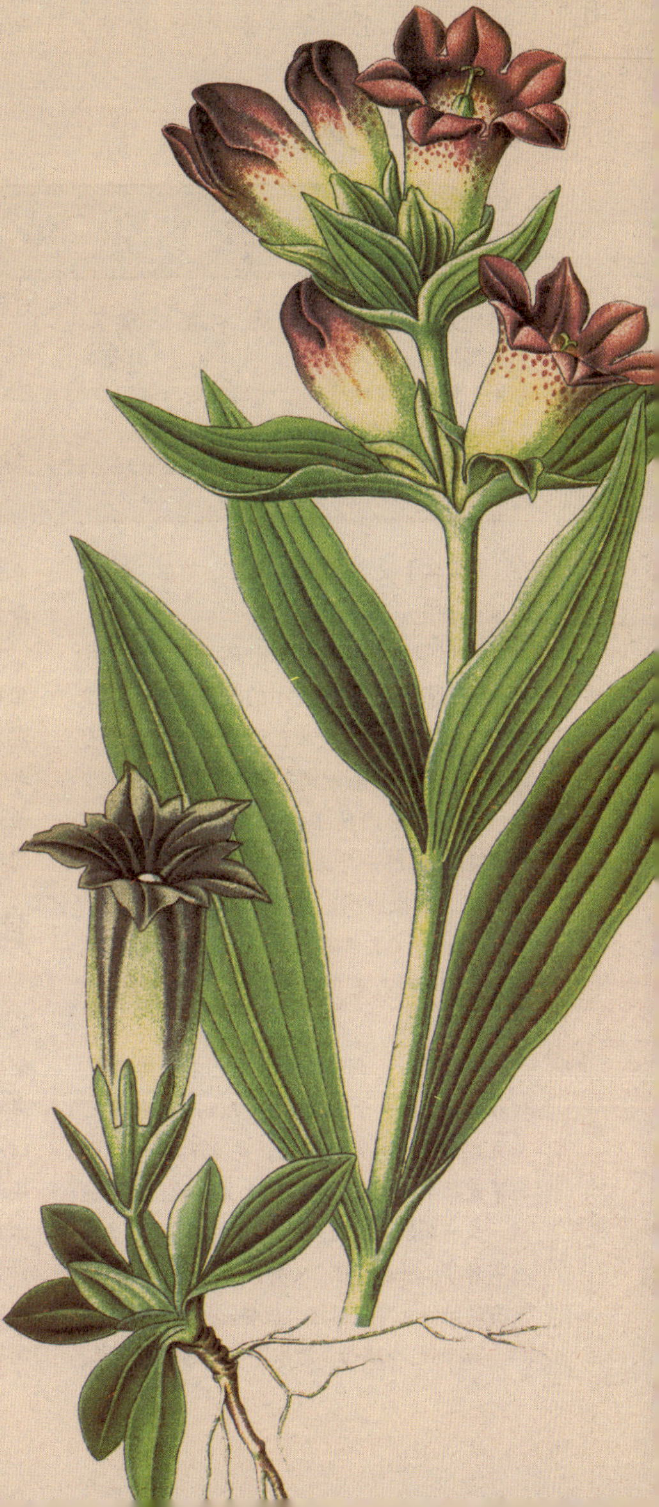

李时珍说：天造地化而生草木，刚柔相交而成根蔓，柔刚相交则成枝干。叶片、花萼属阳；花朵、果实属阴。正如草中有木，木中有草。得到灵气的孕育，成为良草，受到戾气的侵袭则成为毒草。所以草木有五行（金、木、水、火、土）、五气（香、臭、臊、腥、膻）、五色（青、红、黄、白、黑）、五味（酸、苦、甘、辛、咸）、五性（寒、热、温、凉、平）、五用（升、降、浮、沉、中）的不同。除去谷、菜二部之外，凡是草类的植物，又可供医药之用的共分为山草类、芳草类、隰草类、毒草类、蔓草类、水草类、石草类、苔类、杂草类等。

山草类

甘草

草部 | 山草类

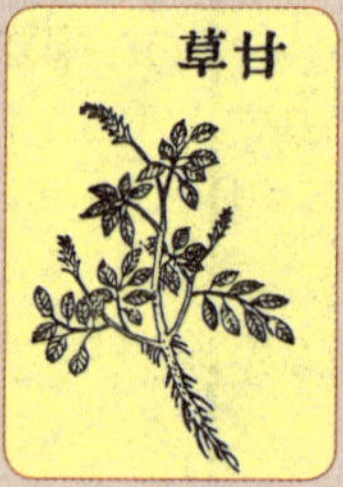

产地分布：主产于内蒙古、新疆、甘肃等地。

成熟周期：春天长苗，7月开花，8月结果。

形态特征：枝叶像槐，叶端微尖而粗涩，似有白毛，子像小扁豆，非常坚硬。

功效：益气补中，清热解毒，祛痰止咳，缓急止痛，调和药性。

【**释名**】又名：蜜甘、蜜草、美草、蕗草、灵通、国老。

陶弘景说：甘草最为众药之主，经方中很少有不用的，就像香中的沉香一样。国老即对黄帝的称呼，虽非君而为君所尊崇，是因为它能调和百药而解各种药毒的缘故。

甄权说：诸药中甘草为君，治七十二种矿石毒，解一千二百种草木毒，调和众药有功，所以有国老的称呼。

【**集解**】《名医别录》记载：甘草生长在河西川谷积沙山及上郡。二月、八月的黄道吉日采根，曝晒，十日成。

陶弘景说：河西上郡现在已不通商贸易。现在的甘草出产于蜀汉中，多从汶山诸地而来。赤皮断理，看起来坚实的，是抱罕草，最佳。抱罕是西羌的地名。也有像火炙干的，理多虚疏。又有如鲤鱼肠的，被刀破，不复好。青州也有甘草，但是不好。又有紫甘草，细而且实，没有的时候也可以用它来代替。

苏颂说：今陕西、河东等州郡都出产甘草。春天长出青苗，高一二尺，叶像槐叶，七月开紫色的花像柰冬，结的果实为角状，像毕豆。

李时珍说：甘草的枝叶像槐，高五六尺，但叶端微尖而粗涩，似有白毛，结的果实与相思角相像，成熟时果实自然裂开，子像小扁豆，非常坚硬。现在的人只以粗大、结紧、断纹的为好，称为粉草。质轻、空虚、细小的，其功用都不如粉草。

甘草根

【**修治**】雷敩说：凡使用甘草，必须去掉头尾尖处。其头尾尖部服后会使人呕吐。入药使用时切成三寸长，擘作六七片，盛入瓷器，用酒从上午九时浸蒸到下午一时，取出晒干锉细用。一法：每斤甘草用油七两涂炙，以油耗尽为度。又法：先将甘草炮制，使其里外都是赤黄色时备用。

李时珍说：方书中炙甘草都是用长流水沾湿后炙，炙熟后刮去红皮，或用浆水炙熟，没有用油酥炙、酒蒸的。一般补中

甘草

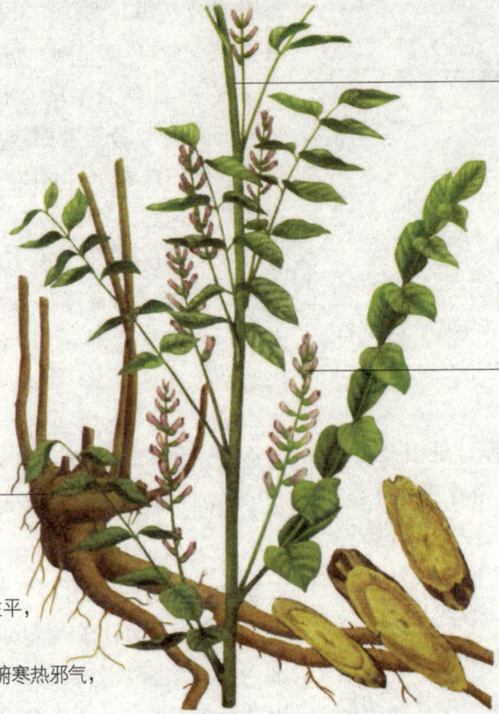

宜炙用，泻火宜生用。

[性味] 味甘，性平，无毒。

[主治] 治五脏六腑寒热邪气，强筋骨，长肌肉，倍气力。生肌，解毒，疗金疮痈肿。久服可轻身延年益寿。《神农本草经》

温中下气，用于烦满短气、伤脏咳嗽，并能止渴，通经脉，调气血，解百药毒，为九土之精，可调和七十二种矿石药及一千二百种草药。《名医别录》

除腹中胀满、冷痛，能补益五脏，治疗惊痫、肾气不足的阳痿、妇人血淋腰痛。凡体虚有热者宜加用本品。（甄权）

安魂定魄，能补各种劳伤、虚损，治疗惊悸、烦闷、健忘等症，通九窍，利血脉，益精养气，壮筋骨。《日华子诸家本草》

甘草生用泻火热，炙用散表寒，去咽痛，除热邪，扶正气，养阴血，补脾胃，润肺。（李杲）

治疗肺痿咳吐脓血及各种疮肿痈疽。（王好古）

解小儿胎毒，治惊痫，降火止痛。（李时珍）

甘草梢

考证与传说

【“甘草”原从“干草”来】

西汉时期，在一个山村里有位草药郎中，一天，郎中外出给乡民治病未归，家里来了很多求医的人。郎中妻子暗自琢磨，丈夫替人看病，不就是那些草药嘛，她想起灶前有一大堆草棍子，就把这些小棍子切成小片，发给那些来看病的人，每人拿药致谢而去。

过了几天，好几个人拎了礼物来答谢草药郎中，说吃了他留下的药，病就好了。

从那时起，郎中就把“干草”当作中药使用，又用它调和百药，每帖药都加一两钱，从此，甘草被一直被沿用下来。

［主治］生用治胸中积热、祛阴茎中痛，加酒煮玄胡索、苦楝子效果更好。（张元素）

甘草头

［主治］生用能行足厥阴、阳明二经的瘀滞，消肿解毒。（朱震亨）

主痈肿，适宜与吐药配合使用。（李时珍）

【发明】朱震亨说：甘草味甘，缓解各种火毒邪气，要使药效到达下焦，必须用甘草梢。

李杲说：甘草气薄味厚，能升能降，为阴中的阳药。阳不足者，用甘味药补益。甘温药能除大热，故生用则性平，补脾胃的不足并大泻心火；炙用则性温，补三焦元气并散表寒，除邪热，去咽痛，补正气，养阴血。凡是心火乘脾，腹中急痛、腹肌痉挛的患者，宜加倍使用甘草。甘草功能缓急止痛，又调和诸药，使方中各药不相冲突。所以，热药中加入甘草能缓和热性，寒药中加入甘草能缓和寒性，寒热药并用时加甘草，能协调寒热药的偏性。

李时珍说：甘草外红中黄，色兼坤离；味厚气薄，滋补脾土，调和众药，有元老的功德；能治各种病邪，有帮助天帝的力量而无人知晓，敛神仙的功力而不归于自己，可说是药中良相。但是，腹满呕吐及嗜酒者患病，不能用甘草；并与甘遂、大戟、芫花、海藻相反。

苏颂说：根据孙思邈《千金方》所说，甘草解百药毒。有服乌头、巴豆中毒的病人，甘草入腹即解，效果显著。方书上说大豆汁能解百药毒，我多次试验后都无效，加用甘草的甘豆汤，则疗效神奇。

【附方】**1. 伤寒心悸脉结代**：用甘草二两，水三升，煮至一升半，服七合，每日一次。**2. 伤寒咽痛（少阴证）**：用甘草汤，取甘草二两，蜜水炙过，加水二升，煮成一升半，每服五合，每日两次。**3. 肺热喉痛（有痰热者）**：用炒甘草二两，桔梗一两（淘米水浸一夜），加阿胶半斤，水一盅半，煎服，每服五钱。**4. 肺痿吐涎沫（头昏眩，小便频数，但不咳嗽）**：用甘草干姜汤，取炙甘草四两，炮姜二两，水三升，煮至一升半，分几次服。**5. 小儿热咳**：用凉膈丸，取甘草二两，用猪胆汁浸泡五夜，取出炙后研末，和蜂蜜做成丸子，如绿豆大。每次饭后薄荷汤送服十丸。**6. 新生儿解毒**：取甘草一指节长，炙碎，加水二合，煎成一合，用棉蘸点入小儿口中，可给一蚬壳，会让新生儿吐出胸中恶汁。此后待小儿饥渴时，再给。可以使小儿聪明健康，出痘稍少。**7. 新生儿便闭**：用甘草、枳壳各一钱，水半盏煎服。**8. 小儿口噤**：用生甘草二钱半，水一盏，煎至六分温服，令吐痰涎，而后用乳汁点小儿口中。**9. 婴儿慢肝风（目涩、畏光、肿闭，甚至流血）**：取甘草一截，用猪胆汁炙过，研为细末，用米汁调少许灌下。**10. 小儿遗尿**。用大甘草头煎汤，每夜临睡前服用。**11. 小儿尿中带血**：用甘草一两二钱，水六合，煎成二合。一岁的小儿一日服尽。**12. 小儿干瘦**：取甘草三两，炙焦，研为细末，和蜂蜜成丸，如绿豆大。每服五丸，温水送服，每日二次。**13. 赤白痢**：取甘草一尺长，炙后劈破，用淡浆水蘸二、三次，再用慢火炙，再取去皮生姜半两，将这两味药以淡浆水一升半，煎至八合服下。**14. 舌肿塞口，不治有生命危险**：用甘草煎成浓汤，热漱，随时吐出涎汁。**15. 口疮**：用甘草二寸、粟米大的白矾一块，一起放在口中细嚼，汁咽下。**16. 背疽**：用甘草三两，捣碎筛末，加大麦粉九两，和匀。滴入好醋少许和开水少许，做成比疮大一分的饼子，热敷疽上，中间用绸布和纸片隔开，冷了再换。已成脓的，脓水熟破流出，没有成脓的可内消，同时服黄芪粥效果更好。**17. 各种痈疽**：用甘草三两，微炙，切细，加与酒一斗浸泡；另取黑铅一片，溶汁投酒中，不久取出，反复九次。让病人喝这种酒直到醉了为止，痈疽自渐愈。又方，国老膏：甘草二斤，捶碎，水浸一夜，揉取浓汁，再用密绢滤过，将汁液慢火熬成膏，收存罐中。每服一、二匙，用无灰酒或白汤送下。消肿去毒，功效显著。**18. 初起乳痈**：取炙甘草二钱，用新汲水煎服。仍然要叫人外咂乳头，免致阻塞。**19. 痘疮**：用炙甘草、栝蒌根等份，水煎服。**20. 阴部湿痒**：用甘草煎汤，日洗三五次。**21. 冻疮发裂**：先用甘草煎汤洗过，然后用黄连、黄檗、黄芩共研为末，加水银粉、麻油调敷。**22. 火烧伤**：用甘草煎蜜涂搽。

黄耆

草部 | 山草类

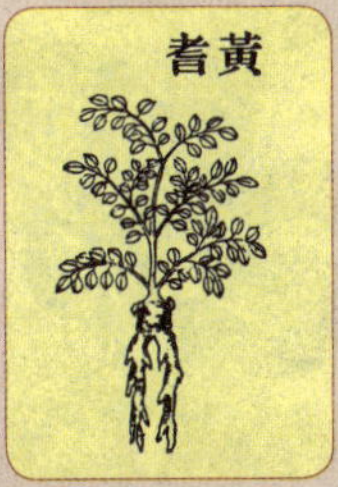

产地分布：主产于内蒙古、山西、黑龙江等地。
成熟周期：在 10 月下种，次年 8 月中旬采挖它的根。
形态特征：呈圆柱形，略扭曲，长 20 ~ 60 厘米，条粗长、皱纹少、质坚而绵。
功效：补气升阳，益卫固表，利水消肿，托疮生肌。

【释名】又名：黄芪、戴糁、戴椹、独椹、芰草、蜀脂、百本、王孙。

李时珍说：耆，长的意思。黄耆色黄，为补药之长，故名。今通称为“黄芪”。

【集解】苏颂说：今河东、陕西州郡多有生长。八月中旬采挖它的根，其皮柔韧折之如绵，叫作绵黄芪。黄芪有白水芪、赤水芪、木芪几种，功用都差不多，但以白水芪力强。木芪短且纹理横生。现在的人多用苜蓿根来充当黄芪，折皮也似绵，颇能乱真，但苜蓿根坚硬而脆，黄芪很柔韧，皮是微黄褐色，肉为白色。

李时珍说：黄芪叶似槐叶但稍微要尖小些，又似蒺藜叶但略微宽大些，青白色。开黄紫色的花，大小如槐花。结尖角样果实，长约一寸。根长二三尺，以紧实如箭杆的为好。嫩苗可食用。收取它的果实，在十月下种，就像种菜一样。

【修治】雷敩说：使用时不要用木耆草，二者极相似，只是木耆叶短而根横长。使用黄芪，须去头上皱皮，蒸半天，掰细在槐砧上锉碎用。

李时珍说：现在的人将黄芪捶扁，用蜜水炙数次，以熟为度。也有用盐汤浸润透，盛在器皿中，在汤瓶内蒸熟切片用的。

黄芪根

[性味] 味甘，性微温，无毒。

《名医别录》载：白水芪性寒，主补。

张元素说：黄芪味甘，性温或平。气薄味厚，可升可降，属阴中阳药，入手足太阴经气分，又入手少阳、足少阴命门。

徐之才说：与茯苓相使，恶龟甲、白鲜皮。

[主治] 主痈疽、烂疮日久，能排脓止痛。疗麻风病、痔疮、瘰疬，补虚，治小儿百病。《神农本草经》

治妇人子宫邪气，逐五脏间恶血，补男子虚损，五劳消瘦，止渴，腹痛泻痢。可益气，利阴气。《名医别录》

治虚喘，肾虚耳聋，疗寒热，治痈疽发背，内补托毒。（甄权）

益气壮筋骨，生肌补血，破症瘕。治瘰

序例
百病主治
水部
火部
土部
金石部
草部
谷部

黄耆

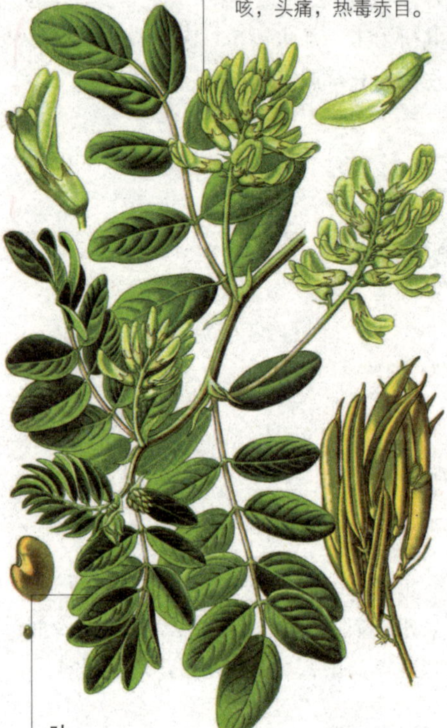

花

［性味］味甘，性微温，无毒。

［主治］月经不调，痰咳，头痛，热毒赤目。

叶

［性味］味甘，性微温，无毒。

［主治］疗渴以及筋挛，痈肿疽疮。

疬瘿瘤，肠风血崩，带下，赤白下痢，产前后一切病，月经不调，痰咳，头痛，热毒赤目。《日华子诸家本草》

治虚劳自汗，补肺气，泻肺火、心火，固卫表，养胃气，去肌热及诸经疼痛。（张元素）

主治太阴疟疾，阳维的寒热病，督脉的气逆里急。（王好古）

【发明】陶弘景说：黄芪产于陇西的温补，产于白水的冷补。又有红色的用作膏药，消痈肿。

张元素说：黄芪甘温纯阳，功用有五：一补各种虚损；二益元气；三健脾胃；四去肌热：五排脓止痛，活血生血，内托阴疽，为疮家圣药。又说：黄芪补五脏虚损，治脉弦、自汗，泻阴火，去虚热，无汗用之发汗，有汗用之则止汗。

朱震亨说：用黄芪补元气，肥胖多汗者适宜，面黑形瘦的人服用会致胸满，应用三拗汤泻之。

寇宗奭说：防风、黄芪，世人多相须配用。

李杲说：防风能制黄芪，黄芪与防风同用则功效愈大，这是相畏而相使的配伍。

【附方】**1. 小便不通**：绵黄芪二钱，水二盏，煎成一盏，温服，小儿减半。**2. 酒后黄疸（心痛，足胫肿胀，小便黄，身上发赤、黑、黄斑，这是由大醉受风、入水所致）**：取黄芪二两，木兰一两，共研为末，用温酒送服一方寸匕，每日三次。**3. 气虚所致小便混浊**：盐炒黄芪半两，茯苓一两，共研为细末，每服一钱，白开水送服。**4. 各种虚损所致的烦悸焦渴、面色萎黄等**：取绵黄芪箭杆者去芦六两，一半生焙、一半用盐水润湿在饭上蒸三次，焙干锉细，另取粉甘草一两，也是一半生用，一半炙黄，研为细末。每服二钱，白开水送服，早、午各一次，也可煎汤。此方名叫黄芪六一汤，可平补气血，安和脏腑。常服此方，终身可免痈疽之疾。**5. 老年人便秘**：用绵黄芪、去白陈皮各半两，研为细末。另用大麻子一合研烂，水滤浆，煎至乳起，调入蜂蜜一匙，再煎沸。把黄芪、陈皮末加入调匀，空腹服下，每服三钱。便秘严重的不超过两剂即可通便。此药不寒不热，经常服用无便秘之患。**6. 肠风泻血**：黄芪、黄连等份研为细末，用面调糊做成丸，如绿豆大，每服三十丸，米汤送下。**7. 尿血石淋，痛不可忍**：黄芪、人参等份研为细末，取大萝卜一个，切成一指厚大的四五片，加蜂蜜二两腌炙，蘸药末服食，盐汤送下。**8. 吐血不止**：黄芪二钱半，紫背浮萍五钱，研为细末，每服一钱，姜蜜水送下。**9. 咳脓咳血，咽干。这是虚中有热，不可服凉药：**用好黄芪四两、甘草一两，共研为末。每服二钱，热水送下。**10. 甲疽，趾甲边红肉突出成疽：**用黄芪二两、蔄茹一两，醋浸一夜，加入猪油五合，在微火上煎成二合，去渣，涂疮口上，每日三次。**11. 胎动不安，下黄水，腹中作痛：**黄芪、川芎各一两，糯米一合，水一升，煎成半升，分次服用。**12. 阴汗湿痒：**用黄芪酒炒后研为细末，切熟猪心蘸着吃，有效。

黄芪茎叶

［主治］疗渴以及筋挛，痈肿疽疮。《名医别录》

人参

草部｜山草类

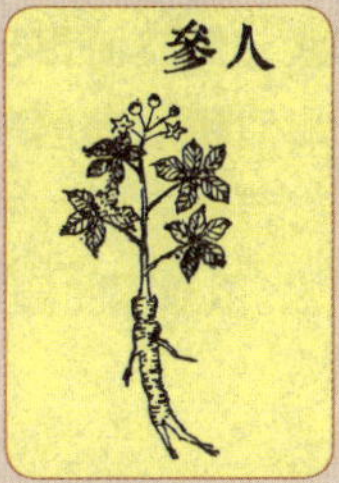

产地分布：主产于辽宁、吉林、黑龙江等地。
成熟周期：花期5～6月，果期7～8月。
形态特征：主根肥大、肉质，呈圆柱形或纺锤形，长15～25厘米，表皮为黄白色。
功效：大补元气，宁身益智，益气生津，补虚扶正，延年益寿。

【释名】又名：人蓡（音参）、黄参、血参、人衔、鬼盖、神草、土精、地精、海腴、皱面还丹。

李时珍说：人参生长时间长了，根会逐渐长成人形，有神，故称为人蓡、神草。蓡是浸字，有逐渐之义，后世因字繁，为简便起见，便用参、星等字代替，然沿用日久也不易改变过来了。《名医别录》一名人微，微字乃蓡字之讹。其生长有阶段，所以名人衔。人参长在阴处，故又叫鬼盖。它为五参之一，色黄属土而补脾胃，生阴血，故有“黄参”“血参”的叫法。它吸收了土地的精华，所以又有“地精”“土精”的名字。

【集解】《名医别录》载：人参生长在上党山谷及辽东等地。在二、四、八月上旬采根，用竹刀刮去泥土，然后晒干，不能风吹。

陶弘景说：上党在冀州的西南部，那出产的人参，细长色黄，形状如防风，大多润实而甘。通常用的是百济产的，形细坚实色白，气味薄于上党的参；其次用高丽产的，高丽地处辽东附近。那的参形大虚软，不如百济、上党所出的。人参一茎直上，四五片叶子相对而生，开紫色的花。

苏颂说：如今河东诸州以及泰山都有，又有河北榷场及闽中的叫新罗人参，都没有上党的人参好。人参春天长苗，多生长在深山背阴，靠近椵、漆树下湿润的地方。初生时较小，大约三四寸长，一桠五叶；四五年后，长成两桠五叶，没有花茎；至十年后长成三桠；时间更长的便长成四桠，每桠各五叶。中心生一茎，俗称百尺杵。三月、四月开花，花细小如粟米，花蕊如丝，紫白色。秋后结子，有的有七八枚，如大豆，没成熟的时候为青色，成熟以后变为红色，自然脱落。

李时珍说：上党也就是如今的潞州。当地人以为人参会造成危害，不再去挖取。现在所用的都是辽参。秋冬季采挖的人参坚实，春夏季采挖的虚软，这并不是说因产地不同而有虚实之分。辽参连皮的色黄、润如防风，去皮的坚实、色白如粉。假人参都是用沙参、荠苨、桔梗的根来伪造的。沙参体虚无心而味淡，桔梗体实有心而味苦。人参则体实有心，

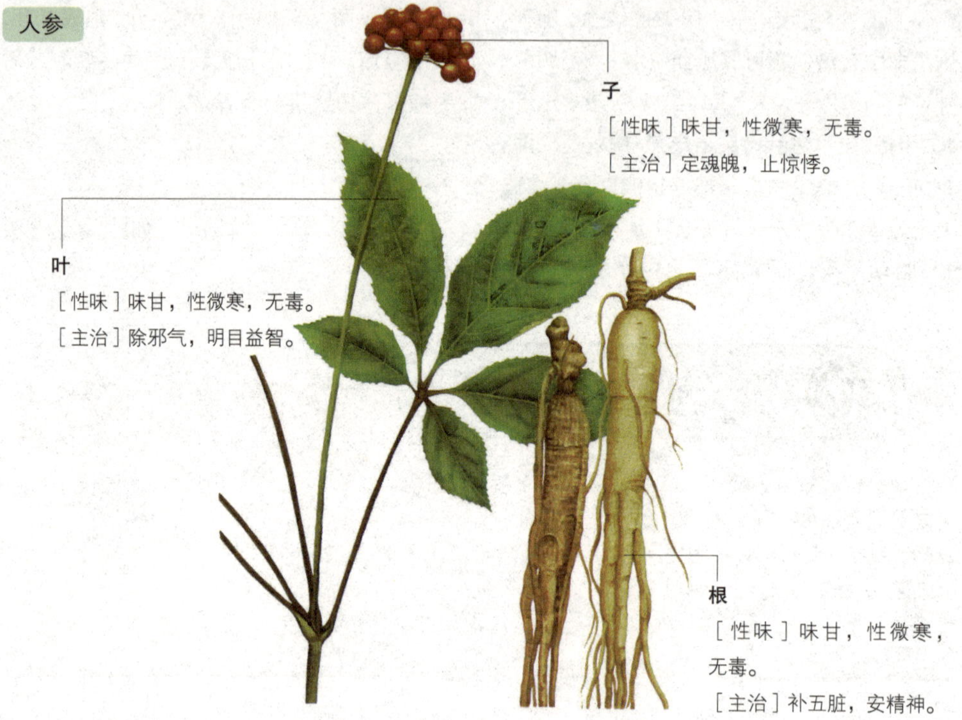

味甘、微带苦味，余味无穷，俗名叫作金井玉阑。像人形的人参，叫孩儿参，伪品尤其多。苏颂《图经本草》所绘制的潞州参，三桠五叶，是真人参。其所绘滁州参，为沙参的苗叶，沁州、兖州的，是荠苨的苗叶，江淮产的土人参也是荠苨，都没有详细审核。现在又有不道德的人把人参浸泡后取汁自饮，然后将它晒干，再卖出去，称为汤参，根本不能入药用，不可不察。

【修治】陶弘景说：人参易蛀，只要将它放在新器中密封好，可经年不坏。

人参根

[性味]味甘，性微寒，无毒。

张元素说：人参得升麻引用，补上焦之元气，泻肺中之火；得茯苓引用，补下焦之元气，泻肾中之火，得麦门冬则生脉，得干姜则补气。

李杲说：人参得黄芪、甘草，乃甘温除大热，泻阴火，补元气，又为疮家圣药。

朱震亨说：人参入手太阴肺经。与藜芦相反，服人参一两，入藜芦一钱，则人参功效尽废。

[主治]补五脏，安精神，定魂魄，止惊悸，除邪气，明目益智。久服可轻身延年。《神农本草经》

治胃肠虚冷，心腹胀痛，胸胁逆满，霍乱吐逆。能调中，止消渴，通血脉，破癥积，增强记忆力。《名医别录》

主治五劳七伤，虚损痰弱，止呕哕，补五脏六腑，保中守神。消胸中痰，治肺痿及痫疾，冷气逆上，伤寒不下食，凡体虚、梦多而杂乱者宜加用人参。(甄权)

有除烦之功。(李杲)

消食开胃，调中治气，杀金石药毒。《日华子诸家本草》

治肺胃阳气不足，肺气虚促，短气少气，补中缓中，泻心肺脾胃中火邪，止渴，生津液。(张元素)

治男女一切虚证，发热自汗，眩晕头痛，反胃吐食，痎疟，滑泻久痢，小便频数淋沥，

劳倦内伤，中风中暑，痿痹，吐血、咳血、下血，血淋、血崩，胎前产后诸病。（李时珍）

【发明】陶弘景说：人参为药中要品，与甘草同功。

李杲说：人参性味甘温，能补肺中元气，肺气旺则四脏之气皆旺，精自生而形体自盛，这是因肺主气的缘故。张仲景说，病人汗后身热、亡血、脉沉迟的，或下痢身凉，脉微血虚的，都加用人参。古人治疗血脱用益气的方法，这是因为血不能自主，须得到生阳气的药乃生，阳生则阴长，血才旺。如果单用补血药，则血无处可生。《素问》上说：无阳则阴无以生，无阴则阳无以化。所以补气必须用人参，血虚的也须用。《本草十剂》载：补可去弱，如人参、羊肉等。人参补气，羊肉补形。

王好古说：自古老人说用沙参代替人参，是取沙参的甘味。但人参补五脏之阳，沙参补五脏之阴，怎么没有差别呢？虽然说都是补五脏，也须各用本脏药相佐使引用。

【附方】**1. 治中汤，即理中汤，用来治疗胸痹，心中痞坚，结胸，胁下逆气抢心：**取人参、白术、干姜、甘草各三两，加水八升，煮取三升，每次服一升，每日三次，可随证加减。**2. 四君子汤，用来治脾胃气虚，不思饮食，诸病气虚者：**人参一钱，白术二钱，白茯苓一钱，炙甘草五分，生姜三片，大枣一枚，加水二杯，煎取一杯，饭前温服，随证加减。**3. 开胃化痰：**人参二两（焙），半夏五钱（姜汁浸焙），共研为末，面粉调糊做丸如绿豆大，每次姜汤送服三十丸至五十丸。饭后服，每日三次。老少均宜。**4. 胃寒气满，不能传化，易饥不能食：**用人参末二钱、生附子末半钱、生姜二钱，加水七合煎取二合，调入鸡蛋清一个搅匀，空腹服下。**5. 胃虚恶心，或呕吐有痰：**用人参一两，加水二碗，煎成一碗，再加竹沥一杯、姜汁三匙，饭前温服。此方最宜老人。**6. 治胃寒呕吐：**人参、丁香、藿香各二钱半，陈皮五钱，生姜三片，水二盏，煎取一盏，温服。**7. 食入即吐，用人参半夏汤：**取人参一两，半夏一两五钱，生姜十片，加水三升，白蜜三合，煮取一升半，分次服用。**8. 霍乱吐泻，烦躁不止：**人参二两，陈皮二两，生姜一两，加水六升，煮取三升，分三次服用。**9. 妊娠呕吐，心腹痛，不能饮食：**用人参、炮干姜，等份为末，加生地黄汁，做成梧桐子大的丸子。每次服用五十丸，米汤送下。**10. 阳虚气喘，自汗盗汗，气短头晕：**用人参五钱、熟附子一两，分为四剂，每剂用生姜十片，加水二碗，煎成一碗，饭前温服。**11. 产后便秘，出血多：**用人参、麻子仁、枳壳（麦麸炒），共研细，加蜂蜜成丸，如梧桐子大。每次服五十丸，米汤送下。**12. 肺虚久咳：**用人参末二两、鹿角胶（炙研末）一两，每次服三钱。另用薄荷、豉汤一盏，加少许葱，煎一、二沸，送服药末。**13. 止咳化痰：**取人参末一两，明矾二两，醋二升，把明矾熬成膏，加人参末炼蜜和丸，每次取豌豆大一丸，放在舌下含化。**14. 鼻血不止：**用人参、嫩柳枝，等份为末。每次用水送服一钱，一日三次。没有柳枝可用莲子心代替。**15. 虚疟寒热：**人参二钱二分，雄黄五钱，共研末，端午节时用粽子尖捣成丸药如梧桐子大，发作那天清晨，用井水吞服七丸，发作前再服，忌各种热物，马上见效。**16. 冷痢厥逆，六脉沉细：**人参、大附子各一两半，每次取半两，加生姜十片、丁香十五粒、粳米一撮，水二盏，煎取七分，空腹温服。**17. 老人虚痢不止，不能饮食：**用上党参一两，鹿角去皮炒过五钱，共研为末，每次用米汤调服一茶匙，一天三次。**18. 筋骨风痛：**人参四两，用酒浸泡三天，取出晒干，与土茯苓一斤、山慈姑一两，共研为末，炼蜜和丸，如梧桐子大。每次服一百丸，饭前用米汤送服。

沙参

草部 | 山草类

产地分布： 主产于山东、江苏、安徽、浙江等地。

成熟周期： 2月、8月采根。

形态特征： 生长在沙地上，长一尺多，生于黄土地的则短而小，根和茎上都有白汁。

功效： 养阴润肺，益胃生津。

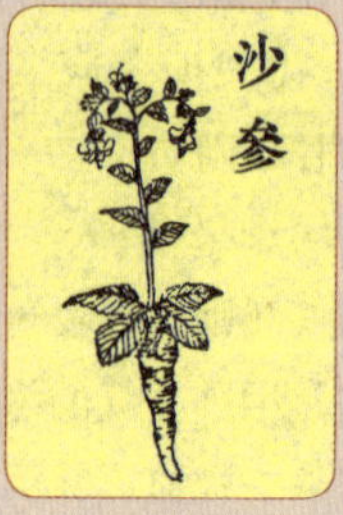

【释名】又名：白参、知母、羊乳、羊婆奶、铃儿草、虎须、苦心、文希、识美、志取。

陶弘景说：此与人参、玄参、丹参、苦参组成五参，它们的形态不尽相同，而主治相似，所以都有参名。此外还有紫参，即牡蒙。

李时珍说：沙参色白，宜于沙地生长，故名。其根多白汁，乡人俗呼为羊婆奶。沙参无心味淡，但《名医别录》载：一名苦心，又与知母同名，道理不清楚。铃儿草，是因其花形而得名。

【集解】《名医别录》载：沙参生于黄河流域河谷及冤句、般阳、续山，二月、八月采根曝干。

李时珍说：各处的山谷平原都有沙参，

沙参

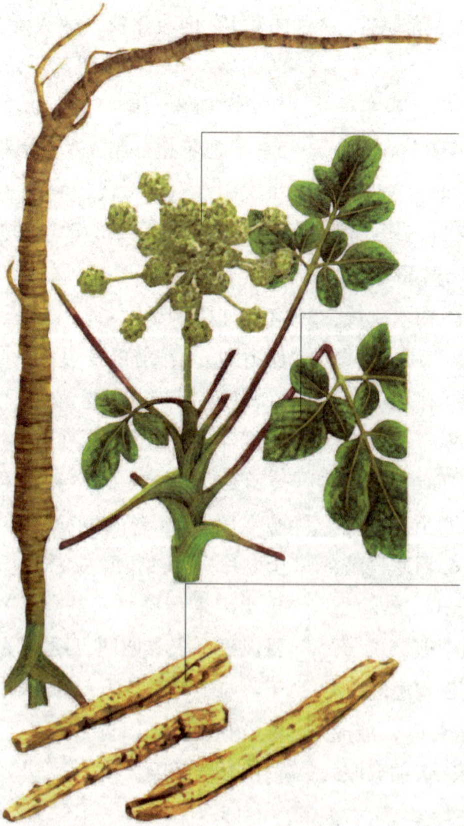

花

［性味］ 味苦，性微寒，无毒。

［主治］ 补中，益肺气。

叶

［性味］ 味苦，性微寒，无毒。

［主治］ 补虚，止惊烦，益心肺。

根

［性味］ 味苦，性微寒，无毒。

［主治］ 治惊风及血瘀，能除寒热。

二月长苗，叶像初生的小葵叶，呈团扁状，不光滑，八九月抽茎，高一、二尺。茎上的叶片，尖长像枸杞叶，但小而有细齿。秋季叶间开小紫花，长二、三分，状如铃铎，五瓣，白色花蕊，也有开白色花的。所结的果实大如冬青实，中间有细子。霜降后苗枯萎。根生长在沙地上，长一尺多，大小在一虎口间。生于黄土地的则短而小，根和茎上都有白汁。八、九月采摘的，白而坚实；春季采摘的，微黄而空虚。不法药商也常将沙参絷蒸压实后当人参卖，以假乱真。但沙参体轻质松，味淡而短，由此可以区别出来。

沙参根

[性味]味苦，性微寒，无毒。

徐之才说：恶防己，反藜芦。

[主治]治惊风及血瘀，能除寒热，补中，益肺气。《神农本草经》

疗胃痹、心腹痛，热邪头痛，肌肤发热，安五脏。久服对人有益。又说：羊乳，主头痛眩晕，益气，长肌肉。《名医别录》

祛风邪，治疝气下坠，疗嗜睡，养肝气，宣五脏风气。（甄权）

补虚，止惊烦，益心肺。治一切恶疮疥癣及身痒，排脓，消肿毒。《日华子诸家本草》

清肺火，治久咳肺痿。（李时珍）

【发明】王好古说：沙参味甘微苦，为厥阴经之药，又为脾经气分药。微苦补阴，甘则补阳，所以好古老人取沙参代人参。这是因人参性温，补五脏之阳；沙参性寒，补五脏之阴。虽说补五脏，仍须各用本脏药相佐。

李时珍说：人参甘苦性温，其体重实，专补脾胃元气，因而益肺与肾，所以内伤元气的病人适宜使用。沙参甘淡而性寒，其体轻空虚，专补肺气，因而益脾与肾，所以金能受火克的人适宜使用。人参、沙参二者，一补阳而生阴，一补阴而制阳，不可不辨。

【附方】**1. 肺热咳嗽**：用沙参半两，水煎服。**2. 突然患疝痛，小腹及阴中绞痛，自汗出，几欲死**：沙参捣筛研末，酒送服方寸匕。**3. 妇女白带增多**：用沙参研细，每次服二钱，米汤送下。

荠苨

草部 | 山草类

产地分布：主产于四川、江苏、浙江等地。

成熟周期：2月、8月挖根。

形态特征：苗高一、二尺，茎色青白，叶微尖且背面是白色的，边缘有叉牙。末梢开五瓣白色的碗子花。根形像野胡萝卜，很肥实，皮色灰黝，中间白色，味甜微寒。

功效：可解百药的毒性。

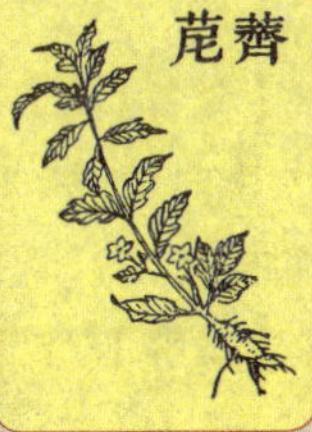

苨薺

【释名】又名：杏参、杏叶沙参、甜桔梗、白面根。苗名：隐忍。

【集解】陶弘景说：荠苨的根和茎都与人参相似，而叶稍小些，根味甜绝，能杀毒。又说：荠苨叶与桔梗叶很像，但区别之处在于叶下光明滑泽无毛，又不像人参叶那样对生。

苏颂说：如今川蜀、江浙一带都有。春天生长苗、茎，都与人参类似，但叶子稍微要小些；根似桔梗，但与桔梗的区别是空心。润州、陕州尤其多，当地人把它当成果品采收，或制成果脯，味道非常甘美，还可以远寄。二、八月挖根晒干。

李时珍说：荠苨苗像桔梗，根像沙参，

序例
百病主治
水部
火部
土部
金石部
草部
谷部

所以奸商往往用沙参、荠苨来假乱人参。苏颂的《图经本草》所说的杏参,周定王《救荒本草》所说的杏叶沙参，都是荠苨。《救荒本草》说荠苨苗高一、二尺，茎色青白，叶似杏叶而略小，微尖且背面是白色的，边缘有叉牙。末梢开五瓣白色的碗子花。根形像野胡萝卜，很肥实，皮色灰黝，中间白色，味甜微寒。也有开绿色花的。嫩苗可煮汤,用油盐拌食。根换水煮，也可以食用。人们将其蜜煎充当水果。隐忍并非桔梗，乃是荠苨。荠苨苗味甜可食，但桔梗苗味苦不能吃。

荠苨根

［性味］味甘，性寒，无毒。

［主治］可解百药的毒性。《名医别录》

杀蛊毒，治蛇虫咬，热狂温疾，毒箭伤。《日华子诸家本草》

利肺气，和中，明目止痛。蒸后切碎可以煮成羹粥吃，也可以做成酸菜吃。(昝殷)

食用荠苨，能压丹石发动。(孟诜)

治咳嗽渴饮多尿，疮毒疔肿，辟沙虱短狐毒。(李时珍)

【发明】李时珍说：荠苨性寒而利肺，味甘而解毒，是药中良品，而世人却不知道使用，可惜呀!

【附方】**1. 疔疮肿毒**：用生荠苨根捣汁内服一合,外用药渣敷疮。三次可愈。**2. 中钩吻毒，钩吻的叶子与芹叶类似，误采食后有生命危险**：用荠苨八两，加水六升，煮成三升。每次服五合，一天服五次。

桔梗

草部 | 山草类

产地分布：主产于安徽、江苏、湖北、河南等地。

成熟周期：花期 7 ~ 9 月，果期 8 ~ 10 月。

形态特征：根长纺锤形，长 6 ~ 20cm，表面淡黄白色，有扭转纵沟及横长皮孔斑痕。

功效：宣肺，利咽，祛痰，排脓。

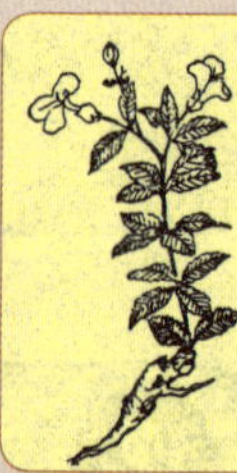

【释名】又名：白药、梗草。

李时珍说：此草之根结实而梗直，所以叫桔梗。

【集解】《名医别录》载：桔梗长于嵩高山谷及冤句，二、八月采根晒干用。

陶弘景说：附近各地都有桔梗，二、三月长苗，可煮来食用。桔梗治疗蛊毒的效果明显，俗方中称本品为荠苨。现在还有一种荠苨，能解药毒，与人参很相似，可以假乱真。荠苨叶和桔梗叶很像，但荠苨叶下光滑润泽无毛，且不像人参叶那样对生。这是它们相区别的地方。

苏颂说：现在到处都有桔梗。它的根像小指般大小，黄白色，春季长苗，茎高一尺多，叶像杏叶，呈长椭圆形，四叶对生，嫩时也可煮来食用。夏天开紫碧色小花，很像牵牛花，秋后结子。八月采根，根为实心。如果无心的是荠苨。关中产的桔梗，根是黄皮，像蜀葵根；茎细，色青；叶小，青色，像菊叶。

桔梗根

【修治】李时珍说：现在只刮去桔梗根表面的浮皮，用米泔水浸一夜，切片微炒后入药用。

［性味］味辛，性微温，有小毒。

李时珍说:应当是味苦、辛，性平为妥。

徐之才说：桔梗节皮相使，畏白及、

龙眼、龙胆草，忌猪肉。与牡蛎、远志同用，治疗恚怒。与消石、石膏同用，治伤寒。

［主治］主治胸胁疼痛如刀刺，腹满肠鸣，惊恐悸气。《神农本草经》

利五脏肠胃，补血气，除寒热风痹，温中消谷，疗咽喉痛，除蛊毒。《名医别录》

治下痢，破血行气，消积聚、痰涎，去肺热气促嗽逆，除腹中冷痛，主治中恶以及小儿惊痫。（甄权）

下一切气，止霍乱抽筋，心腹胀痛。补五劳，养气，能除邪气，辟瘟，破症瘕、肺痈，养血排脓，补内漏，治喉痹。《日华子诸家本草》

利窍，除肺部风热，清利头目，利咽喉。治疗胸膈滞气及疼痛。除鼻塞。（张元素）

治寒呕。（李杲）

治口舌生疮、目赤肿痛。（李时珍）

【发明】朱震亨说：干咳为痰火之邪郁在肺中，宜用苦桔梗开郁。痢疾腹痛为肺气郁在大肠，也宜先用苦桔梗开郁，后用治痢药。因桔梗能升提气血，所以治气分药中适宜使用。

【附方】**1. 胸满不痛：**桔梗、枳壳等份，加水二盅，煎取一盅，温服。**2. 伤寒腹胀，为阴阳不和所致，用桔梗半夏汤：**用桔梗、半夏、陈皮各三钱，生姜五片，加水二盅，煎取一盅服用。**3. 肺痈咳嗽，表现为胸满振寒，脉数咽干，痰浊腥臭，用桔梗汤：**用桔梗一两、甘草二两，加水三升，煮成一升，分次温服。吐出脓血时，是病渐愈的表现。**4. 喉痹：**用桔梗二两，水三升，煎取一升，一次服下。**5. 虫牙肿痛：**用桔梗、薏苡等份，研为末，内服。**6. 牙疳臭烂：**用桔梗、茴香等份，烧后研细敷患处。**7. 肝风盛致眼睛痛，眼发黑，用桔梗丸：**取桔梗一斤、黑牵牛头末三两，共研成末，加蜂蜜做成梧桐子大的丸子。每次用温水送服四十丸，一天二次。**8. 治鼻出血、吐血：**桔梗研末，每次

桔梗

花

［性味］味辛，性微温，有小毒。

［主治］治口舌生疮、目赤肿痛。

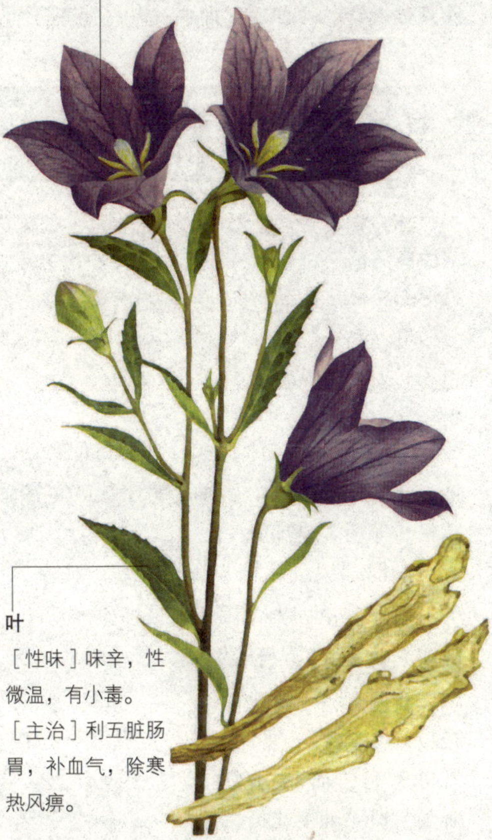

叶

［性味］味辛，性微温，有小毒。

［主治］利五脏肠胃，补血气，除寒热风痹。

考证与传说

【唱起《桔梗谣》】

在朝鲜，相传“桔梗”是一位姑娘的名字，当地主抢她抵债时，她的恋人愤怒地砍死地主，结果被关入监牢，姑娘悲痛而死，临终前，要求把自己葬在青年砍柴必经的山路上。第二年春天，她的坟上开出了紫色的小花，人们叫它桔梗花，并编成歌曲传唱，赞美少女纯真的爱情。每年春天，朝鲜妇女结伴上山挖桔梗，由于她们平日按习俗不得出门，因此在外采集桔梗时，这首歌也表达了一种愉快的心情。《桔梗谣》音乐轻快明朗，生动地塑造了朝鲜族姑娘勤劳活泼的形象。

用水送服一方寸匕，一日四次。或药中加生犀牛角屑，可治吐血、便血。**9. 打伤瘀血在肠内，久不消，时常发作疼痛**：用桔梗末，每次用米汤送服一刀圭。**10. 妊娠中恶，心腹疼痛**：桔梗一两锉细，加水一盅，生姜三片，煎取六分，温服。

桔梗芦头

［主治］上膈风热痰实，取生芦头研成末，白开水调服一二钱，探吐。（李时珍）

黄精

草部 | 山草类

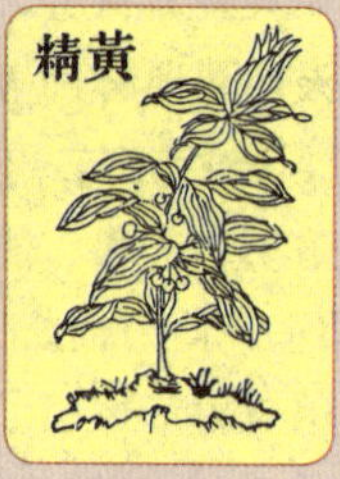

产地分布：主产于河北、内蒙古、陕西等地。
成熟周期：花期 5 ～ 6 月，果期 6 ～ 7 月。
形态特征：根茎横生，肥大肉质，黄白色，略呈扁圆形。
功效：滋肾润脾，补脾益气。

【释名】又名：黄芝、戊己芝、菟竹、鹿竹、仙人余粮、救穷草、米铺、野生姜、重楼、鸡格、龙衔、垂珠。

李时珍说：黄精为服食要药，仙家认为它属于芝草一类，因吸取了坤土的精粹，故叫它黄精。《五符经》说，黄精吸取了天地的淳精，所以名叫戊己芝。余粮、救穷是以作用命名，鹿竹、菟竹的名字，是因其叶似竹，而鹿、兔均食之，故有二名。垂珠是以子的形状命名。

陈嘉谟说：黄精的根像嫩姜，俗称野生姜。九蒸九晒后，可以代替粮食，所以又叫米脯。

【集解】《名医别录》载：黄精生长在山谷里，二月采根阴干用。

苏恭说：在肥沃土地中生长的黄精，如拳头般大；在贫瘠土地中生长的黄精，如拇指般大小。萎蕤的肥根，很像小的黄精，二者的肌理形色，大都相似。现在将鬼臼、黄连与黄精相比较，它们并不相像。黄精叶像柳，钩吻蔓生，叶像柿叶，二者并不相似。

苏颂说：黄精三月生苗，高一、二尺左右。叶像竹叶而短，两两相对。茎梗柔脆，很像桃枝，下端为黄色而顶梢为赤色。四月开青白色的花，像小豆花。结的子色白像黍粒，也有不结子的。根像嫩生姜为黄色。二月采根，蒸过晒干后使用。现在人们到了八月便去采摘，当地人蒸九次晒九次后，当做果实卖，黄黑色且味道甘美。它的苗刚长出来时，当地人多把它采来当菜吃。

陈藏器说：黄精的叶偏生不对的叫偏精，功用不如正精。正精的叶是对生的。钩吻是野葛的别名，黄精与钩吻并不相似。

李时珍说：黄精在山中野生，也可以将根劈成二寸长，稀疏种植在土里。一年后就会长得极为稠密，种子也可以种植。其叶像竹叶但不尖，有两叶、三叶、四叶、五叶，都是对节生长。其根横着长，状似葳蕤。一般多采摘它的苗，煮熟后淘去苦味食用，叫笔管菜。

黄精根

【修治】雷敩说：采来黄精，用溪水洗净后蒸，从上午九时蒸至夜半一时，取出切薄片晒干用。

［性味］味甘，性平，无毒。

李时珍说：忌梅实，黄精花、叶、子的禁忌与根相同。

［主治］补中益气，除风湿，安五脏。

黄精

花

［性味］味甘，性平，无毒。

［主治］补各种虚损，止寒热，填精髓，杀虫。

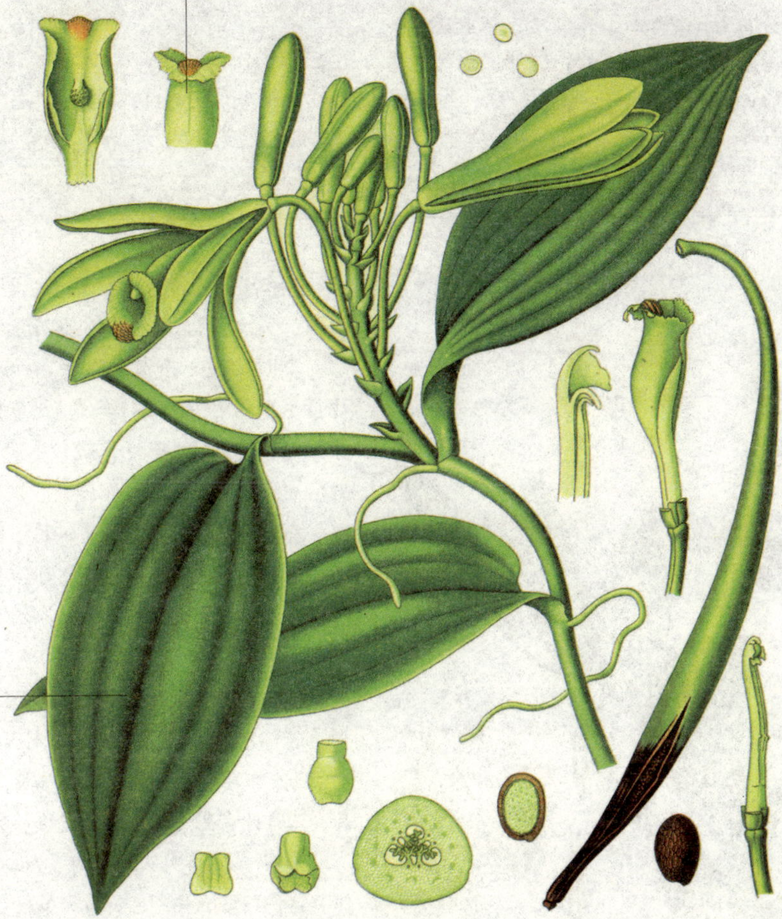

叶

［性味］味甘，性平，无毒。

［主治］补五劳七伤，强筋骨，耐寒暑，润心肺。

久服可轻身长寿耐饥饿。《名医别录》

补五劳七伤，强筋骨，耐寒暑，益脾胃，润心肺。《日华子诸家本草》

补各种虚损，止寒热，填精髓，杀虫。（李时珍）

【发明】李时珍说：黄精吸取了戊己的淳气，是补黄宫的上品。土为万物之母，母体得到补养，则水火相济，木金交合，各种邪气自然祛除，百病不生。

掌禹锡说：灾荒年月黄精可以让人当做粮食吃，叫作米脯。

【附方】**1. 补肝明目：**用黄精二斤、蔓菁子一斤，淘洗后一同九蒸九晒，研为细末。每次用米汤送服二钱，空腹服，一日两次。常服有延年益寿的作用。**2. 补益精气，用于脾胃虚弱，体倦乏力：**用黄精、枸杞子等份，捣碎作饼，晒干研细，炼蜜调药成丸，如梧桐子大。每次米汤送服五十丸。

萎蕤

草部｜山草类

产地分布：山东泰山山谷以及丘陵地区。
成熟周期：三月开青色的花，结圆形的果实。立春后可采摘。
形态特征：其叶像竹叶，两两相对。其根横生，根黄而多须，色黄白，长一二尺。
功效：滋阴解表。

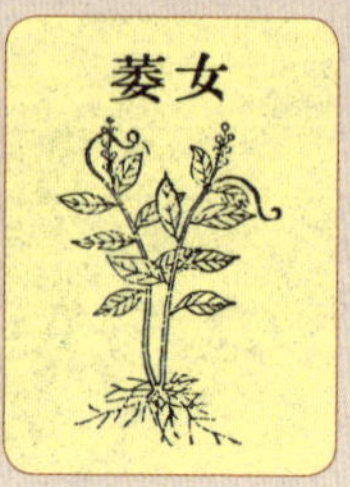

萎蕤

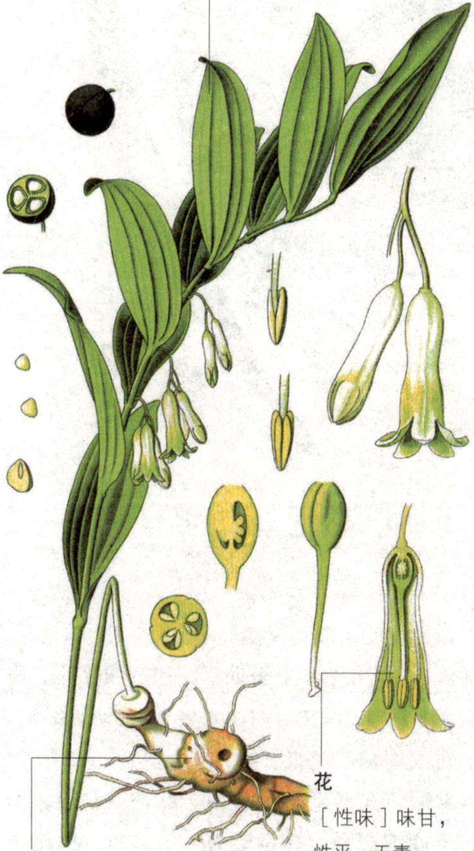

叶

［性味］味甘，性平，无毒。

［主治］可消除面部黑斑，使人容光焕发，面色润泽。

花

［性味］味甘，性平，无毒。

［主治］能补中益气。

根

［性味］味甘，性平，无毒。

［主治］主治中风、中风发热、身体不能动弹。

【释名】又名：女萎、葳蕤、萎薐、委萎、萎香、荧（音行）、玉竹、地节。

李时珍说：按黄公绍《古今韵会》说，葳蕤是草木叶垂落的样子。此草根长多须，像帽子上下垂的缨而有威仪，所以用此来命名。《名医别录》写作萎蕤，是省文。《说文》写萎薐，读音相近。《尔雅》写作委萎，字相近。其叶光洁发亮像竹叶，其根多节，所以有荧、玉竹、地节的名字。

【集解】《名医别录》载：萎蕤生长于泰山山谷以及丘陵，立春后采，阴干使用。

苏颂说：萎蕤茎干强直，像竹箭杆，有节。叶狭而长。根黄而多须，大小如指，长一、二尺。三月开青色的花，结圆形的果实。

李时珍说：各处山中都有萎蕤。其根横生，似黄精但稍微小些，色黄白，柔软多须，难干燥。其叶像竹叶，两两相对。可以采根来栽种，很容易繁殖。嫩叶和根都可煮淘食用。

萎蕤根

【修治】雷敩说：使用时不要用黄精，因二药相似。萎蕤节上有须毛，茎上有斑点，叶尖上有小黄点，这是它们的不同之处。采来萎蕤后，用竹刀刮去节皮，洗净，用蜂蜜水浸泡一夜，蒸后焙干用。

［性味］味甘，性平，无毒。

［主治］主治中风、发热、身体不能动弹，并疗各种虚损。久服可消除面部黑斑，使人容光焕发，面色润泽，轻身不老。《神

农本草经》

疗胸腹结气、虚热、湿毒、腰痛、阴茎中寒，及目痛、眼角溃烂流泪。《名医别录》

用于流行疾病的恶寒发热，内补不足，去虚劳发热。头痛不安，加用萎蕤，效果好。（甄权）

能补中益气。（萧炳）

除烦闷，止消渴，润心肺，补五劳七伤虚损，又治腰脚疼痛。《日华子诸家本草》

服矿石药不适者，可煮萎蕤水喝。（陶弘景）

治风热自汗、发热，劳疟寒热，脾胃虚乏，男子小便频数、遗精和一切虚损。（李时珍）

【发明】李杲说：萎蕤能升能降，为阳中阴药。其功用有四：一主风邪侵袭四肢；二疗目赤溃烂流泪；三治男子湿热腰痛；四祛女子面部黑斑。

李时珍说：本品性平味甘，柔润可食。我常用它治疗虚劳寒热及一切虚损，用它代替人参、黄芪，不寒不燥，大有特殊功效，不只是祛风热湿毒而已。

陈藏器说：体内有热者不宜用。

【附方】**1. 目赤涩痛：**萎蕤、赤芍、当归、黄连等份，煎汤熏洗。**2. 治视物昏花，用甘露汤：**萎蕤（焙）四两，每次取二钱，加水一盏，薄荷二叶，生姜一片，蜂蜜少许，同煎至七分，睡前温服，每日一剂。**3. 淋证：**萎蕤一两，芭蕉根四两，水两大碗，煎至一碗半，加滑石二钱，分三次服完。**4. 发热口干，小便涩：**用萎蕤五两，煎水服。**5. 惊痫后虚肿：**用萎蕤、葵子、龙胆、茯苓、前胡，等份为末。每服一钱，水煎服。

知母

草部 | 山草类

产地分布：山西、河北及东北等地。

成熟周期：春秋二季采根。

形态特征：呈长条状，微弯曲，一端有浅黄色的茎叶残痕。表面黄棕色至棕色，断面黄白色。

功效：清热泻火，生津润燥。

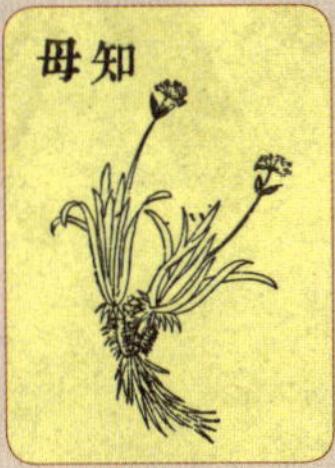

【释名】又名：蚳母、连母、蝭母、货母、地参、水参（水浚、水须）、薚（且为寻）（音覃）、莐藩（音沉烦）、苦心、儿草、儿踵草、女雷、女理、鹿列、韭逢、东根、野蓼、昌支。

李时珍说：老根旁边初生的子根，形状像蚳虻，所以叫蚳母，讹为知母、蝭母。

【集解】《名医别录》载：知母生长在河内川谷，二月、八月采根晒干用。

陶弘景说：现在出于彭城。形似菖蒲而柔润，极易成活，掘出随生，要根须枯燥才不生长。

苏颂说：现在的黄河沿岸怀、卫、彰德各郡以及解州、滁州都有。四月开青色的花，如韭花，八月结实。

知母根

【修治】雷敩说：使用本品时，先在槐砧上锉细，焙干，用木臼捣碎，不要用铁器。

李时珍说：拣肥润里白的使用为好，去毛切片。如需引经上行，则用酒浸焙干，引经下行则用盐水润焙。

［性味］味苦，性寒，无毒。

［主治］治消渴热中，除邪气，肢体浮肿，利水，补不足，益气。《神农本草经》

疗伤寒久疟烦热、胁下邪气、膈中恶，

知母

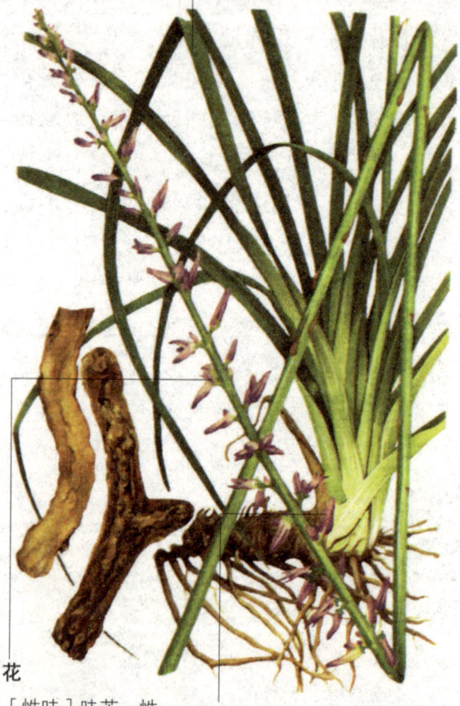

及恶风汗出、内疸。多服令人腹泻。《名医别录》

治心烦燥闷、骨蒸潮热、产后发热、肾气劳、憎寒虚烦。（甄权）

治骨蒸痨瘵，通小肠，消痰止咳，润心肺，安心神，止惊悸。《日华子诸家本草》

清心除热，治阳明火热，泻膀胱、肾经之火。疗热厥头痛，下痢腰痛，喉中腥臭。（张元素）

泻肺火，滋肾水，治命门相火有余。（王好古）

安胎，止妊娠心烦，辟射工、溪毒。（李时珍）

【发明】甄权说：知母治各种热劳，凡病人体虚而口干的，加用知母。

李杲说：知母入足阳明胃经、手太阴肺经，其功效有四：一泻无根之肾火；二疗有汗的骨蒸；三退虚劳发热；四滋肾阴。

李时珍说：肾苦燥，宜食辛味药以滋润，肺苦气逆，宜用苦味药以泻下，知母辛苦寒凉，下润肾燥而滋阴，上清肺金而泻火，为二经气分药。黄檗是肾经血分药，所以二药必相须配用。

【附方】**1. 新久痰嗽**：知母、贝母各一两，研细，巴豆三十枚，去油，研匀。每次服一合，用生姜三片，两面蘸上药末，放在口里细嚼咽下，服完即睡。第二天早晨大便一次，则痰嗽渐止。体质壮实者才可用。**2. 久咳气急**：知母五钱（去毛切片，隔纸炒），杏仁五钱（姜水泡后去皮尖，焙干），加水一盅半，煎取一盅，饭后温服。再用萝卜子、杏仁等份，研末，加米糊做成丸子，每次姜汤送服五十丸，以绝病根。**3. 嵌甲肿痛**：将知母烧存性，研末敷患处。

考证与传说

【知母的传说】

三国时期，有个靠挖药为生的孤寡老婆婆，想把认药本事传给一个厚道的人，决定沿街讨饭来寻找。她来到一个偏远山村，晕倒在一个樵夫家门外，这家主人看老人可怜就让她住下，并认她做了干妈，就这样过了三年。一天，老人让樵夫背她上山，找到了白中带紫条纹状花朵的野草。“这是药草，能治肺热咳嗽发烧。你知道为什么直到今天我才教你认药么？”樵夫说：“妈是想找个厚道的人传他认药，怕居心不良的人拿这本事去坑害百姓！”老婆婆点了点头：“这种药还没有名字，就叫它‘知母’吧。”

肉苁蓉

草部 | 山草类

产地分布： 主产于内蒙古、甘肃、新疆、青海等地。

成熟周期： 2~8 月采挖。

形态特征： 扁圆柱形，稍弯曲。表面棕褐色或灰棕色，密被覆瓦状排列的肉质鳞片。

功效： 补肾阳，益精血，润肠通便。

蓉蓯肉

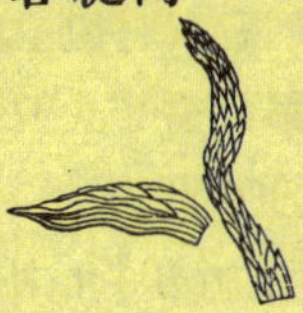

【释名】又名：肉松容、黑司命。

李时珍说：此物补而不峻猛，所以有从容之号。从容，和缓的样子。

【集解】吴普说：肉苁蓉生河西山阴地，呈丛生状，二至八月采挖。

陶弘景说：生时像肉，用来做羊肉羹补虚乏非常好，也可以生吃。河南有很多，现在以陇西生长的为最好，形扁柔润，多花而味甘；其次是北方生长的，形短而少花；巴东、建平一带也有，但不好。

陈嘉谟说：如今的人将嫩松梢用盐润后来假冒肉苁蓉，不能不辨别。

【修治】雷敩说：使用肉苁蓉，须先用清酒浸一夜，到天明的时候用棕刷去沙土浮甲，从中心劈开，去掉一重像竹丝草样的白膜后，放入甑中从午时蒸至酉时，取出又用酥炙就好了。

［性味］味甘，性微温，无毒。

［主治］主治五劳七伤，补中，除阴茎寒热痛，养五脏，强阴益精气，增强生育能力。治妇女腹内积块，久服则轻身益髓。《神农本草经》

除膀胱邪气及腰痛，止痢。《名医别录》

能益髓，使面色红润，延年益寿。大补，有壮阳之功，并疗女子血崩。（甄权）

治男子阳衰不育；女子阴衰不孕。能滋五脏，生肌肉，暖腰膝。疗男子遗精遗尿，女子带下阴痛。《日华子诸家本草》

【发明】王好古说：命门相火不足的人，用肉苁蓉补之，因其为肾经血分药。凡是服用肉苁蓉来治肾，必妨心。

苏颂说：西部的人多将肉苁蓉当做食

肉苁蓉

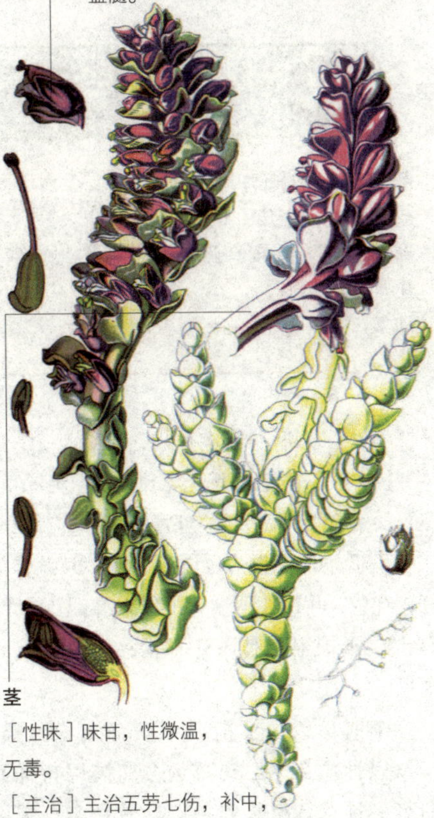

花

［性味］味甘，性微温，无毒。

［主治］治妇女腹内积块，久服则轻身益髓。

茎

［性味］味甘，性微温，无毒。

［主治］主治五劳七伤，补中，除阴茎寒热痛。

物，只刮去鳞甲，用酒浸洗去黑汁，切成薄片，和山芋、羊肉一起作羹，味道非常好，有益人体，胜过服用补药。

寇宗奭说：将肉苁蓉洗去黑汁，则气味都没有了。只有嫩的才可以用来做羹，老的味苦。

【附方】**1. 补益劳伤，精败面黑：**用肉苁蓉四两，水煮烂后，切薄片研末，放入羊肉与米，煮成粥空腹食用。**2. 肾虚小便混浊：**肉苁蓉、鹿茸、山药、白茯苓等份，研为末，加米糊调和做成梧桐子大的丸子，每次用枣汤送服三十丸。**3. 汗多便秘，年老或体虚的人都可以用：**肉苁蓉二两（酒浸焙干）、沉香末一两，研成末，加麻子仁汁打糊做丸如梧桐子大，每次白开水送服七十丸。**4. 消渴善饥：**肉苁蓉、山茱萸、五味子等份，共研为末，蜜调做丸如梧桐子大，每次盐酒汤送服二十丸。**5. 破伤风，口噤身强直：**肉苁蓉切片晒干，烧成烟熏伤处。

锁阳

草部 | 山草类

【集解】李时珍说：锁阳出肃州。

［性味］味甘，性温，无毒。

［主治］大补阴气，益精血，利大便。体虚大便燥结的人，可以用它代替肉苁蓉，煮粥吃更佳。便不燥结者勿用。（朱震亨）

润燥养筋，治痿弱。（李时珍）

赤箭天麻

草部 | 山草类

产地分布：陈仓山谷、雍州及太山、少室山等地。

成熟周期：3月、4月、8月采根。

形态特征：天麻长圆扁稍弯，点状环纹十余圈，头顶茎基鹦哥嘴，底部疤痕似脐圆。

功效：定风补虚，平肝息风。

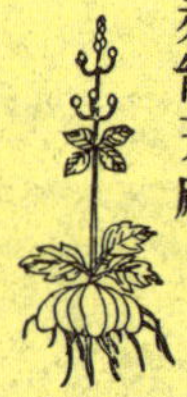

校正：天麻系宋本重出，现合二为一。

【释名】又名：赤箭芝、独摇芝、定风草、离母、合离草、神草、鬼督邮。

陶弘景说：赤箭也属于芝类。其茎像箭杆，红色，叶长在顶端。根像人脚，又像芋，有十二子护卫。有风它不动，无风却自行摇摆。

李时珍说：赤箭以形状命名；独摇、定风以性质命名；离母、合离以根特殊而命名；神草、鬼督邮是以功效命名。天麻就是赤箭的根，《开宝本草》重出了一条。

【集解】《名医别录》载：赤箭生长在陈仓山谷、雍州及太山、少室山，三、四、八月采根晒干用。

苏恭说：赤箭属于芝类，茎似箭杆，红色，顶端开花，叶子为红色，远看就像箭上插了羽毛。它四月开花，结的果实像苦楝子，核有五六个棱，里面有白面一样的肉，被太阳晒就会枯萎。其根皮肉汁，非常像天门冬，只不过茎是空的。根下五六寸的地方，有十几个子长在周围，就像芋一样，可以生吃。

苏颂说：赤箭春天长苗，刚长出的时候像芍药，独发一茎，高三、四尺，像箭杆的形状，青赤色，所以叫赤箭芝。茎中空，在茎干上部，贴着茎干长有少量的尖小叶。梢头长穗，开花结子如豆大，其子到了夏天也不脱落。其根形状如黄瓜，连生一二十枚。大的有半斤或五、六两重，根皮黄白色，叫龙皮。根肉名天麻，在二月、三月、五月、八月里采。

李时珍说：在上品五芝以外，补益药物属赤箭为第一。世人被天麻的各种说法迷惑了，只知可用来治风病，实在是可惜。沈括的说法虽然正确，但天麻的根、茎都可入药用。天麻子从茎中落下，俗名还筒子。其根晒干后，肉白坚实，如羊角的颜色，叫作羊角天麻；蒸后发黄有皱纹如干瓜的，俗称酱瓜天麻，都可入药用。

雷敩说：凡用天麻时不要用御风草，这两种药物近似。只是叶、茎不同。御风草根茎上有斑点，叶背面发白有青点。用御风草就不要用天麻。如果二药合用，会使人得肠结的疾病。

【修治】雷敩说：加工后的天麻十两，锉碎放入瓶中。取蒺藜子一镒，缓火熬焦，盖在天麻上，用三重纸封住，从晚上九时至凌晨一时，然后取出。取蒺藜炒过，方法同前，共七遍。用布擦去上面的水蒸气，劈开焙干，单独捣碎用。

李时珍说：这是用来治风痹，所以这样炮制。如果用来治肝经风虚，只是洗净后用湿纸包裹，放在糠火中煨熟，取出切片，用酒浸一夜，焙干用。

赤箭

［性味］味辛，性温，无毒。

《日华子诸家本草》载：味甘，性温。

王好古说：性平，味苦，为阴中阳药。

［主治］能祛邪气，杀蛊毒恶气。久服能益气力，滋阴，轻身延年。《神农本草经》

消痈肿，下肢肿胀，寒疝便血。《名医别录》

主治各种风湿麻痹，四肢拘挛，小儿风痫惊气，利腰膝，强筋骨。久服益气轻身长年。《开宝本草》

治寒湿痛痹，瘫痪不遂，语多恍惚，善惊失志。（甄权）

助阳气，补五劳七伤，通血脉，开窍，服用没有禁忌。《日华子诸家本草》

疗眩晕头痛。治风虚眩晕头痛。（张元素）

【发明】李杲说：肝虚不足的人，宜用天麻、川芎来补益。其功用有四：一治成人风热头痛；一疗小儿癫痫惊悸；三治各种风邪所致麻痹不仁；四治风热语言不遂。

李时珍说：天麻是肝经气分的药。《素问》上说，诸风掉眩，皆属于肝。所以天麻入厥阴经而治诸风眩晕一类的疾病。罗天益说，眼黑头旋，风虚内动，非天麻不能治。天麻乃是定风草，所以是治风的妙药。今有久服天麻引起遍身发出红疹的人，这是天麻祛风的验证。

【附方】**天麻丸，能消风化痰，清利头目，宽胸利膈，治疗心烦头晕、肩背拘倦、神昏嗜睡、肢节疼痛、皮肤瘙痒、偏正头痛、鼻痈及面目浮肿：**天麻半两，川芎二两，共研为末，炼蜜做成丸子，如芡子大，每次饭后嚼服一丸，用茶或酒送服。

还筒子（天麻子）

［主治］定风补虚，功效和天麻相同。（李时珍）

术

草部 | 山草类

产地分布：主产于浙江、湖北、湖南等地。

成熟周期：十一月、十二月采挖。

形态特征：表面灰黄棕色，有瘤状突起及断续的纵皱，并有须根痕，顶端有残留茎基和芽痕。

功效：健脾益气，燥湿利水，止汗，安胎。

蒼朮

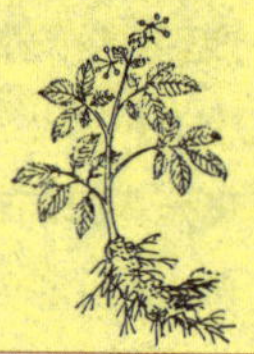

【释名】又名：山蓟、杨桴、桴蓟、马蓟、山姜、山连、吃力伽。

李时珍说：《六书》中说，术字是篆文，像其根干枝叶的形状。《吴普本草》中称术为山芥、天蓟，是因它的叶形像蓟，而味像姜、芥的缘故。西域人叫它吃力伽，所以《外台秘要》有吃力伽散。扬州多种植白术，其形如桴，所以有杨桴、桴蓟的名字，也就是今人所说的吴术。桴是鼓槌的名称。古方中二术通用，后来才有苍术、白术的区分。

【集解】陶弘景说：术如今到处都有，以蒋山、白山、茅山所产的为佳。十一、十二月采挖的好，多脂膏而味甘，其苗可以当茶饮，很是香甜。

李时珍说：苍术也就是山蓟，各处山中都有生长。苗高二三尺，叶抱茎生长，枝梢间的叶似棠梨叶，离地面近的叶，有三五个叉，都有锯齿样的小刺，根像老姜色苍黑，肉白有

术

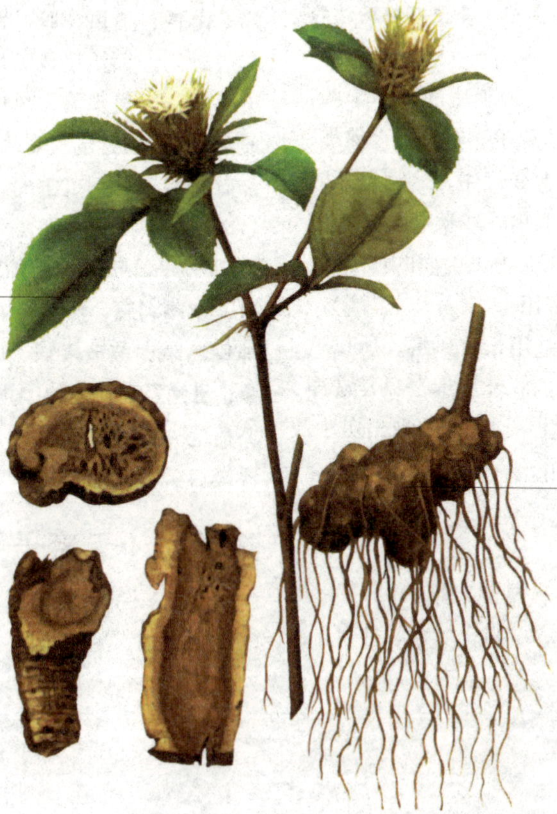

叶

［性味］味甘，性温，无毒。

［主治］治风寒湿痹等，死肌痉疸。

根

［性味］味甘，性温，无毒。

［主治］能止汗、消食、除热。

油脂。白术也就是桴蓟，产于吴越一带。人们大都挖它的根来种植，一年就长得很稠密了。嫩苗可以吃，叶稍大有毛，根如手指大，形状像鼓槌，也有大如拳头的。当地人剖开晒干后叫削术，也叫片术。陈自良介绍说，白而肥的是浙术；瘦而黄的是幕阜山所产，药效劣。以前的人用术不分赤、白。自宋以后，才开始认为苍术味苦辛，性燥烈，白术味苦甘，性和缓，各自分用。不论苍、白术，都以秋季采的为佳，春季采的虚软易坏。

陈嘉谟说：浙术俗称云头术，种在土壤里，特别的肥大，易油润。歙术俗名狗头术，虽然瘦小但得到土气的充实，性燥色白，功用胜于浙术。

白术

［性味］味甘，性温，无毒。

李杲说：术味苦而甘，性温，味厚气薄，为阳中之阴，可升可降。

王好古说：入手太阳、少阴，足太阴、阳明、少阴、厥阴六经。

徐之才说：与防风、地榆相使。

甄权说：忌桃、李、菘菜，雀肉、青鱼。

［主治］治风寒湿痹等，死肌痉疸，并能止汗、消食、除热，做成煎饼久服，可轻身延年耐饥饿。《神农本草经》

主治大风在身面、风眩头痛、流泪、消痰利水，逐皮间风水结肿，除腹胀满，霍乱呕吐腹泻不止，利腰脐间血，益津液，健脾暖胃消食。《名医别录》

治胸腹胀满、腹中冷痛及胃虚下痢，多年气痢。能除寒热，止呕逆。（甄权）

止反胃，利尿，主治五劳七伤，补腰膝，长肌肉。治冷气，症瘕积聚，妇人腹内积块。《日华子诸家本草》

能除湿益气，和中补阳，消痰逐水，生津止渴，止泻痢，消足胫湿肿，除胃中热、肌热。与枳实配用，可消气分痞满；辅佐以黄芩，可安胎清热。（张元素）

能理胃益脾，补肝息风。主舌本强，食则呕吐，胃脘疼痛，身体重，心下急痛，心下水痞。疗冲脉为病，逆气里急，脐腹痛。（王好古）

【发明】张元素说：白术除温益燥，和中补气。其功用有九：一温中；二祛脾胃湿邪；三除脾胃热邪；四健脾胃，助消化；五和脾胃，生津液；六祛肌肤之热；七治四肢倦怠乏力，嗜睡，食欲不振；八止渴；九安胎。凡是湿阻中焦不能下利者，必须用白术以逐水益脾。非白术不能祛湿、非枳实不能消痞，所以枳术丸中以白术为君药。

【附方】**1. 枳术丸，能消痞健胃，久服开胃**：白术二两（用黄壁土炒过后去土）、枳实一两（麸炒后去麸，共研为末，荷叶包饭烧熟，与药末捣和做丸如梧桐子大，每次用白开水送服五十丸。气滞，加陈皮一两；有热，加黄连一两；有痰，加半夏一两；有寒，加干姜五钱，木香三钱；有食积，加神曲、麦芽各五钱。**2. 白术膏，用于久痢，并有滋补作用**：取上好白术十斤切片，放入瓦锅里加水，水淹过白术二寸，用文武火煎至一半，把药汁倾倒入容器里，药渣再熬，如此煎三次后，把所有药汁一同熬稠，放入容器中一夜，倒掉上面的清水，收藏。每次用蜂蜜汤调服二匙。**3. 胸膈烦闷**：用白术研末，每取一茶匙，白开水送下。**4. 倍术丸，治五饮酒癖**：用白术一斤，炮干姜、桂心各半斤，共研为末，和蜂蜜成丸，如梧桐子大。每次温开水送服二三十丸。五饮为：一留饮，水在胸部；二癖饮，水在两胁下；三痰饮，水在胃中；四溢饮，水在五脏间；五流饮，水在肠间。这些都是因为饮冷贪凉，或饮茶过多所致。**5. 中风口噤，不省人事**：用白术四两，加酒三升，煮成一升，一次服完。**6. 自汗不止**：用白术末，每次用酒送服一钱，一日两次。**7. 脾虚盗汗**：用白术四两，切片，取一两同黄芪炒，一两同牡蛎炒，一两同石斛炒，一两同麦麸炒。炒后将白术拣出，研为末，每次饭后用米汤送服三钱，一天三次。**8. 脾虚胀满，脾气不和，冷气客于中，壅塞不通，用宽中丸：**取白术二两、橘皮四两，共研为末，加酒糊成梧桐子大的丸子。每次服三十丸，饭前服，木香汤送下。**9. 脾虚泄泻：**白术五钱、白芍药一两，共研为末，在冬天用肉豆蔻煨后研为末，加米饭做成梧桐子大的丸子，每次用米汤送服五十丸，一天两次。**10. 久泻肠滑：**白术（炒）、茯苓各一两，糯米（炒）二两，共研为末，加枣肉拌食或做成丸子服下。

苍术

【释名】又名：赤术、山精、仙术、山蓟。

李时珍说：《异术》中说术是山之精，服后可长寿延年，所以有山精、仙术的名字。术有赤、白两种，主治相似，但性味、止汗、发汗不同。

【修治】《日华子诸家本草》载：术须用米泔水浸泡一夜，才能入药。

寇宗奭说：苍术辛烈，必须用米泔水浸洗，再换米泔水泡两天，去掉粗皮入药用。

李时珍说：苍术性燥，所以用糯米泔水浸泡去油，切片焙干用。也有人用芝麻炒过，以此来制约它的燥性。

［性味］味苦，性温，无毒。

李时珍说：白术味甘微苦，性温和缓；赤术味甘而辛烈，性温燥烈，可升可降，属阴中阳药，入足太阴脾经、足阳明胃经，手太阴肺经、手阳明大肠、手太阳小肠经。禁忌同白术。

［主治］治风寒湿痹，死肌痉疸。久服可轻身延年。《神农本草经》

主治头痛，能消痰涎，除皮间风水结肿，除心下痞满及霍乱吐泻不止，能明胃助消化。《名医别录》

治麻风顽痹，胸腹胀痛，水肿胀满，能除寒热，止呕逆下泄冷痢。（甄权）

疗筋骨无力，症瘕痞块，山岚瘴气温疟。《日华子诸家本草》

明目，暖肾脏。（刘元素）

除湿发汗，健胃安脾，为治痿证要药。（李杲）

散风益气，解各种郁证。（朱震亨）

治湿痰留饮，脾湿下流，浊沥带下，滑泻及肠风便溏。（李时珍）

【发明】张元素说：苍术与白术的主治相同，但苍术比白术气重而体沉。如果除上湿发汗，功效最大；如补中焦，除脾胃湿，药效不如白术。

【附方】**1. 交感丹，补虚损，固精气，乌须发，久服可治不孕症：**茅山苍术刮净一斤，分成四份，用酒、醋、米泔水、盐汤各浸七天，晒干研末，川椒红、小茴香各四两，炒后研末，陈米糊调和做成如梧桐子大的丸子，每次空腹用温酒送服四十丸。**2. 脾湿水泻，困弱无力，水谷不化，腹痛严重的：**苍术二两、白芍药一两、黄芩半两、淡桂二钱，混合后，每取一两，加水一盏半，煎取一盏，温服。如脉弦，头微痛，则减去芍药，加防风二两。**3. 暑天暴泻，当壮脾温胃，用曲术丸：**神曲（炒）、苍术（米泔水中浸一夜，焙干），等份研为末，糊成梧桐子大的丸子，每次用米汤送服三、五十丸。**4. 飧泻久痢，用椒术丸：**取苍术二两、川椒一两，共研为末，加醋糊成梧桐子大的丸子。每次用温水送服二十丸，饭前服。恶痢久者，加肉桂。**5. 风牙肿痛：**把盐水浸过的苍术烧存性，研末擦牙，能祛风热。

术苗

［主治］作茶饮很香，能去水。也能止自汗。（陶弘景）

狗脊

草部 | 山草类

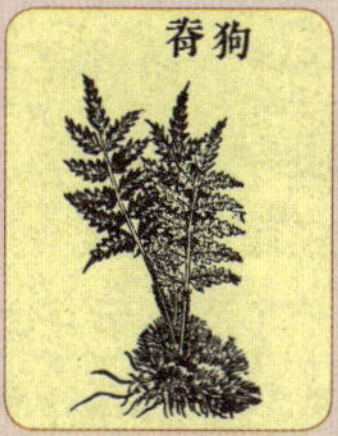

产地分布：主产于常山山谷等地。
成熟周期：2 月、8 月采根。
形态特征：根长有很多分叉，形状像狗的脊骨，而肉呈青绿色。
功效：有补肝肾，强筋骨，治风虚。

【释名】又名：强膂、扶筋、百枝、狗青。

苏恭说：此药苗像贯众，根长，有很多分叉，形状像狗的脊骨，而肉呈青绿色，所以叫狗脊。

狗脊

叶

［性味］味苦，性平，无毒。

［主治］补肝肾，强筋骨，治风虚。

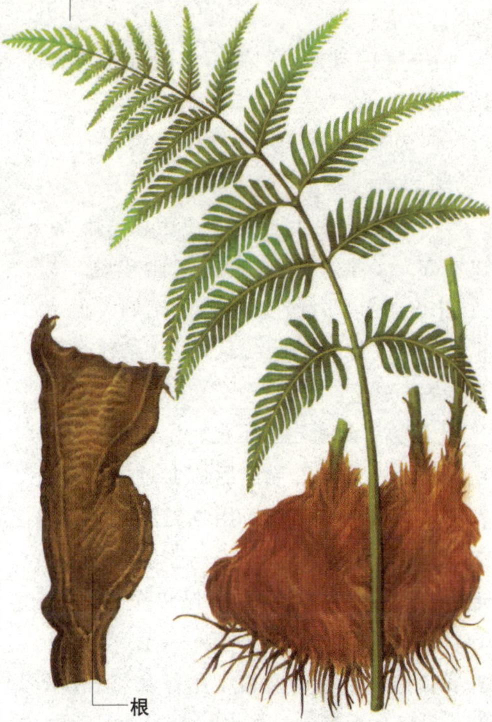

根

［性味］味苦，性平，无毒。

［主治］主治腰背强直，关节屈伸不利。

李时珍说：强膂、扶筋，是以功效命名。

【集解】《名医别录》载：狗脊生长在常山山谷中，二月、八月采根曝干。

李时珍说：狗脊有两种，一种根黑色，像狗的脊骨，一种有金黄色的茸毛，如狗形，均可入药。它的茎细，叶、花两两对生，像大叶蕨，与贯众叶相比有齿，面、背皆光。根大如拇指，有坚硬色黑的须，呈簇团状。吴普与陶弘景所说的根苗，都是菝葜；苏恭、苏颂所说的，才是真狗脊。

狗脊根

【修治】雷敩说：加工时，须用火燎去须，锉细，用酒浸一夜后再蒸，要从上午九时蒸至下午三时，取出后晒干用。

李时珍说：现在的人只是狗脊根锉细、炒，去须毛用。

［性味］味苦，性平，无毒。

徐之才说：与萆藤相使，恶败酱草、莎草。

［主治］主治腰背强直，关节屈伸不利，周痹寒湿膝痛，对老年人颇有利。《神农本草经》

治小便失禁，男子脚弱腰痛，风邪淋露，少气目暗，女子伤中关节重，坚脊利俯仰。《名医别录》

疗男子女人毒风软脚，肾气虚弱，续筋骨，补益男子。（甄权）

补肝肾，强筋骨，治风虚。（李时珍）

【附方】**1. 男子各种风疾，用四宝丹：**

取金毛狗脊，用盐泥严封后煅红，取出去毛。与苏木、生川乌，等份研末，米醋调和做成丸子，如梧桐子大。每次服二十丸，用温酒盐汤送服。**2. 处女白带，属冲任虚寒的，用鹿茸丸**：用金毛狗脊（去毛）、白蔹各一两，鹿茸（酒蒸后焙干）二两，共研为末，加艾煎醋汁，和糯米糊做成丸子，如梧桐子大。每次空腹用温酒送服五十丸。**3. 固精强骨**：用金毛狗脊、远志肉、白茯神、当归身等份，研为末，加熟蜂蜜做成如梧桐子大的丸子，每次用酒送服五十丸。**4. 病后脚肿**：除节食以养胃气之外，再用狗脊煎汤浸洗。

考证与传说

【考证】

金毛狗脊为蚌壳蕨科植物金毛狗的根茎。其性味苦甘、温，功能补肝肾、除风湿、健腰脚、利关节。《神农本草经》说它“主腰背强，机关缓急，周痹寒湿，膝痛。颇利老人”。据现代研究，金毛狗脊根茎含淀粉30%左右，狗脊蕨根茎含淀粉高达48.5%，并含鞣质类。因本品尚有固摄下元之效，故小便不利者，特别是患有泌尿结石、前列腺肥大等症者，不宜服用。

贯众

草部｜山草类

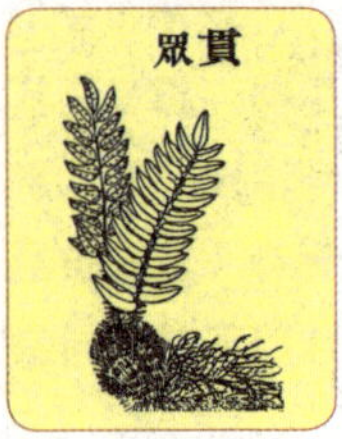

【释名】又名：贯节、贯渠、百头、虎卷、扁苻、草鸱头、黑狗脊、凤尾草。

李时珍说：此草叶茎像凤尾，它的众多枝茎连贯长在一条根上，所以草名凤尾草，根名贯众、贯节、贯渠。

陶弘景说：附近很多地方都有贯众。它的叶子像大蕨，根上长满毛刺，很像老鸱头，所以称它为草鸱头。

【集解】吴普说：贯众叶为青黄色，两两相对。茎有黑毛丛生，冬夏不死。它四月份开白花，七月份结黑色的果实，互相攒聚连卷着在旁边生长。三、八月采根，五月采叶。

韩保升说：贯众苗像狗脊，状如野雉的长尾，根茎直立而多枝，皮黑肉赤，曲者名草鸱头，凡是山谷的北侧都有。

李时珍说，贯众多生长在山北坡近水的地方，数根丛生，一根数茎，茎粗如筷子。它的汁液滑，叶两两对生，像狗脊叶而边缘没有锯齿。叶子青黄色，叶面色深，背面色浅。它的根弯曲而有尖嘴，黑须丛簇，也像狗脊根但更大，形状像伏着的老鸱。

贯众根

［性味］味苦，性微寒，有毒。

［主治］祛腹中邪热气、诸毒，杀三虫。《神农本草经》

祛寸白，破症瘕，除头风，止金疮。《名医别录》

研为末，用水送服一钱，止鼻血有效。（苏颂）

治下血，崩中带下，产后血气胀痛，斑疹毒，漆毒，骨哽在喉。（李时珍说）

【发明】李时珍说：贯众大治妇人血气，根汁能制三黄，化五金，伏钟乳，结砂制汞，且能解毒软坚。

【附方】**1. 鼻出血不止**：用贯众根研末，用水送服一钱。**2. 治产后流血过多，心腹彻痛，以及赤白带下，用独圣汤**：用状如刺猬的贯众一个，整个入药不锉，只揉去毛和花萼，以好醋蘸湿，慢火炙令香熟，冷后研细。每次用米汤送服三钱，空腹服。**3. 长期咳嗽，痰带脓血**：用贯众、苏方木等份。每次取三钱，加水一盏，生姜三片，煎服。一日两次。**4. 头疮白秃**：取贯众、白芷，共研为末，调油涂搽。**5. 漆疮作痒**：用贯众研末，调油涂搽。**6. 鸡鱼骨鲠**：贯众、缩砂、甘草等份，研为粗末。用棉包少许含在口中，咽下汁。久则骨刺随痰吐出。**7. 血痢不止**：用贯众五钱，煎酒服用。

贯众花

［主治］治恶疮。会让人腹泻。《名医别录》

巴戟天 草部|山草类

产地分布：主产于广东、广西等地。

成熟周期：花期 4 ~ 6 月，果期 7 ~ 11 月。

形态特征：根呈扁圆柱形，略弯曲。表面灰黄色或暗灰色，具纵纹及横裂纹。

功效：补肾阳，强筋骨，祛风湿。

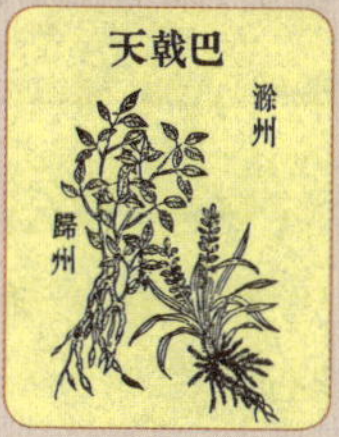

【释名】又名：不凋草、三蔓草。

【集解】《名医别录》载：巴戟天长在巴郡以及下邳的山谷中，二月、八月采根阴干用。

陶弘景说：现在也用建平、宜都所产的，根形如牡丹而细，外红里黑，用时打去心。

苏恭说：巴戟天的苗俗称三蔓草。叶似茗，冬天也不枯萎。根如连珠，老根为青色，嫩根为白紫色，一样使用，以连珠多肉厚的为好。

巴戟天根

【修治】雷敩说：凡是使用巴戟天，必须先用枸杞子汤浸泡一夜，泡软后滤出，再用酒浸泡一伏时，滤出，同菊花熬至焦黄，去掉菊花，用布拭干用。

李时珍说：现在的制法是，用酒浸泡一夜，锉碎焙干后入药。如果急用，只用温水浸软去心也可。

［性味］味辛、甘，性微温，无毒。

徐之才说：与覆盆子相使，恶雷丸、丹参、朝生。

［主治］治麻风病、阳痿不举。能强筋骨，安五脏，补中增志益气。《神农本草经》

疗头面游风，小腹及阴部疼痛。能补五劳，益精，助阳利男子。《名医别录》

治男子梦遗滑精，强阴下气，疗麻风。（甄权）

治一切风证，疗水肿。《日华子诸家本草》

《仙经》中用巴戟天来治脚气，去风疾，补血海。（李时珍）

【发明】王好古说：巴戟天，是肾经血分药。

甄权说：病人虚损，宜加量使用巴戟天。

巴戟天

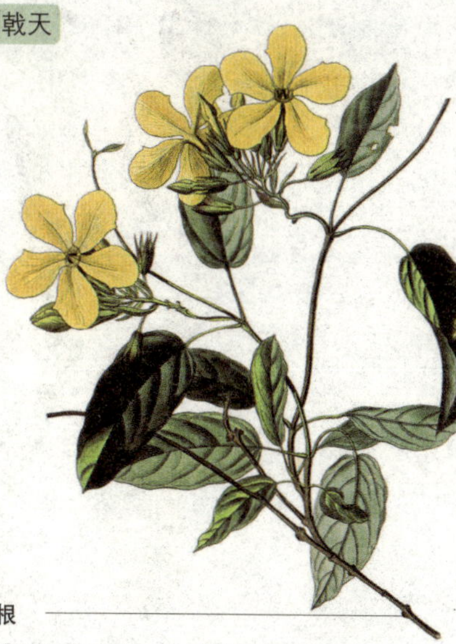

［性味］味辛、甘，性微温，无毒。

［主治］治麻风病、阳痿不举。

序例 百病主治 水部 火部 土部 金石部 草部 谷部

远志

草部 | 山草类

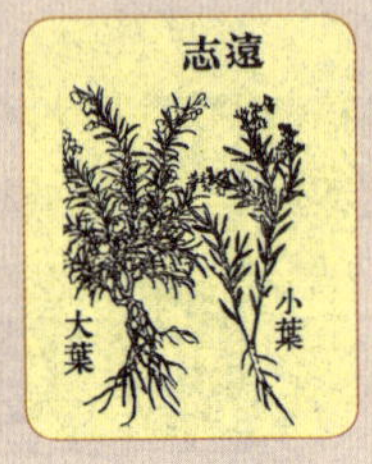

产地分布： 主产于山西、陕西、吉林、河南、河北等地。

成熟周期： 春、秋二季采挖。

形态特征： 呈圆柱形，有较密并深陷的横皱纹、纵皱纹及裂纹，略呈结节状。

功效： 安神益智，祛痰，消肿。

【释名】苗名：小草、细草、棘菀、葽绕。

李时珍说：服用此草能益智强志，所以叫远志。

【集解】《名医别录》载：远志生长在泰山及冤句的川谷中，四月采根、叶阴干使用。

陶弘景说：现在此药从彭城北兰陵来。用的时候去心取皮，一斤只能得到三两。小草像麻黄而色青。

马志说：远志的茎叶像大青但小些。

李时珍说：远志有大叶、小叶两种。陶氏说的是小叶，马氏说的是大叶，大叶的开红花。

远志根

【修治】雷敩说：使用时须将心去掉，否则令人烦闷。用甘草汤浸泡一夜，晒干或焙干用。

[性味] 味苦，性温，无毒。

徐之才说：远志、小草与茯苓、冬葵子、

远志

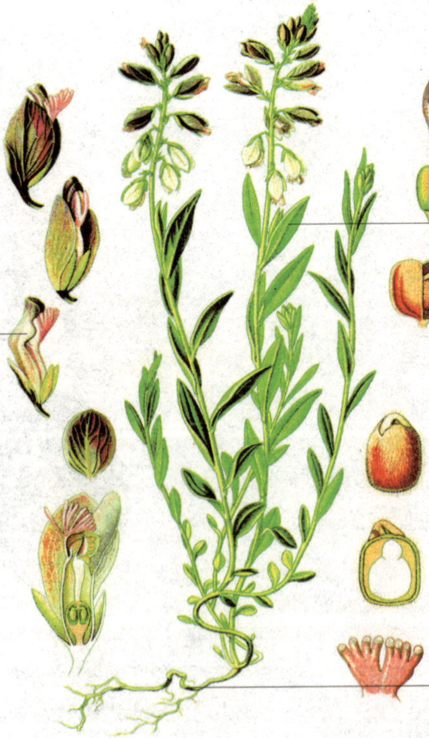

叶

[性味] 味苦，性温，无毒。

[主治] 能益精补阴气，止虚损梦泄。

花

[性味] 味苦，性温，无毒。

[主治] 治肾积奔豚气。

根

[性味] 味苦，性温，无毒。

[主治] 主治咳逆伤中，补虚，除邪气。

龙骨配伍使用，效果好。畏珍珠、藜芦、蜚蠊、齐蛤。

苏恭说：药录下卷有齐蛤的记载。

［主治］主治咳逆伤中，补虚，除邪气，利九窍，益智慧，聪耳明目，增强记忆力。久服可以轻身延年。《神农本草经》

利丈夫，定心气，止惊悸，益精。祛心下膈气，皮肤中热，面目黄。《名医别录》

煎汁饮用，杀天雄、附子、乌头的毒。（徐之才）

治健忘，安魂魄，使人头脑清醒，还可补肾壮阳。（甄权）

生肌，强筋骨，治妇人血瘀所致口噤失音，小儿客忤。《日华子诸家本草》

治肾积奔豚气。（王好古）

治一切痈疽。（李时珍）

远志叶

［主治］能益精补阴气，止虚损梦泄。《名医别录》

【发明】王好古说：远志是肾经气分的药物。

李时珍说：远志入足少阴肾经，不是心经药。它的作用主要是安神定志益精，治健忘。精与志都是肾经所藏。肾精不足，则志气衰，不能上通于心，肾精不足则志气衰减，不能上通于心，所以迷惑、健忘。

【附方】**1. 胸痹心痛，逆气膈中，饮食不下，用小草丸：**小草、桂心、干姜、细辛、蜀椒（炒）各三分，附子（炮）二分，同捣成细末，加蜂蜜和成梧桐子大的丸子。每次用米汁送服三丸，一天三次。如不见效，可稍增加药量。忌猪肉、冷水、生葱、生菜。**2. 喉痹作痛：**取远志肉研末，吹喉痛处，至涎出为止。**3. 吹乳肿痛：**远志焙干研细，用酒冲服二钱，药渣外敷患处。**4. 各种痈疽，用远志酒治疗：**取远志，不限量，入淘米水中浸洗后，捶去心，研为末。每次服三钱，用温酒一盏调匀，沉淀后饮上面清澈部分，药渣敷患处。**5. 小便赤浊：**远志（甘草水煮过）半斤，茯神、益智仁各二两，共研为末，加酒调糊做成丸子，如梧桐子大。每次空腹枣汤送下五十丸。

淫羊藿

草部 | 山草类

产地分布：主产于陕西、辽宁、山西、湖北、四川等地。
成熟周期：4月开花，5月采叶。
形态特征：茎像粟秆，叶青像杏，叶上有刺，根为紫色、有须。
功效：治阴痿绝伤，阴茎疼痛。能利小便，益气力，强志。

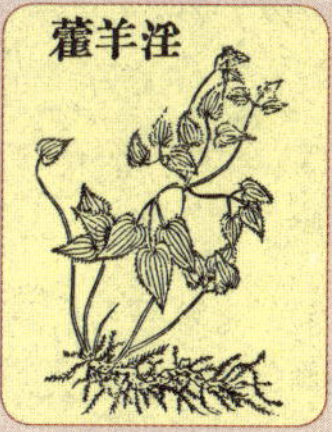

【释名】又名：仙灵脾、放杖草、弃杖草、千两金、干鸡筋、黄连祖、三枝九叶草、刚前。

陶弘景说：服后使人性欲旺盛。西川北部有淫羊这种动物，一日交合百遍，因食此草所致，所以叫淫羊藿。

李时珍说：豆叶叫藿，淫羊藿的叶像豆叶，所以也叫藿。仙灵脾、千两金、放杖、刚前都是说它的功效。鸡筋、黄连祖，是因它的根形而得名。

【集解】苏恭说：各地都有淫羊藿。它的叶像豆叶而圆薄，茎细且坚硬，俗称仙灵脾。

苏颂说：江东、陕西、泰山、汉中、湖湘间都有淫羊藿。它的茎像粟秆，叶青像杏，叶上有刺，根为紫色、有须。四月开白花，也有开紫色花的。五月采叶晒干。湖湘生长的，叶像小豆，枝茎紧细，经冬不凋，根像黄连。

淫羊藿

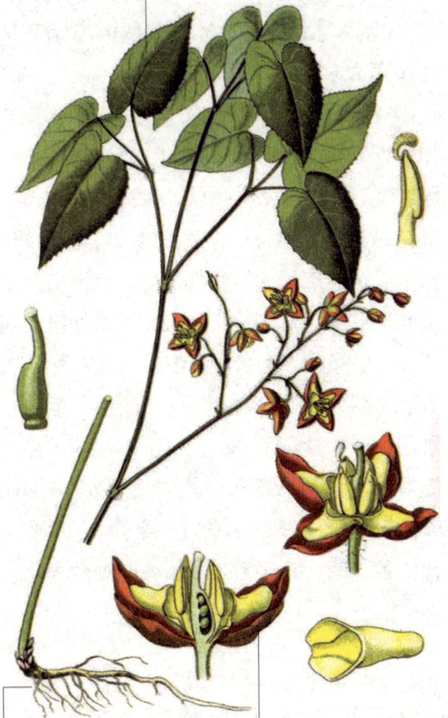

关中称它为三枝九叶草，苗高一二尺，根、叶都可用。

李时珍说：此物生于大山中，一根多茎，茎粗像线，高一二尺。一茎上有三个分枝，一个分枝上有三片叶，叶长二三寸，像杏叶和豆藿，表面光滑背面色淡，很薄而有细齿，有小刺。

淫羊藿叶

【修治】雷敩说：凡用时，用夹刀夹去叶四周的花枝，每一斤用羊脂四两拌炒，等脂尽为度。

[性味]味辛，性寒，无毒。

李时珍说：味甘、香、微辛，性温。

徐之才说：与山药、紫芝相使，用酒炒用，效果更佳。

[主治]治阴痿绝伤，阴茎疼痛。能利小便，益气力，强志。《神农本草经》

坚筋骨。消瘰疬赤痈，外洗杀虫疗阴部溃烂。男子久服，有子。《名医别录》

治男子亡阳不育，女子亡阴不孕，老人昏耄，中年健忘，一切冷风劳气，筋骨挛急，四肢麻木。能补腰膝，强心力。《日华子诸家本草》

【发明】李时珍说：淫羊藿味甘气香，性温不寒，能益精气，为手足阳明、三焦、命门的药物，肾阳不足的人尤适宜。

【附方】**1. 仙灵脾酒，治疗阳痿，腰膝冷以及半身不遂**：淫羊藿一斤，用酒一斗浸泡，春、夏季泡三天，秋、冬季则泡五天，每天饮用，但不能大醉。**2. 三焦咳嗽，腹满不思饮食，气不顺**：用淫羊藿、覆盆子、五味子（炒）各一两，共研为末，加熟蜂蜜调和做成如梧桐子大的药丸。每次服二十丸，用姜茶送服。**3. 目昏生翳**：用淫羊藿、生王瓜（红色的小栝蒌），等份研为末。每次用茶水送服一钱，一天两次。**4. 病后青盲，病程短的**：用淫羊藿一两，淡豆豉一百粒，水一碗半，煎至一碗，一次服完。**5. 小儿夜盲**：淫羊藿根、晚蚕蛾各半两，炙甘草、射干各二钱半，共研末；另取羊肝一副切开，掺入制好的药末二钱，扎紧；和黑豆一合，淘米水一盏同煮熟，分两次吃，用汤送服。

仙茅

草部 | 山草类

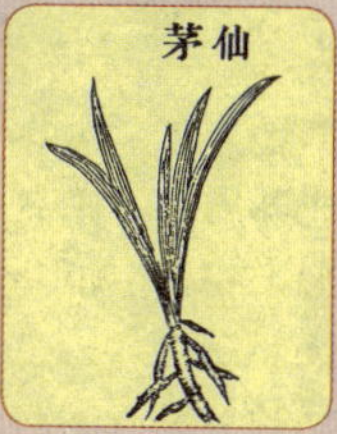

产地分布：主产于广东、广西、福建、江西、四川等地。
成熟周期：2月、8月采根。
形态特征：叶青如茅而软，略微宽一些，叶面上有纵纹。又像初生的棕榈秧，高尺许。
功效：补暖腰脚，清安五脏。

【释名】又名：独茅、茅爪子、婆罗门参。

李珣说：其叶似茅，久服轻身，所以叫仙茅。

苏颂说：其根独生。最早因西域的婆罗门僧献方给唐玄宗，所以今天江南一带叫它为婆罗门参，说它补益的功效如人参。

【集解】李珣说：仙茅生于西域。它的叶像茅。根粗细有筋，有的像笔管，有节、有纹理。仙茅花为黄色，多汁液。蜀中各州也有。

苏颂说：现在，大庾岭、蜀川、江湖、两浙各州也有。仙茅叶青如茅而软，略微宽一些，叶面上有纵纹。又像初生的棕榈秧，高尺许。到冬天就枯萎了，春初才生。三月开花如栀子花，花呈黄色，不结果实。仙茅的根独茎而直，大小如小指，下有短细的肉根相附，外皮为粗褐色，里面的肉呈黄白色。二、八月采根晒干用。

仙茅根

【修治】雷敩说：采来仙茅，用清水洗净，刮去皮，置于槐砧上用铜刀切成豆许大，用布袋盛好放在乌豆水中浸一夜，取出用酒拌湿后蒸，从上午九时蒸至亥时，取出晒干。不要触铁器及牛乳，斑人鬓须。

［性味］味辛，性温，有毒。

［主治］主治心腹冷气不能食，腰脚风冷挛痹不能行。补男子虚劳，老人小便不禁，益阳道。久服增强记忆力，助筋骨，益肌肤，长精神，明目。《开宝本草》

治一切风气，补暖腰脚，清安五脏。久服轻身，令人容颜色泽好。能补男子五劳七伤，明耳目，填骨髓。（李珣）

开胃消食下气，益房事不倦。《日华子诸家本草》

【发明】李时珍说：仙茅性热，为补三焦命门的药物，只有阳弱精寒、先天体弱的人适宜服用。若体壮、相火炽盛的人服用，反而会动火。

【附方】**仙茅丸，能壮筋骨、益精神、明目、黑须发：**仙茅二斤，放入淘糯米水中浸泡五天（夏季浸三天），取出用铜刀刮锉，阴干，取一斤。另用苍术二斤，放入淘米水中浸五天，取出刮皮，焙干，取一斤。将仙茅、苍术与枸杞子一斤，车前十二两，白茯苓（去皮）、茴香（炒）、柏子仁（去壳）各八两，生地黄（焙）、熟地黄（焙）各四两，以上药物研成细末，加酒煮糊做成如梧桐子大的丸子。每次用温酒送服五十丸，饭前服，一天两次。

玄参

草部 | 山草类

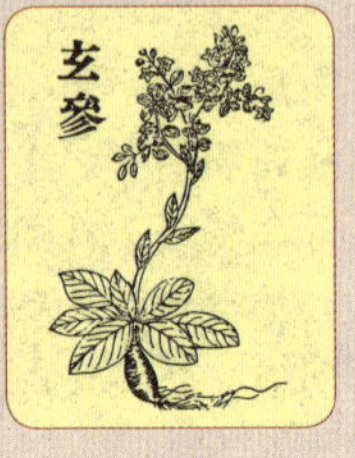

产地分布： 主产于浙江。

成熟周期： 花期7～8月，果期8～9月，三月、八月采根。

形态特征： 根类圆柱形，有不规则的纵沟、横向皮孔及稀疏的横裂纹和须根痕。

功效： 凉血滋阴，泻火解毒。

【释名】又名：黑参、玄台、重台、鹿肠、正马、逐马、馥草、野脂麻、鬼藏。

李时珍说：玄为黑色。

陶弘景说：其茎像人参，所以得参名。

【集解】苏颂说：玄参二月生苗，叶像芝麻对生，又像槐柳但尖长有锯齿，细茎青紫色。它七月开青碧色的花，八月结黑色的子。也有开白花的，茎方大，紫赤色而有细毛，像竹有节的，高五、六尺。其根一根有五、六枚，三、八月采根晒干。

玄参根

【修治】雷敩说：凡采得后，须用蒲草重重相隔，入甑蒸两伏时，晒干用。勿犯铜器。

［性味］味苦，性微寒，无毒。

张元素说：玄参为足少阴肾经的君药，治本经须用。

徐之才说：恶黄芪、干姜、大枣、山茱萸，

玄参

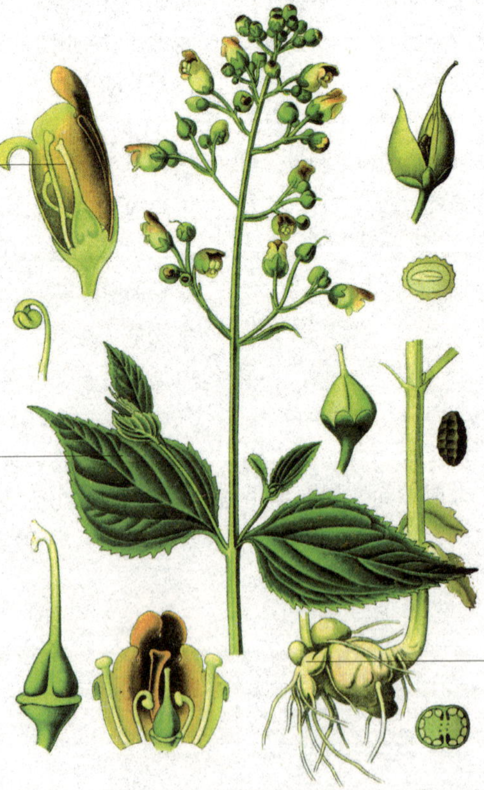

花

［性味］味苦，性微寒，无毒。

［主治］疗热风头痛，伤寒劳复。

叶

［性味］味苦，性微寒，无毒。

［主治］滋阴降火，解斑毒，利咽喉，通小便血滞。

根

［性味］味苦，性微寒，无毒。

［主治］疗腹中寒热积聚，女子产乳余疾，令人目明。

反藜芦。

[主治] 疗腹中寒热积聚，女子产乳余疾，补肾气，令人目明。《神农本草经》

主治暴中风伤寒，身热支满，神昏不识人，温疟，血瘕。能下寒血，除胸中气，下水止烦渴，散颈下核、痈肿、疗心腹痛、癥瘕，定五脏。久服补虚明目，强阴益精。《名医别录》

疗热风头痛、伤寒劳复，治暴结热，散瘤瘘瘰疬。(甄权)

治游风，补劳损，疗心惊烦躁、骨蒸，止健忘，消肿毒。《日华子诸家本草》

滋阴降火，解斑毒，利咽喉，通小便血滞。(李时珍)

【发明】李时珍说：肾水受伤，真阴失守，孤阳无根，发为火病，治疗方法宜以水制火，所以玄参与地黄作用相同。其消瘰疬亦是散火。

【附方】**1. 诸毒鼠瘘，即颈部淋巴结核：** 用玄参泡酒，每天饮少许。**2. 时间长的瘰疬：** 用生玄参捣烂敷患处，一天换两次药。**3. 发斑咽痛，用玄参升麻汤：** 玄参、升麻、甘草各半两，加水三盏，煎取一盏半，温服。**4. 鼻中生疮：** 用玄参末涂搽。

白头翁 草部 | 山草类

产地分布： 主产于华北、东北等地。

成熟周期： 秋播或春播，4月下旬采种。

形态特征： 呈类圆柱形或圆锥形，近根头处常有朽状凹洞。根头部稍膨大，有白色绒毛。

功效： 清热解毒。

翁頭白

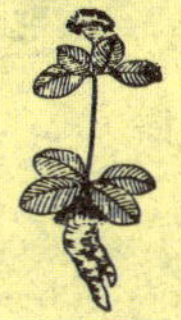

【释名】又名：野丈人、胡王使者、奈何草。

陶弘景说：本品到处都有，在它的近根部有白色茸毛，形状像白头老翁，故名。

李时珍说：野丈人、胡王使者、奈何草，这些名字都是说此草形状像老翁的意思。

【集解】《名医别录》载：白头翁生长在高山山谷及田野，四月采摘。

苏恭说：白头翁抽一茎，茎的顶端开一朵紫色的花，像木槿花。

苏颂说：白头翁处处都有。它正月生苗，丛生，状似白薇而更柔细，也更长些。白头翁的叶生于茎头，像杏叶，上有细白毛而不光滑。近根处有白色的茸毛，根为紫色，深如蔓菁。

白头翁根

[性味] 味苦，性温，无毒。

[主治] 治温疟、癫狂寒热、症瘕积聚、瘿气，能活血止痛，疗金疮。《神农本草经》

止鼻出血。《名医别录》

止毒痢。(陶弘景)

治赤痢腹痛，齿痛，全身骨节疼痛，项下瘰疬瘿瘤。(甄权)

主治一切风气，能暖腰膝，明目消赘。《日华子诸家本草》

【附方】**1. 白头翁汤，治热痢下重：** 用白头翁二两，黄连、黄柏、秦皮各三两，加水七升煮成二升。每次服一升，不愈可再服。妇人产后体虚痢疾者，可加甘草、阿胶各二两。**2. 下痢咽痛：** 春夏季得此病，

白头翁

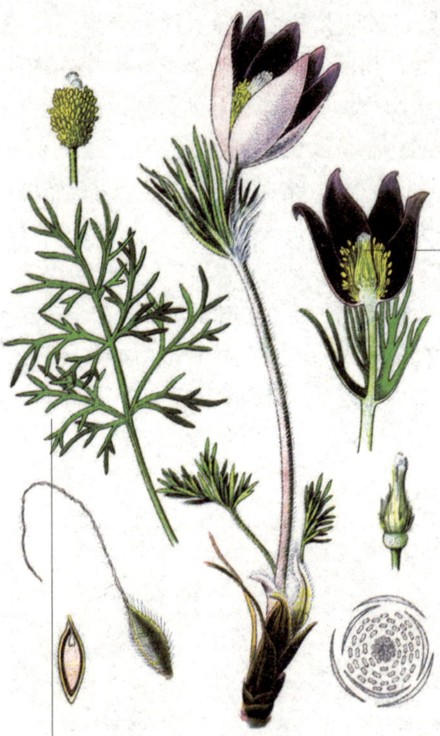

花

[性味] 味苦，性温，无毒。

[主治] 止鼻出血。

根

[性味] 味苦，性温，无毒。

[主治] 治温疟、癫狂寒热，症瘕积聚、瘿气。

叶

[性味] 味苦，性温，无毒。

[主治] 主治一切风气，能暖腰膝，明目消赘。

可用白头翁、黄连各一两，木香二两，加水五升，煎成一升半，分三次服。**3. 外痔肿痛：**取白头翁捣碎外涂，能活血止痛。**4. 小儿秃疮：**用白头翁捣烂外敷。

考证与传说

【白头翁的传说】

春秋时期，有个善良勤恳的农村小伙阿宝，一天，他在田间劳作时突然感觉肚子疼痛难忍，一头倒在田里，等他醒来，便看见一位白发苍苍的老爷爷正关切地注视着他，问清了缘由，老人便摘了一棵顶头上长着绒绒白毛的绿草给他，让他拿回家熬汤喝。说完老爷爷就不见了。阿宝照老爷爷的指示，连喝了三日，果真药到病除。原来，这种白毛绿草就是“白头翁”。直至今天，人们都在用“白头翁”作一味中草药。

地榆

草部 | 山草类

产地分布：主产江苏、浙江等地。

成熟周期：花果期7～9月。

形态特征：叶子对分长出，呈锯齿状，青色。花像椹子，为紫黑色。根外黑里红，像柳根。

功效：凉血止血，清热解毒。

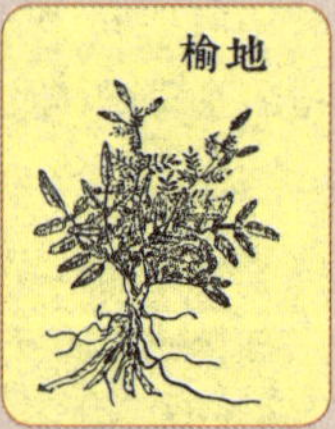

【释名】又名：玉豉、酸赭。

陶弘景说：其叶像榆但要长些，初生时铺在地上，所以叫地榆。地榆的花和子是紫黑色的，像豉，所以又叫玉豉。

李时珍说：据《外丹方言》说，地榆也酸赭，因它味酸，色如赭。现在蕲州当地人把地榆叫作酸赭，又讹传赭为枣，则地榆、酸赭为一种药物，主治功用也相同，所以将

《名医别录》中"有名未用"类的酸赭合并。

【集解】《名医别录》载：地榆生长在桐柏及冤句的山谷中，二、八月采根晒干用。

苏颂说：现在各处的平原川泽都有地榆。它的老根在三月里长苗，初生时铺在地面，独茎直上，高三四尺，叶子对分长出，像榆叶但窄而细长，呈锯齿状，青色。七月开花像椹子，为紫黑色。它的根外黑里红，像柳根。

陶弘景说：可用来酿酒。山里人在没有茶叶时，采它的叶泡水喝，也很好。叶还能炸着吃。把它的根烧成灰，能够烂石，故煮石方里古人经常使用它。

地榆根

[性味] 味苦，性微寒，无毒。

徐之才说：恶麦门冬，伏丹砂、雄黄、硫黄。

[主治] 主治产后腹部隐痛，带下崩漏，能止痛止汗，除恶肉，疗刀箭伤。《神农本草经》

止脓血，治诸瘘恶疮热疮，补绝伤，疗产后内塞，可制成膏药治疗刀箭创伤。能解酒，除渴，明目。《名医别录》

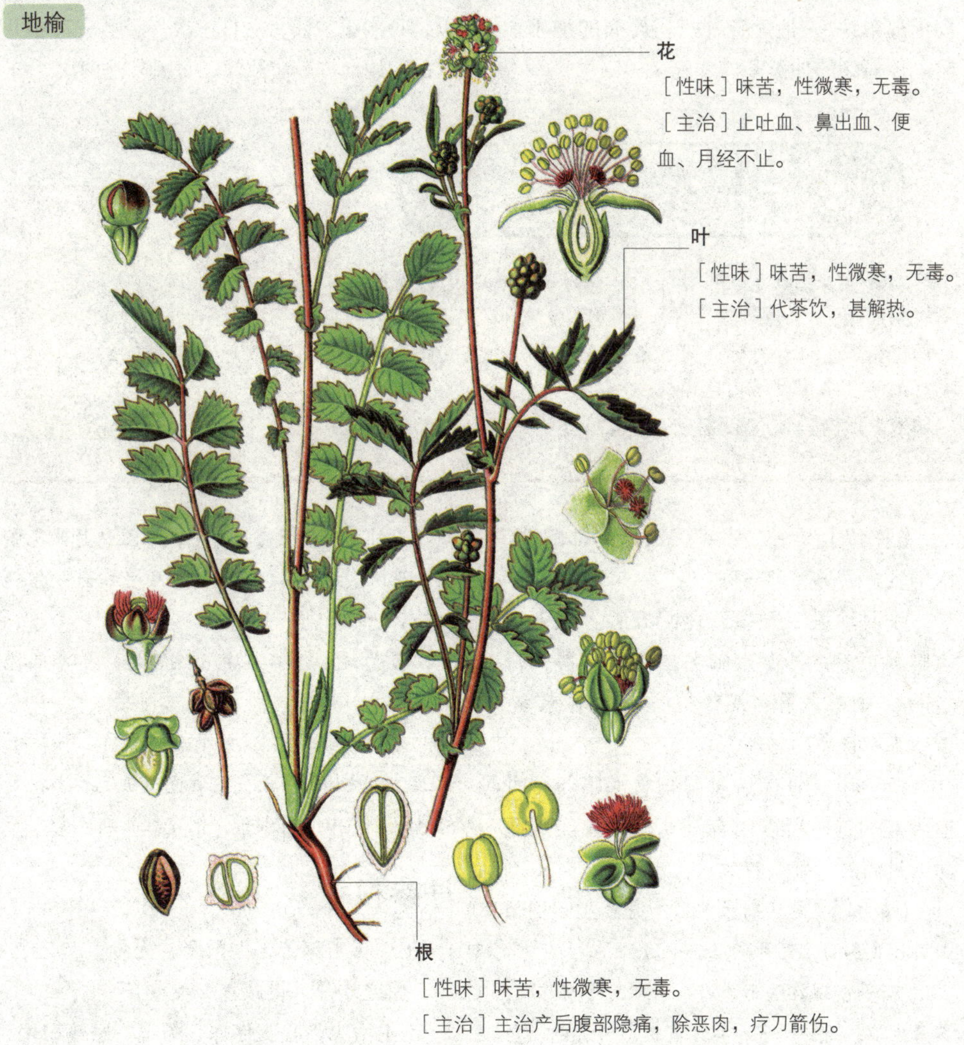

治冷热痢疾、疳积，有很好的效果。《开宝本草》

止吐血、鼻出血、便血、月经不止、崩漏及胎前产后各种血证，并治水泻。《日华子诸家本草》

治胆气不足。（李杲）

地榆汁酿的酒，可治风痹，且能补脑。将地榆捣汁外涂，用于虎、犬、蛇虫咬伤。（李时珍）

酸赭：味酸。治内伤出血。《名医别录》

【发明】李时珍说：地榆除下焦血热，治大、小便出血。如果用来止血，取上半截切片炒用。它的末梢能行血，不可不知。杨士瀛曾说："治疗各种疮，疼痛的加用地榆，伴瘙痒的加黄芩。"

【附方】**1. 吐血及妇人赤白漏下，人极黄瘦**：地榆三两，米醋一升，煎沸几次后去渣，饭前温服一合。**2. 血痢不止**：地榆晒干研末，每服二钱，掺在羊血上炙熟食下，用捻头汤送下。又方：地榆煮汁饮服，每次服三合。**3. 赤白下痢**：地榆一斤，水三升，煮取一升半，去渣后熬成膏，每次空腹服三合，一日两次。**4. 久病肠风下血，痛痒不止**：地榆五钱，苍术一两，水二盅，煎取一盅，空腹服，一日一次。**5. 便血，长期不愈**：取地榆、鼠尾草各二两，加水二升，煮成一升，一次服完。**6. 虎犬咬伤**：用地榆煮汁内服，再以地榆末敷伤口。单用白开水冲服地榆末也可以，每次服二钱，一日三次。忌酒。**7. 小儿湿疮**：用地榆煎成浓汁，每天外洗两次。

丹参

草部 | 山草类

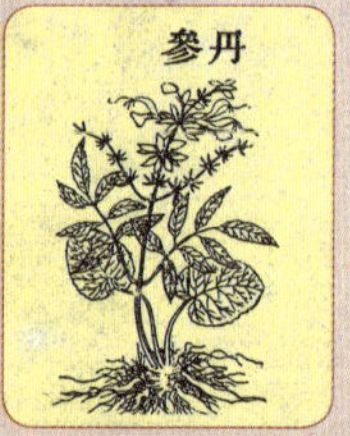

产地分布：主产于四川、安徽、江苏、河南、山西等地。

成熟周期：五月采根。

形态特征：叶如野苏而尖，青色有皱毛。小花成穗像蛾形，中间有细子，根皮红而肉色紫。

功效：活血，通心包络，治疝气痛。

【释名】又名：赤参、山参、郄蝉草、木羊乳、逐马、奔马草。

李时珍说：五参五色配五脏。故人参入脾名黄参，沙参入肺名白参，玄参入肾名黑参，牡蒙入肝名紫参，丹参入心名赤参，苦参为右肾命门之药。

萧炳说：丹参治风湿脚软，用药后可追奔跑的马，所以叫奔马草，我曾经用此药治过病人，确实有效。

【集解】《名医别录》载：丹参生于桐柏山川谷及泰山，五月采根晒干用。

苏颂说：现在陕西、河东州郡及随州都有，二月生苗，高一尺多。茎方有棱，为青色。它的叶不对生，如薄荷而有毛，三至九月开花成穗，花为紫红色，像苏花。根红色，如手指般大，长一尺多，一苗多根。

苏恭说：丹参冬季采挖的好，夏季采挖的虚恶。

李时珍说：丹参各处山中都有。一枝上长五叶，叶如野苏而尖，青色有皱毛。小花成穗像蛾形，中间有细子，根皮红而肉色紫。

丹参根

［性味］味苦，性微寒，无毒。

徐之才说：畏咸水，反藜芦。

［主治］治心腹疼痛、肠鸣、寒热积聚，

丹参

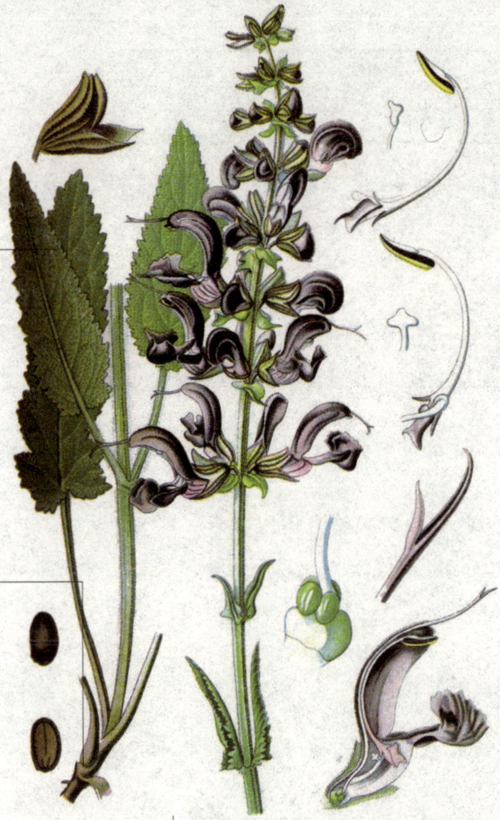

叶

［性味］性微寒，无毒。

［主治］治心腹疼痛、肠鸣。

根

［性味］味苦，性微寒，无毒。

［主治］治寒热积聚，止烦满，益气。

能破症除瘕，止烦满，益气。《神农本草经》

养血，除心腹痼疾结气，能强腰脊治脚痹，除风邪留热。久服对人体有益。《名医别录》

泡酒饮用，疗风痹脚软。（陶弘景）

主治各种邪气所致的脘腹胀痛、腹中雷鸣，能定精。（甄权）

养神定志，通利关节血脉，治冷热劳、骨节疼痛、四肢不遂、头痛赤眼、热温狂闷，破瘀血，生新血，安生胎，堕死胎，止血崩带下。治妇人月经不调，血邪心烦，疗恶疮疥癣，瘿瘤肿毒丹毒，排脓止痛，生肌长肉。《日华子诸家本草》

活血，通心包络，治疝气痛。（李时珍）

【发明】李时珍说：丹参色赤味苦，性平而降，属阴中阳品，入手少阴、厥阴经，是心与心包络的血分药。按《妇人明理论》所说，四物汤治妇科疾病，不问胎前产后，月经多少，都可通用。只有一味丹参散，主治与它相同，是因丹参能破宿血，补新血，安生胎，堕死胎，止崩中带下，调经的作用大致与当归、地黄、川芎、芍药相似的缘故。

【附方】**1. 丹参散，治月经不调，胎动不安，产后恶露不净，兼治冷热劳，腰脊痛，骨节烦疼等**：取丹参洗净切片，晒干研细。每次用温酒送服二钱。**2. 胎漏下血**：用丹参十二两、酒五升，煮取三升。每次温服一升，一日三次。也可以用水煎服。**3. 寒疝腹痛，小腹和阴部牵引痛，自汗**：用丹参一两研末，每次热酒送服二钱。**4. 小儿惊痫发热，用丹参摩膏**：丹参、雷丸各半两，猪油二两，同煎沸，滤去渣，取汁收存。用时，抹于小儿身体表面，每日三次。**5. 治乳痈**：丹参、白芷、芍药各二两，捣碎，用醋浸一夜，加猪油半斤，用小火熬成膏，去渣取浓汁外敷。**6. 治烫伤，能除痛生肌**：丹参八两锉细，加水稍稍调拌，取羊油二斤，同煎沸，外涂伤处。

序例 百病主治 水部 火部 土部 金石部 草部 谷部

紫草

草部 | 山草类

产地分布：主产于黑龙江、吉林、辽宁、河北、河南、山西等地。

成熟周期：花期5～6月，果期7～8月，春、秋季采挖。

形态特征：有平伏状粗毛。根粗大，圆锥形，干时紫色。叶互生，披针形。

功效：清热凉血，解毒透疹。

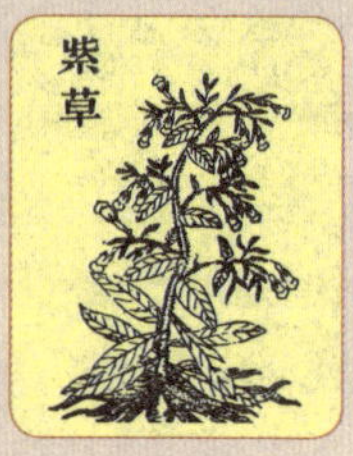

【释名】又名：紫丹、紫芙、茈苠、藐、地血、鸦衔草。

李时珍说：此草花紫根紫，可以染紫，所以叫紫草。《尔雅》写作“茈草”。瑶、侗人叫它“鸦衔草”。

【集解】苏恭说：到处都有紫草，也有人种植。它的苗像兰香，茎赤节青，二月份开紫白色的花，结的果实为白色，秋季成熟。

李时珍说：种紫草，三月份下种子，九月份子熟的时候割草，春、秋季采根阴干。它的根头有白色茸毛。没有开花时采根，则根色

紫草

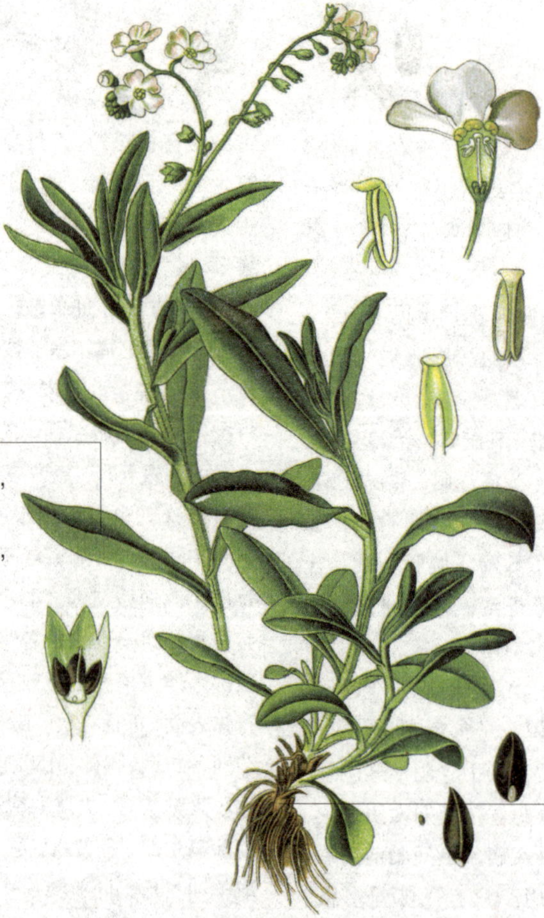

叶

［性味］味苦，性寒，无毒。

［主治］治斑疹痘毒，能活血凉血，利大肠。

根

［性味］味苦，性寒，无毒。

［主治］主治心腹邪气、五疸，能补中益气。

鲜明；花开过后采，则根色黯恶。采的时候用石头将它压扁晒干。收割的时候忌人尿以及驴马粪和烟气，否则会使草变黄。

紫草根

【修治】每一斤紫草用蜡三两溶水中，拌好后蒸，待水干后，将其头和两旁的髭去掉，切细备用。

[性味]味苦，性寒，无毒。

李时珍说：味甘、咸，性寒。入手、足厥阴经。

[主治]主治心腹邪气、五疸，能补中益气，利九窍，通水道。《神农本草经》

疗腹肿胀满痛。用来合膏，疗小儿疮。《名医别录》

治恶疮、癣。（甄权）

治斑疹痘毒，能活血凉血，利大肠。（李时珍）

【发明】李时珍说：紫草味甘、咸而性寒，入心包络及肝经血分。它擅长凉血活血，利大小肠。所以痘疹欲出但没出，血热毒盛，大便闭涩的，适宜使用。痘疹已出而色紫黑，便秘的，也可以用。如果痘疹已出而色红活，以及色白内陷，大便通畅的，忌用。

【附方】**1. 婴童疹痘，将出未出、色赤便闭者可用本方，如痘已出而红活、大便利者则忌用**：紫草二两，锉碎，用百沸汤一碗浸泡，盖严勿使漏气。等汤温后，服半合。煎服也可，但大便通畅的不能用。**2. 恶虫咬伤**：用紫草煎油涂抹。

白及

草部 | 山草类

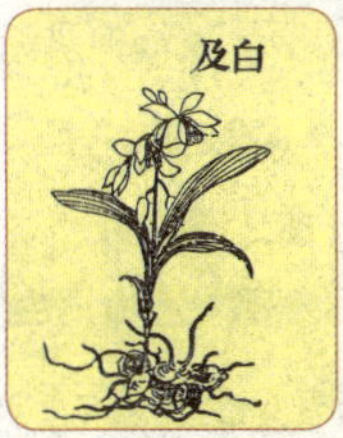

李时珍说：其根白色，连及而生，所以叫作白及。它的味苦却叫甘根，是反说法。《吴普本草》作臼根，其根有臼，也通。《名医别录》“有名未用”条中有白给，也就是白及，它们的性味功用相同，是重复了，现将它们合并为一。

【集解】《名医别录》载：白及生长在北山川谷及冤句、越山。

韩保昇说：白及如今产于申州。它的叶像初生的棕苗叶及藜芦叶，三四月抽出一茎，开紫色花。七月果实成熟，呈黄黑色。冬季凋谢。白及的根像菱草，有三角，为白色，角顶端发芽，八月采根用。

苏颂说：现在江淮、河、陕、汉、黔各州都有，生长在石山上。白及春天生苗，长一尺许。它的叶呈两指大，为青色。夏天开紫色花。二、七月采根用。

李时珍说：韩保昇所说的正是白及，但一棵白及只抽一茎。它的花长一寸多，红紫色，中心像舌头。其根像菱米，有脐，又像扁扁的螺旋纹，很难晒干。

白及根

[性味]味苦，性平，无毒。

徐之才说：与紫石英相使，恶理石，畏李核、杏仁，反乌头。

[主治]治痈肿恶疮败疽，伤阴死肌，胃中邪气，贼风鬼击，痱缓不收。《神农本草经》

除白癣疥虫。《名医别录》

疗瘀热不退，阴下痿，可治面部痤疮，令人皮肌光滑。（甄权）

止肺部出血。（李杲）

治惊悸、血邪、血痢，痫疾风痹，赤眼癥瘕，温热疟疾，发背瘰疬，肠风痔瘘。还可治疗跌打损伤，刀箭疮，汤火疮，能

生肌止痛。《日华子诸家本草》

【发明】苏恭说：白及性黏，山里人有手足皲裂的，将其嚼服外涂患处有效。

苏颂说：现在的医生在治疗金疮难愈及痈疽的方中，多用白及。

朱震亨说：凡是治疗吐血不止，宜加白及。

李时珍说：白及性涩而收，得秋金之气，所以能入肺止血、生肌疗疮。

【附方】**1. 鼻出血不止**：用口水调白及末涂鼻梁上低处（名“山根”），再用水送服白及末一钱，效果好。**2. 心气疼痛**：取白及、石榴皮各二钱，研为末，炼蜜为丸如黄豆大，每次服三丸，用艾醋汤送下。**3. 疔疮肿毒**：用白及末半钱，水调澄清后去水，将药摊在厚纸上贴敷患处。**4. 跌打骨折**：用酒调服白及末二钱，其功效不亚于自然铜、古铢钱。**5. 刀斧创伤**：用白及、煅石膏，等份为末，撒伤口上。**6. 冬天手足皲裂**：白及末用水调，涂裂口处。患处不能沾水。**7. 烫伤烧伤**：白及末用油调，外敷患处。

考证与传说

【白及的故事】

相传在中国古代有一位将官因保护皇帝，自己的肺部被箭射伤，病情危急。皇帝很感动，下令张贴榜文，征召天下能人给这位爱将治伤。一天，一位老农拿着几株中草药来揭榜。将官用药后，果然肺伤痊愈。皇帝召见这位老农时，他既不要钱，也不要官，只要求皇帝能把这种草药编入药书，公布于天下，使更多的人能治好肺出血。皇帝答应了他的要求之后，就问他：“这药叫什么名字呀？”老人回答：“还没有名字呢。”于是皇帝就以老人的名字“白及”命名这味中药。

三七

草部 | 山草类

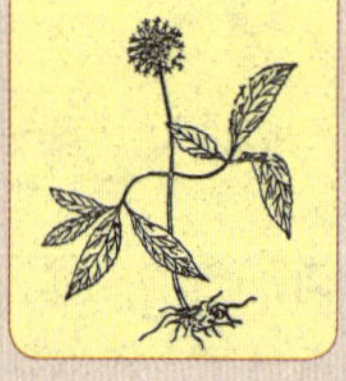

产地分布：主产于云南、广西等地。
成熟周期：花期6～8月，果期8～10月。
形态特征：高达60cm。根茎短，茎直立，光滑无毛，掌状复叶。
功效：外敷治跌打损伤、出血及瘀血肿痛。

【释名】又名：山漆、金不换。

李时珍说：当地的人说三七的叶是左三右四，所以叫三七，恐怕不是这样。也有人说三七的本名为山漆，认为它能愈合刀伤，像漆粘物那样。金不换是形容它贵重的意思。

【集解】李时珍说：三七生长在广西南丹各州番峒深山中，采根晒干，黄黑色。团形的，略像白及；长的像老干地黄，有节。味微甘而苦，颇似人参的味道。

三七根

［性味］味甘、微苦，性温，无毒。

［主治］能止血散血定痛，治疗金刃箭伤、跌打损伤、杖疮出血不止，取三七嚼烂外涂或研末外搽，出血即止。也主治吐血、鼻出血、便血、血痢、崩漏、月经不止、产后恶露不净、血运血痛、目赤肿痛、虎蛇咬伤等各种病。（李时珍）

【发明】李时珍说：三七是近期才发现

的，南方军队中的医生将它作为金疮要药，说是有神奇的功效。又说：凡跌打损伤、瘀血淋漓者，立即将本品嚼烂外敷，出血即止，青肿者即消散。如果受杖责时先服一二钱三七，则血不冲心，杖责后尤其适宜服用，产后服用效果也好。大抵此药性温，味甘微苦，为阳明、厥阴经的血分药，所以能治一切血病，作用与麒麟竭、紫矿相同。

【附方】**1. 吐血、咳血不止**：三七一钱，口嚼烂，用米汤送下。或用三七五分，加入八核汤中。**2. 赤痢、血痢**：取三七三钱，研为细末，用淘米水调服。**3. 便血、妇女血崩**：取三七研细，用淡白酒调一钱至二钱服，服三次可愈，或者取五分三七加入四物汤中。**4. 重度赤眼**：用三七根磨汁，外涂眼四周，很见效。**5. 无名痈肿，疼痛不止**：用三七磨米醋调涂。如果痈肿已破的，则用三七研成细末干涂。

三七叶

［主治］外敷治跌打损伤出血及瘀血肿痛，其他功用同三七根。（李时珍）

黄连

草部｜山草类

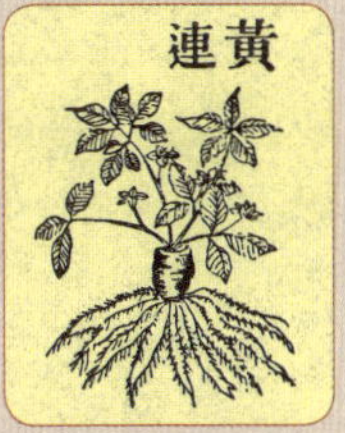

产地分布：主产于四川、湖南、湖北等地。
成熟周期：2月、8月采根。
形态特征：多集聚成簇，常弯曲，形如鸡爪，表面灰黄色或黄褐色，有气微，味极苦。
功效：清热燥湿，泻火解毒。

【释名】又名：王连、支连。

李时珍说：本品根像串珠相连而色黄，所以得名黄连。

【集解】《名医别录》载：黄连生长在巫阳川谷及蜀郡太山的向阳处，二、八月采根用。

苏颂说：现在江、湖、荆、夔等州郡也产黄连，而以宣城产的九节坚实、相击有声的质优，施、黔产的次之，东阳、歙州、处州产的又次之。黄连的苗高一尺余，叶像甘菊，四月开黄色花，六月结实像芹子，也是黄色。江左产的根若连珠，苗经冬不凋，叶如小雉尾草，正月开花作细穗，淡白微黄色，六七月根紧致密时，才可以采摘入药。

苏恭说：蜀地所产的黄连粗大，味极浓苦，治口渴最好。江东产的节如连珠，治痢疾特效。澧州产的药力更大。

李时珍说：黄连，汉末李当之本草只取蜀地所产黄而肥大、坚实的为好。唐朝时以澧州产的为好。现在虽然吴、蜀均产黄连，但只以雅州、眉州所产的为好。黄连有二种：一种根粗无毛有连珠，像鹰爪、鸡爪的形状而坚实，色深黄；另一种是无珠多毛而中空，淡黄色。二者各有所宜。

黄连根

【修治】雷敩说：黄连入药时须用布拭去肉毛，入浆水中浸泡两昼夜，滤出后放在柳木火上焙干。

李时珍说：五脏六腑皆有火，平则治，动则病，所以有君火相火之说，其实是同一种气。黄连入手少阴心经，为治火主药：治本脏之火宜生用；治肝胆实火，用猪胆汁浸炒；治肝胆虚火，用醋浸炒；治上焦之火，用酒炒；治中焦之火，用姜汁炒；

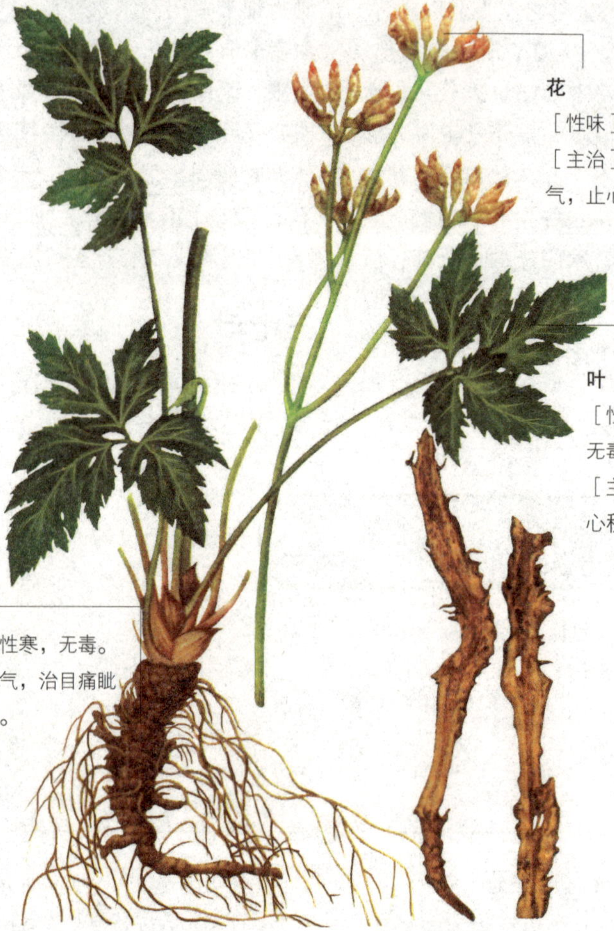

治下焦之火，用盐水或朴硝研末调水和炒；治气分湿热之火，用茱萸汤浸炒；治血分伏火，用干漆末调水炒；治食积之火，用黄土研细调水和炒。各种方法不仅只是作引经药使用，更是辛热的药物能制约黄连的苦寒之性，咸寒的药物能制约黄连的燥性，使用时须仔细斟酌。

［性味］味苦，性寒，无毒。

徐之才说：与黄芩、龙骨、理石相使，恶菊花、玄参、白鲜皮、芫花、白僵蚕，畏款冬、牛膝，胜乌头，解巴豆毒。

［主治］主治热气，治目痛眦伤流泪，能明目。治腹痛下痢，妇人阴中肿痛。《神农本草经》

主治五脏冷热，久下泻痢脓血，止消渴大惊，除水湿，利关节，调胃厚肠益胆，疗口疮。《名医别录》

治五劳七伤，能益气，止心腹痛，惊悸烦躁，润心肺，长肉止血，疗流行热病，止盗汗及疮疥。用猪肚蒸后做成丸，治小儿疳气，杀虫。《日华子诸家本草》

治体虚消瘦气急。（陈藏器）

治郁热在中，烦躁恶心，兀兀欲吐，心下痞满。（张元素）

主治心病逆而盛，心积伏梁。（王好古）

除心窍恶血，解服药过量所致的烦闷及巴豆、轻粉毒。（李时珍）

【发明】张元素说：黄连性味苦寒，气味俱厚。可升能降，是阴中之阳药，入手少阴心经。它的功效有六：一是泻心脏之火；

二是祛中焦湿热；三是治各种疮痈；四是祛风湿；五是能治目赤；六是能止中部出血。张仲景治疗九种心下痞满的五种泻心汤中都使用黄连。

成无已说：苦入心经，寒能胜热，所以黄连、大黄之苦寒，可导心下虚热。蛔虫得甘则动，得苦则安，所以黄连、黄檗之苦能安蛔。

刘元素说：古方以黄连为治痢之最。治疗痢疾宜用味辛苦，性寒凉的药物，因辛能发散开通郁结，苦能燥湿，寒能胜热，使气平和。各种苦寒药多能导泄，只有黄连、黄檗性寒而燥，能降火祛湿、止泻痢，所以治痢疾以黄连为君药。

寇宗奭说：现在多用黄连治疗痢疾，是取苦能燥湿的作用。医术不精的人只要见到肠虚泄泻，微似有血，便用黄连治疗，也不管寒热的多少，只是大剂量使用，因此多导致危证。如果是气实初病，热多血痢者，服用少量的黄连便止，不必大量服用。体虚兼寒者，慎勿轻易使用。

李时珍说：黄连是治疗目疾、痢疾的要药。古方治疗痢疾：香连丸，用黄连、木香；姜连散，用干姜、黄连；变通丸，用黄连、吴茱萸；姜黄散，用黄连、生姜。治消渴，用酒蒸黄连；治伏暑，用酒煮黄连；治下血，用黄连、大蒜；治肝火，用黄连、吴茱萸；治口疮，用黄连、细辛。以上配伍使用，均是一寒一热，一阴一阳，寒因热用，热因寒用，君臣相佐，阴阳相济，最得制方之妙，所以有效又无偏胜之害。

【附方】**1. 心经实热，用泻心汤**：黄连七钱，加水一碗半，煎成一碗，饭后过一阵温服。小儿剂量酌减。**2. 肝火痛证**：黄连姜汁炒后研末，用粥糊成梧桐子大的药丸，每次用白开水送服三十丸。左金丸：黄连六两，吴茱萸一两，一起炒后研末，用神曲打糊为丸，每次用开水送服三四十丸。**3. 伏暑发热、口渴呕吐及赤白痢疾、消渴、泄泻等病，都适宜用酒煮黄龙丸治疗**：川黄连一斤切片，加好酒二升半煮后焙干、研细，调糊做成梧桐子大的药丸，每次用温开水送服五十丸，一日三次。**4. 阳毒发狂，奔走不定**：黄连、寒水石等份，研为末，每次用浓煎甘草汤送服三钱。**5. 小儿疳热，遍身疮蚀或潮热、肚胀、口渴，用猪肚黄连丸**：猪肚一个洗净，取黄连五两，切碎加水调后，纳猪肚中，缝好，放在五升粳米上蒸烂，石臼捣碎，或加少许饭同捣做成丸子，如绿豆大，每次用米汤送服二十丸。另服调血清心的药，使病速愈。**6. 三消骨蒸**：将黄连末用冬瓜汁浸泡一夜，晒干后又浸，如此七次后，为末，用冬瓜汁和黄连末制成梧桐子大的药丸，每次用大麦汤送服三四十丸。**7. 小便白浊，因心肾不交、思想忧郁所致**：黄连、白茯苓，等份为末，酒调糊丸如梧桐子大，每次服三十丸，用补骨脂煎汤送下，一日三次。**8. 各种赤白痢疾，里急后重、腹痛，用香连丸**：宣黄连、青木香等份，捣碎后筛过，加白蜂蜜调和做成丸子，如梧桐子大，每次空腹服二三十丸，一日两次，其效如神。如果是久冷者，用煨蒜捣和做成药丸，大人小孩服用都有效。**9. 鸡冠痔**：用黄连末涂敷。如果加入赤小豆末，效果更好。**10. 水泻、脾泻，用神圣香黄散**：宣黄连一两、生姜四两，一起用文火炒至姜脆，将黄连、生姜各自拣出，分别研成细末。水泻用姜末，脾泻用黄连末，每次空腹用白开水送服二钱。此方也治痢疾。**11. 眼睛突然红痛**：用黄连和冬青叶煎汤洗眼。**12. 眼睛痒痛**：用乳汁浸黄连，随时取汁点眼。**13. 牙痛恶热**：用黄连末搽痛处。**14. 口舌生疮**：用黄连煎酒，时时含漱。**15. 痈疽肿毒，无论已溃未溃都可用**：黄连、槟榔等份，研为末，用鸡蛋清调匀搽患处。**16. 中巴豆毒，下泻不止**：黄连、干姜等份，研为末，取一茶匙，用水冲服。

黄芩

草部 | 山草类

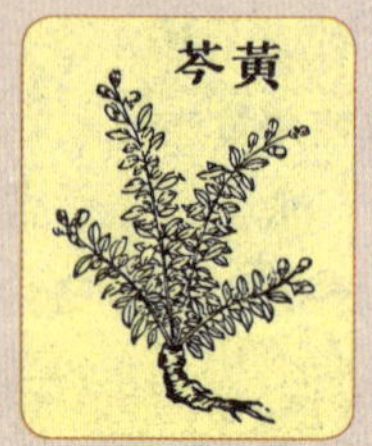

产地分布： 主产于河北、山西、内蒙古、河南、陕西等地。

成熟周期： 花期 7 ~ 10 月，果期 8 ~ 10 月。春、秋二季采挖。

形态特征： 本品呈圆锥形，扭曲，表面棕黄色或深黄色，有稀疏的疣状细根痕。

功效： 清热燥湿，泻火解毒，止血，安胎。

【释名】又名：腐肠、空肠、内虚、妒妇、经芩、黄文、印头、苦督邮。质地坚实的名子芩、条芩、㹠尾芩、鼠尾芩。

李时珍说：芩在《说文解字》中写作莶，说它颜色黄。也有人说芩为黔，黔是黄黑色。宿芩是旧根，多中空，外黄内黑，也就是如今所说的片芩，所以又有腐肠、妒妇等名称。妒妇心黑，所以用来比喻宿芩。子芩是新根，多内实，也就是现在所说的条芩。有人说西芩多中空而色黑，北芩多内实而色深黄。

黄芩

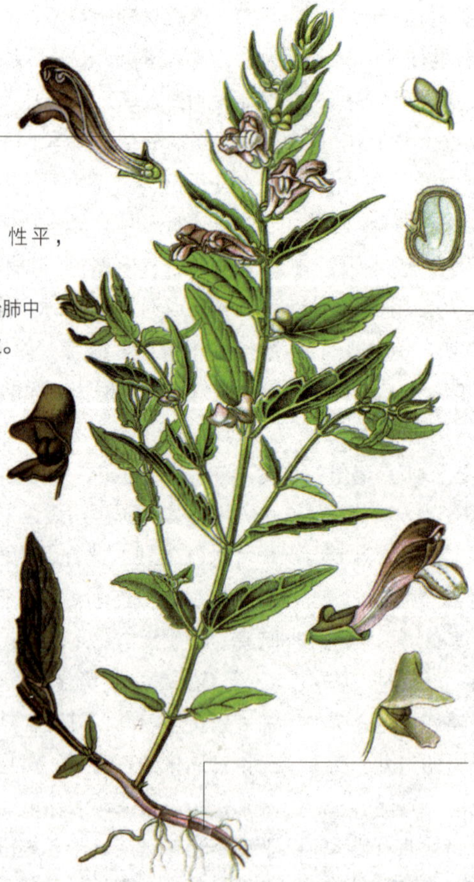

【集解】《名医别录》载：黄芩生长在秭归的川谷及冤句，三月三日采根阴干用。

陶弘景说：秭归属建平郡。现在产量最多的是彭城，郁州也有，但只有深色质地坚实的才好。

苏敬说：如今以产自宜州、鄜州、泾州的质量好。兖州所产体大坚实的也佳，叫纯尾芩。

苏颂说：现在川蜀、河东、陕西近郡都有黄芩。它的苗长一尺多，茎干如筷子般粗，叶从地脚四面作丛生状，像紫草，高一尺多，也有独茎生长的。黄芩的叶细长，颜色青，两两对生，六月开紫花，根如知母般粗细，长四五寸，二、八月采根晒干。《吴普本草》上载：黄芩二月生赤黄色叶子，两两或四四相值，其茎中空或为方圆形，高三四尺，四月开紫红色花，五月结黑色果实，根黄。二月至九月采摘，与现在的说法略有不同。

黄芩根

［性味］味苦，性平，无毒。

徐之才说：黄芩与山茱萸、龙骨相使，恶葱实，畏朱砂、丹皮、藜芦。与厚朴、黄连配伍使用，能止腹痛；与五味子、牡蒙、牡蛎配伍使用，可治不育；与黄芪、白敛、赤小豆配伍使用，能疗瘰疬。

李时珍说：黄芩用酒拌炒，药效上行；与猪胆汁配伍使用，除肝胆之火；与柴胡配伍使用，退寒热；与芍药配伍使用，治下痢；与桑白皮配伍使用，泻肺火；与白术配伍使用，能安胎。

［主治］治各种发热、黄疸、泻痢，能逐水，下血闭，治恶疮、疽蚀、火疡。《神农本草经》

治痰热，胃中热，小腹绞痛，消谷善饥，可利小肠。疗女子经闭崩漏，小儿腹痛。《名医别录》

治热毒骨蒸，寒热往来，肠胃不利，能破壅气，治五淋，令人宣畅。还可去关节烦闷，解热渴。（甄权）

能降气，主治流行热病、疔疮排脓，治乳痈发背。《日华子诸家本草》

凉心，治肺中湿热，泻肺火上逆，疗上部实热，目赤肿痛，瘀血壅盛，上部积血，补膀胱寒水，安胎，养阴退热。（张元素）

治风热湿热头疼、奔豚热痛、肺热咳嗽、肺痿、痰黄腥臭、各种失血证。（李时珍）

【发明】李杲说：黄芩中空质轻的，主泻肺火，利气，消痰，除风热，清肌表之热；细实而坚的，主泻大肠火，养阴退热，补膀胱寒水，滋其化源。黄芩作用上下之别与枳实、枳壳相同。

张元素说：黄芩的作用有九：一泻肺热；二除上焦皮肤风热、风湿；三去诸热；四利气宽胸；五消痰涎；六除脾经诸湿；七为夏季须用之药；八于妇人产后滋阴清热；九能安胎。黄芩用酒炒则功效上行，主上部积血，非此不能除。下痢脓血，腹痛后重，身体发热长时间不退者，与芍药、甘草同用。凡诸疮痛不可忍者，宜选用黄芩、黄连苦寒之药，详细辨别疾病的部位，各加引经药治疗。

朱震亨说：凡去上焦湿热，须将黄芩用酒洗过后用。片芩泻肺火，须与桑白皮相佐使用。如果是肺虚的人，多用则伤肺，必先用天门冬保定肺气而后再用。黄芩乃是上、中二焦药物，能降火下行。

李时珍说：张洁古说黄芩泻肺火，治脾湿；李东垣说片芩泻肺火，条芩治大肠火，朱丹溪说黄芩治上、中二焦之火；而张仲景治少阳证的小柴胡汤，太阳少阳合病致下痢的黄芩汤，少阳证误下后心下满而不痛的泻心汤，都有用黄芩；成无己说黄芩味苦而入心经，泄痞热。这是因为黄芩能入手少阴、阳明，手足太阴、少阳六经。黄芩性寒味苦，色黄带绿，苦入心，寒胜热，泻心火，治脾之湿热，一则肺金不受刑，二则胃火不侵犯肺，所以能救肺。肺虚者不宜，是因为苦寒伤脾胃，恐损其母脏。少阳之证，寒热往来，胸胁痞满，默默不欲饮食，心烦呕，或渴或否，或小便不利。虽说病在半表半里，而胸胁痞满，实际上兼心肺上焦之证，心烦喜呕，默默不欲饮食，又兼脾胃中焦之证，所以用黄芩治手、足少阳相火，黄芩也是少阳本经药。杨士瀛的《直指方》上说，柴胡退热的作用不及黄芩。他大概不知柴胡的退热，取味苦发散，治热邪之标；黄芩退热，是寒能胜热，治火邪之本。仲景又说：少阳证腹痛者，去黄芩加芍药；心悸、小便不利者，去黄芩加茯苓。这似乎与《名医别录》中黄芩治少腹绞痛，利小肠的记载不符。对此，成无己认为，黄芩性寒伤脾，苦能坚肾，所以不用。其实不是这样。用药应当详审药性，辨明脉证，合理使用。如果是因为饮寒受寒致腹痛及水饮内停致心下悸、小便不利而脉不数的，这是里无热证，则黄芩不能用。如果是热厥腹痛，肺热而致小便不利者，黄芩怎么会不能用呢？所以，善于学习的人，要探求它的原理，不可盲目拘泥于书中的记载。

【附方】**1. 三黄丸，治男子五劳七伤，消渴体瘦，妇人带下，手足发热：**随季节不同，药物用量也不相同，春季用黄芩、黄连各四两，大黄三两；夏季用黄芩六两，大黄一两，黄连七两；秋季用黄芩六两，大黄二两，黄连三两；冬季用黄芩三两，大黄五两，黄连二两。三味药随季节的不同配好后捣碎过筛，炼蜜丸如黑豆大，每次用米汤送服五丸，一日三次。如果病情没有好转，可增至七丸，服药一月后病愈。服药期间忌食猪肉。**2. 三补丸，治上焦积热，能泻五脏火：**黄芩、黄连、黄檗等份，研为末，蒸饼做丸如梧桐子大，每次服二三十丸，用开水送下。**3. 肺中有火，用清金丸：**将片芩炒后研末，用水调和制成如梧桐子大的药丸，每次用白开水送服二三十丸。**4. 小儿惊啼：**黄芩、人参等份，研为末，每次用温水送服一字。**5. 肝热生翳：**黄芩一两，淡豆豉三两，共研为末，每服三钱，用熟猪肝裹着吃，温水送下，一日两次。忌酒、面。**6. 少阳头痛，也治太阳头痛，无论偏正，用小清空膏：**将片黄芩用酒浸透，晒干研成末，每次用茶或酒送服一钱。**7. 吐血、鼻出血、下血：**黄芩三两，加水三升，煎至一升半，每次温服一盏。也治妇人漏下血。**8. 安胎清热：**条芩、白术等份，炒后研为末，用米汤调和做成丸子，如梧桐子大，每次用白开水送服五十丸。药中也可以加用神曲。凡是妊娠期间的调理，用四物汤去地黄，加白术、黄芩研为末，经常服用有益。**9. 产后血渴，饮水不止：**用黄芩、麦门冬等份，水煎，不时温服。

秦艽

草部｜山草类

产地分布：主产于东北、华北、西北及四川等地。

成熟周期：播种后 2 ~ 3 年，即可采收。

形态特征：呈类圆柱形，上粗下细，扭曲不直，长 10 ~ 30cm，直径 1 ~ 3cm。

功效：祛风湿，清湿热，止痹痛。

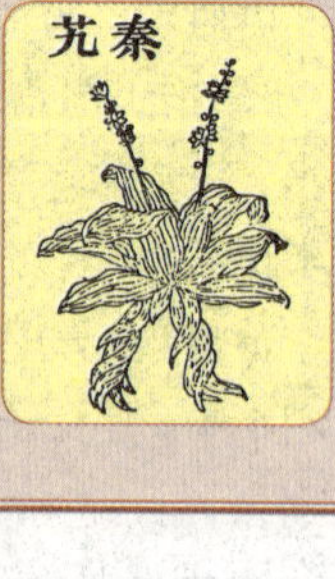

【释名】又名：秦糺、秦爪。

苏敬说：秦艽俗作秦胶，本名秦糺，与纠相同。

李时珍说：秦艽产自秦中，以根呈罗

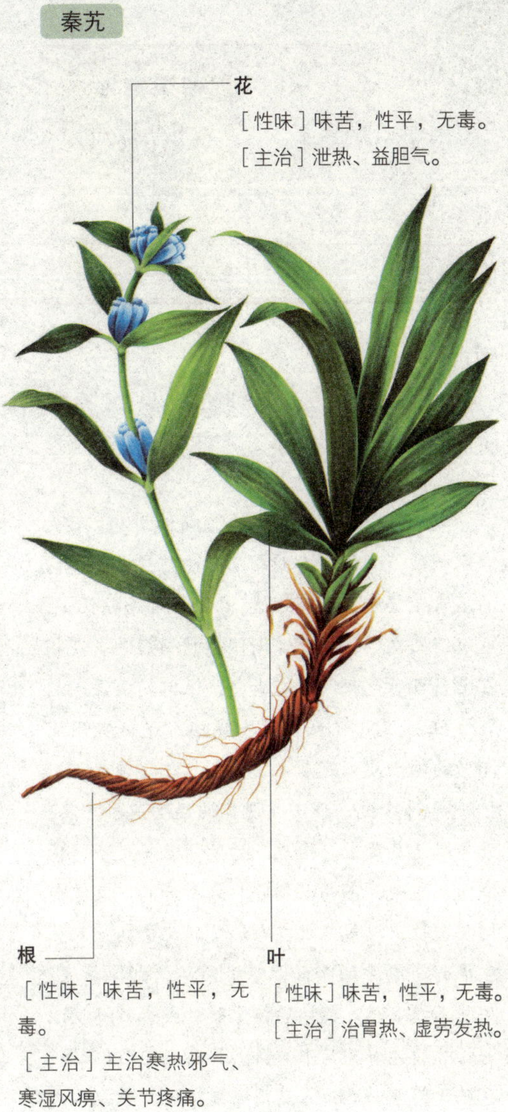

纹交纠的质优，故名秦艽、秦糺。

【集解】《名医别录》载：秦艽生长在飞乌山谷，二、八月采根晒干。

陶弘景说：秦艽现在出自甘松、龙洞、蚕陵一带，以根呈罗纹相交且长大、色黄白的为好。其中间多含土，使用时须破开，将泥去掉。

苏颂说：现在河陕郡州大多都有秦艽。它的根为土黄色而相互交纠，长一尺多，粗细不等。枝干高五、六寸，叶婆娑，连茎梗均是青色，如莴苣叶。秦艽在六月中旬开紫色花，似葛花，当月结子，于每年的春、秋季采根阴干。

秦艽根

［性味］味苦，性平，无毒。

［主治］主治寒热邪气、寒湿风痹、关节疼痛，能逐水利小便。《神农本草经》

疗新久风邪，筋脉拘挛。《名医别录》

治肺痨骨蒸、疳证及流行疾病。《日华子诸家本草》

加牛奶冲服，利大小便，又可疗酒黄、黄疸，解酒毒，祛头风。（甄权）

除阳明风湿，及手足不遂，治口噤牙痛口疮，肠风泻血，能养血荣筋。（张元素）

泄热益胆气。（王好古）

治胃热虚劳发热。（李时珍）

【发明】李时珍说：秦艽是手、足阳明经主药，兼入肝胆二经，所以手足活动不利，黄疸烦渴之类的病证须用，取其祛阳明湿热的作用。阳明经有湿，则身体酸疼烦热；有热，则出现日晡潮热、骨蒸。所以《圣惠方》治疗急劳烦热，身体酸疼，用秦艽、柴胡各一两，甘草五钱，共研为末，每次用白开水调服三钱。治小儿骨蒸潮热，食少瘦弱，用秦艽、炙甘草各一两，每用一钱至二钱，水煎服。钱乙治此证时加薄荷叶五钱。

【附方】**1. 暴泻口渴引饮：**秦艽二两、炙甘草半两，每服三钱，水煎服。**2. 伤寒烦热口渴：**秦艽一两，牛乳一大盏，煎至六分，分作两次服。**3. 小便艰难，腹满疼痛急证：**秦艽一两，水一盏，煎至七分，分作两次服。**4. 胎动不安：**秦艽、炙甘草、炒鹿角胶各半两，共研为末。每次用三钱，加水一大盏、糯米五十粒，煎服。又方：用秦艽、炒阿胶、艾叶等份，煎服方法同上。**5. 痈疽初起：**用秦艽、牛奶一起煎服，服药后泻三五次即可愈。**6. 一切疮口不愈：**秦艽研末外敷。

茈胡

草部 | 山草类

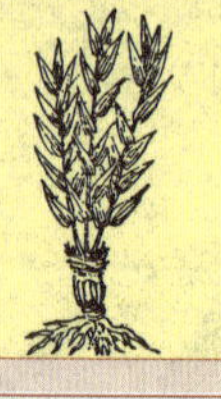

产地分布：湖北、四川、甘肃、青海等地。

成熟周期：二、八月采根晒干。

形态特征：茎青紫坚硬，微有细线；叶像竹叶而稍紧小，也有像斜蒿的。

功效：败毒抗癌，解热透邪，疏肝理郁。

【释名】又名：地薰、芸蒿、山菜、茹草、柴胡。

李时珍说：“茈”字有柴、紫两种读音，茈姜、茈草的茈读作紫，茈胡的茈读作柴。茈胡生长在山中，嫩时可食，老的则采来当柴，所以苗有芸蒿、山菜、茹草等名称，而根名叫做“柴胡”。

【集解】《名医别录》载：茈胡叶名芸蒿，辛香可以食用，生长在弘农川谷及冤句一带，二、八月采根晒干。

苏颂说：现在关陕、江湖间近道都有，以银州所产的最好。茈胡二月生苗，很香。它的茎青紫坚硬，微有细线；叶像竹叶而稍紧小，也有像斜蒿的，还有像麦门冬叶而短的。茈胡在七月开黄色花，根淡赤色，像前胡而强。

汪机说：解表宜用北柴胡，虚热宜用海阳产的软柴胡为好。

李时珍说：银州即现在的延安府神木县，五原城是其废址。那里产的柴胡长一尺多，色微白且柔软，不易得到。北方所产的，也像前胡而柔软，也就是现在人们称的北柴胡，入药也很好。南方所产的，不像前胡，却像蒿根，坚硬不能入药。柴胡的苗像韭叶或者竹叶，以像竹叶的为好。其中似斜蒿的最次，可以食用，也属于柴胡一类，入药用效果不好，所以苏敬认为不是柴胡。现在还有一种，根像桔梗、沙参，色白而大，药商用它来冒充银柴胡，只是无气味，不可不分辨。

柴胡根

［性味］味苦，性平，无毒。

李杲说：柴胡主升，是阴中之阳药，为

茈胡

叶

［性味］味苦，性平，无毒。

［主治］润心肺，添精髓，治健忘。

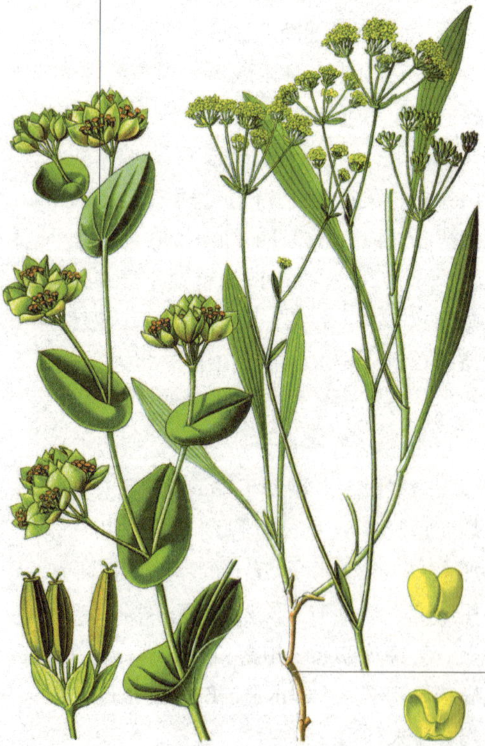

根

［性味］味苦，性平，无毒。

［主治］主治心腹疾病，祛胃肠中结气，及饮食积聚。

手、足少阳厥阴四经的引经药。它在脏主血，在经主气。如果想要药力上升，则用柴胡根，以酒浸；如果想要药力下降，则用柴胡梢。

徐之才说：与半夏相使，恶皂荚，畏女菀、藜芦。

李时珍说：柴胡入手、足少阳经，须佐黄芩同用；入手、足厥阴经，则佐黄连同用。

［主治］主治心腹疾病，祛胃肠中结气，及饮食积聚，并能除寒热邪气，推陈致新。久服可轻身，明目，益精。《神农本草经》

除伤寒心下烦热，各种痰热壅滞，胸中气逆，五脏间游气，大肠停积水胀及湿痹拘挛。也可煎汤洗浴。《名医别录》

治热痨骨节烦痛，热气肩背疼痛，劳乏羸瘦，还能下气消食，宣畅气血，治流行病的发热不退有效，单独煮服，效好。（甄权）

补五劳七伤，除烦止惊，益气力，消痰止咳，润心肺，添精髓，治健忘。《日华子诸家本草》

除虚劳，散表热，祛早晨潮热，寒热往来，胆热口苦，妇人胎前产后各种发热，心下痞满，胸胁痛。（张元素）

治阳气下陷，平降肝胆、三焦、心包络的相火，疗头痛眩晕，目昏赤痛障翳，耳鸣耳袭，各种疟疾及痞块寒热，妇人热入血室，月经不调，小儿痘疹余热，五疳羸热。（李时珍）

【发明】苏颂说：张仲景治伤寒，有大、小柴胡及柴胡加龙骨、柴胡加芒硝等汤，所以后来的人治疗寒热，柴胡是最重要的药物。

李时珍说：劳有五劳，病在五脏。如果劳在肝、胆、心及心包有热，或少阳经寒热往来者，柴胡为手、足厥阴少阳必用之药。劳在脾胃有热或阳气下陷，则柴胡为引清气、退热的必用之药，只有劳在肺、肾的，不能用柴胡。然而李东垣说诸劳有热者宜加用柴胡，无热则不加。又说各经的疟疾，都以柴胡为君药。十二经疮疽，须用柴胡以散结聚。如此说来，则肺疟、肾疟、十二经疮疽及发热者都可用柴胡。但用药时必须认真分析疾病的原因，辨证施治，合理的加减用药。寇氏不分脏腑经络热无热，就说柴胡不治劳伤，一概否定，这是不合理的。

【附方】**1. 伤寒余热，伤寒之后，邪入经络，体瘦肌热**：柴胡四两、甘草一两，每次用三钱，加水一盏，煎服。**2. 小儿骨热，表现为遍身如火，日渐黄瘦，盗汗、咳嗽、烦渴**：柴胡四两、丹砂三两，共研为末，用猪胆汁拌匀，放在饭上蒸熟后做成绿豆大的药丸。每次服一丸，用桃仁、乌梅汤送下，一日三次。**3. 虚劳发热**：柴胡、人参等份，每次取三钱，加姜枣同水一起煎服。**4. 湿热黄疸**：柴胡一两，甘草二钱半，白茅根一小把，加水一碗，煎至七分，时时服用，一日服完。**5. 眼睛昏暗**：柴胡六铢，决明子十八铢，共研为末，过筛，用人乳调匀，敷眼上。**6. 积热下痢**：柴胡、黄芩等份，半酒半水煎至七成，浸冷后空腹服下。

考证与传说

【柴胡的传说】

在秦代有个胡进士，家里雇了一个叫郑阿三的长工。一天，阿三病了，时而高烧，时而发冷。胡进士怕他的病会传染，叫他带上工钱离去。阿三离开胡家，走到一片茫茫湖水边，晕倒在草丛边。醒后口渴就喝湖水，饥饿就吃草叶。阿三的寒热病竟不治而愈。康复了的阿三，又回到胡家。此时，胡家少爷正患着与阿三同样的病，阿三便返回为少爷采药，没过几日，胡少爷的寒热病也痊愈了。郑阿三因而名声大起，人们为了纪念此草治疗胡少爷的病有功，干脆为其取名为“柴胡”。

前胡

草部 | 山草类

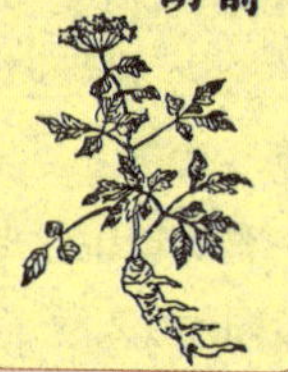

产地分布：主产于安徽和江西等地。

成熟周期：冬季至次年春茎叶枯萎或未抽花茎时采挖。

形态特征：根圆柱形或圆锥形，有少数枝根，表面棕色至黑棕色，有浅直细纵皱纹。

功效：散风清热，降气化痰。

【释名】李时珍说：按孙愐《唐韵》中写成湔胡，名义不清楚。

【集解】《名医别录》载：前胡二月、八月采根晒干。

前胡

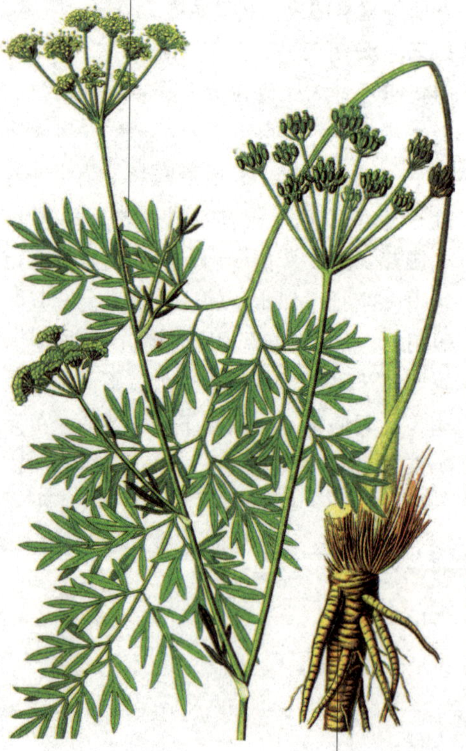

苏颂说：现在陕西、梁汉、江淮、荆襄州郡及相州、孟州都有前胡。它春天生苗，青白色像斜蒿。初生时有白茅，长三四寸，味道很香美，又像芸蒿。前胡七月里开白花，与葱花相似；八月结实；根为青紫色。前胡与柴胡相似，但柴胡赤色而脆，前胡黄而柔软，这是两者不同的地方。

雷敩说：凡用前胡，不要误用野蒿根，因为它很像前胡，只是味粗酸。前胡是味甘微带苦。如果误服了野蒿根，会令人反胃。

李时珍说：前胡有好几种，但只以苗高一二尺，色似斜蒿，叶如野菊而细瘦，嫩时可食，秋季开黪白色花，像蛇床子花，其根皮黑，肉白，有香气的为真品。一般以北方所产的为好，故方书中称北前胡。

前胡根

【修治】雷敩说：先用刀刮去表面苍黑的皮和髭土，细锉，用甜竹沥浸泡，使其润，然后放太阳下晒干用。

［性味］味苦，性微寒，无毒。

徐之才说：与半夏相使，恶皂荚，畏藜芦。

［主治］主治痰满，疗胸胁痞塞，心腹气滞，风邪头痛，祛痰实，下气，治伤寒寒热，能推陈致新，明目益精。《名医别录》

单独煮服，能去热实及时行邪气所致的内外俱热。（甄权）

治一切气，破症结，开胃下食，通五脏，主霍乱转筋，骨节烦闷，反胃呕逆，气喘咳嗽，能安胎，疗小儿一切疳气。《日华子诸家本草》

能清肺热，化痰热，散风邪。（李时珍）

【发明】李时珍说：前胡味甘、辛，性微平，为阳中之阴药，主降。它是手足太阴、阳阴经主药，与柴胡纯阳上升入少阳、厥阴经不同。前胡的作用长于降气，所以能治痰热喘咳、痞满呕逆等证。气降则火降，痰亦降，故有推陈致新的作用，为治痰气要药。陶弘景说前胡与柴胡功效相同，这是不对的。它们治疗的病症虽然相同，但归经、主治则不同。

【附方】**小儿夜啼**：取前胡捣碎过筛，用蜂蜜调做成如小豆大的药丸，每天用温水送服一丸，服至五六丸，以病愈为止。

防风

草部 | 山草类

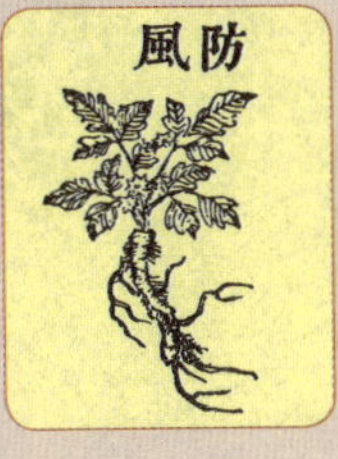

产地分布：东北以及内蒙古、河北、山东、河南、陕西、山西、湖南等地。

成熟周期：春、秋均可采挖。

形态特征：高 30 ~ 80cm，全体无毛。根粗壮，茎基密生褐色纤维状的叶柄残基。

功效：解表祛风，胜湿，止痉。

【释名】又名：铜芸、茴芸、茴草、屏风、蕳根、百枝、百蜚。

李时珍说：防，御的意思。它的作用以治风为要，所以叫防风。屏风是防风的隐语。称芸、茴、蕳，是因为它的花像茴香，气味像芸蒿、蕳蕳兰。

【集解】苏颂说：现在汴东、淮浙各州郡都有防风生长。它的茎叶为青绿色，茎色深而叶色淡，像青蒿但短小些。防风初春时呈嫩紫红色，江东人采来当菜吃，很爽口。它五月开细白花，中心攒聚成大房，像莳萝花；果实像胡荽子但大些；根为土黄色，与蜀葵根相似，二、十月采挖。关中所产的防风在三、六月采挖，但质轻空虚不如齐州所产的好。又有石防风，出自河中府，根像蒿根而色黄，叶青花白，五月开花，六月采根晒干，能治头痛和眩晕。

李时珍说：江淮一带所产的大多是石防风，生长在山石之间。二月采其嫩苗做菜，味辛甘而香，称作珊瑚菜。它的根粗、外形丑，子可作种子。吴绶说，凡入药以黄色润泽的防风为好，白的多沙条，不好用。

［性味］味甘，性温，无毒。

张元素说：防风味辛而甘，性温，气味俱薄，浮而升，属阳，是手、足太阳经的本药。

王好古说：防风又行足阳明、太阴二经，为肝经气分药。

李杲说：防风能制约黄芪，黄芪配上防风同用，其功效愈大，这是相畏相使的配伍。

徐之才说：防风与葱白同用，能行全身气血；与泽泻、藁本同用，能治风病；与当归、芍药、阳起石、禹余粮同用，能治疗妇人子宫虚冷。防风畏萆薢，能解附子毒，恶藜芦、白敛、干姜、芫花。

［主治］主大风，恶风头痛眩晕及风邪所致的视物不清，风行周身，骨节疼痛，烦满，久服身轻。《神农本草经》

疗胁痛，肝风，头风，四肢挛急，破伤风。《名医别录》

治三十六种风病，男子一切劳伤，能补中益神，治疗目赤肿痛，遇风流泪及瘫痪，通利五脏关脉，治五劳七伤，羸损盗汗，心烦体重，能安神定志，匀气脉。《日华子诸家本草》

治上焦风邪，泻肺实，散头目中滞气，

防风

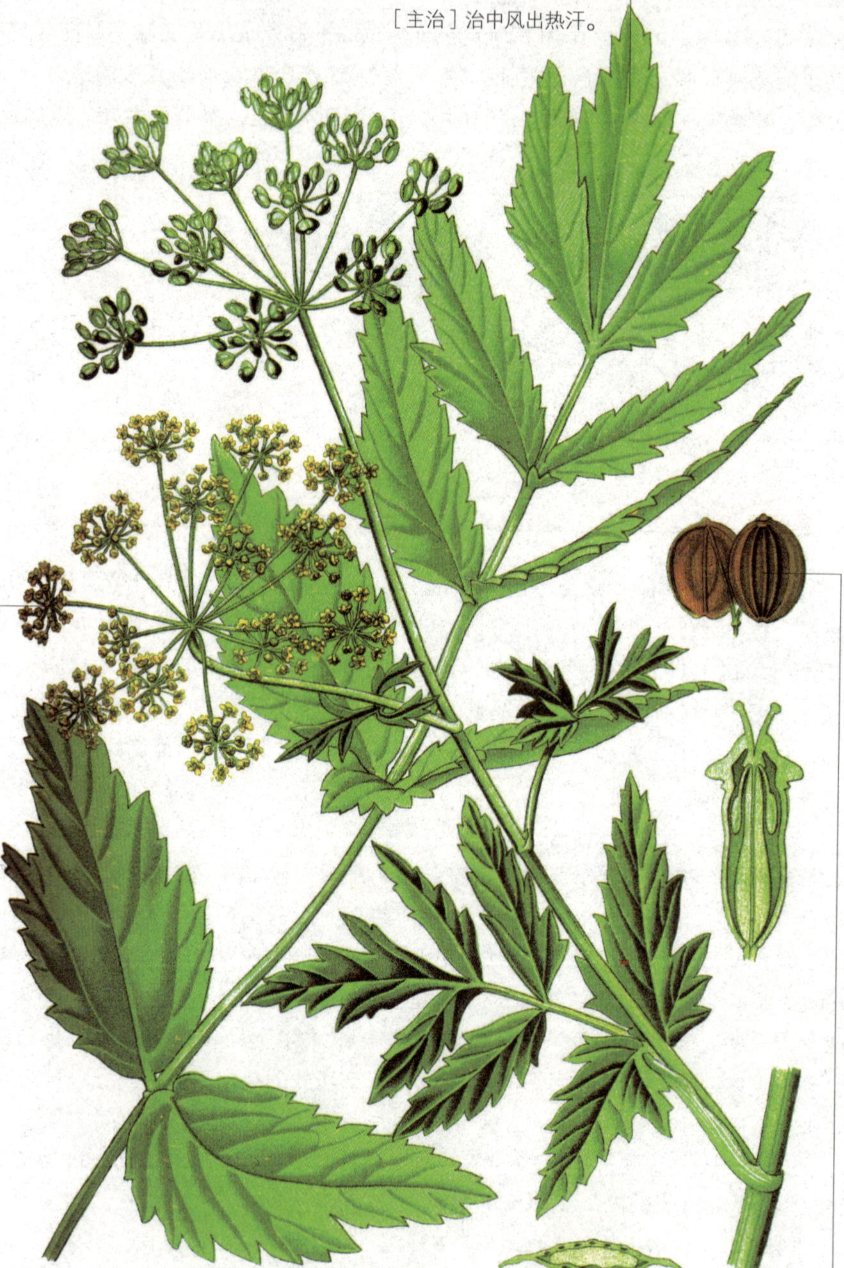

经络中留湿。主上部出血证。（张元素）

能疏肝理气。（王好古）

防风叶

［主治］治中风出热汗。《名医别录》

防风花

［主治］治四肢拘急、不能走路、经脉虚羸、骨节间痛、心腹痛。（甄权）

防风子

［主治］治风证力强，可调配食用。（苏恭）

【发明】张元素说：防风，治风通用。治上半身风证，用防风身；治下半身风证，用防风梢。防风是治风祛湿的要药，因风能胜湿。它还能泻肺实，如误服会泻人上焦元气。

李杲说：防风治周身疼痛，药效较弱，随配伍引经药而至病所，是治风药中的润剂。如果补脾胃，非防风引用不可。凡项背强痛，腰痛不能转身，为手足太阳证，正应当用防风。凡疮在胸膈以上，虽然没有手足太阳证，也应当用防风。因防风能散结，祛上部风邪。病人身体拘挛者，属风邪所致，各种疮痈见此证也须用防风。

【附方】**1. 自汗不止**：防风（去芦）研为末，每次用浮小麦煎汤送服二钱。又方：防风用麸炒过，用猪皮煎汤送服。注：芦头是指接近根部的叶柄残基。**2. 盗汗**：防风二两、川芎一两、人参半两，共研为末，每次服三钱，临睡时服。**3. 消风顺气，治老年人便秘**：防风、枳壳（麸炒）各一两，甘草半两，共研为末，每次用白开水送服二钱，饭前服。**4. 偏正头痛**：防风、白芷等份，研为末，蜂蜜调制成弹子大的丸子。每次嚼服一丸，用清茶送服。**5. 小儿囟门久不闭合**：防风、白及、柏子仁等份，研为末，用乳汁调涂囟门，一天换药一次。**6. 妇人崩漏，用独圣散**：将防风去芦头，炙赤后研为末。每次服用一钱，用面糊酒调服。另方：加炒黑蒲黄等份。

独活

草部｜山草类

产地分布：陕西南部、四川和云南等地。

成熟周期：花期 7 月，果期 10 月。

形态特征：根粗厚而长，叶为 1 ~ 3 回羽状复叶，叶轴和羽片轴几无毛至疏被微柔毛。

功效：疏风解毒，活血祛瘀，止痛。

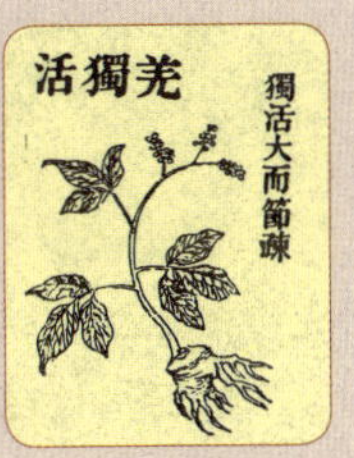

【释名】又名：羌活、羌青、独摇草、护羌使者、胡王使者、长生草。

陶弘景说：一茎直上，不随风摇动，所以叫作独活。

《名医别录》载：此草得风不摇，无风自动，所以名独摇草。

李时珍说：独活以羌中所产的为好，所以有羌活、胡王使者等名称。它们是同一种植物的两个品种，正如川芎、抚芎；苍术、白术之义，只是入药使用时稍有不同，后人便以为它们是两种植物。

【集解】苏颂说：独活、羌活现在以产自蜀汉的为好。它们春天生苗叶如青麻；六月开花成丛，有黄有紫。结实时叶黄的，是夹石上所生；叶青的，是土脉中所生。《神农本草经》上说二者属同一类，现在的人以紫色而节密的

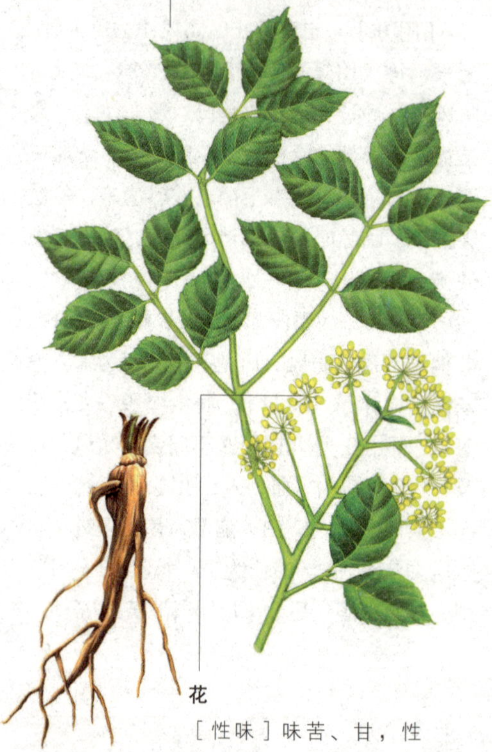

为羌活，黄色而成块的是独活。大抵此物有两种：产自西蜀的，黄色，香如蜜；产自陇西的，紫色，秦陇人叫作“山前独活”。

李时珍说：按王贶所说，羌活须用紫色有蚕头鞭节的。独活是极大羌活有臼如鬼眼的。

独活根

【修治】李时珍说：去皮或焙干备用。

[性味]味苦、甘，性平，无毒。

张元素说：独活性微温，味甘、苦、辛，气味俱薄，浮而升，属阳，是足少阴行经气分之药。羌活性温，辛苦，气味俱薄，浮而升，也属阳，是手足太阳行经风药，也入足厥阴、少阴经气分。

[主治]主治外感表证，金疮止痛，奔豚气、惊痫，女子疝瘕。久服轻身耐老。《神农本草经》

疗各种贼风，全身关节风痛，新久者都可。《名医别录》

独活：治各种中风湿冷，奔喘逆气，皮肤苦痒，手足挛痛劳损，风毒齿痛。羌活：治贼风失音不语，手足不遂，口面歪斜，全身皮肤瘙痒。（甄权）

羌活、独活：治一切风证，筋骨拘挛，骨节酸疼，头旋目赤疼痛，五劳七伤，利五脏及伏水汽。《日华子诸家本草》

治风寒湿痹，酸痛不仁，诸风掉眩，颈项难伸。（李杲）

祛肾间风邪，搜肝风，泻肝气，治项强及腰脊疼痛。（王好古）

散痈疽败血。（张元素）

【发明】张元素说：风能胜湿，所以羌活能治水湿。独活与细辛同用，治少阴头痛。头晕目眩者，非此不能除。羌活与川芎同用，治太阳、少阴头痛，能利关节，治督脉疾病，脊强而厥。

王好古说：羌活是足太阳、厥阴、少阴经的药物，与独活不分作两种。后人因羌活气雄，独活气细，所以雄者治足太阳风湿相搏。头痛、肢节痛、一身尽痛者，非此不能除。细者治足少阴伏风。头痛、两足湿痹、不能动止者，非此不能治，而不治太阳之证。

李时珍说：羌活、独活都能祛风湿，利关节，但二者气味有浓淡的差别。《素问》中说，从下而上者，引而去之。羌活、独活两药味苦辛，性温，为阴中之阳药，所以能引气上升，通达周身而散风胜湿。

【附方】**1. 中风口噤，通风发冷，不知人事：**独活四两，加好酒一升，煎至半升饮服。**2. 中风失语：**独活一两，加酒二升，煎至一升；另用大豆五合，炒至爆裂，以药酒热投，盖好。过一段时间，温服三合，不愈可再服。**3. 热风瘫痪：**羌活二斤，枸子一斤，共研为末，每次用酒送服方寸匕，一日三次。**4. 产后中风，语涩、四肢拘急：**羌活三两研成末，每次取五钱，加酒、水各一盏，煎成一盏服用。**5. 产后虚风：**独活、白鲜皮各三两，加水三升，煮成二升，分三次服。能喝酒者可加酒同煮。**6. 产后腹痛或产肠脱出：**羌活二两，酒煎服。**7. 妊娠浮肿或风水浮肿：**羌活、萝卜子共炒香，只取羌活研成细末。每次用温酒调服二钱，第一天服一次，第二天服二次，第三天服三次。**8. 历节风痛：**独活、羌活、松节等份，用酒煮过，每天空腹饮一杯。**9. 风牙肿痛：**用独活煮酒，趁热漱口。又方：独活、地黄各三两，共研末，每取三钱，加水一盏煎，连渣温服，睡前再服一次。**10. 喉痹口噤：**羌活三两，牛蒡子二两，水煎至一盅，加白矾少许，灌服。**11. 眼睑下垂、疼痛难忍，或兼便血，病名肝胀：**用羌活煎汁，服数盏后病自愈。**12. 太阳头痛：**羌活、防风、红豆等份，共研为末，每取少许吸鼻。

升麻

草部｜山草类

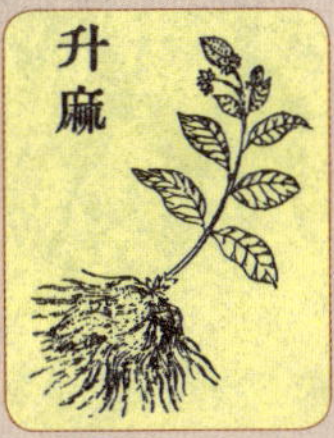

产地分布：主产于辽宁、吉林、黑龙江、河北、山西、陕西、四川、青海等地。

成熟周期：秋季采挖。

形态特征：不规则的长形块状，呈结节状。表面黑褐色或棕褐色，有坚硬的细须根残留。

功效：发表透疹，清热解毒，升举阳气。

【释名】又名：周麻。

李时珍说：此物叶像麻，性上升，所以叫升麻。在张揖《广雅》及《吴普本草》中，升麻又名周升麻。此周应该指的是周地，就像现在人们称川升麻的意思。现在《名医别录》作周麻，如果不是省文，那就是缺文造成的错误。

【集解】《名医别录》载：升麻生长在益州山谷，二月、八月采根，晒干。

陶弘景说：从前以产自宁州的最好，形细而黑，非常坚实。现在则唯以益州所产的为好。好的升麻细削，皮呈青绿色，叫作鸡骨升麻。北方也有升麻，但形虚大，呈黄色。建平也有升麻，只是形大味薄，不堪用。有人说它是落新妇的根，其实不是。它们只是外形相似，气味完全不同。落新妇也能解毒，取其叶作小儿浴汤，主惊忤。

陈藏器说：落新妇，现在的人多叫它作小升麻。它的功用同于升麻，只是大小不同。

苏颂说：现在蜀汉、陕西、淮南州郡都产升麻，以蜀川所产的为好。升麻春天生苗，高三尺多；叶像麻叶，为青色；四、五月开花，像粟穗，白色；六月以后结实，黑色；根像蒿根，紫黑色，多须。

升麻根

【修治】雷敩说：采得升麻后刮去粗皮，用黄精汁浸泡一夜，晒干，锉碎蒸后再晒干用。

李时珍说：现在人只取里白外黑而紧实，称作鬼脸升麻的去须及头芦，锉碎用。

［性味］味甘、苦，性平、微寒，无毒。

李杲说：升麻引葱白，散手阳明经风邪；引石膏，止阳明经齿痛；人参、黄芪，

升麻

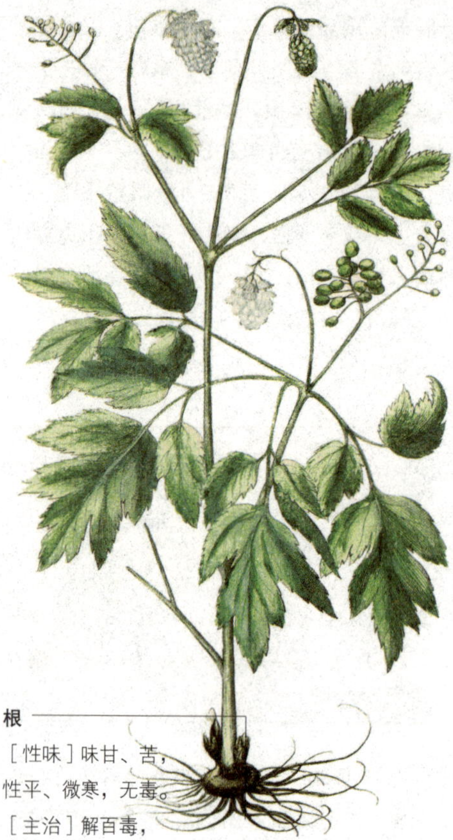

［性味］味甘、苦，性平、微寒，无毒。
［主治］解百毒，辟瘟疫瘴气、邪气蛊毒。

考证与传说

【青梅竹马】

西周时期，有一户姓赵的人家，妻子得了子宫脱垂病，久治不愈，渐入膏肓。父女二人束手无策。最后女儿青梅贴出了治病招亲的告示。说来也巧，有一个穷苦的青年，以采药为生。他梦见一位老神仙对自己说："竹马送来日，洞房花烛时。"第二天，他就听说了青梅家治病招亲的事。于是，他背上药篓去找"竹马"，终于找到竹马，为青梅娘治好了病。青梅和那位青年成了亲。人们由此知道了"竹马"的神奇功效。天长日久，"竹马"被传成了"升麻"。

不用升麻引，不能上行。

李时珍说：升麻与柴胡同用，引升发之气上行；与葛根同用，能发阳明之汗。

［主治］解百毒，辟瘟疫瘴气、邪气蛊毒，入口皆吐出，治中恶腹痛，流行疾病，头痛寒热，风肿诸毒，喉痛口疮。久服不夭，轻身长年。《名医别录》

有安神定志作用，治疗癔症、痞积及游风肿毒。《日华子诸家本草》

小儿惊痫，热壅不通，疗痈肿、豌豆疮，煎汤用绵沾拭疮上。（甄权）

治阳明头痛，补脾胃，去皮肤风邪，解肌肉间风热，疗肺痿咳唾脓血，能发浮汗。（张元素）

治牙根浮烂恶臭，太阳鼻衄，是疮家的圣药。（王好古）

能消斑疹，行瘀血，治阳陷眩晕，胸胁虚痛，久泄下痢，后重遗浊，带下崩中，血淋下血，阳痿足寒。（李时珍）

【发明】张元素说：补脾胃药，不用升麻引经不能取得效果，治脾痹证没有它也不能消除。升麻的功用有四：一是手、足阳明引经药；二能升发阳气到至阴之下；三能除头顶及皮肤的风邪；四可治阳明经头痛。

李时珍说：升麻引阳明清气上升，柴胡引少阳清气上行。升麻是禀赋素弱、元气亏虚及劳役饥饱生冷内伤，脾胃引经药中最重要的一味药。升麻葛根汤是发散阳明风寒的方药，时珍用来治阳气郁遏及元气下陷所致各种疾病，红眼病，都有很好的疗效。又升麻能解痘毒，但只有在初起发热的时候可用来解毒；痘已出后，气虚或泄泻者，也可稍稍用些；其升麻葛根汤，在发斑后切记不可用，因其能发散。本草书中以升麻为解热毒、吐蛊毒的要药，那是因为升麻为阳明经本经药，而性又上升的缘故。

【附方】**1. 豌豆斑疮，由头面传及躯体，状如火烧疮，都有白浆，此为恶毒之气所**

致：用蜂蜜煎升麻，随时取食。并以水煮升麻，用棉花沾药汁拭洗疮。**2. 清瘴明目，用七物升麻丸**：升麻、犀角、黄芩、朴硝、栀子、大黄各二两，豆豉二升，微熬后同捣为末，蜂蜜调做成梧桐子大的药丸。如果觉得四肢发热，大便困难时，即服三十丸，取微利为度。如果四肢小热，只需在饭后服二十丸。**3. 突发肿毒**：用升麻磨醋，频频涂搽患处。**4. 喉痹作痛**：取升麻片含咽，或者用升麻半两煎服，取吐。**5. 胃热牙痛**：用升麻煎汤乘热含嗽并咽下。方中也可以加生地黄。**6. 口舌生疮**：升麻一两、黄连三分，研为末，用棉裹药末含咽。**7. 热痱瘙痒**：升麻煎汤内服，并外洗痱子。**8. 产后恶露不净**：升麻三两，加清酒五升，煮取二升，分两次服，当排出恶物。**9. 解莨菪、野葛、蛊毒等**：升麻煮汁，频服。

苦参

草部 | 山草类

产地分布：全国均产。

成熟周期：3、8、10 月采根。

形态特征：单数羽状复叶，小叶披针形至线状披针形，顶端渐尖，背面有平贴柔毛。

功效：清热燥湿，杀虫，利尿。

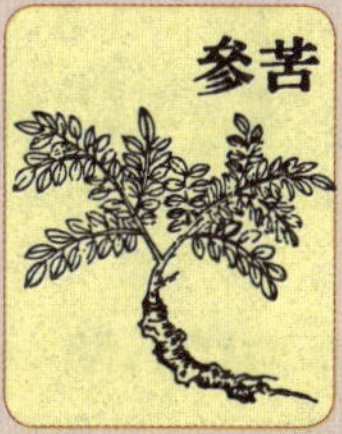

【释名】又名：苦蘵、苦骨、地槐、水槐、菟槐、骄槐、野槐、白茎、芩茎、禄白、陵郎、虎麻。

李时珍说：苦是以味道命名，参是以功效命名，槐是以叶的形状命名。苦蘵与菜部的苦蘵为同名异物。

【集解】《名医别录》载：苦参生长在汝南山谷、田野，三、八、十月采根晒干。

陶弘景说：苦参的叶像槐叶，开黄色花，子作荚状，根的味道很苦。

苏颂说：苦参的根为黄色，长五寸至七寸，两指粗细；三至五茎并生，苗高三、四尺左右；叶为碎青色，很像槐叶，春生冬凋。它的花是黄白色；七月结实像小豆子；五、六、八、十月采根晒干。河北生长的没有花和子。

李时珍说：七八月结角像萝卜子，角内有子二三粒，像小豆而坚硬。

苦参根

【修治】雷敩说：采来苦参根，用糯米浓泔汁浸一夜。它的腥秽气都浮在水面上，须重重淘过，蒸后晒干切用。

［性味］味苦，性寒，无毒。

徐之才说：与玄参相使，恶贝母、菟丝、漏芦，反藜芦。

李时珍说：伏汞，制雌黄、焰消。

［主治］主心腹结气，症瘕积聚，黄疸，小便淋沥，能逐水，除痈肿，补中，明目止泪。《神农本草经》

养肝胆气，安五脏，平胃气，开胃轻身，定志益精，利九窍，除伏热肠澼，止渴醒酒，治小便黄赤，疗恶疮、阴部瘙痒。《名医别录》

用酒浸泡饮用，治疥疮杀虫。（陶弘景）

治恶虫、胫酸。（苏恭）

治热毒风，皮肌烦躁生疮，赤癞眉脱，除大热嗜睡，治腹中冷痛，中恶腹痛。（甄权）

能杀疳虫。炒存性，用米汤送服，治

序例 百病主治 水部 火部 土部 金石部 草部 谷部

肠风泻血及热痢。《日华子诸家本草》

【发明】张元素说：苦参味苦气沉纯阴，是足少阴肾经的君药。治本经须用，能逐湿。

苏颂说：古今方中苦参用来治风热疮疹最多。

李时珍说：子午乃少阴君火对化，所以苦参、黄檗之苦寒均能补肾，取其苦能燥湿、寒能除热。热生风，湿生虫，所以苦参又能治风杀虫。但只有肾水弱而相火胜者，用之合适。火衰精冷、真元不足及年老者，不可用。《素问》载，五味入胃，各归其所喜脏腑，久而增气。气增日久则令人夭折。所以，久服黄连、苦参反而生热。气增不已，则脏气有偏胜，偏胜则脏有偏绝，所以会突然夭折。这是因为药不具备四气五味，如果长期服用，虽暂时有效，但久了就会夭折。张从正也说，凡药皆毒。即使是甘草、苦参，也不能说不毒。长期服用则五味各归其脏，必有偏胜气增的祸患，各种药物都是如此。至于饮食也是同样的道理。

【附方】**1. 热病发狂**：苦参末加蜂蜜调成丸子，如梧桐子大，每次用薄荷汤送服十丸。也可取苦参末二钱，水煎服。**2. 伤寒结胸**：伤寒流行时，感病四、五日，胸满痛，高热，用苦参一两，醋三升，煮至一升二合，服后取吐即愈。另外，服药后盖厚衣被发汗为好。治流行感冒，不用苦参、醋药不能解。**3. 谷疸食劳，表现为进食后头昏，心慌不安而发黄，这是因饥饱失调，胃气熏蒸所致**：用苦参三两，龙胆草一合，共研为末，加牛胆汁调成梧桐子大有药丸，每次服五丸，用生大麦苗汁送服，一日三次。**4. 小儿身热**：用苦参煎汤洗浴。**5. 热毒脚肿**：用苦参煮酒泡脚。**6. 梦遗食减**：白色苦参三两，白术五两，牡蛎粉四两，共研为末；另取雄猪肚一具洗净，放沙罐中煮烂熟，石臼捣和药末，干则加汁，做成小豆大的药丸，每次用米汤送服四十丸。一日三次。**7. 血痢不止**：苦参炒焦，研为末，水调做成梧桐子大的丸子，每次用米汤送服十五丸。**8. 脱肛**：苦参、五倍子、陈壁土等份，煎汤熏洗患处，并用木贼外敷。**9. 产后受风，四肢烦热**：头痛者，用小柴胡汤；头不痛者，用苦参二两，黄芩一两，生地黄四两，加水八升，煎取二升，分数次服用。**10. 齿缝出血**：苦参一两、枯矾一钱，共研为末，每天揩牙三次，效果好。**11. 鼻渊流脓，涕腥臭**：苦参、枯矾各一两，生地黄汁三合，加水二盏，煎取三合，随时少许滴鼻。**12. 肺热生疮，满身都是**：用苦参末、粟米饭团成梧桐子大的丸子，每次空腹服五十丸，用米汤送服。**13. 遍身风疹，痒痛不可忍，涎痰也多，夜不能睡**：用苦参末一两，另用皂角二两，在水一升中揉滤取汁，于瓦器内熬成膏，同药末和成梧桐子大的丸子。每次用温水送服三十丸，饭后服。**14. 上下各种瘘管**：用苦参五升，在苦酒一斗中浸泡三四天后服用，直至病愈。**15. 汤火伤灼**：用苦参末调油外敷伤处。**16. 赤白带下**：苦参二两、牡蛎粉一两五钱，共研为末；另取雄猪肚一个，加水三碗煮烂后，再捣成泥，同药末和成丸子，如梧桐子大。每次用温酒送服百丸。

考证与传说

【考证】

苦参最早载于《神农本草经》，列为中品。《本草经集注》载："今出近道，处处有。叶极似槐树，故有槐名。花黄，子作荚，根味至苦恶。"《本草图经》载："其根黄色，长五七寸许，两指粗细。三五茎并生，亩高三四尺以来。叶碎青色，极似槐叶，故有水槐名。春生冬调。其花黄白，七月结实如小豆子。"《本草纲目》曰："苦以味名，参以功名。"以上所述均与今用苦参的形态相符合。

白鲜

草部 山草类

产地分布：主产于辽宁、河北、四川、江苏等地。

成熟周期：4月、5月采根。

形态特征：根肉质，淡黄白色，羽状复叶，总状花序顶生，花大，白色或淡紫色。

功效：主治湿疹，疥癣，风湿热痹等症。

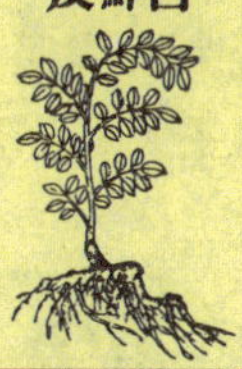

【释名】又名白膻、白羊鲜、地羊鲜、金雀儿椒。

【集解】《名医别录》载：白鲜皮生长在上谷川谷及冤句，四、五月采根阴干。

白鲜

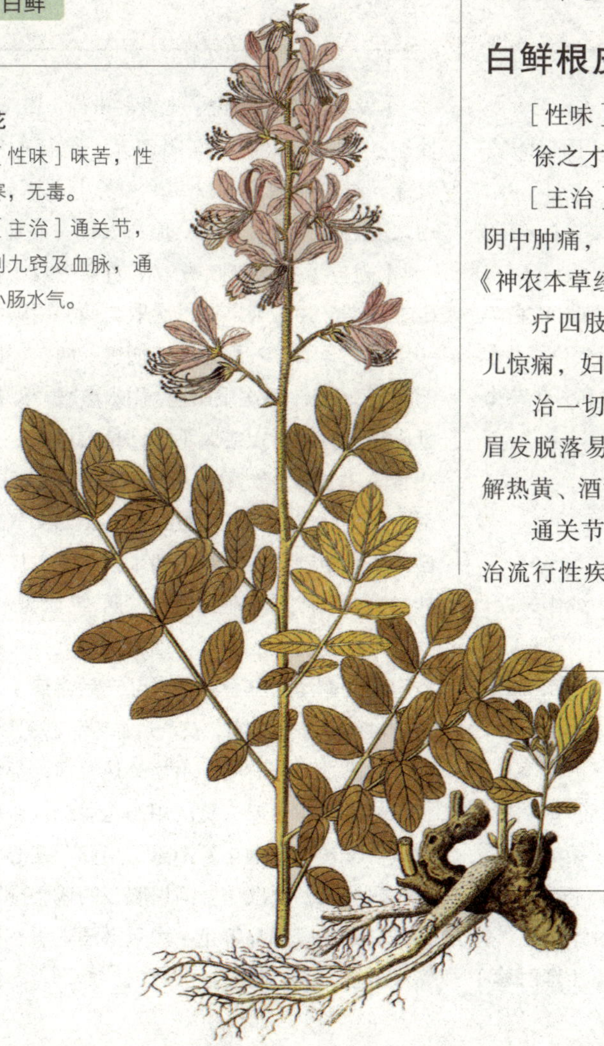

花

［性味］味苦，性寒，无毒。

［主治］通关节，利九窍及血脉，通小肠水气。

叶

［性味］味苦，性寒，无毒。

［主治］治一切热毒风、恶风。

根

［性味］味苦，性寒，无毒。

［主治］主头风黄疸，咳逆淋沥。

苏颂说：现在河中、江宁府、滁州、润州都有。白鲜苗高一尺多，茎为青色，叶稍白，像槐叶，也像茱萸。它四月开淡紫色的花，像小蜀葵花。其根像小蔓青，皮是黄白色，实心。当地人采它的嫩苗当菜吃。

白鲜根皮

［性味］味苦，性寒，无毒。

徐之才说：恶螵蛸、桔梗、茯苓、萆薢。

［主治］主头风黄疸，咳逆淋沥。女子阴中肿痛，湿痹死肌，不能屈伸起止走路。《神农本草经》

疗四肢不安，时行腹中大热饮水，小儿惊痫，妇人产后余痛。《名医别录》

治一切热毒风、恶风，风疮疥癣赤烂，眉发脱落易断，肤冷麻木，壮热恶寒。能解热黄、酒黄、急黄、谷黄、劳黄。（甄权）

通关节，利九窍及血脉，通小肠水气，治流行性疾病，头痛眼疼。白鲜花也有这

序例 百病主治 水部 火部 土部 金石部 草部 谷部

些功效。《日华子诸家本草》

治咳嗽。（苏颂）

【发明】李时珍说：白鲜皮性寒善行，味苦性燥，是足太阴、阳明经去湿热的药物，兼入手太阴、阳明经，是治疗各种黄疸病和风痹的重要药物。许多医生只将它用于疮科，这是粗浅的。

【附方】**产后中风，但体虚不能服用其他药物的病人**：将白鲜皮用新汲水三升，煮取一升，温服。

延胡索 草部｜山草类

产地分布：主产于浙江，江苏、山东、河北等地。

成熟周期：花期4月，果期5～6月。

形态特征：块茎不规则扁球形或倒圆锥形，表面灰黄色或黄棕色，有网状细皱纹，上端有略凹的茎痕，底部中央略凹呈脐状，有圆锥状小凸起。

功效：活血，利气，止痛。

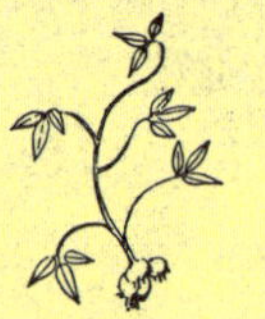

【释名】又名：玄胡索。

王好古说：此草名玄胡索，因避宋真宗讳，故改玄为延。

【集解】陈藏器说：延胡索生长在奚地，从安东道运来，根像半夏，色黄。

李时珍说：奚地就是东北夷地。现在二茅山西上龙洞有栽种。每年寒露后栽种，立春后生苗，叶如竹叶样，三月长三寸高，根丛生像芋卵，立夏后挖取。

延胡索根

[性味]味辛，性温，无毒。

王好古说：味苦、辛，性温，纯阳，浮，入手、足太阴经。

[主治]能破血，疗妇人月经不调，腹中结块，崩漏，产后各种血病，血运，暴血冲上，因损下血。将其煮酒或用酒磨服。《开宝本草》

能除风治气，暖腰膝，止暴腰痛，破症瘕，治跌打损伤瘀血，能落胎。《日华子诸家本草》

治心气小腹痛，有神。（王好古）

散气，治肾气，通经络。（李珣）

能活血利气，止痛，通小便。（李时珍）

【发明】李时珍说：玄胡索味苦、微辛，性温，入手足太阴、厥阴四经，能行血中气滞、气中血滞，所以专治一身上下诸痛，用之恰当特别有效，是活血行气第一品药。

【附方】1.**老少咳嗽**：玄胡索一两，枯矾二钱半，共研为末。每次取二钱，用软糖一块和药含咽。2.**尿血**：玄胡索一两，朴硝七钱半，研末，每次服四钱，用水煎服。3.**热厥心痛，时发时止或久不愈，身热足寒**：玄胡索（去皮）、金铃子肉等份，共研为末，每次用温酒或白开水送服二钱。4.**妇女气血瘀滞的腹中刺痛、月经不调**：玄胡索去皮醋炒，当归酒浸炒各一两，橘红二两，共研为末，酒煮米糊和药做成丸子，如梧桐子大，每次空腹用艾醋汤送服一百丸。5.**产后诸病**：凡产后血污不净，腹满，及产后血晕，心头硬，或寒热不禁，或心闷，手足烦热等病，都可将玄胡索炒后研末，每次用酒送服二钱，很有效。6.**冷气腰痛**：延胡索、当归、桂心等分，研为末，每次用温酒送服三四钱。7.**坠落车马致筋骨疼痛不止**：用豆淋酒送服玄胡索末二钱，一日两次。

延胡索

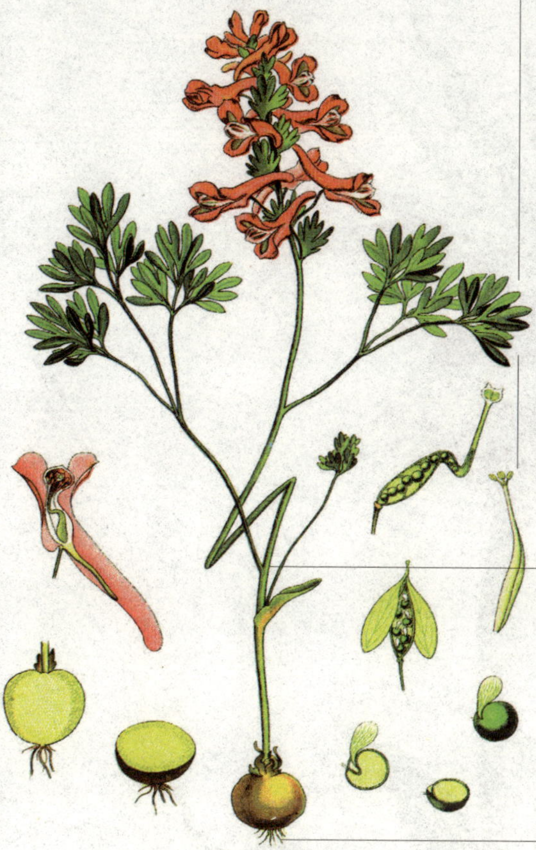

考证与传说

【延胡索的故事】

唐末年间，在浙江东阳有座青山叫作西门岩。有一天，一位老人上山采药时，不慎失足翻落下山，昏迷不醒。儿孙们闻讯赶到，只见他鼻青眼肿，身上青一块，紫一块的。当老人苏醒过来，自觉遍身疼痛，动弹不得。他让后辈挖出身旁野草的球茎，嚼食，并煎水服。过了几天，疼痛即止，红肿亦消，行走也自如了。儿孙们见此药的功效如此神速，便问老人叫什么药，答曰：“延胡索。”从此，延胡索就在这一带应用开来，并逐渐传至其他地方。

茎

［性味］味辛，性温，无毒。

［主治］能治腹中结块，崩漏。

根

［性味］味辛，性温，无毒。

［主治］能破血，疗妇人月经不调。

贝母

草部｜山草类

产地分布：主产于四川、青海、甘肃。

成熟周期：花期6月，果期8月。

形态特征：鳞茎圆锥形或心脏形。表面类白色，较光滑。外层两枚鳞叶大小悬殊，大鳞叶紧裹小鳞叶，小鳞叶露出部分呈新月形，习称“怀中抱月”。

功效：清热润肺，化痰止咳。

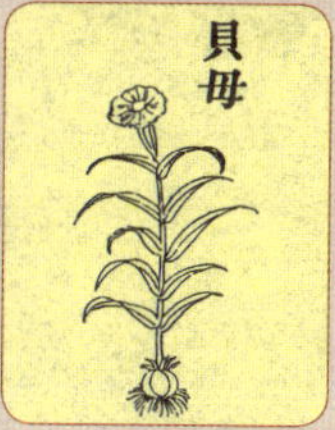

【释名】又名：勤母、苦菜、苦花、空草、药实。

陶弘景说：此草外形像聚贝子，所以名贝母。

李时珍说：苦菜、药实与野苦荬、黄药子同名。

【集解】《名医别录》载：贝母生于晋地，十月采根晒干。

苏颂说：现在河中、江陵府、郢、寿、随、郑、蔡、润、滁州都有贝母。它二月长苗，茎

序例
百病主治
水部
火部
土部
金石部
草部
谷部

贝母

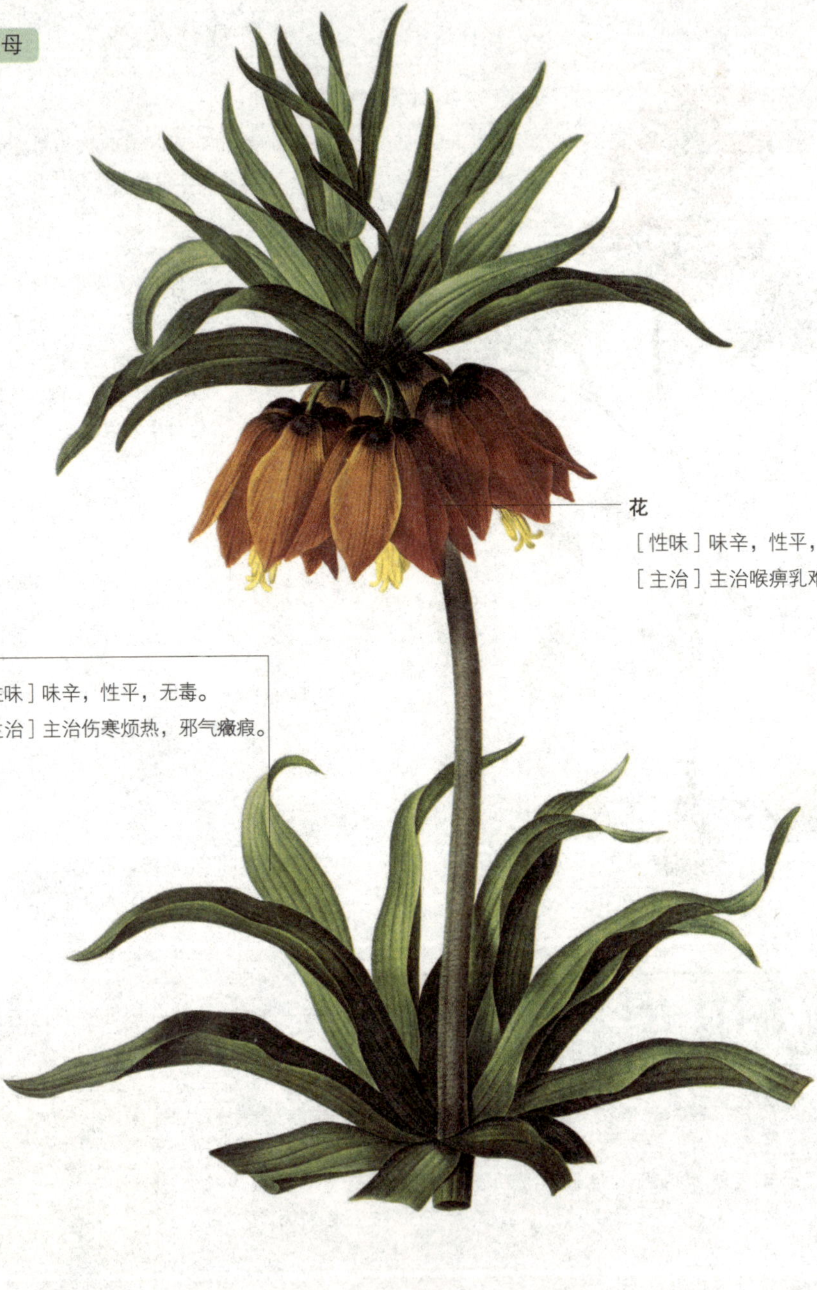

考证与传说

【采收和储藏】

贝母于5月中、下旬地上部茎叶枯萎后收获。挖出鳞茎，立即洗净，大鳞茎先挖出贝心芽，再加工成元宝贝，小个则不挖贝心芽，加工成珠贝。把鲜贝放入加有蚌壳灰的机动撞船里，来回撞击至表皮脱净，浆液渗出为止，粘上蚌灰，随即取出，摊开，日晒，晴天晒3～4小时，稍停1～3小时，再晒，如此反复，使其内潮外透再晒至全干。

细，色青。叶青像荞麦叶，随苗长出。七月开碧绿色花，形如鼓子花。八月采根，根有瓣子，为黄白色，像聚贝子。

贝母根

［性味］味辛，性平，无毒。

徐之才说：厚朴、白薇相使，恶桃花，畏秦艽、莽草，反乌头。

［主治］主治伤寒烦热、小便淋沥、邪气疝瘕、喉痹乳难、破伤风。《神农本草经》

疗腹中结实，心下满，洗邪恶风寒，目眩项直，咳嗽，能止烦热渴，发汗，安五脏，利骨髓。《名医别录》

能消痰，润心肺。将其研末与砂糖做成丸，含服，能止咳。烧灰用油调敷，疗人畜恶疮，有敛疮口的作用。《日华子诸家本草》

主治胸胁逆气，时疾黄疸。研成末用来点眼，可去翳障。用七枚贝母研末用酒送服，治难产及胞衣不出。与连翘同服，主项下瘤瘿。（甄权）

【发明】陈承说：贝母能散心胸郁结之气。

王好古说：贝母是肺经气分之药。张仲景治疗寒实结胸，外无热证的患者，用三物小陷胸汤，也可以用泻白散，因其方中有贝母。成无己说过，辛味散而苦味泄，桔梗、贝母都有苦辛之味，用来下气。

【附方】**1. 化痰降气，止咳解郁，消食除胀**：贝母去心一两，姜制厚朴半两，蜜调做成如梧桐子大的丸子，每次用白开水送服五十丸。**2. 小儿百日咳**：贝母五钱、甘草（半生半炙）二钱，研为末，加砂糖做成芡子大的丸子，每次用米汤化服一丸。**3. 孕妇咳嗽**：贝母去心，用麸炒黄研成末，加砂糖搅拌做成芡子大的药丸，每次含咽一丸。**4. 治乳汁不通，用二母散**：贝母、知母、牡蛎粉等份，研为细末，每次用猪蹄汤调服二钱。**5. 吐血、鼻出血不止**：贝母炮后研为末，用温浆水送服二钱。**6. 小儿鹅口疮，满口白烂**：贝母去心研成细末，每取半钱，加水五分、蜂蜜少许，煎三沸，用药汁涂抹患处，一日涂四五次。**7. 乳痈初起**：用酒送服贝母二钱，再让人吮乳，使之通畅。**8. 紫白癜斑**：贝母、南星等份，研为末，用生姜带汁调药搽患处。

山慈姑 草部 | 山草类

产地分布：分布于我国北部向南至长江流域各省。
成熟周期：3月结子，4月采挖其根。
形态特征：鳞茎卵圆形，有褐色膜质外皮和棕色长绒，内部为白色肉质鳞片。
功效：败毒抗癌，消肿散结。

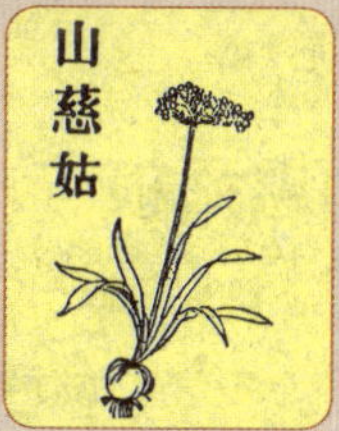

【释名】又名：金灯、鬼灯檠、朱姑、鹿蹄草、无义草。

李时珍说：此药根像水慈姑，花像灯笼而呈红色，所以有以上的各名称。段成式《酉阳杂俎》中说，金灯的花与叶不相见，人们不喜欢种植，称它为无义草。还有试剑草，也叫作鹿蹄草，与此同名。

【集解】李时珍说：山慈姑到处都有。它在冬天生叶，像水仙花的叶子但更窄些。二月中抽一茎，像箭杆，高一尺多。茎端开花白色，也有红色、黄色的，花上有黑点。山慈姑的花是许多花簇成一朵，如丝纽般可爱。它在三月

山慈姑

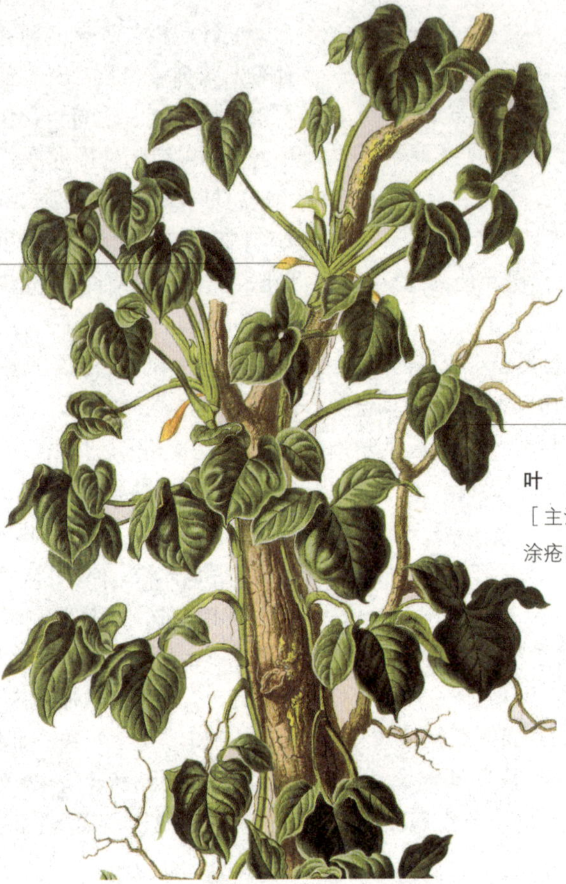

结子，有三棱；四月初苗枯，即可以挖取其根。山慈姑的根像慈姑及小蒜，太迟则苗腐难以寻找。它的根苗与老鸦蒜非常相像，但是老鸦根没有毛，而慈姑有毛壳包裹。使用的时候，将毛壳去掉。

山慈姑根

[性味] 味甘、性微辛，有小毒。

[主治] 治疗痈肿、疮瘘、瘰疬、结核等，用醋磨外敷。（陈藏器）

主治疗肿，攻毒破皮，解各种毒、蛊毒，蛇虫狂犬伤。（李时珍）

【附方】**1. 牙龈肿痛：**用山慈姑的枝、根煎汤，随时漱口。**2. 痈疽疔痛：**山慈姑（连根）同苍耳草等份，捣烂，用好酒一杯，滤出药汁温服。或者将药干研成末，每次用酒送服三钱。**3. 万病解毒丸，又名太乙紫金丹、玉枢丹，能解各种毒，疗诸疮，利关节：**山慈姑去皮，洗净，焙干，取二两；川五倍子洗刮，焙干，取二两；千金子仁白的，研细，用纸压去油，取一两；红牙大戟去芦，洗净，焙干，取一两半；麝香三钱。以上各药一起研为末，加浓糯米汤调和，用木臼细杵，制成一钱一锭的药剂。斟酌病情，或外治，或内服。

山慈姑叶

[主治] 治疮肿，加入蜂蜜捣烂涂疮口，等清血流出，有效。（唐慎微）

用来涂乳痈、便毒，尤其好。（李时珍）

山慈姑花

[主治] 治小便血淋涩痛，同地檗花阴干，每次用三钱，水煎服。《圣惠方》

石蒜

草部 山草类

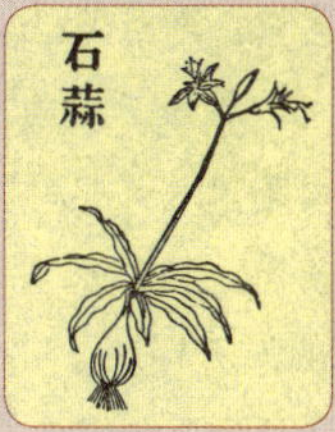

产地分布：分布于长江流域及西南地区。
成熟周期：花期 9 ~ 10 月。
形态特征：多年生草本植物，地下鳞膜肥厚，广椭圆形，外被紫红色薄膜。
功效：解毒，催吐，消肿，杀虫。

【释名】又名：乌蒜、老鸦蒜、蒜头草、婆婆酸、一枝煎、水麻。

【集解】李时珍说：石蒜湿地到处都有，古时称为乌蒜，俗名老鸦蒜、一支箭。它春初长叶，像蒜秧以及山慈姑叶，叶的背面有剑脊，在地里到处生长。七月苗枯后，才从平地上抽出一茎，像箭杆，长一尺左右。茎的顶端开花四五朵，开六次，花为红色，像山丹花的形状而花瓣较长，黄蕊长须。其根的形状像蒜，皮色紫赤，肉白色，九月采收。石蒜有小毒，而《救荒本草》说它炸熟用水浸过后可以食用，那是救荒用。还有一种叶如大韭，四五月抽茎，开的花像小萱花，为黄白色的，叫作铁色箭，功效与石蒜相同。两者都是抽茎开花在一起，叶花不相见，与金灯相同。

石蒜根

［性味］味辛、甘，性温，有小毒。

［主治］主敷肿毒。（苏颂）

治疗疮恶核，可以用水煎服发汗，并把石蒜捣烂外敷伤处。中了溪毒的人，将石蒜用酒煎半升，服下，使其呕吐，效果好。（李时珍）

【附方】**1. 便毒诸疮：**取石蒜捣烂外涂，即消。毒重者，把石蒜洗净，用生白酒煎服，微出汗为好。**2. 子宫下垂：**取石蒜一把，加水三碗，煎成一碗半，去渣熏洗患处。

白茅

草部 山草类

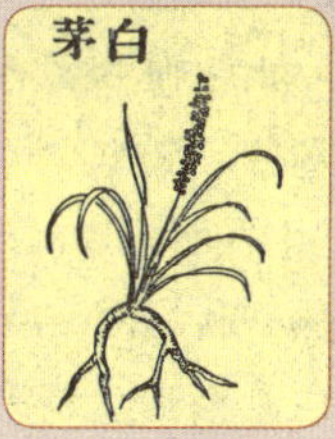

产地分布：主产于辽宁、河北、山西、山东、陕西、新疆等地。
成熟周期：三四月开花，6 月采根。
形态特征：多年生，有长根状茎。叶片条形或条状披针形。
功效：凉血止血。

【释名】根名：茹根、兰根、地筋。

李时珍说：因其叶像矛，所以称为茅。茅根牵连，故谓之茹。茅有好几种，夏季开花的是茅，秋季开花的是菅。两者功效相近但名称不同。《名医别录》不分茅菅为两种，说茅根又名地菅、地筋，而“有名未用”又出地筋一条，也叫菅根。可能二物的根形都像筋，可通用地筋一名，但不能都叫菅，特此更正。

【集解】《名医别录》载：茅根生长在楚地的山谷田野，六月采根。

李时珍说：茅有白茅、菅茅、黄茅、香茅、芭茅数种，叶都相似。白茅短小，三、四月开白花成穗状，结细小果实。它的根很长，白软如筋而有节，味甘，俗称丝茅，可用来苫盖东西及供祭祀时作蒲包用。《神农本草经》所用的茅根，即丝茅根。它的根晒干后，晚上看去有光，腐烂后变为荧火。菅茅只生长在山上，像白茅但更长些。菅茅入秋抽茎，开花成穗状，像荻花。结的果实为黑色，有尖，长一分多，粘在衣服上会刺人。其根短硬像细竹根，无节而味微甘，也可入药，只是功效不及白茅。菅茅也就是《尔雅》所说的白华野菅。黄茅像菅茅，但在茎上长叶，茎下有白粉，根头有黄毛，根很短且细硬无节。它在深秋开花成穗，像菅茅，可以编成绳索，古时名黄菅。《名医别录》所用的菅根即菅茅。香茅又名菁茅、琼茅，生长在湖南及江淮一带，叶有三脊，气味芳香，可以用来做垫子及缩酒。芭茅丛生，叶大如蒲，长六七尺，有两种，即芒。

白茅根

［性味］味甘，性寒，无毒。

［主治］治劳伤虚羸，能补中益气，除瘀血、血闭寒热，利小便。《神农本草经》

治五淋，除肠胃热邪，能止渴坚筋，疗妇人崩漏。《名医别录》

主妇人月经不调，能通血脉，治淋沥。《日华子诸家本草》

止吐血和各种出血，治伤寒哕逆，肺热喘急，水肿黄疸，解酒毒。（李时珍）

【发明】李时珍说：白茅根味甘，能除伏热，利小便，所以能止各种出血、哕逆、喘急及消渴。用来治疗黄疸、水肿，是很好的药物。世人因为它的平凡而忽视它，只知服用苦寒之剂，乃致损伤了冲和之气，这是不知道茅根的妙用！

【附方】**1. 山中辟谷：**凡在深山幽谷中避难可取白茅根洗净，咀嚼或在石头上晒焦捣末，用水冲服方寸匕以充饥。**2. 温病热哕：**用茅根、葛根各半斤切碎，加水三升煎成一升半，每次温饮一盏，哕止即停服。注：胃有伏热，令人胸满，引起气逆，气逆发声称为哕。胃中虚冷，也会致哕。**3. 反胃上气，食入即吐：**茅根、芦根各二两，加水四升，煮至二升，一次服下。**4. 肺热气喘，用如神汤：**取生茅根一把，捣碎，加水二盏，煮成一盏，饭后温服，严重者三服可止。**5. 体虚水肿，小便不利：**用白茅根一大把，小豆三升，加水三升，煮干，去掉茅根吃豆，水从小便排出。**6. 五种黄病，即黄疸、谷疸、酒疸、女疸、劳疸：**用生茅根一把，切细，与猪肉一斤同煨汤吃。**7. 小便热淋：**白茅根四升，加水一斗五升，煮取五升，待冷热合适时饮用，一日三次。**8. 劳伤尿血：**茅根、干姜等份，加蜂蜜一匙，水二杯，煎成一杯服，一日一次。**9. 尿血：**茅根煎汤，频饮为佳。**10. 鼻出血不止：**茅根研成末，每次用淘米水服二钱。**11. 吐血不止：**白茅根一把，用水煎服。另方：白茅根洗净捣汁，每天饮一合。**12. 竹木入肉：**白茅根烧成末，用猪油调涂伤处。

茅针（刚长出来的苗）

［性味］味甘，性平，无毒。

［主治］主治下水。《神农本草经》

治消渴，能破血。（甄权）

通小肠，治鼻出血及暴下血，水煮服用。治恶疮痈肿、软疖未溃的，用酒煮服，一针一孔，二针二孔。生的揉烂，敷金疮可止血。（陈藏器）

茅花

［性味］味甘，性温，无毒。

［主治］煎饮，止吐血、鼻出血及鼻塞。还可敷灸疮不合。（苏恭）

治刀箭金疮，能止血止痛。《日华子诸家本草》

龙胆

草部 | 山草类

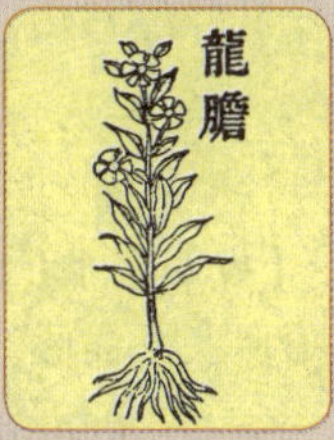

产地分布： 多产于西南高山地区。

成熟周期： 2、8、11、12 月采根阴干。

形态特征： 多年生草本，暗绿色稍带紫色，圆柱状根，根稍肉质，土黄色或黄白色。

功效： 清热燥湿，泻肝定惊。

【释名】又名：陵游。

马志说：本品叶如龙葵，味苦似胆，所以叫龙胆。

龙胆

花

［性味］味苦、涩，性大寒，无毒。

［主治］治小儿壮热骨热、时疾热黄、痈肿口疮。

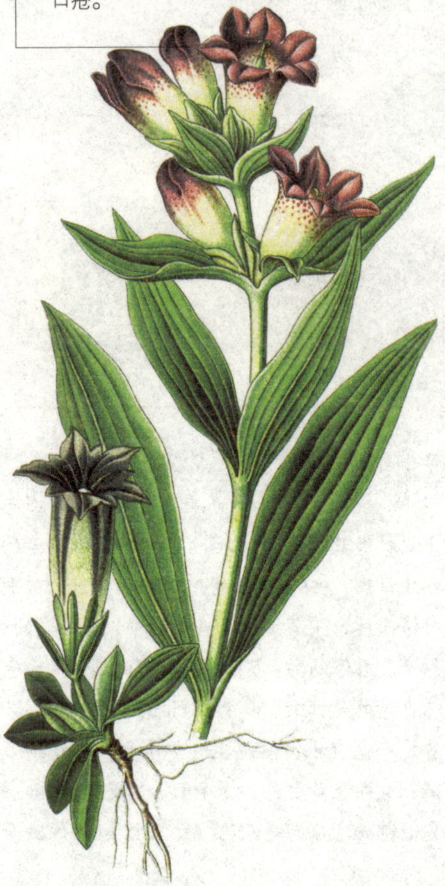

【集解】《名医别录》载：龙胆生长在齐朐山谷及冤句，二、八、十一、十二月采根阴干。

陶弘景说：现在以产自吴兴的为好。它的根形像牛膝，味道很苦。

苏颂说：龙胆的老根是黄白色，地下可抽根十余条，像牛膝而短。其直上生苗，高一尺多；四月生叶如嫩蒜，细茎如小竹枝；七月开花，如牵牛花，呈铃铎状，为青碧色；冬后结子，苗便枯萎，俗称草龙胆。还有一种山龙胆，味苦涩，其叶经霜雪不凋。民间用它来治四肢疼痛。这是与龙胆同类的另一品种，采摘无时。

龙胆根

【修治】雷敩说：采得龙胆后阴干。要用的时候，用铜刀切去须、土、头，锉细，入甘草汤中浸一夜，漉出，晒干用。

［性味］味苦、涩，性大寒，无毒。

雷敩说：空腹服用，令人小便不禁。

徐之才说：与贯众、小豆相使，恶地黄、防葵。

［主治］主骨间寒热，惊痫邪气，续绝伤，定五脏，杀蛊毒。《神农本草经》

除胃中伏热，时气温热，治热泄下痢，去肠中小虫，能益肝胆气，止惊惕。久服益智不忘，轻身耐老。《名医别录》

治小儿壮热骨热，惊痫入心，时疾热黄，痈肿口疮。（甄权）

主客忤疳气，热病狂语，明目止烦，治疮疥。《日华子诸家本草》

去目中黄及目赤肿胀疼痛，瘀肉高起，痛不可忍。（张元素）

退肝经邪热，除下焦湿热之肿，泄膀胱火。（李杲）

疗咽喉痛，风热盗汗。（李时珍）

【发明】张元素说：龙胆味苦性寒，气味俱厚，沉而降，属阴，为足厥阴、少阳经气分药。它的功用有四：一是除下部风湿；二是除下部湿热；三是止脐下至足肿痛；四是治寒湿脚气。龙胆下行的作用与防己相同；如用酒浸过则能上行；外行以柴胡为主，龙胆为使。龙胆是治眼疾必用的药物。

李时珍说：相火寄在肝胆，有泻无补，所以龙胆之益肝胆气，正是因其能泻肝胆的邪热。但是，龙胆大苦大寒，过多服用恐伤胃中生发之气，反而会助火邪，这和长期服用黄连反而从火化的道理一样。《名医别录》中久服龙胆轻身的说法，恐怕不足信。

【附方】**1. 伤寒发狂**：将草龙胆研细，加入鸡蛋清、蜂蜜，化凉开水服二钱。**2. 四肢疼痛**：将山龙胆根切细，用生姜汁浸泡一夜以去其性，然后焙干，捣为末，水煎一钱匕，温服。**3. 谷疸、劳疸**：龙胆一两，苦参三两，研末，加牛胆汁调和做成梧桐子大的药丸，饭前用小麦汤饮服五丸，一日三次。如不愈，可稍稍增加药量。治劳疸，加龙胆一两，栀子仁三至七枚，用猪胆汁调和做丸。注：谷疸因多食而得，劳疸因过劳而得。**4. 一切盗汗**：龙胆草研末，每次服一钱，加猪胆汁两三滴，入温酒少许调服。**5. 小儿盗汗，身热**：龙胆草、防风各等份，研为末，每次服一钱，用米汤调服。也可以做成丸剂或水煎服。**6. 咽喉热痛**：龙胆磨水服。**7. 蛔虫攻心，刺痛，吐清水**：龙胆一两，去头锉碎，加水二盏，煮至一盏，头天晚上禁食，第二天清晨将药一次服完。

细辛

草部｜山草类

产地分布：南起云南，北至黑龙江，西至西藏等地。
成熟周期：5～7月采挖。
形态特征：多年生草本，有细长芳香的根状茎。花单生叶腋，贴近地面，常紫色，钟形。
功效：祛风散寒，通窍止痛，温肺化饮。

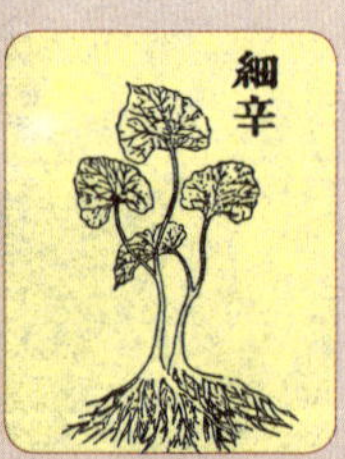

【释名】又名：小辛、少辛。

苏颂说：华州产的真细辛，根细而味极辛，所以称之为细辛。

李时珍说：小辛、少辛都是这个意思。

【集解】《名医别录》载：细辛生于华阴山谷，2、8月采根阴干。

陶弘景说：现在用东阳临海所产的也较好，但味辛烈不及华阴、高丽所产。用的时候要去头节。

李时珍说：按沈括《梦溪笔谈》所说，细辛出自华山，极细而直，柔韧，深紫取消，味极辛，嚼之习习如椒而更甚于椒。《博物志》上说杜衡乱细辛，自古已然。大抵能乱细辛的，不止杜衡，应从根苗、色味几方面来仔细辨别。叶像小葵，柔茎细根，直而色紫，味极辛的是细辛。叶像马蹄，茎微粗，根弯曲而呈黄白色，味也辛的是杜衡。杜衡干则作团，又叫作马蹄香。一茎直上，茎端生叶如伞形，根像细辛，微粗直而呈黄白色，味辛微苦的是鬼督邮。像鬼督邮而色黑的是及己。叶像小桑，根像细辛，

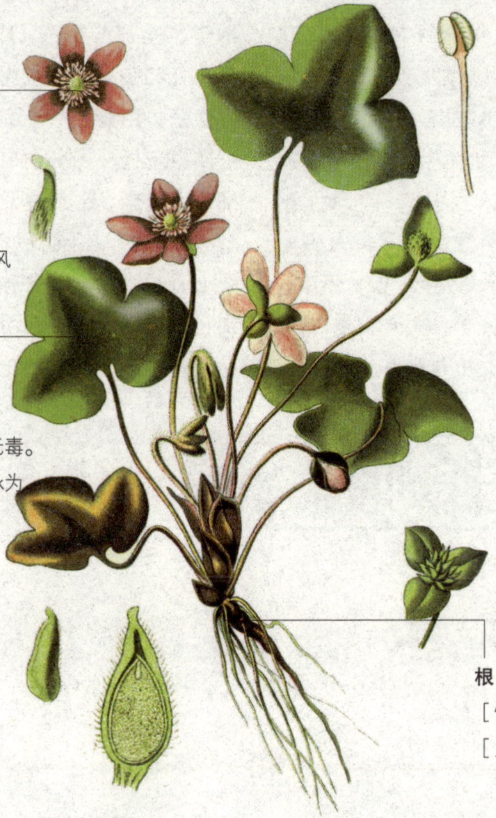

微粗长而呈黄色，味辛而有臊气的是徐长卿。叶像柳而根像细辛，粗长呈黄白色而味苦的是白薇。像白薇而白直，味甘的是白前。

细辛根

【修治】雷敩说：凡使细辛，切去头、土，用瓜水浸一夜，晒干用。必须将双叶的拣去。

[性味] 味辛，性温，无毒。

徐之才说：与曾青、枣根相使。与当归、芍药、白芷、川芎、丹皮、藁本、甘草同用，治妇科疾病；与决明子、鲤鱼胆、青羊肝同用，治目痛。细辛恶黄芪、狼毒、山茱萸。忌生菜、狸肉。畏消石、滑石。反藜芦。

[主治] 治咳逆上气，头痛脑动，关节拘挛，风湿痹痛、死肌。久服明目利九窍，轻身延年。《神农本草经》

能温中下气，破痰利水道，开胸中滞结，除喉痹、鼻息肉，治鼻不闻香臭，风痫癫疾，下乳结，治汗不出，血不行，能安五脏，益肝胆，通精气。《名医别录》

添胆气，治咳嗽，去皮风湿痒，疗见风流泪，除齿痛，血闭，妇人血沥腰痛。（甄权）

含之，能去口臭。（陶弘景）

润肝燥，治督脉为病，脊强而厥。（王好古）

治口舌生疮，大便燥结，起目中倒睫。（李时珍）

【发明】寇宗奭说：治头面风痛，不可缺少细辛。

张元素说：细辛性温，味大辛，气厚于味，属阳，主升，入足厥阴、少阴经血分，是手少阴引经之药。

李时珍说：气厚者能发热，为阳中之阳。辛温能散，所以各种风寒、风湿、头痛、痰饮、胸中滞气、惊痫者，适宜使用。口疮、喉痹、齿痛等病用细辛，取其能散浮热，则火郁亦能发之。辛能泄肺，所以风寒咳嗽上气者，也能用。辛能补肝，所以胆气不足，惊痫眼目等疾病，宜用。辛能润燥，所以能通少阴经及耳窍，便涩的人宜用。

【附方】**1. 中风突然昏倒，不省人事：**用细辛末吹入鼻中。**2. 虚寒呕哕，饮食不下：**细辛去叶半两，丁香二钱半，共研为末，每次用柿蒂汤送服一钱。**3. 小儿客忤，即小儿突然受惊所致面青，口不能言；或惊啼不止：**细辛、桂心末等份，取少许放入小儿口中。**4. 小儿口疮：**细辛末用醋调贴敷肚脐。**5. 口舌生疮，用兼金散：**细辛、黄连等份，研成末外搽患处，用来漱口疗效很好。另一方用细辛、黄檗。**6. 口臭龈齿肿痛、溃烂：**用细辛煎成浓汁，热含冷吐。**7. 鼻中息肉：**用细辛末时时吹鼻。**8. 各种耳聋，用聪耳丸：**将细辛末溶在黄蜡中，团成鼠屎大小丸，棉裹一丸塞耳中。须戒怒气。

徐长卿 草部 | 山草类

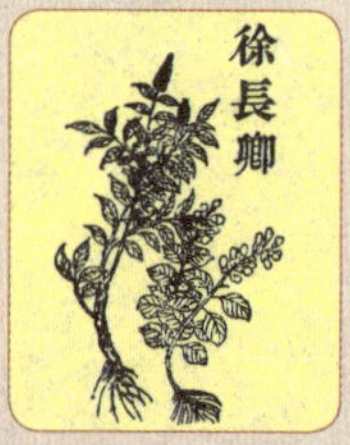

产地分布：主产于山东等地。

成熟周期：3月采挖。

形态特征：表面淡黄白色至淡棕黄色，具微细的纵皱纹，并有纤维的须根。

功效：祛风化湿，止痛止痒。

【释名】又名：鬼督邮、别仙踪。

李时珍说：徐长卿，为人名，因他常以此药治病，所以人们用他的名字来命名。

陶弘景说：鬼督邮的名字有很多。现在所用的徐长卿，根像细辛短小而扁，二者气味也相似。现在狗脊散中所用的鬼督邮，取其强筋骨治腰脚的功效，所以知道是徐长卿，而不是鬼箭、赤箭。

【集解】《名医别录》载：徐长卿生长在泰山山谷及陇西，三月采。

苏恭说：川泽中都有徐长卿。它的叶似柳，两叶相当，有光泽。根像细辛，微粗长，色黄而有臊气。今俗以它来代鬼督邮，是不对的。鬼督邮自有本条。

李时珍说：鬼督邮及己与杜衡相混，它们的功效、苗形都不相同。徐长卿与鬼督邮相混，它们的根苗不同，功效相似。杜衡与细辛相混，它们的根苗、功效都相似，因二者极相近而非常混乱，不能不仔细分辨。

考证与传说

【徐长卿的由来】

相传在唐代贞观年间，李世民外出打猎，不慎被毒蛇咬伤，病情十分严重。御医们用了许多贵重药材，均不见效，只得张榜招贤。民间医生徐长卿看见榜文，便揭榜进宫为皇帝治病。徐长卿用自己采来的“蛇痢草”为李世民治好了伤。李世民高兴地说：“先生名不虚传，果然药到病除，但不知所用为何药？”徐长卿回答道：“秉万岁，这草药生于山野，尚无名字，请皇上赐名。”李世民不假思索地说：“既不知名，那就叫‘徐长卿’吧。”该药名一直沿用至今。

徐长卿根

［性味］味辛，性温，无毒。

《名医别录》载：石下长卿味咸，性平，

有毒。

李时珍说：治鬼病之药多有毒，当从《名医别录》所说。

【修治】雷敩说：凡采得粗杵，拌少许蜂蜜，用瓷器盛，蒸三伏时，晒干用。

［主治］主治鬼物百精蛊毒，疫疾邪恶气，温疟。久服健体轻身，益气延年。又说：石下长卿：主鬼疰精物邪恶气，杀百精蛊毒，老魅注易，亡走啼哭，悲伤恍惚。《神农本草经》

【发明】李时珍说：《抱朴子》上记载，上古时辟瘟疫有徐长卿散，效果好。现在的人不知道用此方。

【附方】**1. 小便不通，小便淋沥，用徐长卿汤：**徐长卿（炙）半两，茅根三分，木通、冬葵子各一两，滑石二两，槟榔一分，瞿麦穗半两，每次五钱，水煎服，再加朴硝一钱，温服。每日二次。**2. 晕车晕船，头痛欲吐：**取徐长卿、石长生、车前子、车下李根皮各等份，捣碎，用方囊装半合系在衣带及头上。

白前

草部 山草类

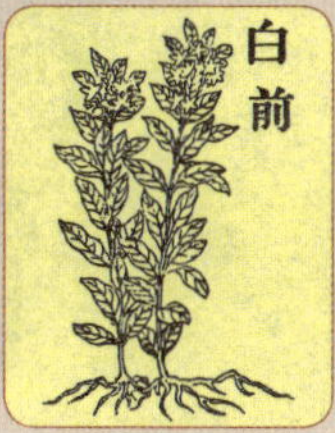

产地分布：主产于浙江、安徽等地。

成熟周期：8月采挖。

形态特征：多年生草本。根茎匍匐。茎直立，下部木质化。单叶对生，具短柄。

功效：泻肺降气，下痰止嗽。

【释名】又名：石蓝、嗽药。

李时珍说：白前名义不详。

【集解】陶弘景说：白前的根像细辛但大些，白色，不柔韧易折断，咳嗽方中多用。

马志说：白前的根像白薇、牛膝等，二、八月采根，阴干用。

陈嘉谟说：像牛膝粗长坚硬且直，易折断的是白前；像牛膝短小柔软能弯曲的是白薇。两者在外形颜色上都很相似，从上述来区别不会出错。

白前根

［性味］味甘，性微温，无毒。

［主治］治胸胁满闷、咳嗽上气，呼吸欲绝。《名医别录》

治一切气分疾病，肺气烦闷，奔豚肾气。《日华子诸家本草》

能降气祛痰。（李时珍）

【发明】寇宗奭说：白前能降肺气，治咳嗽多用，以温性药相佐同用效果更好。

李时珍说：白前色白而味微辛甘，为手太阴经之药。它长于降气，肺气壅塞有痰的人适宜使用。如果是肺虚而长叹气者，不可用。

【附方】**1. 久嗽咳血：**用白前、桔梗、桑白皮各三两（炒过），炙甘草一两，加水六升，煮成一升，分三次服。忌食猪肉、白菜。**2. 久咳上气，表现为体肿、短气胀满、喉中呼吸有声，不能平卧，用白前汤：**取白前二两，紫菀、半夏各三两，大戟七合，以水一斗浸渍一夜，煮取三升，分数次服。忌食羊肉，饴糖。 **3. 久咳喉中有声，不能安睡：**取白前焙干捣为末，每次用温酒送服二钱。

白前

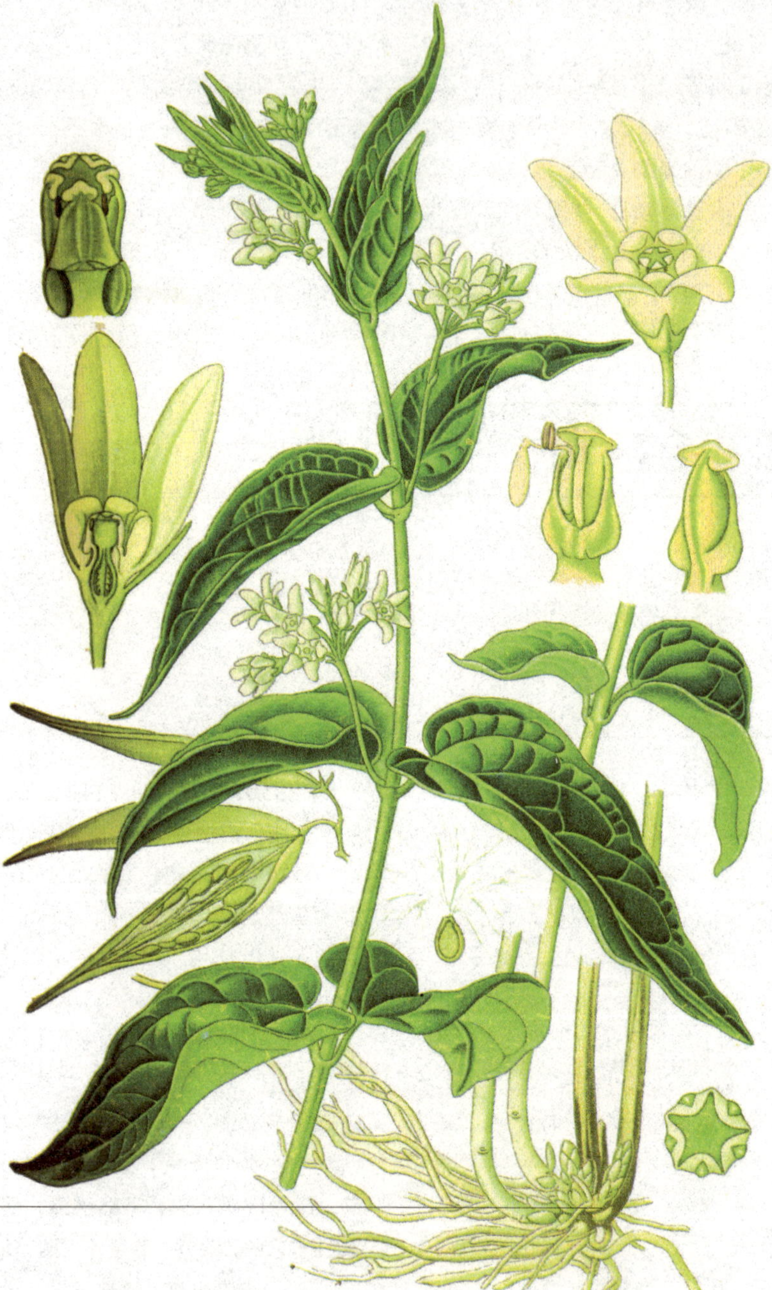

根

［性味］味甘，性微温，无毒。

［主治］治胸胁满闷、咳嗽上气、呼吸欲绝。

芳草类

当归

草部 | 芳草类

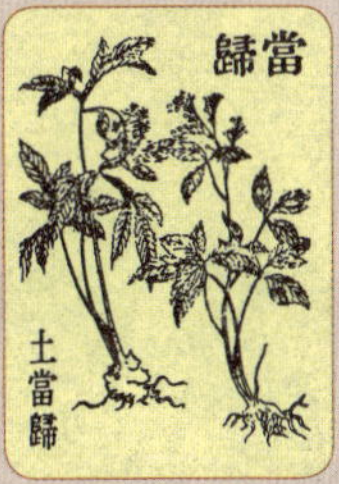

产地分布：主产于甘肃、云南、四川等地。

成熟周期：花果期7～9月。

形态特征：茎带紫色。基生叶及茎下部叶卵形，密生细柔毛。双悬果椭圆形，侧棱有翅。

功效：泻肺降气，下痰止嗽。

【释名】又名：乾归、山蕲、白蕲、文无。（“蕲”为古“芹”字。）

李时珍说：当归本非芹类，因其花叶像芹，所以得芹名。古人娶妻是为了延续子嗣，当归调血，为女人要药，有思念丈夫的意思，所以有当归一名。

陈承说：当归善治妊妇产后恶血上冲，很有效。气血逆乱的人，服用当归即定。当归能使气血各有所归，恐怕“当归”的名字由此而来。

【集解】《名医别录》载：当归生长在陕西的川谷中，二、八月采根阴干用。

苏颂说：现在川蜀、陕西各郡及江宁府、滁州都产当归，以川蜀出产的最佳。当归春天生苗，绿叶有三瓣。七八月份开浅紫色花，花像莳萝，根呈黑黄色，以肉厚而不干枯的为好。

李时珍说：当归以秦州陇西产的头圆尾多，色紫气香肥润的，质量最佳，名马尾归。头大尾粗色白坚枯的，是镵头归，只适合入发散药中使用。韩悉说四川产的当归力刚而善攻，秦州产的当归力柔而善补，正是如此。

当归根

【修治】张元素说：当归头止血，归尾破血，归身和血，全用则一破一止。先用水将当归洗净。治上用酒浸，治外用酒洗过，用火焙干或晒干，入药。

李时珍说：治上部疾患宜用当归头；疗中部疾患宜用当归身；治下部病证主选当归尾；通治一身疾病就用全当归。当归晒干趁热用纸封好，密闭收藏在瓮中，可防虫蛀。

［性味］味甘，性温，无毒。

徐之才说：当归恶蔺茹、湿面，畏菖蒲、海藻、牡蒙、生姜，制雄黄。

［主治］主治咳逆上气、温疟寒热，妇人漏下、不孕不育，各种恶疮疡金疮，宜煮汁饮服。《神农本草经》

《名医别录》谓：能温中止痛，除客血内塞，中风汗不出，湿痹中恶，客气虚冷，还可补五脏，生肌肉。《名医别录》

能止呕逆，治虚劳寒热，下痢，腹痛，齿痛，女人沥血腰痛及崩漏，可补各种虚损。（甄权）

治一切风寒，补一切血虚、劳损。能破恶血，生新血，还可治症癖，肠胃冷。《日华子诸家本草》

治头痛，心腹诸痛，能润肠胃、筋骨、皮肤，还可治痈疽，排脓止痛，和血补血。（李时珍）

主治痿弱无力、嗜卧，足下热而痛。治冲脉为病，气逆里急。疗带脉为病，腹痛，腰部冷痛。（王好古）

【发明】陈承说：世人多认为当归只治血病，而《金匮要略》《外台秘要》《千金方》

当归

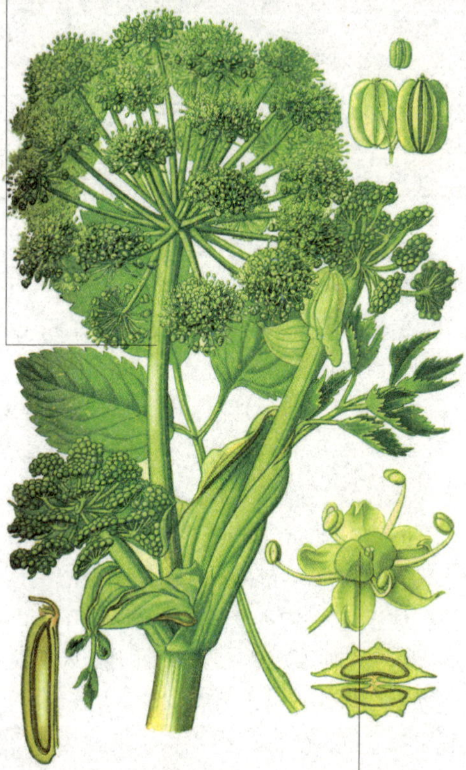

考证与传说

【当归不归，娇妻改嫁】

西周时有个新婚青年要上山采药，对妻子说三年回来，谁知一去三年不见回来。媳妇因思念丈夫而忧郁，得了气血亏损的妇女病，后来只好改嫁。谁知后来她的丈夫又回来了。她对丈夫哭诉道："三年当归你不归，片纸只字也不回，如今我已错嫁人，心如刀割真悔恨。"丈夫也懊悔自己没有按时回来，遂把采集的草药根拿去给媳妇治病，竟治好了她的妇女病。为汲取"当归不归，娇妻改嫁"的悲剧教训，便把它叫"当归"。

中都以当归为大补虚损的药物。古方中用当归治产后恶露不尽、气血逆乱者疗效显著，为产后必备要药。

成无已说：脉为血之府，诸血都属心。凡通血脉的药物，必定先补益心血。所以张仲景治疗手足厥冷、脉细欲绝之证，用当归之苦温以助心血。

张元素说：当归作用有三：一为心经本药；二能和血；三治各种疾病夜晚加重的。凡是血分有病，必须用。血壅不流则痛，当归之甘温能和血，辛温能散内寒，苦温能助心散寒，使气血各有所归。

【附方】**1. 血虚发热，用当归补血汤：**当归身二钱（酒洗），绵黄芪一两（蜜炙），加水二盏，煎至一盏，作一次空腹温服，一日两次。当归补血汤主治肌热躁热，目赤面红，烦渴引饮，脉洪大而虚，重按无力，此为血虚之证，与白虎汤主治的症状相似。如作为热证而误服白虎汤则死。**2. 失血过多致眩晕，治伤胎、产后、崩漏、外伤、拔牙等一切失血过多所致心烦眩晕：**用当归二两，川芎一两，每次用五钱，加水七分、酒三分，煎至七分，热服，一日两次。**3. 鼻出血不止：**取当归焙干，研细。每次服一钱，米汤送下。**4. 治尿血《肘后方》：**用当归四两，锉碎，加酒三升，煮取一升，一次服下。**5. 头痛欲裂：**用当归二两，酒一升，煮至六合饮下，一日两次。**6. 视物昏花，用六一丸补气养血：**取当归（生晒）六两，附子（炮）一两，共研末，炼蜜为丸如梧桐子大，每次服三十丸，温酒送下。**7. 心下刺痛：**取当归研末，酒服方寸匕。**8. 手臂疼痛：**用当归三两切碎，用酒浸泡三天后温服。饮尽，再配药饮用，以病愈为止。**9. 久痢不止，用胜金丸：**取当归二两，吴茱萸一两，共炒香后去掉吴茱萸，只将当归研末，炼蜜做丸如梧桐子大，每次用米汤送服三十丸。**10. 便秘：**当归、白芷，等份研为末，每次服二钱，米汤送下。

11. **妇人百病、各种虚损**：用当归四两，地黄二两，共研细，炼蜜做成如梧桐子大的药丸，每次饭前用米汤送服十五丸。12. **月经逆行，从口鼻出**：先用京墨磨汁服下，再用当归尾、红花各三钱，加水一盏半，煎至八分，温服。13. **少女闭经**：当归尾、没药各一钱，共研为末。用红花泡酒送服，一日一次。14. **产后血胀，腹痛牵引胁痛**：当归二钱、炮干姜五分，研为末。每次服三钱，加水一盏，煎至八分，加少许盐醋，热服。15. **产后自汗、壮热、气短、腰脚疼痛厉害**：当归三钱，黄芪、白芍药（酒炒）各二钱，生姜五片，水一盏半，煎至七分，温服。

芎䓖

草部 | 芳草类

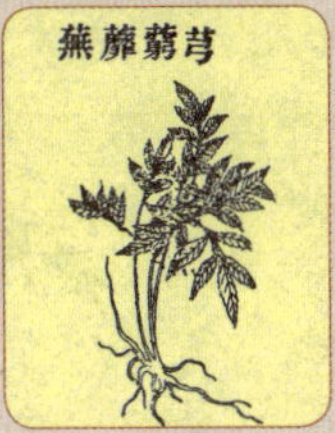

产地分布：主产于浙江、安徽等地。

成熟周期：8月采挖。

形态特征：多年生草本。根茎匍匐。茎直立，下部木质化。单叶对生，具短柄。

功效：泻肺降气，下痰止嗽。

【释名】又名：胡䓖、川芎、香果、山鞠穷。

李时珍说："芎"本作"䓖"，名义不详。有人说人头顶的穹窿最高，如天之象。此药上行，专治头脑诸疾，所以有芎䓖的名称。芎䓖以产自胡戎的品质最优，所以叫胡䓖。古人因它根节的形状像马衔，便称之为马衔芎䓖。后世的人因其状如雀脑，叫它雀脑芎。其中产自关中的称京芎，也叫西芎；产自四川的叫川芎；产自天台的叫台芎；产自江南的名抚芎，都是以产地来命名。

【集解】《名医别录》载：芎䓖叶名蘼芜。

苏颂说：关陕、川蜀、江东山中多有生长，而以川蜀生长的最好。芎䓖四五月生叶，像水芹、胡荽、蛇床子，成丛生长而茎细。它的叶非常香，江东、蜀人因此采其叶当茶泡水喝。芎䓖七八月开碎白花，像蛇床子花；根瘦而坚硬，为黄黑色。

李时珍说：蜀地气候温和，人工多栽培芎䓖，深秋时节茎叶也不枯萎。清明后，上年的根长出新苗，将枝分出后横埋入土，则节节生根。八月的时候根下开始结川芎，便可挖取蒸后晒干备用。《救荒本草》上说：芎䓖叶像芹菜叶但略微细窄些，有丫叉；也像白芷叶，叶细；又像胡荽叶而微壮；还有一种像蛇床叶但比它粗些。芎䓖的嫩叶可以食用。

寇宗奭说：凡用芎䓖，以产自四川，块大、里色白、无油脂，嚼之味微辛甘者为佳。其他的芎䓖不入内服药用，只可研成末，煎汤用来沐浴而已。

［性味］味辛，性温，无毒。

张元素说：性温，味辛、苦，气厚味薄，浮而升，属阳。川芎为少阳本经引经药，入手、足厥阴经气分。

徐之才说：与白芷相使，畏黄连，伏雌黄。配细辛用，可止痛、疗金疮。配牡蛎用，治头风吐逆。

［主治］治中风头痛，寒痹筋挛拘挛，刀箭伤，妇人经闭不孕。《神农本草经》

《名医别录》记载：除脑中冷痛，面上游风，泪出多涕，疗各种寒冷气，胸腹胁肋胀痛，能温中散寒。《名医别录》

甄权说：治腰腿软弱，半身不遂，胞衣不下。（甄权）

治一切风证、气分病、劳损及血分病。

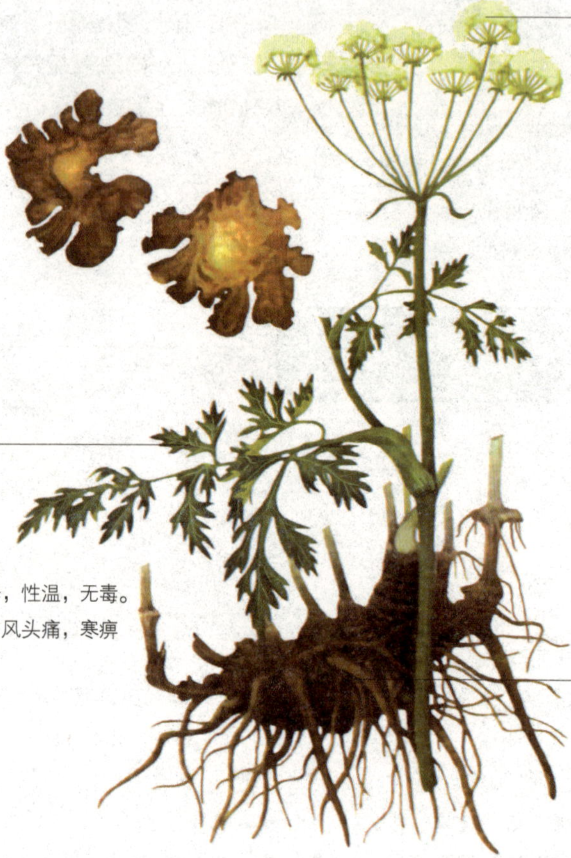

补五劳，壮筋骨，调血脉，破症结宿血，养新血，止吐血、鼻出血、尿血，治脑痈发背，瘰疬瘿赘，痔瘘疮疥，能长肉排脓，消瘀血。《日华子诸家本草》

疏肝气，补肝血，润肝燥，补风虚。（王好古）

燥湿，止泻痢，行气开郁。（李时珍）

用蜂蜜拌和做丸，晚上服，治疗风痰有很好的疗功。（苏颂）

治齿根出血，含服。（陶弘景）

【发明】张元素说：川芎上行头目，下行血海，所以清神及四物汤中都有用它。它能散肝经之风，治少阳、厥阴经头痛，是血虚头痛的圣药。川芎的功用有四：一是少阳经引经药；二治各经头痛；三助清阳之气；四去湿气在头。

李杲说：头痛必用川芎。如果头痛仍未愈，则用川芎加各引经药：太阳经加羌活；阳明经加白芷；少阳经加柴胡；太阴经加苍术；厥阴经加吴茱萸；少阴经加细辛。

李时珍说：芎䓖为血中气药。如果肝苦急，辛味药可补，所以血虚者适宜使用。因辛能散气，所以气郁结者也适宜。

【附方】**1. 气虚头痛：**取川芎研末，每取二钱，用蜡茶调服，效果明显。**2. 气厥头痛，妇人气盛头痛及产后头痛：**川芎、天台乌药等份，研为末，每次用葱茶调服二钱。又方：川芎加白术，水煎服。**3. 风热头痛：**取川芎一钱，茶叶二钱，水一盅，煎至五分，饭前热服。**4. 偏头痛：**将京芎锉细，泡酒，每天饮用。**5. 头晕目眩及偏正头痛，多汗恶风，痰饮：**用川芎一斤，天麻四两，共研为末，炼蜜做成弹子大的丸子，每次嚼服一丸，用清茶送下。**6. 一切心痛**：大川芎一个，研为末，用烧酒送服。**7. 崩漏下血**：用川芎一两，清酒一大盏，煎至五分，慢慢服下。又方：上方另加生地黄汁二合，同煮。**8. 牙烂口臭**：用川芎煎水，含漱。**9. 牙痛**：大川芎一个，焙后加入细辛，共研为末，擦牙。**10. 诸疮肿痛**：将抚芎煅后研末，加入适量轻粉，用麻油调涂患处。

蛇床

草部 | 芳草类

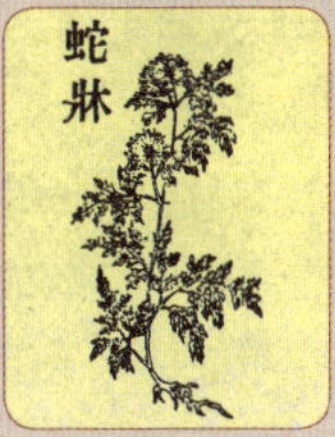

产地分布：主产于浙江、安徽等地。

成熟周期：8月采挖。

形态特征：多年生草本。根茎匍匐。茎直立，下部木质化。单叶对生，具短柄。

功效：泻肺降气，下痰止嗽。

【释名】又名：蛇粟、蛇米、虺床、马床、墙蘼、思益、绳毒、枣棘。

李时珍说：蛇虺喜卧于下吃子，所以有蛇床、蛇粟的名字。叶像蘼芜，所以叫墙蘼。

【集解】《名医别录》载：蛇床生长在临淄川谷及田野，五月采实阴干用。

苏颂说：蛇床三月生苗，高二三尺，叶青碎，成丛状像蒿枝。每枝上有花头百余，结为同一窠，像马芹。蛇床四五月开白花，呈伞状。它的子为黄褐色，像黍米，非常轻虚。

李时珍说：蛇床的花像碎米攒成一簇。其子由两片合成，像莳萝子而细小，也有细棱。凡花、实像蛇床的有当归、川芎、水芹、藁本、胡萝卜。

蛇床子

【修治】雷敩说：使用蛇床，须将其用浓蓝汁和百部草根汁，同浸一昼夜，漉出晒干。再用生地黄汁拌和后蒸，蒸好后取出晒干。

［性味］味苦，性平，无毒。

徐之才说：恶牡丹、贝母、巴豆。伏硫黄。

［主治］主妇人阴中肿痛，男子阴痿湿痒，除痹气，利关节，治癫痫恶疮。久服轻身。《神农本草经》

能温中下气，令妇人子宫热，治男子

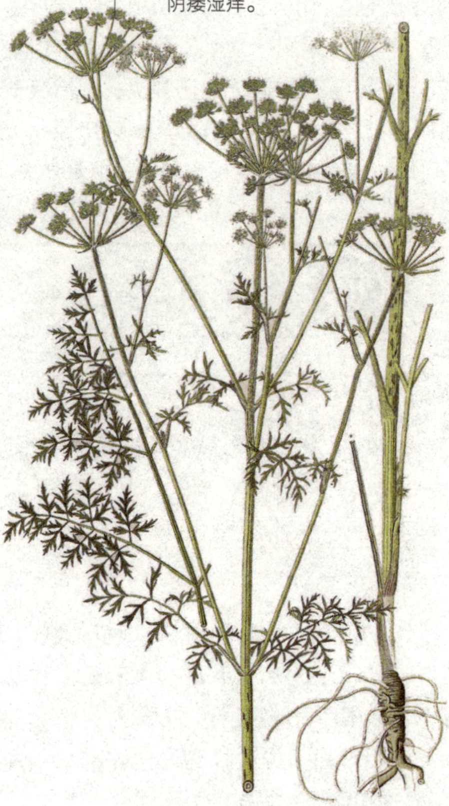

阳痿。久服润肤，令人有子。《名医别录》

治男女虚湿痹，毒风阴痛，去男子腰痛，外洗男子阴器能祛风冷，助阳事。（甄权）

暖丈夫阳气，助女人阴气，治腰胯酸疼，四肢顽痹，缩小便，去阴汗、湿癣、齿痛，治赤白带下，小儿惊痫，跌打损伤瘀血，煎汤外洗用于皮肤瘙痒。《日华子诸家本草》

【发明】雷敩说：蛇床令人阳气亢盛，号称鬼考。

李时珍说：蛇床是左肾命门、少阳三焦气分之药，《神农本草经》中将其列为上品，不单单能助男子阳气，还补女子阴气。世人舍此而求远方的补药，岂不是贱目贵耳吗？

【附方】**1. 阳事不起**：蛇床子、五味子、菟丝子等份，共研为末，炼蜜调成梧桐子大的丸子，每次用温酒送服三十丸，一日三次。**2. 赤白带下，月经不来**：用蛇床子、枯白矾等份，共研末，加醋、面和成丸子，如弹子大，胭脂为外衣，用棉裹后放入阴道，如觉热盛就更换，每天换药一次。**3. 妇人阴痒**：用蛇床子一两，白矾二钱，煎汤频洗。**4. 产后子宫脱垂**：用布包蛇床子蒸熟后熨敷患处。又方：用蛇床子五两，乌梅十四个，煎水外洗，每天五至六次。**5. 男子阴肿、胀痛**：将蛇床子研为末，用鸡蛋黄调匀敷患处。**6. 脱肛**：用蛇床子、甘草各一两，研末，每次用白开水送服一钱，一日三次。同时，用蛇床子末外敷局部。**7. 痔疮肿痛不可忍者**：用蛇床子煎汤熏洗患处。**8. 小儿癣疮**：将蛇床子杵为末，用猪油调匀涂患处。**9. 风虫牙痛**：用蛇床子煎汤，趁热含漱。

考证与传说

【蛇岛灵药——蛇床子】

相传秦朝时，江南的一小村中突然流行一种怪病。患病人全身皮肤长出疙瘩，且奇痒难忍。当地许多名医均束手无策。后来，有位术士说远在东海的一座小岛上，生长有治这种病的药，但岛上遍布毒蛇，草药又常被毒蛇压在身下，采之十分艰难。终于，几名壮丁挺身而出。他们带上雄黄酒登上蛇岛，历尽千辛万苦，仅剩一人背回了两篓草药。村民用这种草的种子煮水洗擦，仅3次病就好了。因为此药多在蛇身下发现，如同蛇的床一般，故起名“蛇床”，其子即称“蛇床子”。

藁本

草部｜芳草类

产地分布：主产于浙江、安徽等地。

成熟周期：8月采挖。

形态特征：多年生草本。根茎匍匐。茎直立，下部木质化。单叶对生，具短柄。

功效：泻肺降气，下痰止嗽。

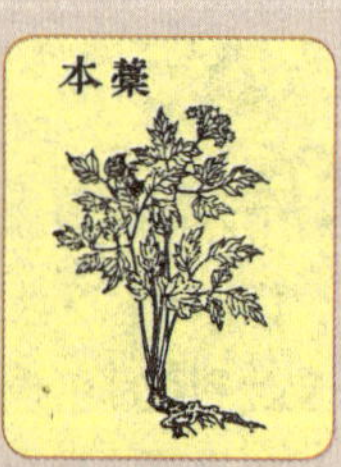

【释名】又名：藁茇、鬼卿、地新、微茎。

苏恭说：此草根上苗下像禾藁，所以名藁本。本即根的意思。

李时珍说：古人将它用作香料，名藁本香。《山海经》中称它为藁茇。

【集解】《名医别录》载：藁本生长在崇山山谷，正月、二月采根曝晒，晒三十天。

苏颂说：藁本的叶像白芷香，又像芎䓖，但芎䓖似水芹而大，藁本叶较细。它五月开白花，七八月结子，根为紫色。

李时珍说：江南深山中都生长有藁本。藁本的根像川芎但质地轻虚，味麻，不能当茶饮用。

藁本根

［性味］味辛，性温，无毒。

张元素说：藁本性温，味苦、大辛，无毒。气厚味薄，升，属阳，是足太阳本经药。

徐之才说：恶蔺茹，畏青葙子。

［主治］疗妇女疝瘕，阴部寒冷肿痛，腹中急，除风头痛，长肌肤，悦颜色。《神农本草经》

辟雾露润泽，疗风邪，金疮，可用洗浴药面脂。《名医别录》

治一百六十种恶风侵袭，腰部冷痛，能利小便，通血脉，去头风疹疱。（甄权）

治皮肤疵裂，酒渣鼻、粉刺，痫疾。《日华子诸家本草》

治太阳头痛、巅顶头痛，大寒犯脑，痛连齿颊。（张元素）

治头面身体皮肤风湿。（李杲）

治督脉为病，脊强而厥。（王好古）

治痈疽，能排脓、托毒。（李时珍）

【发明】张元素说：藁本是太阳经治风药，其气雄壮。寒气郁于太阳经，头痛必用藁本。头顶痛非此不能除。藁本与木香同用，治雾露之清邪犯于上焦。藁本与白芷同做面脂。

【附方】**1. 大实心痛，已用过利药，用此清其毒：**藁本半两，苍术一两，分作两次服，每次加水二杯，煎至一杯，温服。**2. 干洗头屑：**藁本、白芷等份，共研为末，夜间干擦头发，清晨梳去，头屑自除。**3. 小儿疥癣：**用藁本煎汤沐浴，并用来洗涤换下的衣物。

白芷

草部｜芳草类

产地分布：生产于黑龙江、吉林、辽宁等地。

成熟周期：花期6～7月，果期7～9月。

形态特征：根茎粗大，近于圆柱形，通常呈紫红色，基部光滑无毛，近花序处有短柔毛。

功效：祛风散寒，通窍止痛，消肿排脓，燥湿止带。

香芷白

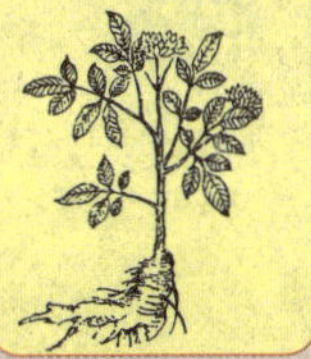

【释名】又名：白茝（音止）、芳香、泽芬、苻蓠、藷、莞。叶名蒚麻。

李时珍说：徐锴说初生根干为芷，则白芷之义取于此。王安石说，茝香能养鼻，又能养体，所以茝字从茝。茝音怡，养的意思。许慎《说文解字》说，茝即藷。又说，藷，晋称之藷，齐称之茝，楚称之蓠、药。它生长在水泽湿地，气味芳香与兰草一样，所以诗人常以兰茝咏叹，而在草药书中有芳香、泽芬的名称。古人叫它香白芷。

【集解】《名医别录》载：白芷生长在河东川谷水湿之地，二、八月采根晒干。

苏颂说：白芷各地都有，吴地特别多。它的根长一尺多，粗细不等，为白色。枝干离地五寸以上。春天生叶，相对婆娑，呈紫色，有三指宽。花为白色微黄。白芷进入三伏后结子，立秋过后苗枯。二、八月采根晒干，以黄色有光泽的为好。

白芷根

［性味］味辛，性温，无毒。

张元素说：性温，味苦、大辛，气味俱轻，属阳，是手阳明引经本药。与升麻同用则通行手、足阳明经，也入手太阴经。

徐之才说：与当归相使，恶旋覆花，

制雄黄、硫黄。

［主治］治妇人漏下赤白，经闭阴肿，恶寒发热，头风侵目泪出，能长肌肤，润泽颜色，可作面油使用。《神农本草经》

治疗风邪，久渴呕吐，两胁气满，风痛头眩，目痒。还可作膏药使用。《名医别录》

治目赤胬肉，去面部疤痕，并能安胎，破瘀血，生新血，治乳痈、发背、瘰疬，肠风痔瘘，疮痍疥癣，止痛排脓。《日华子诸家本草》

能蚀脓，止心腹血刺痛，女人沥血腰痛，血崩。（甄权）

能除阳明经头痛，中风恶寒发热以及肺经风热，头面皮肤风痹燥痒。（张元素）

治鼻渊鼻衄，齿痛，眉棱骨痛，便秘，小便带血，妇女血虚眩晕，反胃呕吐。能解砒石毒，治蛇虫咬伤，刀箭伤。（李时珍）

【发明】李杲说：白芷用来疗风通用。其气芳香，能通九窍，解表发汗时不能缺少。

刘元素说：治阳明头痛，热厥头痛，加用白芷。

李时珍说：白芷色白味辛，行手阳明庚金；性温气厚，行足阳明戊土；芳香上达，入手太阴肺经。肺为庚之弟，戊之子，所以白芷主治的疾病不离肺、胃、大肠三经。如头目眉齿诸病，为三经风热所致；崩漏带下、痈疽诸病为三经湿热所致。风热者用辛散之，湿热者用温除之，所以都能用白芷治疗。白芷为阳明经主药，所以又能治血病胎病，而排脓生肌止痛。

【附方】**1. 一切伤寒、风邪，用神白散，又名圣僧散：**白芷一两，生甘草半两，姜三片，葱白三寸，大枣一枚，豆豉五十粒，水二碗，煎服取汗。如果服下不出汗者可再服。**2. 风寒流涕：**香白芷一两，荆芥穗一钱，共研末，用蜡茶点服二钱。**3. 小儿身热：**用白芷煮汤洗浴以发汗，注意需避风。**4. 偏正头风：**用香白芷（炒）二两五钱，川芎（炒）、甘草（炒）、川乌头（半生半熟）各一两，共研成末，每次用细茶、薄荷汤送服一钱。**5. 头风眩晕，用都梁丸：**香白芷洗后晒干研末，炼蜜做成弹子大的丸子，每次嚼服一丸，用茶汤或荆芥汤化下。**6. 眉棱骨痛，属风热与痰：**白芷、片芩等份，酒炒研末，每次服二钱，用茶水调服。**7. 风热牙痛：**香白芷一钱，朱砂五分，共研末，炼蜜做成芡子大的丸子，频擦牙。或用白芷、吴茱萸等份，泡水漱口。**8. 一切眼疾，用还睛丸：**白芷、雄黄，共研末，炼蜜做成龙眼大的丸子，以朱砂作衣，每次用茶水送服一丸，饭后服，一日两次。**9. 口臭：**香白芷七钱，研成末，饭后用水送服一钱。**10. 小便气淋：**白芷用醋浸后焙干，取二两研为末，再煎木通、甘草酒调服一钱，连服二剂。

考证与传说

【止痛妙药——白芷】

据说北宋初年，南方有一富商的女儿，每逢行经腹痛剧烈，致形体日衰。富商带她欲往京都寻求名医，到汴梁时，女儿经期适至，腹痛难忍。正遇一采药老人，仔细询问病情后，老人从药篓中取出白芷一束相赠，嘱咐洗净，水煎饮服。富商谢过，按法煎制。一煎服了痛缓，二煎服了痛止，再服几剂，来月行经安然无恙。从此，妇女行经不舒，煎服白芷，在民间广为使用。

芍药

草部 | 芳草类

产地分布：四川、贵州、湖南、江西、浙江、安徽以及东北等地。

成熟周期：2、8月采根。

形态特征：具纺锤形的块根，初出叶红色，茎基部常有鳞片状变形叶，中部复叶二回三出，小叶矩形或披针形，枝梢的渐小或成单叶。花瓣白、粉、红、紫或红色 。

功效：治时疾骨蒸潮热，妇人经闭，能蚀脓。

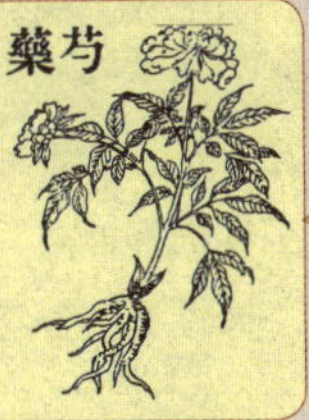

蘗芍

【释名】又名：将离、梨食、白术、余容、铤。白的叫金芍药，赤的叫木芍药。

李时珍说：芍药，犹绰约也。绰约，美好的样子。此草花容绰约，故名。罗愿《尔雅翼》说，制约食物毒性，没有比芍药更好的，所以得药名，这也说得通。《韩诗外传》说，芍药，离草也。董子说，芍药一名将离，所以将要离别时以此相赠。俗称芍药中千片叶的为小牡丹，色红的为木芍药，与牡丹同名。

【集解】《名医别录》载：芍药生长在中岳川谷及丘陵，二、八月采根晒干。

马志说：芍药有赤、白两种，其花也有赤、

芍药

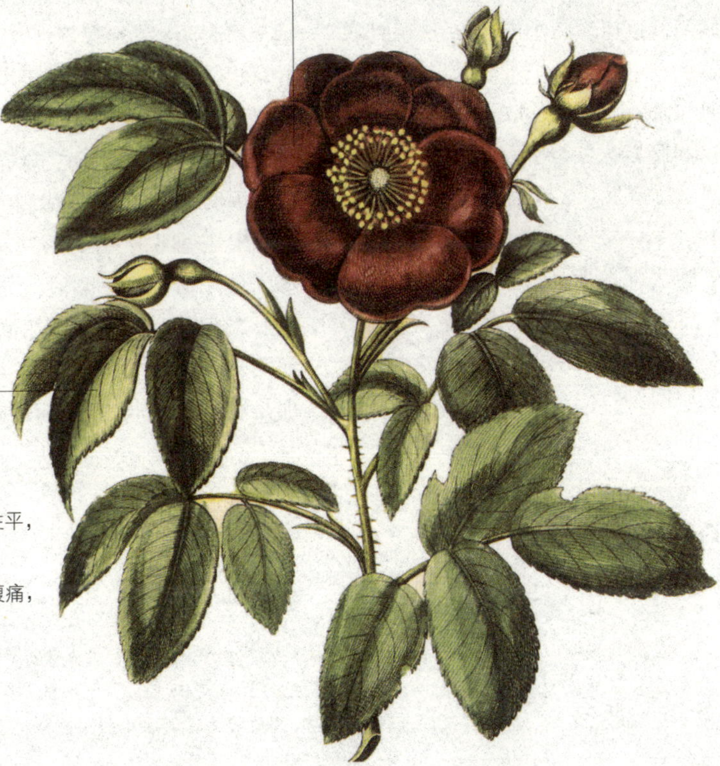

花

[性味] 味苦，性平，无毒。

[主治] 可通利血脉，缓中，散恶血，逐贼血。

叶

[性味] 味苦，性平，无毒。

[主治] 主邪气腹痛，除血痹，破坚积。

序例 百病主治 水部 火部 土部 金石部 草部 谷部

白两种颜色。

李时珍说：古人言洛阳牡丹、扬州芍药甲天下。如今药方中所用的，也绝大多数取扬州所产的芍药。芍药十月生芽，到春天才长，三月开花。其品种多达三十多种，有千叶、单叶、楼子等不同。入药宜用单叶的根，气味全厚。根的颜色与花的赤、白颜色相应。

芍药根

［性味］味苦，性平，无毒。

王好古说：味酸而苦，气薄味厚，属阴，主降，为手足太阴行经药，入肝脾血分。

徐之才说：恶石斛、芒硝，畏消石、鳖甲、小蓟，反黎芦。

李时珍说：与白术同用，补脾；与川芎同用，泻肝；与人参同用，补气；与当归同用，补血；用酒炒，补阴；与甘草同用，止腹痛；与黄连同用，止泻痢；与防风同用，发痘疹；与生姜、大枣同用，温经散湿。

［主治］主邪气腹痛，除血痹，破坚积，疗寒热疝气，止痛，利小便，益气。《神农本草经》

可通利血脉，缓中，散恶血，逐贼血，去水气，利膀胱大小肠，消痈肿，治感受时行病邪之恶寒发热，中恶腹痛腰痛。《名医别录》

治脏腑壅滞，能强五脏，补肾气，治时疾骨蒸潮热，妇人经闭，能蚀脓。（甄权）

主女人一切病，胎前产后诸疾，治风补劳，退热除烦益气，惊狂头痛，目赤明目，肠风泻血痔瘘，发背疮疥。《日华子诸家本草》

能泻肝火，安脾肺，降胃气，止泻痢，固腠理，和血脉，收阴气，敛逆气。（张元素）

理中气，治脾虚中满，心下痞，胁下痛，善噫，肺急胀逆喘咳，太阳鼻衄目涩，肝血不足，阳维病的寒热，带脉病的腹痛满，腰冷。（王好古）

止下痢腹痛，里急后重。（李时珍）

【发明】马志说：赤芍利小便下气，白芍止痛散血。

成无己说：白芍补益而赤芍泻痢，白芍收敛而赤芍发散。酸以收敛，甘以缓和，所以酸甘合用以补阴血，降逆气，润肺燥。又说：芍药味酸，能敛津液而益营血，收阴气而泄邪热。

张元素说：白芍补而赤芍散，能泻肝补脾胃。芍药用酒浸后，止中部腹痛；与姜同用，能温经散湿通塞，利腹中痛，胃气不通。白芍入脾经补中焦，是下痢必用的药物。因泻痢都属太阴病，所以不可缺少它。芍药得炙甘草相佐，治腹中痛，夏天用时加少量黄芩，如果恶寒则加肉桂，这是仲景神方。芍药的功用有六：一安脾经；二治腹痛；三收胃气；四止泻痢；五和血脉；六固腠理。

朱震亨说：芍药泻脾火，性味酸寒，冬天使用必须用酒炒过。凡是腹痛多是因血脉凝涩所致，也必须用酒炒过后用。然而芍药只能治血虚腹痛，其他的并不治。那是因其酸寒收敛，没有温散的作用。下

考证与传说

【花相芍药】

芍药是我国的传统名花，它的花色、花型极为繁多奇特。自菏泽花农近年育出绿色芍药之后，芍药也如同花王牡丹一样，实现了“红、黄、白、粉、蓝、黑、紫、绿、复”九大色系的完整系统。不少芍药因花蕊呈针状彩瓣、内外瓣色彩各异等特性，更使其色彩纷呈。宋代郑樵《通志略》载：“芍药著于三代之际，风雅所流咏也。”唐代以后，人们又把芍药与花中之王牡丹并称“花中二绝”“世谓牡丹为花王，芍药为花相”。这些都足以证明芍药在我国历代人民心目中的崇高地位。

痢腹痛必须炒过用，后重者不炒。产后不能用芍药，因芍药的酸寒会克制生发之气。

【附方】**1. 腹中虚痛：**白芍药三钱，炙甘草一钱，加水二盏，煎取一盏，温服。夏季加黄芩五分，恶寒加肉桂一钱，冬季大寒加肉桂一钱。**2. 脚气肿痛：**白芍药六两，甘草一两，共研末，用白开水点服。**3. 消渴引饮：**白芍药、甘草等份，共研末，每次取一钱，用水煎服，日服三次。**4. 鼻血不止：**取赤芍药研为细末，每次用水送服二钱匕。**5. 崩中下血，小腹很痛：**芍药一两，炒为黄色，柏叶六两，微炒过。每次取二两，加水一升，煮取六合，然后加酒五合，再煎成七合，分作两次服，空腹服。也可将两药共研为末，每次用酒送服二钱。**6. 月经不停：**白芍药、香附子、熟艾叶各一钱半，水煎服。**7. 血崩带下，用如神散：**赤芍药、香附等份，共研末。每次取二钱，加盐一撮，水一盏，煎成七分，温服。一日二服，十服见效。**8. 刀伤出血：**白芍药一两，熬黄研为末，每次用酒或米汤送服二钱，逐渐加大剂量，同时用药末敷伤处。**9. 鱼骨鲠咽：**白芍药嚼细咽汁。

牡丹

草部 | 芳草类

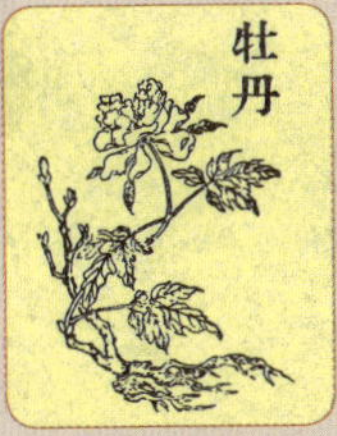

产地分布：四川、贵州、湖南、江西、浙江、安徽以及东北等地。

成熟周期：2、8月采根。

形态特征：具纺锤形的块根，初出叶红色，茎基部常有鳞片状变形叶，中部复叶二回三出，小叶矩形或披针形，枝梢的叶渐小或成单叶。花瓣白、粉、红、紫或红色 。

功效：治时疾骨蒸潮热，妇人经闭，能蚀脓。

【释名】又名：鼠姑、鹿韭、百两金、木芍药、花王。

李时珍说：牡丹以色红者为上品，虽结子而根上长苗，所以称之为牡丹。唐人称它为木芍药，因其花像芍药而宿干似木。百花中以牡丹为第一，芍药为第二，故世谓牡丹为花王，芍药为花相。欧阳修《花谱》中记载牡丹品种有三十多种。

【集解】《名医别录》载：牡丹生长在巴郡山谷中及汉中，二月、八月采根阴干。

寇宗奭说：牡丹只以山中单叶花红的根皮入药最好，市面上多用桔梗皮来冒充。

李时珍说：牡丹只取红白单瓣的入药。那些千叶异品，都是人巧所致，气味不纯，不可入药用。《花谱》上载，丹州、延州以西及褒斜道中最多，与荆棘无异，当地人取来当作薪。它的根入药最好。凡栽种牡丹的人，都在根下入白敛末避虫，坑内点硫黄杀虫。

牡丹根、皮

【修治】雷敩说：采根晒干，用铜刀劈破去骨，锉成大豆大小，用清酒拌蒸，从巳时至未时，晒干收用。

［性味］味辛，性寒，无毒。

王好古说：性寒，味苦、辛，阴中微阳，入手厥阴心包、足少阴肾经。

徐之才说：畏贝母、大黄、菟丝子。

《日华子诸家本草》载：忌蒜、胡荽，伏砒霜。

［主治］主寒热，中风瘛疭，惊痫邪气，除癥瘕、瘀血留舍肠胃，能安五脏，疗痈疮。《神农本草经》

牡丹

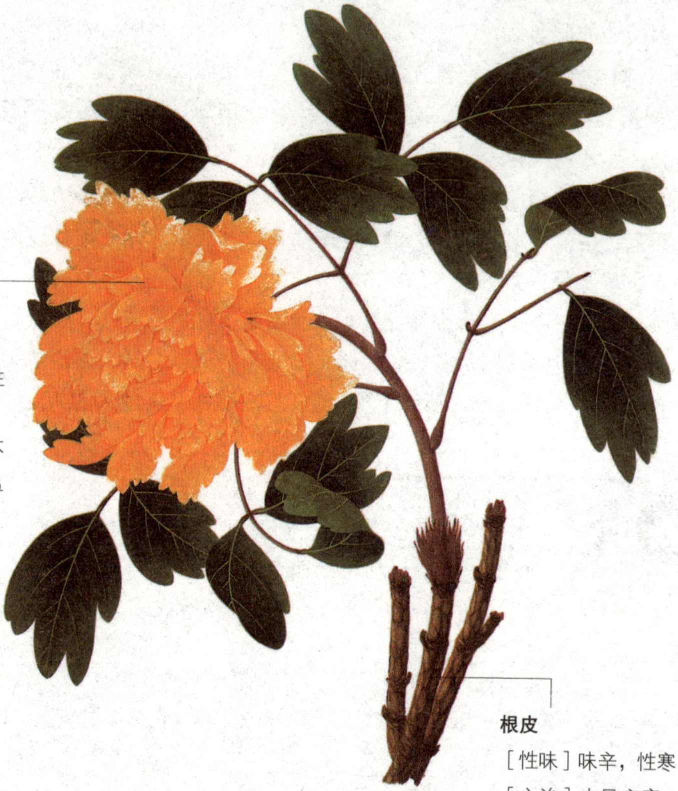

除时气头痛，邪热五劳，劳气头腰痛，风噤癫疾。《名医别录》

久服可轻身长寿。《吴普本草》

治冷气，散各种痛证，疗女子经脉不通，月经淋漓腰痛。（甄权）

能利关节，通血脉，散扑损瘀血，续筋骨，除风痹，落胎下胞，疗产后一切冷热血气。《日华子诸家本草》

治神志不足，无汗骨蒸，鼻出血、吐血。（张元素）

有和血、生血、凉血的作用，治血中伏火，除烦热。（李时珍）

【发明】张元素说：牡丹为天地之精，群花之首。叶为阳，主发生。花为阴，主成实，丹为赤色，属火，所以能泄胞宫之火。四物汤加用它，治妇人骨蒸。

李时珍说：牡丹皮治手足少阴、厥阴四经血分伏火（即相火），古方唯以丹皮治相火，故张仲景肾气丸中用本品。后人专用黄檗治相火，而不知丹皮的功效更胜。这是千载的奥秘，而人们并不知道，今提出以供参考。牡丹中红花主通利，白花善补益，这也较少有人知道，须注意区分。

【附方】**1. 疝气，觉气胀不能动：**丹皮、防风等份，研为末，每次用酒送服二钱。**2. 伤损瘀血：**丹皮二两，虻虫二十一枚，熬后共捣末，每天早晨用温酒服方寸匕。**3. 下部生疮，已破溃：**取牡丹末用开水送服方寸匕，一天三次。

山柰

草部 | 芳草类

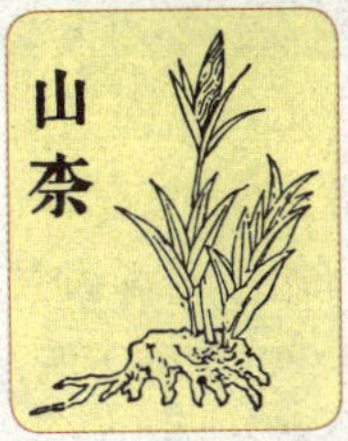

【释名】又名：山辣、三柰。

【集解】李时珍说：山柰生长于广西中部，家庭都可栽种。根、叶都与生姜很像，发出樟木香气。当地人像吃生姜一样吃它的根，切开晒干，皮为红黄色，里面的肉是白色。现在的人取它作香料，可除肉类的腥臭味。

山柰根

［性味］味辛，性温，无毒。

［主治］暖中，除瘴疠恶气。治受凉引起的心腹痛，寒湿霍乱，风虫牙痛。（李时珍）

【附方】**1. 一切牙痛**：取山柰子一钱，用面包好，煨熟，再加入麝香二字，研成末，从左右各喷一字入鼻孔内，口含温水漱去。

2. 心腹冷痛：取山柰、丁香、当归、甘草等份，研为末，以醋糊丸如梧桐子大，每服三十丸，用酒送服。

高良姜

草部 | 芳草类

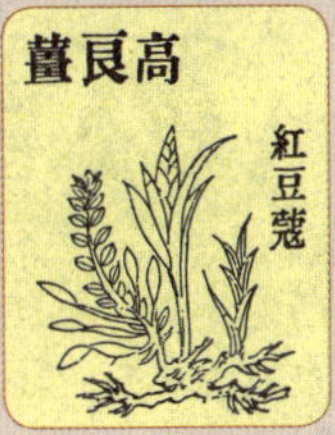

产地分布：生产于台湾、海南、广东、广西、云南等地。

成熟周期：夏末秋初，挖起 4 ~ 6 年的根茎。

形态特征：根茎圆柱状形，横生，棕红色，具节，节上有环形膜质鳞片，节上生根。

功效：温中散寒，理气止痛。

【释名】又名：蛮姜。子名：红豆蔻。

李时珍说：陶隐居说此姜最早出自高良郡，所以得高良姜之名。高良即现在的高州，汉时为高凉县，吴国改为郡。因那里山高而稍凉，所以叫高凉，则高良实当作高凉。

【集解】陶弘景说：此物出自高良郡，二、三月采根。其外形与杜若相似，而叶如山姜。

苏颂说：现在岭南各州及黔、蜀等地都有高良姜，但多不入药。它在春季长出茎叶，像姜苗，高约一二尺，开的花是红紫色，如山姜花。

李珣说：红豆蔻生长在南海诸谷，是高良姜的子。高良姜的苗像芦，叶像姜，花成穗，嫩叶卷住花生长，微带红色。嫩的放入盐，则花朵不散落，须用朱槿花染成深红色。醒酒很好，能解酒毒。

李时珍说：按《桂海志》中记载，红豆蔻的花丛生，叶瘦如碧芦，春末才发芽。初开花时抽一茎杆，外有大竹皮包裹，拆竹皮见花。一穗有数十个花蕊，淡红艳丽，如桃杏的花色。花蕊重则下垂像葡萄样。每个花蕊有花心两瓣，人们将此喻为连理。其子也像草豆蔻。

【修治】李时珍说：高良姜、红豆蔻都宜炒过入药。也有用姜同吴茱萸、东壁土炒过入药用的。

高良姜根

［性味］味辛，性大温，无毒。

[主治] 治疗暴冷、胃中冷痛、呕逆，霍乱腹痛。《名医别录》

下气利咽，润肤。煮来饮用，可止泻痢。(陈藏器)

治风破气，腹部久冷气痛，去风冷、痹痛、无力。(甄权)

治转筋泻痢，反胃呕吐，能解酒毒，消宿食。《日华子诸家本草》

口含咽津，能利咽，治突然恶心及呕吐清水。口臭的人，将高良姜与草豆蔻共研为末，水煎服。(苏颂)

有健脾胃，宽噎膈，破冷癖，除瘴疟的作用。(李时珍)

【发明】杨志瀛说：治疗胃寒呕逆，高良姜为要药，佐以人参、茯苓同用，功效温胃，能解散胃中风邪。

李时珍说：《十全方》中记载，心腹冷痛者，用高良姜细剉微炒后研末，米汤送服一钱，痛即止。

【附方】**1. 霍乱吐泻**：将高良姜用火炙令焦香。每用五两，加酒一升，煮沸三四次，一次服完。**2. 心脾冷痛**：高良姜三钱，五灵脂六钱，共研为末，每次用醋汤调服三钱。**3. 养脾温胃，祛寒消痰，宽胸下气，治疗心脾冷痛及一切寒凉食物伤脾**：高良姜、干姜等份，炮过后研为细末，加面调糊做成梧桐子大的丸子，每次饭后服十五丸，用橘皮汤送下。孕妇忌服。**4. 眼睛突然红肿疼痛**：取良姜末，用小管吹入鼻内使打喷嚏，或弹出鼻血，则红肿消散。**5. 风牙痛肿**：高良姜二寸、全蝎（焙）一枚共研末，擦痛处，吐出涎水，再用盐汤漱口。

豆蔻

草部 | 芳草类

产地分布：分布于广东、海南、广西等地。
成熟周期：花期4～6月，果期6～8月。
形态特征：叶片狭椭圆形或线状披针形，先端渐尖，基部渐狭，有缘毛，两面无毛或仅在下面被极疏的粗毛。
功效：温中燥湿，行气健脾。

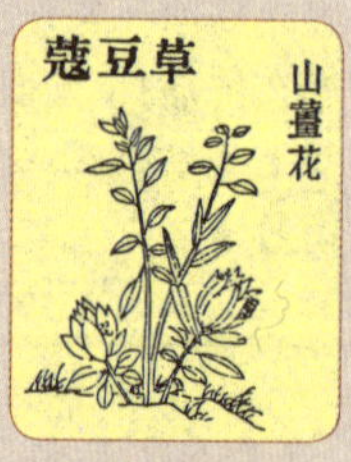

【释名】又名：草豆蔻、漏蔻、草果。

寇宗奭说：豆蔻即草豆蔻，这是针对肉豆蔻而命名。如若作为果品，则味道不好，前人将其编入果部，不知是何意义。

李时珍说：按扬雄《方言》中所说，凡物丰盛的称蔻。豆蔻之名，可能是取此义。豆像其形。南方《异物志》作漏蔻。现在豆蔻虽不专为果，也还入茶食料中使用，有草果的名称。《金光明经》三十二品香药中称豆蔻为苏泣迷罗。

【集解】《名医别录》载：豆蔻生长在南海。

苏恭说：豆蔻的苗像山姜，花为黄白色，苗、根及子像杜若。

苏颂说：草豆蔻现在岭南等地也有。它的苗像芦，叶像山姜、杜若之类，根像高良姜。二月开花成穗房，长在茎下，由嫩叶卷之而生，初生时像芙蓉花，色微红，穗头呈深红色。它的叶子逐渐长大，花渐渐绽开而颜色也逐渐变淡，也有黄白色的。南方人多采花来当果，以嫩的尤为贵重。将穗加盐同腌制，重叠成朵状不会散。又用木槿花同浸，使其色红。

李时珍说：草豆蔻、草果虽是一物，但略有不同，今建宁所产豆蔻，大小如龙眼而形状稍长，皮为黄白色，薄而棱尖。其仁大

豆蔻

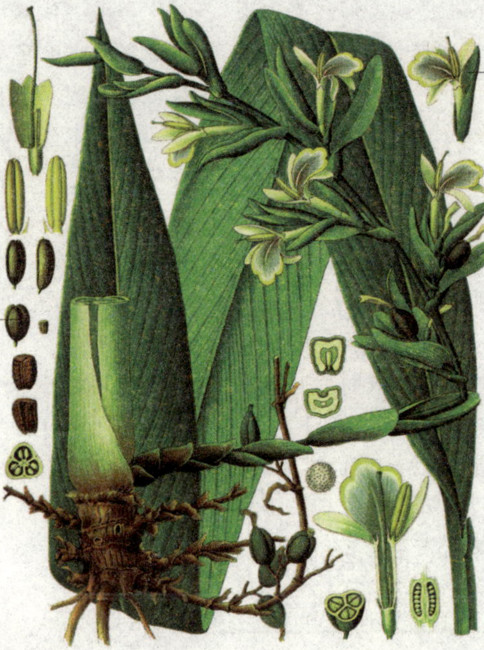

小如缩砂仁而辛香气和。滇、广所产草果，大小如诃子，皮黑厚而棱密。其子粗而辛臭，很像斑蝥的气味，当地人常用来做茶及作为食物佐料。广东人将生草蔻放入梅汁中，用盐渍让其泛红，然后在烈日下晒干，放入酒中，名红盐草果。南方还有一种火杨梅，有人用它来伪充草豆蔻。它的形态圆而粗，气味辛猛而不温和，人们也经常使用。也有人说那即山姜实，不可不辨。

豆蔻仁

[性味]味辛、涩，性温，无毒。

[主治]能温中，治疗心腹痛，止呕吐，除口臭。《名医别录》

下气，止霍乱，主一切冷气，消酒毒。《开宝本草》

能调中补胃，健脾消食，祛寒，治心、胃疼痛。（李杲）

治疗瘴疠寒疟，伤暑吐下泻痢，噎膈反胃，痞满吐酸，痰饮积聚，妇人恶阻带下，除寒燥湿，开郁破气，杀鱼肉毒。制丹砂。（李时珍）

【发明】寇宗奭说：草豆蔻气味极辛少微香，性温而调散冷气甚速。

李杲说：风寒客邪在胃口之上，当心作疼者，宜煨熟后用。

李时珍说：豆蔻治病，取其辛热浮散，能入太阴、阳明经，有除寒燥湿，开郁消食的作用。南方多潮湿、雾瘴，饮食多酸咸，脾胃易患寒湿郁滞之病，所以食物中必用豆

考证与传说

【豆蔻的文学象征】

文学作品中的豆蔻：诗文中常用以比喻少女。姜夔（葵kuí）在《扬州慢》词中说："纵豆蔻词工，青楼梦好，难赋深情。"杜牧的《赠别》一诗："娉娉袅袅十三余，豆蔻梢头二月初。春风十里扬州路，卷上珠帘总不如。"杜牧在三十多岁时"落魄扬州"，时作冶游，在百无聊赖中写下这首诗赠给一位少年妓女，诗中的"十三余"明白无误地确定为十三四岁的少女，一如豆蔻的含苞待放，这个比喻十分确切生动。

蔻。这与当地的气候相适应。但过多食用也会助脾热，伤肺气及损目。也有人说：豆蔻与知母同用，治瘴疟寒热，取一阴一阳无偏胜之害。那是因为草果治太阴独胜之寒，知母治阳明独胜之火。

【附方】**1. 心腹胀满，短气：**用草豆蔻一两，去皮研为末，用木瓜生姜汤调服半钱。**2. 胃弱呕逆不食：**用草豆蔻仁二枚、高良姜半两，加水一盏，煮取汁，再加生姜汁半合，与白面调和后做成面片，在羊肉汤中煮熟，空腹食用。**3. 虚疟自汗不止：**用草果一枚，面裹煨熟后，连面同研细，加平胃散二钱，水煎服。**4. 气虚瘴疟，热少寒多，或单寒不热，或虚热不寒：**用草果仁、熟附子等份，加水一盏、姜七片、枣一枚，煎至半盏服下。**5. 赤白带下：**连皮草果一枚，乳香一小块，面裹煨成焦黄，同面共研末，每次用米汤送服二钱，一天二次。**6. 口臭：**用豆蔻、细辛研末，口含。

豆蔻花

［性味］味辛，性热，无毒。

［主治］主降气，止呕逆，除霍乱，调中焦，补胃气，消酒毒。《日华子诸家本草》

白豆蔻 草部｜芳草类

【释名】又名：多骨。

【集解】马志说：白豆蔻出自伽古罗国，称为多骨。其草形如芭蕉，叶像杜若，长八、九尺而光滑，冬夏不凋，花为浅黄色，子作朵如葡萄，初长出时微青，成熟时则变为白色，七月采子。

苏颂说：如今广州、宜州也有，但不及外国的好。

李时珍说：白豆蔻子圆，大小如牵牛子。其壳白厚，仁像缩砂仁，入药时需去皮炒用。

白豆蔻仁

［性味］味辛，性大温，无毒。

王好古说：味大辛，性大热，味薄气厚，轻清而升，属阳，主浮。入手太阴肺经。

［主治］主积冷气，能止吐逆反胃，消谷降气。《开宝本草》

可散肺中滞气，宽胸消食，去白睛翳膜。（李杲）

能补肺气，益脾胃，理元气，收脱气。（王好古）

治噎膈，除疟疾寒热，解酒毒。（李时珍）

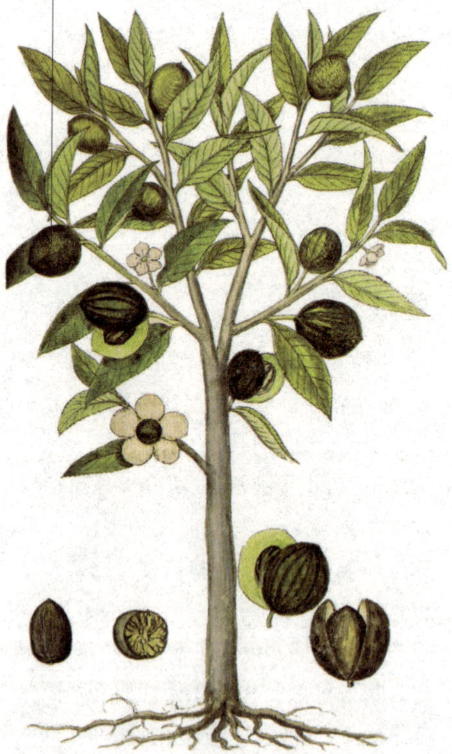

【发明】张元素说：白豆蔻气味俱薄，功用有五：一为专入肺经本药；二散胸中滞气；三祛寒邪腹痛；四能温暖脾胃；五治突发红眼，白睛红者。

【附方】**1. 胃寒恶心，进食即欲吐**：用白豆蔻子三枚，捣细，加好酒一盏，温服。数服以后见效。**2. 突然恶心**：取白豆蔻仁细嚼。**3. 小儿胃寒吐乳**：白豆蔻仁十四个、缩砂十四个、生甘草二钱、炙甘草二钱，研末，常掺入小儿口中。

缩砂蔤 草部 | 芳草类

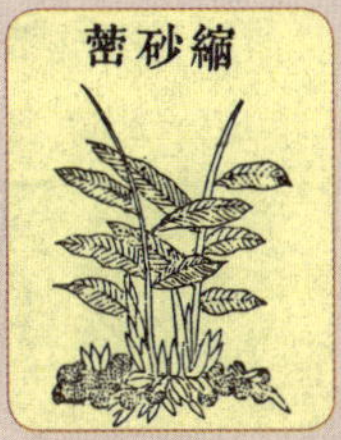

产地分布：生长在西海及西戎、波斯等地，多从安东道来。
成熟周期：七八月采实。
形态特征：苗茎像高良姜，高三四尺；叶为青色，长八九寸，宽半寸。它在三四月开花，花在根下；五六月结果实，五七十枚成一穗，外形像益智而圆，皮紧厚而皱，有粟纹，外表有细刺，为黄赤色。皮里包的小子，一团八隔，大约有四十多粒，大小如大黍米，外表微黑色，里面白色而有香味，像白豆蔻仁。
功效：和中行气，补肺醒脾，养胃益肾。

【释名】李时珍说：名义未详。藕下白蒻多蔤，取密藏的意思。此物的果实在根下，仁藏于壳内，可能也是这个意思。

【集解】李珣说：缩砂蔤生长在西海及西戎、波斯等国，多从安东道来。

苏颂说：如今岭南也有。缩砂蔤的苗茎像高良姜，高三四尺；叶为青色，长八九寸，宽半寸。它在三四月开花，花在根下；五六月结果实，五七十枚成一穗，外形像益智而圆，皮紧厚而皱，有粟纹，外表有细刺，为黄赤色。皮里包的小子，一团八隔，大约有四十多粒，大小如大黍米，外表微黑色，里面白色而有香味，像白豆蔻仁。七八月采实，辛香可调食味。

缩砂仁

[性味] 味辛，性温，涩，无毒。

王好古说：味辛，性温，属阳，主浮。入手足太阴、阳明、太阳、足少阴七经。得白檀香、豆蔻为使，入肺；得人参、益智为使，入脾；得黄檗、茯苓为使，入肾；得赤白石脂为使，入大小肠。

缩砂蔤

花
[性味] 味辛，性温，涩，无毒。
[主治] 主治虚劳冷泻，积食不消化。

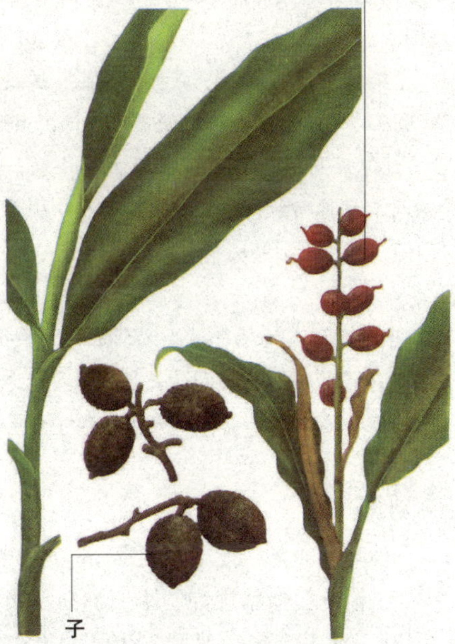

子
[性味] 味辛，性温，涩，无毒。
[主治] 治脾胃中气结滞不散。

[主治] 主治虚劳冷泻，积食不消化，赤白泻痢，腹中虚痛下气。《开宝本草》

主冷气腹痛，止休息气痢，劳损，能消化水谷，温暖脾胃。（甄权）

止上气咳嗽，惊痫邪气。（陈藏器）

理一切气，治霍乱转筋。能起酒香味。《日华子诸家本草》

和中行气，止痛安胎。（杨士瀛）

治脾胃中气结滞不散。（张元素）

补肺醒脾，养胃益肾，理元气，通滞气，散寒饮胀痞，止呕吐，女子崩中，能除咽喉口齿浮热，化铜、铁、骨鲠。（李时珍）

【附方】**1. 大便下血：**缩砂仁研为末，用热米汤送服二钱，以病愈为度。**2. 上气咳逆：**将砂仁洗净，炒后研细，取砂仁、连皮生姜等份，捣烂，饭后过一段时间，用热酒泡服。**3. 牙齿疼痛：**口中常嚼缩砂仁。

益智子

草部 | 芳草类

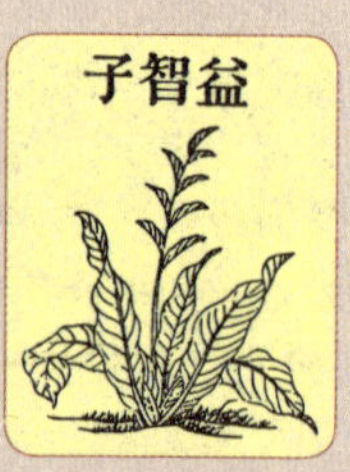

产地分布：主产于海南。

成熟周期：花期 4 ~ 6 月，果期 6 ~ 8 月。

形态特征：果实椭圆形，两端略尖，表面棕色或灰棕色，有纵向凹凸不平的突起棱线 13 ~ 20 条。果实薄而较韧，与种子团紧贴。种子团被隔膜分为三瓣，每瓣有种子 6 ~ 11 粒。

功效：温脾止泻，摄唾涎，暖肾，固精缩尿。

【释名】李时珍说：脾主智，此物能益脾胃而得名益智子，与龙眼又名益智的意义相同。

【集解】陈藏器说：益智出自昆仑国及交趾，现在岭南各地也有。顾微《广州记》上说，它的叶像蘘荷，长一丈多，根上有小枝，高八九寸，茎像竹箭，子从茎心中长出。一枝上有十子丛生，大小如小枣，核黑而皮白，以核小者为好。

李时珍说：按嵇含《南方草木状》中说，益智的子像笔头而两头尖，长七八分，现在用做调味品，也可以加盐曝晒或者作粽子食用。

益智仁

[性味] 味辛，性温，无毒。

[主治] 主遗精虚漏，小便淋沥，能益气安神，补虚调气，通利三焦。如果夜尿多的人，可取益智仁二十四枚研碎，加盐一同煎服，效果好。（马志）

治风寒犯胃，多涎，能和中益气。（李杲）

能益脾胃，理元气，补肾虚，治疗滑精、小便淋沥。（王好古）

治心气不足，梦遗赤浊，热伤心系，吐血，血崩等证。（李时珍）

【发明】刘元素说：益智辛热，能开发郁结，使气宣通。

李时珍说：益智大辛，为助阳退阴之药。三焦、命门气衰者，适宜使用。

【附方】**1. 小便频数，用缩泉丸：**将益智子用盐炒后，去盐，取炒后益智子、乌药等份，共研为末；另用酒煮山药粉为糊，做成梧桐子大的药丸，每次空腹服七十丸，用盐水送下。**2. 白浊腹满：**取益智仁（盐水浸炒）、厚朴（姜汁炒）等份，加姜三片、枣一枚，用水煎服。**3. 口臭：**益智子仁一两、甘草二钱，共碾成粉，常含口中。

荜茇

草部 | 芳草类

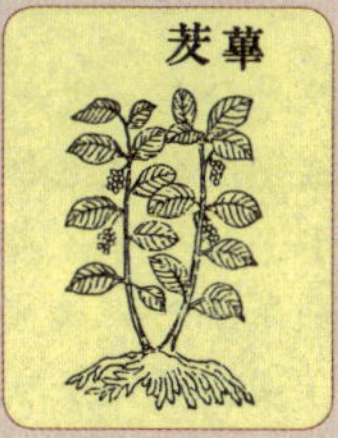

产地分布：云南、福建、广东和广西等地有栽培。

成熟周期：9月果穗由绿变黑时采收，除去杂质，晒干。

形态特征：根状茎直立，多分枝。茎下部匍匐，枝横卧，质柔软，有纵纹和沟槽。

功效：温中散寒，下气止痛。

【释名】又名：荜拨。

李时珍说：荜拨当作荜茇，出自《南方草木状》，为番语。《本草拾遗》作毕勃，《扶南传》作逼拨，《大明会典》作毕拨。段成式《酉阳杂俎》中说，摩伽陀国叫它荜拨梨，拂林国则称为阿梨诃陀。

【集解】苏恭说：荜拨生长在波斯国。此物为丛生，茎叶像蒟酱，果实紧细，味比蒟酱辛烈。胡人用作调料使用。

陈藏器说：荜茇的根名毕勃没，像柴胡色黑而硬。

苏颂说：如今岭南也有荜茇，大多生长在竹林中。它正月生苗成丛，高三四尺，茎像箸。叶子色青为圆形如蕺菜，宽二三寸像桑叶，表面光滑，叶片厚实。荜茇三月开花，花为白色；七月结子，子如指头大小，长二寸多，为青黑色，像椹子而长，九月收子晒干。南方人喜欢它的辛香味，有的采来叶子生着吃。如果是从波斯国运来的，则味更辛香。

【修治】凡用，去梃用头，用醋浸一夜，焙干，以刀刮干净皮粟子才用，免得伤人肺，令人下气。

［性味］味辛，性大温，无毒。

李时珍说：荜茇性热，味辛，主浮，入手足阳明经。然而辛热耗散，能动脾肺之火，多用，令人目昏，用来作食物配料尤其不适合。

［主治］主温中下气，补腰脚，杀腥气，消食，除胃冷，阴疝痃癖。（陈藏器）

治霍乱冷气，心痛血气。《日华子诸家本草》

疗水泻虚痢，呕吐反酸，产后泻痢，与阿魏合用，效果更好。与诃子、人参、桂心、干姜配伍使用，治脏腑虚冷肠鸣、泻痢，有效。（李珣）

治头痛、鼻渊、牙痛。（李时珍）

【发明】寇宗奭说：荜茇走肠胃，冷气呕吐、心腹满痛者适宜服用。但是，多服则会走泄真气，令人肠虚下重。

李时珍说：荜茇为头痛鼻渊牙痛的要药，取其辛热，能入阳明经，散浮热。

【附方】**1.冷痰恶心：**荜茇一两研为末，饭前用米汤送服半钱。**2.妇人血气作痛，及月经不调，用二神丸：**荜茇（盐炒）、蒲黄（炒），等份为末，加炼蜜做成梧桐子大的丸子，每次空腹用温酒送服三十丸，两服即止。

荜茇根

［性味］味辛，性温，无毒。

［主治］主五劳七伤，冷气呕逆，心腹胀满，食不消化，阴汗寒疝核肿，妇人宫寒不孕。治腰肾冷，除血气。（陈藏器）

序例
百病主治
水部
火部
土部
金石部
草部
谷部

蒟酱 草部｜芳草类

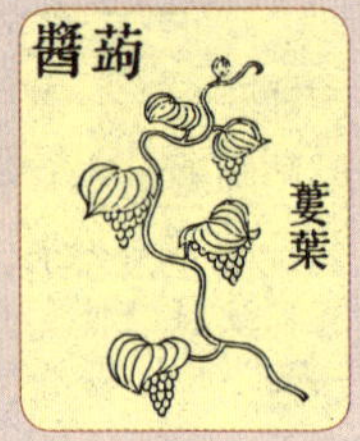

产地分布：主产于海南。

成熟周期：花期4～6月，果期6～8月。

形态特征：果实椭圆形，两端略尖，表面棕色或灰棕色，有纵向凹凸不平的突起棱线13～20条。果实薄而较韧，与种子团紧贴。种子团被隔膜分为三瓣，每瓣有种子6～11粒。

功效：温脾止泻，摄唾涎，暖肾，固精缩尿。

【释名】又名：蒟子、土荜拨。苗名：扶留藤、蒌叶。

【集解】苏恭说：蒟酱生长在巴蜀，《蜀都赋》中所说“流味于番禺”，指的就是它。蒟酱为蔓生，叶像王瓜而厚大光泽，味辛香，果实像桑葚，但皮黑肉白。西戎也有蒟酱，细而辛烈。交州、爱州人多种植它。蒟酱为蔓生，结的子长而大，苗名浮留藤。取蒟酱叶和槟榔同食，味道辛香。

【修治】雷敩说：凡采得后，用刀刮去上面的粗皮，捣细。每五两，用生姜自然汁五两拌，蒸一日，晒干用。

蒟酱根、叶、子

［性味］味辛，性温，无毒。

李时珍说：性热味辛，属阳，主浮。

［主治］主下气温中、破痰积。《新修本草》

治咳逆上气，心腹虫痛，胃弱虚泻，霍乱呕吐，能解酒。（李珣）

散结气，治心腹冷痛，助消化。（孟诜）

解瘴疠，去胸中恶邪气，能温脾燥热。（李时珍）

考证与传说

【考证】

中国人食酱的历史最早可以追溯到几千年前的先秦时期，据《周礼》记载，酱制品的种类有一百多种。随着时间的推移，酱制品的种类也逐渐增多，到目前为止，酱制品的种类更是不计其数。在酱制品的发展过程中，蒟酱就像一颗闪亮的珍珠，出现在巴蜀文化的篇章上。北魏贾思勰的《齐民要术》为我们提供了这种巴蜀名产的确切产地。该书引《广志》说：“蒟子，蔓生，依树，生南安。”南安即今四川省夹江县，乃是秦汉巴蜀蒟酱的原产地。

肉豆蔻 草部｜芳草类

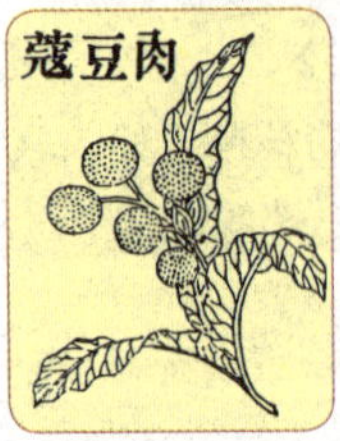

【释名】又名：肉果、迦拘勒。

寇宗奭说：肉豆蔻是相对草豆蔻而命名的。肉豆蔻去壳只用肉，以肉脂丰富颜色润泽的为好，枯白瘦小而虚的为差。

李时珍说：此物的花及果实都像豆蔻而无核，故名。

【集解】陈藏器说：肉豆蔻生长在胡国，胡名迦拘勒。其形圆小，皮紫紧薄，中肉辛辣。

苏颂说：如今岭南人家也有栽培。肉豆

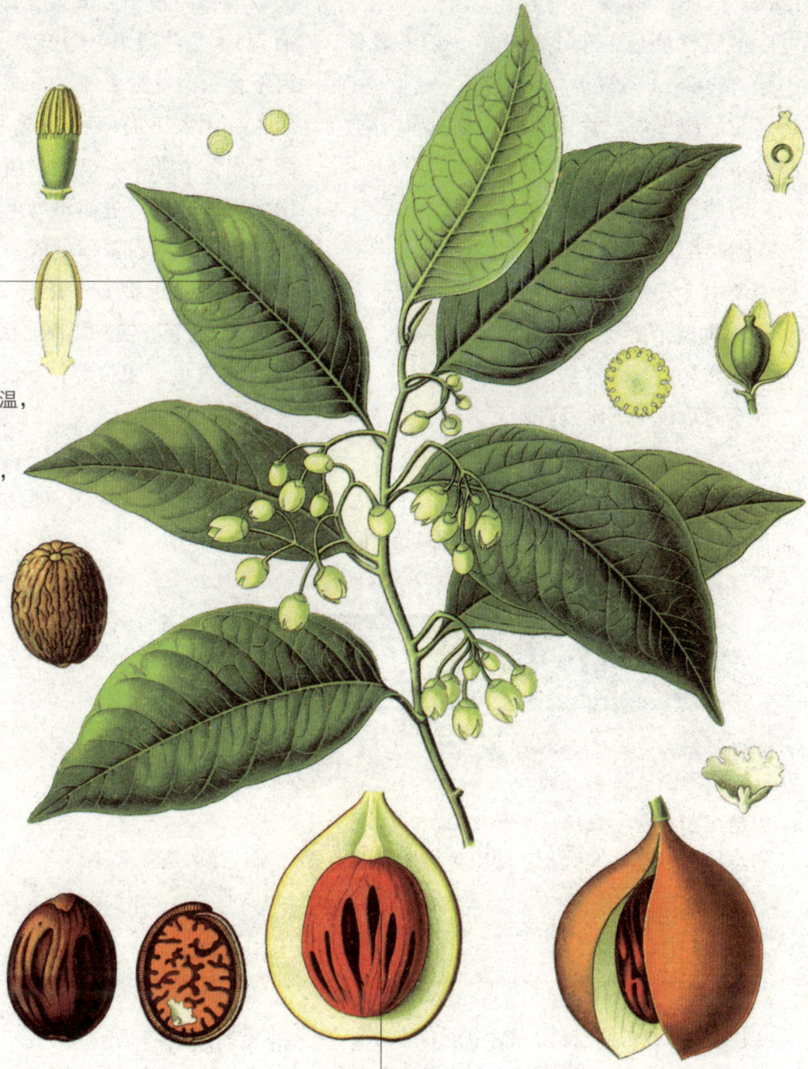

叶

［性味］味辛，性温，无毒。

［主治］调中下气，开胃，解酒毒，消皮外络下气。

果实

［性味］味辛，性温，无毒。

［主治］能温中，消食止泄。

蔻春季生苗，夏季抽茎开花，结的果实像豆蔻，六七月采摘。

李时珍说：肉豆蔻的花及果实虽然像草豆蔻，但果实的皮肉却不同。肉豆蔻的果实外有皱纹，内有斑缬纹，如槟榔纹，最易生蛀虫，只有烘干后密封，才可保存。

肉豆蔻果实

［性味］味辛，性温，无毒。

王好古说：入手足阳明经。

［主治］能温中，消食止泻，治积冷心腹胀痛，霍乱中恶，呕沫冷气，小儿食乳吐泻。《开宝本草》

调中下气，开胃，解酒毒，消皮外络下气。《日华子诸家本草》

治宿食痰饮，止小儿吐逆，妇人乳汁不通，腹痛。（甄权）

主心腹虫痛，脾胃虚冷，虚泻赤白痢，将其研末后煮粥服。（李珣）

暖脾胃，固大肠。（李时珍）

【发明】《日华子诸家本草》载：肉豆蔻能调中下气，消皮外络下气。

汪机说：痢疾用肉豆蔻涩肠治痢，又为小儿伤乳泄泻的要药。

李时珍说：脾土爱暖而喜芳香，所以肉豆蔻之性味辛温，正可调理脾胃而治吐痢。

【附方】**1. 暖胃除痰，促进食欲**：肉豆蔻二个，半夏（姜汁炒）五钱，木香二钱半，共研末，蒸饼，制成如芥子大的丸子，每次饭后用津液下咽五丸至十丸。**2. 霍乱吐痢**：将肉豆蔻研末，用姜汤送服一钱。**3. 久泻不止**：肉豆蔻（煨）一两，木香二钱半，研末，用大枣肉调和制成丸子，每次用米汤送服五十丸。**4. 老人虚泻**：肉豆蔻三钱，用面裹煨熟后，去面研为末，加乳香一两，研末，用陈米粉调糊做成梧桐子大的丸子，每次用米汤送服五十丸至七十丸。**5. 小儿泄泻**：肉豆蔻五钱，乳香二钱半，生姜五片，同炒成黑色，去掉姜，研为膏，制成绿豆大的药丸，依年龄大小酌量服用，用米汤下。**6. 冷痢腹痛，不能食**：肉豆蔻一两去皮，醋和面裹煨熟，捣碎，每次服一钱，用米汤送下。

补骨脂 草部 | 芳草类

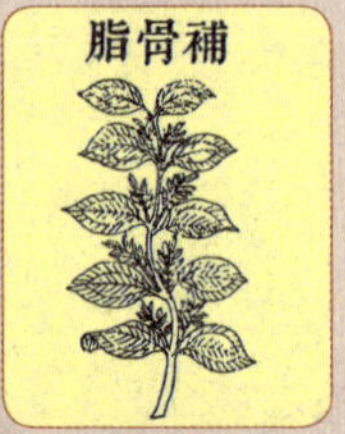

产地分布：分布于山西、陕西、安徽、浙江、江西、河南、湖北、广东、四川、贵州、云南等地。

成熟周期：秋季采挖。

形态特征：茎高三四尺，叶小像薄荷，花为微紫色，结的实像麻子，圆扁而黑。

功效：补肾助阳，纳气平喘，温脾止泻。

【释名】又名：补骨脂、婆固脂、胡韭子。

李时珍说：称此物为补骨脂是说它的功能，胡人称为婆固脂，而人们误传为补骨脂。胡韭子的名称，则是因其子的形状与韭子相似，并不是胡地所产的韭子。

【集解】马志说：补骨脂生长在岭南诸州及波斯国。

苏颂说：如今岭外山地间多有，四川合州地区也有补骨脂。它茎高三四尺，叶小像薄荷，花为微紫色，结的实像麻子，圆扁而黑，九月采收。

补骨脂子

［性味］味辛，性大温，无毒。

李珣说：恶甘草。

李时珍说：忌芸薹及各种血，宜与胡桃、胡麻仁配用。

［主治］主五劳七伤，风虚冷，骨髓伤败，肾虚滑精，及妇人血气堕胎。《开宝本草》

治男子腰疼，膝冷囊湿，逐诸冷顽痹，止小便，祛腹中寒气。（甄权）

兴阳事，明耳目。《日华子诸家本草》

治肾泻，通命门，暖丹田，敛精神。（李

补骨脂

花

［性味］味辛，性大温，无毒。

［主治］治肾泻，通命门，暖丹田，敛精神。

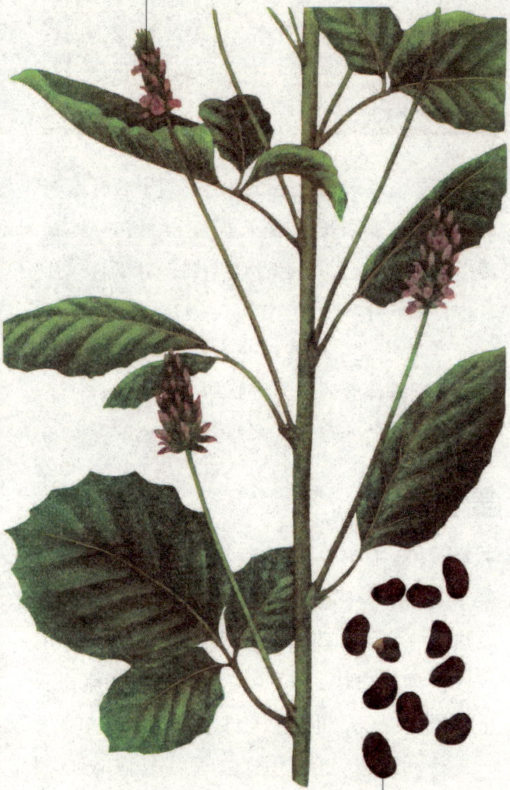

子

［性味］味辛，性大温，无毒。

［主治］主五劳七伤，风虚冷，骨髓伤败。

考证与传说

【补骨脂炮制方法】

补骨脂：簸净杂质，洗净，晒干。盐补骨脂：取净补骨脂用盐水拌匀（补骨脂100斤，用盐2斤8两，加适量开水化开澄清），微润，置锅内用文火炒至微鼓起，取出，晾干。凡使补骨脂，用酒浸一宿后，漉出，再用东流水浸三日夜，从巳至申出，日干用；补骨脂，入药微炒用。

时珍）

【发明】苏颂说：现在的人多将补骨脂与胡桃一起服用。这种方法出自唐代郑相图。方法：补骨脂十两，择净去皮，洗净后晒干，捣筛令细。胡桃瓤二十两，汤浸去皮，细研如泥。将胡桃泥与补骨脂末混合，用好蜂蜜调和如饴糖，收好。每日早晨用暖酒二合，调药一匙服下，然后吃饭。如果不饮酒的人，则用热开水调服。

【附方】**1. 补骨脂丸，能壮筋骨，益元气，治元阳虚败，手脚沉重，夜多盗汗：**补骨脂四两（炒香），菟丝子四两（酒蒸），胡桃肉一两（去皮），乳香、没药、沉香各二钱半，研末，加炼蜜做丸梧桐子大的丸子，每次空腹服二三十丸，用盐汤或温酒送下。从夏至起，服到冬至止，每天一次。**2. 肾虚腰痛：**用补骨脂一两，炒为末，每次用温酒送服三钱，或加木香一钱。又方，青娥丸：补骨脂（酒浸，炒）一斤，杜仲（去皮，姜汁浸炒）一斤，胡桃肉（去皮）二十个，共研末，以蒜捣膏一两，和各药制成梧桐子大的丸子，每次空腹用温酒送服二十丸，妇人用淡醋汤送下。**3. 妊娠腰痛，用通气散：**用补骨脂二两，炒香后研成末。先嚼胡桃肉半个，然后空腹用温酒调服药末二钱，药效明显。**4. 精气不固：**补骨脂、青盐等份，同炒为末，每次用米汤送服二钱。**5. 肾漏，阴茎不痿，精常流出，痛如针刺：**用补骨脂、韭子各一两，研成末。每次取三钱，加水一盏，煎至六分服，一日三次，服至痊愈为止。**6. 脾肾虚泻，用二神丸：**补骨脂（炒）半斤、肉豆蔻（生用）四两，共研末，枣肉研成膏，用来调和药末制成梧桐子大的丸子，每次空腹用米汤送服五十丸至七十丸。**7. 跌坠腰痛，瘀血凝滞：**补骨脂（炒）、茴香（炒）、辣桂等份，共研末，每次用热酒服二钱。

姜黄

草部 | 芳草类

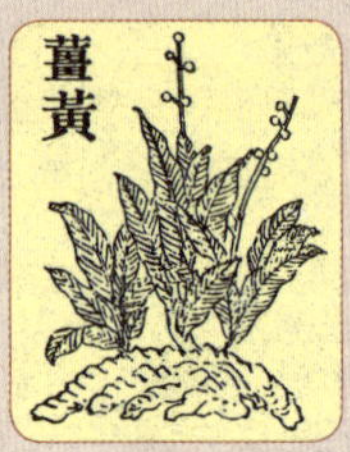

产地分布：分布于江西、福建、台湾、广东、广西、四川、云南等地。
成熟周期：12月下旬采挖。
形态特征：根茎发达，分枝呈椭圆形或圆柱状，橙黄色，极香；根粗壮，末端膨大成块根。
功效：破血行气，通经止痛。

【释名】又名：蒁（音述）、宝鼎香。

【集解】苏恭说：姜黄的根叶都像郁金。其花春生于根，与苗同出，入夏花灿烂无子。根有黄、青、白三色。

苏颂说：如今江、广、蜀川多有姜黄。它的叶青绿，长一二尺，宽三四寸，有斜纹如红蕉叶而小。姜黄的花为红白色，到中秋时逐渐凋枯。姜黄春末始生，先长花，再生叶，不结实。其根盘曲为黄色，类似生姜而圆，有节。八月采根，切成片晒干。

李时珍说：现在以扁如干姜的，为片子姜黄；圆如蝉腹的，为蝉肚郁金，两者都可浸水染色。蒁的外形虽然像郁金，但色不黄。

姜黄根

［性味］味辛、苦，性大寒，无毒。

［主治］主心腹结积，能下气破血，除风热，消痈肿，药效强于郁金。《新修本草》

治症瘕血块，通月经，治跌打损伤瘀血，止暴风痛冷气，下食。《日华子诸家本草》

祛邪辟恶，治气胀，产后败血攻心。（苏颂）

姜黄

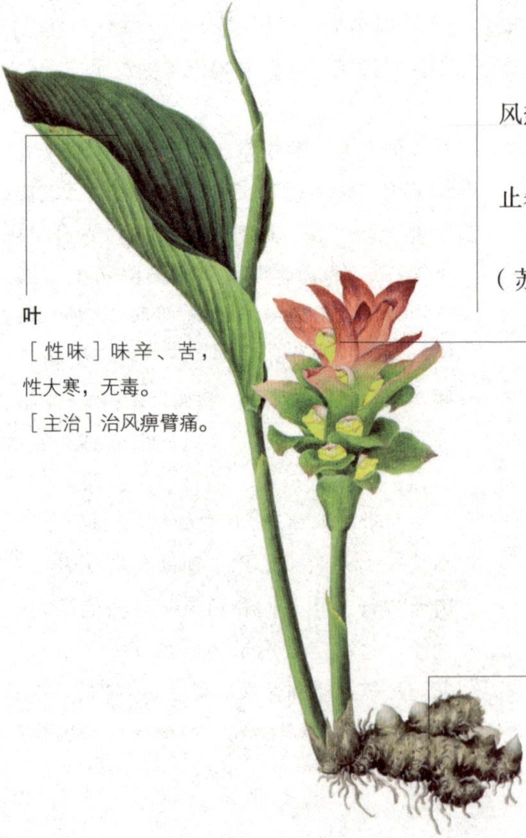

叶
［性味］味辛、苦，性大寒，无毒。
［主治］治风痹臂痛。

花
［性味］味辛、苦，性大寒，无毒。
［主治］祛邪辟恶，治气胀，产后败血攻心。

根
［性味］味辛、苦，性大寒，无毒。
［主治］主心腹结积，能下气破血，消痈肿。

治风痹臂痛。（李时珍）

【发明】李时珍说：姜黄、郁金、莪药三物，外形功用都相近。但郁金入心治血；姜黄兼入脾，兼治气；莪药则入肝，兼治气中之血，这是它们的区别。古方五痹汤用片子姜黄，治风寒湿气手臂痛。

【附方】**1. 心痛难忍**：姜黄一两、桂三两，共研末，每次用醋汤送服一钱。**2. 产后血痛，腹内有血块**：姜黄、桂心等份，研为末，用酒调服方寸匕。血下尽后即愈。**3. 疮癣初生**：用姜黄研末外擦。

郁金

草部 | 芳草类

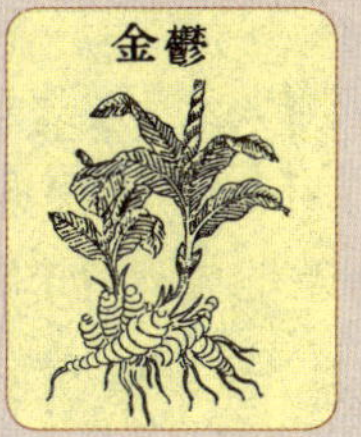

产地分布：主产于四川、广东、广西、云南、福建、中国台湾、江西等地。
成熟周期：花期在 4 ~ 6 月。
形态特征：根茎肉质，肥大，黄色；根末端膨大成长卵形块根。叶基生，叶片长圆形，先端尾尖，基部渐狭，叶背被短柔毛。
功效：行气化瘀，清心解郁，利胆退黄。

【释名】又名：马蒁。

朱震亨说：郁金无香而性轻扬，能到达酒气所到达的地方。古人用来治疗气机郁遏不能升之病，恐怕郁金的名字即由此而来。

李时珍说：因此物根形像莪蒁而又可治马病，故名马蒁。

【集解】苏恭说：郁金生长在蜀地及西戎，苗像姜黄，花白质红，秋末长茎、心，但没有果实，根为黄赤色。

苏颂说：现在广南、江西州郡也有郁金，但不如蜀中所产的好。

李时珍说：郁金有两种，郁金香是用花，见郁金香本条；此郁金是用根。它的苗像姜，根大小如指头，长的有一寸多，体圆有横纹如蝉腹状，外黄内赤。人们用它浸水后染色，也微有香气。

郁金根

［性味］味辛、苦，性寒，无毒。

张元素说：郁金气味俱厚，属纯阴。

［主治］主血积下气，能生肌止血，破恶血，治血淋、尿血、金疮。《新修本草》

单用，治妇人瘀血心痛，冷气积聚，用温醋调后擦患处。也治马病腹胀。（甄权）

能凉心。（张元素）

治阳毒入胃，下血频痛。（李杲）

治气血瘀滞的心腹疼痛，产后败血冲心，失心癫狂蛊毒。（李时珍）

【发明】李时珍说：郁金入心及心包络，治血病。《经验方》治失心癫狂，用真郁金七两，明矾三两，共研末，调糊做成梧桐子大的药丸，每次用白开水送服五十丸。

【附方】**1. 厥心气痛，痛不可忍**：郁金、附子、干姜等份，研为末，用醋调糊制成梧桐子大的药丸，以朱砂为衣。每次服用三十丸，男子用酒，女子用醋送服。**2. 产后心痛，血气上冲欲死**：郁金烧灰存性，研成末，取二钱，以米醋一呷调灌，即可苏醒。**3. 衄血、吐血**：川郁金研为末，每次用井水送服二钱。严重者可再服一次。**4. 尿血**：郁金末一两，葱白一把，加水一盏，煎至三合，温服。一日三次。**5. 风痰壅滞**：郁金一分、藜芦十分，共研末。每次服一字，温浆水调下。同时用浆水一碗漱口吐涎，再吃点东西压一下药味。**6. 痔疮肿痛**：用水调郁金末涂敷患处，肿痛可消。

蓬莪茂 草部｜芳草类

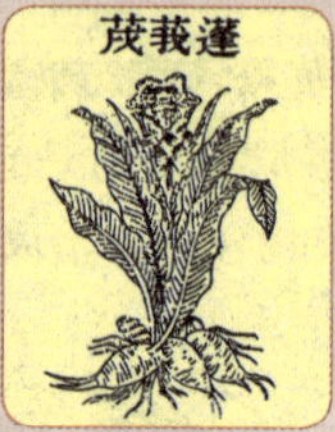

产地分布：主产于浙江。

成熟周期：九月采收。

形态特征：开花成穗，呈黄色，头微紫。它的根如生姜，而茂在根下，像鸭蛋，大小不等。

功效：治一切气，能开胃消分，通月经，消瘀血，止跌打损伤出血及内损恶血。

【释名】又名：蒁药。

【集解】马志说：蓬莪茂生长在西戎及广南诸州。它的叶子像蘘荷，子像干椹，蘘在根下并生，一好一恶，恶的有毒。西戎人取来后，先给羊吃。如果羊不吃的则丢弃。

苏颂说：如今江浙也有蓬莪茂。它生长在田野中，三月生苗。其茎如钱大，高二三尺；叶子为青白色，长一二尺，大五寸，很像蘘荷。蓬莪茂在五月开花成穗，呈黄色，头微紫。它的根如生姜，而茂在根下，像鸡、鸭蛋，大小不等，九月采收，削去粗皮，蒸熟晒干后用。

蓬莪茂

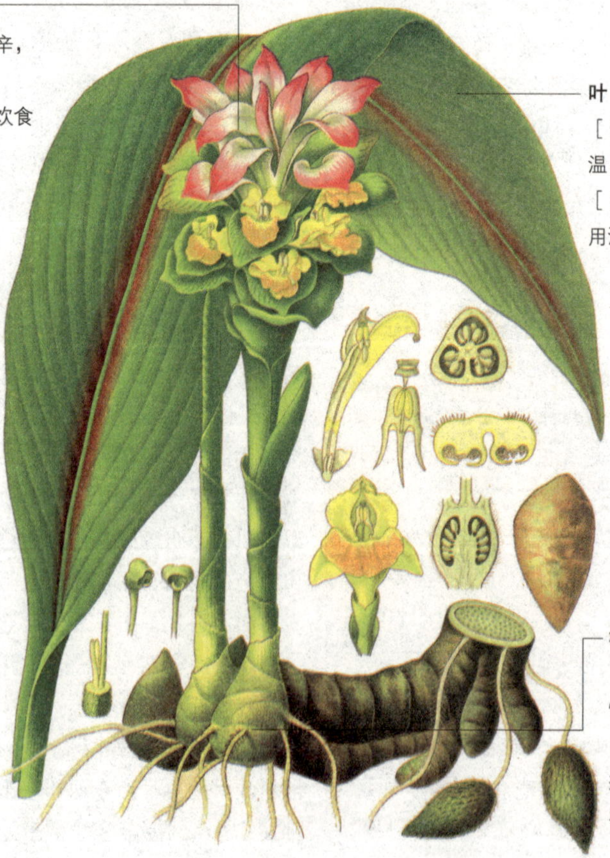

花

［性味］味苦、辛，性温，无毒。

［主治］解毒，饮食不消化。

叶

［性味］味苦、辛，性温，无毒。

［主治］破痃癖冷气，用酒、醋磨服。

根

［性味］味苦、辛，性温，无毒。

［主治］治疗心腹痛，中恶疰忤鬼气，霍乱冷气。

蓬莪茂根

【修治】李时珍说：现在的人多用醋炒或者煮熟入药，取它引入血分的作用。

［性味］味苦、辛，性温，无毒。

《日华子诸家本草》载：得酒、醋良。

［主治］治疗心腹痛，中恶疰忤鬼气，霍乱冷气，吐酸水，解毒，饮食不消化，用酒研服。又疗妇人血气结积，男子奔豚。《开宝本草》

破痃癖冷气，用酒、醋磨服。(甄权)

治一切气，能开胃消分，通月经，消瘀血，止跌打损伤出血及内损恶血。《日华子诸家本草》

能通肝经聚血。(王好古)

【发明】苏颂说：蓬莪茂在古方中没有见到使用的。现在医生治疗积聚诸气，它是最重要的药物。蓬莪茂与荆三棱同用效果好，在治疗妇人药中也多用。

王好古说：蓬莪茂色黑，能破气中之血。

【附方】**1. 一切冷气，心腹痛**：蓬莪茂二两（醋煮）、木香一两（煨），共研为末，每次用淡醋汤送服半钱。**2. 妇人血气游走作痛及腰痛**：蓬莪茂、干漆各二两，研为末，每次用酒送服二钱。腰痛则用核桃酒送服。**3. 气短不接，用正元散，兼治滑泄及小便数**：蓬莪茂一两、金铃子(去核)一两，共研为末，加入蓬砂一钱，炼过研细。每次空腹用温酒或盐汤送服二钱。

荆三棱 草部｜芳草类

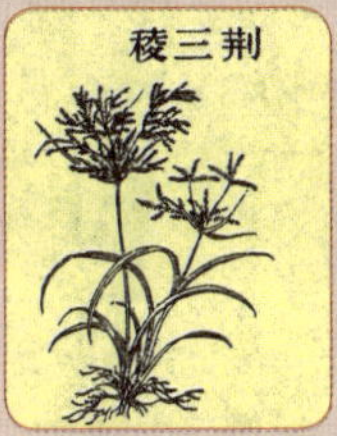

产地分布：分布于东北及河北、山西、内蒙古、新疆、江苏、江西、浙江、台湾等地。

成熟周期：秋季采挖。

形态特征：多年生草本，根状茎横走，通常单一，间或有分枝，常膨大，末端具块茎。

功效：破血行气，消积止痛。用于症瘕痞块，瘀血经闭，食积胀痛。

【释名】又名：京三棱、草三棱、鸡爪三棱、黑三棱、石三棱。

苏颂说：此草的叶有三棱，故名。因其生长在荆楚之地，所以叫荆三棱以著其地，《开宝本草》中作京三棱是错误的。

【集解】李时珍说：三棱多生长在荒废的池沼湿地。它在春天丛生，夏秋季节抽出高茎，茎端再长出数片叶子。其开花六七枝，花皆细碎成穗，为黄紫色，中间有细子。它的叶茎花实都有三棱，且都与香附的苗叶花实一样，只是更长更大些。它的茎光滑有三棱，像棕的叶茎。茎中有白穰，能剖开用来编织物品，柔韧如藤。吕忱《字林》上说，蓴草生长在水中，根可以用来编织器物。说的就是此草茎，而不是根。荆三棱的根多黄黑须，削去须皮，才像鲫鱼的形状，而不是本来根就像鲫。

荆三棱根

【修治】张元素说：必须炮制熟后使用。

李时珍说：用荆三棱来消积，必须用醋浸泡一天，炒或者煮熟后焙干，入药用才好。

［性味］味苦，性平，无毒。

张元素说：味苦、甘，无毒，属阴中之阳。它能泻真气，所以真气虚的人不要用。

［主治］主老癖症瘕，积聚结块，产后恶血血结，通月经，堕胎，能止痛利气。《开

荆三棱

叶

［性味］味苦，性温，无毒。

［主治］通月经，堕胎，能止痛利气。

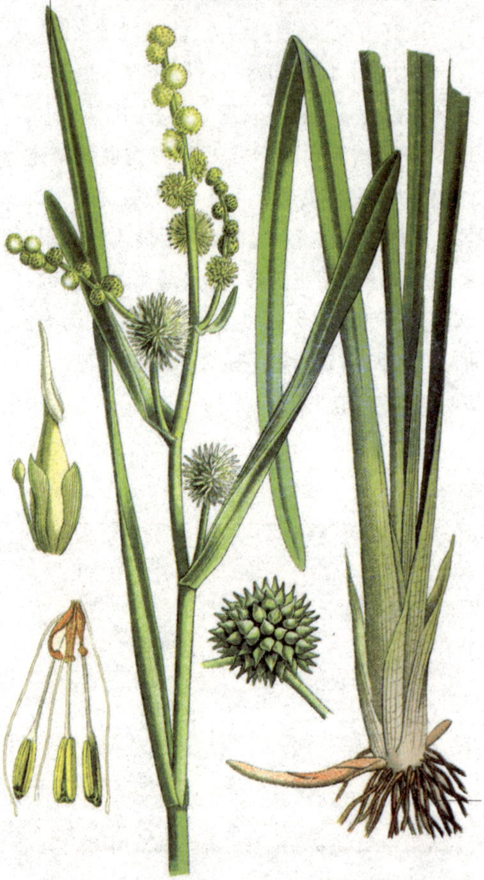

根

［性味］味苦，性平、无毒。

［主治］主老癖症瘕，积聚结块。

宝本草》

治气胀，破积气，消跌打损伤瘀血，治妇人月经不调，心腹痛，产后腹痛血运。《日华子诸家本草》

疗心膈痛，饮食不消化。（张元素）

通肝经积血，治疮肿坚硬。（王好古）

能下乳汁。（李时珍）

【发明】王好古说：三棱色白属金，能破血中之气，为肝经血分的药物。三棱、莪茂治疗积块疮硬，是坚者削之。

李时珍说：三棱破气散结，所以能治诸病。它的功用与香附相近但力更猛，所以难以久服。

【附方】**1. 痃癖气块：**荆三棱、青橘皮、陈橘皮、木香各半两，肉豆蔻、槟榔各一两，硇砂二钱，同研末，调糊制成梧桐子大的丸子，每次用姜汤送服三十丸。**2. 反胃恶心，药食不下：**荆三棱（炮）一两半、丁香三分，同研末，每次用开水点服一钱。**3. 乳汁不下：**荆三棱三个，加水两碗，煎成一碗，用来洗乳房，取汁出为度。

莎草

草部 | 芳草类

成熟周期：2、8月采挖。

形态特征：青色的花，花成穗状如黍，中间有细子。其根有须，须下结子一二枚，子上有细黑毛，大小像羊枣而两头尖。

功效：除胸中热，濡润肌肤，久服利人，益气，长须眉。

莎草香附子

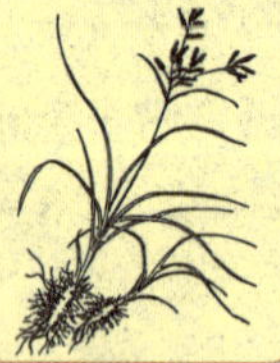

【释名】又名：雀头香、草附子、水香棱、水巴戟、水莎、侯莎、莎结，夫须、续根草、地毛。

李时珍说：《名医别录》只说莎草，没说用苗用根，后世都用它的根入药，称为香附子，却不知莎草的名字。莎草可作斗笠和雨衣，稀疏不沾衣，所以字从草从沙，也写成“蓑”。因其为衣下垂穗，像孝子的蓑衣，所以又从衰。

【集解】《名医别录》载：莎草生长在田野里，二、八月采。

寇宗奭说：香附子今人多用。它虽生于莎草根，但有的根上有而有的根上则没有。香附子有薄皲皮，为紫黑色，毛不多，刮去皮则色白。如果以莎草根为香附子，那就错了。

李时珍说：莎草的叶子像老韭叶而硬，光泽有剑脊棱。它在五六月中抽一茎，三棱中空，茎端再长出数片叶子。莎草开青色的花，花成穗状如黍，中间有细子。其根有须，须下结子一、二枚，子上有细黑毛，大小像羊枣而两头尖。采来根上子燎去细毛晒干后用。这是现在的常用药，但陶氏不识本品，各家注释也简略，才知道古今药物的兴废不同。

莎草

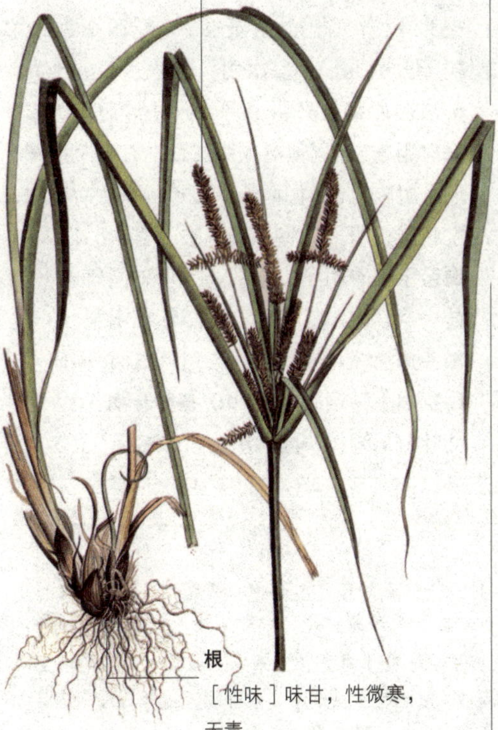

莎草根（香附子）

【修治】雷敩说：采得阴干，放在石臼中捣，切忌铁器。

李时珍说：采来后，连苗晒干，用火燎去苗及毛。使用的时候，用水洗干净，放在石上磨去皮，洗后晒干捣用。或生用，或炒用，或用酒、醋、盐水浸，根据具体情况。又有用稻草煮的，味不苦。

［性味］味甘，性微寒，无毒。

李时珍说：味辛甘、微苦而性平，为足厥阴、手少阳经的主药。并兼行十二经，八脉气分，宜与醋、川芎、苍术同用。

［主治］除胸中热，濡润肌肤，久服利人，益气，长须眉。《名医别录》

治心中客热，膀胱间连胁下气妨，常常愁眉不展，兼心悸怔忡者。（苏颂）

治一切气分病，霍乱吐泻腹痛，肾及膀胱虚冷之证。（李杲）

散时气寒疫，利三焦，解六郁，消饮食积聚，痰饮痞满，脚肿腹胀，脚气，止心腹、肢体、头目、齿耳各种痛证，疗痈疽疮疡，止吐血下血尿血，妇人崩漏带下，月经不调，胎前产后各种疾病。（李时珍）

苗及花

［主治］治男子心肺中虚风及客热，膀胱间连胁下气机不畅，皮肤瘙痒瘾疹，饮食不多，日渐瘦损，常有忧愁、心悸、少气等证。用苗花二十多斤锉细，加水二石五斗，煮至一石五斗，倒入斛中熏洗浸浴，令全身出汗，其瘙痒即止。四季经常使用，可根治风疹。《天宝单方图》

煎饮能散气郁，利胸膈，降痰热。（李时珍）

【发明】王好古说：香附治膀胱、两胁气机郁滞，心慌气短，是因其能益气，为血中之气药。本草中虽然没有用香附来治疗崩漏的记载，但现在方中用它来治疗崩漏，也是因其能益气止血。香附又能逐去瘀血，是推陈。又说：香附为阳中之阴，是血中气药。凡气郁血分必用它。香附炒黑能止血、治崩漏，是妇人之仙药。多服也能走气。

李时珍说：香附性平而不寒，香而能走窜。其味多辛能散，微苦能降，微甘能和，是足厥阴肝经、手少阳三焦经气分主药，而兼通十二经气分。香附生用则上行胸膈，外达皮肤；熟用则下走肝肾，外彻腰脚；炒黑则止血；用盐水浸炒则入血分而润燥；用青盐炒则补肾气；用酒浸炒则通经络；用醋浸炒则消积聚；用姜汁炒则能化痰饮。香附与人参、白术同用补气；与当归、地黄同用则补血；与木香同用则疏滞和中；与檀香同用则行气醒脾；与沉香同用则能升降气机；与芎䓖、苍术同用则总解诸郁；与栀子、黄连同用则能降火热；与茯神同用则能交通心肾；与茴香、补骨脂同用能引气归元；与厚朴、半夏同用则决壅消胀；与紫苏、葱白同用则能解散表邪；与三棱、莪术同用能消积块；与艾叶同用则可治血气，暖子宫。郁金是气病之总司、女科之主帅。

【附方】**1. 交感丹，治心血不足，肾气疲惫，心肾不交所致的精耗神衰、惊悸胸痞、饮食不下、虚冷遗精等**：香附子一斤，水浸一夜，取出，于石上擦去毛，炒黄，加茯神去皮木四两，研为末，以炼蜜调末为丸，如弹子大。每晨细嚼一丸，用降气汤送下。降气汤是用香附子（如上法处理）半两、茯神二两、炙甘草一两半，研为末，点沸汤服前药。**2. 一品丸，治偏正头痛及气热上攻，头目昏眩**：香附子去皮，水煮后经捣、晒、焙，再研为细末，加炼蜜调成丸子，如弹子大。每次一丸，水一盏，煎至八分服下，妇女用醋汤煎服。**3. 一切气病，胸腹胀满、噫气吞酸、痰逆恶心等，用快气汤**：香附子一斤、缩砂仁八两、炙甘草四两，同研末，每次用盐开水送服适量。也可以将药研成粗末煎服。**4. 心腹刺痛，用小乌沉汤**：香附子擦去毛后焙二十两，乌药十两、炒甘草一两，同研末，每次用盐汤送服二钱。**5. 心腹诸痛，用艾附丸，治疗心气痛、腹痛、小腹痛、血气痛等**：香附子二两、蕲艾叶半两，用醋汤同煮熟后去艾叶，将香附炒后研末，米醋调糊做成梧桐子大的丸子，每次用白开水送服五十丸。**6. 脏腑冷痛及开胃**：将香附子炒后研为末，每次用姜、盐同煎汤送服二钱。**7. 疝气胀痛**：取香附末二钱，用海藻一钱煎酒调服香附末，空腹服，服药后将海藻也吃下去。**8. 妇人赤白带下**：香附子、赤芍药等份，同研末，加盐一捻、水二盏，煎至一盏，饭前温服。**9. 气郁头痛**：香附（炒）四两、川芎二两，同研末，每次用茶汤调服二钱。**10. 各种牙痛**：用香附、艾叶煎汤漱口，同时用香附末擦牙。

考证与传说

【香附子的传说】

两晋时期，有个美丽的妇人叫索索。有一年，村里闹瘟疫，只有索索一家安然无恙，丈夫认为是索索身上的香气起到了作用，让她外出给众人治病，果真瘟疫就好了。可丈夫听到了这样的谣言：“索索每到一家，就脱去衣服，让人闻。”丈夫羞愧难当，终于毒死了索索。没过几天，她的坟上长出了几缕小草，蜂也围，蝶也绕。有人说，索索风流，死后也招小虫子。丈夫听后，挖地三尺，把尸骨深埋，可小草又冒出。人们都说：索索死得冤屈。直到今天，尽管药名改叫香附子，可当地人仍叫它索索草。可要想用它理气止痛，必挖出其身，三个根球一个比一个深。

茉莉

草部 | 芳草类

产地分布：在我国广东、福建、江苏、浙江等地。
成熟周期：花期 6 ~ 10 月。
形态特征：高可达 1 米。小枝有棱角，有时有毛。单叶对生，宽卵形或椭圆形，叶脉明显，叶面微皱，叶柄短而向上弯曲，有短柔毛。
功效：清热解表，利湿作用。

莉茉

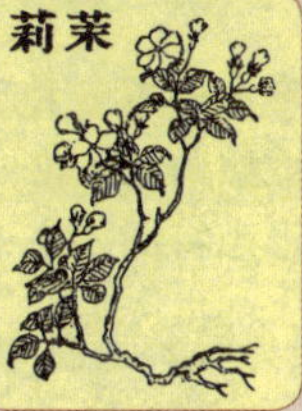

【释名】又名：柰花。

【集解】李时珍说：茉莉最早生长在波斯，后来移植到南海，现在滇、广两地的人，都栽种它。茉莉畏寒，不适宜在中原种植。它茎弱枝繁，绿叶团尖，初夏时开小白花，花瓣重叠而没有花蕊，到秋尽花谢，不结果实。茉莉有千叶的，有红色的，有蔓生的，品种不同。它的花都在夜晚开出，芳香可爱，女人将它当做首饰佩戴，或者用来作面脂。茉莉也可以用来熏茶，或蒸取液汁来代替蔷薇水。还有像茉莉但花瓣更大，香味清绝的，叫作狗牙，也叫雪瓣，海南有种植。素馨和指甲花与它都属同类。

茉莉花

［性味］味辛，性热，无毒。

［主治］蒸油取液，作面脂和头油，能长发、润燥、香肌，也可加入茶中饮用。（李时珍）

考证与传说

【茉莉花原产地考证】

茉莉花原产于异邦，后移植到中国。关于茉莉花原产地有两种说法。一说原产印度，宋代王梅溪诗："茉莉名佳花亦佳，远从佛国到中华。""佛国"即印度，所以它的名称是梵语，在佛经翻译上，又有"抹利""鬘华""抹厉"等称号。另一说茉莉花祖先在亚洲西南、中国西域波斯地方。所以王梅溪又诗云："西域名花最孤洁，东山芳友更清幽。"晋代嵇含《南方草木状》说，"耶悉茗花与茉莉花，皆胡人自西域移植南海，南人怜其芳香，竞植之"。

茉莉

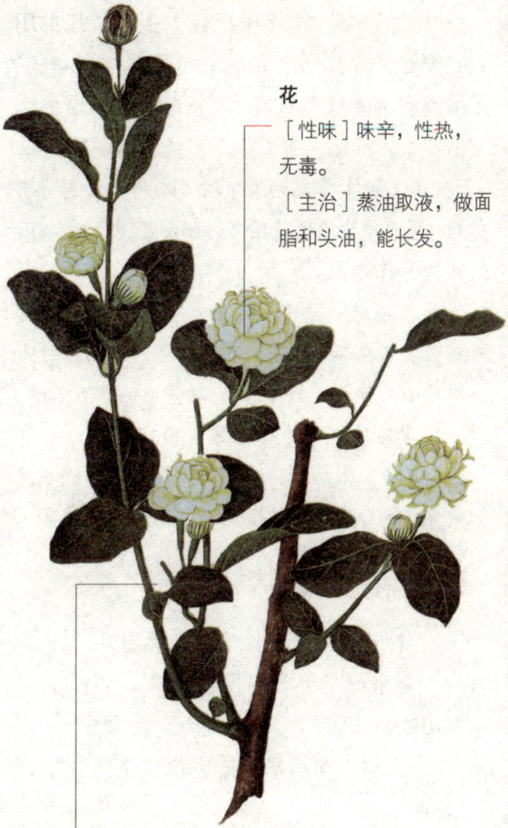

花

［性味］味辛，性热，无毒。

［主治］蒸油取液，做面脂和头油，能长发。

叶

［性味］味辛，性热，无毒。

［主治］润燥、香肌。

藿香

草部 | 芳草类

产地分布：主产于四川、江苏、浙江、湖南。
成熟周期：花期6～7月，果期10～11月。
形态特征：多年生草本，高达1米，有香气。茎方形，略带红色，上部微被柔毛。叶对生，心状卵形或长圆状披针形，边缘有不整齐钝锯齿，下面有短柔毛和腺点。轮伞花序组成顶生的假穗状花序。
功效：芳香化浊，开胃止呕，发表解暑。

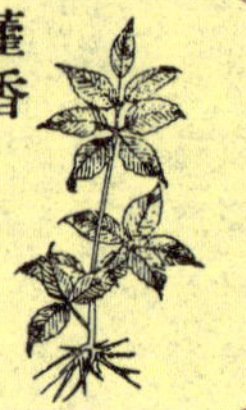

【释名】又名：兜娄婆香。

李时珍说：豆叶叫作藿，因此草的叶像豆叶，故名藿香。《楞严经》上说，坛前用兜娄婆香煎水洗浴，指的就是藿香。《法华经》中称它为多摩罗跋香，《金光明经》谓之钵怛罗香，都是"兜娄"二字梵语的说法。

【集解】掌禹锡说：按《南州异物志》记载，藿香出自海边诸国，形如白芷，叶像水苏，可放于衣物中。

苏颂说：藿香，岭南多产，人们也多有栽种。它在二月生苗，茎梗甚密，成丛，叶像桑叶小而薄，六、七月采摘，须黄色的才可采收。

李时珍说：藿香茎方有节中空，叶子有点像茄叶。张洁古、李东垣是只用其叶，不用枝梗。如今的人们枝梗并用，因叶伪品较多。

藿香枝、叶

［性味］味辛，性微温，无毒。

李杲说：可升可降，属阳，入手、足太阴经。

［主治］主风水毒肿，能去恶气，止霍乱心腹疼痛。《名医别录》

为治脾胃吐逆的要药。（苏颂）

有助胃气、开胃及增进食欲的作用。（张元素）

能温中顺气，治肺虚有寒，上焦壅热之证，煎汤漱口可除酒后口臭。（王好古）

【发明】李杲说：芳香之气助脾胃，所以藿香能止呕逆，增加食欲。

王好古说：藿香是手、足太阴之药，所以入顺气乌药散，则补肺；入黄芪四君子汤，则补脾。

【附方】**1. 霍乱吐泻：**用藿香叶、陈皮各半两，水二盏，煎至一盏，温服。**2. 暑天吐泻：**用滑石（炒）二两、藿香二钱半、丁香五分，共研为末，每次用淘米水送服一、二钱。**3. 胎动不安，气不升降，呕吐酸水：**用香附、藿香、甘草各二钱，研末。每服二钱，加少许盐，用开水调服。**4. 口臭：**藿香洗净，用来煎汤，随时漱口。**5. 疮痈溃烂：**用藿香叶、细茶等份，烧灰，用油调涂敷疮上。

考证与传说

【藿香的传说】

三国时期，深山里住着一户人家，哥哥与妹妹藿香。哥哥娶亲后就从军在外，家里只有姑嫂二人相依为命。一年夏天，嫂子因劳累中暑病倒。妹妹独自进深山给嫂子采药，不幸被毒蛇咬伤，中毒身亡。嫂子用小姑采来的药草治好了病，并在乡亲们的帮助下埋葬了藿香。为牢记小姑之情，嫂子便把这种有香味的药草亲切地称为"藿香"，并让大家把它种植在房前屋后、地边路旁，以便随时采用。从此"藿香"草的名声越传越广，治好了不少中暑的病人。

薰香

草部 | 芳草类

产地分布：湖北、湖南、广东、广西等地。
成熟周期：3 月采挖。
形态特征：叶如麻，两两相对，茎方，常在七月中旬开花，非常芳香。
功效：主恶气疰，心腹痛满。

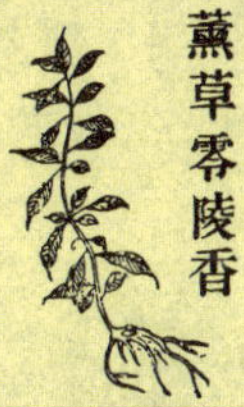

【释名】又名：蕙草、香草、燕草、黄零草。

【集解】《名医别录》载：薰草一名蕙草，生于低洼的湿地，三月采来阴干备用，以脱节的为好。

苏颂说：零陵香，如今湖广诸州都有。它多生长在低洼的湿地里，叶如麻，两两相对，茎方，常在七月中旬开花，非常芳香，也就是从前的薰草。岭南人都作窑灶，将它用火炭焙干，以色黄的好。江淮也有土生的薰草，也可以作香，但比不上湖岭的。

薰香

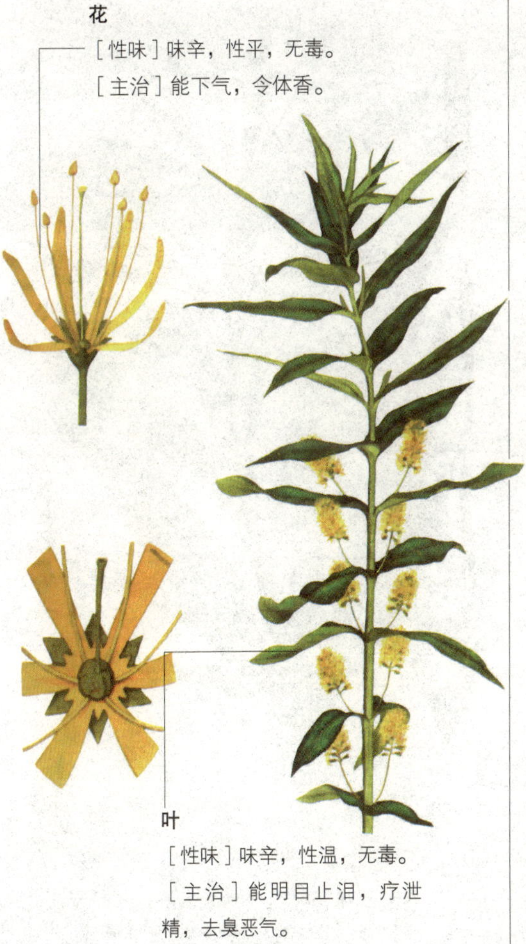

薰草

［性味］味甘，性平，无毒。

［主治］能明目止泪，疗泄精，去臭恶气，治伤寒头痛，上气腰痛。《名医别录》

单用，治鼻中息肉、酒糟鼻。（甄权）

零陵香：主恶气疰，心腹痛满。能下气，令体香，与各种香做成汤丸用，得酒良。《开宝本草》

主风邪冲心，虚劳、疳证。用升麻、细辛一同煎来饮用，治牙齿肿痛效果好。（李珣）

治血气腹胀，用茎叶煎酒服用。《日华子诸家本草》

妇人用它浸油来饰发，芳香无以复加。（寇宗奭）

【发明】李时珍说：薰草芳馨，其气辛散上达，所以心腹恶气齿痛鼻寒都可以使用。脾胃喜芳香，芳香可以养鼻。但是多服能致喘，因芳香能耗散真气。

【附方】**1. 伤寒下痢，用蕙草汤：**薰草、当归各二两，黄连四两，加水六升，煮至二升服下，一日三次。**2. 头风白屑：**零陵香、白芷等份，用水煎成汁，倒入鸡蛋白调匀，搽头数十次，效好。**3. 牙齿疼痛：**用零陵香梗、叶煎水，含漱。**4. 梦遗失精，用薰草汤：**薰草、人参、白术、白芍药、生地黄各二两，茯神、桂心、炙甘草各二两，大枣十二枚，加水八升，煮取三升，分两次服。**5. 妇人节育断产：**将零陵香研为细末，每次用酒调服二钱，连续服五次，可一年不孕。

兰草

草部 | 芳草类

蔺草

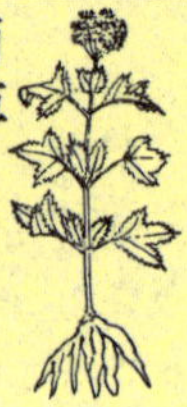

【释名】又名：蕑（音闲）、木香、香水兰、女兰、香草、燕尾香、大泽兰、兰泽草、煎泽草、省头草、都梁香、孩儿菊、千金草。

马志说：此草的叶像马兰，故名兰草。它的叶上有分枝，俗称燕尾香。当地人用它煮水洗浴，以御风邪，故又名香水兰。

陈藏器说：兰草生长在湖泽河畔，妇人用它调油来抹头，故称兰泽。盛弘《荆州记》上记载：都梁有山，山下有水清浅，水中生长着兰草，所以名都梁香。

李时珍说：都梁即如今的武冈州，另外临淮的盱眙县也有都梁山，产此香。兰是一种香草，能辟秽气。古人称兰、蕙都为香草，如零陵香草、都梁香草。后人将其省略，通呼为香草。近世只知道兰花却不知道兰草。只有《虚谷方回经》考订，说古代的兰草也就是如今的千金草，俗名孩儿菊。

【集解】《名医别录》载：兰草生长在太吴池塘湖泊，四五月采挖。

李时珍说：兰草、泽兰为一类植物的两个品种。两者都生长在水边低湿处，二月老根发芽生苗成丛，紫茎素枝，赤节绿叶，叶子对节生，有细齿。但以茎圆节长，叶片光滑有分叉的是兰草；茎微方，节短而叶上有毛的是泽兰。它们鲜嫩时都可摘来佩戴，八九月后渐渐长老，高的有三四尺，开花成穗状，像鸡苏花，呈红白色，中间有细子。

兰草

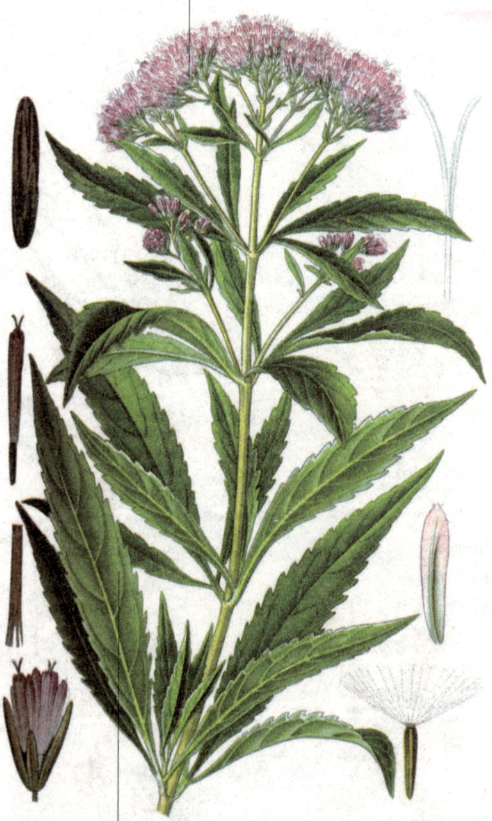

花

［性味］味辛，性平，无毒。

［主治］能生血，调气。

叶

［性味］味辛，性平，无毒。

［主治］能利水道，杀蛊毒，辟秽邪。

【正误】李时珍说：寇、朱二人说的是现在的兰花，并不是古代的兰草。兰有好几种，兰草、泽兰生长在水边，山兰即生长在山中的兰草。兰花也生长在山中，但与兰草、泽兰、山兰有很大区别。生长在附近的兰花，叶像麦冬，在春天开花；生长在福建的兰花，叶像菅茅，在秋天开花。兰草与泽兰属同类。古时的香草，花叶都有香味且燥湿不变，所以可以佩戴。现在所说的兰蕙，只是花有香味而叶并没有气味，质弱易萎，不能采来佩戴。

兰草叶

【修治】见泽兰下。

[性味] 味辛，性平，无毒。

[主治] 能利水道，杀蛊毒，辟秽邪。《神农本草经》

可除胸中痰饮。《名医别录》

能生血，调气，养颜。（雷敩）

考证与传说

【如何养好兰草】

兰草为草本石蒜科，喜阴，温润通风。兰花适宜的土壤是腐土，最好是山里的；浇水不能过勤，否则容易烂根，也不能太干燥。如果你在北方，空气干燥，需要一周浇两次水；如果你在江南，一周一次就可以了。兰花开花周期很长，香氛淡雅而沁脾，若想延长花期，最好是在兰花结苞时在根部撒一些草木灰。花凋零后可以在兰花花盆的边缘打一个鸡蛋。

兰草气味清香，能生津止渴，滋润肌肤，治疗消渴、黄疸。（李杲）

煎水用来洗浴，可疗风病。（马志）

能消痈肿，调月经，水煎服可解吃牛、马肉中毒。（李时珍）

主恶气，其气芳香润泽，可作膏剂用来涂抹头发。（陈藏器）

【附方】**吃牛、马肉中毒**：用兰草连根叶一起煎服，可解毒。

泽兰

草部 | 芳草类

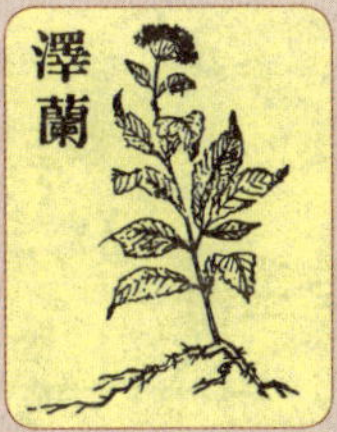

产地分布：主产于江苏、浙江、安徽等地。

成熟周期：夏、秋季茎叶茂盛时采割，晒干。

形态特征：先端常膨大成纺锤状肉质块茎。沿棱及节上密生白色。有短柄或玩柄先端渐尖，基部楔形，边缘具锐锯，有缘毛，上面密被刚毛状硬毛，下面脉上被刚毛状硬毛及腺点。

功效：活血化瘀，行水消肿。

【释名】又名：水香、都梁香、虎兰、虎蒲、龙枣、孩儿菊、风药。根名：地笋。

陶弘景说：此草生长在池泽旁，故名泽兰，也叫都梁香。

李时珍说：此草也可作香泽用，不单指其生长在池泽旁。齐安人称它为风药。《吴普本草》一名水香，陶氏说它也叫都梁香，现通称为孩儿菊。泽兰与兰草为同一类植物的两个品种。它的根可以食用，所以叫地笋。

【集解】《吴普本草》载：泽兰生长在低洼潮湿的水边，叶像兰草，二月生苗，赤节，四叶生长在枝节间。

雷敩说：使用的时候须辨雌雄。大泽兰茎叶都是圆的，根为青黄色，能生血调气。它与小泽兰迥然有别。小泽兰叶上有斑，根头尖，能破血，通久积。

泽兰

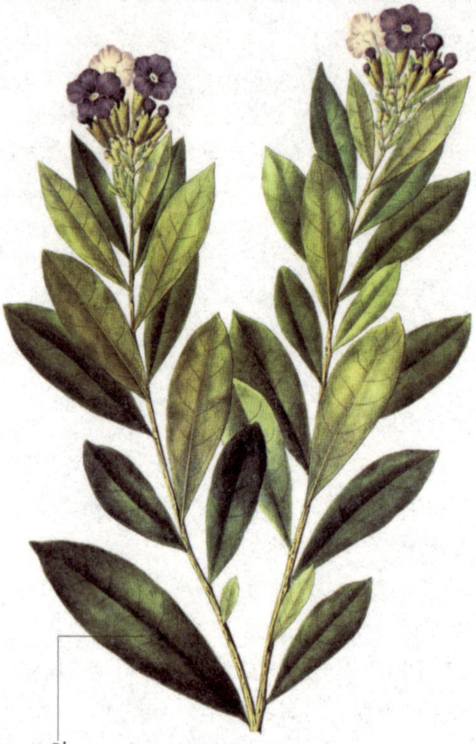

［性味］味苦，性微温，无毒。

［主治］治哺乳妇女体内出血、中风后遗症。

李时珍说：《吴普本草》说的是真泽兰，雷敩所说的大泽兰是兰草，小泽兰才是泽兰。

泽兰叶

［性味］味苦，性微温，无毒。

徐之才说：与防己相使。

［主治］治哺乳妇女体内出血、卒中后遗症、大腹水肿，身面四肢浮肿，骨节积水，刀箭伤及疮痈脓肿。《神农本草经》

治产后、外伤瘀血证。《名医别录》

治产后腹痛、生育过多所致气血不足成虚劳消瘦，妇人血淋腰痛。（甄权）

治产前产后各种病，能通九窍，利关节，养气血，破瘀血，消症瘕，通小肠，长肌肉，散跌打损伤瘀血，此刻鼻出血、吐血，头风目痛，妇人劳瘦、男子面黄。《日华子诸家本草》

【发明】李时珍说：兰草、泽兰气香而性温，味辛而散，属阴中之阳，是足太阴、厥阴经主药。脾喜芳香，肝宜辛散。脾气舒，则三焦通利而正气和；肝郁散，则营卫流通而病邪解。兰草走气道，所以能利水道，除痰积，杀蛊辟恶，为消渴良药。泽兰走血分，所以能治水肿，涂痈毒，破瘀血，消症瘕，为妇科重要的药物。两药虽属同一类但功用有别，正如赤、白茯苓，赤、白芍药，有补泻的不同。

【附方】**1. 产后水肿，血虚浮肿**：泽兰、防己等份，研为末，每次用醋汤送服二钱。**2. 小儿褥疮**：将泽兰嚼烂，贴敷于疮上，效果好。**3. 疮肿初起，损伤瘀肿**：用泽兰捣烂外敷患处，有效。**4. 产后阴翻，产后阴户燥热，呈翻花状**：取泽兰四两，煎汤熏洗二三次，再加枯矾一起煎洗。

马兰

草部｜芳草类

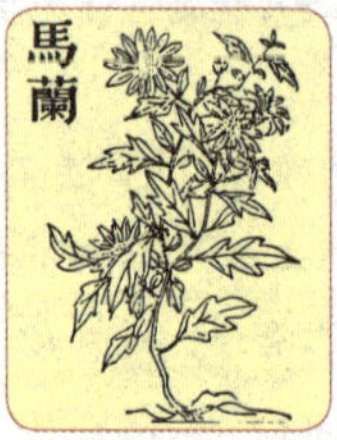

【释名】又名：紫菊。

李时珍说：此草的叶子像兰而大，花像菊而为紫色，故名紫菊。俗称大的东西为马，所以得名马兰。

【集解】李时珍说：马兰，在湖泽低洼潮湿的地方有很多。它在二月生苗，赤茎白根，叶长，边缘有刻齿状，像泽兰但没有香味。南方人多采摘来晒干后当蔬菜或做菜馅食用。马兰到夏天高达二三尺，开紫色花，花凋谢后有细子。

马兰

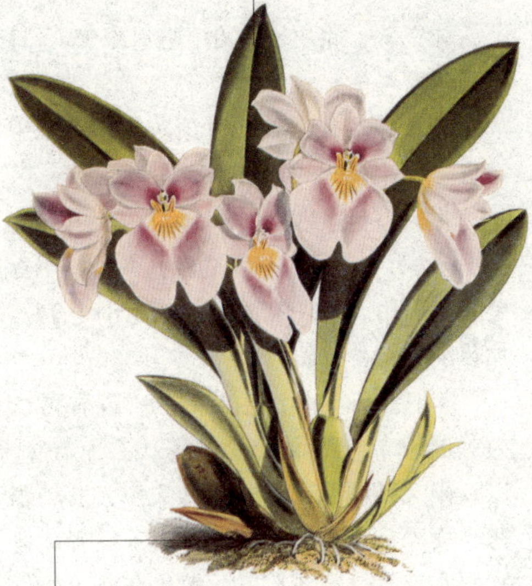

马兰根、叶

［性味］味辛，性平，无毒。

［主治］破瘀血，养新血，止鼻出血、吐血，愈金疮，止血痢，解饮酒过多引起的黄疸及各种菌毒、蛊毒。生捣外敷，治蛇咬伤。《日华子诸家本草》

主各种疟疾和腹中急痛，痔疮。（李时珍）

【发明】李时珍说：马兰味辛，性平，能入阳明血分，所以治血分疾病与泽兰的功效相同。现在人们用它来治疗痔漏，据说有效。春夏季用新鲜马兰，秋冬季节用干品，不加盐醋，用白水煮来吃，并连汁一起饮用。同时用马兰煎水，放少许盐，天天熏洗患处。

【附方】**1. 各种疟疾寒热往来**：用赤脚马兰捣汁，加水少许，在发病日早晨服用。药中也可以加少许糖。**2. 绞肠痧痛**：用马兰根、叶在口中细嚼，将汁咽下，可止痛。**3. 外伤出血**：用马兰同旱莲草、松香、皂子叶共研细，搽入伤口。冬季没有皂子叶，可用树皮代替。**4. 喉痹口噤**：用马兰根，或者叶捣汁，加少许醋滴入鼻孔中，或灌入喉中，痰出，则口自开。**5. 缠蛇丹毒**：用马兰、甘草，磨醋涂搽患处。

香薷

草部 | 芳草类

产地分布：主产于江西、安徽、河南等地。
成熟周期：夏、秋季采割。
形态特征：基部紫红色，上部黄绿色或淡黄色，全体密被白色茸毛。茎方柱形，叶对生，多皱缩或脱落，叶片展平后呈长卵形或披针形，暗绿色或黄绿色，边缘有疏锯齿。
功效：发汗解表，和中利湿。

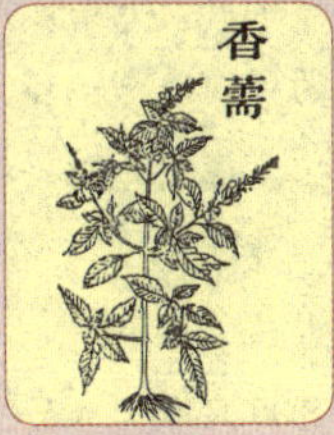

【释名】又名：香菜、香茸、香菜、蜜蜂草。

李时珍说：薷，本作菜。《玉篇》上说它属于菜苏之类。它的气味香、叶片柔，所以名香薷。此草初生时名茸，孟诜的《食疗本草》上称其为香戎，是不对的。因它又像蜜蜂的花房，所以俗称为蜜蜂草。

【集解】陶弘景说：香薷家家都有，做菜时生食，十月中旬采来放干备用。

香薷

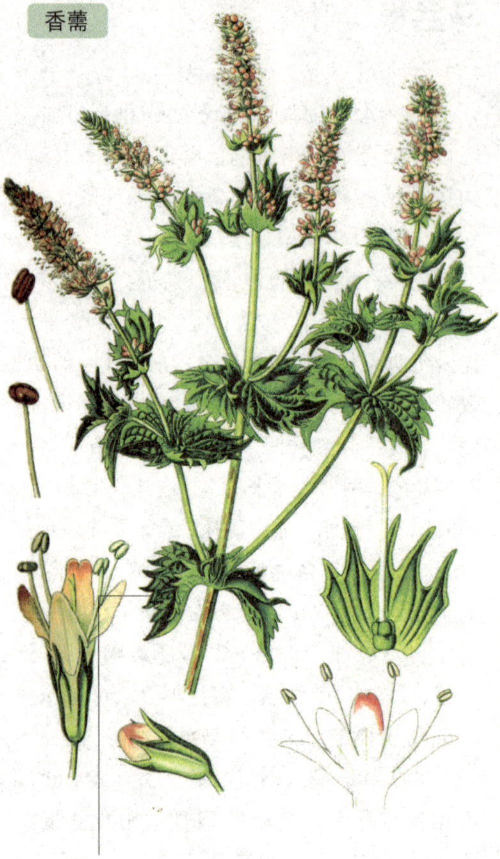

叶

[性味]味辛，性微温，无毒。

[主治]能下气，除烦热，治疗呕逆冷气。

寇宗奭说：香薷生长在山野间，荆湖南北、二川都有，汴洛有栽种，暑天也当作蔬菜食用。它的叶像茵陈，花茸紫，连成穗，四五十房为一穗，像荆芥穗，另是一种香气。

李时珍说：香薷有野生，有家种。中州人在三月栽种它，叫作香菜，用来充当蔬菜。朱丹溪只取大叶的为好，但是小叶的香气更加浓烈，现在人多用。它的茎是方的，叶尖有齿痕，很像黄荆叶但稍小些，九月开紫色的花，呈穗状。另外有一种细子、细叶的，高只有几寸，叶像落帚叶，是石香薷。

【修治】李时珍说：八九月香薷开花呈穗状时，采来阴干备用。

[性味]味辛，性微温，无毒。

[主治]治疗霍乱腹痛吐泻，消水肿。《名医别录》

祛热风。突然抽筋的，取香薷煮汁顿服半斤，即止。研末用水送服可止鼻出血。（孟诜）

能下气，除烦热，治疗呕逆冷气。《日华子诸家本草》

春季煎汤代茶饮，可预防热病，调中温胃。含汁漱口，除口臭。（汪颖）

主治脚气寒热。（李时珍）

【发明】苏颂说：霍乱转筋者，单用香薷煮来服用。如果四肢烦冷，汗出而渴者，加蓼子一起煮后服用。

李时珍说：凡医生治暑病，以香薷饮为首选药方。然而，暑病中是因乘凉饮冷，以致阳气被阴邪阻遏，症见头痛、发热恶寒、烦躁口渴，或吐或泻，或霍乱者，适宜用香薷散以发越阳气，散水和脾。如果是因饮食不节，劳累过度，悲伤太过而伤暑者，症见高热口渴、汗出如雨、烦躁喘促，或吐或泻的，这是劳倦内伤之证，必须使用李东垣的清暑益气汤、人参白虎汤之类，以泻火益元。如果用香薷来治疗，会使表更虚而热更盛。因香薷为夏季解表的药物，正如冬季用麻黄一样，气虚者尤其不可多服。另外，香薷性温，不宜热饮，否则反而会导致吐逆，应以冷服为好。

【附方】**1. 一切伤暑，用香薷饮**：香薷一斤，厚朴（姜汁炙）、白扁豆（微炒）各半斤，锉末。每次取五钱，加水二盏、酒半盏，煎取一盏，放水中待冷后服下，连服两剂有效。凡暑天卧湿当风，或生冷不节致吐痢，或发热头痛体痛，或心腹痛，或转筋，或干呕，或四肢逆冷，或烦闷等，都可用。**2. 水肿，用香薷煎**：取干香薷五十斤，打碎后放入锅中，加水至高出药物约三寸，久煮后去渣澄清，再用微火浓煎至可捏成丸子，丸子如梧桐子大。每次服五丸，一日三次，药量可逐渐增大，以小便能畅为痊愈。**3. 暴水、风水、汽水，通身水肿，用深师薷术丸，服至小便通畅则愈：**香薷叶一斤，加水一斗，熬煮极烂后去渣，再熬成膏，加白术末七两，制成梧桐子大的丸子。每次服十丸，用米汤送服，白天服五次，夜晚服一次。**4. 心烦胁痛：**用香薷捣汁一二升饮服。**5. 鼻衄不止：**将香薷研末，用白开水冲服一钱。**6. 口中臭气：**用香薷一把，加水煎汁含漱。

假苏

草部 | 芳草类

产地分布：主产于河北、江苏、浙江、江西、湖北、湖南等地。
成熟周期：花果期6～9月。
形态特征：一年生草本，有香气。茎方形，被短柔毛，基部略带紫色，上部多分枝。叶对生，3～5羽状深裂，裂片条形或披针形，两面被柔毛，下面具腺点 。
功效：散瘀，止血，安神。

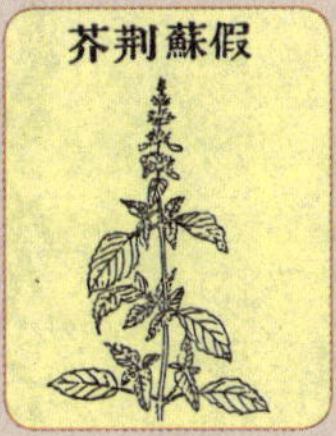

【释名】又名：姜芥、荆芥、鼠蓂。

李时珍说：据《吴普本草》所说，假苏又名荆芥，叶细像落藜，蜀地人生食。之所以叫它苏、姜、芥，都是因它的气味辛香，像苏、姜、芥。

【集解】苏颂说：假苏现在到处都有生长。叶子像落藜而细，初长也的假苏有辛香味，可以吃，人们取来生食。此药古方中很少用，近世的医家作为要药，取实成穗的，晒干后入药。

李时珍说：荆芥原是野生，因现在多为世人所用，所以栽种的较多。二月份播下种子，长出的苗茎方叶细，像扫帚叶而窄小，为淡黄绿色。八月开小花，作穗状花房，花房像紫苏房。花房里有细小的子，像葶苈子一样，色黄赤，连穗一同采收入药用。

假苏茎、穗

［性味］味辛，性温，无毒。

孟诜说：当做菜长期食用，可引发消渴，熏扰五脏之神。反驴肉、无鳞鱼。

［主治］主寒热鼠瘘，瘰疬生疮，并能破气，下瘀血，除湿痹。《神农本草经》

祛邪，除劳渴出虚汗，将其煮汁服用。捣烂用醋调，外敷疔肿肿毒。（陈藏器）

治恶风贼风，口面歪斜，周身麻痹，心气虚健忘，能益力添精，辟邪毒气，通利血脉，补五脏不足之气助脾胃。（甄权）

主血劳，风气壅满，背脊烦疼，以及阴阳毒之伤寒头痛，头旋目眩，手足筋急。（陈士良）

利五脏，消食下气，醒酒。做菜食用，生、熟都可，也可以煎汤代茶饮。用豉汁煎服，治突然患伤寒，能发汗。《日华子诸家本草》

治妇人血风以及疮疥的要药。（苏颂）

产后中风身强直，将其研末用酒送服。（孟诜）

散风热，清头目，利咽喉，消疮肿，治项强，眼花以及疮肿，吐血衄血，下血血痢，崩中痔漏。（李时珍）

【发明】张元素说：荆芥辛苦，气味都薄，浮而升，为阳。

李时珍说：荆芥入足厥阴经气分，擅于祛风邪，散瘀血，破结气，消疮毒。因厥阴属风木，主血，相火寄于肝，所以荆

假苏

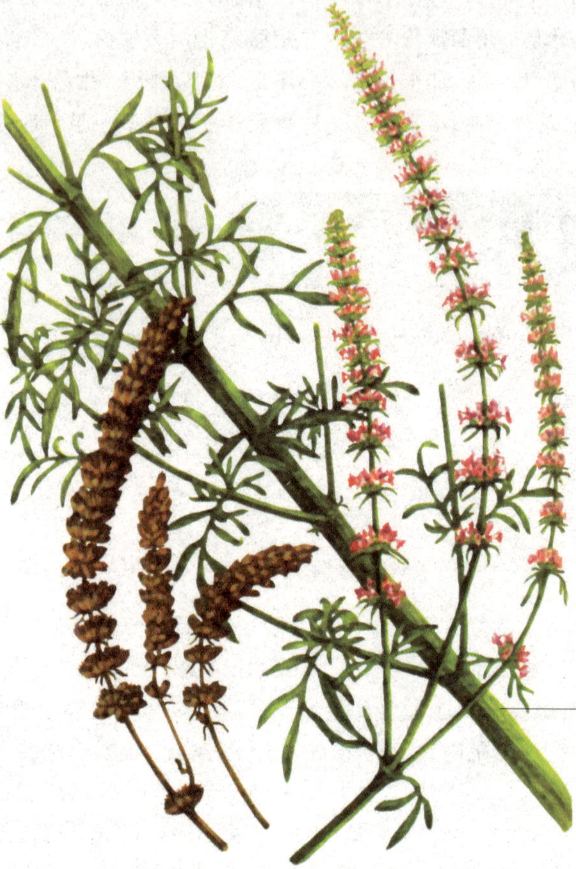

芥为风病、血病、疮病的要药。又说：荆芥反鱼蟹河豚的说法，本草医方中并没有说到，然而在民间书中往往有记载。据李延飞《延寿书》中说，凡是吃一切没有鳞甲的鱼，忌吃荆芥。如果吃了黄鳝后再吃荆芥，会使人吐血，唯有地浆可以解。与蟹同吃，可以动风。李时珍评价：荆芥是日常使用的药物，由于作用如此相反，所以详细描述，以示警诫。大抵养生者，宁可信其有毒而引以为戒。

【附方】**1. 头项风强痛：**在八月后以荆芥穗做枕以及铺于床头下，立春后去掉。**2. 风热头痛：**用荆芥穗、石膏，等份为末。每次用茶水调服两钱。**3. 一切偏风，口眼歪斜：**青荆芥一斤，青薄荷一斤，同入砂盆内研烂，取汁浓煎成膏。将药渣滤去三分之一，余下的三分之二晒干为末。以膏和末做成梧桐子大的丸子，每次服三十丸，白开水送下，早晚各一次。服药期间忌食动风的食物。**4. 中风口噤，用荆芥散：**将荆芥穗研为末细，用酒送服二钱。**5. 产后下痢：**取大荆芥四五穗，放盏内烧存性，不能接触油、火。烧好后加麝香少许，用开水调服适量。**6. 痔漏肿痛：**用荆芥煮汤，每日洗患处。**7. 疔肿诸毒：**荆芥一把，切碎，加水五升，煮取一升，分作两次冷服。**8. 脚丫湿烂：**取荆芥叶捣烂外敷。

薄荷

草部 | 芳草类

产地分布： 主产于浙江、江西、云南等地。

成熟周期： 大部分产区每年收割两次，头刀在小暑至大暑间。二刀于寒露至霜降间。

形态特征： 它的茎是方的，为赤色，叶子对生，刚长出来时，叶子长而头圆，长成后则变尖。

功效： 疏风，散热，辟秽，解毒。

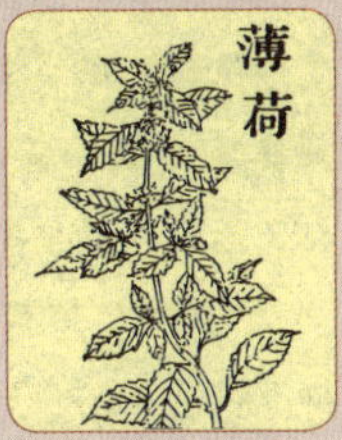

【释名】又名：菝蔄（音跋活）、蕃荷菜、吴菝蔄、南薄荷、金钱薄荷。

李时珍说：薄荷是俗称。现在的人用它入药，多以苏州产的为佳，陈士良称为胡菝蔄，以与菝蔄相区别。

寇宗奭说：人们称此为南薄荷，是因还有一种龙脑薄荷，为了区别。

汪机说：小儿方中多用的是金钱薄荷，

薄荷

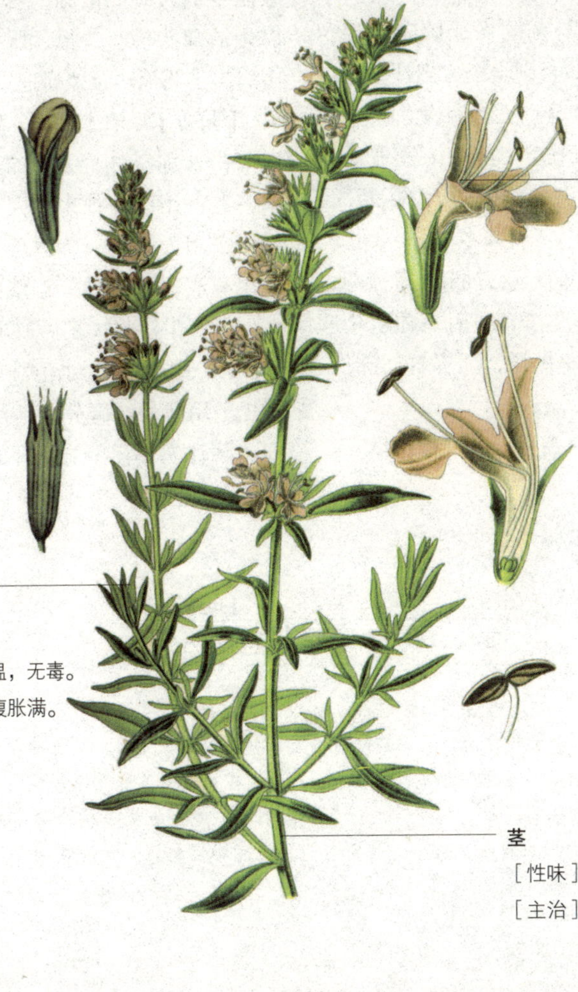

花

［性味］味辛，性温，无毒。

［主治］清头目，除风热。

叶

［性味］味辛，性温，无毒。

［主治］恶气、心腹胀满。

茎

［性味］味辛，性温，无毒。

［主治］主霍乱，宿食不消。

序例 百病主治 水部 火部 土部 金石部 草部 谷部

说它的叶小颇圆像钱币，写作金银薄荷是错误的。

【集解】苏颂说：薄荷到处都有生长。它的茎叶像荏而略尖长，经冬，根不死，夏秋季节采其茎叶晒干备用。薄荷在古方中很少用，现在是治风寒的要药，所以人们多有种植。

李时珍说：薄荷，人们多有栽种。二月时，薄荷老根长出苗，清明前后可分植。它的茎是方的，为赤色，叶子对生，刚长出来时叶子长而头圆，长成后则变尖。吴、越、川、湖等地的人多用它来代替茶叶。苏州所产的，茎小而且气味芬芳，江西产的稍粗，川蜀产的更粗。入药用，以苏州所产的薄荷为好。

薄荷茎、叶

［性味］味辛，性温，无毒。

甄权说：适宜与薤同做成腌菜食用。病刚好的人不能吃，否则会令人虚汗不止。瘦弱的人长期食用，会引发消渴病。

［主治］主贼风伤寒，恶气心腹胀满，霍乱，宿食不消，下气，煮汁内服，能发汗，解劳乏，也可以生吃。《新修本草》

长期做菜吃，能却肾气，辟邪毒，除疲劳，使人口气香洁。煎汤洗，治漆疮。（孙思邈）

能通利关节，发毒汗，驱邪气，破血止痢。（甄权）

疗阴阳毒，伤寒头痛，四季都可以吃。（陈士良）

治因中风而失音、吐痰。《日华子诸家本草》

主各种伤风头风以及小儿风涎，为要药。（苏颂）

榨汁服，可去心脏风热。（孟诜）

清头目，除风热。（李杲）

利咽喉，疗口齿诸病。治淋巴结核疮疥，风瘾疹。捣成汁含漱，去舌苔语涩。用叶塞鼻，止衄血。外涂治蜂螫蛇伤。（李时珍）

【发明】张元素说：薄荷味辛凉，气味都薄，浮而升，属阳。所以能去人体上部、头部以及皮肤的风热。

陈士良说：薄荷能引诸药入营卫，所以能发散风寒。

李时珍说：薄荷入手太阴、足厥阴经，辛能发散，凉能清利，专于消风散热，所以是治疗头痛、头风、眼目、咽喉、口齿诸病，小儿惊热及瘰疬疮疥的重要药物。

【附方】**1. 清上化痰，利咽膈，治风热：**用薄荷末炼蜜丸，丸子如芡子大，每次含服一丸。用白砂糖来和丸也可以。**2. 风气瘙痒：**用大薄荷、蝉蜕等份，同研末，每次用温酒调服一钱。**3. 眼睑红烂：**取薄荷在生姜汁中浸泡一夜后取出，晒干研为末。每次取一钱，用开水泡洗眼睛。**4. 鼻出血不止：**用薄荷汁滴鼻，或者用干薄荷煮水，棉球蘸汁塞鼻。**5. 血痢不止：**取薄荷叶煎汤常服。

考证与传说

【薄荷传说】

传说薄荷的原名出自希腊神话。冥王哈迪斯爱上了美丽的精灵曼茜，冥王的妻子佩瑟芬妮十分嫉妒。为了使冥王忘记曼茜，佩瑟芬妮将她变成了小草，长在路边任人踩踏。可是内心坚强善良的曼茜变成小草后，她身上却拥有了迷人的芬芳。虽变成了小草，她却被更多的人喜爱。人们把这种草叫“薄荷”。薄荷有极强的杀菌抗菌作用，常喝它能预防病毒性感冒、口腔疾病，使口气清新。据说薄荷也有“眼睛草”的别称。

苏

草部 | 芳草类

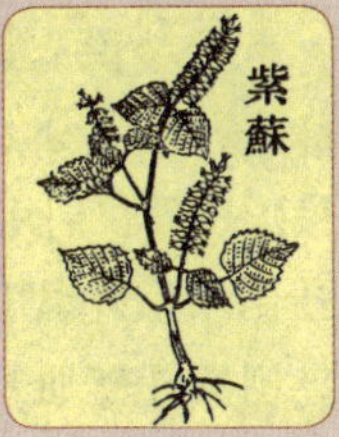

产地分布：华北、华中、华南、西南及中国台湾等地。

成熟周期：6 ～ 9月可陆续采收。

形态特征：紫苏为一年生草本植物，具有特异芳香，茎直立断面四棱，株多分枝，密生细柔毛，绿色或紫色。叶两面全绿或全紫，或叶面绿色，叶背紫色。

功效：下气消痰，润肺，宽肠。

【释名】又名：紫苏、赤苏、桂荏。

李时珍说：苏（蘇），从稣，舒畅的意思。苏性舒畅，能行气和血，所以称之为苏。称紫苏是为了与白苏相区别。苏属荏类，而味更辛，像桂，故《尔雅》中称它为桂荏。

【集解】陶弘景说：苏叶下面为紫色而气味非常芳香。色不紫而没有香味，与荏相像的叫野苏，不堪入药用。

苏颂说：苏到处都有，以背面都为紫色的最好。夏天采摘其茎叶，秋天采收其种子。

李时珍说：紫苏、白苏，都在二三月份下种，或者往年种子在地里自己生长。它的茎是方的，叶圆而有尖，四周有锯齿。生长在肥沃土地上的，叶片正、背面都是紫色，生长在贫瘠土地上的，叶片正面为青色，背面为紫色。而叶片正、背面都是白色的，即白苏，就是荏。紫苏嫩时采叶，和着蔬菜吃，或用盐和梅汁做成酱菜吃，很香。夏季采其叶，可做成汤喝。五六月份连其根一起采收，用火煨其根，阴干，则经久叶不落。它在八月开细紫花，成穗状花房，像荆芥穗。九月半枯时收取种子，种子细如芥子，为黄赤色，也可以榨取油。

雷敩说：薄荷的根茎非常像紫苏，但是叶子不同。薄荷茎燥烈，紫苏茎柔和，入药用时必须用刀刮去青薄皮，捣碎后用。

紫苏茎叶

［性味］味辛，性温，无毒。

李鹏飞说：不能与鲤鱼一起吃，会让人生毒疮。

［主治］下气除寒，其子功效更好。《名医别录》

除寒热，治一切寒气所致的疾病。（孟诜）

补中益气，治心腹胀满，止霍乱转筋，能开胃下食，止脚气，通大小肠。《日华子诸家本草》

通心经，益脾胃，煮后饮用特别好，宜配橘皮同用。（苏颂）

解肌发表，散风寒，行气宽中，消痰利肺，和血温中止痛，定喘安胎，解鱼蟹毒，治蛇犬咬伤。（李时珍）

取叶生食或做汤食用，可解一切鱼肉毒。

考证与传说

【紫苏总与“腥”结缘】

传说春秋时期有一名厨，所做的鱼羹与众不同，不但肉嫩可口，还极鲜香，令人百食不厌。有人暗中观察，发现他做菜时总是放一些紫红色叶子，可上桌时怕泄露天机，将叶子全捞出，于是他的秘密被传播开来。原来这紫红色叶子的植物就是紫苏，它可以用来增香去腥。

（甄权）

【发明】苏颂说：如果宣通风毒，则单用紫苏茎，去节的尤为好。

李时珍说：紫苏现在是重要的药物。其味辛，入气分；其色紫，入血分。所以与橘皮、砂仁同用，则行气安胎；与藿香、乌药同用，则温中止痛；与香附、麻黄同用，则发汗解肌；与芎䓖、当归同用，则和血散血；与木瓜、厚朴同用，则散湿解暑，治霍乱、脚气；与桔梗、枳壳同用，则利膈宽肠；与杏仁、莱菔子同用，则消痰定喘。

【附方】**1. 感寒上气：**苏叶三两，橘皮四两，加酒四升，煮取一升半，分作两次服。**2. 伤寒气喘不止：**用紫苏一把，加水三升，煮取一升，缓慢饮服。**3. 突然呃逆不止：**将紫苏浓煎，一次服三升即止。**4. 刀疮出血不止：**取嫩紫苏叶、桑叶同捣烂，外敷伤口。**5. 疯狗咬伤：**将紫苏叶嚼烂后，外敷伤口上。**6. 食蟹中毒：**取紫苏煮汁，饮二升。

紫苏子

［性味］味辛，性温，无毒。

［主治］主下气，除寒温中。《名医别录》

治上气咳逆，冷气及腰腿部风湿。研成汁煮粥长期吃，能使人身体强壮。（甄权）

调中，益五脏，止霍、乱呕吐、反胃，补虚劳，健身体，利大小便，破症结，消五膈，消痰止咳嗽，润心肺。《日华子诸家本草》

治肺气喘急。（寇宗奭）

顺气治风邪，利膈宽肠，解鱼蟹毒。（李时珍）

荠苎

草部 芳草类

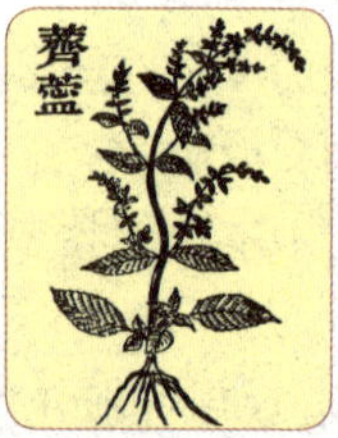

【释名】又名：臭苏、青白苏。

李时珍说：《日华子诸家本草》中解释水苏说，一名臭苏，一名青白苏，正是此草，只是把它误当作水苏了。因其形似水苏而臭，像白苏而又呈青色，所以有这两个名字。

【集解】陈藏器说：按照苏恭所说，江南叫水苏的实际是荠苧。水苏叶有雁齿，气味香而辛。荠苧的叶稍长，叶上有毛，气味臭，也可以当菜生吃。

李时珍说：荠苧在各处平地都有生长。叶子像野生紫苏但要长一点，有毛而气味臭。山里人把它当菜吃，味道不是很好。

荠苎茎、叶

［性味］味辛，性温，无毒。

［主治］治冷气泻痢。生吃可除胃中酸水。捣碎外敷蚁瘘有效。（陈藏器）

隰草类

菊

草部 | 隰草类

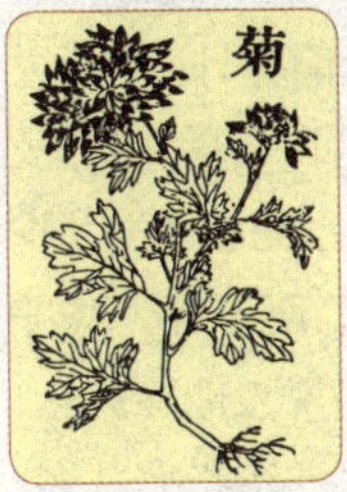

【释名】又名：节华、女节、女华、女茎、日精、更生、傅延年、治蔷、金蕊、阴成、周盈。

李时珍说：按陆佃《埤雅》所说，菊本作蘜，从鞠。鞠，穷尽的意思。《月令》：九月菊开黄花。因花开到此时就穷尽了，故谓之蘜。节华之名，也是取其与节候相应。崔实《月令》上说，女节、女华是菊花的名称。治蔷、日精是菊根的名称。《抱朴子》说，仙方中所说的日精、更生、周盈，指的都是菊，只是根、茎、花、实的不同叫法。

【集解】《名医别录》载：菊花生长在雍州川泽及田野，正月采根，三月采叶，五月采茎，九月采花，十一月采实，都阴干备用。

吴瑞说：花大而香的，为甘菊；花小而黄的，为黄菊；花小而气味不好的，是野菊。

李时珍说：菊的品种不下百种，宿根自生，茎、叶、花、色，各不相同。宋朝刘蒙泉、范志能、史正志虽然都著有菊谱，也不能全都收载。其茎有株、蔓，颜色有紫、赤、青、绿的差别；叶有大、小、厚、薄、尖、秃的不同；花有千叶单叶、有蕊无蕊、有子无子、黄白红紫、杂色深浅、大小的区别；味有甘、苦、辛的差异；此外还有夏菊、秋菊、冬菊之分。一般只用单叶味甘的入药，如《菊谱》中所载的甘菊、邓州黄、邓州白之类。甘菊原产于山野，现在人们都有栽种。它的花细碎，品位不太高，花蕊像蜂窠，内有细小的子，也可将菊枝压在土中分植。菊的嫩叶和花可以炸着食用。白菊花稍大，味道不很甜，也在秋季采收。菊中无子的，称为牡菊。

菊

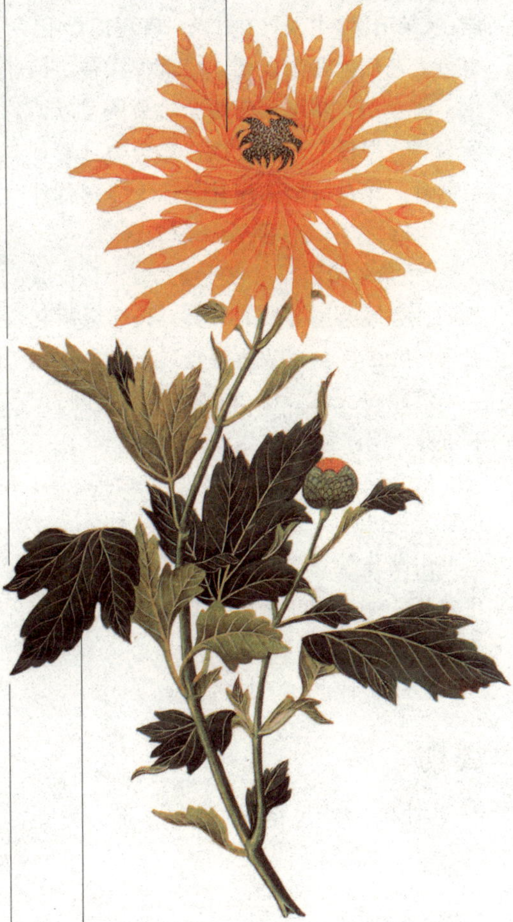

序例
百病主治
水部
火部
土部
金石部
草部
谷部

花、叶、根、茎、实

［性味］味苦，性平，无毒。

李杲说：味苦、甘，性寒，可升可降，属阴中微阳。

李时珍说：《神农本草经》说菊花味苦，《名医别录》载菊花味甘，各家都认为味甘的是菊，味苦的是苦薏，只取味甘的入药。按张华《博物志》所说，菊有两种，苗花一样，只是味稍有不同。味苦的不能食用。范致能在《菊谱序》中说只有甘菊一种可以食用，也可入药用。其余黄菊、白菊都味苦，虽然不能食用，却可入药用。治头风尤以白菊为好。据以上两种说法，知菊类自有甘苦两种。作食品必须用甘菊，入药则各种菊都可以，但不能用野菊，即苦薏。

［主治］治诸风头眩肿痛，流泪，皮肤死肌，恶风及风湿性关节炎。长期服用利血气，抗衰老。《神农本草经》

治腰痛无常，除胸中烦热，安肠胃，利五脉，调四肢。《名医别录》

治头目风热、晕眩倒地、脑颅疼痛，消身上一切游风，利血脉。（甄权）

用菊作枕头可明目，菊叶也能明目，生熟都可食。《日华子诸家本草》

养肝血，去翳膜。（张元素）

主肝气不足。（王好古）

白菊

［性味］味苦、辛，性平，无毒。

［主治］治风眩，能令头发不白。（陶弘景）

可用来染黑胡须和头发。同芝麻、茯苓制成蜜丸服用，能去风眩，延年，益面色。（陈藏器）

【发明】朱震亨说：黄菊花属土与金，有水与火，能补阴血，所以能养目。

李时珍说：菊，春天生长，夏天繁茂，秋天开花，冬天结实，备受四时之气，饱经霜露，叶枯而不落，花槁而不凋，味兼甘苦，性禀平和。过去人们说它能除风热，益肝补阴，殊不知菊得金水的精华尤其多，能补肺肾二脏。补水能制火，益金能平木，木平则风息，火降则热除，用来治疗头目的各种风热，意义深奥微妙。黄菊入金水阴分，白菊入金水阳分，红菊行妇人血分，都可入药。它的苗可做蔬菜，叶可食用，花可做糕饼，根及种子可入药，装在布袋里可做枕头，蜜酿后可做饮品，自上而下，全身都是宝。古代圣贤将菊比做君子，《神农本草经》将它列为上品，隐士采摘它泡酒，文人墨客采食其花瓣。

【附方】**1. 风热头痛：**菊花、石膏、川芎各三钱，同研末，每服一钱半，茶调下。**2. 膝风疼痛：**用菊花、陈艾叶作护膝，久则自除。**3. 病后生翳：**白菊花、蝉蜕等份，研为末，每次取二三钱，加蜂蜜少许，水煎服。

考证与传说

【菊花的用途】

菊花除有较高的观赏价值外，还有很多实用价值。可以食用、茶用、药用。《御香缥缈录》中记载：慈禧爱吃白菊花。广东人以菊花为酒宴名贵配料。南京人以菊叶做菜入汤。据说，河南开封人用菊花包饺子，其滋味清香爽口，引人食欲。现已生产的菊花食品有菊花晶、菊花糕、菊花酒等。

野菊

草部 | 隰草类

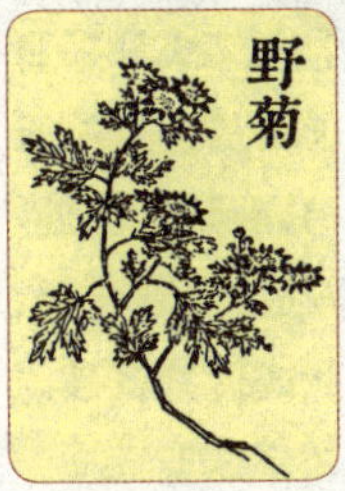

【释名】又名：苦薏。

李时珍说：薏是莲子心，野菊味苦像莲子心，所以与它同名。

【集解】陈藏器说：苦薏生于湖泽边上，茎像马兰，花像菊。菊味甘而薏味苦，人们说“苦如薏”就是此意。

李时珍说：各处的原野有很多苦薏，与菊花没有什么差别，只是叶较薄小而多尖，花小而蕊多，如蜂窠状，气味苦辛惨烈。

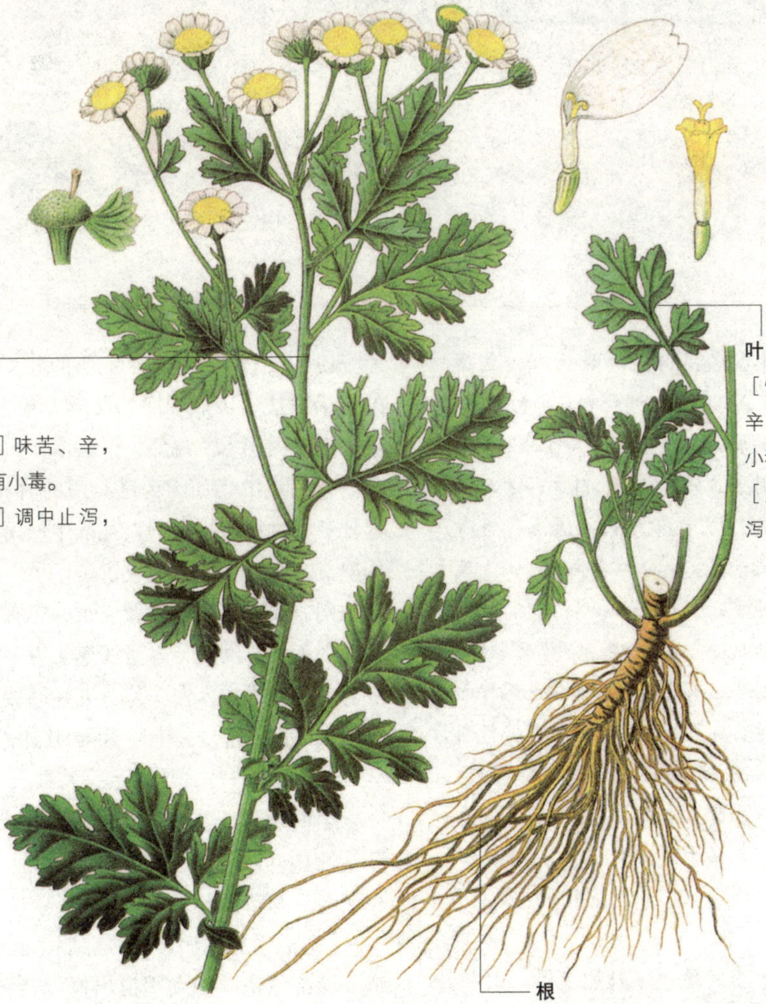

根、叶、茎、花

［性味］味苦、辛，性温，有小毒。

朱震亨说：服用野菊花会大伤胃气。

［主治］调中止泻，破血，妇人腹内宿血适宜使用。（陈藏器）

治痈肿疔毒，瘰疬，眼中息肉。（李时珍）

【附方】**1. 痈疽疔肿，一切无名肿毒：**用野菊花连茎捣烂，酒煎，趁热服，让汗发出；另以药渣敷患处，可愈。又方：用野菊花茎叶、苍耳草各一把，共捣烂，加入酒一碗，绞取汁服用，仍以药渣敷患处，让汗出。又方：夏日采苍耳叶，秋日采野菊花，共研为末，每次用酒送服三钱。**2. 天疱湿疮：**取野菊花根、枣木，共煎汤洗患处。**3. 瘰疬未破：**取野菊花根捣烂，煎酒内服，用药渣外敷患处，可消瘰疬，或使其自破。

艾

草部｜隰草类

产地分布：我国的东北、华北、华东、西南以及陕西和甘肃等均有分布。

成熟周期：每年收获4～5茬。

形态特征：多年生草本，地下根茎分枝多。外被灰白色软毛，叶片卵状椭圆形，羽状深裂，基部裂片常成假托叶，裂片椭圆形至披针形，边缘具粗锯齿，正面深绿色，稀疏白色软毛，背面灰绿色，有灰色绒毛。

功效：回阳，理气血，逐湿寒，止血安胎。

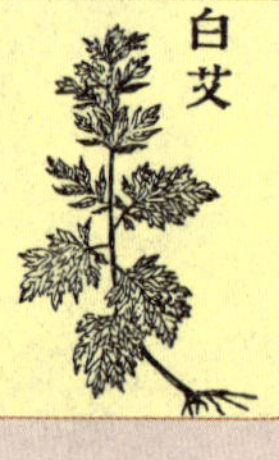

【释名】又名：冰台、医草、黄草、艾蒿。

【集解】苏颂说：艾到处都有，初春生苗，茎像蒿，叶的背面为白色，以苗短的为好。三月三日，五月五日采叶晒干，陈久的才可用。

李时珍说：自成化以来，认为蕲州所产的艾最好，称为蕲艾。此草多生长在山上及平原。二月老根重新生苗，呈丛状。它的茎直生，为白色，高四五尺。叶向四面散开，形状像蒿，分为五尖，桠上又有小尖，叶面青色而背面是白色，有茸毛，柔软而厚实。七八月，叶间长出穗，像车前穗，开小花，结的果实累累盈枝，中间有细子，霜降后才枯萎。人们都是在五月五日连茎割取，晒干后收叶。

艾叶

【修治】李时珍说：凡用艾叶，必须用陈久的，通过修治使它变细软，称作熟艾。如果用生艾炙火，则容易伤人的肌脉。所以孟子说：患七年的病，求三年的陈艾。艾叶的修治方法：拣取干净的艾叶，扬去尘屑，放入石臼内用木杵捣熟，筛去渣滓，取白的再捣，捣至柔烂如绵为度。用的时候焙干，这样灸火才得力。入妇人丸散中使用，必须用熟艾，用醋煮干，捣成饼子，烘干再捣成细末用。或者用糯糊和做成饼，还有的用酒炒，都不好。洪氏《容斋随笔》说：艾叶不好着力，如果加入白茯苓三五片同碾，马上可碾成细末，这也是一种不同的修治方法。

［性味］味苦，性微温，无毒。

李时珍说：艾叶味苦而辛，生艾性温，熟艾性热，可升可降，属阳。入足太阴、厥阴、少阴经。与苦酒、香附相使。

［主治］灸百病。也可煎服，止吐血下痢，阴部生疮，妇女阴道出血。能利阴气，生肌肉，辟风寒，使人有子。《名医别录》

捣汁服，止损伤出血，杀蛔虫。（陶弘景）

艾

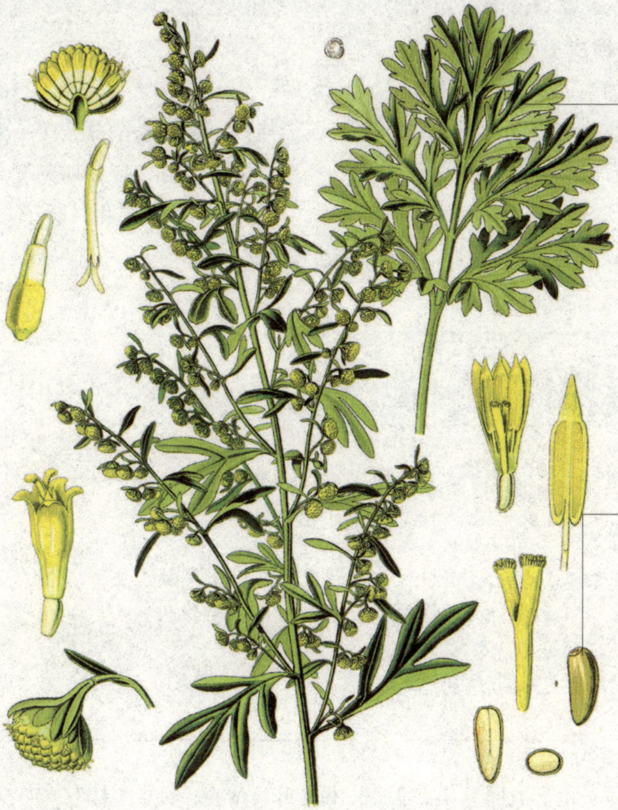

叶

［性味］味苦，性微温，无毒。

［主治］灸百病。

果实

［性味］味苦、辛、性暖，无毒。

［主治］明目，疗一切鬼气。

主鼻血下血，脓血痢，水煮或制成丸、散都可以。（苏恭）

止崩血、肠痔血，搨金疮，止腹痛，安胎。用苦酒作煎剂，治癣极有效。捣汁饮，治心腹一切冷气。（甄权）

治带下，止霍乱转筋，痢后寒热。《日华子诸家本草》

治带脉病，腹胀腰疼。（王好古）

温中逐冷除湿。（李时珍）

【发明】李时珍说：艾叶生则微苦大辛，熟则微辛大苦，生温熟热，为纯阳之品。它可以取太阳真火，挽回垂绝元阳。内服则走三服，而逐一切寒湿，转肃杀之气为融和。外灸则透诸经而治百种病邪，使重病之人康复，功用很大。

【附方】**1. 流行伤寒，温病头痛，壮热脉盛：**用干艾叶三升，加水一斗，煮取一升，一次服完取汗。**2. 中风口歪：**用五寸长的小竹筒一根，一头插入耳内，四周用面密封，另一头用艾灸七壮。病在右则灸左侧，病在左则灸右侧。**3. 中风口噤：**用熟艾灸承浆穴与

考证与传说

【艾叶救大象】

古时有个叫莫徭的人，见一头老象卧在芦苇丛旁，痛苦地呻吟着。老象一见莫徭，便举起前脚，那脚上扎着一个尖锐的竹钉。莫徭急忙走到老象身旁，用力将竹钉拔出，鲜血随即涌出。旁边的小象拔起一把艾叶，举向莫徭。莫徭将艾叶塞在老象的伤口上，不多时，血便止住了，老象竟能站起来走动了。后来老象常带小象为莫徭耕田犁地。更为重要的是，人们从此懂得了这普普通通的艾叶是一种天赐良药。

两侧颊车穴，各五壮。**4. 脾胃冷痛：**用开水冲服白艾末两钱。**5. 蛔虫心痛如刺，口吐清水：**白熟艾一升，加水三升，煮取一升服下，可吐出虫。或者取生艾捣汁，天明时先吃一点香甜食品，然后服下艾汁一升，可把虫打下。**6. 久痢：**艾叶、陈皮等份，水煎服。**7. 盗汗不止：**熟艾二钱、白茯神三钱、乌梅三个，加水一盅，煎至八分，临睡前温服。

艾实

［性味］味苦、辛、性暖，无毒。

［主治］明目，疗一切鬼气。（甄权）

壮阳，助肾强腰膝，暖子宫。《日华子诸家本草》

茵陈蒿 草部 | 隰草类

产地分布：主产于陕西、山西、安徽。也产于山东、江苏、湖北、河南、河北、福建等地。

成熟周期：春季幼苗高约三寸时采收。

形态特征：表面有纵条纹，紫色，多分枝，老枝光滑，幼嫩枝被有灰白色细柔毛。花枝上的叶无柄，羽状全裂，裂片呈线形或毛管状。头状花序多数，密集成圆锥状。

功效：清热利湿。治湿热黄疸、小便不利、风痒疮疥。

蒿蔯茵

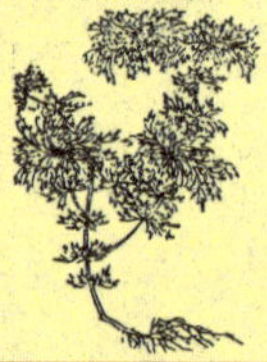

【释名】陈藏器说：此草虽属蒿类，但经冬不死，更因旧苗而生，故名茵陈，后加一蒿字。

【集解】《名医别录》载：茵陈生长在太山及丘陵的坡岸上，五月及立秋时采，阴干后用。

陶弘景说：现在到处都有茵陈。它像蓬蒿，但叶片紧细些。秋后茎枯萎，经冬不死，到了春天又生长。

李时珍说：以前的人多种植茵陈蒿来当蔬菜，所以入药用的叫山茵陈，以与人工种植的相区别。山茵陈二月生苗，茎像艾。它的叶子像淡色的青蒿而背面为白色，叶柄紧细而扁平。九月开小花，为黄色，结的果实大小像艾子。花和果实都与庵蕳的花、果实相似，也有不开花，不结果实的。

考证与传说

【三月茵陈治黄痨】

传说华佗给一黄痨病人治病，苦无良药，无法治愈。过了一段时间，华佗发现病人忽然好了，忙问他吃了什么药，他说自己吃了一种绿茵茵的野草。华佗一看是茵陈蒿，华佗又问痊愈的病人吃的是几月的蒿子，病人说是三月的。第二年春天，华佗采集了许多三月的茵陈蒿，给黄痨病人服用，果然吃一个好一个，但过了三月青蒿就没有功效了。他编歌供后人借鉴：“三月茵陈四月蒿，传于后人切记劳。三月茵陈治黄痨，四月青蒿当柴烧。”

茵陈蒿茎、叶

［性味］味苦，性平、微寒，无毒。

［主治］祛风湿寒热邪气，热结黄疸。《神农本草经》

治通身发黄，小便不利，除头热，去伏瘕。《名医别录》

通关节，去滞热，疗伤寒。（陈藏器）

石茵陈：治天行时疾热狂，头痛头昏，风眼疼，瘴疟。女人下腹结块胀痛和闪损

乏绝。《日华子诸家本草》

【发明】王好古说：张仲景用茵陈栀子大黄汤治疗湿热，用栀子檗皮汤治疗燥热。如禾苗遇涝成湿黄，遇旱则成燥黄一样。有湿邪则渗泻它，有燥邪则滋润它。以上两个方子都是治阳黄的。韩祗和、李思训治疗阴黄，用茵陈附子汤。方中用茵陈为主药，佐以大黄、附子，各随寒热性质而用。

【附方】**1. 茵陈羹，除大热黄疸，伤寒头痛、风热瘴疟，能利小便**：将茵陈切细煮羹服。生食也可以。**2. 遍身风痒，生疮疥**：用茵陈煮浓汤洗浴。**3. 遍身黄疸**：茵陈蒿一把，生姜一块，一起捣烂，每天用来擦胸前和四肢。**4. 男子酒疸**：茵陈蒿四根、栀子七个、大田螺一个，连壳捣烂，用煮沸的白酒一大盏，冲服。**5. 眼热红肿**：山茵陈、车前子等份，煎汤调“茶调散”服数次。

青蒿

草部 | 隰草类

产地分布：产于全国各地。

成熟周期：花期 8 ～ 10 月，果期 10 ～ 11 月。

形态特征：全株黄绿色，有臭气。茎直立，具纵条纹，上部分枝。基部及下部叶在花期枯萎，中部叶卵形，小裂片线形，先端尖锐，无毛或略具细微软毛，有柄。

功效：清热解暑，除蒸，截疟。

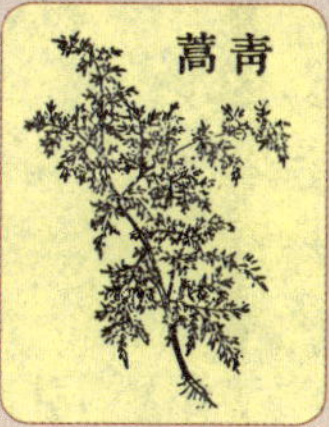

【释名】又名：草蒿、方溃、菣（音牵）、犼蒿、香蒿。

【集解】韩保昇说：青蒿嫩时可用醋腌成酸菜，味香美。它的叶像茵陈蒿而叶背不白，高四尺多，四月、五月采摘，晒干入药用。

苏颂说：青蒿春天生苗，叶非常细小，可以食用。到了夏天便长高到四五尺，秋天开细小的淡黄色花，花下结籽，像粟米般大小，八九月采子阴干。根、茎、子、叶都可入药用，茎叶烤干后可以作饮品，香气尤佳。

寇宗奭说：在春天，青蒿发芽最早，人们采它来做蔬菜，根赤叶香。

李时珍说：青蒿二月生苗，茎粗如指而肥软，茎叶都是深青色。它的叶有点像茵陈，但叶面叶背都是青色。它的根白而硬。七八月开细小黄花，颇香。它结的果实大小像麻子，中间有细子。

青蒿叶、茎、根

［性味］味苦，性寒，无毒。

李时珍说：伏硫黄。

［主治］主疥痂瘙痒恶疮，杀虱，治积热在骨节间，明目。《神农本草经》

治夏季持续高烧，妇人血虚下陷导致出血，腹胀满，冷热久痢。秋冬用青蒿子，春夏用青蒿苗，都捣成汁服用。（陈藏器）

补中益气，轻身补劳，驻颜色，长毛发，令发黑亮不衰老，兼去开叉发，杀风毒。心痛热黄，将生青蒿捣成汁服，并把渣贴在痛处。《日华子诸家本草》

治疟疾寒热。（李时珍）

把生青蒿捣烂外敷金疮，可止血止痛。（苏恭）

把它烧成灰，隔纸淋汁，与石灰同煎，可治恶疮、息肉、黑疱。（孟诜）

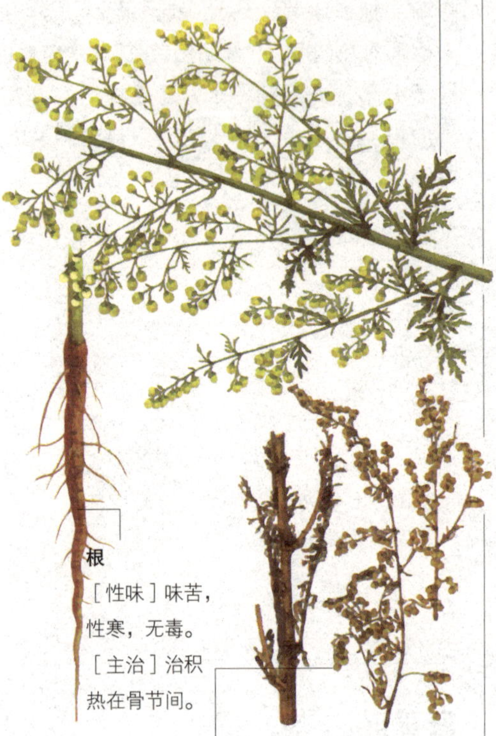

【发明】苏颂说：青蒿治骨蒸劳热效果最好，古方中单用。

李时珍说：青蒿得春木少阳之气最早，所以它所主之证，都是少阳、厥阴血分的疾病。

【附方】**1. 虚劳盗汗，烦热口干，用青蒿煎**：青蒿一斤，取汁熬膏，加入人参末、麦门冬末各一两，熬至能捏成丸时，做成梧桐子大的丸子，每次饭后用米汤送服二十丸。**2. 疟疾寒热**：青蒿一把，加水二升，捣汁服。**3. 毒蜂螫人**：嚼青蒿外敷。

青蒿子

[性味] 味甘，性冷，无毒。

[主治] 明目开胃，炒来用。治恶疮、疥癣、风疹，煎水洗患处。《日华子诸家本草》

治鬼气，把它碾成末，用酒送服方寸匕。（孟诜）

功效与叶相同。（李时珍）

【附方】**积热眼涩，用青蒿散**：采青蒿花或子，阴干为末，每井华水空腹服二钱，久服明目。

茺蔚（益母草） 草部 隰草类

产地分布：产于全国各地。

成熟周期：秋季果实成熟时采割。

形态特征：本品呈三棱形。表面灰棕色至灰褐色，有深色斑点，一端稍宽，平截状，另一端渐窄而钝尖。果皮薄，子叶类白色，富油性。无臭，味苦。

功效：活血调经，清肝明目。

母益蔚茺

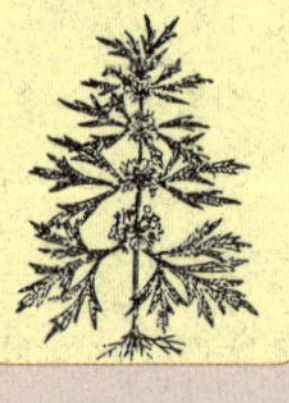

【释名】又名：益母、益明、贞蔚、蓷（音推）、野天麻、猪麻、火杴、郁臭草、苦低草、夏枯草、土质汗。

李时珍说：此草及子都充盛密蔚，故名茺蔚。它的功用对妇人有益，还能明目益精，所以有益母、益明的名称。其茎像方麻，所

茺蔚

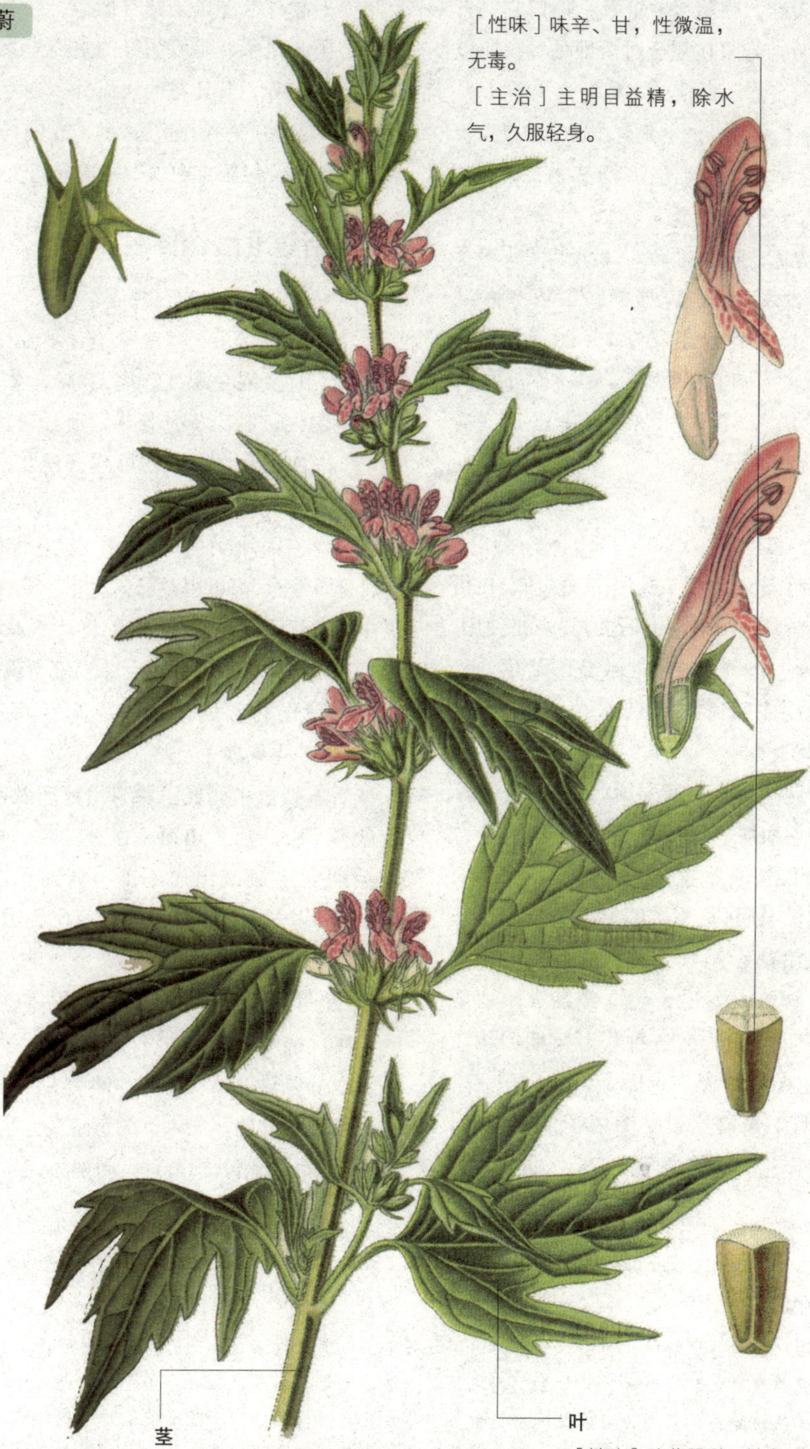

子

［性味］味辛、甘，性微温，无毒。

［主治］主明目益精，除水气，久服轻身。

茎

［性味］陈藏器说：性寒。

［主治］治荨麻疹，可作汤洗浴。

叶

［性味］陈藏器说：性寒。

［主治］治荨麻疹，可作汤洗浴。

以叫它野天麻。因猪爱吃此草，所以它又有猪麻的俗名。茺蔚在夏至过后即枯萎，所以也有夏枯的名称。近代效方称它为土质汗。

【集解】李时珍说：茺蔚在近水湿处生长繁茂。初春生苗，像嫩蒿，到夏天长至三、四尺高，茎是方的，像麻黄茎。它的叶子像艾叶，但叶背为青色，一梗有三叶，叶子有尖尖的分叉。此草一寸左右长一节，节节生穗，丛簇抱茎。四五月间，穗内开小花，花为红紫色，也有淡白色的。每个花萼内有细子四粒，大小像茼蒿子，有三棱，为褐色。其草生长期间有臭气，夏至后即枯萎，根为白色。

子

【修治】李时珍说：凡用，微炒香，也可以蒸熟，放烈日下晒干，舂簸去壳，取仁使用。

［性味］味辛、甘，性微温，无毒。

［主治］主明目益精，除水气，久服轻身。《神农本草经》

疗血逆高烧、头痛心烦。《名医别录》

治产后血胀。《日华子诸家本草》

舂取仁生食，能补中益气，通血脉，增精髓，止渴润肺。（吴瑞）

治风解热，顺气活血，养肝益心，安魂定魄，调妇女经脉，治非经期大出血或出血不断、产后胎前各种病。长期服用令妇女有孕。（李时珍）

【发明】朱震亨说：茺蔚子活血行气，有补阴的作用，故名益母。

李时珍说：茺蔚子味甘微辛，性温，属阴中之阳，是手、足厥阴经的主药。茺蔚开白花的入气分，开紫花的入血分。治疗妇女经脉不调及胎产一切血气诸病，它是一种非常好的药物，但医方中很少知道应用。

茎、苗、叶、根

［性味］陈藏器说：性寒。

李时珍说：茎、叶：味辛、微苦。花：味微苦、甘。根：味甘。均无毒。

镜源说：制硫黄、雌黄、砒石。

［主治］治荨麻疹，可作汤洗浴。《神农本草经》

捣汁服用,治浮肿,能利水。消恶毒疔肿、乳痈丹游等毒,都可用益母草茎叶外敷。另外,服汁可下死胎,疗产后血胀闷。将汁滴入耳内,治聍耳。捣碎外敷可治蛇虫毒。（苏恭）

用来作驻颜的药，可令人容颜光泽，除粉刺。（陈藏器）

活血破血，调经解毒。治流产及难产，胎盘不下，产后大出血、血分湿热、血痛，非经期大出血或出血不断，尿血、泄血，疳痢痔疾，跌打损伤后内伤瘀血，大小便不通。（李时珍）

【发明】李时珍说:益母草的根、茎、花、叶、实，都可以入药，可同用。如治手、足厥阴血分风热，明目益精，调女人经脉，则单用茺蔚子为好。如果治肿毒疮疡，消水行血，妇人胎产诸病，则适宜一同使用。因其根、

考证与传说

【益母草的来历】

在豫西地区伊洛河畔的小村中，有一名叫茺蔚的小孩，他的母亲在生他时得了“月子病”，久治不愈。小茺蔚懂事之后，就外出为母亲问病求药。一晚，他借宿白庙，庙内老僧见他救母心切，便送了他四句诗。诗云：“草茎方方似黄麻，花生节间节生花，三棱黑子叶们艾，能医母疾效可夸。”小茺蔚就顺着河岸找了起来，终于找到了那种茎呈四方形，节间开满紫红色小花，结有黑色三棱形小果实的植物。母亲服用后竟痊愈了。由于这种草是茺蔚为医治母亲的病而找到的，于是人们就把它取名益母草，它的种子就被叫作茺蔚子了。

茎、花、叶专于行，而子则行中有补的作用。

【附方】**1. 益母膏，治产妇诸疾及内伤瘀血：**益母草全草洗净，摊晒干后用竹刀切为小段，不要用铁刀。切好后将其放在大锅中，加水至浸过益母草二三寸，煮至草烂水余三分之一，去草取汁，约得五六斗。将取得的汁放盆中澄清半日后，滤去浊渣，以清汁在慢火上煎取一斗，状如糖稀，收存瓶中。每取一杯，用温酒和服，一天两次。**2. 带下赤白：**益母草开花时采，将其捣为末，每次服二钱，饮前用温汤送下。**3. 赤白杂痢，用二灵散：**益母草（晒干）、陈盐梅（烧存性）等份，研为末，每次服三钱，白痢用干姜汤送服，赤痢用甘草汤送服。**4. 痔疮便血：**取益母草叶捣汁服。**5. 作洗浴汤：**新生小儿，取益母草五两煎水洗浴，可预防生疮、疥。

刘寄奴草

草部 | 隰草类

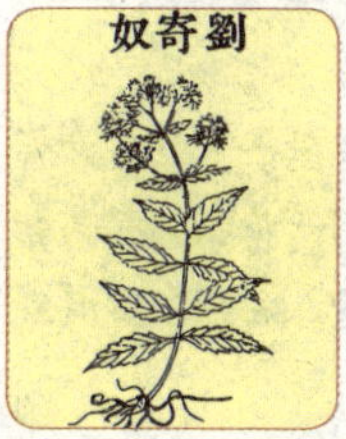

【释名】又名：金寄奴、乌藤菜。

李时珍说：按李延寿《南史》所载，宋武帝刘裕，小名寄奴。他小时候在新洲砍柴，遇一大蛇，便用箭射中了它。第二天，他再次前往，听见有杵臼声，循声寻去，看见几个穿青衣的童子在榛林中捣药。刘裕问其故。童子回答说，我主被刘寄奴所射，现合药敷伤。刘裕问，神何不杀了他？童子回答，寄奴是将来的王，不能杀。刘裕大声呵斥，童子们都散开了，他便收了药返回。从那以后，每次遇金疮，敷此药即愈。因此，人们称此草为刘寄奴草。郑樵《通志》说，江南人在汉时称刘为卯金刀，所以叫刘为金，故为金寄奴之名。江东人称它为乌藤菜。

【集解】李时珍说：刘寄奴一茎直上，叶像苍术，尖长糙涩，面深背淡，九月茎端分开数枝，一枝攒簇十几朵小花，白瓣黄蕊，像小菊花。花谢后有白絮，如苦荬花之絮。它的子细长，如苦荬子。

子、苗

［性味］味苦，性温，无毒。

［主治］破血下胀。多服使人下痢。（苏恭）

下血止痛，治产后余疾，止金疮出血，非常有效。《名医别录》

心腹痛，下气，水胀血气，通妇人经脉郁结，止霍乱水泻。《日华子诸家本草》

小儿尿血，研末服。（李时珍）

【附方】**1. 大小便血：**刘寄奴研为末，用茶调匀，空腹服二钱即止。**2. 霍乱转痢：**用刘寄奴草煎汁饮。**3. 汤火伤灼：**将刘寄奴捣为末，先用鸡毛蘸糯米浆扫伤口，然后敷上药末。

考证与传说

【刘寄奴原是皇帝名】

刘寄奴本是南朝宋武帝刘裕的小名，后来成了一味草药名。传说刘寄奴小时候上山砍柴，射中大蛇，大蛇负伤逃窜。第二天，他上山见草丛中童子捣药，上前问道：“你们为谁捣药？”童子说：“我王被寄奴射伤，故遣我们来采药。”寄奴一听，大吼道：“我乃刘寄奴，专来捉拿你们。”童子弃药逃跑，寄奴将草药拿回。后来，刘寄奴领兵打仗，凡遇到枪箭所伤之处，便把此药捣碎敷在伤口，很快愈合。但士兵们都不知道这叫什么药，所以就把它叫“刘寄奴”。这是唯一用皇帝的名字命名的中草药。

夏枯草 草部 | 隰草类

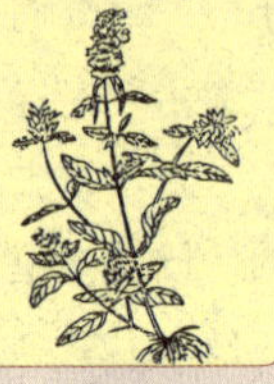
草枯夏

产地分布：主产于江苏、安徽、浙江、河南等地。
成熟周期：夏季果穗呈棕红色时采收。
形态特征：本品呈棒状，略扁，淡棕色至棕红色。全穗由数轮至10数轮宿萼与苞片组成，每轮有对生苞片两片，呈扇形，先端尖尾状，脉纹明显，外表面有白毛。体轻质脆，微有清香气，味淡。
功效：清火明目，散结消肿。

夏枯草

叶
［性味］味辛、苦，性寒，无毒。
［主治］治寒热淋巴结核、鼠瘘头疮。

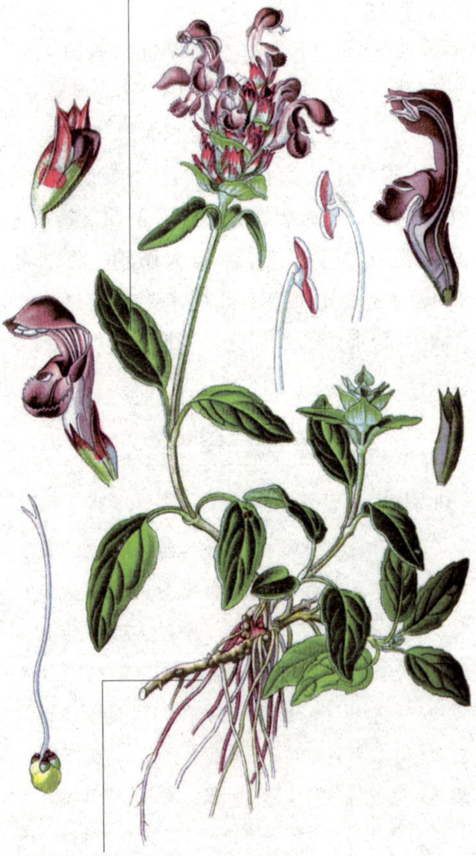

根
［性味］味辛、苦，性寒，无毒。
［主治］散瘿结气，消脚肿湿痹。

【释名】又名：夕句、乃东、燕面、铁色草。

朱震亨说：此草过了夏至即枯萎。因它秉承纯阳之气，遇阴气便会枯萎，故得名夏枯草。

【集解】苏颂说：夏枯草在冬至过后开始生长，叶子像旋覆。三四月间开花抽穗，为紫白色，像丹参花，结子也成穗。它到了五月就枯萎，故在四月采收。

李时珍说：夏枯草在原野间有很多。它的苗高一二尺左右，茎微呈方形，叶子对节生，像旋覆叶但更长更大些，边缘有细齿，背面色白而多纹。茎端抽穗，长一二寸，穗中开淡紫色小花，一穗有细子四粒。将撇苗煮后，浸去苦味，可用油盐拌来吃。

茎、叶

［性味］味辛、苦，性寒，无毒。

徐之才说：与土瓜相使。伏汞砂。

［主治］治寒热淋巴结核、鼠瘘头疮，破腹部结块，散瘿结气，消脚肿湿痹。《神农本草经》

【发明】朱震亨说：本草著作中说，夏枯草善治瘰疬，散结气。它还有补养厥阴血脉的功效，这点书中没有提及。用夏枯草退寒热，体虚的可以用；如果用于实证，佐以行散之药，外用艾灸，也能渐渐起效。

【附方】**1. 明目补肝，治肝虚目痛，冷泪不止，羞明怕日光：**夏枯草半两、香附子一两，同研末，每次用蜡茶汤调服一钱。**2. 赤白带下：**在夏枯草开花时采摘，阴干后碾成末，每次服二钱，饭前服，米汤送下。**3. 血崩：**夏枯草研为末，每次服方寸匕，用米汤调下。**4. 汗斑白点：**用夏枯草煎成浓汁，每天洗患处。**5. 瘰疬，无论已溃未溃，或日久成漏：**用夏枯草六两，加水两盅，煎取七分，饭后温服。体虚者，可将其煎汁熬成膏服，并用膏涂患处。兼服十全大补汤加香附、贝母、远志更好。

旋覆花 草部 | 隰草类

产地分布：我国北部、东北部、中部、东部各省。
成熟周期：果期 9 ～ 11 月。
形态特征：茎直立，不分枝。基生叶长于椭圆形，稍呈莲座丛状，茎生叶互生，无柄，叶片披针形、长椭圆状披针形或长椭圆形，茎上部叶半包茎，边缘有细齿，两面均有毛。
功效：降气消痰，行水止呕。

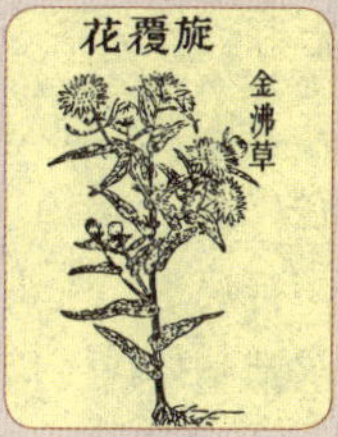

【释名】又名：金沸草、金钱花、滴滴金、盗庚、夏菊、戴椹。

寇宗奭说：花缘繁茂，圆而覆下，所以叫旋覆。

李时珍说：此草的各种名称都是因其花的形状而命名。《尔雅》上说，庚为金，旋覆花在夏天开黄花，盗窃金气，所以叫盗庚。

【集解】《名医别录》载：旋覆生长在平泽川谷。五月采花，晒干，二十天成。

韩保昇说：旋覆的叶像水苏，花黄如菊，六月至九月采花。

李时珍说：此草的花像金钱菊。生长在水泽边的，花小瓣单；人们栽种的，花大蕊簇，这大概是土壤的贫瘠与肥沃造成的。它的根细白。

旋覆花

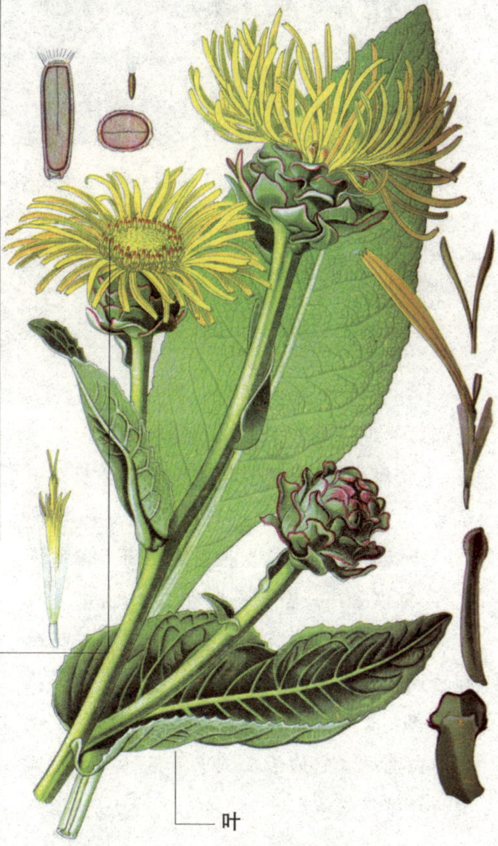

花

［性味］味咸，性温，有小毒。

［主治］主结气胁下满，惊悸，除水。

叶

［主治］敷金疮，止血。

花

【修治】雷敩说：采得花，去蕊并壳皮及蒂子，蒸后晒干用。

［性味］味咸，性温，有小毒。

［主治］主结气胁下满，惊悸，除水，去五脏间寒热，补中下气。《神农本草经》

消胸上痰结，唾如胶漆，心胁痰水；膀胱留饮，风气湿痹，皮间死肉，利大肠，通血脉，益色泽。《名医别录》

主水肿，逐大腹，开胃，止呕逆不下食。（甄权）

行痰水，去头目风。（寇宗奭）

消坚软痞，治噫气。（王好古）

【发明】李时珍说：旋覆是手太阴肺经、手阳明大肠经之药。它所治的各种病，功用不外乎行水下气，通血脉。李卫公说闻其花能损目。

【附方】**1. 中风壅滞**：旋覆花洗净，焙过，研细，加炼蜜和成梧桐子大的丸子，睡前用茶汤送下五丸至十丸。**2. 小儿眉癣，小儿眉毛眼睫，因生癣后不复生**：旋覆花、天麻苗、防风等份，同研末，洗净患处，用油调涂。

叶

［主治］傅金疮，止血。《日华子诸家本草》

治疔疮肿毒。（李时珍）

根

［主治］风湿。《名医别录》

青葙

草部 | 隰草类

产地分布：分布于中国秦岭以南各地区。

成熟周期：花期6～9月，果期8～10月。

形态特征：全株无毛。叶互生，披针形或椭圆状披针形，顶端长尖，基部渐狭成柄。穗状花序顶生；子房长圆形，花柱红色，柱头2裂。胞果球形；种子扁圆形，黑色，有光泽。

功效：燥湿清热，杀虫，止血。治风瘙身痒、疮疥、痔疮、金疮出血。

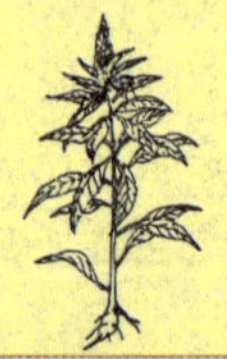

子葙青

【释名】又名：草蒿、萋蒿、昆仑草、野鸡冠、鸡冠苋。子名：草决明。

【集解】《名医别录》载：青葙生长在平谷道旁。二月采其茎叶，阴干用。五六月采其子。

李时珍说：青葙生长在田野间，嫩苗像苋菜，可以食用。苗长高则有三四尺，苗、叶、花、实与鸡冠花没有什么差别。但鸡冠花穗有的大而扁，有的成团，青葙却在梢间长花穗，穗尖长四五寸，像兔尾，呈水红色，也有黄白色的。它的子在穗中，与鸡冠子和苋子一样难以辨认。

青葙茎、叶

［性味］味苦，性微寒，无毒。

［主治］主邪气，皮肤中热，风瘙身痒异常，杀三虫。《神农本草经》

恶疮疥虱痔蚀、下部阴疮。《名医别录》

捣汁内服，疗温疬。（苏恭）

止金疮出血。《日华子诸家本草》

青葙子

［性味］味苦，性微寒，无毒。

［主治］主唇口发青。《神农本草经》

治五脏邪气，益脑髓，镇肝，明耳目，

坚筋骨，去风寒湿痹。《日华子诸家本草》

治肝脏热毒冲眼，赤障青盲翳肿，恶疮疥疮。（甄权）

【发明】李时珍说：青葙子治眼，与决明子、苋实作用相同。

青葙

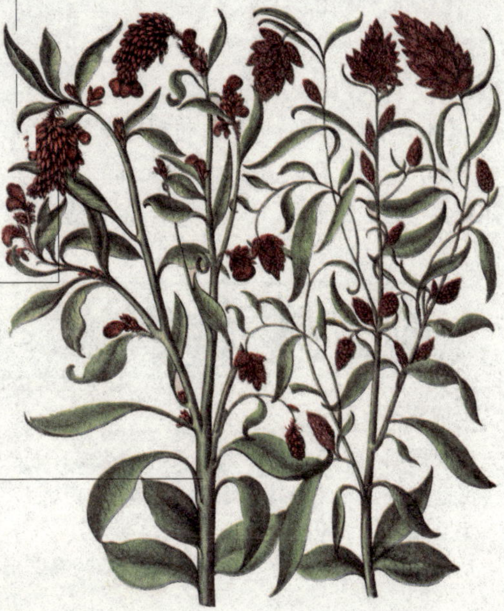

子

［性味］味苦，性微寒，无毒。

［主治］主唇口发青。

茎叶

［性味］味苦，性微寒，无毒。

［主治］主邪气，皮肤中热。

鸡冠

草部 隰草类

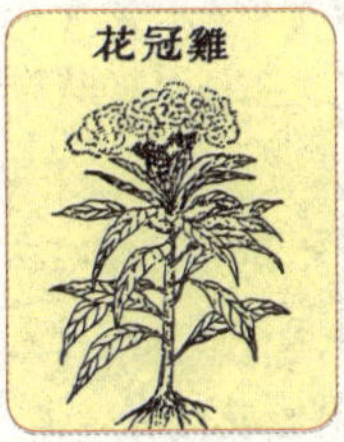

【释名】李时珍说：此草是以花的形状而命名。

【集解】李时珍说：鸡冠到处都有。它三月生苗，入夏后高的有五六尺，矮的才只有几寸。其叶青而柔，很像白苋菜但窄些，叶梢有赤脉。其茎为赤色，有圆的，有扁的。六七月在茎梢间开花，有红、白、黄三种颜色。其中穗圆长而尖的，像青葙穗；扁卷而平的，像雄鸡冠。花朵大的，围可长达一二尺，层层卷出甚是可爱。子在穗中，黑细光滑，与苋实一样。其穗像秫麦，花期最长久，霜降后才开始凋谢。

鸡冠苗

［性味］味甘，性凉，无毒。

［主治］痔疮及血病。（李时珍）

鸡冠子

［性味］味甘，性凉，无毒。

［主治］止肠风泻血，赤白痢。（陈藏器）

治疗崩中带下，入药炒用。《日华子诸家本草》

考证与传说

【鸡冠花的传说】

远古时期，有一山村住着母子二人，母亲料理家务，儿子双喜耕田，日子过得很幸福。双喜家里养了只大公鸡。山中有只蜈蚣精，嫉妒双喜一家的幸福生活。一天，双喜外出游玩，蜈蚣精欲伤害双喜。在此紧要关头，大公鸡突然出现，和蜈蚣精展开了搏斗，最后双方激战而死。惊昏过去的双喜醒来后，十分悲痛地将大公鸡掩埋了。不久，大公鸡的坟墓处开出了状如鸡冠样的鲜艳花朵，人们便称之为“鸡冠花”。据说直到现在，蜈蚣还惧避鸡冠花。

鸡冠花

［性味］味甘，性凉，无毒。

［主治］痔漏下血，赤白下痢，崩中赤白带下，分赤白用。（李时珍）

【附方】**1. 便血**：鸡冠花、椿根白皮等份，研为末，加炼蜜和成梧桐子大的丸子，每次用黄芪汤送服三十丸，一天两次。**2. 五痔肛肿久不愈，转为瘘**：鸡冠花、凤眼草各一两，加水两碗煎汤多洗。**3. 月经不止**：红鸡冠花一味晒干研末，每次空腹服二钱，酒调下。忌食鱼腥猪肉。**4. 妇人白带**：将白鸡冠花晒干研为末，每天早晨空腹用酒服三钱。赤带用红鸡冠花。**5. 赤白下痢**：用鸡冠花煎酒服。赤痢，用红花；白痢，用白花。

红蓝花 草部｜隰草类

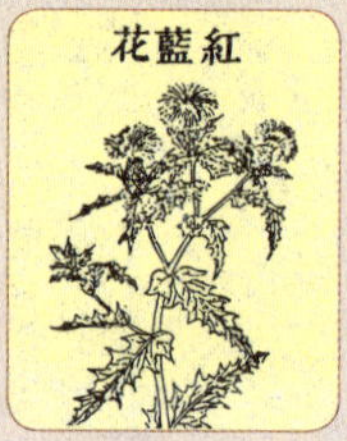

产地分布：全国。

成熟周期：冬季撒子，到春天开始生苗，夏天才开花。

形态特征：花下结球猬，多刺，花开在球上。球中结实，为白色像小豆大的颗粒。

功效：产后血晕口噤，腹内恶血不尽绞痛，胎死腹中。

红蓝花

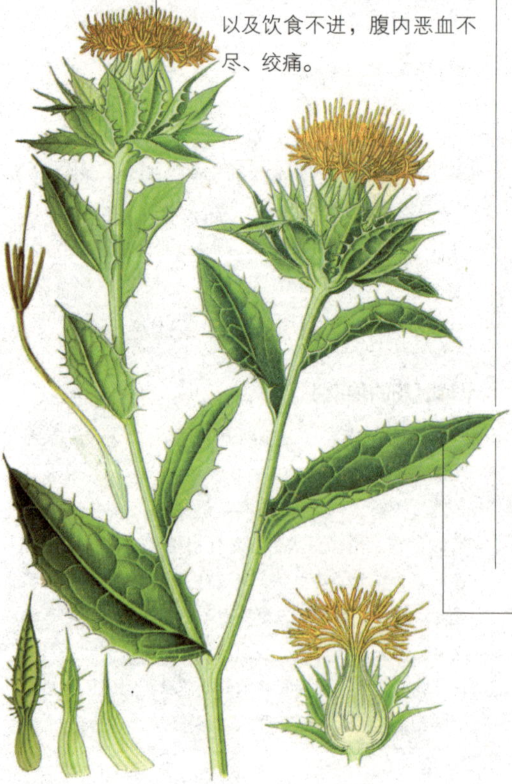

花

［性味］味辛，性温，无毒。

［主治］治产后失血过多，以及饮食不进，腹内恶血不尽、绞痛。

叶

［性味］味辛，性温，无毒。

［主治］活血润燥，止痛散肿，通经。

【释名】又名：红花、黄蓝。

苏颂说：此草的花为红色，叶像蓝，故有蓝名。

【集解】马志说：红蓝花即红花，生长在梁汉及西域。《博物志》上说，张骞从西域带回种子。现今魏地也有种植。

苏颂说：红蓝花如今到处都有。人们在菜圃里种植，冬季撒子，到春天开始生苗，夏天才开花。花下结球猬，多刺，花开在球上。种植的人乘着露水采花，采后又开花，直到开尽为止。球中结实，为白色像小豆大的颗粒。将它的花晒干，可以用来染红布，还可作胭脂。

李时珍说：红花在二、八、十二月都可以下种。在雨后播种，像种麻的方法一样。初生的嫩叶、苗都可以食用。它的叶像小蓟叶，在五月开花，像大蓟花，为红色。

花

［性味］味辛，性温，无毒。

［主治］治产后失血过多饮食不进，腹内恶血不尽绞痛，胎死腹中，用红蓝花和酒煮服。也治蛊毒。《开宝本草》

多用破积血，少用养血。（朱震亨）

活血润燥，止痛散肿，通经。（李时珍）

【发明】李时珍说：血生于心包，藏于肝，属于冲任。红花汁与之同类，所以能行男子血脉，通女子经水。多用则行血，少用则养血。

【附方】**1. 风疾兼腹内血气痛：**红花一大两，分作四份。取一份，加酒一升，煎取一盅半，一次服下。如不止，再服。**2. 一切肿疾：**红花熟捣取汁服。**3. 喉痹壅塞不通：**将红花捣烂，取汁一小升服下，以病愈为度。如在冬天没有新鲜的花，可用干花浸湿绞汁煎服。

番红花 草部｜隰草类

产地分布：主产于北京、上海、浙江、江苏等地。

成熟周期：10～11月中下旬采收。

形态特征：多年生草本。鳞茎扁球形，外被褐色膜质鳞叶。基部为3～5片广阔鳞片乌黑叶线形，边缘反卷，具细毛。花顶生；花被6片，倒卵圆形，淡紫色，花筒细管状；伸出花被筒外而下垂，深红色。蒴果长圆形，具三钝棱。种子多数，球形。

功效：活血化瘀，凉血解毒，解郁安神。

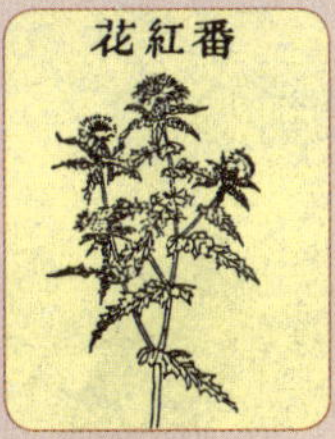

【释名】又名：撒法郎。

【集解】李时珍说：番红花产自西番回回国及天方国，即我们这的红蓝花。按张华《博物志》所说，张骞从西域带回的红蓝花种，即番红花，只因区域不同而稍有差异。

久服令人心喜。又治惊悸。（李时珍）

［性味］味甘，性平，无毒。

［主治］治心忧郁积，气闷不散，惊悸。

【附方】**伤寒发狂：**番红花二分，用一盏水浸泡一天，冷服。

番红花

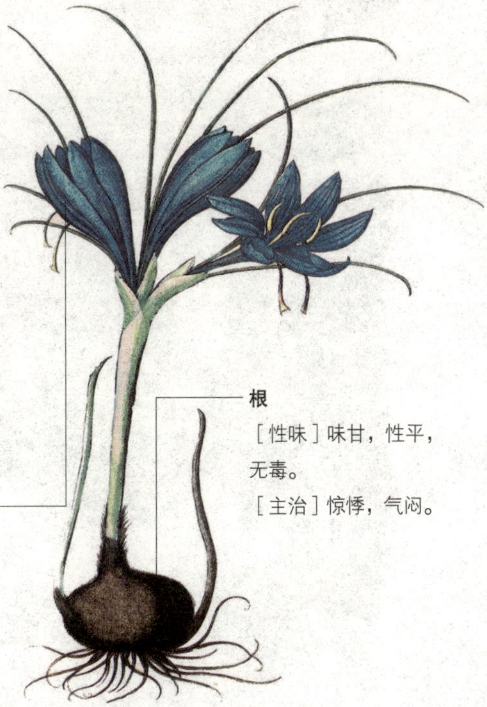

大蓟 小蓟

草部｜隰草类

产地分布：全国。

成熟周期：2月生苗，4月可采摘。

形态特征：花如发髻。但大蓟高三四尺，叶皱；小蓟高一尺多，叶不皱，有尖毛。

功效：养精保血，治女子赤白带下，安胎，止吐血鼻出血，令人肥健。

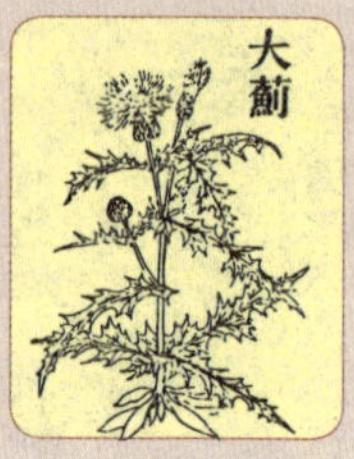

【释名】又名:虎蓟(大蓟)、猫蓟(小蓟)、马蓟、刺蓟、山牛蒡、鸡项草、千针草、野红花。

陶弘景说：大蓟是虎蓟，小蓟是猫蓟。它们的叶都多刺，很相似。

李时珍说：蓟像髻，此草的花像髻。称其猫、虎，是因它的苗形状狰狞。称马，

大蓟 小蓟

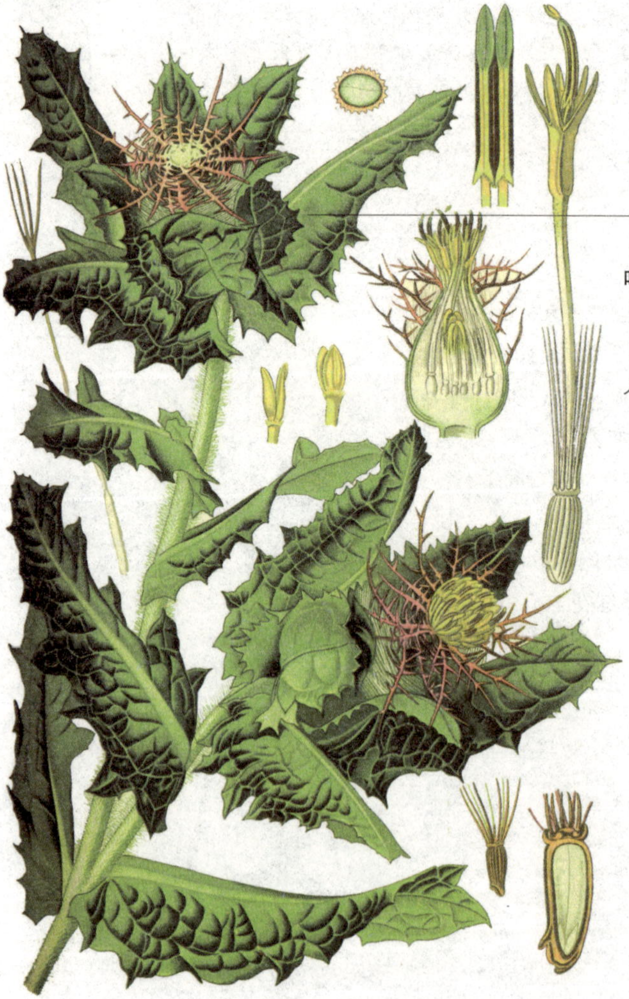

是形容它长得大。称牛蒡，是因它的根像牛蒡根。称鸡项，是说它的茎像鸡项。称千叶、红花，是因其花的形状。

陈藏器说：蓟门以多蓟而得名，当以北方所产的为好。

【集解】苏恭说：大、小蓟的叶虽然相似，但功效有差别。大蓟生长在山谷，它的根可治疗痈肿；小蓟生于平泽，不能消肿。大、小蓟都能破血。

苏颂说：小蓟到处都有，俗名青刺蓟。二月生苗，长到二三寸时，连根一起可做菜食用，味好。四月长至一尺多高，多刺，花从蓟中心长出来，如红蓝花但为青紫色。北方人叫它千针草。

寇宗奭说：大、小蓟都相似，花如发髻。但大蓟高三四尺，叶皱；小蓟高一尺多，叶不皱，以此来区别它们。做菜食用，虽有尖毛，但对人体无害。

大蓟根、叶

［性味］味甘，性温，无毒。

［主治］治女子赤白带下，安胎，止吐血鼻出血，令人肥健。《名医别录》

捣根绞汁服半升，治崩中下血，即刻见效。（甄权）

叶：治肠痈，腹脏瘀血，将其生研，用酒随意送服。治恶疮疥癣，则同盐研敷。《日华子诸家本草》

小蓟根、苗

［性味］味甘，性温，无毒。

［主治］养精保血。《名医别录》

破旧血，止新出血，治突然下血、血痢、金疮出血呕血等，都绞取汁温服。煎后和糖，可促进金疮愈合，用来治蜘蛛蛇蝎毒，服用也佳。（陈藏器）

治热毒风以及胸膈烦闷，能开胃下食，退热，补虚损。苗生研后服汁，去烦热。《日华子诸家本草》

做菜食用，能除风热。夏天热烦不止，捣汁服半升，立愈。（孟诜）

【发明】《日华子诸家本草》载：小蓟力微，只能退热，不像大蓟一样能健养下气。

【附方】**1. 突然便鲜血：**小蓟叶捣汁，温服一升。**2. 小产流血过多：**小蓟根叶、益母草各五两，加水三大碗，煎煮成一盏，分两次服，一日服完。**3. 刀伤出血不止：**将小蓟苗捣烂外敷伤处。**4. 小便热淋：**蓟根捣汁服。**5. 妇人阴痒：**用小蓟煮汤，每天外洗三次。

续断

草部｜隰草类

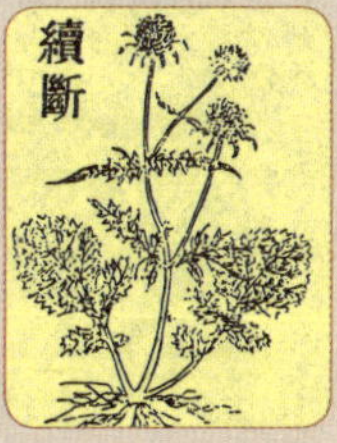

产地分布：主产于四川、湖北、湖南、贵州等地。

成熟周期：3月以后生苗，4月开花，8～10月采挖。

形态特征：多年生草本。根圆锥形，有数条并生，外皮黄褐色。茎直立，多分枝，生细柔毛，棱上有疏刺毛。叶对生。头状花序近球形。瘦果楔圆楔形，通常外被萼片，有四棱，浅褐色。

功效：补肝肾，强筋骨，续折伤，止崩漏。

【释名】又名：属折、接骨、龙豆、南草。

李时珍说：续断、属折、接骨，都是以功效来命名。

【集解】苏恭说：各处山谷都有续断，现在用的，叶像苎而茎是方的，根像大蓟，为黄白色。

苏颂说：续断三月以后生苗，茎干有四

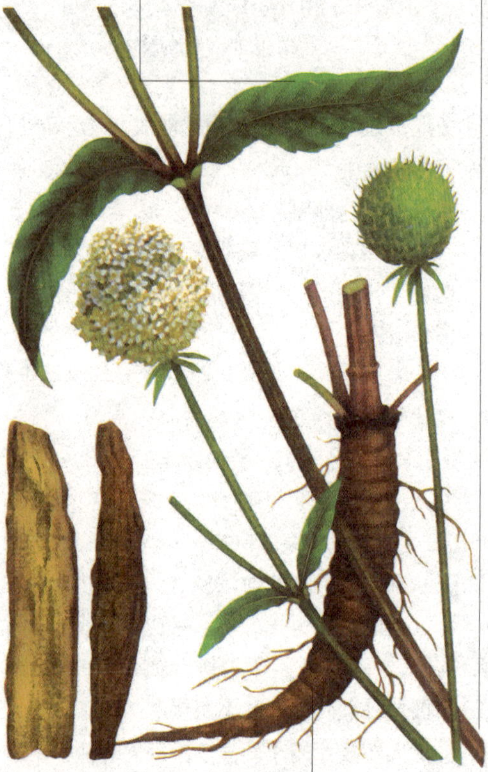

棱，像苎麻，叶两两对生。四月开红白色花，像益母花。根像大蓟，为赤黄色。市面上卖的有好几种，很少人能辨好坏。医生以节节断、皮黄皱的为真品。

李时珍说：续断，各家说法不一。考究其实，则苏恭、苏颂所说，似乎与桐君所说相符，应当是正确的。今人所用的，以产自四川、红色细瘦、折断有烟尘冒起的为好。

续断根

【修治】雷敩说：采来根，横切锉开，去掉硬筋，用酒浸泡十天，焙干，入药用。

[性味] 味苦，性微温，无毒。

徐之才说：与地黄相使，与雷丸相恶。

[主治] 主伤寒，补不足，治金疮痈疡、跌打损伤，能续筋骨，治妇人乳难，久服益气力。《神农本草经》

治妇人崩中漏血，金疮内出血，能止痛生肌肉，治腕伤恶血腰痛，关节缓急。《名医别录》

能祛各种温毒，宣通血脉。（甄权）

能益气，补五劳七伤，破症结瘀血，消肿毒，治肠风痔瘘、乳痈瘰疬，妇人产前产后一切病，胎漏、子宫冷，面黄虚肿，能缩小便，止遗精尿血。《日华子诸家本草》

【附方】**1. 产后诸疾、血晕、心闷烦热、气接不上、心头硬、乍寒乍热：**用续断皮一把，加水三升，煎取二升，分三次服。**2. 跌打损伤：**用续断草叶捣烂外敷。

考证与传说

【续断的炮制】

洗净泥沙，除去残留根头，润透后切片晒干，筛去屑。炒续断：取续断片入锅内，以文火炒至微焦为度。盐续断：取续断片入锅内，加入盐水拌炒至干透为度（每续断片100斤，用食盐2斤，加开水适量化开）。酒续断：取续断片用酒拌匀吸干，入锅内以文火炒干为度（每续断片100斤，用黄酒20斤）。

苎麻

草部 | 隰草类

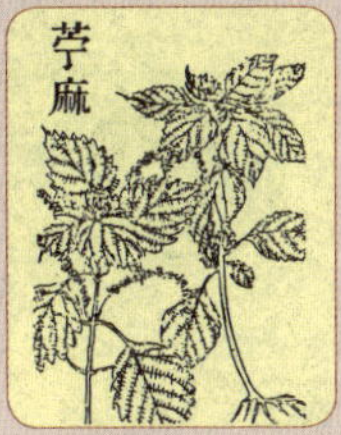

产地分布： 主产于河南、山东及陕西以南各地。

成熟周期： 春、夏、秋季均可采收。

形态特征： 多年生半灌木，青褐色，密生粗长毛。叶互生；叶片宽卵形或卵形，先端渐尖或近尾状，基部宽楔形或截形，边缘密生齿牙，上面绿色，粗糙，并散生疏毛，下面密生交织的白色柔毛，基出脉三条。花单性，雌雄通常同株。

功效： 凉血止血，散瘀消肿，解毒。

【释名】李时珍说：苎麻也作纻，可以织粗布，故称为纻。凡用细麻织成的布叫绖，用粗麻织成的叫纻。

苎麻

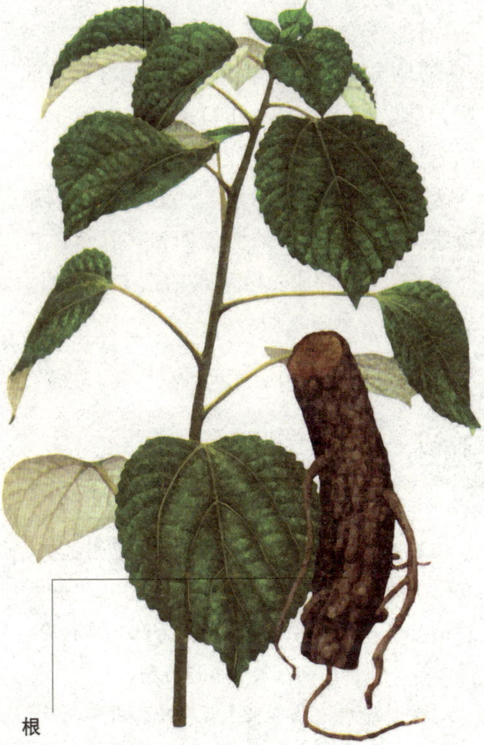

【集解】苏颂说：闽、蜀、江、浙多有苎麻。剥其皮可以用来织布。它的苗高七八尺，叶像楮叶而无分叉，叶面青色，背面为白色，有短毛。夏秋间抽细穗开青花。其根黄白而轻虚，在二、八月采割。按陆玑《草木疏》载，一棵苎麻有数十茎，旧根在土中，到春天便自己生长，不需栽种。园内种植的一年可收割两次，剥取其皮，用竹刀刮它的表皮，厚处自然脱落，得到里面如筋的部分，煮后搓捻成线用来织布。

李时珍说：苎，即家苎。另外还有山苎、野苎。紫苎，叶面为紫色；白苎，叶面青色而背面为白色。它们都可刮洗后煮食，用来救荒；味道甘美。其子茶褐色，九月收取，次年二月种植，老根也可自己生长。

苎麻根

[性味]味甘，性寒，无毒。

[主治]安胎，外敷治丹毒热。《名医别录》

治心膈发热，漏胎下血，产前产后心烦，流行热性疾病，大渴大狂，疗服金石药的人心热，治毒箭、蛇虫伤。《日华子诸家本草》

【发明】朱震亨说：苎根有很好的补阴功效且行滞血，方药中也许是嫌它价廉卑贱，好像未曾有人用过。

陈藏器说：苎麻根的功效在于破血。让产妇用苎麻做的枕头，可止血运。产后腹痛，用苎麻放在腹上，可止痛。

【附方】**1. 小便不通**：苎麻根、蛤粉各半两，同研末，每次服二钱，空腹用新汲水送下。**2. 小便血淋**：用苎麻根煎汤频服。也治诸淋。**3. 脱肛不收**：将苎麻根捣烂，煎汤熏洗。**4. 背痈初起**：苎麻根熟捣外敷，一天换药几次，肿消即愈。

大青

草部 | 隰草类

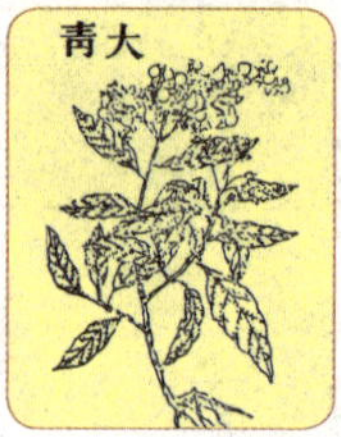

【释名】李时珍说：其茎叶都是深青色，所以叫作大青。

【集解】苏颂说：现在江东州郡以及荆南、眉、蜀、濠、淄等州都有。春季生长，茎为青紫色，叶像石竹苗叶，花呈红紫色，像马蓼，也像芫花，根黄色。三四月采茎叶，阴干使用。

李时珍说：大青处处都有，高二三尺，茎圆；叶长三四寸，叶面青色，背面色淡，对节而生；八月开小花，红色成簇；结青色果实，大如椒粒，九月果实变为红色。

大青茎、叶

［性味］味苦，性大寒，无毒。

李时珍认为：味甘、微咸，不苦。

［主治］治时气头痛，大热口疮。《名医别录》

除时行热毒，效果好。（陶弘景）

治温疫寒热。（甄权）

治热毒风，心中烦闷，口干口渴，小儿身热风疹以及金石药毒。外敷肿毒。《日华子诸家本草》

主治热毒痢疾、黄疸、喉痹、丹毒。（李时珍）

【发明】李时珍说：大青性寒，味微苦、咸，能解心、胃热毒，不仅只是用来治疗伤寒。朱肱《南阳活人书》中，治疗伤寒发斑、红赤、烦痛，有犀角大青汤、大青四物汤。所以李象先在《指掌赋》中说：阳毒则狂斑烦乱，用大青、升麻，能挽回重病。

【附方】**1. 喉风喉痹**：用大青叶捣汁灌服，取效即止。**2. 小儿口疮**：用大青十八铢，黄连十二铢，加水三升，煮成一升服下。一天服两次，病愈为止。**3. 治热病下痢严重者，用大青汤**：取大青四两，甘草、赤石脂各三两，阿胶二两，豉八合，加水一斗，煮成三升，分三次服。

蠡实

草部 | 隰草类

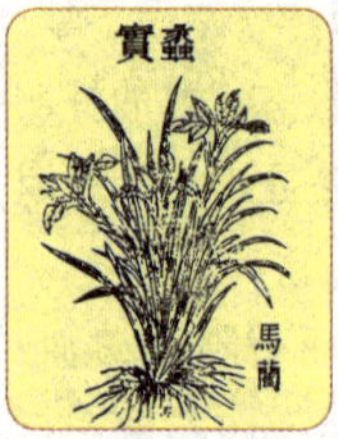

【释名】又名：荔实、马蔺子、马楝子、马薤、马帚、铁扫帚、剧草、旱蒲、豕首、三坚。

【集解】《名医别录》载：蠡实生于河东川谷，五月采实，阴干。

苏颂说：今陕西各郡及鼎、澧州也有，靠近汴州最多。它的叶似薤而长厚，三月开紫碧花，五月结果实，如麻大但为红色有棱角，根细长，通黄色，人们取来作为刷。

李时珍说：蠡草生于荒野中，就地丛生，一般二三十茎，苗高三四尺，叶中抽茎，开花结实。

实

【修治】李时珍说：凡入药，炒过后用，治疝则用醋拌炒。

［性味］味甘，性平，无毒。

［主治］主皮肤寒热，胃中热气，风湿性关节炎，能强筋骨，使人增加食欲。久服轻身。《神农本草经》

止心烦，利大小便，令肌肤肥健。《名医别录》

治金疮内出血，痈肿。（苏恭）

治疗妇女血气烦闷，产后血运，崩中带下。消一切疮疖，止鼻出血吐血，通小肠，消酒毒，治黄疸，杀蕈毒，敷蛇虫咬伤。《日华子诸家本草》

治小腹疝痛，腹内冷积，水痢等病。（李时珍）

【附方】**1. 寒疝诸疾，寒疝不能食以及腹内一切诸疾，消食肥肌**：用蠡实一升，每日取一把，拌面煮食，食尽一升见效。**2. 喉痹肿痛**：用蠡实一合，升麻五分，加水一升，煎至三合，再加少许蜂蜜搅匀慢慢饮下。又方：蠡实八钱、牛蒡子六钱，共研为末，每服一匙，空腹用温水送服。

花、茎、根、叶

［主治］去寸白虫。《神农本草经》

治咽喉肿痛，多服会使人泻稀薄的大便。《名医别录》

主治痈疽恶疮。（李时珍）

【发明】李时珍说：按叶盛《水东日记》中说：北方田野人患胸腹饱胀者，取马楝花蕾后用凉水服下，泻数次后病就好了。据此则多服令人泻的说法有根据，而蠡实是马蔺也就更无疑了。

【附方】**一切痈疽，发背恶疮**：用马蔺花和牛膝一同煎服。

恶实（牛蒡） 草部｜隰草类

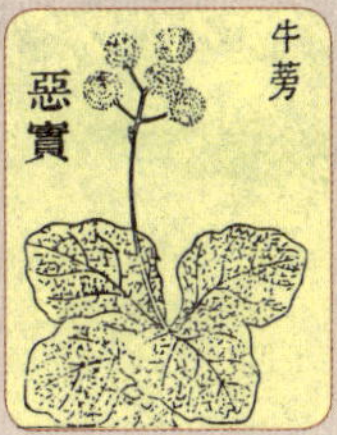

产地分布：全国。

成熟周期：七月采子，十月采根。

形态特征：茎高的有三四尺。花呈丛状，淡紫色，果实像枫梂但要小些，花萼上的细刺百十根攒聚在一起，一个有几十颗子。它的根粗的有手臂大，长的近一尺，浅青灰色。

功效：治风湿瘾疹、咽喉风热，散诸肿疮疡之毒，利凝滞腰膝之气。

【释名】又名：鼠粘、牛蒡、大力子、蒡翁菜、便牵牛、蝙蝠刺。

【集解】苏颂说：恶实也就是牛蒡子，到处都有。叶大如芋叶而长。实像葡萄核而为褐色，外壳似栗，而小如指头，多刺。根有非常大的，做菜吃对人有益。秋后采子入药。

李时珍说：牛蒡古人种子，用肥沃的土壤栽培。剪嫩苗淘洗干净当蔬菜吃，挖根煮后晒干作成果脯，说是对人很有好处，现在的人已经很少吃了。三月长苗，茎高的有三四尺。四月开花成丛状，淡紫色，结的果实像枫，但要小些，花萼上的细刺百十根攒聚在一起，一个有几十颗子。它的根粗的有手臂大，长的近一尺，浅青灰色。在七月采子，十月采根。

恶实

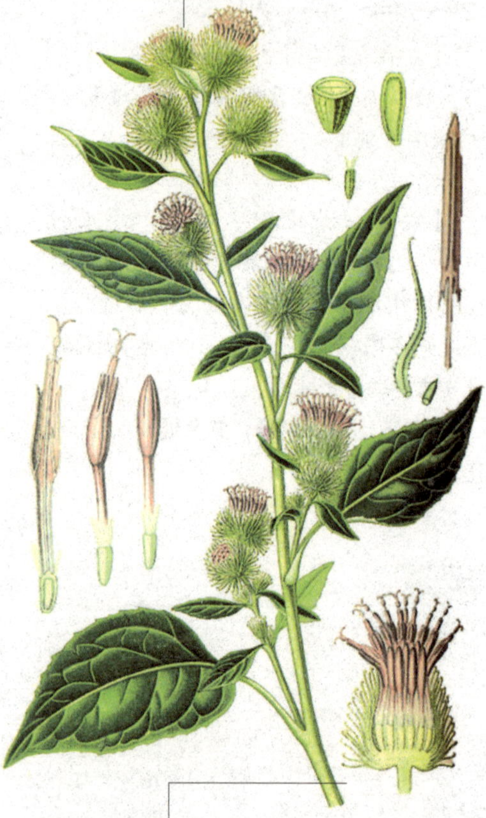

牛蒡子

【修治】雷敩说：凡用拣净，以酒拌蒸，等到有白霜重出，用布拭去，焙干后捣粉用。

[性味]味辛，性平，无毒。

[主治]明目补中，除风伤。《名医别录》

治疗风毒肿，各种瘘管。（陈藏器）

研末浸酒服，每日服二三盏，能除各种风证，去丹石毒，利腰脚。又在吃饭前揉捏三枚恶实子吞服，可散各种结节筋骨烦热毒。（甄权）

吞一枚，出痈疽根。（苏恭）

炒研煎饮，通利小便。（孟诜）

润肺散气，利咽膈，去皮肤过敏，通十二经。（张元素）

消斑疹毒。（李时珍）

【发明】李杲说：鼠粘子功用有四，治风湿瘾疹，疗咽喉风热，散诸肿疮疡之毒，利凝滞腰膝之气。

【附方】**1. 风热浮肿，咽喉闭塞**：牛蒡子一合，炒至半生半熟，研成末，每次用热酒送服一寸匕。**2. 痰厥头痛**：牛蒡子（炒）、旋覆花等份，研为末，用茶清送服一钱，一天两次。**3. 悬雍喉痛，用启关散**：恶实（炒）、生甘草等份，水煎含咽。**4. 风热瘾疹**：牛蒡子（炒）、浮萍等份，为末。每次用薄荷汤送服二钱，一天两次。**5. 妇人吹乳**：牛蒡子二钱、麝香少许，用温酒小口送服。

牛蒡根、茎

[性味]味苦，性寒，无毒。

陈藏器说：根须蒸熟曝干用，不然的话，会让人想吐。

[主治]主伤寒寒热出汗，中风面肿，口渴，尿多。久服会轻身耐老。《名医别录》

根：主牙齿痛，劳疟，各种风证引起的双脚无力，痈疽，咳嗽伤肺，肺脓疡及腹内积块，冷气积血。（苏恭）

根：浸酒服，可去风及恶疮。将根与叶同捣碎，能外敷杖疮、金疮。（陈藏器）

主面目烦闷，四肢不健，能通十二经脉，

洗五脏恶气。（甄权）

将茎、叶煮汤，用来洗浴，可消除皮肤瘙痒。还可加入盐、花生同捣烂，外敷一切肿毒。（孟诜）

【发明】苏颂说：根做成果脯食用，很好。茎叶宜煮汁酿酒服。冬天采根，蒸晒后入药。

【附方】**1. 流行性热病不退，烦躁发渴，四肢无力，不思饮食**：用牛蒡根捣汁，服一小盏。**2. 一切风疾，年久不愈**：牛蒡根一升，生地黄、枸杞子、牛膝各三升，装在袋子里，泡在三升酒中，每天饮适量。**3. 喉中热肿**：牛蒡根一升，加水五升，煎取一升，分三次服。**4. 诸疮肿毒**：牛蒡根三条，洗净煮烂后捣成汁，加米煮粥，每次吃一碗。**5. 月经不通，腹肋胀痛**：取牛蒡根二斤，锉小，蒸三遍，用布袋装好，浸在二斗酒中五天，饭前温服一盏。

枲耳（苍耳） 草部 隰草类

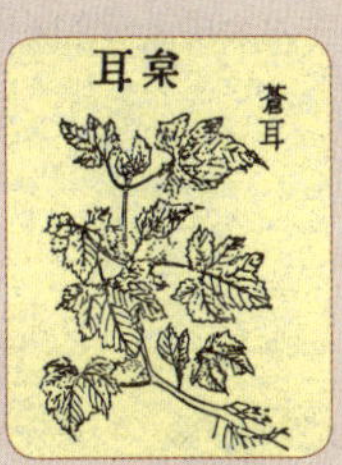

产地分布：全国。

成熟周期：花期5～6月。果期6～8月。

形态特征：一年生草本，粗糙或被毛。叶互生，有长柄，叶片宽三角形，先端锐尖，基部心脏形，边缘有缺刻及不规则粗锯齿，上面深绿色，下面苍绿色，粗糙或被短白毛。

功效：清热解毒，祛风杀虫。

【释名】又名：胡枲、常思、苍耳、卷耳、爵耳、猪耳、耳珰、地葵、葹、羊负来、道人头、进贤菜、喝起草、野茄、缣丝草。

李时珍说：其叶形像枲麻，又像茄，所以有枲耳及野茄的各种名称。其味滑像葵，所以叫地葵，与地肤同名。诗人想着给卷耳作赋，所以叫常思菜。张揖的《广雅》中作常枲，也通。

【集解】苏颂说：苍耳现在到处都有。陆氏《诗义疏》载其叶子呈青白色像胡荽，白花细茎，蔓延生长，可煮来吃，滑溜味淡。在四月中旬长果实，形状像妇人戴的耳环。

李时珍说：按周定王《救荒本羊》所说，苍耳的叶为青白色，类似于黏糊菜叶。在秋天结果实，比桑葚短小而多刺。嫩苗炸熟，用水浸淘拌来吃，可以充饥。其果实炒去皮，研成面，可做成饼吃，也可熬油点灯。

苍耳实

［性味］味甘，性温，有小毒。

苏恭说：忌猪肉、马肉、米泔，害人。

［主治］主风寒头痛，风湿麻痹，四肢拘挛痛，恶肉死肌以及膝痛。久服益气。《神农本草经》

清肝热，明目。（甄权）

治一切风气，填髓，暖腰脚，治瘰疬疥癣及瘙痒。《日华子诸家本草》

炒香浸酒服，能祛风补益。（李时珍）

【附方】**1. 久疟不愈**：用苍耳子或根、茎，焙过，研为末，加酒、调糊做成如梧桐子大的丸子。每服三十丸，酒送下，一天服两次。用生苍耳捣汁服也可以。《朱氏集验方》**2. 大腹水肿，小便不利**：用苍耳子灰、葶苈末各等份，每服二钱，水送下，一天服两次。《千金方》**3. 风湿挛痹**：用苍耳子三两，炒为末，加水一升半，煎取七合，去渣咽下。《食医心镜》**4. 牙齿痛肿**：用苍耳子五升，加水一斗，

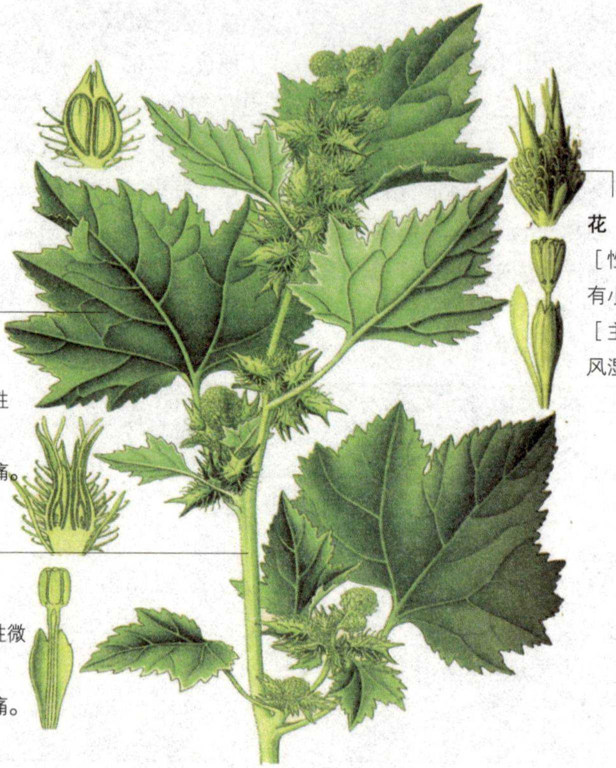

煮取五升，趁热含漱，冷即吐去，另换热汁。用茎、叶煮水含漱或水中加少量盐都有效。《千金翼方》**5. 鼻渊流涕：**用苍耳子炒研为末，每服一二钱。《证治要诀》**6. 眼目昏暗：**用苍耳子一升，研细，加白米半升煮粥每天吃。《普济方》

苍耳茎、叶

【修治】雷敩说：凡采收后要去心，取黄精，用竹刀细切拌和，从巳时（上午九点至十一点）蒸到亥时（晚上九点到十一点），去黄精，阴干用。

[性味]味苦、辛，性微寒，有小毒。

苏恭说：忌猪肉、马肉、米泔。伏硇砂。

[主治]主治中风伤寒头痛。（孟诜）

治疗麻风癫痫，头痛湿痹，毒在骨髓，腰膝风毒。夏季采来苍耳茎、叶晒干研为末，用水送服一二钱，冬天用酒送服。也可以做成丸子，每次服二三十丸，每日三次。服满一百天，症状如疥疮，或发痒，流脓汁，或皮肤斑驳错起，死皮脱完后则肌如凝脂。能使人减少睡意，除各种毒螫，杀寄生虫毒。久服益气，耳聪目明，轻身强志。（苏恭）

把叶子揉搓后放在舌下，出涎，能治目黄、嗜睡。将其烧灰，和腊月猪脂敷贴在疔肿处，可出脓头。煮酒服用，主治狂犬咬毒。（李时珍）

【发明】李时珍说：苍耳叶久服去风热有效，服药期间忌感受风邪及吃猪肉，否则会遍身发出红赤。

【附方】**1. 治一切背上毒疮，无名恶疔，臁疮杖疮，牙疼喉痹，用万应膏：**在五月五日采苍耳根、叶数担，洗净晒干后切细。用五口大锅，加水煮烂，用筛滤去渣，用丝布再滤一次。然后倒入干净锅里，用武火煎滚，文火熬稠搅成膏，用新罐贮封，常常敷贴即愈。牙疼敷牙上，喉痹敷在舌上或噙化，二三次即有效。每日用酒服一匙，非常有效。**2. 毒蛇、沙虱、射工等所伤：**用苍耳嫩苗一把，取汁，和温酒灌入，并将滓厚厚地敷在伤处。**3. 预防传染病：**在五月五日午时多采苍耳嫩叶，阴干收藏，用时临时研末，冷水送服二钱，或水煎全家人都服，能辟邪恶。**4. 风瘙瘾疹，身痒不止：**用苍耳茎、叶、子等份，共研为末。每次服二钱，豆淋酒调下。**5. 大风疬疾（麻风）：**用嫩苍耳、荷叶等份，研为末。每服二钱，温酒送下。一日服两次。又方：用苍耳叶为末，以大枫子油和成丸子，如梧桐子大。每服三四十丸，茶水送下。一日服两次。**6. 一切严重疔疮恶疮：**用苍耳根、苗烧灰，和醋淀涂搽，干后再涂，不超出十次，即拔出疮根。又方：用苍耳根三两半，乌梅肉五个，连须葱三根，酒两钟，煎至一钟，热服取汗。**7. 齿风动痛：**取苍耳一握，用浆水煮，加盐含漱。**8. 鼻血不止：**用苍耳茎叶捣汁一小碗服下。**9. 下痢脓血：**用苍耳草不拘多少，洗净，煮烂，把渣去掉，加入蜂蜜，用武火熬成膏。每服一二匙，白开水送下。**10. 花蜘蛛咬人，与毒蛇无异：**用苍耳草捣汁一盏服下，并用滓敷咬伤处。

天名精 草部｜隰草类

产地分布：全国。

成熟周期：花果期 6 ~ 10 月。

形态特征：茎直立，有细软毛，嫩时较多，老时渐脱落，上部多分枝。基部叶宽椭圆形，花后凋落，下部叶互生，稍有柄，顶端尖或钝，全缘或有不规则的锯齿，表面绿色较深，光滑或略粗糙，背面有细软毛和腺点，上部叶长椭圆形，无柄，向上逐渐变小。

功效：吐痰止疟，治牙痛口噤喉痹。

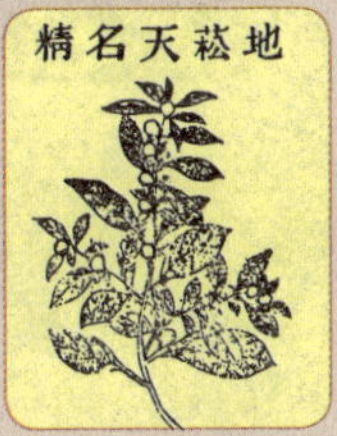

【释名】又名：天蔓菁、天门精、地菘、玉门精、麦句姜、蟾蜍兰、蛤蟆蓝、蚵蚾草、豕首、彘颅、活鹿草、刘愊草、皱面草、母猪芥。果实名：鹤虱。根名：杜牛膝。

【正误】李时珍说：地菘即天名精，其叶像菘，又像蔓菁，所以有这两个名称。鹤虱即天名精的果实。

【集解】韩保昇说：地菘的叶像山南菘菜，夏秋季节抽条，很像薄荷，花是紫白色，味辛而香。

李时珍说：天名精的嫩苗是绿色，像皱叶菘芥，微有狐气，淘净后炸熟也可食用。长则抽茎，开小黄花，像小野菊花。它结的果实像蒿子，最粘人的衣服，狐气更重。但炒熟后则香，所以人们都说其味辛而香。它的根是白色，像短牛膝。

天名精叶、根

［性味］味甘，性寒，无毒。李时珍说：味微辛、甘，有小毒。生汁使人呕吐。

［主治］主瘀血、血瘕欲死，下血。能止血，利小便。《神农本草经》

除小虫，去痹，除胸中结热，止烦渴，消水肿。《名医别录》

能破血生肌，止鼻出血，杀寄生虫，除各种毒肿、疔疮、瘘痔，刀枪内伤。身体瘙痒不止者，用它擦拭，立即止痒。《新修本草》

地菘：主金疮，能止血，解恶虫蛇螫毒，用它外敷。《开宝本草》

吐痰止疟，治牙痛口噤喉痹。（李时珍）

【发明】李时珍说：天名精，是指根和苗一起。地菘、埊松，都是指它的苗叶。鹤虱，是说它的子。它的功用只是吐痰、止血、杀虫、解毒，所以擂汁服能止痰疟，用来漱口能止牙疼，外敷治蛇咬伤，也能治猪瘟病。

【附方】**1. 男女吐血：**将天名精晒干

研为末，每次用茅花泡汤调服一二钱，一日两次。**2. 急性咽喉炎：**取皱面草研细，用生蜜和成弹子大的药丸，每次含化一二丸。**3. 疔疮肿毒：**天名精叶和浮在表面的酒糟一起，捣烂后敷患处。**4. 发背初起：**天名精捣汁一升，每日服两次，直至病愈。

鹤虱（天门精实）

［性味］味苦，性平，有小毒。

［主治］杀蛔虫、蛲虫，将其研为末，用肥肉汁调服一方寸匕，也可以入丸散剂使用。《新修本草》

虫心痛，用淡醋和半匕服，即刻有效。《开宝本草》

杀五脏虫，止疟，外敷治恶疮。《日华子诸家本草》

【发明】苏颂说：鹤虱是杀虫药方中最重要的药物。《古今录验》有方：治蛔虫钻心疼痛，取鹤虱十两，捣后筛过加蜂蜜做丸如梧桐子大，用蜂蜜汤空腹吞四五十丸。忌酒肉。

【附方】**大肠虫出不断，断后又生，行坐不得：**取鹤虱末，用水调半两用，自然就好。

箬

草部｜隰草类

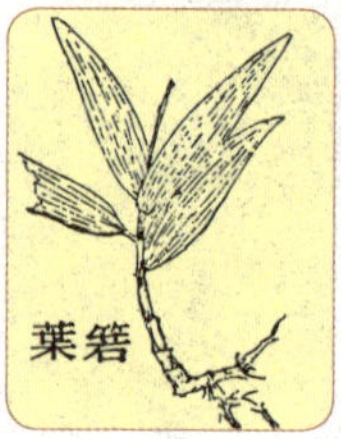

【释名】又名：篛（音若）、辽叶。

李时珍说：箬若竹而柔弱，故名。

【集解】李时珍说：箬生长在南方的沼泽地。其根和茎都像小竹，节、笋壳和叶都像芦荻，叶面为青色，背面则是淡青色，十分柔韧。新旧交替，四季常青。南方人用它的叶子包粽子，作笠以及用来裹茶、盐，女人则用它来纳鞋底。

［性味］味甜，性寒，无毒。

［主治］治疗吐血，鼻出血，呕血，咯血，下血，都用根、茎、节壳、叶等一同烧存性，温热汤服一钱。又能通小便，利肺气喉痹，消痈肿。（李时珍）

甘蕉（芭蕉）

草部｜隰草类

产地分布：东亚热带。

成熟周期：果期 6~10 月。

形态特征：常绿大型多年生草木。不分枝，丛生。叶大，呈长椭圆形，有粗大的主脉，两侧具有平行脉，叶表面浅绿色，叶背粉白色。

功效：一切肿毒。

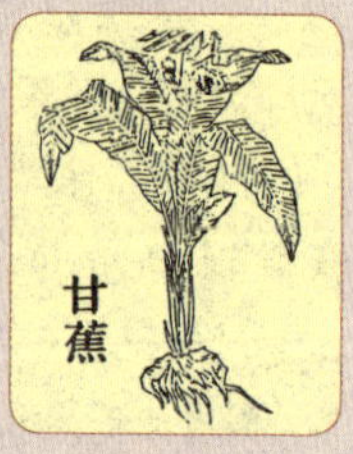

【释名】又名：芭蕉、天苴、芭苴。

李时珍说：芭蕉不落叶，一叶舒展时，则有一叶焦枯，故名焦。俗谓干物为巴，巴也就是蕉的意思。蜀人称它为天苴。曹叔雅《异物志》载，芭蕉结实，皮红艳如火，肉甘甜如蜜，四五枚即可使人吃饱，而滋味常常余留在齿间，故名甘蕉。

【集解】苏恭说：甘蕉出自岭南的，子大味甘；出自北方的，只有花没有果实。

李时珍说：按《异物志》载，甘蕉即芭蕉，

甘蕉

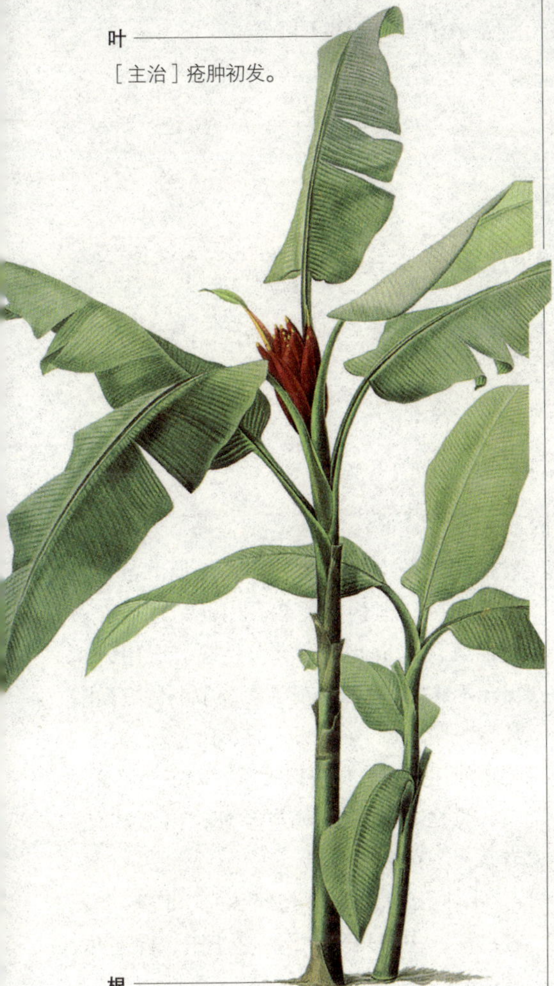

叶

［主治］疮肿初发。

根

［性味］味甘，性大寒，无毒。

［主治］主痈肿结热。

属草类。看去如树株，大的有一围多大。叶长一丈多，宽一二尺。其茎虚软如芋，都是重叠的皮互相包裹着。根像芋头，为青色，大的如车轮中轴。花长在茎的末端，大如酒杯，形状和颜色像莲花。子各有一个花房，随着花生长。每朵花都完整地闭合着，各有六子，先后有序，但果子并非都能成熟，花也不是全都凋落。甘蕉未成熟时都苦涩，成熟时则甜而脆，味如葡萄，可以疗饥。蕉子有一种大如拇指，长六、七寸，果子前端锐利得像羊角，两两相抱的，名羊角蕉，剥去皮呈黄白色，味道最甜美。一种果子大如鸡蛋，味道有点像牛乳的，名牛乳蕉，味道稍逊。还有一种果子大如莲子，长四、五寸，呈正方形的，味道最差。三种都可用蜜制成果品。

［性味］味甘，性大寒，无毒。

苏恭说：性冷，不益人。吃多了会动冷气。

［主治］生吃，止渴润肺。蒸熟晒裂，舂出果仁吃，可通血脉，填骨髓。（孟诜）

生吃，破血，能促进金疮愈合，解酒毒。晒干的甘蕉，可解肌热烦渴。（吴瑞）

除小儿咳嗽，发热、口渴、舌红、便秘等证，压丹石毒。（李时珍）

甘蕉根

［性味］味甘，性大寒，无毒。

［主治］主痈肿结热。《名医别录》

捣烂后敷在肿处，可去热毒。把根捣烂后服汁，治产后出血、下腹胀闷。（苏恭）

主治黄疸。（孟诜）

治天行热狂，消渴烦闷，患痈疽热毒并金石发动，燥热口干，都把根绞烂服汁。又治游风头痛。《日华子诸家本草》

【附方】**1. 一切肿毒、流动性红色风疹：**用芭蕉根捣烂涂患处。**2. 风火牙痛及虫牙痛：**用芭蕉根取汁一碗，煎热含漱。**3. 治消渴饮水，骨节烦热：**用生芭蕉根捣成汁，时常饮一二合。**4. 血淋涩痛：**用芭蕉根、旱莲草等份，水煎服。一天服两次。**5. 治疮口不合：**用芭蕉根取汁，抹在患处。甘蕉油用竹筒插入芭蕉皮中，取出，用瓶子盛装。

［性味］味甘，性冷，无毒。

［主治］治头风热，解烦渴，以及烧、烫伤。用蕉油梳头，令女人头发不落，使头发又长又黑。《日华子诸家本草》

癫痫病发作时，流涎、眩晕、心闷欲昏倒的，饮蕉油催吐，效果很好。（苏颂）

甘蕉叶

［主治］疮肿初发，将叶研为末，与生姜汁和好，涂在疮肿处。（李时珍）

【附方】**岐毒初起**：取芭蕉叶烧存性，加入少许轻粉，用麻油调涂患处，一日三次。肿毒或消或破，都不留痕。

麻黄

草部 | 隰草类

产地分布：主产于山西、河北、内蒙古、甘肃等地。

成熟周期：3月、4月开花，6月结子。立秋后采收。

形态特征：梢上有黄花，结实如百合瓣而小，味甜。外皮红，里仁子黑。根紫赤色。

功效：祛邪热气，止咳逆上气，除寒热，破症坚积聚。

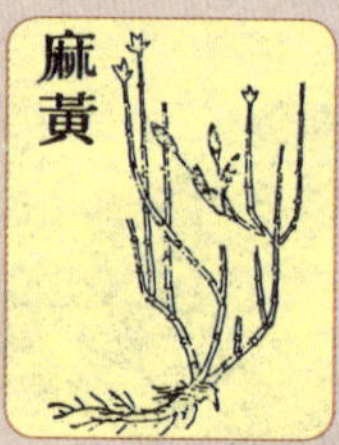

【释名】又名：龙沙、卑相、卑盐。

李时珍说：各种名称都不好解释。有人说其味麻，色黄，没有查证。张揖《广雅》中说，龙沙为麻黄。狗骨为麻黄的根。不知道为什么要这样区别。

【集解】《名医别录》载：麻黄生于晋地及河东，立秋采茎，阴干使之变青。

苏颂说：今近汴京的地方多有，以荥阳、中牟所产的为好。春生苗，至夏五月则长及一尺以上。梢上有黄花，结实如百合瓣而小，也似皂荚子，味甜，微有麻黄气，外皮红，里仁子黑。根紫赤色。俗说有雌雄二种：雌的三月、四月开花，六月结子。雄的没有花，不结子。立秋后收茎阴干备用。

李时珍说：它的根皮色黄赤，长的近一尺。

麻黄茎

【修治】陶弘景说：折去节根，水煮十余沸，用竹片掠去水面上的沫。因为沫令人烦，根节能止汗。

［性味］味苦，性温，无毒。

李时珍说：麻黄微苦而辛，性热而扬。僧继洪说，中牟有生长麻黄之地，冬日不积雪，因它泄内阳之故。因此，过用麻黄会泄真气。由此可知麻黄性热。服用麻黄出汗不止的，用冷水浸头发，仍用扑法即止。凡是服用麻黄，须避风一日，不然病会复发。凡是使用麻黄，应佐以黄芩，就不会眼赤。

徐之才说：麻黄与厚朴、白薇相使。与辛夷、石韦相恶。

［主治］治中风伤寒头痛，温疟，发表出汗，去邪热气，止咳逆上气，除寒热，破症坚积聚。《神农本草经》

治五脏邪气缓急，风胁痛，止好唾，通腠理，解肌，泄邪恶气，消赤黑斑毒。麻黄不可多服，多服令人虚。《名医别录》

治身上毒风，皮肉不仁，主壮热温疫，山岚瘴气。（甄权）

通九窍，调血脉，开毛孔皮肤。《日华子诸家本草》

去营中寒邪，泄卫中风热。（张元素）

散赤目肿痛，水肿风肿，产后血滞。（李时珍）

【发明】陶弘景说：麻黄为疗伤寒，解

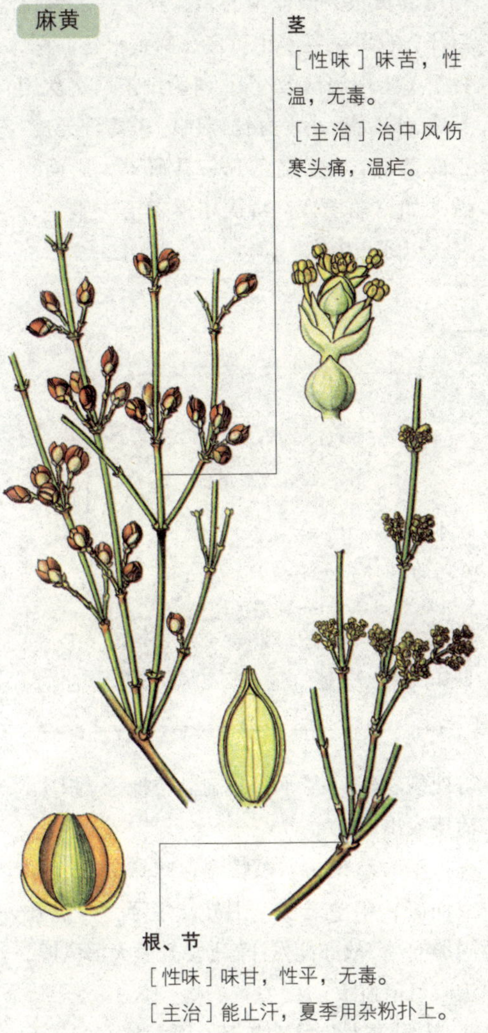

肌第一药。

苏颂说：张仲景治伤寒，有麻黄汤及葛根汤、大小青龙汤，其中都有麻黄。

李时珍说：麻黄为肺经专药，治肺病多用。张仲景治伤寒，无汗用麻黄，有汗用桂枝。

【附方】**1. 流行热病，初起一二日的：** 用麻黄（去节）一两，加水四升煎至半干，去渣留汁，加米及豉，煮成粥。先用热水洗完澡，然后喝粥，盖被取汗，汗出即愈。《必效方》**2. 伤寒黄疸，用麻黄醇酒汤：** 取麻黄一把，去节，棉裹，加酒五升，煮至半升，一次服完，微汗见效，如春季用水煮。《千金方》**3. 一身面目黄肿、脉沉、小便不利，用甘草麻黄汤：** 用麻黄四两，加水五升煮，去沫，再加甘草二两，煮成三升。每服一升。盖厚被让出汗。不汗，须再次服药。注意避风寒。（张仲景）**4. 风痹冷痛：** 用麻黄（去根）五两、桂心二两，共研为末，加酒二升，以慢火熬成糖稀。每服一匙，热酒调下，汗出见效。注意避风。《圣惠方》**5. 产后腹痛，血下不止：** 用麻黄去节，研成末。每服一匙，用酒冲服，一日二三次，血下尽即止。《子母秘录》**6. 心下悸病，用半夏麻黄丸：** 取半夏、麻黄，等分为末，加炼蜜和丸，如小豆大。每服三丸，水送下。一日服三次。《金匮要略》

麻黄根、节

[性味]味甘，性平，无毒。

[主治]能止汗，夏季用杂粉扑上。（陶弘景）

【发明】李时珍说：麻黄发汗，而麻黄根节止汗，事物之妙，不可测度。自汗有风湿、伤风、风温、气虚、血虚、脾虚、

考证与传说

【麻黄的由来】

秦代，有个挖药的老人，无儿无女，收了一个徒弟。谁想，这个徒弟很是狂妄，才学会一点皮毛，就看不起师傅了，自立了门户，各自卖。因学艺不精，没过几天，就用“无叶草”治死了一个人。被判刑三年，出狱后，他找到师傅认了错，表示愿意痛改前非。师傅见他有了转变，这才把他留下。打这时起，徒弟再用“无叶草”时就十分小心了。因为这种草使他闯过大祸惹过麻烦，就起名叫作“麻烦草”，后来又因为这草的根是黄色的，才又改叫“麻黄”。

阴虚、胃热、痰饮、中暑、亡阳、柔痓诸证，都可随证使用。当归六黄汤加麻黄根，治疗盗汗尤其好。因为它性行周身肌表，故能引诸药至卫分而固腠理。历代本草只知道用扑法，而不知道服用的效果更好。

【附方】**1. 盗汗不止：**取麻黄根、椒目各等份，共研为末。每次服用一钱，酒调下。外用麻黄根、旧蒲扇为末，扑上。**2. 诸虚自汗，夜卧尤甚：**用黄芪、麻黄根各一两，牡蛎（米泔浸洗煅过），研为细末。每次用五钱，水二盏，小麦百粒，煎服。**3. 虚汗无度：**用麻黄根、黄芪各等份，共研末，用面糊做丸如梧桐子大。每次用浮麦汤送服一百丸，以汗止为度。

木贼

草部 隰草类

产地分布：分布于东北、西北和四川等地。

成熟周期：夏季采收。

形态特征：多年生草本蕨类植物。枝端产生孢子叶球，矩形，顶端尖，形如毛笔头。地上茎单一枝不分枝，中空，有纵列的脊，脊上有疣状突起；两行，极粗糙。叶成鞘状，紧包节上，顶部及基部各有一黑圈，鞘上的齿极易脱落。

功效：散风热，退目翳。用于风热目赤，迎风流泪，目生云翳。

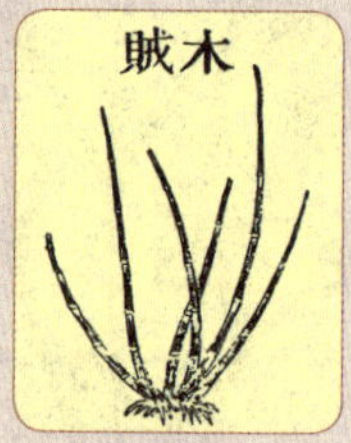

【释名】此草有节，表面粗糙而涩。治木骨者，用它磋擦则光净，称为木之贼。

【集解】掌禹锡说：木贼出秦、陇、华、成诸郡近水的地方。苗长尺许，丛生。每根一茎，无花叶，寸寸有节，色青，经冬不凋。四月采。

李时珍说：丛丛直上，长的二三尺，像凫茈苗以及粽心草，而中空有节，又像麻黄茎而稍精，没有枝叶。

木贼茎

［性味］味甘、微苦，无毒。

［主治］治目疾，退翳膜，消积块，益肝胆，疗肠风，止痢，及妇人月水不断，崩中赤白。《嘉祐补注本草》

解肌，止泪止血，祛风湿，疝痛，大肠脱肛。（李时珍）

【发明】掌禹锡说：木贼得麝香，治休息久痢。得禹余粮、当归、芎䓖，治崩中赤白。得槐蛾、桑耳，治肠风下血。得槐子、枳实，治痔疾出血。

李时珍说：木贼性温，味微甘苦，中空而轻，阳中之阴，主升，主浮。与麻黄同形同性，故亦能发汗解肌，升散火郁风湿，治眼目诸血疾。

【附方】**1. 目昏多泪：**用木贼（去节）、苍术（淘米水浸过）各一两，共研为末。每服二钱，茶水调下。或加蜂蜜做成丸子吞服也可以。**2. 急喉痹塞：**用木贼在牛粪火上烧存性，每服一钱，冷水送下，血出即安。**3. 肠痔下血，多年不止：**用木贼、枳壳各二两，干姜一两，大黄二钱半，一起在锅内炒黑存性，研细。每次服二钱，用粟米汤送下，很有效。**4. 大肠脱肛：**将木贼烧存性，研为末，敷肛部，并把它托入体内，也可以往药中加龙骨。**5. 月经不净：**用木贼（炒）三钱，加水一碗煎至七成，温服，每日一次。

灯心草 草部 隰草类

产地分布：主产于江苏、四川、云南、浙江、福建、贵州等地。
成熟周期：花期5～6月，果期6～7月。
形态特征：多年生草本植物，根茎横走，密生须根。茎簇生。低出叶鞘状，红褐色或淡黄色，叶片退化呈刺芒状。花序假侧生，聚伞状，多花，密集或疏散。种子褐色。
功效：清心降火，利尿通淋。

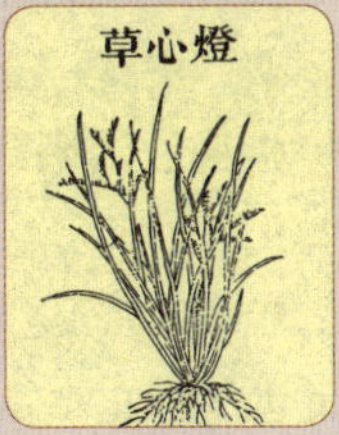

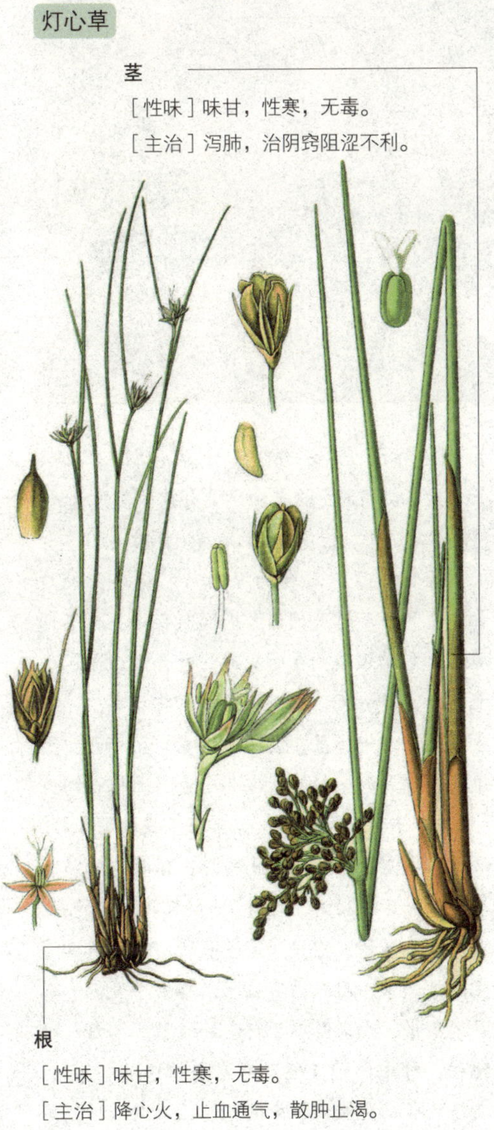

【释名】又名：虎须草、碧玉草。

【集解】马志说：灯心草长于江南泽地，丛生，茎圆，细而长直，人们用来编席。

寇宗奭说：陕西也有。蒸熟待干后，折取中心的白瓤来点灯的，为熟草。有不蒸的，生干剥取为生草。入药宜用生草。

李时珍说：此草属龙须一类，但龙须紧小而瓤实，此草稍粗而瓤虚白。吴人栽种，取瓤为灯炷，以草织席及蓑衣。服食丹药的人以它来伏硫黄、朱砂。

灯心草茎、根

【修治】李时珍说：灯心难研，用粳米粉浆染过，晒干研末，入水洗，浮的是灯心，

考证与传说

【灯心草的传说】

两晋时期，灯心塘有个陈氏自幼跟随父母学医，医术远近闻名。话说有对夫妻喜添贵子，可孩子出生后不吃不喝也不哭，便向陈氏求医。陈氏把热水倒入一个浴盆，把采来的新鲜药物搓碎搅拌，然后帮小儿洗头、擦身，接着便是烫点，她拆下一段白色草药放在油里蘸蘸，又移到火里烧红，再贴到小孩身上烫。不久，小孩的病就好起来了。后来，不知哪个顽皮鬼竟拾起弃落的白色草药，拿回家试作灯点，灯光明亮。由于它可以作灯点，于是“灯心草”这个名字不胫而走，从此就被叫开了。

晒干用。

［性味］味甘，性寒，无毒。

［主治］治五淋，生煮服用。如果用破席煮服，更良。《开宝本草》

泻肺，治阴窍阻涩不利，行水，除水肿癃闭。（张元素）

治急喉痹，烧灰吹之甚捷。烧灰涂乳上，饲小儿，能止小儿夜啼。（朱震亨）

降心火，止血通气，散肿止渴。烧灰入轻粉、麝香，治阴疳。（李时珍）

【附方】**1. 伤口流血**：用灯心草嚼烂敷患处。**2. 鼻血不止**：用灯心草一两为末，加丹砂一钱。每次用米汤送服二钱。**3. 喉痹**：用灯心草一把，瓦上烧存性，加炒盐一匙，每取少许吹入喉中，数次即愈。**4. 失眠**：用灯心草煎水代茶喝。**5. 湿热黄疸**：用灯心草根四两，加酒、水各半，入瓶内煮半日，露一夜，温服。

地黄

草部 隰草类

产地分布：主产于北京、天津、山东、河北等地。

成熟周期：花期4～6月，果期7～8月。

形态特征：多年生草本，全株有白色长柔毛和腺毛。叶基生成丛，倒卵状披针形，基部渐狭成柄，边缘有不整齐钝齿，叶面皱缩，下面略带紫色。花茎由叶丛抽出；萼5浅裂；花冠钟形，略2唇状，紫红色，内面常有黄色带紫的条纹。蒴果球形或卵圆形，具宿萼和花柱。

功效：清热生津，凉后，止血。

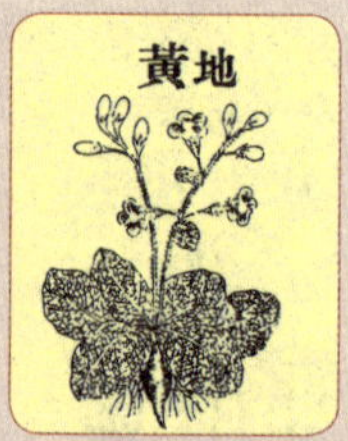

【释名】又名：苄（音户）、芑（音起）、地髓。

《日华子诸家本草》载：生地黄可以用水浸的方法来检验，浮在水面的名天黄，半浮半沉的名人黄，沉的名地黄。入药用，以沉的为佳，半沉的次之，浮的不堪用。

【集解】《名医别录》载：原产于咸阳的山川及沼泽地带，以长在黄土地上的为佳，二、八月采根阴干。

苏颂说：种植地黄很容易，将根栽入土中即生长。以前说种地黄宜黄土，现在则不这么认为。它适宜在肥沃疏松的土壤里生长，就会根大且汁多。种植法：用苇席围如车轮，直径一丈多，将土壤填充在苇席中，成为坛。坛上又用苇席围住，也用土壤填充，比底下的坛直径少一尺，如此数级如宝塔，将地黄根节多的断成一寸长，种植在坛上，层层种满，每日浇水使它生长茂盛。到春分、秋分时，自上层而取，根都又长又大不会折断，这是由于没有被砍伤的缘故。得到根后晒干。产自同州的地黄光润甘美。

李时珍说：现在的人们只以怀庆产的地黄为上品，不过是因为各地随时代而兴废不同罢了。它的嫩苗初生时贴地，叶如山白菜而毛涩，叶面深青色，又像小芥叶却要厚实些，不分丫杈。叶中擢茎，茎上有细毛，茎梢开小筒子花，红黄色。结的果实如小麦粒。根长四五寸，细如手指，皮赤黄色，像羊蹄根及胡萝卜根，晒干后成黑色。生食有土气味，俗称它的苗为婆婆奶。古人用种子播种，如今只栽植它的根。王旻《山居录》中说：地黄长嫩苗时，摘其旁生的叶做菜，对人很有益。本草书中说二、八月采集根，看来是不了解它的性质。八月残叶犹在，叶中的精气还没有完全归根。二月时，新苗已开始生长，根中的精气已滋生入叶，不

地黄

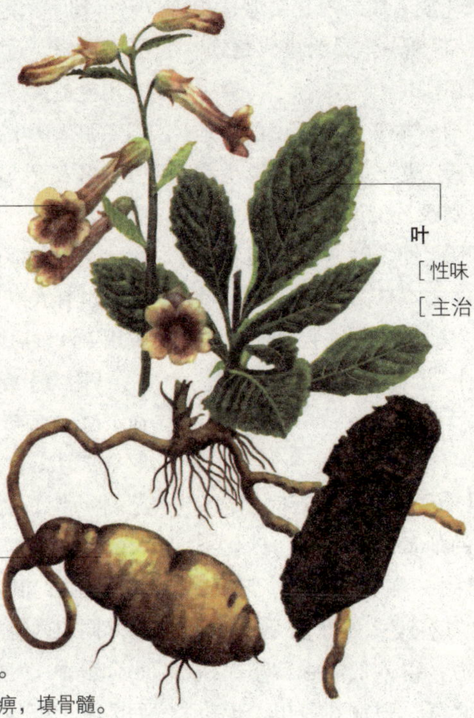

如正月、九月采集的好，又与蒸、晒相适宜。

陈嘉谟说：江浙一带的地黄，因吸收了南方的阳气，质虽光润而功效微小；怀庆山出产的地黄，秉承了北方的纯阴之气，表皮虽有疙瘩，但功效很强。

干地黄

【修治】用生地黄一百斤，选择肥大的六十斤，洗净后，晒至微皱。将剩下的地黄洗净，在木臼中捣烂绞干，然后加酒再捣。取捣出的汁拌前面选出的地黄，晒干，或用火焙干后使用。

[性味] 味苦，性寒，无毒。

甄权说：凡服地黄，应忌葱蒜、萝卜、各种血，否则会使人营卫枯涩，须发变白。

李时珍说：地黄用姜汁浸或酒制后就不损伤脾胃，鲜用性寒，晒干用性凉。

[主治] 主元气受伤，驱逐血痹，填骨髓，长肌肉。煎汤能除寒热积聚及风湿麻木。治跌打损伤。长期服用可轻身不老，生用疗效更好。《神农本草经》

治男子各种劳伤、妇女中气不足、胞漏下血，破恶血溺血，利大小肠，祛除胃中饮食积滞，补五脏内伤后引起的虚弱，通血脉，益气力，利耳目。《名医别录》

补助心、胆气，强筋壮骨，益志安神。治惊悸劳伤，心肺受损，吐血、鼻出血，妇女崩漏下血所致眩晕。《日华子诸家本草》

治产后血虚腹痛。(甄权)

地黄凉血生血，补肾阴，治皮肤干燥，祛除各种湿热。(张元素)

主心脏功能失调引起的手心发热疼痛，脾虚而卧床不起，足下发热疼痛。(王好古)

生地黄

[性味] 性大寒。

[主治] 妇人崩中血不止，产后血气上迫于心致闷绝，胎漏下血，堕坠骨折，瘀血出血，鼻出血，吐血，都宜捣汁服用。《名医别录》

【发明】戴原礼说：如果阴衰阳盛，相火炽盛，乘阴位，日渐煎熬，为虚火之证，适宜用地黄来滋阴退阳。

李时珍说：《神农本草经》所说的干地黄，是阴干、晒干、烘干的，因此说生用效果更好。《名医别录》又说生地黄是刚挖掘出的新鲜品，因此性大寒，熟地黄是后人又蒸晒了的。许多本草书认为干地黄就是熟地黄，虽然主治证相同，但凉血、补血的作用稍有区别。因此另外又有熟地黄。

熟地黄

【修治】李时珍说：熟地黄近时制法：拣取肥大而沉水的地黄，用好酒和砂仁末拌匀，放入柳木甑中在瓦锅内蒸透，晾干，再用砂仁、酒拌匀蒸晾，如此反复九次。这是因为地黄性泥，得砂仁之香后窜，从而调理五脏冲和之气，归宿到丹田。现市中所售只用酒煮熟的不能用。

［性味］味甘、微苦，性微温，无毒。

［主治］填骨髓，长肌肉，生精补血，补益五脏内伤虚损不足，通血脉，利耳目，黑须发，治男子五劳七伤，女子伤中气、子宫出血、月经不调、产前产后百病。（李时珍）

补血气，滋肾水，益真阴，去脐腹急痛。病后胫股酸痛，不能久坐。（张元素）

治坐卧不安，视物模糊。（王好古）

【发明】张元素说：生地黄性大寒而凉血，用于血热的人；熟地黄性微温而补肾，用于血衰的人。另外脐下疼痛属肾经，非熟地黄不能除，是通肾的良药。

王好古说：生地黄可治心火亢盛，手足心发热，入手足少阴厥阴经，能益肾水，凉心血。脉洪实的人宜用。若脉虚，则适宜用熟地黄，凭借火力蒸九次，可补肾中元气。张仲景的八味丸中，以地黄为众药之首，这是天一生癸水。汤液四物汤，治藏血也以地黄为君，癸乙同归一治。

李时珍说：据王硕《易简方》所说，男子多阴虚，适宜用熟地黄，女妇多血热，适宜用生地黄。又说，生地黄能生精血，用天门冬引入所生之处，熟地黄能补精血，用麦门冬引入所补之处。虞抟《医学正传》中说，生地黄生血，但胃气虚弱的人服用，应防伤食。熟地黄补血，但痰多的人服了会损伤脾胃。也有人说，生地黄酒炒则不伤胃，熟地黄用姜汁炒后则不妨碍脾，这都是妙用地黄。

【附方】**1. 地黄煎，能补虚除热，此刻吐血咳血，去痈疖：**用生地黄不拘多少，三捣三压，取全部汁，装入瓦器中，盖严，放热水上煮至剩一半汁，去渣再煎成糖稀状，做成弹子大的丸子，每次用温酒送服一丸，一天两次。**2. 地黄粥，很能利血生精：**地黄（切）二合，与米同放入罐中煮，待熟后用酥二合，蜂蜜一合炒香，然后放入罐中再煮熟食用。**3. 病后虚汗，口干心躁：**取熟地黄五两，加水三盏煎成一盏半，分三次服，一天服完。**4. 吐血咳嗽：**将熟地黄研为末，用酒送服一钱，一天三次。**5. 尿血、吐血、耳鼻出血：**生地黄汁半升、生姜汁半合、蜂蜜一合，调匀服下。**6. 月经不止：**用生地黄汁一盏，加酒一盏煎服，一天两次。**7. 月经不调，久不受孕，属冲任伏热：**熟地黄半斤、当归二两、黄连一两，一起放在酒中泡一夜，取出焙干研为末，加炼蜜做成梧桐子大的丸子，每次服七十丸，米汤或温酒送下。**8. 疔肿乳痈：**将生地黄捣烂敷患处，药变热即更换。**9. 跌打损伤，瘀血在腹者：**用生地黄汁三升，加酒一升半，煮取二升半，分三次服完。**10. 牙齿动摇：**将生地黄用棉裹好放口中细嚼，使药汁作用于齿根，并将汁咽下。

地黄叶

［主治］主恶疮似癞，患此病十年者，先用盐水清洗，然后将地黄捣烂，每天涂抹患处。《千金方》

地黄实

［主治］四月份采集，阴干，捣成末，用水送服一方寸匕，每日三次，功效与地黄相当。

地黄花

［主治］研末食用，功同地黄。如肾虚腰脊疼痛，将其研为末，用酒送服一方寸匕，每日三次。

牛膝

草部｜隰草类

产地分布：主产于河南等地。

成熟周期：花期 8 ~ 9 月，果期 10 ~ 11 月。

形态特征：多年生草本。茎直立，方形，有疏柔毛，茎节膨大。叶对生，椭圆形成阔披针形，顶端锐尖，基部楔形，全缘，幼时密生毛，成长后两面有疏毛。穗状花序顶生和腋生。

功效：补肝肾，强筋骨，逐瘀通经，引血下行。

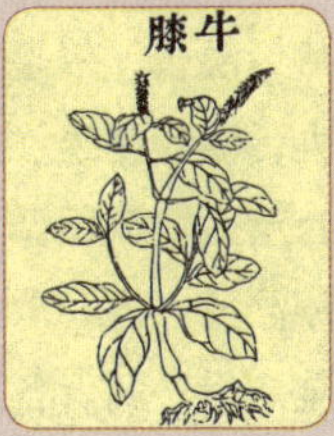

【释名】又名：牛茎、百倍、山苋菜、对节菜。

陶弘景说：其茎有节，似牛膝，故名。

李时珍说：《神农本草经》又称百倍，是隐语，说它滋补的功效如牛般多力。它的叶似苋菜，节对生，故人俗有山苋、对节的称呼。

【集解】苏颂说：江、淮、闽、粤、关中都有牛膝，但不及怀庆所产的好。它在春天生苗，茎高二三尺，为青紫色，茎上有节像鹤膝及牛膝的形状。其叶尖圆如匙，两两相对。节上开花成穗，秋季结很细的果实。其中以根长大达三尺而柔润的牛膝最好。茎叶也可单用。

李时珍说：到处都有牛膝，称为土牛膝，作用差，不能服用。只有北方和巴蜀地方栽种的为好。秋天收种子，到春天种植。它的苗为方茎，节粗大，叶都是对生的，很像苋叶但长且尖。秋天开花，长穗结子，像小老鼠背着虫，有涩毛，都贴茎倒生。九月末挖根。嫩苗可作蔬菜。

牛膝根

【修治】李时珍说：牛膝用酒浸泡后入药。取它下行则生用，滋补则焙干用，或者用酒拌后蒸用。

［性味］味苦、酸，性平，无毒。

［主治］主治寒湿痿痹，四肢痉挛、膝痛不能屈伸，可逐血气，疗伤热火烂，能堕胎。《神农本草经》

疗伤中气虚、男子生殖器萎缩、老年人小便失禁。能补中续绝，益精利阴气，填骨髓，止头发变白，除头痛和腰脊痛，治妇女月经不通，血结。《名医别录》

治阳痿，补肾，助十二经脉，逐恶血。（甄权）

治腰膝怕冷无力，破腹部结块，能排脓止痛。治产后心腹痛，下死胎。《日华子诸家本草》

强筋，补肝脏风虚。（王好古）

同苁蓉泡酒服，益肾。竹木刺入肉中，将它嚼烂敷盖在上面，刺即出。（寇宗奭）

治久疟、恶寒发热、五淋、尿血、阴茎痛，下痢，喉痹口疮、牙齿疼痛，痈肿恶疮折伤。（李时珍）

【发明】朱震亨说：牛膝能引诸药下行，筋骨痛风在下的，宜加量使用。凡是用土牛膝，春夏季节用叶，秋冬季节用根，唯叶、汁药效快。

李时珍说：牛膝是足厥阴、少阴经的药。它主治的病症，一般酒制则能补肝肾，生用则能祛恶血。

【附方】**1. 劳疟积久不止**：牛膝一把，生切，加水六升，煮取二升，分三次服，清晨、未发疟时及临发疟时各服一次。**2. 妇人下血块**：牛膝根洗净切段，焙后捣成末，用酒煎后温服，效果很好。**3. 妇人血病，用万病丸，治疗闭经、月经淋漓不尽、绕脐寒疝痛、产后血气不调，腹中症瘕不散诸病**：牛膝用酒浸一夜，取出焙干；另取牛膝用干漆炒至烟尽。两者各取一两，同研末，加生地黄汁一升，慢火上熬至可以团成丸子，如梧桐子大。每次空腹服三丸，米汤送下。**4. 妇人阴部疼痛**：牛膝五两，酒三升，煮取一升半，去滓，分三次服。**5. 口舌疮烂**：用牛膝浸酒含漱，也可煎饮。**6. 折伤及闪挫伤**：将杜牛膝捣碎，外敷患处。也可治无名恶疮。

牛膝茎、叶

［主治］寒湿痿痹，久疟，小便淋涩，各种疮。功效与根相同，春夏季节可用。（李时珍）

【附方】**1. 气湿痹痛致腰膝痛**：用牛膝叶一斤，切细，加米三合，于豉汁中煮粥，放盐酱，空腹吃。**2. 久疟不愈**：取牛膝叶一把，切细，用酒三升浸泡后服，不愈，再服，不超过三剂病可愈。

紫菀

草部 | 隰草类

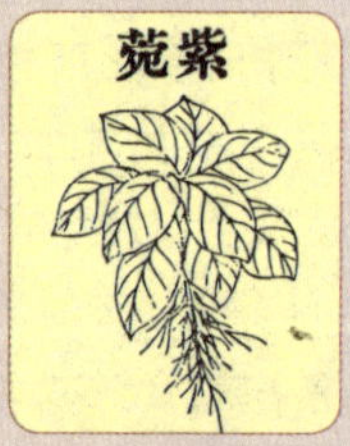

产地分布：主产于河北、安徽、内蒙古及东北等地。

成熟周期：花期7～8月，果期8～10月。

形态特征：多年生草本。茎直立，上部疏生短毛，基生叶丛生，长椭圆形，基部渐狭成翼状柄，边缘具锯齿，两面疏生糙毛，叶柄长，花期枯萎；茎生叶互生，卵形或长椭圆形，渐上无柄。头状花序排成伞房状，有长梗，密被短毛。

功效：润肺下气，消痰止咳。

【释名】又名：青菀、紫蒨（音茜）、返魂草、夜牵牛。

李时珍说：其根色紫而柔软，所以叫紫菀。

【集解】《名医别录》载：紫菀，二月、三月采根，阴干。

陶弘景说：紫菀铺地生长，花呈紫色，根很柔细。

汪颖说：紫菀连根带叶采来，浸泡在醋里，加少许盐收好，做菜食用，味辛香，号称仙菜。盐不宜放多，否则会腐烂。

李时珍说：按陈自明所说，紫菀以牢山所出，根像北细辛的为好。现在有人用车前根、旋覆根加红土染过作假。紫菀是治疗肺病的重要药物，肺病本来就伤津液，又服车前、旋覆等伤津液的药物，危害很大，不能不慎重。

紫菀根

［性味］味苦，性温，无毒。

徐之才说：与款冬相使。恶天雄、瞿麦、藁本、雷丸、远志，畏茵陈。

［主治］主咳嗽上气，胸中寒热结气。

能去蛊毒、痿蹶，安五脏。《神农本草经》

疗咳嗽吐脓血，止哮喘、心悸，治五劳体虚，补中气不足，疗小儿惊痫。《名医别录》

治尸疰，补虚顺气，疗劳作气虚发热。（甄权）

调中，消痰止渴，润肌肤，添骨髓。《日华子诸家本草》

益肺气。（王好古）

【附方】**1. 肺伤咳嗽：**紫菀五钱，加水一盏，煎取七分，温服，一天三次。**2. 久咳不愈：**紫菀、款冬花各一两，百部半两，研末筛过。每次取三钱，加姜三片、乌梅一个，煎汤调下，一天两次。**3. 吐血咳嗽：**紫菀、五味子同炒过，共研为末，加蜂蜜做成芡子大的丸子，每次含化一丸。

麦门冬

草部 | 隰草类

产地分布：主产于河北、安徽、东北及内蒙古等地。

成熟周期：花期 7 ～ 8 月，果期 8 ～ 10 月。

形态特征：多年生草本。茎直立，上部疏生短毛，基生叶丛生，长椭圆形，基部渐狭成翼状柄，边缘具锯齿，两面疏生糙毛，叶柄长，花期枯萎；茎生叶互生，卵形或长椭圆形，渐上无柄。头状花序排成伞房状，有长梗，密被短毛。

功效：润肺下气，消痰止咳。

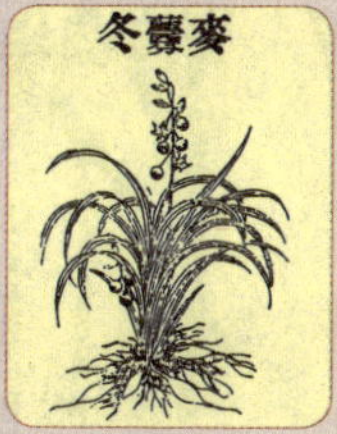

【释名】又名：禹韭、禹余粮、忍冬、忍凌、不死药、阶前草。秦国名：羊韭。齐国名：爱韭。楚国名：马韭。越国名：羊耆。

陶弘景说：根似穬（音矿）麦，所以叫麦门冬。

李时珍说：此草根似麦而有须，其叶如韭，冬季不凋，故名。

【集解】《名医别录》载：麦门冬叶像韭叶，冬夏均生长。生于山谷及堤坡肥土石间久废处。二月、三月、八月、十月采根，阴干。

苏颂说：处处都有。叶青似莎草，长及尺余，四季不凋。根黄白色有须，根如连珠形。四月开淡红花，如红蓼花。实碧而圆如珠。江南出者叶大，有的说吴地产者尤佳。

李时珍说：古时只有野生的，现多用栽种的，在四月初采根，种于肥沃的黑沙地，每年的六、九、十一月上三次肥、耕耘，于夏至前一天挖根，洗净晒干后收藏。种子也能种，只是生长期长。浙江所产的叶片像韭叶有纵纹且坚韧的甚好。

麦门冬根

【修治】李时珍说：凡入汤液中使用，以滚水润湿，少顷抽去心，或以瓦焙软，乘热去心。如入丸散剂使用，须用瓦焙热后，立即于风中吹冷，如此三四次，即易燥，且不损药效。也可以用汤浸后捣成膏和药。用来滋补，则用酒浸后擂之。

[性味] 味甘，性平，无毒。

李杲说：主降，入手太阴经气分。

徐之才说：与地黄、车前相使。恶款冬、苦瓠。畏苦参、青蘘、木耳。伏石钟乳。

[主治] 心腹结气，伤中伤饱，胃络脉绝，羸瘦短气。久服轻身不老不饥。《神农本草经》

疗身重目黄，胃脘部胀满，虚劳客热，口干燥渴，止呕吐，愈痿蹶。强阴益精，助消化，调养脾胃，安神，定肺气，安五脏，

麦门冬

叶

[性味]味甘，性平，无毒。

[主治]去心热，止烦热，寒热体劳。

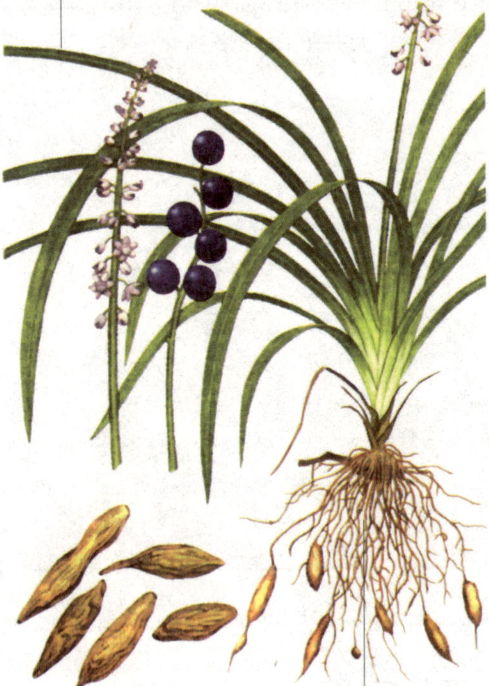

根

[性味]味甘，性平，无毒。

[主治]心腹结气，伤中伤饱，胃络脉绝。

考证与传说

【麦门冬与苏东坡】

麦门冬饮是苏东坡喜欢的饮品，他将麦门冬制成具有口腔保健、安神催眠的家常饮料，并作诗说："一枕清风值万钱，无人肯卖北窗眠。开心暖胃门冬饮，知是东坡手自煎。"

令人肥健，美颜色，有子。《名医别录》

去心热，止烦热，寒热体劳，下痰饮。（陈藏器）

治五劳七伤，安魂定魄，止嗽，治肺痿吐脓，时行病发热、狂躁、头痛。《日华子诸家本草》

除热毒，利水，治面目四肢浮肿，泄精。（甄权）

治肺中伏火，补心气不足，主血妄行，及经闭，乳汁不下。（张元素）

长期服用轻身明目。与车前、地黄为丸服用，能去温瘴，使面部白润，夜视物清晰。（陈藏器）

治疗食欲亢盛要药。（陶弘景）

【发明】寇宗奭说：麦门冬治肺热之功很多，其味苦，但专泄而不专收，有寒邪的人禁服。治心肺虚热及虚劳，与地黄、阿胶、麻仁，同为润经益血、复脉通心之剂；与五味子、枸杞子，同为生脉的药。

张元素说：如用麦门冬治疗肺中伏火、脉气欲绝，须加五味子、人参，三味药组成生脉散，补肺中元气不足。

【附方】**1. 消渴饮水**：把大苦瓜捣成汁，泡麦门冬二两，过一夜，麦门冬去心、捣烂，加去皮毛的黄连，研末，做成丸子，如梧桐子大。每服五十丸，饭后服。一天服两次。两天后当可见效。**2. 吐血、鼻血**：用麦门冬（去心）一斤，捣烂取汁，加蜂蜜二合，调匀，分两次服下。**3. 齿缝出血**：用麦门冬煎汤漱口。**4. 咽喉生疮**：用麦门冬一两、黄连半两，共研为末，加炼蜜做成丸子，如梧桐子大。每服二十丸，麦门冬煎汤送下。**5. 下痢口渴**：用麦门冬（去心）三两、乌梅肉二十个，锉细，加水一升，煮成七合，细细饮下，有效。

淡竹叶 草部 | 隰草类

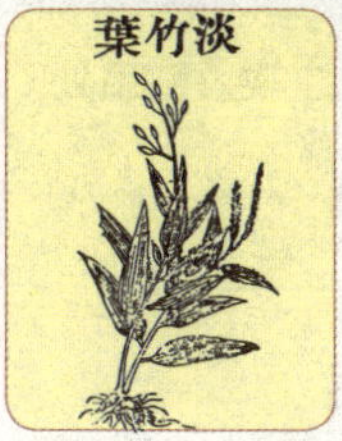

【释名】根名:碎骨子。

李时珍说：淡竹叶是以其像竹叶而取名，碎骨是说它能堕胎。

【集解】李时珍说：原野到处都有。春天生苗，高数寸，细茎绿叶，很似竹的种子落地长的细竹的茎叶。它的根一窝有几十根须，须上面结子，与麦门冬一样，但比麦冬更坚硬，随时可采，八九月间长出茎，结细小而长的穗。民间采它根苗来捣汁和米作酒曲，很芳香。

[性味]味甘，性寒，无毒。

[主治]叶：去烦热，利小便，清心热。根：能堕胎催生。（李时珍）

鸭跖草 草部 | 隰草类

产地分布：主产于我国东南地区。

成熟周期：花期5～9月，果期6～11月。

形态特征：具有黏液细胞或黏液道。茎直立或匍匐，节显著。叶互生，具叶鞘。通常为蝎尾状聚伞花序，或花序短缩而花簇生或呈头状，或伸长，组成圆锥花序，少单生。花两性，极少单性。

功效：清热解毒，利水消肿。

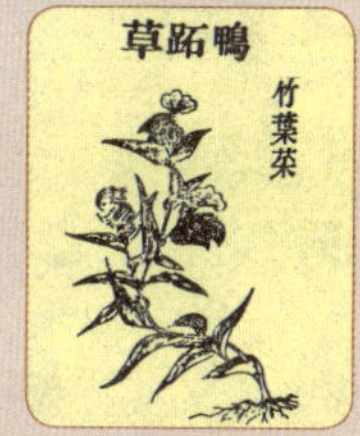

【释名】又名:鸡舌草、碧竹子、竹鸡草、竹叶菜、淡竹叶、耳环草、碧蝉花、蓝姑草。

陈藏器说:鸭跖草生于江东、淮南平地。叶如竹，高一二尺，花深碧色，有角如鸟嘴。

李时珍说：竹叶菜到处平地上都有。三四月生苗，茎为紫色，叶像竹叶，嫩的时候。可以食用。四五月开花，如蛾形，两叶如翅，碧色，很可爱。结角尖而曲像鸟喙，实在角中，大如小豆。豆中有仁，灰黑色而皱，形状像蚕屎，巧匠采集花，取汁做画画的颜料及用来描绘羊皮灯，颜色青碧如黛。

苗

[性味]味苦，性大寒，无毒。

[主治]治寒热及因感受山岚瘴毒而神志昏迷、狂妄多言，痰饮，疔肿，腹内肉块不消，又治小儿丹毒，发热癫痫，腹

鸭跖草

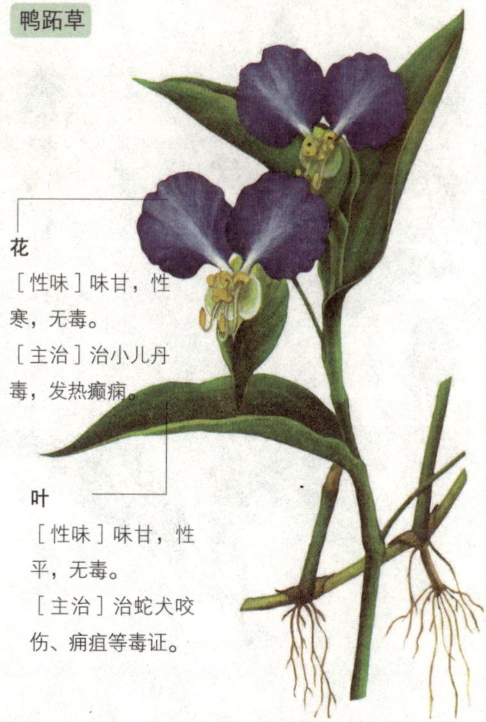

胀结块，全身气肿，热痢，还治蛇犬咬伤、痈疽等毒证。（陈藏器）

与赤小豆煮食，可下水气，治风湿性关节炎，利小便。《日华子诸家本草》

消咽喉肿痛。（李时珍）

【附方】**1. 小便不通**：用鸭跖草一两、车前草一两，共捣出汁，加蜂蜜少许，空腹服。**2. 赤白痢**：用鸭跖草煎汤每日服。**3. 咽喉阻寒肿痛**：用鸭跖草汁点喉。**4. 痔疮肿痛**：用鸭跖草、碧蝉儿花一起，搓软敷贴患处。

葵

草部 | 隰草类

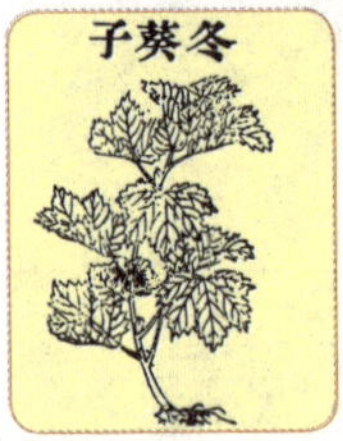

【释名】又名：露葵、滑菜。

李时珍说：按《尔雅翼》所说，葵即揆，有揣度的意思。葵叶向太阳，不使阳光照到它的根，可预测太阳的方位。古人采葵一定要等到露水退去，故名露葵。现在人称它滑菜，是指其特性。古时，葵是五菜之主，现在不再吃它，所以将其移到草部。

【集解】苏颂说：葵到处都有，苗叶做菜吃，味甜美。冬葵子，古方中用的很多。

李时珍说：葵有紫茎、白茎两种，以白茎为好。它的叶大而花小，花为紫黄色，最小的叫鸭脚葵。它的果实大如指尖，皮薄而扁，果仁轻虚，像榆荚仁。四五月种的可留种子，六七月种的是秋葵，八九月种的为冬葵，经了年采收。正月又种的叫春葵，而宿根到春天也可再生长。

葵叶

［性味］味甘，性寒、滑，元毒。为百菜之主，其心（茎秆和葵头中的瓤）伤人，不能吃。

陶弘景说：葵叶尤为寒凉通利，不可多吃。

孟诜说：葵不要与鲤鱼、黍米、酸菜同吃，否则害人。

［主治］治脾病的菜。对脾脏有益，利胃气，滑大肠。（孙思邈）

宜导积滞。孕妇食用，胎滑易生。（苏颂）

煮汁服，利小肠，治流行黄疸。将干叶研为末或烧灰服用，治金疮出血。（甄权）

能除客热，治恶疮，散脓血。妇女白带过多，小儿热毒下痢、丹毒，都适宜

葵

叶

［性味］味甘，性寒、滑，元毒。

［主治］对脾脏有益，利胃气，滑大肠。

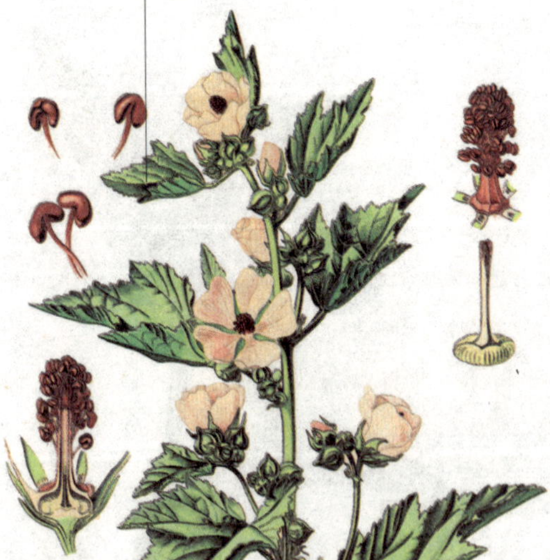

食用。（汪颖）

服丹石药的人适宜食用。润燥利窍，功效与子相同。（孟诜）

【发明】张从正说：凡久病大便涩滞的人，宜吃葵菜，吃后大便自然通利，因为葵菜性滑能利窍。

【附方】**1. 瘘疮不合：**先用澄清的淘米水温洗患处，再将葵叶用微火烘暖贴上，贴过二三百叶，把脓引尽，即可合口生肉。期间须忌鱼、蒜、房事。**2. 汤火伤疮：**将葵叶研为末，敷患处。

葵根

［性味］味甘，性寒，无毒。

［主治］治恶疮，疗淋证，利小便，解蜀椒毒。《名医别录》

小儿误吞铜钱无法取出，将葵根煮汁饮下，奇效如神。（甄权）

治疳疮出黄水。（孟诜）

能利窍滑胎，止消渴，散恶毒气。（李时珍）

【附方】**1. 二便不通：**取生冬葵根二斤，捣汁三合；加取生姜四两，捣汁一合。将两汁和匀后分两次服。连服数剂即通。**2. 消渴，小便不利：**葵根五两，加水三大盏煮汁，天亮后服下，一天一次。

冬葵子

［性味］味甘，性寒、滑，无毒。与黄芩相使。

［主治］主五脏六腑，寒热羸瘦，体弱多病，癃闭，能利小便。长期服用，坚骨长肌肉，轻身延年。《神农本草经》

治妇女乳汁不通，乳房肿痛。《名医别录》

出痈疽头。（孟诜）

解丹石之毒。（陶弘景）

通大便，消水气，滑胎，治痢疾。（李时珍）

【附方】**1. 小便血淋：**葵子一升，加水三升，煮汁，一天三次。**2. 产后淋沥不通：**冬葵子一合、朴硝八分，加水二升，煎取八合服。**3. 乳汁不通，或乳房胀痛：**葵子（炒香）、缩砂仁等分，研为末，热酒送服二钱。

酸浆

草部 | 隰草类

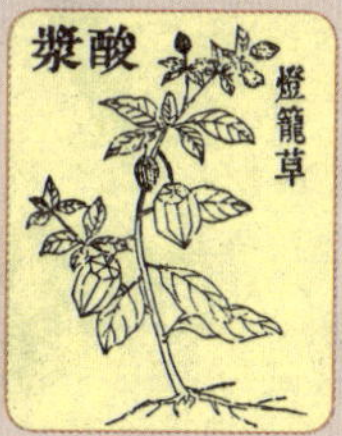

产地分布：华北及南方地区。

成熟周期：一次栽植，多年收获。

形态特征：茎分地上茎和根状茎。地上茎直立，节间膨大，无毛或有细软毛，双杈分枝。根状茎横走地下。叶片在下部互生，在上部假对生，长卵形。

功效：治阴虚内热及虚劳发热，体弱消瘦，胁痛热结。

【释名】又名：醋浆、苦葴、苦耽、灯笼草、皮弁草、天泡草、王母珠、洛神珠。小者名：苦蘵。

【集解】陶弘景说：酸浆到处都有，苗像水茄而小，叶也能吃。结果实作房，房中有子如梅李大，都为黄赤色，小儿爱吃。

李时珍说：酸浆、龙葵，是同一类的两种植物，苗、叶都相似，但龙葵茎上光滑没有毛，从五月份到秋天开小白花，花蕊呈黄色，结的子没有壳，累累数颗同枝，子有蒂，生时青色，熟时则为紫黑色。酸浆也同时开黄白色小花，紫心白蕊，其花像杯子，不分瓣，但有五个尖，

酸浆

叶

[性味] 味苦，性寒，无毒。

[主治] 治热烦满，定志益气，利水道。

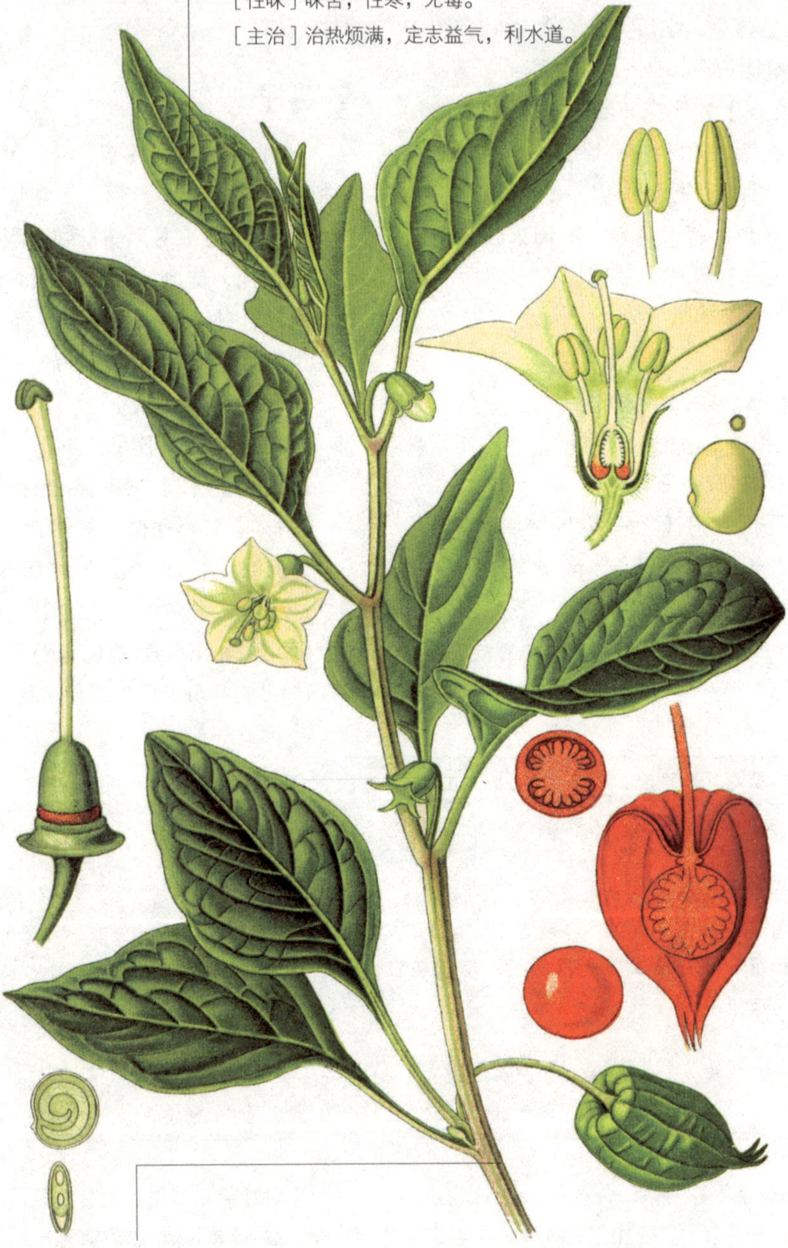

茎

[性味] 味苦，性寒，无毒。

[主治] 治热烦满，定志益气，利水道。

结铃壳，壳有五棱，一枝一颗，像悬挂的灯笼，壳中有一子，像龙葵子，生青熟赤。这样就能将两者区分开来。

酸浆苗、叶、茎、根

［性味］味苦，性寒，无毒。

［主治］酸浆：治热烦满，定志益气，利水道。《神农本草经》

捣汁内服，治黄病效果较好。（陶弘景）

灯笼草：治呼吸急促、咳嗽、风热，能明目，根、茎、花、实都适宜。《新修本草》

苦耽苗子：治慢性传染病、高烧不退，腹内热结，目黄、食欲不振，大小便涩，骨热咳嗽，嗜睡、全身无力，呕吐痰壅，腹部痞块胀闷，小儿无名瘰疬，风火邪毒引起的寒热，腹肿大，杀寄生虫，落胎，去蛊毒，都可用酸浆煮汁饮用。也可生捣汁内服。将其研成膏，可敷治小儿闪癖。《嘉祐补注本草》

酸浆子

［性味］味酸，性平，无毒。

［主治］主烦热，能定志益气，利水道。难产时服，立刻产下。《神农本草经》

能除热，治黄病，对小儿尤其有益。（苏颂）

治阴虚内热及虚劳发热，体弱消瘦，胁痛热结。《嘉祐补注本草》

【附方】**热咳咽痛，用清心丸：**灯笼草研为末，用开水送服。同时还以醋调药末敷喉外。

败酱

草部 | 隰草类

产地分布：全国。

成熟周期：花期7～8月。

形态特征：根状茎横走，有陈腐气味；地上茎下部有脱落性倒生粗毛，茎上部近无毛或有一排硬毛。基部叶簇生，卵形或长卵形，有长柄，不裂或羽状分裂，边缘有粗齿，花时枯萎。

功效：清热利湿，解毒排脓，活血去瘀。

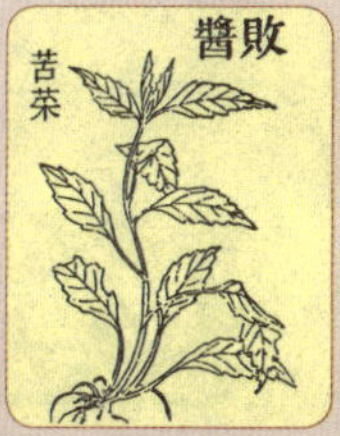

【释名】又名：苦菜、苦蘵、泽败、鹿肠、鹿首、马草。

【集解】李时珍说：处处原野都有败酱，俗名苦菜，山里人采来食用，江东人常采来储藏。败酱初春生苗，深冬才凋谢。初生时，叶铺地而生，像菘菜叶而狭长，有锯齿，为绿色，叶面色深，背面色浅。夏秋季节茎高二三尺而柔弱，数寸一节，节间生叶，向四面散开如伞，顶端开成簇的白花，像芹花、蛇床子花。它结的果实小而成簇，很像柴胡。

败酱根（苗同）

［性味］味苦，性平，无毒。

［主治］主暴热、火疮、热毒、疥癣、瘙痒、痈疽、痔疮、马鞍热气。《神农本草经》

除痈肿、浮肿、热结、风痹、产后腹痛。《名医别录》

治毒风侵袭所致的萎缩麻木，破多年瘀血。能化脓为水，治产后各种疾病，止腹痛，余疹烦渴。（甄权）

治气滞血瘀心腹痛，除腹内包块，催

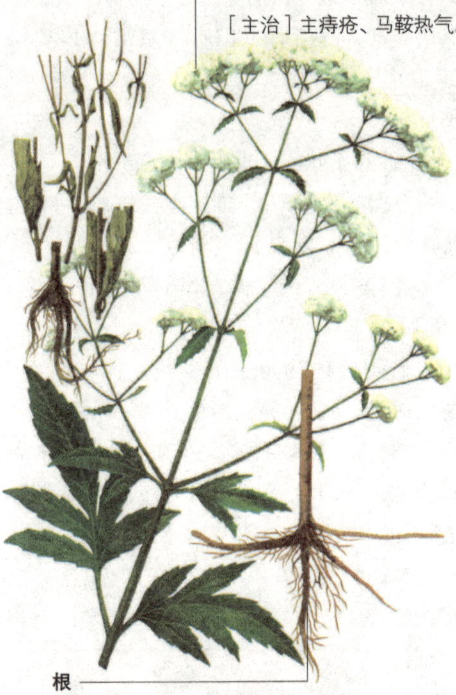

生落胎，止鼻出血、吐血，赤白带下，治红眼、翳膜、眼内息肉，聤耳，疮疖疥癣丹毒，能排脓补瘘。《日华子诸家本草》

【发明】李时珍说：败酱是手足阳明、厥阴经的药物，善排脓破血。

【附方】**1. 腹痛有脓：**薏苡仁十分、附子二分、败酱五分，同捣末。每次取方寸匕，加水二升，煎成一升，一次服下。**2. 产后恶露：**败酱、当归各六分，续断、芍药各八分，芎䓖、竹茹各四分，生地黄（炒）十二分，加水二升，煮取八合，空腹服。**3. 产后腹痛如锥刺：**败酱草五两，加水四升，煮取二升，每次服二合，一天三次。

迎春花 草部 隰草类

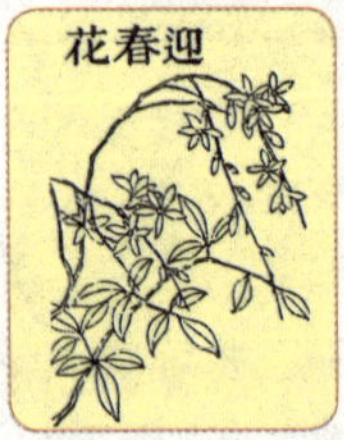

【释名】又名金梅、金腰带、小黄花。

【集解】李时珍说：迎春花到处都有人家栽种，丛生，高的可长到二三尺，茎呈方形，叶厚。叶像初生的小椒叶，但没有齿，叶面色青背面淡。对节生小枝，每枝长三叶。正月初开小花，形状如瑞香花，花黄色，不结果实。

考证与传说

【春天使者——迎春花】

迎春花又名金梅、金腰带、小黄花，系木樨科落叶灌木，因其在百花之中开花最早，花后即迎来百花齐放的春天而得名，它与梅花、水仙花和山茶花被统称为“雪中四友”，是我国名贵花卉之一。迎春花不仅花色端庄秀丽，气质非凡，而且具有不畏寒威、不择风土、适应性强的特点，历来为人们所喜爱。

叶

［性味］味苦涩，性平，无毒。

［主治］治肿毒恶疮，取叶阴干，研成末，用酒送服二三钱，服后出汗即愈。《卫生易简方》

款冬花 草部 隰草类

产地分布：主产于河南、甘肃、山西等地。

成熟周期：12月或地冻前当花尚未出土时采挖。

形态特征：本品呈长圆棒状。单生或2～3个基部连生。上端较粗，下端渐细或带有短梗，外面被有多数鱼鳞状苞片。苞片外表面紫红色或淡红色，内表面密被白色絮状茸毛。体轻，撕开后可见白色茸毛。气香，味微苦而辛。

功效：润肺下气，止咳化痰。

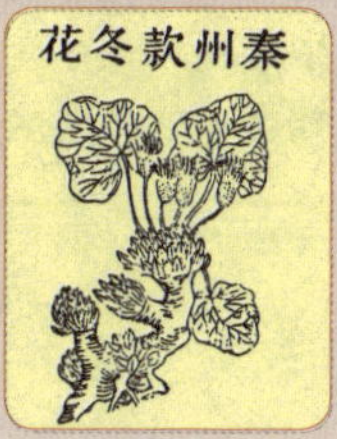

【释名】又名：款冻、颗冻、氐冬、钻冻、菟奚、橐吾、虎须。

寇宗奭说：百草中只有它不顾冰雪，最先发芽，所以称它为破冰。款冬花虽在冰雪之下，到时间也照样生芽，春天人们采来代替蔬菜。如果入药用，须用微见花的为好。如果已经开花芬芳，则无药力。

【集解】苏恭说：款冬花的叶子像葵而大，丛生，花出根下。

苏颂说：款冬花的根是紫色，叶像萆薢，十二月开黄花，有青紫色的花萼，离地一两寸，则长出来时像菊花萼，通直而肥实无子。

［性味］味辛，性温，无毒。

［主治］主咳嗽上气、哮喘、喉痹，及各种惊痫、寒热邪气。《神农本草经》

治消渴，喘息呼吸。《名医别录》

疗肺气心促急，热劳咳、咳声不断、涕唾稠黏，肺痿肺痈，吐脓血。（甄权）

润心肺，益五脏，除烦消痰，清肝明目，治中风等疾病。《日华子诸家本草》

【发明】苏颂说：《神农本草经》载主

款冬花

花

［性味］味辛，性温，无毒。

［主治］各种惊痫、寒热邪气。

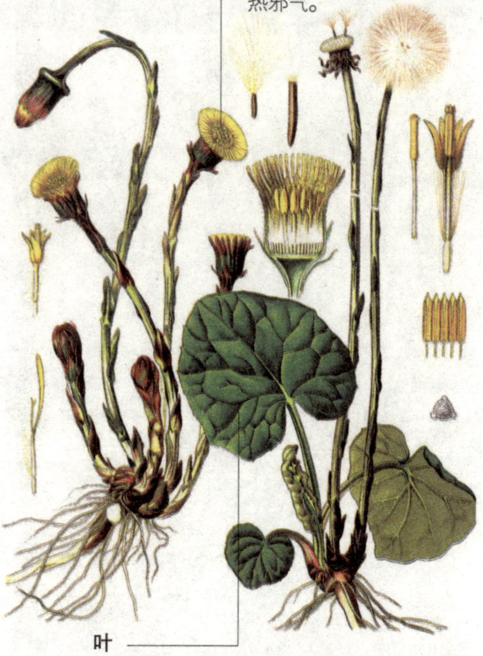

叶

［性味］味辛，性温，无毒。

［主治］主咳嗽上气、哮喘、喉痹。

序例 百病主治 水部 火部 土部 金石部 草部 谷部

治咳逆，古今方中多用来温肺治嗽。

【附方】**咳嗽痰中带血**：款冬花、百合，蒸后焙，等分为末，加蜂蜜做成龙眼大的丸子，每天临睡时嚼服一丸，姜汤送下。

鼠曲草 草部 隰草类

产地分布：全国。

成熟周期：花期7～8月。

形态特征：根状茎横走，有陈腐气味；地上茎下部有脱落性倒生粗毛，茎上部近无毛或有一排硬毛。基部叶簇生，卵形或长卵形，有长柄，不裂或羽状分裂，边缘有粗齿，开花后叶落。

功效：清热利湿，解毒排脓，活血去瘀。

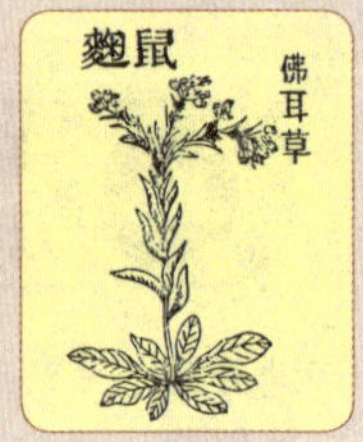

鼠曲草

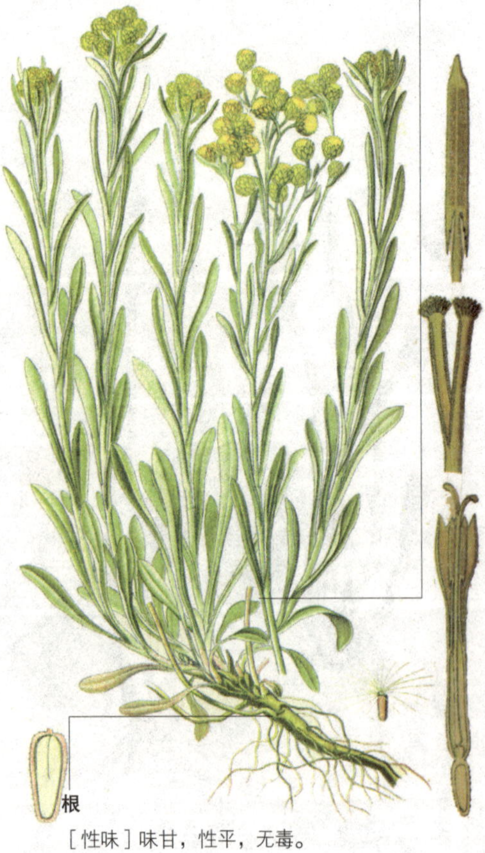

【释名】又名：米曲、鼠耳、佛耳草、无心草、香茅、黄蒿、茸母。

李时珍说:曲，是说它的花黄像曲的颜色，又可以与米粉同食。鼠耳是说其叶形像鼠耳，又与白毛蒙茸相似，所以北方人称它为茸母。佛耳，是鼠耳的误读，现在淮人叫它毛耳朵。

【集解】陈藏器说：鼠曲草生长在平原及山岗多年耕种的土地上，高一尺多，叶有白毛，开黄花。《荆楚岁时记》载，三月三日，取鼠曲汁，加蜂蜜和米粉做成饼。山南人称鼠曲草为香茅。取它的花同榉皮用来染布，到布破时颜色仍很鲜艳。江西人称它为鼠耳草。

李时珍说：鼠耳草在原野间有很多。它二月生苗，茎叶柔软，叶长一寸左右，有白色茸毛像鼠耳毛。开小黄花成穗，结细小的子。楚人叫它米曲，北方人称之为茸母。

[性味] 味甘，性平，无毒。

李杲说：佛耳草，味酸，性热。与款冬花相似。宜少食用，吃多了会损目。

[主治] 鼠耳：主风湿性关节炎、恶寒发热，能止咳。《名医别录》

鼠曲：调中益气，止泻除痰，出时令邪气，去热咳。将鼠曲草掺杂米粉做成干粮吃，味道甜美。《日华子诸家本草》

佛耳：治寒嗽及咳痰，除肺中寒，大升肺气。（李杲）

决明

草部 | 隰草类

产地分布：分布于广西、广东、福建、台湾、云南、山东、河北、浙江、安徽。

成熟周期：花期7～9月，果期10月。

形态特征：羽状复叶有小叶6片，叶柄无腺体，在叶两小叶之间有1腺体；花通常2朵聚生，腋生，总花梗极短；荚果线形，种子多数菱形，淡褐色，有光泽。

功效：清肝明目，降压，润肠。

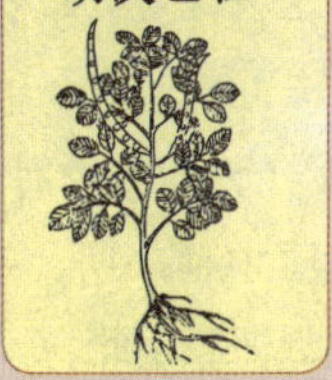

决明

花

［性味］味咸，性平，无毒。

［主治］治结膜炎，白内障。

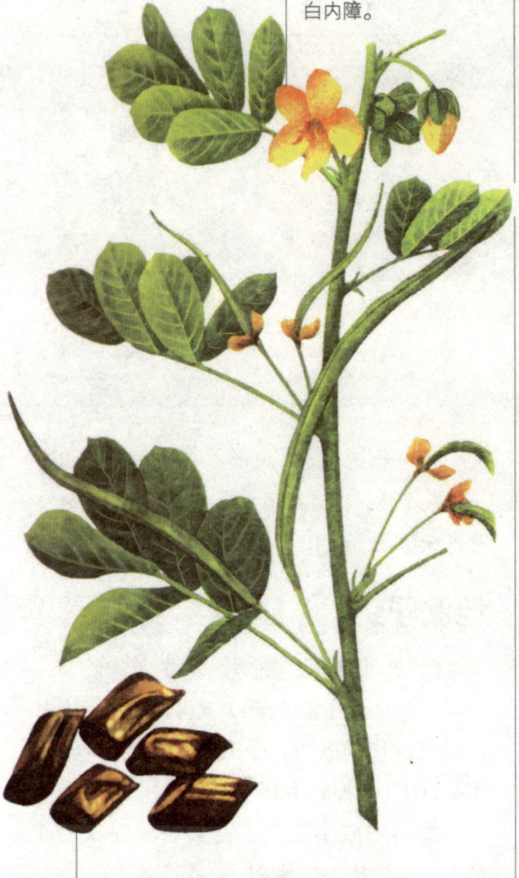

子

［性味］味咸，性平，无毒。

［主治］治视物不清，眼睛混浊。

【释名】李时珍说：马蹄决明，以明目的功效而命名。还有草决明、石决明，功效都相同。草决明即青葙子，也就是陶弘景所说的萋蒿。

【集解】李时珍说：决明有两种，一种是马蹄决明，茎高三四尺，叶比苜蓿叶大而叶柄小，叶尖开杈，白天张开，夜晚合拢，两两相贴。它在秋天开淡黄色的花，花有五瓣。结的角像初生的细豇豆，长五六寸。角中有子数十颗，不均匀相连接，形状像马蹄，青绿色，是治眼疾的最佳药物。另一种是茳芒决明，即《救荒本草》中的山扁豆。它的苗和茎都像马蹄决明，但叶柄小，末端尖，像槐叶，夜晚不合拢。秋天开深黄色的花，花为五瓣，结的角大小如小手指，长二寸左右。角中子排成列，像黄葵子而扁，褐色，味甘滑。这两种的苗叶都可以作酒曲，俗称独占缸。但茳芒决明的嫩苗及花、角子，都可食用或泡茶饮，而马蹄决明的苗和角都苦、硬，不能吃。

决明子

［性味］味咸，性平，无毒。

徐之才说：与蓍实相使，恶大麻子。

［主治］治视物不清，眼睛混浊，结膜炎，白内障，眼睛发红、疼痛、流泪，久服令人眼明亮，轻身。《神农本草经》

治唇口青。《名医别录》

助肝气，益精。用水调末外涂，消肿毒。熏太阳穴，可治头痛。贴印堂，止鼻洪。

序例
百病主治
水部
火部
土部
金石部
草部
谷部

作枕头，可治头风且有明目的作用，效果比黑豆好。《日华子诸家本草》

治肝热风眼赤泪。（甄权）

益肾，解蛇毒。（朱震亨）

叶当蔬菜食用，利五脏，明目，效果好。

【发明】李时珍说：《物类相感志》载，在园中种决明，蛇不敢入。丹溪说决明解蛇毒即源于此。

【附方】**1. 青盲、雀目**：决明一升、地肤子五两，同研末，加米汤做成梧桐子大的丸子，每次用米汤送服二三十丸。注：青盲是外观正常，但不见物；雀目是夜盲。**2. 目赤肿痛、头风热痛**：决明子炒后研细，用茶调匀敷两侧太阳穴，药干即换，一夜肿消。

考证与传说

【老秀才和决明子】

明代时期，有个老秀才不到六十岁就得了眼病。有一天，一个南方药商从他门前过，见有几颗野草，就问这个草苗卖不卖？老秀才心想：药商想买这种草，肯定是草药，就不肯卖给药商。秋天，这几颗野草结了菱形、灰绿色有光亮的草子。老秀才一闻草子味挺香，每天用它泡水喝，日子一长，眼病好了。以后，老秀才因为常饮决明子泡的茶，一直到八十多岁还眼明体健，曾吟诗一首：“愚翁八十目不瞑，日数蝇头夜点星，并非生得好眼力，只缘长年饮决明。”

地肤

草部｜隰草类

产地分布：分布遍及全国。

成熟周期：花期7～9月，果期8～10月。

形态特征：茎直立，多分枝；分枝与小枝散射或斜升，淡绿色或浅红色，幼时有软毛，后变光滑。叶片线形或披针形，两端均渐狭细，全缘，无毛或有短柔毛；无柄。花无梗；花被五裂，下部联合，结果后，背部各生一横翅。胞果扁球形，包在草质花被内。

功效：主膀胱热，能利小便，补中益精气。

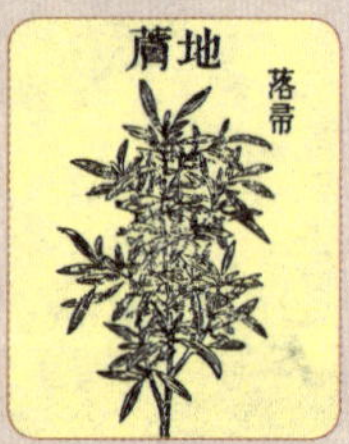

【释名】又名：地葵、地麦、落帚、独帚、王蔧（音会）、王帚、扫帚、益明、涎衣草、白地草、鸭舌草、千心妓女。

李时珍说：称地肤、地麦，是因其子的形状。称地葵，是因其苗的味像葵。称鸭舌，是因它的形状像鸭舌。称妓女，是因它的枝繁而头多。称益明，是因其子有明目的作用。此草子落则老，茎可以用来做扫帚，所以有帚、蔧等名称。

【集解】苏颂说：四川、关中一带到处都有地肤。它初生时贴地，长五六寸，根的形状像蒿，茎赤叶青，大小像荆芥。地肤三月开黄白色花，结青白色的子，八、九月采实。

李时珍说：地肤的嫩苗可以作蔬菜食用，一棵数十枝，攒簇团团直上，性最柔弱，老时可做成扫帚，耐用。

地肤子

［性味］味苦，性寒，无毒。

［主治］主膀胱热，能利小便，补中益精气。长期服用，令人耳聪目明，轻身，不易衰老。《神农本草经》

能去皮肤中热气，使人肌肤润泽。可散恶疮、癥瘕，能滋阴。《名医别录》

治阴卵诸疾，去热风，可煮水用来洗浴。与阳起石一同服用，治男子阳痿，能补气

益力。（甄权）

治邪热丹毒肿胀。《日华子诸家本草》

【附方】**1. 风热赤目**：地肤子（焙）一升、生地黄半斤，取汁和成饼，晒干研为末，每次空腹服三钱，酒送下。**2. 血痢不止**：地肤子五两，地榆、黄芩各一两，同研末。每服方寸匕，温水调下。

地肤苗、叶

［性味］味苦，性寒，无毒。

李时珍说：味甘、苦。将其烧灰煎霜，制砒石、粉霜、水银、硫黄、硇砂。

［主治］捣汁服用，治赤白痢疾，烧灰也可以。煎汤洗眼睛，可除眼热、涩痛、视物不清。《名医别录》

主大肠泄泻，有和气，涩肠胃，解恶疮毒的作用。（苏颂）

煎水每天服用，治手足烦疼，利小便和各种淋证。（李时珍）

王不留行 草部｜隰草类

产地分布：主产于河北等地。

成熟周期：夏季果实成熟、果皮尚未开裂时采割。

形态特征：茎直立，上部叉状分枝，节稍膨大。叶对生，粉绿色，卵状披针形或卵状椭圆形，基部稍连合而抱茎。聚伞花序顶生，花梗细长；蒴果卵形，包于宿萼内。种子球形，黑色。

功效：活血通经，下乳消肿。

行留不王

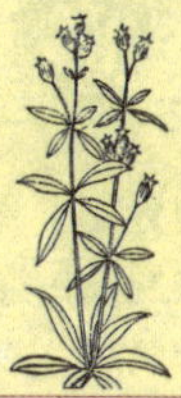

【释名】又名：禁宫花、剪金花、金盏银台。

李时珍说：此药性走而不止，即使有王命也不能留其行，所以叫王不留行。

【集解】韩保昇说：王不留行到处都有。它的叶像菘蓝；花为红白色；子壳像酸浆，子壳中的果实圆黑像菘子，大如黍粟。三月收苗，五月收子，根、苗、花、子都通用。

李时珍说：王不留行多生长在麦地中。苗高的有一二尺。三四月开小花，像铎铃（形如古代乐器的钟），红白色。结实像灯笼草子，壳有五棱，壳内包一实，大小如豆。实内有细子，像菘子，生白熟黑，正圆如细珠可爱。

苗、子

［性味］味苦，性平，无毒。

［主治］主金疮止血，逐痛出刺，除风痹内寒。久服轻身耐老增寿。《神农本草经》

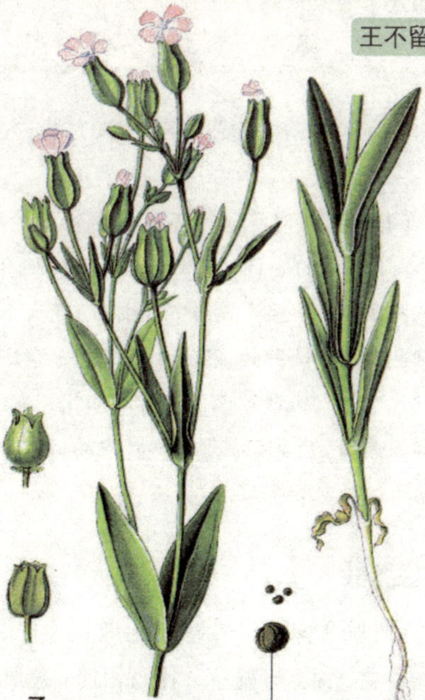

［性味］味苦，性平，无毒。

［主治］主逐痛出刺，除风痹内寒。

序例
百病主治
水部
火部
土部
金石部
草部
谷部

止心烦鼻衄，痈疽、恶疮、瘘乳，妇人难产。《名医别录》

治风毒，通血脉。（甄权）

疗游风风疹，妇人月经先后不定期，颈背部长疮。《日华子诸家本草》

下乳汁。（张元素）

利小便，出竹木刺。（李时珍）

【发明】张元素说：王不留行，用来催乳引导，取其利血脉的作用。

李时珍说：王不留行能走血分，是阳明冲任的药物。民间有“穿山甲、王不留，妇人服了乳长流”的说法，可见其性行而不住。

【附方】**1. 鼻血不止**：剪金花连茎叶阴干，煎成浓汁温服，很快见效。**2. 妇人气郁乳少，用涌泉散**：王不留行、穿山甲（炮）、龙骨、瞿麦穗、麦门冬等份，同研末。每次用热酒调服一钱，服药后再吃猪蹄汤，并用木梳梳乳，助乳汁流出，一日三次。**3. 头风白屑**：王不留行、香白芷等份，研为末干撒头皮上，第二天清晨梳去。**4. 痈疽诸疮，用王不留行汤**：王不留行、桃枝、茱萸根皮各五两，蛇床子、牡荆子、苦竹叶、蒺藜子各三升，大麻子一升，加水二斗半，煮取一斗，频洗患处。

瞿麦

草部 | 隰草类

产地分布：主产于河北、四川、湖北、湖南、浙江、江苏等地。
成熟周期：夏、秋季花果期采割。
形态特征：茎丛生，直立，上部二歧分枝，节膨大。叶对生，线形至线状披针形，顶端渐尖，基部成短鞘状抱茎，全缘，两面粉绿色。种子扁平，黑色，边缘有宽于种子的翅。
功效：利尿通淋，破血通经。

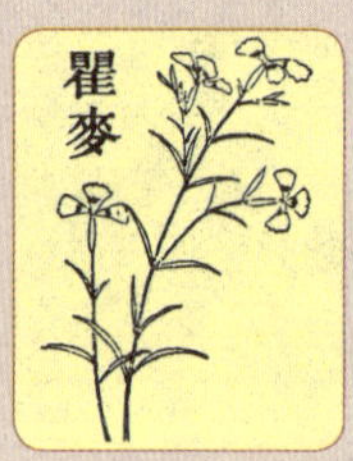

【释名】又名：蘧麦、巨句麦、大菊、大兰、石竹、南天竺草。

【集解】李时珍说：石竹叶像地肤叶而尖小，又像初生的小竹叶而细窄，其茎纤细有节，高一尺多，梢间开花。山中野生的，花大如钱，红紫色。人们栽种的，花稍小而妩媚，有红、白、粉红、紫红、斑斓等色，俗称洛阳花。它结的果实像燕麦，里面有小黑子。将它的嫩苗炸熟，用水淘过后可食用。

瞿麦穗

［性味］味苦，性寒，无毒。

徐之才说：与蘘草、牡丹相使，恶螵蛸，伏丹砂。

［主治］主关格、各种癃闭、小便不通，能出刺，去痈肿，明目去翳，破胎堕子，下瘀血。《神农本草经》

养肾气，逐膀胱邪气，止霍乱，长毛发。《名医别录》

主治五淋。（甄权）

治月经不通，有破血块，排脓的作用。《日华子诸家本草》

瞿麦叶

［主治］主痔瘘并泻血，做成汤粥食用。又治小儿蛔虫，以及丹石药发。眼睛肿痛及肿毒，将其捣烂外敷。可治浸淫疮和妇人阴疮。《日华子诸家本草》

瞿麦

穗

［性味］味苦，性寒，无毒。

［主治］主关格、各种癃闭、小便不通。

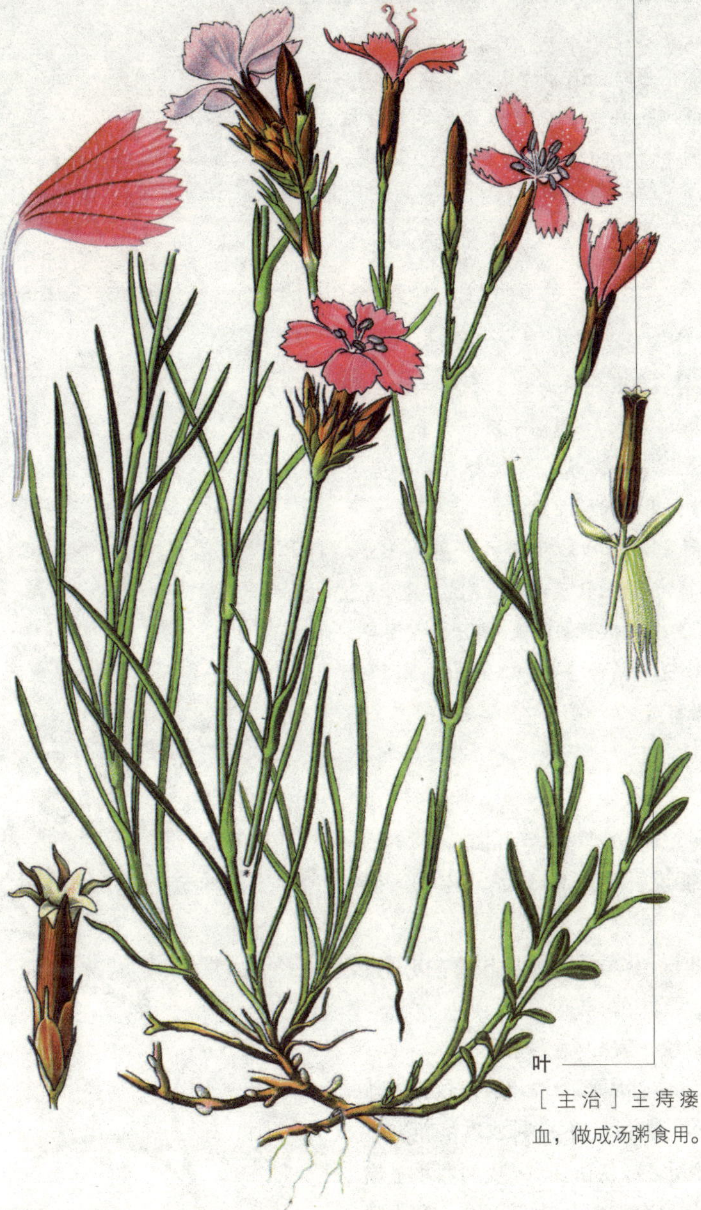

叶

［主治］主痔瘘并泻血，做成汤粥食用。

考证与传说

【考证】

古人对于王不留行的记载互不一致。宋朝《证类本草》王不留行的附图中，其中河中府王不留行，可能是石竹科女娄菜之类，成德军王不留行可能是蓼属植物，江宁府王不留行大概是蓼科植物。明朝《本草纲目》与清朝《本经疏证》所描述的王不留行系石竹科植物，与现今大部分地区用药一致。

葶苈

草部 | 隰草类

产地分布：分布于东北、华北、西北、华东、西南等地。

成熟周期：翌年四月底五月上旬采收。

形态特征：茎直立，或自基部具多数分枝，被白色微小头状毛。基生叶有柄；叶片狭匙形或倒披针形，一回羽状浅裂或深裂，先端短尖，边缘有稀疏缺刻状锯齿，基部渐狭；茎生叶披针形或长圆形。

功效：泻肺降气，祛痰平喘，利水消肿，泄逐邪。

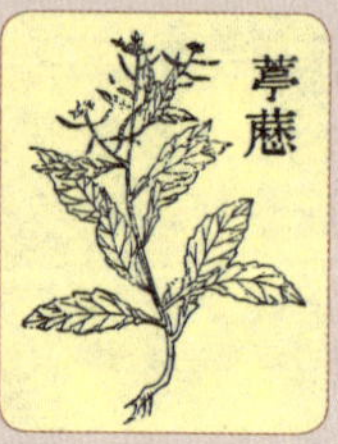

【释名】又名：丁历、大室、大适、狗荠。

【集解】《名医别录》载：葶苈生长在藁城平原沼泽及田野，立夏后采实，阴干。

陶弘景说：葶苈现在各处都有。葶苈子细黄，很苦，用的时候要煎熬。

苏颂说：葶苈初春生苗叶，高六七寸，像荠。它的根为白色，枝茎都为青色。三月开花，微黄，结角，种子扁小像黍粒，微长，呈黄色。

李时珍说：葶苈分甜、苦两种。狗荠味微甘，即甜葶苈。

葶苈子

［性味］味辛，性寒，无毒。

张仲景说：葶苈敷头疮，药气入脑，杀人。

徐之才说：葶苈子与榆皮相使，得酒良，恶白僵蚕、石龙芮。

李时珍说：宜配大枣同用。

［主治］主治腹部肿块、结气，饮食寒热，能破坚逐邪，通利水道。《神农本草经》

利膀胱水湿，伏留热气，皮间邪水上出，面目浮肿，身突然中风，热痱瘙痒，利小腹。久服令人虚弱。《名医别录》

疗肺壅上气咳嗽，止喘促，除胸中痰饮。《开宝本草》

通月经。（李时珍）

【发明】李杲说：葶苈大降气，与辛酸同用，以导肿气。《本草·十剂》载，泄可

葶苈

花

［性味］味辛，性寒，无毒。

［主治］利膀胱水湿，伏留热气。

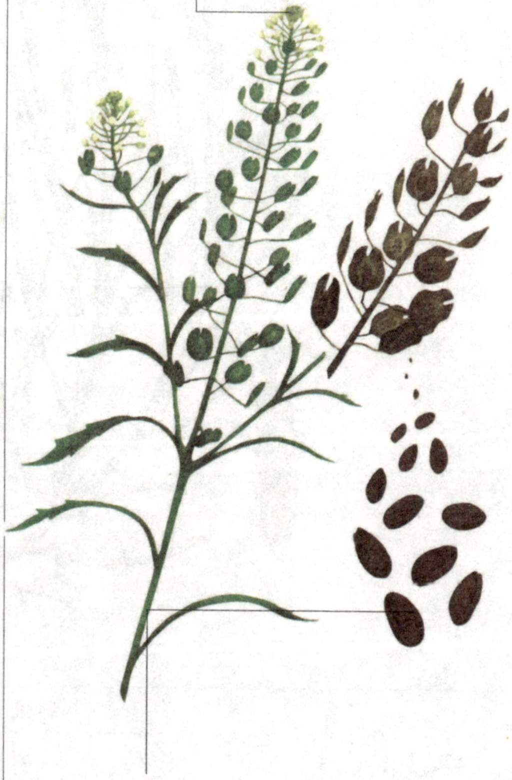

子

［性味］味辛，性寒，无毒。

［主治］主治腹部肿块、结气，饮食寒热。

去闭，葶苈、大黄之属。此二味药都大苦寒，一泄血闭，一泄气闭。

李时珍说：葶苈甘苦二种，正如牵牛黑白二色一样，急、缓不同；又像壶卢，甘、苦二味，良、毒也异。一般甜的下泄性缓，虽泄肺却不伤胃；苦的下泄性急，既泄肺也易伤胃，所以用大枣辅佐。然而肺中水汽积满喘急者，非此不能除。只是水去则停药，不可过多服用。

【附方】**1. 遍身肿满**：苦葶苈（炒）四两，研成末，与枣肉和成梧桐子大的丸子，每服十五丸，桑白皮汤送下，一天三次。**2. 大腹水肿**：葶苈二升，用清酒五升泡一夜，服一合即通。**3. 肺湿痰喘**：甜葶苈炒，研末，加枣肉和成丸子服下。**4. 肺壅喘急不能平卧，用葶苈大枣泻肺汤**：葶苈炒黄，研末，加蜂蜜和成弹子大的丸子。每次用大枣二十枚，水三升，煎取二升，然后放入葶苈一丸，继续煎至一升，一次服下。**5. 头风疼痛**：葶苈子研为末，煮汤淋汁洗头，三四次即愈。

车前

草部 | 隰草类

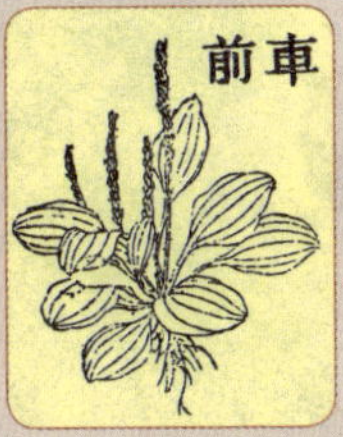

产地分布：分布遍及全国，但以北方为多。
成熟周期：播种第二年秋季采收。
形态特征：叶子布地像匙面，连年生长的长一尺多。从中间抽出数茎，结长穗像鼠尾。穗上的花很细密，色青微红。果实为红黑色。
功效：清热利尿，凉血，解毒。

【释名】又名：当道、芣苡（音浮以）、马舄（音昔）、牛遗、牛舌草、车轮菜、地衣、蛤蟆衣。

李时珍说：陆玑《诗义疏》上说，此草爱长在路旁及牛马足迹中，所以有车前、当道、马舄、牛遗的名称。幽州人称它为牛舌草。因蛤蟆喜藏伏在此草的下面，所以江东称其为蛤蟆衣。

【集解】苏颂说：车前草初春长出幼苗，叶子布地像匙面，连年生长的长一尺多。此草从中间抽出数茎，结长穗像鼠尾。穗上的花很细密，色青微红。它结的果实像葶苈，为红黑色。如今人们在五月采苗，七八月采实，也有在园圃里种植的。蜀中一带多种植，采其嫩苗当菜吃。

车前子

【修治】李时珍说：凡用须以水淘去泥沙，晒干。入汤液，炒过用；入丸散，则用酒浸泡一夜，蒸熟研烂，做成饼晒干，焙后研末。

［性味］味甘，性寒，无毒。

［主治］主下腹至阴囊胀痛、小便不畅或尿后疼痛，能利小便，除湿痹。《神农本草经》

主男子伤中，女子小便淋沥不尽、食欲不振，能养肺强阴益精，明目，疗目赤肿痛。《名医别录》

去风毒，肝中风热，毒风冲眼，赤痛障翳，头痛，流泪。能压丹石毒，除心胸烦热。（甄权）

清小肠热，止暑湿气伤脾所致的痢疾。（李时珍）

【发明】王好古说：车前子，能利小便而不走气，与茯苓作用相同。

【附方】**1. 小便血淋作痛**：车前子晒干研细，每次服二钱，用车前叶煎汤送下。**2. 石淋作痛**：取车前子二升，用绢袋装好，加水八升，煮取三升，内用。**3. 久患内障**：车前子、干地黄、麦门冬等分，研末，加

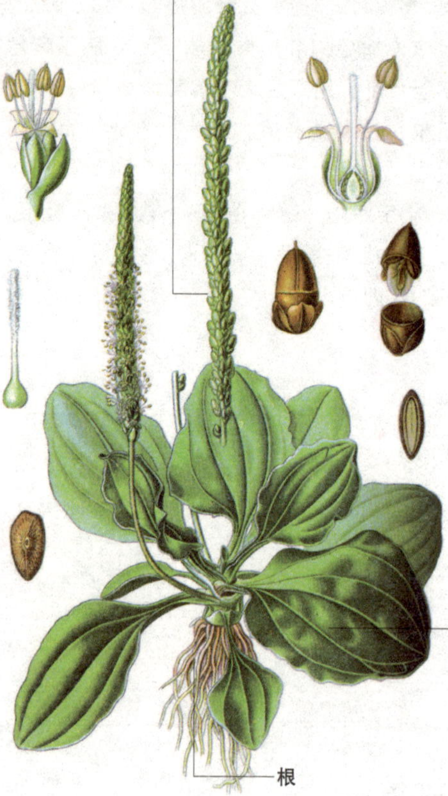

蜂蜜和成梧桐子大的丸子，常服有效。

车前草及根

［性味］味甘，性寒，无毒。

［主治］主金疮出血、鼻出血、瘀血、血块、便血、小便红赤，能止烦下气，除小虫。《名医别录》

叶：主泄精，治尿血，能明目，利小便，通五淋。（甄权）

【附方】**1. 小便不通**：车前草一斤，加水三升，煎取一升半，分三次服。**2. 小便尿血**：车前草捣汁五合，空腹服。**3. 金疮血出**：车前叶捣烂外敷。**4. 热痢不止**：车前叶捣汁一盏，加蜂蜜一合同煎，温服。

马鞭草 草部｜隰草类

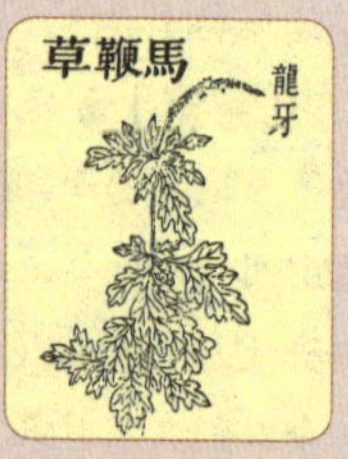

产地分布：主产于山西、陕西、甘肃、新疆、江苏、安徽、浙江、江西、福建等地。

成熟周期：6～8月，花开放时采收。

形态特征：茎四方形，节及枝上有硬毛。叶片卵圆形、倒卵形至长圆状披针形，基生叶的边缘通常有粗锯齿及缺刻；茎生叶多为三深裂，裂片边缘有不整齐锯齿，两面均被硬毛。

功效：清热解毒，活血通经，利水消肿，截疟。

【释名】又名：龙牙草、凤颈草。

苏恭说：此草的穗像鞭鞘，故名马鞭。

李时珍说：龙牙、凤颈，都是因其穗而得名。

马鞭草

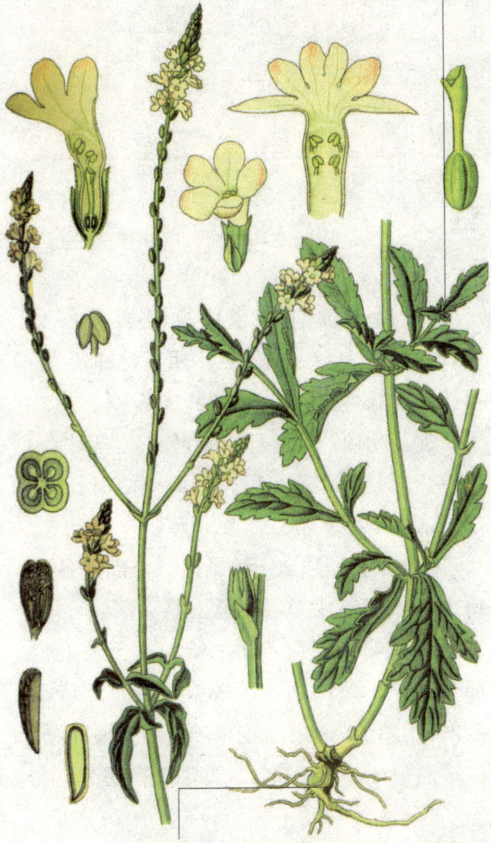

【集解】苏恭说：马鞭草的苗像狼牙及茺蔚，抽三、四穗，开紫色花，像车前，穗像鞭鞘，并不像蓬蒿。

李时珍说：马鞭草在低洼地有很多。它春天生苗，方茎，叶像益母，对生，夏秋季开细紫花，作穗如车前穗。其子像蓬蒿子而细，根白而小。

马鞭草苗、叶

[性味]味苦，性微寒，无毒。

[主治]主下部阴疮。《名医别录》

治腹部肿块、血块，久疟，有破血杀虫的功效。捣烂煎取汁，熬浓如饴，每次空腹用酒服一匕。（陈藏器）

治妇人血气肚胀，月经不调，通月经。《日华子诸家本草》

治金疮，行血活血。（朱震亨）

捣烂外涂，治痈肿、蠼螋尿疮、男子阴肿。（李时珍）

【附方】**1. 疟疾寒热：**马鞭草捣汁五合，加酒二合，分两次服。**2. 鼓胀烦渴，身干黑瘦：**将马鞭草锉细，晒干，不要见火，用酒或水同煮至味出，去渣温服。**3. 男子阴部肿，睾丸痛：**马鞭草捣烂，外涂。**4. 妇女经闭，腹部似有包块，肋胀：**取马鞭草根、苗五斤，锉细，加水五斗，煎成一斗，去渣，熬成膏，每服半匙，饭前温酒化下，一天二次。**5. 乳痈肿痛：**马鞭草一把、酒一碗、生姜一块，擂汁内服，以渣敷患处。**6. 赤白下痢：**马鞭草五钱、陈茶一撮，加水煎服。

考证与传说

【马鞭草可以让爱情回来】

由于马鞭草功效神奇，因此被冠上“魔法草”及“万灵草”的别名。在美丽的传说中，它可以“让爱情回来”。方法很简单，首先把一片马鞭草放于掌心，心中一定要诚恳地念那个人的名字，边念边把叶子捻成针状，直至掌心中有马鞭草的叶汁，然后用沾有汁的手碰那个人一下就行了。当然，无论是否可以让爱情回来，马鞭草的确可以让美丽回来。马鞭草融合了怡神的柑橘清香，又似乎有香蜂草和天竺葵的香，独特又醇和的气息让人沉醉。

鳢肠（旱莲）草部｜隰草类

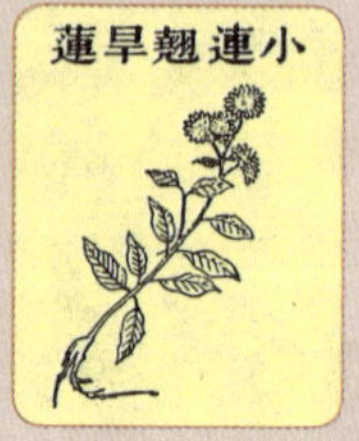

产地分布：遍及全国。

成熟周期：春秋季采收。

形态特征：全株光滑无毛。根有时块状。叶互生，着生于叶片近中心处；叶盾状近圆形，由叶柄着生处向四方发出，边缘有波状钝角，下面通常被毛或有乳凸点。

功效：清热解毒；凉血止血。

【释名】又名：莲子草、旱莲草、金陵草、墨烟草、墨头草、墨菜，猢狲头、猪牙草。

李时珍说：鳢是乌鱼，其肠也是黑的。此草茎柔软，折断后有黑色汁流出，故名，也就是一般叫的墨菜。它的果实细小，很像莲房，因此有莲名。

【集解】苏恭说：鳢肠生长在低洼潮湿的地方，坑渠间较多。它的苗像旋覆，二月、八月采，阴干。

李时珍说：旱莲有两种，一种苗像旋覆而开花白细的，是鳢肠；另一种花为黄紫色而结房如莲房的，是小连翘，见连翘条。

草

［性味］味甘、酸，性平，无毒。

［主治］主血痢。针灸疮发，流血不止的，用鳢肠草敷上，立刻止住。用草汁涂眉发，可让毛发长得快且多。《新修本草》

能使胡须、头发变黑，益肾阴。（李时珍）

止血排脓，通小肠，敷治一切疮。《日华子诸家本草》

【附方】**1. 尿血**：鳢肠草、车前草各等份，杵取草汁，每次空腹服三杯，直至病愈。**2. 肠风脏毒，下血不止**：鳢肠草于瓦上焙后研为末，每次用米汤送服二钱。**3. 痔漏疮发**：用鳢肠草一把，连根须洗净，捣成泥，以滚酒一杯冲入，饮汁，并取渣敷患处。

连翘 草部｜隰草类

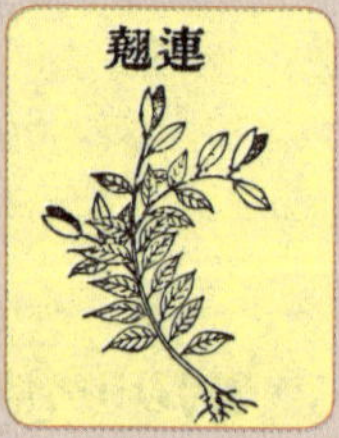

产地分布：分布于河北、山西、陕西、甘肃、山东、江苏、安徽、河南、湖北、四川等地。

成熟周期：连翘定植3～4年后开花结实，8月采摘。

形态特征：青叶狭长，茎赤色，高三四尺，独茎，梢间开黄色花，秋天结实像莲，内作房瓣。

功效：清热解毒，消肿散结，治疗风热感冒。

【释名】又名：连、异翘、旱莲子、兰华、三廉。根名：连轺、折根。

李时珍说：按《尔雅》所说，连，异翘，即本名连，又名异翘，故合称为连翘。

【集解】苏颂说：连翘有大、小两种。大翘生长在下湿地或山冈上，青叶狭长，像榆叶、

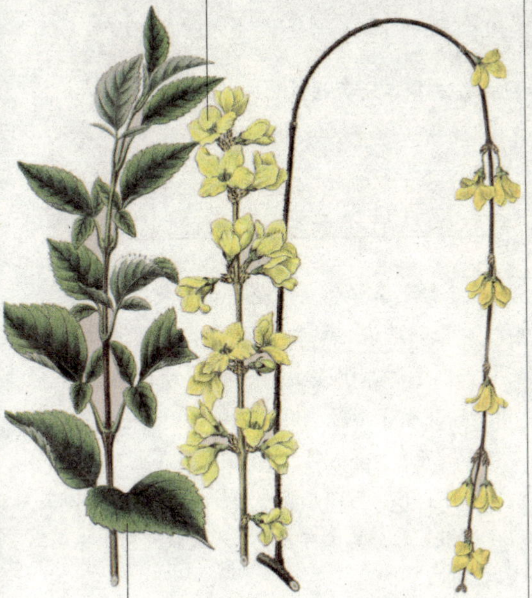

水苏一类，茎赤色，高三四尺，独茎，梢间开黄色花，秋天结实像莲，内作房瓣，根黄像蒿根，八月采房。小翘生长在山冈平原上，花、叶、果实都似大翘而细。生长在南方的，叶狭而小，茎短，才高一二尺，花也是黄色，实房为黄黑色，内含黑子如粟粒，也叫旱莲，南方人将它的花叶入药。

[性味]味苦，性平，无毒。

李时珍说：味微苦、辛。

[主治]主寒热鼠瘘瘰疬，痈肿恶疮瘿瘤，结热蛊毒。《神农本草经》

驱白虫。《名医别录》

通利五淋，治小便不通，除心经邪热。（甄权）

通小肠，排脓，治疮疖，能止痛，通月经。《日华子诸家本草》

散各经血结气聚，消肿。（李杲）

泻心火，除脾胃湿热，治中部血证，为使药。（朱震亨）

治耳聋、听音不清。（王好古）

连翘茎、叶主心肺积热。（李时珍）

【发明】张元素说：连翘功用有三，一泻心经客热；二去上焦诸热；三为疮家圣药。

李时珍说：连翘形状像人心，两片合成，里面有仁很香，是少阴心经、厥阴心包络气分主药。各种疼痛、痒疾、疮疡都属心火，所以连翘为十二经疮家圣药，兼治手足少阳手阳经气分之热。

【附方】**1. 瘰疬结核：**连翘、芝麻等分，研为末，经常服用。**2. 痔疮肿痛：**用连翘煎汤熏洗，然后用刀上飞过的绿矾加麝香少许敷贴。

连翘根

[性味]味甘，性寒、平，有小毒。

[主治]下热气，益阴精，令人面色好，能明目。久服轻身耐老。《神农本草经》

治伤寒郁热欲发黄。（李时珍）

小知识

【繁殖培育】

可扦插、播种、分株繁殖。扦插于2～3月进行。播种宜在秋季10月采种后，经湿沙层积于翌年2～3月播。苗木移栽于落叶期间选向阳而排水良好的肥沃土壤上栽植；每年花后剪除枯枝、弱枝叶及过密、过老枝条，同时注意根际施肥。不施肥问题也不是太大，因为施过肥的话，许多花卉只会长叶子，不会长花，而这种植物的生命力很顽强，几乎可以生长在任何土壤里。

青黛

草部 | 隰草类

产地分布： 福建、云南、广西、广东、江西、浙江等地。

成熟周期： 花期 9~11 月，果期 12~2 月。

形态特征： 多年生草本。茎常成对分枝，细嫩部分及花序均被褐色柔毛。叶对生，先端渐尖，边缘有粗齿，干时黑色。

功效： 清热解毒，凉血消斑，定惊泻火。

青黛

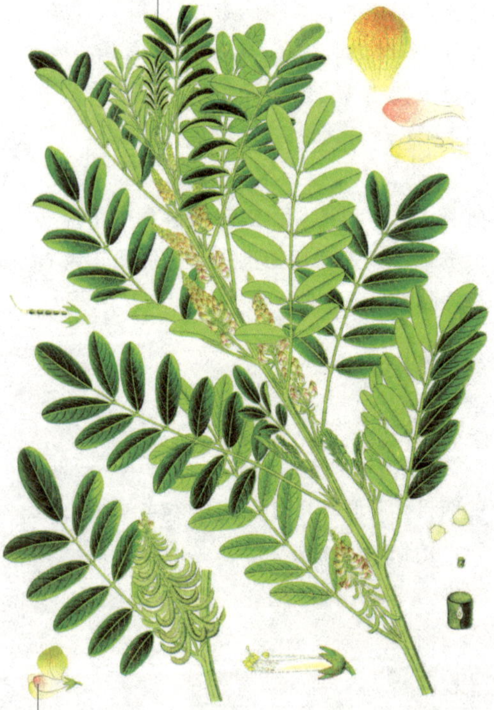

叶

［性味］味咸，性寒，无毒。

［主治］解各种药毒，治小儿诸热。

花

［性味］味咸，性寒，无毒。

［主治］能泻肝，散五脏郁火，解热。

【释名】又名：靛花、青蛤粉。

李时珍说：黛，眉的颜色。刘熙解释说：除去眉毛后，用它画上来代替，所以称为黛。

【集解】李时珍说：波斯青黛，也就是外国蓝靛花，如得不到，则中国的靛花也可以用。实在不得已，可以用青布浸汁代替。商家有用干淀假冒的，其中有石灰，入内服的药中当小心辨别。

［性味］味咸，性寒，无毒。

［主治］解各种药毒，小儿诸热，惊痫发热，天行头痛寒热，都用水研青黛服用。也可磨敷热疮恶肿、金疮下血、蛇犬等毒。《开宝本草》

解小儿疳热，杀虫。（甄权）

治小儿丹热，用水调和内服。与鸡蛋清、大黄末一起调和外敷，治疮痈蛇虺螫毒。（陈藏器）

能泻肝，散五脏郁火，解热，消食积肥。（朱震亨）

去热烦，止吐血咯血，疗斑疮阴疮，杀恶虫。（李时珍）

【附方】**1. 小儿疳痢，用青黛散：** 随小儿年龄大小，取适量青黛以水研匀服下，有效。**2. 烂眼：** 用青黛、黄连泡水洗。**3. 瘰疬未穿：** 用靛花、马齿苋同捣烂，每日敷患处。

甘蓝

草部 | 隰草类

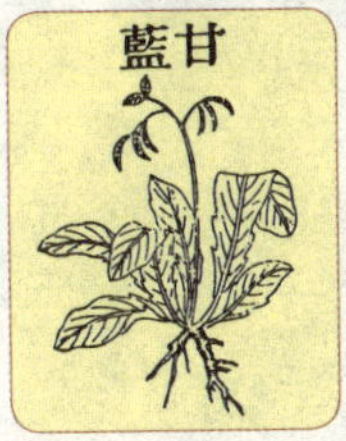

【释名】又名：蓝菜。

【集解】李时珍说：它属于大叶冬蓝一类。按胡洽居士所说，河东、陇西、羌胡一带多种植食用，汉族地方较少见。它的叶宽大而厚，煮来吃很甘美。能耐严寒，过冬不死。春天也开花，其花黄色，生角结种子。

［性味］味甘，性平，无毒。

［主治］长期食用，大有益于肾，能补脑髓，利五脏六腑，利关节，通经络中结气，去心下胀气。能明耳目，使人精力旺盛，睡眠减少，益心力，壮筋骨。作杨酸菜隔夜即变成黄色，与盐同食，治黄毒。（陈藏器）

甘蓝子

［主治］治人嗜睡。（孙思邈）

蓼

草部 | 隰草类

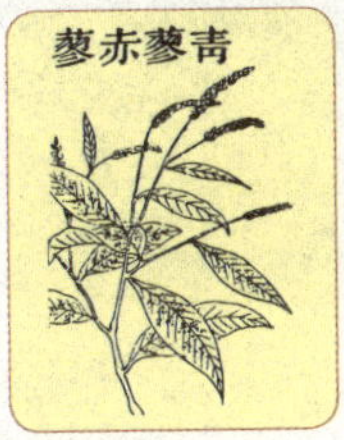

【释名】蓼类皆高扬，故字从翏，高飞的样子。

【集解】陶弘景说：常用的蓼有三种。一是青蓼，人们常食用，叶子有圆有尖，以圆的为好，食用的就是这种。二是紫蓼，与青蓼相似，但为紫色。三是香蓼，与前两种相似，但有香气，微有辛味，人们爱吃。

韩保昇说：蓼的种类很多，有青蓼、香蓼、水蓼、马蓼、紫蓼、赤蓼、木蓼七种。紫蓼、赤蓼，叶小、狭窄而厚；青蓼、香蓼，叶都相似而薄；马蓼、水蓼，叶都宽大，叶上有黑点；木蓼又名天蓼，蔓生，叶像柘叶。六种蓼的花都是红白色，种子都如胡麻大小，赤黑而尖扁，只有木蓼的花是黄白色，子皮青色而滑。各种蓼在冬天都枯死，唯有香蓼的宿根能重生，可以当鲜菜。

蓼实

［性味］味辛，性温，无毒。

孟诜说：蓼实多食，会令人吐水，壅气损阳。

［主治］主明目温中，耐风寒，下水汽，除面目浮肿、痈疡。《神农本草经》

蓼实归鼻，能除肾气，去疬疡，止霍乱，治小儿头疮。（甄权）

【附方】**霍乱烦渴**：蓼子一两、香薷二两，每次取二钱，水煎服。

苗、叶

［性味］味辛，性温，无毒。

孙思邈说：黄帝说："食蓼过多，有毒，会令人发心痛。与生鱼一起吃，令人脱气"。扁鹊也说："长期食用，令人寒热，会损髓减气少精。女子经期吃蓼、蒜，多发淋。与大麦面相宜。"

［主治］归舌，除大小肠邪气，利中益志。《名医别录》

用干蓼苗叶酿酒，主风冷，效果很好。（陶弘景）

做菜生吃，能入腰脚。用它煮汤浸洗脚，可治霍乱引起的抽筋。煮汁每天饮用，治腹部或肋部癖块。捣烂，可外敷接触性皮

炎。（陈藏器）

脚突然软弱无力，可用赤蓼烧灰淋汁浸泡，再将桑叶蒸热后盖在脚上。《日华子诸家本草》

可杀虫，伏砒。（李时珍）

【附方】**1. 蓼汁酒，治胃冷不能饮食，冬天睡时足冷**：秋天取蓼晒干，六十把，加水六石煮成一石，去滓，拌米饭酿酒。待酒熟后，每天饮适量。**2. 小儿冷痢**：蓼叶捣汁服。

水蓼

草部 隰草类

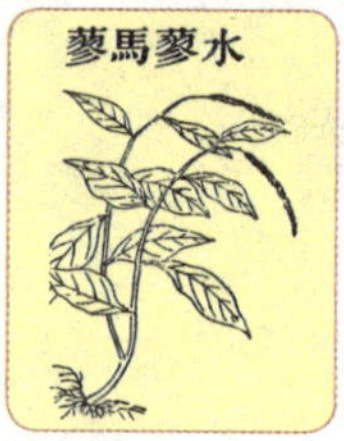

【释名】又名：虞蓼、泽蓼。

马志说：它生长在浅水中，所以叫水蓼。

李时珍说：据《尔雅》所说，蔷即虞蓼。两山之间夹着水，叫虞。

【集解】苏恭说：水蓼生长在低凹的湿地和水边，叶子像马蓼，比家种的蓼叶子大，茎为红色，用水洗净后就可以食用，味道比蓼子好。

寇宗奭说：水蓼与荭草相类似，但是枝杈要低些。现在酿酒取水蓼的叶用水浸汁，和

水蓼

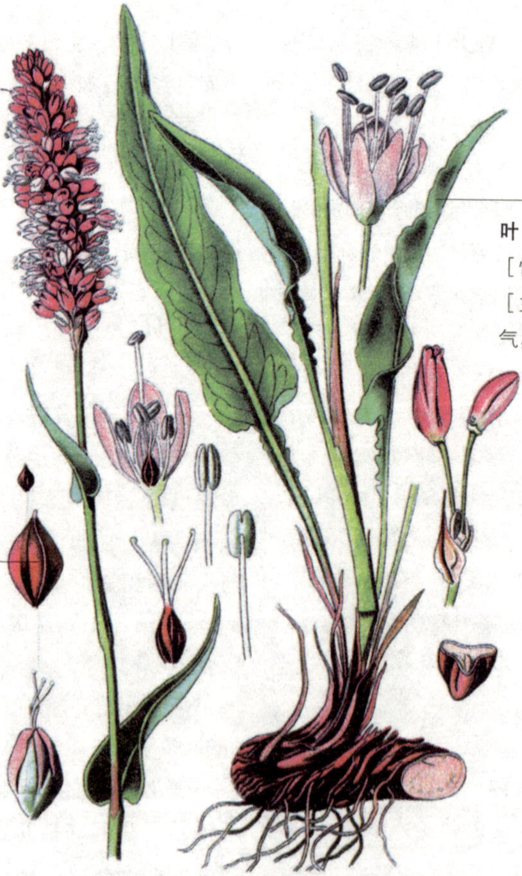

入面做酒曲，也是取它的辛味。

李时珍说：此为水边生长的蓼，叶长五六寸，比荭草稍窄，比家蓼叶稍大，而功效差不多。所以寇宗奭说蓼实就是水蓼的子，就是这个原因。

水蓼茎、叶

［性味］味辛，无毒。

［主治］治蛇伤，将其捣后外敷在伤口上。绞汁服用，可止蛇毒入腹所致的胸闷。又治脚气肿痛成疮，用水煮汁，浸洗患处，效果非常好。《新修本草》

虎杖

草部｜隰草类

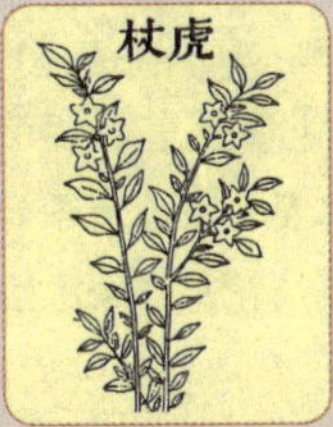

产地分布：分布于山东、河南、湖北、江西、福建、台湾、云南、四川等地。

成熟周期：春、秋二季采挖。

形态特征：根状茎横走，木质化，外皮黄褐色。茎直立，丛生，中空，表面散生红色或紫红色斑点。叶片宽卵状椭圆形或卵形，顶端急尖，基部圆形或阔楔形；托叶鞘褐色，早落。花单性，雌雄异株，圆锥花序腋生；瘦果椭圆形，有三棱，黑褐色，光亮。

功效：祛风利湿，散瘀定痛，止咳化痰。

【释名】又名：苦杖、大虫杖、斑杖、酸杖。

李时珍说：杖说的是它的茎，虎是形容它的斑点。还有一种斑杖像蒻头的，与此名同物不同。

【集解】李时珍说：虎杖的茎像荭蓼，叶圆像杏，枝黄像柳，花的形状像菊，颜色像桃花。

虎杖根

【修治】雷敩说：采来后，切细，用虎杖叶包一夜，晒干后用。

［性味］性微温。

甄权说：味甘，性平，无毒。

寇宗奭说：味微苦。现在暑天多用它煎根汁饮用。如果不配甘草的话，则不堪饮用。此文没有说到味。《药性论》说味甘。那是甘草的味，并不是虎杖的味。

［主治］通调月经，破瘀血肿块。《名医别录》

浸酒服，治突发腹部肿块。（陶弘景）

治风在骨节间及血瘀，则煮汁作酒服用。（陈藏器）

治大热烦躁，能止渴、利小便，压一切热毒。（甄权）

治产后血运，恶血不下，心腹胀满。能排脓，主疮疖痈毒，治跌打损伤瘀血，可破风毒结气。《日华子诸家本草》

烧灰，用来贴各种恶疮。焙研后炼蜜成丸，用陈米汤饮服，治肠痔下血。（苏颂）

研末用酒服，治产后瘀血血痛以及跌伤昏闷，有效。（李时珍）

【附方】**1. 小便五淋**：虎杖研为末，每次用米汤送服二钱。**2. 月经不通**：虎杖三两，凌霄花、没药各一两，同研末，每次用热酒送服一钱。**3. 消渴引饮**：虎杖（烧过）、海浮石、乌贼骨、丹砂等分，研为末，渴时用麦门冬汤冲服二钱，一天三次。忌酒、鱼、面、生冷、房事。

萹蓄

草部 | 隰草类

产地分布：分布于全国各地。

成熟周期：花期 4 ~ 8 月，果期 6 ~ 9 月。

形态特征：植物体有白色粉霜。茎平卧地上或斜上伸展，基部分枝，绿色，具明显沟纹，无毛，基部圆柱形，幼枝具棱角。叶片窄长椭圆形或披针形，先端钝或急尖，基部楔形，两面均无毛，侧脉明显。

功效：利水通淋；杀虫止痒。

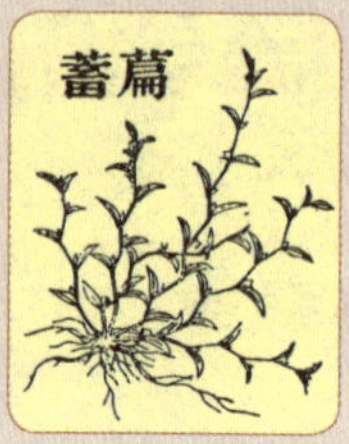

【释名】又名：扁竹、扁辨、扁蔓、粉节草、道生草。

【集解】苏颂说：春天铺地生于道路旁，苗像瞿麦，叶细绿如竹，赤茎如钗肌，节间开很细的花，根像蒿根，四五月采苗阴干后用。

李时珍说：它的叶像落帚叶，但不尖。细茎节节引蔓。三月开细红花，像蓼蓝花，结细子，炼丹家用来烧灰炼霜。它又叫水扁筑。

［性味］味苦，性平，无毒。

［主治］主浸淫疥瘙疽痔，杀三虫。《神农本草经》

疗女子阴蚀。《名医别录》

煮汁给小儿饮服，疗蛔虫有效。（甄权）

治霍乱黄疸，有利小便的作用，疗小儿魃病。（李时珍）

注：魃病即小儿未断奶，母亲又怀孕而致的小儿往来寒热，形瘦腹大，毛发散乱，情思不悦，微微下利的疾病。

【附方】**1. 霍乱吐利**：将萹蓄放入豉汁中，加五味，煮羹汤食用。**2. 蛔虫病**：取萹蓄十斤，锉细，加水一石，煎至一斗。去渣后煎浓。头天晚上禁食，次日空腹服一升，虫即可打下。**3. 恶疮痂痒，作痛**：用萹蓄捣烂封患处，痂落病即愈。

蒺藜

草部 | 隰草类

产地分布：分布于海南、云南等地。

成熟周期：5 ~ 8 月采收。

形态特征：全株被绢丝状柔毛。托叶披针形，叶为偶数羽状复叶；先端尖或钝，表面无毛或仅沿中脉有丝状毛，背面被以白色伏生的丝状毛。果实为离果，五角形或球形，由 5 个呈星状排列的果瓣组成，背面有短硬毛及瘤状突起。

功效：祛风和血。

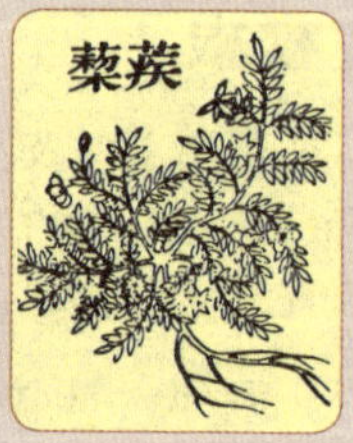

【释名】又名：茨、旁通、屈人、止行、豺羽、升推。

陶弘景说：此草多生长在道路上及墙上，叶伏地，子有刺，形状像菱但小些。长安最多，人们行路多穿木履。

李时珍说：蒺，疾的意思；藜，利的意思；茨即刺。它的刺伤人，很是快而利。叫它屈人、止行，都是因为蒺藜伤人。

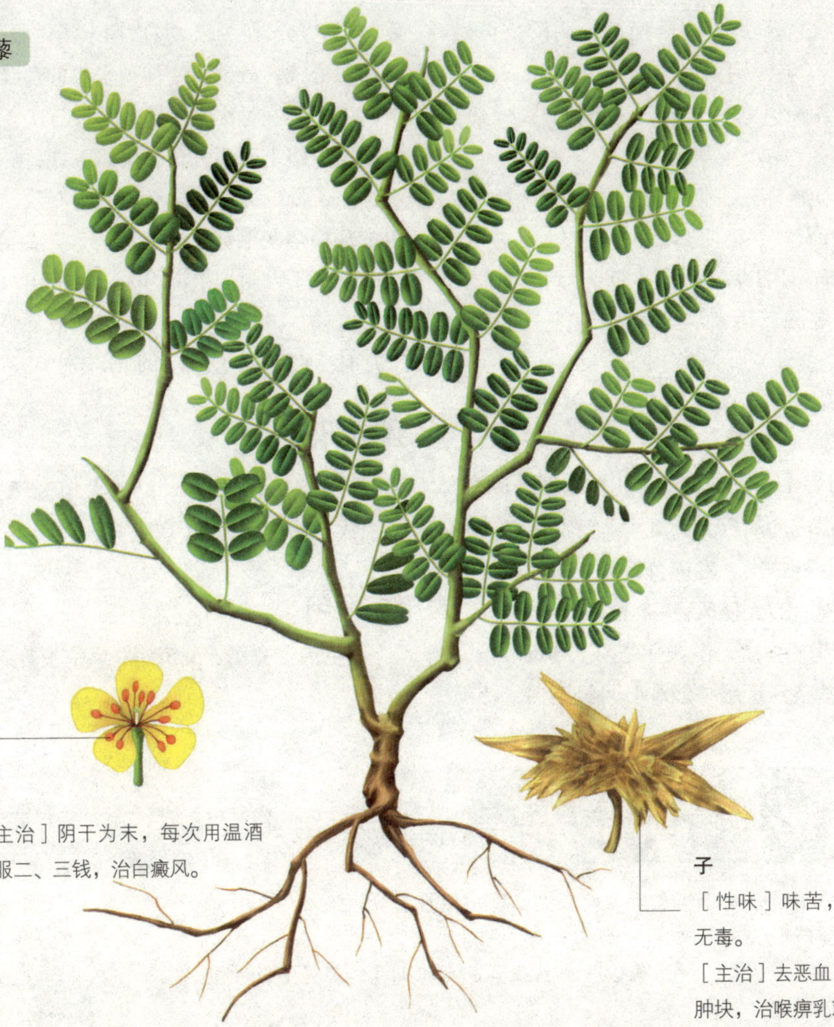

【集解】《名医别录》载：蒺藜子生于冯翊平泽或道路旁，七月、八月采实，晒干。

苏颂说：冬天也有采的，黄白色。郭璞《尔雅注疏》上说，布地蔓生，细叶，子有三角，刺人，就是它了。还有一种白蒺藜，今生于同州的沙苑，牧马草地上最多，路旁也有。绿叶细蔓，七月开黄紫色花，像豌豆花而略小些。九月结果实成荚，子便可采。它的果实味甜而微腥，褐绿色，与蚕种子有点像但差别大。又与马薸子非常像，但马薸子微大，不能入药，须仔细分辨。

寇宗奭说：白蒺藜的子是补肾药，现在的人经常使用。祛风只用刺蒺藜。

李时珍说：蒺藜叶像初生的皂荚叶，整齐可爱。刺蒺藜像赤根菜子和细菱，三角四刺，果实有仁。白蒺藜结荚长一寸左右，里面的子大如芝麻，外形像羊肾而带绿色，现在人们叫它沙苑蒺藜，据此来区分。

蒺藜子

【修治】《日华子诸家本草》载：蒺藜子入药用，丸剂、散剂都可，炒去刺用。

［性味］味苦，性温，无毒。

徐之才说：与乌头相使。

［主治］去恶血，破腹部肿块，治喉痹乳难。久服长肌肉，明目轻身。《神农本草经》

治身体风痒，头痛，咳逆伤肺肺痿，

止烦下气。小儿头疮，痈肿，阴溃，可做摩粉用。《名医别录》

治各种风病、疬疡，疗吐脓，去燥热。（甄权）

治奔豚肾气，肺气胸膈满，能催生堕胎，益精，疗肾冷，小便多，止小便淋沥、遗精、尿血肿痛。《日华子诸家本草》

治痔漏，阴部潮湿，妇人乳房疮痈，带下。（苏颂）

治风邪所致的大便秘结及蛔虫心腹痛。（李时珍）

【附方】**1. 腰脊引痛**：用蒺藜子捣成末，加蜂蜜做成如胡豆大的丸子，每次用酒送服二丸，一日三次。**2. 通身浮肿**：用杜蒺藜每天煎汤洗。**3. 大便风秘**：蒺藜子（炒）一两、猪牙皂荚（去皮、酥炙）五钱，共研为末。每次用盐茶汤送服一钱。**4. 月经不通**：杜蒺藜、当归等分，研为末。每次用米汤送服三钱。**5. 蛔虫心痛，吐清水**：初秋采集的蒺藜子阴干，烧作灰。每次服一匙，一日三次。**6. 牙齿动摇**：用土蒺藜去角，生研五钱，加淡浆水半碗，盐少许，温时漱口，很有效。或者用蒺藜根烧灰贴牙，也能固齿。**7. 白癜风**：用白蒺藜子六两，生捣为末。每次用白开水送服二钱，一日两次。一月后断根。服至半个月时，白处见红点，即预示有效。

蒺藜花

［主治］阴干为末，每次用温酒送服二三钱，治白癜风。（寇宗奭）

蒺藜苗

［主治］煮汤，洗疥癣、风疮发痒。（李时珍）

谷精草 草部 隰草类

草精穀

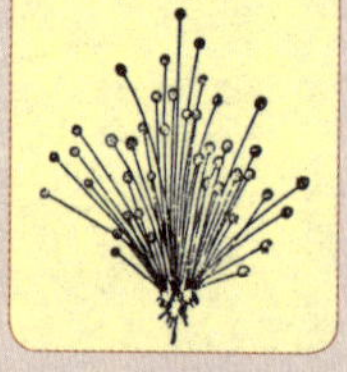

产地分布：分布于华东、西南及湖南、中国台湾等地。
成熟周期：秋季采收。
形态特征：丛生，叶像嫩谷秧。抽细茎，高四五寸，茎头有小白花，点点如乱星。
功效：祛风散热；明目退翳。

【释名】又名：戴星草、文星草、流星草。

李时珍说：谷田余气所生，所以叫作谷精。

马志说：谷精草开白色的花，像星星，所以有戴星等名字。

【集解】李时珍说：此草在收割完谷的荒田中生长，江湖南北多有。丛生，叶像嫩谷秧。抽细茎，高四五寸，茎头有小白花，点点如乱星。九月采花，阴干。

谷精草花

［性味］味辛，性温，无毒。

［主治］治喉痹，牙齿风痛，各种疮疥。《开宝本草》

疗头风痛，目盲翳膜，痘后生翳，有止血的功效。（李时珍）

【发明】李时珍说：谷精体轻性浮，能上行阳明经及其所循行的部位。凡治各种眼病，加用谷精草，效好。它明目退翳的作用，似在菊花之上。

【附方】**1. 脑痛、眉痛：**谷精草二钱、地龙三钱、乳香一钱，共研为末。每次用半钱，烧烟筒中，熏鼻。**2. 偏正头痛：**谷精草一两，研为末，用白面糊调匀摊纸上贴痛处，干了便换。又方：用谷精草末、铜绿各一钱，硝石半分，混匀，左侧头痛吸入左边鼻孔，右侧头痛吸入右边鼻孔。**3. 鼻血不止：**谷精草研为末，每次用熟面汤送服二钱。**4. 目中翳膜：**谷精草、防风，等分为末，米汤冲服，很有效。

海金沙 草部｜隰草类

产地分布：分布于华东、中南、西南地区及陕西、甘肃。

成熟周期：立秋前后采收。

形态特征：根茎细而匍匐，被细柔毛。茎细弱、呈干草色，有白色微毛。叶为 1 ~ 2 回羽状复叶，纸质，两面均被细柔毛；能育羽片卵状三角形，小叶卵状披针形，边缘有温齿或不规则分裂，上部小叶无柄，羽状或戟形，下部小叶有柄。

功效：清热解毒，利水通淋。

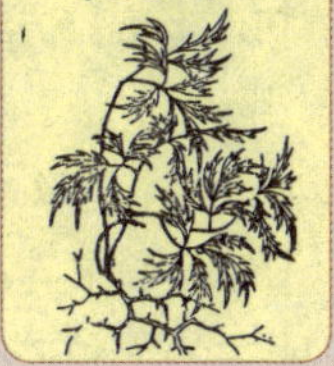

【释名】又名：竹园荽。

李时珍说：其色黄像细沙。称海，是说它的神异。俗名竹园荽，以叶形状而得名。

【集解】掌禹锡说：海金沙，株小，高一二尺。七月收全草，放太阳下曝晒，稍干后，在下面衬上纸承接，用杖击打，有细沙落在纸上，且晒且击，以细沙全部收取完为度。

李时珍说：江浙、湖汀、川陕都有海金沙。它生长在山林下，茎细如线，缠在竹木上，高一尺多。它的叶细像园荽叶但很薄，背面都是青色，上面有皱纹。皱折处有沙子，像蒲黄粉，呈黄赤色。它不开花，细根牢固。其沙和草都可入药。道士采它的草取汁，用来煮砂。

[性味]味甘，性寒，无毒。

[主治]通利小肠。与栀子、马牙消、硼砂配合使用，治伤寒热狂。做成丸、散剂都可以。《嘉祐补注本草》

治湿热肿满，小便热淋、膏淋、血淋、石淋疼痛，解热毒气。(李时珍)

【发明】李时珍说：海金沙，为小肠、膀胱血分的药物。热在这两经的血分都适宜使用。

【附方】**1. 热淋急痛：**海沙草阴干，研为末，再煎生甘草汤，调服二钱。方中也可以加滑石。**2. 小便不通，脐下闷满：**海金沙一两、腊面茶半两，一起捣碎。每次用生姜、甘草煎汤送服三钱，一日两次。**3. 膏淋如油：**海金沙、滑石各一两，甘草梢二钱半，共研为末。每次用麦门冬煎汤送服二钱，一日两次。**4. 血淋痛涩：**用新汲水或砂糖水送服海金沙末，每次服一钱。**5. 脾湿肿满，腹胀如鼓，气喘，不能平卧，用海金沙散：**海金沙三钱，白术四两、甘草半两、黑牵牛头一两半，共研为末。每次用水送服一钱，能泻为好。

半边莲 草部 | 隰草类

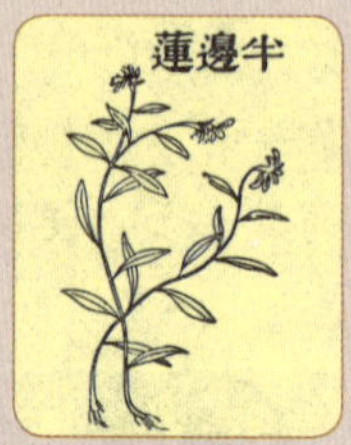

产地分布：分布于长江以南地区。

成熟周期：多于夏季采收。

形态特征：它贴着地面蔓生，梗细，节节生细叶。开淡红紫色的小花，只有半边，如莲花状。

功效：清热解毒，利水消肿。

【集解】李时珍说：半边莲是一种小草，生在阴湿土埂、沟边。它贴着地面蔓生，梗细，节节生细叶。秋季开淡红紫色的小花，只有半边，如莲花状，故名。又叫急解索。

［性味］味辛，性平，无毒。

［主治］蛇咬伤，用半边莲捣汁饮下，药渣敷伤处。又治气喘以及疟疾寒热，用半边莲、雄黄各二钱，共捣成泥，放碗内，盖好，等颜色变青后，加饭做成如梧桐子大的丸子。每次空腹用盐汤送服九丸。（李时珍）

考证与传说

【考证】

《南方主要有毒植物》：半边莲，食多量引起流涎，恶心，头痛，腹泻，血压增高，脉搏先缓后速，严重者痉挛，瞳孔散大，最后因呼吸中枢麻痹而死亡。解救方法：先催吐，洗胃，后饮浓茶，注射葡萄糖液。对症治疗：如出现惊厥，可给解痉剂，针刺人中、合谷、涌泉等穴位；呼吸麻痹时，给以强心剂和兴奋剂，保暖，必要时给氧或行人工呼吸。民间用黄豆汁、甜桔梗煎水服，或甘草煎水内服或饮盐水，或榨姜汁口服解毒。

半边莲

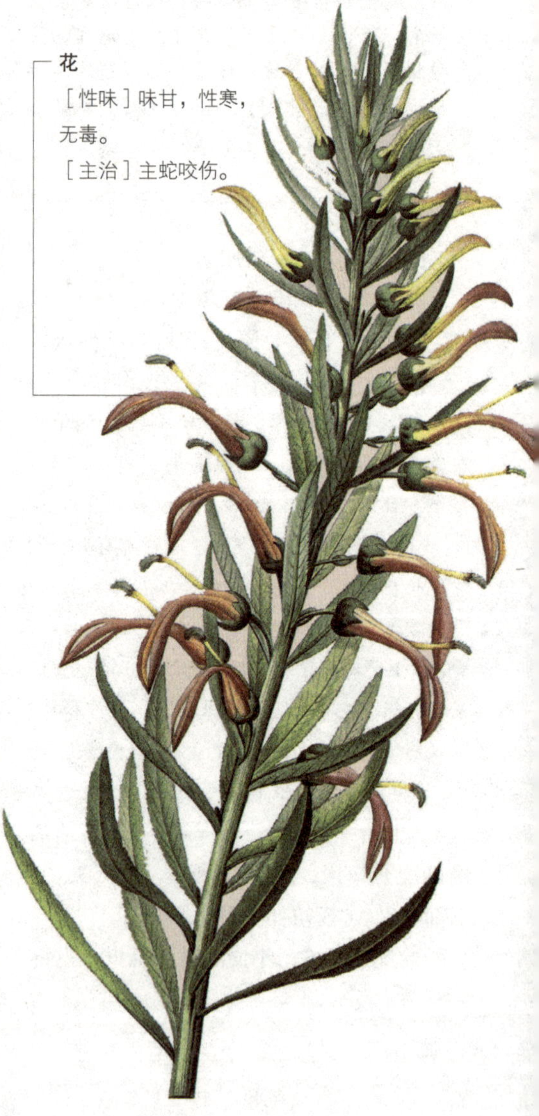

紫花地丁 草部 | 隰草类

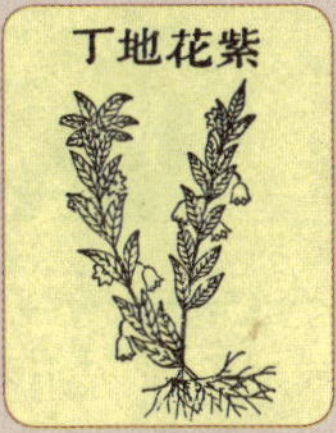

产地分布：分布于东北、华北等地区。

成熟周期：花期 4 ~ 5 月。

形态特征：叶基生，狭披针形或卵状披针形，边缘具圆齿，叶柄具狭翅，托叶钻状三角形，有睫毛。花有卡柄，萼片卵状披针形，花瓣紫堇色，具细管状，直或稍上弯。

功效：清热解毒。

【释名】又名：箭头草、独行虎、羊角子、米布袋。

【集解】李时珍说：紫花地丁到处都有。它的叶像柳而微细，夏天开紫色花，结角。生在平地的长茎，生在沟壑边的长蔓。

[性味]味苦、辛，性寒，无毒。

[主治]治一切痈疽发背，疔肿瘰疬，无名肿毒、恶疮。(李时珍)

【附方】**1. 黄疸内热：**取紫花地丁末，每次用酒送服三钱。**2. 痈疽恶疮：**用连根的紫花地丁，同苍耳叶等份，捣烂，加酒一杯，搅汁服下。**3. 痈疽发背，各种无名肿毒：**将三伏天收取的紫花地丁草，捣碎，用白面和成，放醋中浸泡一夜，贴疮上。**4. 瘰疬疔疮，发背诸肿：**用紫花地丁根，去粗皮，同白蒺藜共研为末，加油调匀涂患处。**5. 疔疮肿毒：**用紫花地丁草捣汁服。又方：用紫花地丁草、葱头、生蜂蜜一起捣烂贴患处。**6. 喉痹肿痛：**用紫花地丁叶，加酱少许，研成膏，点入喉部催吐。

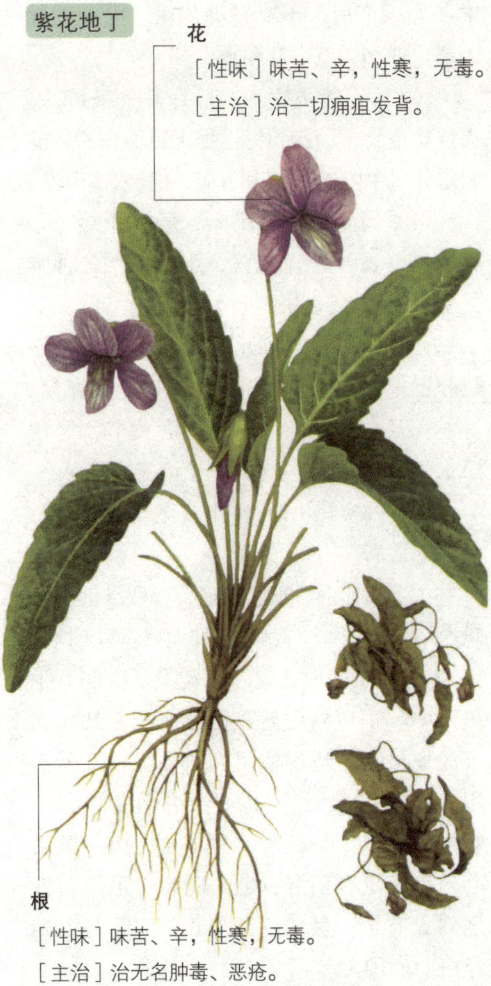

考证与传说

【哥俩好：紫花地丁的传说】

战国时期，有两位花郎，常在一起讨饭，结拜为兄弟。一天，弟弟手指突发疔疮，红肿发亮，哥哥带其前去寻医。离此不远的一家“济生堂”药铺，有一种自制的治疗疔疮的药。老板见是花郎讨饭，见死不救。无奈俩弟兄只有离开，来到一片山坡地，弟弟疼痛难忍。这时，哥哥顺手掐了几朵紫色花放在嘴里嚼嚼，敷在弟弟手指上，疼痛立即减轻。第二天早晨，肿痛居然消了。后来花郎就根据这种草桔梗外形笔直，像一根铁钉，顶头开几朵紫花的形象，为其取了“紫花地丁”的名字。

毒草类

大黄

草部｜毒草类

产地分布： 分布于甘肃、青海、四川等地。

成熟周期： 7月种子成熟后采挖。

形态特征： 叶片深裂，呈三角状披针形或狭线形。花序分枝紧密，向上直，紧贴干茎。

功效： 攻积滞，清湿热，泻火，凉血，祛瘀，解毒。

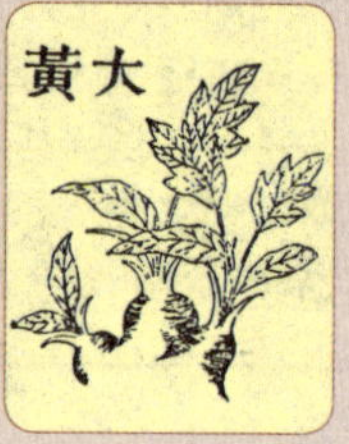

【释名】又名：黄良、将军、火参、肤如。

陶弘景说：大黄，是因其颜色而得名。称它为将军，是说它的药性峻利。

李杲说：大黄能推陈致新，就像平定祸乱致太平，所以得将军之名。

【集解】吴普说：大黄生长在蜀郡北部或陇西。二月叶子卷曲生长，黄赤色，叶片四四相当，茎高三尺多。它三月开黄色花，五月结实黑色，八月采根。根有黄汁，切片阴干。

苏恭说：大黄的叶、子、茎都像羊蹄，但茎高达六七尺而且脆，味酸，叶粗长而厚。根细的像宿羊蹄，大的有碗大，长二尺。其性湿润而易蛀坏，烘干就好。

陈藏器说：用的时候应当区分，如果取深沉、能攻病的，可用蜀中像牛舌片紧硬的；如果取泄泻迅速、除积滞去热的，当用河西所产有锦纹的大黄。

大黄根

【修治】陈藏器说：大黄有蒸的、生的、熟的，不能一概用之。

［性味］味苦，性寒，无毒。

张元素说：大黄味苦性寒，气味俱厚，沉而降，属阴。用之须酒浸煨熟，是寒因热用。大黄酒浸入太阳经，酒洗入阳明经，其余经不用酒。

李杲说：大黄苦峻下走，用于下部疾患，必须生用。如果邪气在上，非酒不能到达病处，必须用酒浸引上至高处，驱热而下。

李时珍说：凡是病在气分以及胃寒血虚和妊娠产后，不要轻易使用。因大黄性苦寒，能伤元气、耗阴血。

［主治］能下瘀血，除寒热，破肿块，去留饮宿食，荡涤肠胃，排出肠道积滞，通利水谷，调中化食，安和五脏。《神农本草经》

可平胃下气，除痰实，肠间积热，心腹胀满，女子寒血闭胀，小腹痛，各种陈久瘀血凝结。《名医别录》

通女子月经，利水肿，利大小肠，贴热肿毒，小儿寒热时疾，烦热蚀脓。（甄权）

宣通一切气，调血脉，利关节，泄壅滞水气，温瘴热疟。《日华子诸家本草》

泻各种实热不通，除下焦湿热，消宿食，泻心下痞满。（张元素）

主下痢赤白，里急腹痛，小便淋沥，实热燥结，潮热谵语，黄疸，各种火疮。（李时珍）

【发明】李时珍说：大黄是足太阴、手足阳明、手中厥阴五经血分之药。凡病在五经血分者，适宜使用。如果病在气分而用大黄，是诛伐无过。泻心汤治疗心气不足、吐血、衄血，是真心之气不足，而手厥阴心包络、足厥阴肝、足太阴脾、足阳明胃之邪火有余。虽然说是泻心，实际是泻四经血中的伏火。

【附方】**1. 心气不足，吐血衄血，用泻心汤**：大黄二两，黄连、黄芩各一两，加水三升，煮取一升，热服取利。**2. 伤寒痞满，病发于阴分，而误用下法治疗后，心下满而不痛，按之柔软，用大黄黄连泻心汤**：大黄二两、黄连一两，泡入麻沸汤二升中，过一会，绞渣取汁，分两次温服。**3. 痰引起的各种疾病，用滚痰丸，但水泻及胎前产后不可服用**：大黄（酒浸，蒸熟后切晒）八两，生黄芩八两，沉香半两，青礞石（二两），焰硝（二两），同入砂罐中密封、煅红、研细。取末用水调和制成梧桐子大的药丸，常服一二十丸，小病五六十丸，缓病七八十丸，急病一百二十丸，温水送下后，静卧勿动，让药起作用。第二天，先下糟粕，次下痰涎。如果未下，可再次服药。**4. 热痢，里急后重**：大黄一两，用酒浸泡半日，取出煎服。**5. 产后血块**：大黄末一两，头醋半升，熬膏做成梧桐子大的丸子，每服五丸，温醋化下。**6. 湿热眩晕**：取酒炒大黄研末，用清茶送服二钱。**7. 损伤瘀血，用鸡鸣散**：大黄（酒蒸）一两、杏仁（去皮、尖）三至七粒，共研细，加酒一碗，煎成六分，鸡鸣时服。有瘀血排下为有效。**8. 冻疮破烂**：用水调大黄末涂搽。**9. 汤火伤灼**：大黄生研，调蜂蜜涂搽，不仅止痛，还能灭瘢。**10. 乳痈肿毒，用金黄散**：川大黄、粉草各一两，同研末，加好酒熬成膏，摊布上外贴疮。同时，取药末一大匙，用温酒送服。次日有恶物排出。

考证与传说

【峻猛“将军”说大黄】

大黄是老牌泻下类中药，因其药性峻利，故有“将军”之名号。传说大黄最早叫“黄根”，它之所以改名是因为一段故事。从前有个黄姓郎中，承袭祖上擅长采挖黄连、黄芪、黄精、黄芩、黄根这五种药材为人治病，被广誉为“五黄先生”。有一年夏天，一位孕妇身体虚弱，因泻肚子来求医。五黄先生把治泻的黄连错给写了黄根，结果孕妇服后丢了胎儿。为了免得日后混淆再惹祸，郎中便把黄根改叫“大黄”，以便区别。于是，“大黄”这名字就传开了。

大戟

草部 | 毒草类

产地分布：分布于全国除新疆、广东、海南、广西、云南、西藏外各地。

成熟周期：5月采苗，2月、8月采根。

形态特征：全株含白色乳汁。根粗壮，圆锥形，有侧根。茎自上部分枝，表面被白色短柔毛。

功效：泻水逐饮，消肿散结。

戟大北

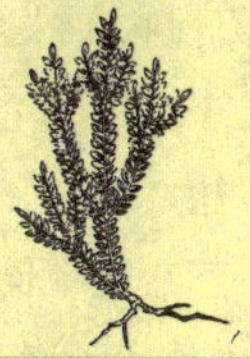

【释名】又名：邛巨、下马仙。

李时珍说：此草的根辛苦，戟人咽喉，故名。当地人叫它下马仙，是说攻下很快。

【集解】韩保昇说：大戟苗像甘遂而高大，叶有白汁，花是黄色。它的根像细苦参，皮黄黑，肉黄白。五月采苗，二月、八月采根用。

李时珍说：大戟在平原沼泽上有很多。它直茎高二三尺，中空，折断有白浆。叶长窄像柳叶但不团，梢叶密攒向上。杭州紫大戟最好，江南土大戟次之。北方的绵大戟色白，根皮柔韧如绵，作用很是峻利，能伤人。体弱的人服用，甚至会吐血，不能不知道。

大戟

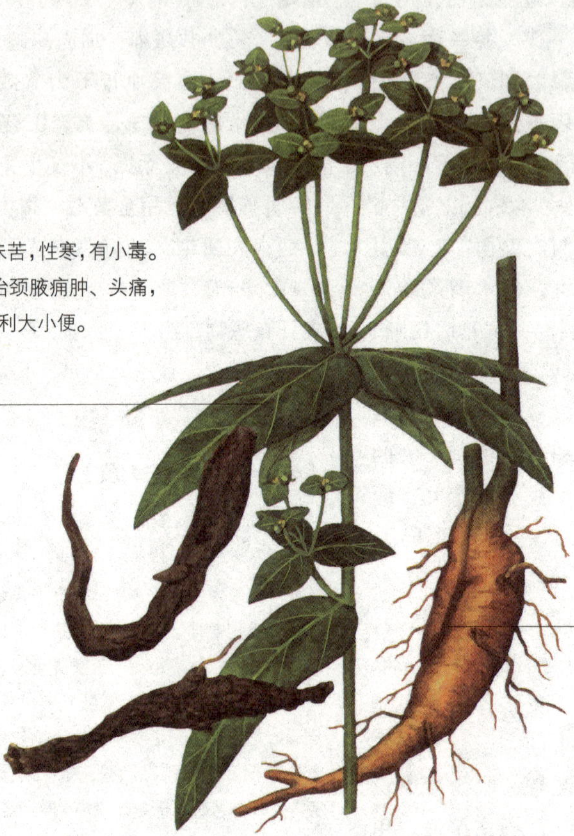

大戟根

【修治】李时珍说：采来后，用浆水煮软，去除根基底的茎秆，晒干用。

[性味]味苦，性寒，有小毒。

李时珍说：配枣同用，则不损脾。

徐之才说：大戟反甘草，用菖蒲解。

苏恭说：畏菖蒲、芦苇。

《日华子诸家本草》载：与赤小豆相使，恶薯蓣。

[主治]主蛊毒，水肿，腹满急痛积聚，中风皮肤疼痛，吐逆。《神农本草经》

治颈腋痈肿，头痛，能发汗，利大小便。《名医别录》

泻毒药，除时疫黄病温疟，破肿结。《日华子诸家本草》

能下恶血癖块，除腹内雷鸣，通经，堕胎。（甄权）

大戟根煮水，日日热淋，治隐疹风病，及风毒脚肿。（李时珍）

【发明】王好古说：大戟、甘遂都是泄水之药，湿胜的用苦燥祛除。

李时珍说：痰涎随气升降，无处不到。大戟能泄脏腑水湿，甘遂能行经隧水湿，白芥子能散皮里膜外的痰气，只要善用，就能收到奇特功效。

【附方】**1. 水肿喘急，小便涩：**大戟（炒）二两、干姜（炮）半两，同研末，每次用姜汤送服三钱，以大小便通畅为度。**2. 水肿腹大如鼓或遍身浮肿：**取枣一斗，放锅内用水浸过，上面盖上大戟的根、苗，不加盖煮熟，随时取枣吃，枣尽病愈。**3. 牙痛：**将大戟根咬于痛处，止痛效果好。

泽漆

草部 | 毒草类

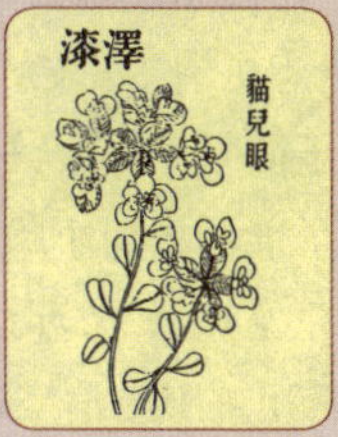

产地分布：我国除西藏外，各地均有分布。

成熟周期：花期 4 ~ 5 月，果期 5 ~ 8 月。

形态特征：茎丛生，基部斜升，无毛或仅分枝略具疏毛，基部紫红色，上部淡绿色。叶互生，无柄或因突然狭窄而具短柄；叶片倒卵形或匙形，先端钝圆，有缺刻或细锯齿，基部楔形，两面深绿色或灰绿色。

功效：行水消肿，化痰止咳，解毒杀虫。

泽漆

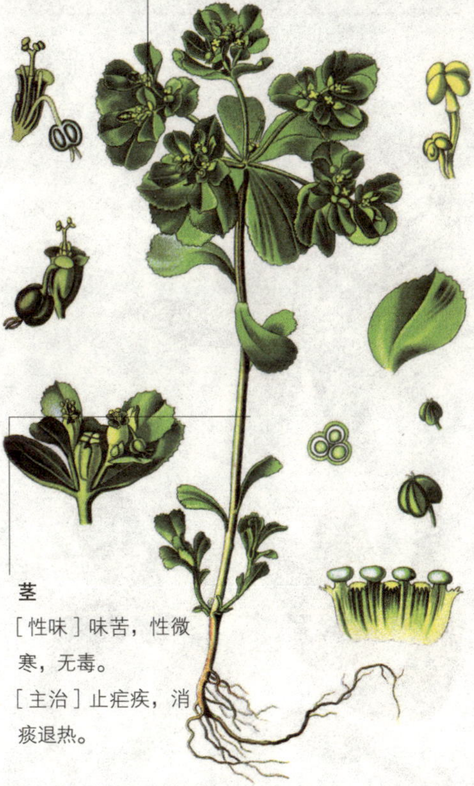

叶

[性味]味苦，性微寒，无毒。

[主治]主治皮肤热、腹水、男子阴气不足。

茎

[性味]味苦，性微寒，无毒。

[主治]止疟疾，消痰退热。

【释名】又名：漆茎、猫儿眼睛草、绿叶绿花草、五凤草。

【集解】李时珍说：今考证《土宿本草》及《宝藏论》各书，说泽漆在江、湖、平原、沼泽里多有。它在春天生苗，一科分枝成丛，茎柔像马齿苋，绿叶像苜蓿叶，叶圆而为黄绿色，很像猫的眼睛，故名猫儿眼。茎头凡五叶中分，中间抽小茎五枝，每枝开青绿色的细花，还有小叶承之，整齐如一，故又名五凤草、绿叶绿花草。将它的茎掐断，有白色汁液粘人。有人因此认为它是大戟苗，是错误的。泽漆的根为白色，有硬骨。据此，则泽漆是猫儿眼睛草，并不是大戟苗。使用的时候要谨慎。

考证与传说

【考证】

今考《土宿本草》及《宝藏论》诸书，并云泽漆是猫儿眼睛草，江湖原泽平陆多有之。春生苗，一科分枝成丛，柔茎如马齿苋，绿叶如苜蓿叶；茎头凡五叶，中分，中抽小茎五枝，每枝开细花，青绿色，复有小叶承之，齐整如一，故又名五凤草、绿叶绿花草。梢茎有白汁粘人，误也。据此，则泽漆是猫儿眼睛草，非大戟苗也。今方家用治水蛊脚气有效，尤与神农本文相合。自汉人集《别录》，误以为大戟苗，故诸家袭之尔，用者宜审视。

茎、叶

[性味] 味苦，性微寒，无毒。

[主治] 主皮肤热，腹水，四肢面目浮肿，男子阴气不足。《神农本草经》

能利大、小肠。《名医别录》

主蛊毒。(苏恭)

止疟疾，消痰退热。《日华子诸家本草》

【附方】**1. 咳嗽上气、脉沉，用泽漆汤：**泽漆三斤，加水五斗，煮取一斗五升，去渣，再加入半夏半升，紫参、白前、生姜各五两，甘草、黄芩、人参、桂心各三两，最后煎成药汁五升。每次服五合，一天三次。**2. 癣疮有虫：**取泽漆晒干，研成末，用香油调涂患处。

甘遂

草部 | 毒草类

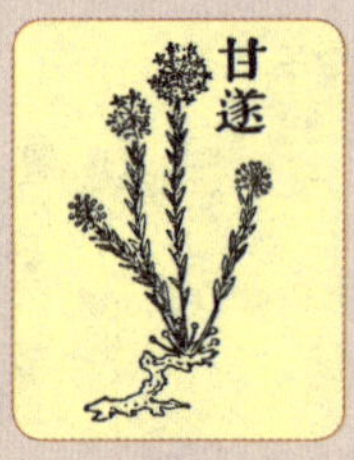

产地分布：分布于河北、山西、陕西、甘肃、河南、四川等地。

成熟周期：春季开花前或秋季枯苗后挖掘根部。

形态特征：全株含白色乳汁。根细长，弯曲，中段及末端常有串珠状、指状或长椭圆状块根，外表棕褐色。茎常从基部分枝，下部带紫红色，上部淡绿色。

功效：泻水逐饮，破积通便。

【释名】又名：甘藁、陵藁、陵泽、甘泽、重泽、苦泽、白泽、主田、鬼丑。

【集解】苏恭说：甘遂苗像泽漆，根皮赤而肉白，以连珠实重的为好。草甘遂是蚤休，与甘遂完全不一样，苗也不同，俗名重台，叶像鬼臼、蓖麻，根皮为白色。

甘遂根

【修治】李时珍说：现在的人用面裹煨熟用，去其毒。

[性味] 味苦，性寒，有毒。

徐之才说：与瓜蒂相使，恶远志，反甘草。

[主治] 主大腹疝瘕，腹满，面目浮肿，留饮宿食，能破症坚积聚，利水谷道。《神农本草经》

下五水，散膀胱留热，皮中痞，热气肿满。《名医别录》

能泻十二种水疾，祛痰水。(甄权)

泻肾经及隧道水湿，脚气，阴囊肿坠，

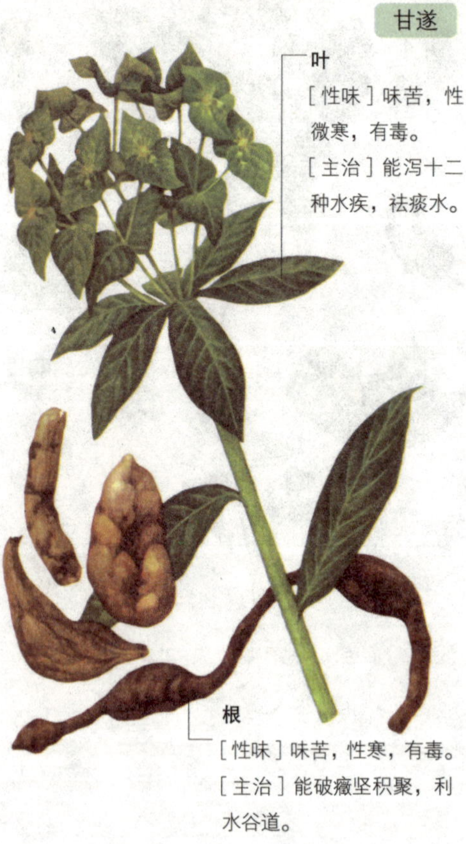

痰迷癫痫，噎膈痞塞。（李时珍）

【发明】张元素说：大戟味苦性寒。苦性泄，寒胜热，能直达水气所结之处，是泄水的圣药。水结胸中，非甘遂不能除，故张仲景的大陷胸汤中用它。但甘遂有毒，不可轻用。

李时珍说：肾主水，凝则为痰饮，溢则为肿胀。甘遂能泄肾经湿气，为治痰之本。但不能过量服用，中病则止。

【附方】**1. 水肿腹满：**甘遂（炒）二钱二分、牵牛一两半，同研末，水煎，时时含呷。**2. 水肿喘急，大小便不通，用十枣丸：**甘遂、大戟、芫花等份，同研末，用枣肉和成梧桐子大的丸子。每天清晨，用热汤送服四十丸，以利去黄水为度。**3. 疝气偏肿：**甘遂、茴香等份，同研末，每次用酒送服二钱。

蓖麻

草部 | 毒草类

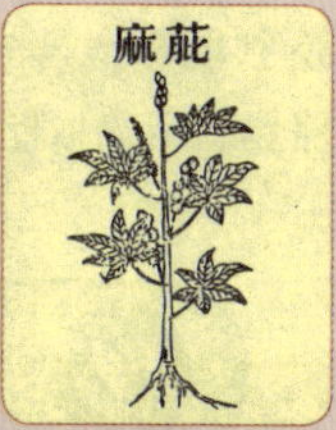

产地分布：全国均有分布。

成熟周期：花期 5~8 月，果期 7~10 月。

形态特征：叶大像瓠叶，每叶有五尖。花穗呈黄色。每枝结实数十颗，上有刺，攒簇像猬毛而软。枯时劈开，状如巴豆，壳内有子大如豆。壳有斑点，状如牛蜱，仁娇白。

功效：祛风除湿，拔毒消肿。

蓖麻

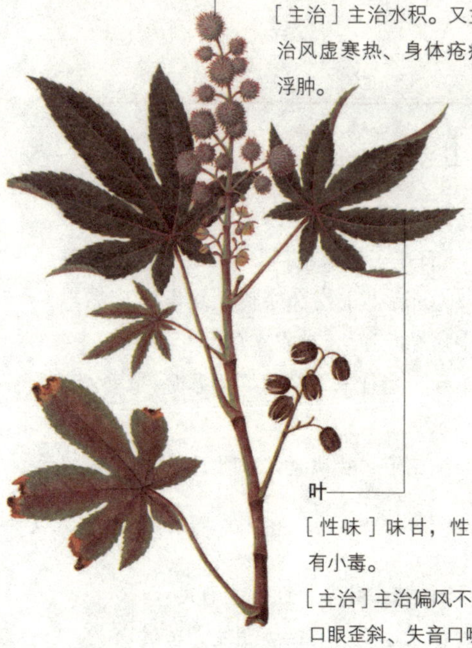

子

［性味］味甘、辛，性平，有小毒。

［主治］主治水积。又主治风虚寒热、身体疮痒浮肿。

叶

［性味］味甘，性平，有小毒。

［主治］主治偏风不遂、口眼歪斜、失音口噤。

【释名】苏颂说：叶像大麻，子像牛蜱，故名。

李时珍说：蓖也作螕。螕即牛虱。此草的种子有麻点，故名蓖麻。

【集解】李时珍说：蓖麻的茎有赤有白，中空。叶大像瓠叶，每叶有五尖。夏秋季节桠里抽出花穗，累累呈黄色。每枝结实数十颗，上有刺，攒簇像猬毛而软。三四子合成一颗，枯时劈开，状如巴豆，壳内有子大如豆。壳有斑点，状如牛螕。将斑壳去掉，中间有仁，娇白像续随子仁，有油，可作印色及油纸。

蓖麻子

【修治】李时珍说：取蓖麻油法：取蓖麻仁五升捣烂，加水一斗煮，有沫捞起，待沫尽则止。将沫煎至点灯不炸，滴水不散为度。

［性味］味甘、辛，性平，有小毒。

［主治］主水积。又主风虚寒热，身体疮痒浮肿，毒邪恶气，取蓖麻子榨取油外涂。

《新修本草》

研敷疮、疥、癞。涂手足心，用来催产。《日华子诸家本草》

治瘰疬。取子炒熟去皮，每卧时嚼服二三枚，渐加至十数枚，有效。（寇宗奭）

主偏风不遂，口眼歪斜，失音口噤，头风耳聋，舌胀喉痹，鼻喘脚气，毒肿丹瘤，汤火伤，针刺入肉，女人胎衣不下，子宫脱出，开通关窍经络，能止诸痛，消肿追脓拔毒。（李时珍）

【发明】朱震亨说：蓖麻属阴，其性善收，能追脓取毒，是外科要药。能排出有形的积滞物，所以取胎产胞衣、剩骨胶血者用。

李时珍说：蓖麻仁甘辛有毒热，气味与巴豆很相近，也能通利，故下水气。其性善走，能开通诸窍经络，所以能治偏风、失音口噤、口目歪斜、头风七窍诸病，不只是排出有形之物。

【附方】**1. 口目歪斜**：将蓖麻子仁捣成膏，左边斜则贴右，右边斜则贴左。有效。**2. 风气头痛**：乳香、蓖麻仁等份，捣成饼贴痛侧太阳穴。**3. 脚气作痛**：蓖麻子七粒，去壳研烂，同苏合香丸调匀贴足心，痛即止。**4. 一切毒肿，痛不可忍**：将蓖麻子仁捣烂，敷患处。**5. 汤火灼伤**：蓖麻子仁、蛤粉等份，研成膏，烫伤用油调搽，火灼用水调搽。

常山 蜀漆

草部 毒草类

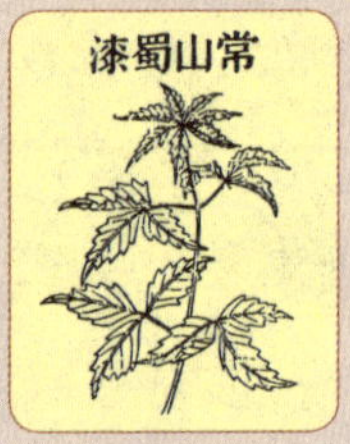

产地分布：分布于江西、湖北、湖南、陕西、四川、贵州、云南、广东、福建等地。

成熟周期：秋季采摘。

形态特征：小枝绿色，常带紫色，稀被微柔毛。先端渐尖，基部楔形，边缘有密的锯齿或细锯齿；中脉上面凹陷，侧脉弯拱向上。伞房花序圆锥形；顶生，有梗；花蓝色或青紫色。

功效：劫痰，截疟。

【释名】又名：恒山、互草、鸡屎草、鸭屎草。

李时珍说：蜀漆是常山苗，功用相同，今并为一。

【集解】《名医别录》载：常山生长在益州川谷及汉中。二月、八月采根，阴干。又载：蜀漆生长在江林山谷及蜀汉中，是常山的苗。五月采叶，阴干。

苏恭说：常山茎圆有节，高的不过三四尺。叶像茗而狭长，两两相当。三月开白花，萼为青色。五月结实青圆，三子为房。其草晒干后色青白，可用。如果阴干，则黑烂郁坏。

常山

［性味］味苦，性寒，有毒。

《日华子诸家本草》载：忌葱菜及菘菜。

［主治］主伤寒寒热，热发温疟鬼毒，胸中痰结吐逆。《神农本草经》

疗鬼蛊往来，水胀，洒洒恶寒，鼠瘘。《名医别录》

治诸疟，吐痰涎，治项下瘤瘿。（甄权）

蜀漆

［性味］味辛，性平，有毒。

徐之才说：与栝蒌相使，恶贯众。

常山 蜀漆

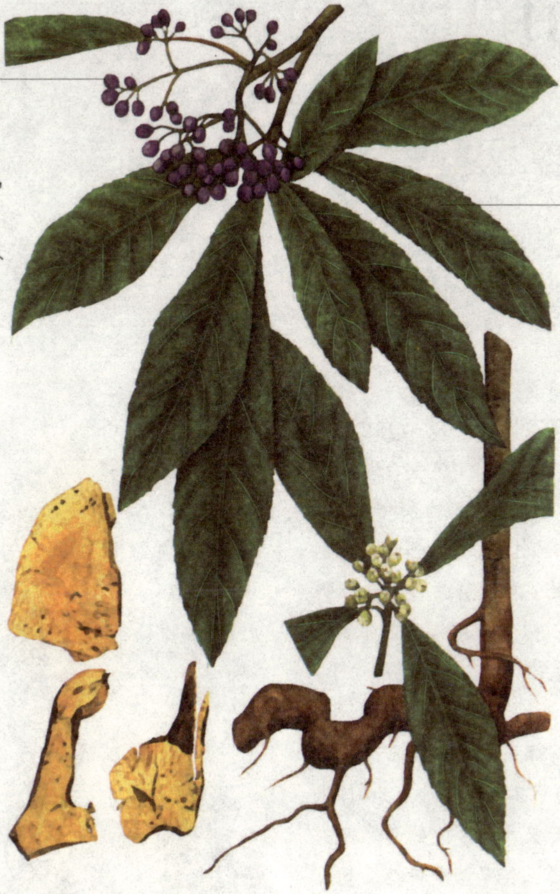

[主治]主疟及咳逆寒热，腹中症坚痞结，积聚邪气，蛊毒鬼疰。《神农本草经》

疗胸中邪结气，致吐去痰。《名医别录》

治瘴、鬼疟长时间不愈，温疟寒热，下肥气。(甄权)

能破血。洗去腥，与苦酸同用，导胆邪。(张元素)

【发明】苏颂说：常山、蜀漆为治疟最重要的药物。但不能多服，否则令人吐逆。

李时珍说：常山、蜀漆有劫痰截疟的作用，但须在发散表邪及提出阳分之后。用法得宜，效果神奇；用法不对，真气必伤。疟疾有六经疟、五脏疟、痰湿食积瘴疫鬼邪诸疟，必须分清阴阳虚实，不能一概而论。常山、蜀漆生用则上行必致呕吐，酒蒸炒熟用则气稍缓，少用不会导致呕吐。其得甘草则吐，得大黄则利，得乌梅、鲮鲤甲则入肝，得小麦、竹叶则人心，得秫米、麻黄则入肺，得龙骨、附子则入肾，得草果、槟榔则入脾。

【附方】**1. 截疟汤剂**：取常山三两放浆水三升中浸泡一夜，煎取一升。发病前一次服完，能吐为好。**2. 牝疟，独寒不热，用蜀漆散**：蜀漆、云母(煅三日三夜)、龙骨各二钱，同研末。每服半钱，临发病之时早晨一服，发病前再一服，浆水调下。如果是温疟(热多于寒)，又加蜀漆一钱。**3. 牡疟，独热不冷**：蜀漆一钱半、甘草一钱、麻黄二钱、牡蛎粉二钱，加水二杯，先煎麻黄、蜀漆，去沫，再将其余药倒入，煎至一杯，未发病前温服，得吐则疟止。

附子

草部｜毒草类

产地分布：分布于四川、陕西、湖北、湖南、云南等省。
成熟周期：花期6～7月，果期7～8月。
形态特征：块根通常两个连生，纺锤形至倒卵形，外皮黑褐色；叶片卵圆形，中央裂片菱状楔形，裂片边缘有粗齿或缺刻。花丝下半部扩张成宽线形的翅；蓇葖果长圆形。
功效：回阳救逆，补火助阳，散寒除湿。

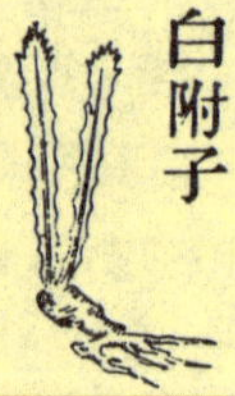
白附子

【释名】其母名：乌头。

李时珍说：初种为乌头，像乌鸦的头。附乌头而生的为附子，如子附母。乌头像芋魁，附子像芋子，是同一物。另外有草乌头、白附子，故俗称此为黑附子、川乌头以区别。

【集解】李时珍说：乌头有两种。出彰明者即附子之母，现在人叫它川乌头。它在春末生子，所以说春天采的是乌头。冬天已经生子，所以说冬天采的是附子。天雄、乌喙、侧子，都是生子多的，因象命名。出自江左、山南等地的，是现在人所说的草乌头。其汁煎为射罔。此草在十一月播种，春天生苗。它的茎像野艾而润泽，叶像地麻而厚，花是紫瓣黄蕤，苞长而圆。四月采的，蜷缩而小，还没长好，九月采的才好。此物有七种，初种的是乌头，附乌头而旁生的是附子，左右附而偶生的是鬲子，附而长的是天雄，附而尖的是天锥，附而上出的是侧子，附而散生的是漏篮子，都有脉络相连，如子附母。附子的外形，以蹲坐正节角少的为好，有节多鼠乳的次之，形不正而伤缺风皱的为下。附子的颜色，以花白的为好，铁色的次之，青绿色的为下。天雄、乌头、天锥，都以丰实盈握的为好。

［性味］味辛，性温，有大毒。

张元素说：附子大辛大热，气厚味薄，可升可降，为阳中之阴，浮中沉，无所不至，是各经的引经药。

王好古说：附子入手少阳三焦、命门，

附子

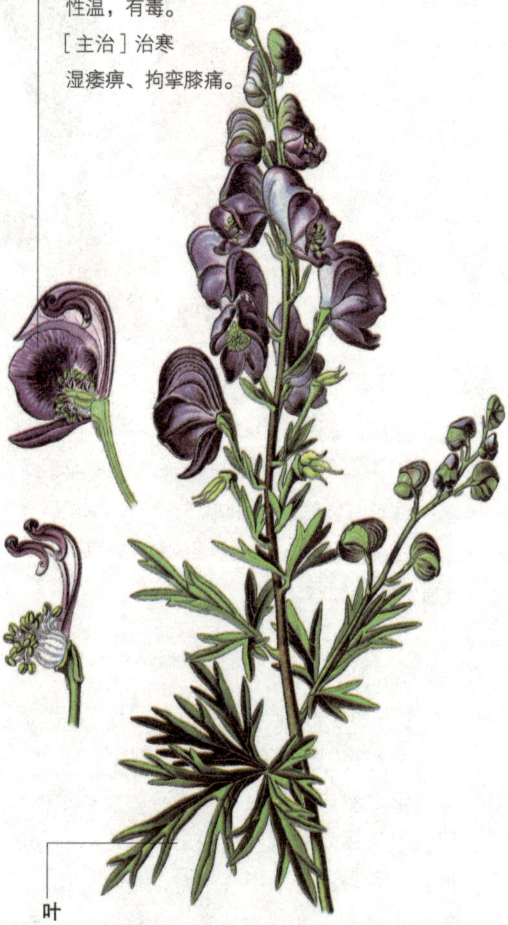

其性走而不守，不像干姜止而不行。

徐之才说：附子与地胆相使。恶蜈蚣。畏防风、黑豆、甘草、人参、黄芪。

［主治］风寒咳逆邪气，能温中，治寒湿痿痹，拘挛膝痛，不能走路，可破症硬积聚血瘕，疗金疮。《神农本草经》

治腰脊风寒，脚疼冷弱，心腹冷痛，霍乱转筋，赤白痢疾，能强阴，坚肌骨，堕胎。《名医别录》

温暖脾胃，除脾湿肾寒，补下焦阳虚。（张元素）

除脏腑沉寒，三阳厥逆，湿淫腹痛，胃寒蛔动，治闭经，补虚散壅。（李杲）

督脉为病，脊强而厥。（王好古）

治三阴伤寒，阴毒寒疝，中寒中风，痰厥气厥，癫痫，小儿慢惊，风湿麻痹，肿满脚气，头风，肾厥头痛，暴泻脱阳，久痢脾泄，寒疟瘴气，久病呕哕，反胃噎膈，痈疽不敛，久漏冷疮。合葱涕，塞耳治聋。（李时珍）

考证与传说

【考证】

《伤寒蕴要》载：附子，乃阴证要药，凡伤寒传变三阴及中寒夹阴，虽身大热而脉沉者必用之，或厥冷腹痛，脉沉细，甚则唇青囊缩者，急须用之，有退阴回阳之力，起死回生之功。近世阴证伤寒，往往疑似不敢用附子，直待阴极阳竭而用之已迟矣。且夹阴伤寒，内外皆阴，阳气顿衰，必须急用人参健脉以益其原，佐以附子，温经散寒，舍此不用，将何以救之。

乌头（草乌头） 草部 | 毒草类

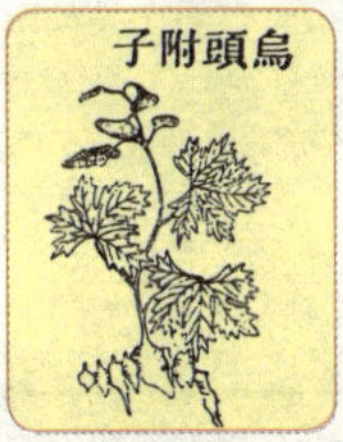

【释名】又名：乌喙、两头尖、草乌头、土附子、奚毒、即子、耿子、毒公、千秋、果负、金鸦。苗名：茛、芨、堇、独自草、鸳鸯菊。汁煎名：射罔。

李时珍说：此是他处野生的乌头，俗称草乌头，也叫竹节乌头。出江北的叫淮乌头，也就是日华子所说的土附子。乌喙即偶生两歧的，现俗称两头尖，实际上是同一物。附子、天雄之偶生两歧的，也叫乌喙，功效也与天雄相同，并不是此乌头。草乌头取汁，晒为毒药，用来射禽兽，所以有射罔之名。

【集解】《日华子诸家本草》载：取生土附子，去皮捣，滤汁澄清，晒干取膏，名为射罔，用来作毒箭，毒性很烈。

李时珍说：草乌头到处都有，根、苗、花、实都与川乌头相同，但这是野生的。

【修治】李时珍说：草乌头或生用，或炮用，或以乌大豆同煮熟，去其毒用。

乌头

［性味］味辛，性温，有大毒。

徐之才说：与莽草、远志相使。反半夏、栝蒌、贝母、白敛、白及。恶藜芦。

李时珍说：伏丹砂、砒石。忌豉汁。畏饴糖、黑豆、冷水，能解其毒。

［主治］中风恶风，能除寒湿痹，咳逆上气，破积聚寒热。其汁煎之名射罔，可杀禽兽。《神农本草经》

消胸上痰冷，食不下，心腹冷疾，脐间痛，肩胛痛，不可俯仰，目中痛，不可久视。可堕胎。《名医别录》

主恶风憎寒，冷痰包心，肠腹痛，痃癖气块，齿痛，能益阳事，强志。（甄权）

治头风喉痹，痈肿疔毒。（李时珍）

乌头

叶

[性味]味辛，性温，有大毒。

[主治]治头风喉痹，痈肿疔毒。

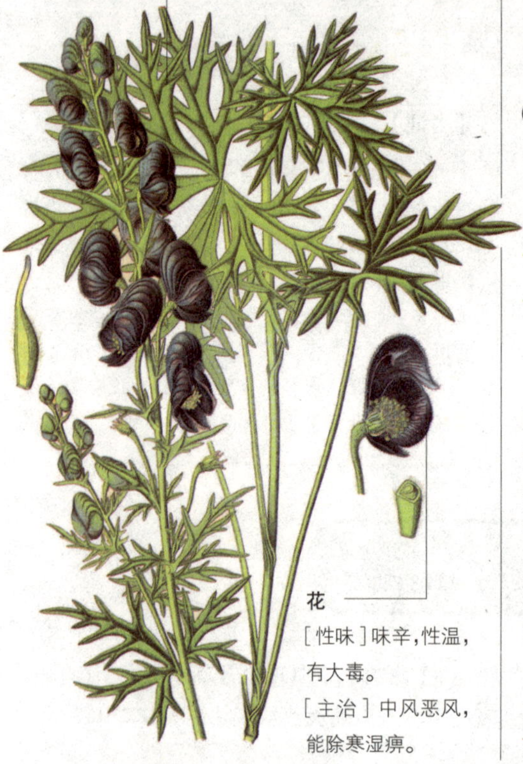

花

[性味]味辛,性温，有大毒。

[主治]中风恶风，能除寒湿痹。

乌喙 一名两头尖

[性味]味辛，性微温，有大毒。

[主治]风温，男子肾湿阴囊痒，寒热历节，掣引腰痛，不能行步，痈肿脓结，又堕胎。《名医别录》

男子肾气衰弱，阴汗，瘰疬岁月不消。（甄权）

主大风顽痹。（李时珍）

考证与传说

【乌头传说】

传说古希腊英雄赫拉克勒斯受到天后赫拉的阻挠，要求他必须完成12件常人不可能完成的任务才允许他升格为神。最后一件就是把冥王哈德斯的地域看门狗带到天后面前。地域看门狗以身在冥界的死灵为食，异常凶猛。赫拉克勒斯费尽心思，终于战胜了地域看门狗，并把它带向天后那边。途经人间，久居地域的看门狗因从未见过阳光，刺眼的阳光迫使它凶猛地来回摆头。它的口水洒落一地，这满地的口水生长出了诡异的绛紫色花，这就是“乌头”。

射罔

草部 | 毒草类

产地分布：主产四川、陕西。

成熟周期：花期6～7月，果熟期7～8月。

形态特征：块根通常2～3个连生在一起，呈圆锥形或卵形，母根称乌头，旁生侧根称附子。外表茶褐色，内部乳白色，粉状肉质。开蓝紫色花，花冠像盔帽，圆锥花序；蓇葖果长圆形，由3个分裂的子房组成。种子黄色，多而细小。

功效：治头风喉痹、痈肿疔毒。

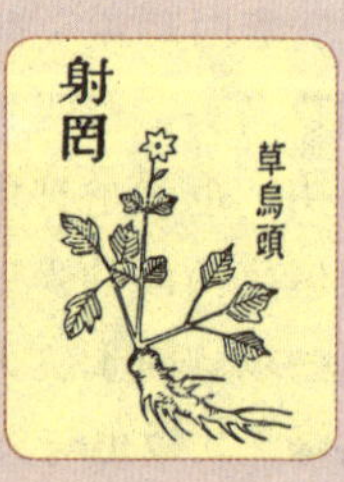

[性味]味苦，有大毒。

《日华子诸家本草》载：人中射罔毒，用甘草、蓝汁、小豆叶、浮萍、冷水、荠苨，都可抵御。

【发明】李时珍说：草乌头、射罔，是至毒之药。不像川乌头、附子是人们栽种的，加以酿制，杀其毒性。如果不是风顽急疾，不可轻易使用草乌头、射罔。

【附方】**1. 中风瘫痪，手足颤动，言语蹇涩，用左经丸：**草乌头（炮，去皮）四两，川乌头（炮，去皮）二两，乳香、没药各一两，同研末。另取生乌豆一升，加斑蝥三至七个，去头翅，同煮，待豆熟后去蝥，取豆焙干为末，加入上述药末中，用醋、面调成梧桐子大的丸子，每次用温酒送服三十丸。**2. 腰脚冷痛：**乌头三个，去皮脐，研成末，用醋调贴痛处。

虎掌 天南星

草部 | 毒草类

产地分布：分布于华北、华东。

成熟周期：花期 5 ~ 7 月，果期 6 ~ 10 月。

形态特征：根如豆大，渐长大像半夏而扁，年久者根圆，大的有鸡蛋大小。周匝生圆牙三四枚或五六枚。一茎作穗，直上如鼠尾。中间生一叶如匙，裹茎作房，旁开一口，上下尖。中有花，微青褐色。结实如麻子大，熟后即变为白色，自己落下，一子生一窠。

功效：祛风止痉，化痰散结。

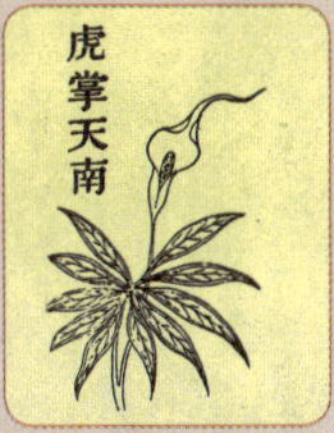

【释名】又名：虎膏、鬼蒟蒻。

苏颂说：天南星也就是本草中的虎掌，小的叫由跋。古方多用虎掌，没有说到天南星。南星的名字最近的出自唐代人治中风痰毒的方中，后人采用后，别出此名。

李时珍说：称虎掌，是因叶的形状像虎掌，并不是根像。南星因根圆白，形如老人星，故名南星，即虎掌。

【集解】苏颂说：现在河北州郡也有虎掌。初生时，根如豆大，渐长大，像半夏而扁，年久者根圆，近一寸左右，大的有鸡蛋大小。周匝生圆牙三四枚或五六枚。它三四月生苗，高一尺多。独茎上有叶如爪，五六出分布，尖而圆。一窠生七八茎，有时也一茎作穗，直上如鼠尾。中间生一叶如匙，裹茎作房，旁开一口，上下尖。中有花，微青褐色。结实如麻子大，熟后即变为白色，自己落下，一子生一窠。九月苗残取根。

【修治】李时珍说：天南星须用一两以上的为好。治风痰，有生用的，须用温汤洗净，以白矾汤，或皂角汁，浸三天三夜，天天换水，晒干用。若熟用，须在黄土地上掘一小坑，深五六寸，用炭火烧赤，以好酒浇。然后将南星放在里面，用瓦盆盖好，灰泥封回一夜取出用。

［性味］味苦，性温，有大毒。

《日华子诸家本草》载：畏附子、干姜、生姜。

李时珍说：虎掌得防风则不麻，得牛胆则不燥，得火炮则不毒。生能伏雄黄、丹砂、焰消。

［主治］治心痛，寒热结气，积聚伏梁，伤筋痿拘缓，能利水道。《神农本草经》

除阴部湿，止风眩。《名医别录》

主疝气肿块、肠痛，伤寒时疾，能强阴。（甄权）

主中风麻痹，能除痰下气，利胸膈，攻坚积，消痈肿，散血堕胎。《开宝本草》

刀枪伤、跌打损伤瘀血，取南星捣烂敷。（陈藏器）

治蛇虫咬伤，疥癣恶疮。《日华子诸家本草》

去上焦痰及眩运。（张元素）

主破伤风，口噤不开，身体强直。（李杲）

补肝风虚，治痰的作用与半夏相同。（王好古）

虎掌 天南星

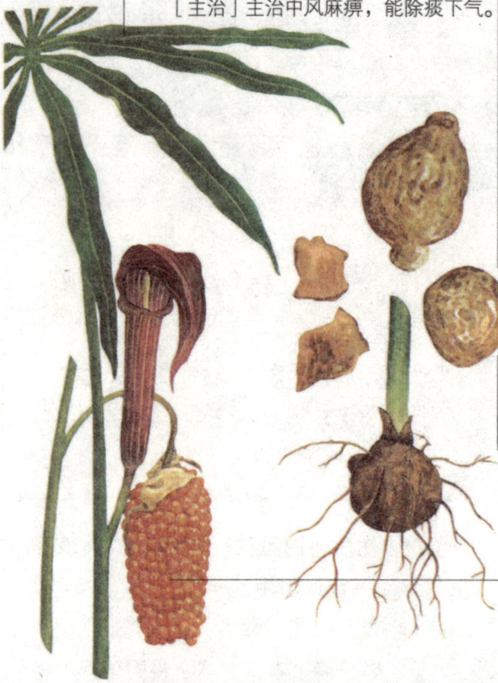

治惊痫，口眼歪斜，喉痹，口舌疮糜，结核，解颅。（李时珍）

【发明】李时珍说：虎掌、天南星，是手、足太阴脾肺的药物。味辛而麻，所以能治风散血；性温而燥，所以能胜湿除涎；性紧而毒，所以能攻积拔肿而治口歪舌糜。杨士瀛《直指方》中说，诸风口噤，宜用南星，以人参、石菖蒲相佐使用。

【附方】**1. 口眼歪斜**：天南星（生）研为末，用自然姜汁调匀。病在左侧，敷右侧；病在右侧，敷左侧。**2. 风痰咳嗽**：大天南星一枚，炮裂研成末。每取一钱，加水一盏，姜三片，煎成五分，温服，早、中、晚各一次。

半夏

草部 | 毒草类

产地分布：主产于南方各省区，东北、华北、长江流域诸省均有栽培。
成熟周期：7～9月间采挖。
形态特征：地下块茎球形，叶基生，叶片掌状三出，在叶柄或小叶分枝处着生珠芽，可作繁殖材料，由块茎生出的植株可抽出花茎，肉穗花序，外具有佛焰苞，浆果，嫩时绿色，熟时红色。
功效：燥湿化痰，降逆止呕，消痞散结。

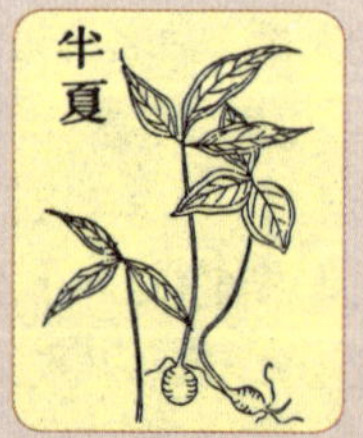

【释名】又名：守田、水玉、地文、和姑。

李时珍说：《礼记·月令》中说，五月半夏生。正值夏天过半，故名。守田是会意，水玉是因外形而得名。

【集解】陶弘景说：半夏以肉白的为好，不论陈久。

苏颂说：半夏各地都有，二月生苗一茎，茎端长三叶，浅绿色，很像竹叶，而生长在江南的像芍药叶。根下相重，上大下小，皮黄肉白。五月、八月采根，以灰裹二日，汤洗晒干。

【修治】李时珍说：将半夏洗去皮垢，用汤泡浸七日，每天换汤，晾干切片，用姜汁拌焙入药。或研为末，以姜汁入汤浸澄三日，沥去涎水，晒干用，称半夏粉。或研末以姜汁和成饼，晒干用，叫作半夏饼。

半夏

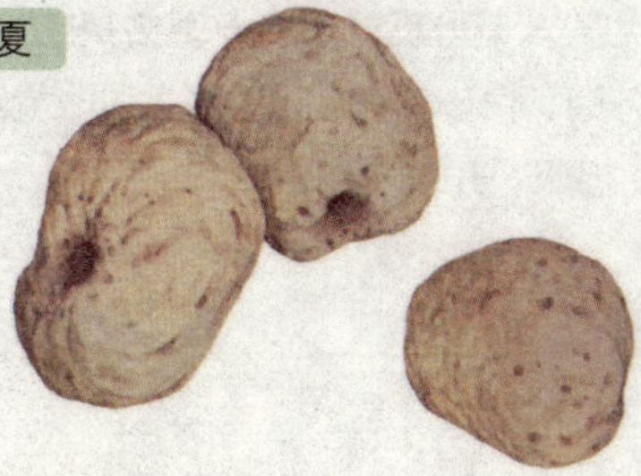

叶

[性味]味辛，性平，有毒。

[主治]祛痰，下肺气，开胃健脾，止呕吐。

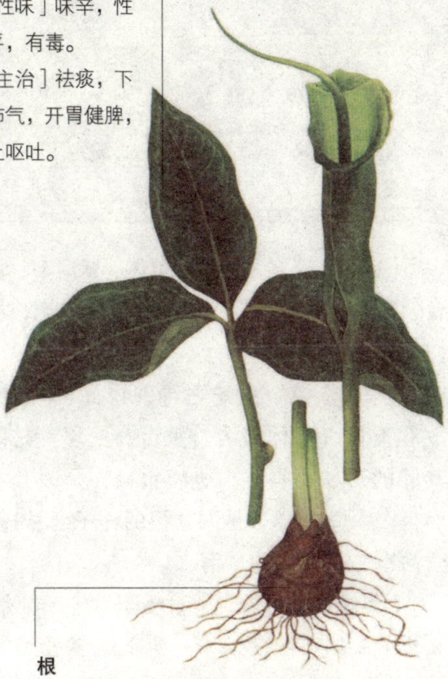

根

[性味]味辛，性平，有毒。

[主治]主治伤寒寒热、心下坚、胸胀咳逆。

小知识

【采收加工】

当秋季地上部枯萎时，开始采收，用三齿耙挖畦土，收块茎，大的作药用，小的作繁殖材料。作药用的在室内堆放“发汗”，筛去泥土，按大中小分档装入麻袋或化纤编织袋内，扎紧口袋放在水泥池内，灌入冷水，水面淹没盛药袋的一半，穿上高统水鞋连续踩25分钟左右，并注意翻袋，至此，袋内鲜半夏已全部脱皮。放在清水中洗去皮，使块茎洁白，晾干表皮水，用硫黄熏至透心，放在阳光下暴晒，切记生半夏有毒，不可内服，必经炮制才能用。

半夏根

[性味]味辛，性平，有毒。

王好古说：半夏辛厚苦轻，为阳中之阴。入足阳明、太阴、少阳三经。

徐之才说：半夏与射干相使。恶皂荚。畏雄黄、生姜、干姜、秦皮、龟甲。反乌头。

张元素说：热痰佐以黄芩同用；风痰佐以南星同用；寒痰佐以干姜同用；痰痞佐以陈皮、白术同用。半夏多用则泻脾胃。各种血证及口渴者禁用，因其燥津液。孕妇不能用，用生姜则无害。

[主治]主伤寒寒热，心下坚，胸胀咳逆，头眩，咽喉肿痛，肠鸣，能下气止汗。《神农本草经》

消心腹胸膈痰热满结，咳嗽上气，心下急痛坚痞，时气呕逆，消痈肿，疗痿黄，悦泽面目，堕胎。《名医别录》

消痰，下肺气，开胃健脾，止呕吐，去胸中痰满。生半夏：摩痈肿，除瘤瘿气。（甄权）

治吐食反胃，霍乱转筋，肠腹冷，痰疟。《日华子诸家本草》

治寒痰，及形寒饮冷伤肺而咳，消胸中痞，膈上痰，除胸寒，和胃气，燥脾湿，治痰厥头痛，消肿散结。（张元素）

治眉棱骨痛。（朱震亨）

补肝风虚。（王好古）

除腹胀，疗目不得瞑，白浊梦遗带下。（李时珍）

【发明】李时珍说：脾无留湿不生痰，故脾为生痰之源，肺为贮痰之器。半夏能主痰饮及腹胀，是因为其体滑而味辛性温。涎滑能润，辛温能散亦能润，所以行湿而通大便，利窍而泄小便。

【附方】1. 风痰湿痰，用青壶丸：半夏一斤，天南星半两，分别泡汤，晒干研为末，用姜汁和成饼，焙干，再加入神曲半两，白术末四两，枳实末二两，用姜汁、面调末糊成梧桐子大的丸子。每服五十丸，姜汤下。**2. 小结胸痛，**

正在心下，按之则痛，脉浮滑，用小陷胸汤：大栝蒌实一个，加水六升，煮取三升，去滓，再加入半夏半升，黄连一两，煮成二升，分作三次服。**3.呕吐反胃，用大半夏汤：**半夏三升、人参三两、白蜜一升、水一斗二升，煮成三升半，温服一升，一天两次。

蚤休

草部 | 毒草类

产地分布：产于南方各地。

成熟周期：移栽3～5年后，在9～10月倒苗时，挖起根茎。

形态特征：一茎独上，茎当叶心。叶绿色似芍药，凡二三层，每一层七叶。茎头夏月开花，一花七瓣，有金丝蕊，长三四寸。根像鬼臼、苍术，外紫中白。

功效：清热解毒，消肿止痛，凉肝定惊。

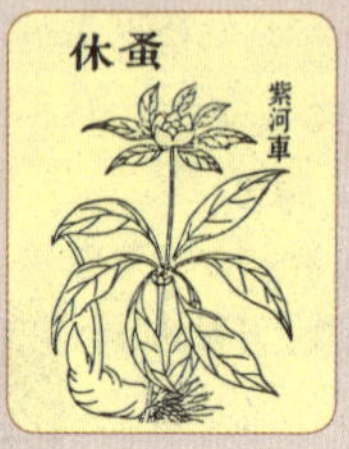

蚤休

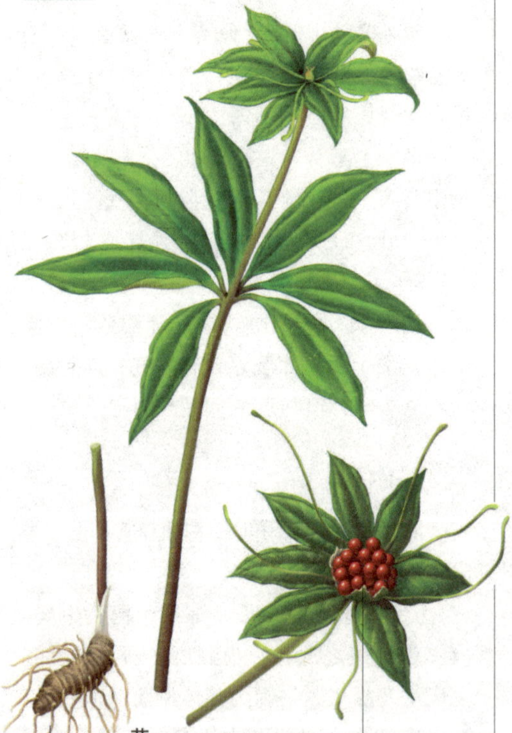

花

[性味]味苦，性微寒，有毒。

[主治]治胎风手足搐，能吐泄瘰疬。

根

[性味]味苦，性微寒，有毒。

[主治]主治惊痫、摇头弄舌、热气在腹中。

【释名】又名：蚩休、螫休、紫河车、重台、重楼金线、三层草、七叶一枝花、草甘遂、白甘遂。

李时珍说：虫蛇之毒，得此治即休，故有蚤休、螫休诸名。重台、三层，是因其叶的形状而得名。金线重楼，是因其花而得名。草甘遂，是因其根的样子像甘遂。紫河车，是说它的功用。

【集解】李时珍说：重楼金线到处都有，生长在深山阴湿的地方。一茎独上，茎当叶心。叶绿色似芍药，凡二三层，每一层七叶。茎头夏月开花，一花七瓣，有金丝蕊，长三四寸。根像鬼臼、苍术，外紫中白，有粳、糯两种。入药洗切焙用。有俗谚说，七叶一枝花，深山是我家。痈疽如遇者，一似手拈拿。

蚤休根

[性味]味苦，性微寒，有毒。

[主治]惊痫，摇头弄舌，热气在腹中，癫疾，痈疮阴蚀，能下三虫，去蛇毒。《神农本草经》

治胎风手足搐，能吐泄瘰疬。《日华子诸家本草》

去疟疾寒热。（李时珍）

【发明】苏恭说：蚤休用醋摩，敷痈肿蛇毒，很有效。

射干

草部｜毒草类

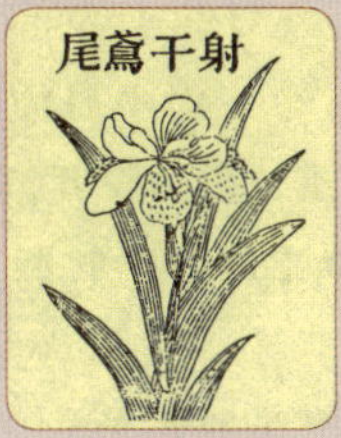

产地分布：分布于全国各地。
成熟周期：栽后2～3年收获，春、秋季挖掘根茎。
形态特征：根茎粗壮，横生，鲜黄色，呈不规则的结节状。
功效：清热解毒，祛痰利咽，消瘀散结。

【释名】又名：乌扇、乌翣、乌吹、乌蒲、凤翼、鬼扇、扁竹、仙人掌、紫金牛、野萱花、草姜、黄远。

李时珍说：其叶丛生，横铺一百，像乌翅及扇的样子，所以有乌扇、乌翣、凤翼、鬼扇、仙人掌诸名。俗呼扁竹，形容它的叶扁生而根像竹。根叶又像蛮姜，所以叫草姜。

【集解】李时珍说：现在的人所种的射干，大多是紫花的，叫作紫蝴蝶。它的花在三四月开，有六瓣，大如萱花，结的房像拇指般大小，很像泡桐子。一房四隔，一隔有十余子。子大如胡椒而色紫，非常硬，咬不破。七月才枯。鸢尾、射干本是一类，只是花色不同，大抵作药用，两者功效也相差不远。

射干根

［性味］味苦，性平，有毒。

［主治］治咳逆上气，喉痹咽痛，呼吸困难，能散结气，腹中邪逆，食饮大热。《神农本草经》

疗心脾间积血，咳唾，言语气臭，能散胸中热气。《名医别录》

用苦酒摩涂，可治毒肿。（陶弘景）

可消瘀血，通经。（甄权）

消痰，破肿结，胸膈满腹胀，气喘痃癖，能开胃下食，镇肝明目。《日华子诸家本草》

治肺气喉痹效果好。（寇宗奭）

去胃中痈疮。（张元素）

利积痰疝毒，消结核。（朱震亨）

降实火，利大肠，治疟母。（李时珍）

【附方】**1. 咽喉肿痛：**射干花根、山豆根，阴干为末，吹喉。**2. 乳痈初起：**取射干根像僵蚕的，同萱草根共研为末，加蜂蜜调敷，有效。

曼陀罗花

草部｜毒草类

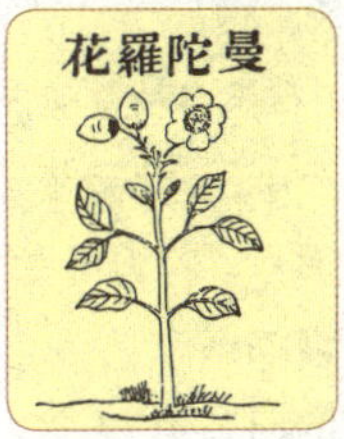

【释名】又名：风茄儿、山茄子。

李时珍说：《法华经》载，佛说法的时候，天上降下曼陀罗花。又道家北斗有陀罗星使者，手执此花。所以，后人以此为花名。曼陀罗，梵语指杂色。茄是因其叶形像茄而得名。

【集解】李时珍说：曼陀罗生长在北方，人家也有栽种。它春生夏长，独茎直上，高四五尺，没有旁生和侧生的枝，绿茎碧叶，叶如茄叶。八月开白花，六瓣，状如牵牛花而大。花瓣聚生，中间裂开，花萼小叶外托着花瓣，早上开花，晚上闭合。果实圆而有丁拐，中有小子。八月采花，九月采实。

花、子

［性味］味辛，性温，有毒。

［主治］煎汤洗，治诸风及寒湿脚气。又主惊痫及脱肛，还可入麻醉药。（李时珍）

【附方】**1. 脸上生疮：**曼陀罗花晒干，研为末，取少许敷贴疮上。**2. 大肠脱肛：**取曼陀罗子连壳一对、橡斗十六个，同剉细，加水煎开三、五次，再加入朴硝少许洗患处。

小知识

【蒙汗药】

自20世纪70年代以来，以曼陀罗为主的中药麻醉剂，经过20多万例临床实践，这种麻醉方法已引起国外医学专家的重视，为世界医学做出了贡献。曼陀罗花不仅可用于麻醉，而且还可用于治疗疾病。其叶、花、子均可入药，味辛性温，有大毒。花能祛风湿，止喘定痛，可治惊痫和寒哮，煎汤洗治诸风顽痹及寒湿脚气。花瓣的镇痛作用尤佳，可治神经痛等。叶和籽可用于镇咳镇痛。

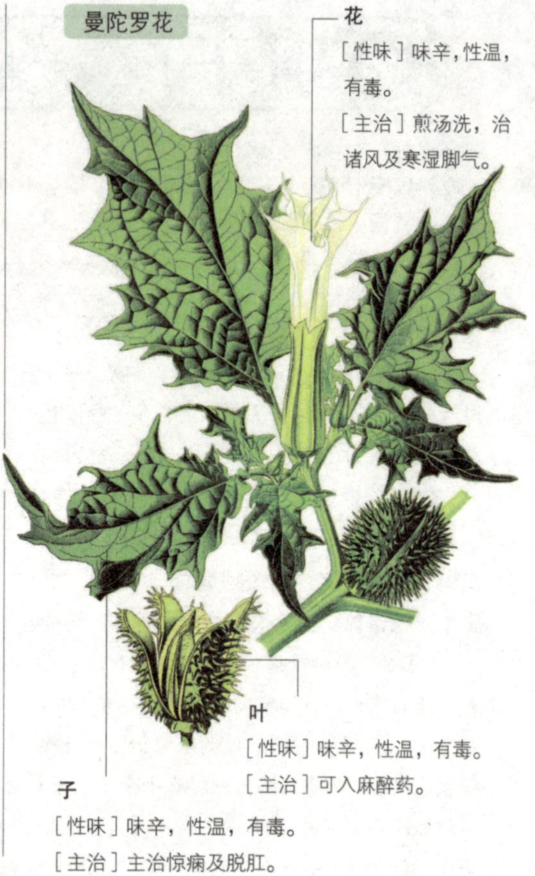

芫花

草部｜毒草类

产地分布：主产安徽、江苏、浙江、四川、山东、福建、湖北等地。
成熟周期：春季花含苞初放时采摘。
形态特征：芫花弯曲棹锤形，上端四裂色蓝紫，外生白毛内有蕊。
功效：泻水逐饮，祛痰止咳，杀虫疗疮。

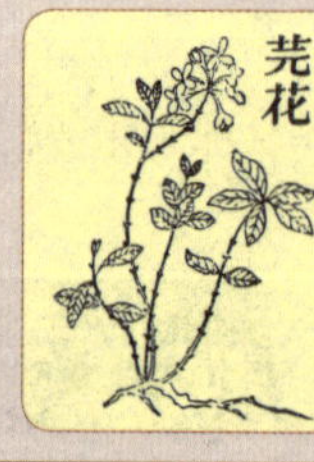

【释名】又名：杜芫、赤芫、去水、毒鱼、头痛花、儿草、败华。根名：黄大戟、蜀桑。

李时珍说：称去水，是说它的功用；毒鱼，是说它的药性；大戟，言其形似。人们因其气味不好闻，称为头痛花。

【集解】吴普说：芫花二月生，叶青色，加厚则黑。花有紫、赤、白的。三月实落尽，才生叶。三月采花，五月采叶，八月、九月有采根，阴干。

苏颂说：芫花各处都有。宿根旧枝茎紫，长一二尺。根入土深三五寸，为白色，像榆根。春天生苗叶，小而尖，像杨柳枝叶。二月开紫花，很像紫荆而作穗，又像藤花而细。

【修治】陶弘景说：用的时候在微熬，不可近眼。

李时珍说：芫花以留数年陈久的为好。

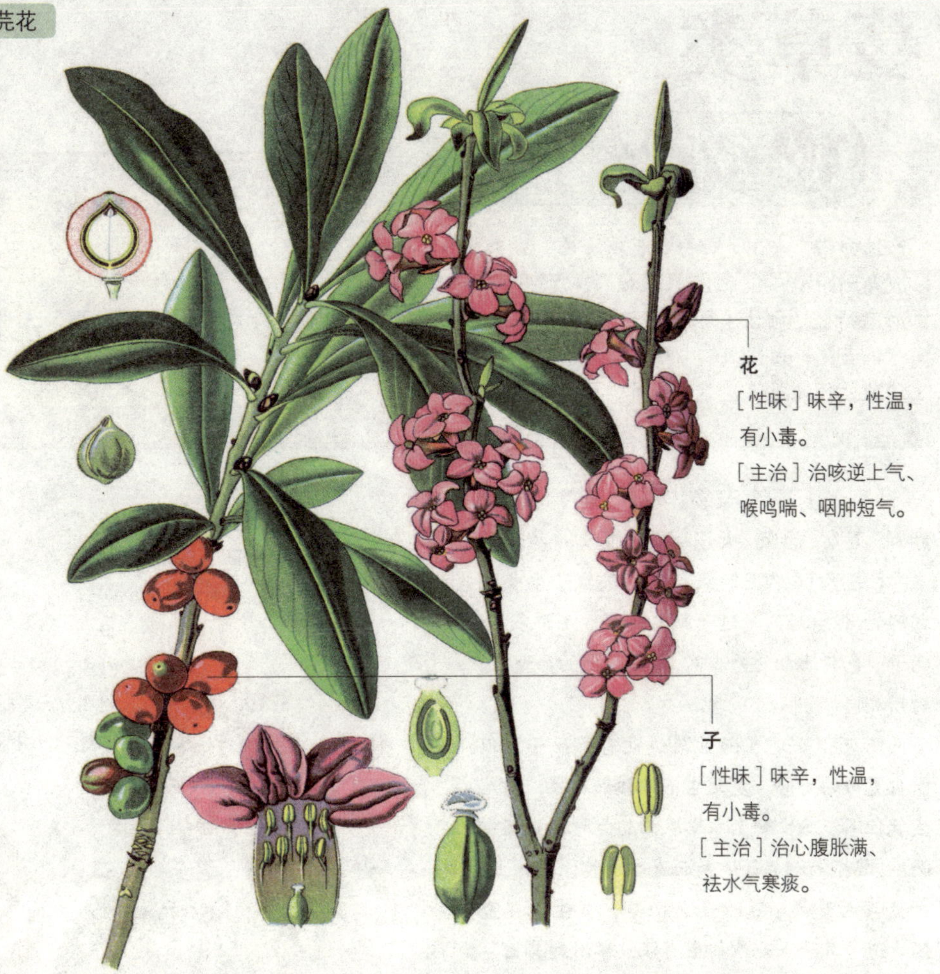

用的时候以好醋煮沸十数次，去醋，以水浸一夜，晒干用，则毒灭。或用醋炒，较前者为次。

[性味] 味辛，性温，有小毒。

徐之才说：与决明相使。反甘草。

[主治] 咳逆上气，喉鸣喘，咽肿短气，蛊毒鬼疟，疝瘕痈肿。杀虫鱼。《神农本草经》

消胸中痰水，喜唾，水肿，五水在五脏皮肤及腰痛，下寒毒肉毒。根：疗疥疮。可用来毒鱼。《名医别录》

治心腹胀满，去水气寒痰，涕唾如胶，通利血脉，治恶疮风痹湿，一切毒风，四肢挛急，不能行步。（甄权）

疗咳嗽瘴疟。《日华子诸家本草》

治水饮痰澼，胁下痛。（李时珍）

【发明】李时珍说：杨士瀛《直指方》上说，破癖须用芫花，行水后便养胃。

【附方】**1. 咳嗽有痰**：芫花（炒）一两，加水一升，煮沸四次，去渣，再加入白糖半斤。每服约一个枣子大的分量。忌食酸咸物。**2. 干呕胁痛，伤寒有时头痛，心下痞满，痛引两胁，干呕短气，汗出而不恶寒，用十枣汤**：芫花（熬过）、甘遂、大戟等分，研为末。以大枣十枚、水一升半，煮成八合后，去渣纳药。体壮者服一钱，弱者服半钱，清晨服下，能下泻则病除，否则次晨再服药。

蔓草类

菟丝子 草部｜蔓草类

子絲菟

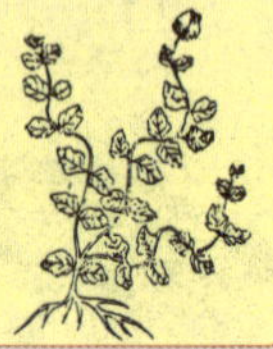

产地分布：全国大部分地区有分布，以北方地区为主。

成熟周期：在 9 ~ 10 月采摘。

形态特征：初生有根，攀附到其他草木上时，其根自断。它没有叶但有花，白色微红，香气袭人。结的果实像秕豆而细，色黄。

功效：补肾益精，养肝明目，固胎止泄。

【释名】又名：菟缕、菟累、菟芦、菟丘、赤网、玉女、唐蒙、火焰草、野狐丝、金线草。

【集解】《名医别录》载：菟丝子生长在朝鲜的川泽田野，蔓延于草木之上。九月采实，晒干。色黄而细的为赤网，色浅而大的为菟丝，功用相同。

苏颂说：现在附近路边也有菟丝子，以出自冤句的为好。夏天生苗，初如细丝，遍地生长但不能独立向上。攀缘于其他草梗则缠绕而生，其根渐渐离开地面而寄生于其他植物上。

李时珍说：菟丝子为阳草，多生长在荒园古道。其子入地，初生有根，攀附到其他草木上时，其根自断。它没有叶但有花，白色微红，香气袭人。结的果实像秕豆而细，色黄，生于梗上的尤佳，惟怀孟林中多有，入药更良。

子

［性味］味辛、甘，性平，无毒。

徐之才说：菟丝子得酒良，与薯蓣、松脂相使。

［主治］续绝伤，补不足，益气力。《神农本草经》

养肌强阴，坚筋骨，主茎中寒，滑精，小便余沥不尽，口苦燥渴，血寒淤积。《名医别录》

治男女虚冷，能添精益髓，去腰疼膝冷，

菟丝子

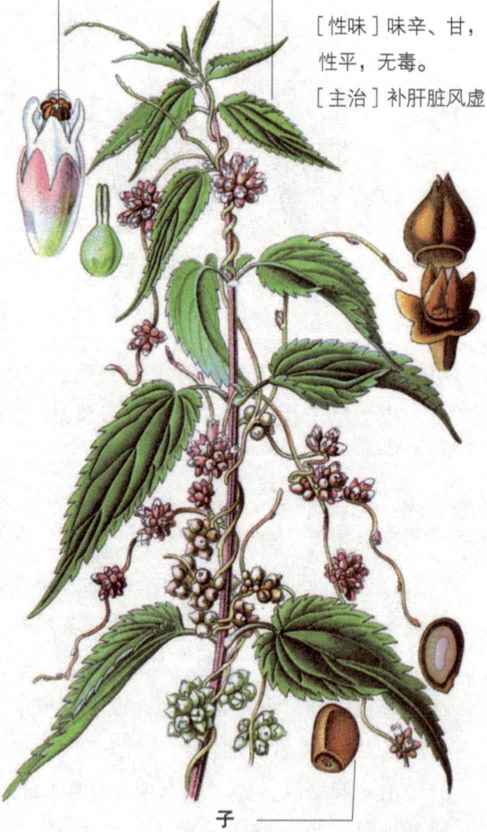

消渴热中。久服去面斑，悦颜色。（甄权）

补五劳七伤，治鬼交泄精，尿血，润心肺。《日华子诸家本草》

补肝脏风虚。（王好古）

【附方】**1. 小便淋沥：**菟丝子煮汁饮服。**2. 肝伤目暗：**菟丝子三两，用酒浸三天，晒干研为末，用鸡蛋白调和成梧桐子大的丸子，每次空腹用温酒送服三十丸。

五味子 草部｜蔓草类

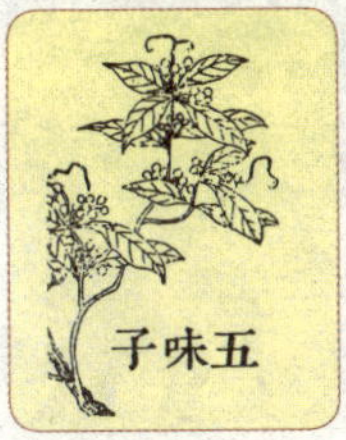

【释名】又名：玄及、会及。

苏恭说：五味子的皮肉甘、酸，核中辛、苦，都有咸味，五味俱全。

五味子

茎

［性味］味酸，性温，无毒。

［主治］治劳伤羸瘦，补不足。

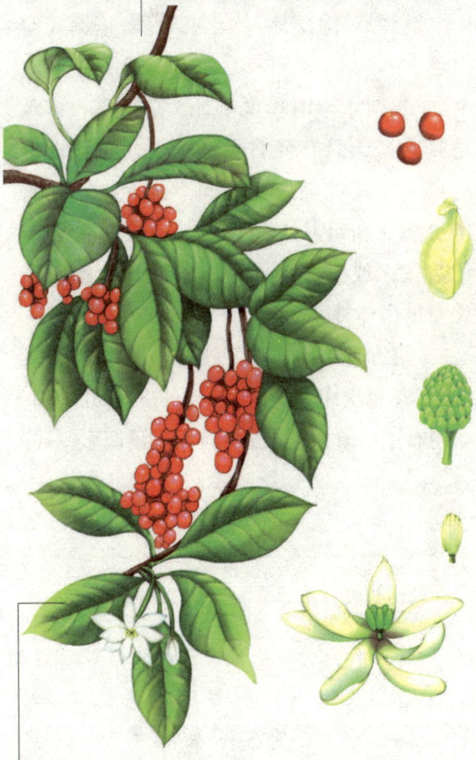

叶

［性味］味酸，性温，无毒。

［主治］强阴，益男子精。

【集解】苏颂说：五味子春初生苗，引赤蔓附于高木，长六七尺。叶尖圆像杏叶。三四月开黄白花，像莲花。七月结实，丛生于茎端，如豌豆样大，生时为青色，熟则变为红紫色，入药生晒不去子。

李时珍说：五味子有南北之分。南方产的五味子色红，北方产的色黑，入滋补药必用北方产的为好。也可以取根种植，当年即生长旺盛；如果是二月下种子，在第二年才生长旺盛，须搭架引蔓。

【修治】李时珍说：入补药熟用，入治嗽药生用。

［性味］味酸，性温，无毒。

李时珍说：酸咸入肝而补肾，辛苦入心而补肺，甘入中宫益脾胃。

徐之才说：与肉苁蓉相使。恶萎蕤。胜乌头。

［主治］益气，治咳逆上气，劳伤羸瘦，补不足，强阴，益男子精。《神农本草经》

养五脏，除热，生阴中肌。《名医别录》

治中下气，止呕逆，补虚劳，令人体悦泽。（甄权）

明目，暖肾脏，壮筋骨，治风消食，疗反胃、霍乱转筋，痃癖、奔豚冷气，消水肿、心腹气胀，止渴，除烦热，解酒毒。《日华子诸家本草》

生津止渴，治泻痢，补元气不足，收耗散之气，瞳子散大。（李杲）

治喘咳燥嗽，壮水镇阳。（王好古）

【发明】李杲说：收肺气，补气不足，主升。酸以收逆气，肺寒气逆，宜用五味子与干姜同治。五味子收肺气，为火热必用之药，故治咳嗽以它为君药。但有外邪者不可立即使用，恐闭其邪气，必先发散然后再用为好。有痰者，与半夏相佐；气喘者，与阿胶相佐。

【附方】**1. 久咳不止**：五味子五钱，甘草一钱半，五倍子、风化硝各二钱，研末，干噙。**2. 阳事不起**：新五味子一斤，研为末，用酒送服方寸匕，一日三服。忌猪鱼蒜醋。

使君子

草部 | 蔓草类

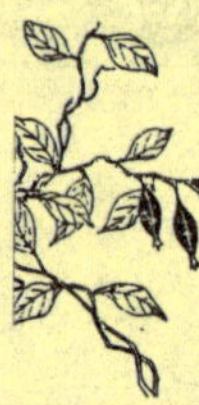

产地分布：产于四川、广东、广西等地。

成熟周期：秋后采摘。

形态特征：果实呈椭圆形或卵圆形，具五条纵棱，两端尖形如梭状。外壳黑褐色或紫黑色，平滑，微有光泽，横切面五角星形。肉黄白色，质软，有油性，无臭，味甜。

功效：能杀虫，疗腹泻痢疾。

【释名】又名：留求子。

马志说：民间传说潘州郭使君治疗小儿疾病常用这种药，后来医家便用他的名号来命名此药。

【集解】马志说：使君子形如栀子，棱瓣深而两头尖，像诃梨勒但轻些。

李时珍说：使君子原产于海南、交趾，现在福建的绍武，四川的眉州，都有种植，也容易成活。它的藤像葛，绕树而上。叶是青色，像五加叶。五月开花，一簇有一二十葩，红色轻盈如海棠。它的果实长约一寸，五瓣合成，有棱，初时为淡黄色，老了就变成紫黑色。其中间的核仁长如榧子仁，颜色、味道又如栗。久了就变得油黑，不能用了。

[性味]味甘，性温，无毒。

[主治]主小儿五疳，小便白浊。能杀虫，疗腹泻痢疾。《开宝本草》

健脾胃，除虚热。治小儿百病，疮癣。(李时珍)

【发明】李时珍说：凡是杀虫药，多数是味苦辛，只有使君子和榧子，味甜而能杀虫，与其他杀虫药不同。凡大人小儿得了虫病，在每月上旬，早晨空腹吃使君子仁数枚，或用壳煎汤咽下，次日虫都被杀死而排出体外。

【附方】**1. 小儿脾疳**：使君子、芦荟等份，研为末，每次用米汤送服一钱。**2. 小儿蛔痛**：取使君子仁研为末，五更时用米汤调服一钱。

考证与传说

【使君子的传说】

北宋年间，潘洲一带有个叫郭使君的郎中，精通医道。一天，他从山上带回一种草药。几天后，郭使君见这些果实未干透，怕久放发霉，就放到锅中炙炒，浓郁的香气诱得年幼的孙子嚷着要吃。使君拣出三枚给孙儿。没想到，次日早晨，孙子解大便时竟排出了几条蛔虫。莫非这果儿能驱除蛔虫？经过多次试验，确定了它的药效。人们问起这果子的名字，郎中一时想不出，最后应允了大家的叫法，取名“使君子”。

木鳖子 草部 | 蔓草类

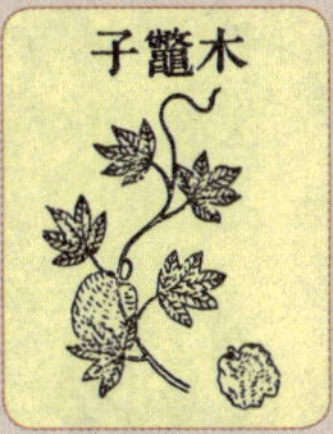

产地分布：分布于福建、中国台湾、广东、广西、贵州、云南和西藏等地。

成熟周期：冬初采收。

形态特征：叶子有五桠，为青色，面光滑。开黄花，果实生时为青色，成熟后为红黄色，肉上有软刺。

功效：消肿散结，解毒，追风止痛。

【释名】又名：木蟹。

马志说：其核像鳖、蟹的形状，故名。

【集解】苏颂说：木鳖春天生苗，作藤生。叶子有五桠，像山药，为青色，面光滑。四月开黄花，六月结果实。生时为青色，成熟后为红黄色，肉上有软刺。每一个果实有核三四十枚，其形状扁如鳖，八九月采收。岭南人常采摘嫩果实及苗叶当食物，蒸来吃。

寇宗奭说：木鳖子的藤蔓每年一枯，但根不会死，到春天就长出苗叶，叶像葡萄。其子一头尖的为雄。凡是种植时必须雌雄相合，用麻线扎好。

李时珍说：木鳖核形状扁，大小如围棋子。其核仁为青绿色，入药用去油。

仁

［性味］味甘，性温，无毒。

李时珍说：味苦、微甘，有小毒。

［主治］主折伤，消结肿恶疮，生肌肉，止腰痛，除粉刺。疗妇人乳痈，肛门肿痛。《开宝本草》

用醋按摩，能消肿毒。《日华子诸家本草》

治疳积痞块，利大肠，疗泻痢、痔瘤瘰疬。（李时珍）

【附方】**1. 酒疸脾黄**：木鳖子磨醋，服一二盏，腹泻即见效。**2. 肛门痔痛**：木鳖仁三枚，放砂盆中捣成泥，倒入百沸汤一碗，趁热先熏后洗，一日三次。并取少许木鳖仁泥外涂患处。

番木鳖 草部 | 蔓草类

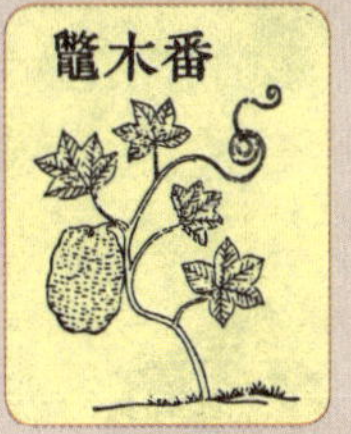

产地分布：中国云南、印度、越南、缅甸、泰国、斯里兰卡等地。

成熟周期：9 ~ 10 月采摘。

形态特征：常绿乔木，叶对生，有柄；花小，白色，近无梗；浆果球形，成熟时橙色，表面光滑。

功效：通络止痛，散结消肿。

【释名】又名：马钱子、苦实把豆、火失刻把都。

李时珍说：此物外形像马之连钱，故名马钱。

【集解】李时珍说：番木鳖生长在回回国，现在西部邛州等地也有。它为蔓生，夏天开黄色花。七八月结果实像栝蒌，生时青色，熟时红色，也像木鳖。它的核小于木鳖而色白。有人说它能毒死狗。

番木鳖仁

［性味］味苦，性寒，无毒。

［主治］伤寒热病，咽喉痹痛，消痞块，都取番木鳖仁口含咽汁或磨水噙咽。（李时珍）

【附方】**喉痹作痛**：番木鳖、青木香、山豆根等分，研为末吹喉。

马兜铃 草部｜蔓草类

产地分布：分布于黄河以南至长江流域，南至广西。

成熟周期：秋季果实由绿变黄时采收。

形态特征：长达一米余，全株无毛。根细长，圆柱形，外皮黄褐色，有香气，断面有油点。茎有棱，缠绕成团，捻揉时有特殊臭气。种子多数，扁平三角形，周围有宽翅。

功效：清肺降气，止咳平喘，清肠消痔。

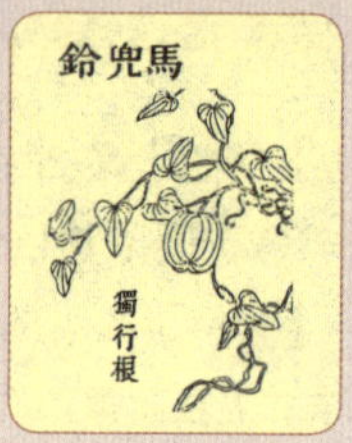

马兜铃

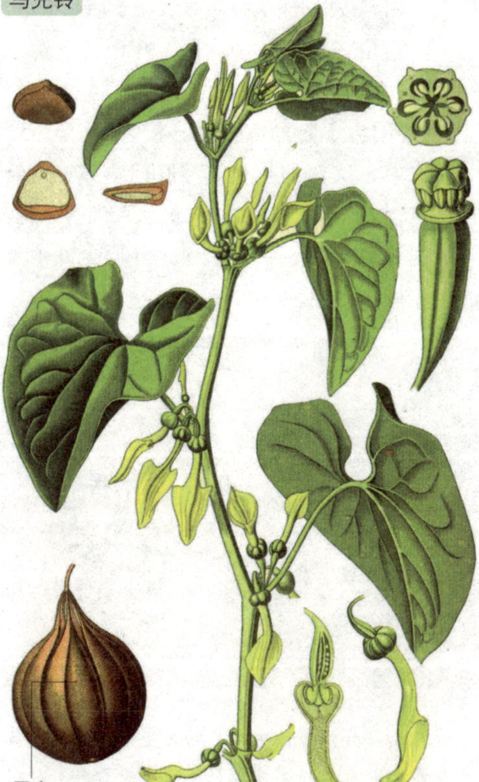

果实

［性味］味苦，性寒，无毒。

［主治］主肺热咳嗽，痰结喘促，血痔瘘疮。

【释名】又名：都淋藤、独行根、土青木香、去南根、三百两银药。

寇宗奭说：此草蔓生附木生长，叶脱落时果实还在，像马项上的铃铛，故名马兜铃。

李时珍说：马兜铃的根会使人呕吐、腹泻，微有香气，故得名独行、木香。岭南人用它来治蛊，隐其名为三百两银药。

马兜铃果实

［性味］味苦，性寒，无毒。

［主治］主肺热咳嗽，痰结喘促，血痔瘘疮。《开宝本草》

治肺气上急，坐息不得，咳嗽连连不止。（甄权）

清肺气，补肺，去肺中湿热。（张元素）

【附方】**1. 水肿腹大喘急**：用马兜铃煎汤，每日服。**2. 肺气喘急**：马兜铃二两，去壳及膜，加酥油半两，拌匀后用慢火炒干，再加炙甘草一两，同研成末。每次取一钱，加水一盏，煎至六成，温服，或噙口中咽服。

独行根（青木香）

［性味］味辛、苦，性冷，有毒。

马志说：有毒，不能多服，会使人呕吐、腹泻不止。

［主治］治诸毒热肿，蛇毒，用水磨独行根成泥封患处，一天三四次。加水煮一、二两，取汁服，吐蛊毒。将其捣为末，水调后用来涂疔肿，效果好。《新修本草》

治血气。《日华子诸家本草》

利大肠，治头风、瘙痒、秃疮。（李时珍）

牵牛子 草部｜蔓草类

产地分布：全国各地。

成熟周期：花期6～9月，果期7～10月。

形态特征：全株密被白色长毛。叶互生，阔心形，全缘；叶柄与总花梗近等长。花序有花1～3朵；萼片五深裂，裂片卵状披针形，先端尾尖；花冠白色、蓝紫色或紫红色。

功效：泻水通便，消痰涤饮，杀虫攻积。

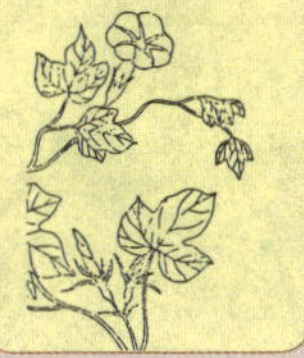

【释名】又名：黑丑、草金铃、盆甑草、狗耳草。

【集解】苏颂说：牵牛到处都有生长。三月生苗，作藤蔓绕篱墙，高的有二三丈。它的叶为青色，有三尖角。七月开花，微红带碧色，像鼓子花但大些。八月结实，外有白色皮裹成球状，每球内有子四五枚，大如荞麦，有三棱。牵牛子有黑白两种，九月后采收。

李时珍说：牵牛有黑白两种，黑的到处都有，多为野生。其藤蔓有白毛，折断后有白汁流出。叶子有三尖，像枫叶。花不作瓣，像旋花但较大些。其果实有蒂包裹着，生时青色，枯老时则泛白色。其核与棠棣子核一样，只是颜色为深黑色。白的多是人工种植。其藤蔓微红无毛，有柔刺，掐断有浓汁。叶子圆形，有斜尖，像山药的茎叶。其花比黑牵牛花小，色浅碧带红色。其果实蒂长约一寸，生时青色，干枯时呈白色。其核为白色，稍粗。人们也采摘嫩果实用蜜糖煎制成果品食用，叫作天茄。那是因为它的蒂像茄子。

子

［性味］味苦，性寒，有毒。

［主治］主下气，疗脚满水肿，除风毒，

考证与传说

【“牵牛子”的由来】

从前，河北晋州李庄有个小伙子叫李虎，身体长得很结实，却不知为何得了臌胀病，多次诊治不见好转。他夫人请来山西潞州府一个老郎中，老郎中开了个药方：“用野喇叭花籽煎汤服用。”他夫人照药方煎汤给李虎吃了几剂，果然见效。为了感谢老郎中的救命之恩，李虎牵来了一头牛，要送给老郎中，并问：“老先生，您给我治病，吃的是一种什么药呀？”老郎中一时难以回答。原来，这种野喇叭花还没名字呢。老郎中就想：这种花籽能治好不治之症，力能牵牛，今日病人又牵牛上门，不如就叫“牵牛子”吧！

序例 百病主治 水部 火部 土部 金石部 草部 谷部

牵牛子

子

[性味]味苦，性寒，有毒。

[主治]主下气，疗脚满水肿，除风毒，利小便。

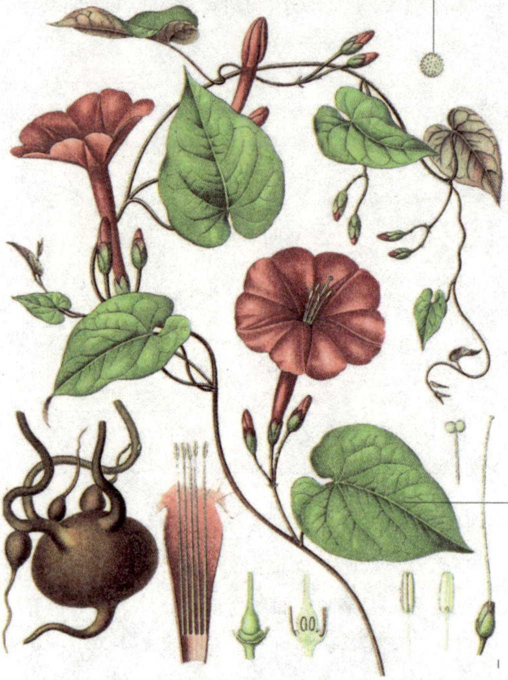

叶

[性味]味苦，性寒，有毒。

[主治]治腹部肿块气结，利大小便，除虚肿，落胎。

利小便。《名医别录》

治腹部肿块气结，利大小便，除虚肿，落胎。(甄权)

治腰痛，下寒性脓液，为泻蛊毒药，疗一切气壅滞。《日华子诸家本草》

与山茱萸同服，去水病。(孟诜)

除气分湿热，三焦壅结。(李杲)

能祛痰消饮，通大肠气秘风秘，杀虫，达命门。(李时珍)

【附方】**1. 水肿尿涩**：牵牛子研为末，每服一匙，以小便通利为度。**2. 湿气中满，足胫微肿，小便不利，气急咳嗽**：黑牵牛子末一两，制厚朴半两，同研为末，每次用姜汤送服二钱。

月季花 草部 | 蔓草类

产地分布：全国各地均有分布。

成熟周期：花期4～10月。

形态特征：多数羽状复叶，小叶一般3～5片，椭圆或卵圆形，长2～6厘米，叶缘有锯齿，两面无毛，光滑，托叶与叶柄合生。花生于枝顶，花朵常簇生，稀单生，花色甚多。

功效：活血消肿、消炎解毒。

花季月

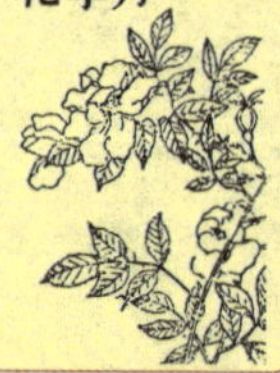

【释名】又名：月月红、胜春、瘦客、斗雪红。

【集解】李时珍说：月季花各处都有，人们多有栽插，属蔷薇类。青茎长蔓硬刺，叶小于蔷薇，花深红，千叶厚瓣，逐月开放，不结籽。

[性味]味甘，性温，无毒。

[主治]活血，消肿，敷毒。(李时珍)

月季花

花

[性味]味甘，性温，无毒。

[主治]活血，消肿，敷毒。

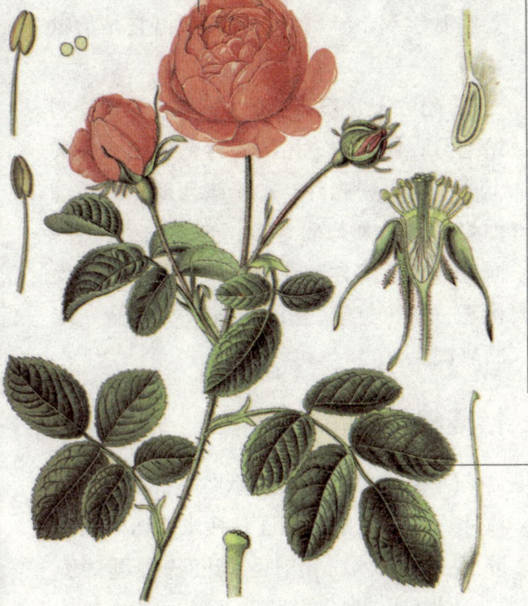

叶

[性味]味甘，性温，无毒。

[主治]活血，消肿，敷毒。

小知识

【月季的分类】

小月季：植株矮小多分枝，高一般不超过25厘米，叶小而窄，花也较小，玫瑰红色，重瓣或单瓣，宜作盆栽盆景材料，栽培品种不多，但小月季在矮化高种中起主要作用。

月月红：茎较纤细，常带紫红晕，有刺或近于无刺，小叶较薄，带紫晕，花为单生，紫色或深粉红色，花梗细长而下垂，品种铁瓣红、大红月季等。

变色月季：花单瓣，初开时浅黄色，继变橙红、红色，最后略呈暗色。

栝蒌

草部｜蔓草类

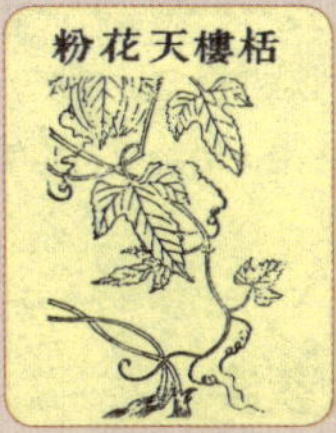

产地分布：分布于我国北部至长江流域各地。

成熟周期：花期7～8月，果熟期9～10月。

形态特征：块根肥大，圆柱形。茎多分枝，卷须细长。雌雄异株，花白色，雄花成总状花序；雌花单生于叶腋，果实近球形，成熟时金黄色。种子多数，扁长椭圆形。

功效：消渴身热，烦满大汗，补虚安中。

【释名】又名：栝蒌、果蠃、瓜蒌、天瓜、黄瓜、地楼、泽姑。根名：白药、天花粉、瑞雪。李时珍说：栝蒌根做成粉，洁白如雪，故名天花粉。

【集解】苏颂说：栝蒌各地都有。三四月生苗，引藤蔓。叶像甜瓜叶而窄，作叉，有细毛。七月开花，像葫芦花，为浅黄色。结的实在花下，大小如拳，生时为青色，至九月成熟后为赤黄色。其形有的正圆，有的锐而长，功用都相同。根也叫白药，皮黄肉白。

李时珍说：栝蒌根直下生，年久者长数尺。秋后挖的结实有粉，夏天挖的有筋无粉，不能用。它的果实圆长，青的时候像瓜，黄时如熟柿，山上人家小儿常食。果实内有扁子，大小如丝瓜子，壳色褐，仁色绿，多脂，有青气。炒干捣烂，水熬取油，可点灯。

栝蒌

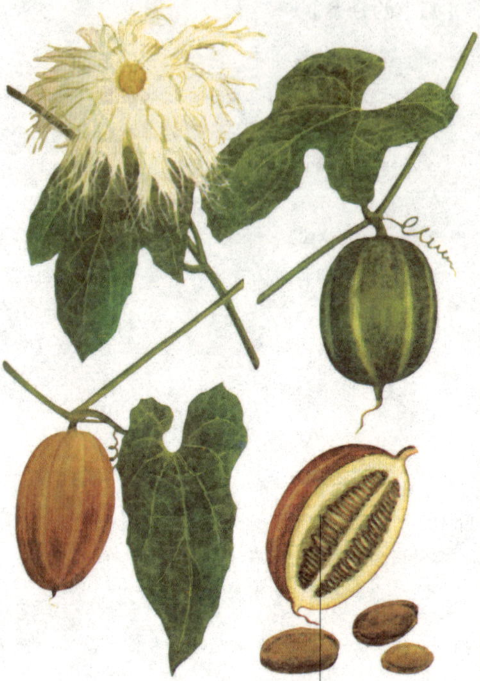

果实

[性味]味苦，性寒，无毒。

[主治]治胸痹，能使人皮肤悦泽。

栝蒌实

[性味]味苦，性寒，无毒。

李时珍说：味甘，不苦。

[主治]治胸痹，能使人皮肤悦泽。《名医别录》

润肺燥，降火，治咳嗽，涤痰结，利咽喉，止消渴，利大肠，消痈肿疮毒。（李时珍）

子：炒用，补虚劳口干，润心肺，治吐血，肠风泻血，赤白痢，手面皱。《日华子诸家本草》

【发明】朱震亨说：栝蒌实治胸痹，以其味甘性润。甘能补肺，润能降气。胸中有痰者，乃肺受火逼，失其降下。今得栝蒌实甘缓润下，则痰自降。所以它是治嗽要药。

【附方】**1. 痰咳不止：**栝蒌仁一两、文蛤七分，同研末，用浓姜汁调成弹子大的丸子，噙口中咽汁。**2. 干咳无痰：**熟栝蒌捣烂绞汁，加蜂蜜等分，再加白矾一钱，同熬成膏，频含咽汁。**3. 风疮疥癣：**取生栝蒌一两个打碎，用酒浸泡一天一夜，取酒热饮。

栝蒌根（天花粉）

【修治】周定王说：秋冬采根，去皮切成寸许大，用水浸，逐日换水，四五天后取出。捣成泥状，用绢袋滤汁澄粉，晒干用。

[性味]味苦，性寒，无毒。

李时珍说：味甘、微苦、酸，性微寒。

徐之才说：与枸杞相使，恶干姜，畏牛膝、干膝，反乌头。

[主治]主消渴身热，烦满大汗，能补虚安中，续绝伤。《神农本草经》

除肠胃中痼热，八疸身面黄，唇干口燥短气，止小便利，通月经。《名医别录》

治热狂时疾，通小肠，消肿毒，乳痈发背，痔瘘疮疖，跌打损伤瘀血，排脓生肌长肉。《日华子诸家本草》

【发明】李时珍说：栝蒌根味甘微苦酸。其茎叶味酸。酸能生津，所以能止渴润枯。微苦降火，甘不伤胃。前人只说它苦寒，似乎没有深究。

【附方】**1. 小儿热病，壮热烦渴：**用乳汁调服栝蒌根末半钱。**2. 天泡湿疮：**天花粉、滑石等分，研为末，用水调匀外搽。

葛

草部 | 蔓草类

产地分布：分布于辽宁、河北、河南、山东、安徽、江苏、浙江、福建等地。

成熟周期：花期 7 ~ 8 月，果期 8 ~ 10 月。

形态特征：块根圆柱状，肥厚，外皮灰黄色，内部粉质，富纤维。藤茎基部粗壮，上部分枝，长数米，植株全被黄褐色粗毛。叶互生，具长柄，三出复出有毛，项生叶片菱状卵圆形，先端渐尖，边缘有时浅裂。

功效：解肌发表出汗，开腠理，疗金疮，止胁风痛。

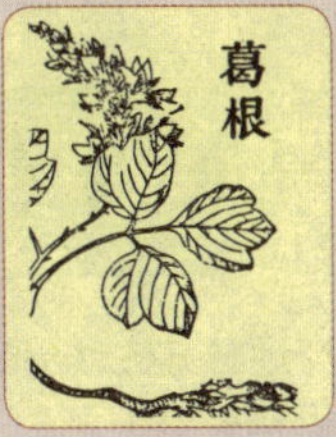

【释名】又名：鸡齐、鹿藿、黄斤。

【集解】李时珍说：葛有野生、家种两种。它的藤蔓可用来制成粗细葛布。其根外紫而内白，长约七八尺。其叶有三尖，像枫叶而更长些，叶面青色而背面为淡青色。其开花成穗，累累相缀，为红紫色。其荚像小黄豆荚，也有毛。其子绿色，扁扁的像盐梅子核，生嚼有腥气，八九月份采集，也就是《神农本草经》中所说的葛谷。花晒干后，也可以炸来吃。

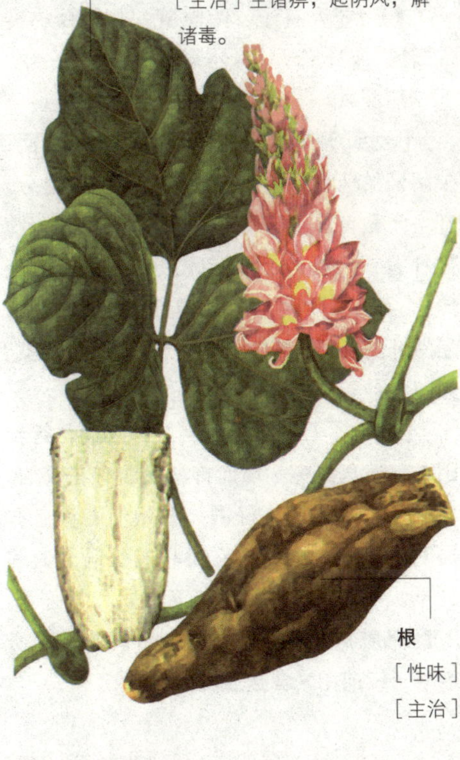

葛根

［性味］味甘、辛，性平，无毒。

［主治］主消渴，身大热，呕吐，诸痹，起阴风，解诸毒。《神农本草经》

疗伤寒中风头痛，解肌发表出汗，开腠理，疗金疮，止胁风痛。《名医别录》

治天行上气呕逆，开胃下食，解酒毒。（甄权）

治胸膈烦热发狂，止血痢，通小肠，排脓破血。还可外敷治蛇虫咬伤，毒箭伤。《日华子诸家本草》

杀野葛、巴豆等百药毒。（徐之才）

生的：堕胎。蒸食：消酒毒。作粉吃更妙。（陈藏器）

作粉：止渴，利大小便，解酒，去烦热，压丹石，外敷治小儿热疮。捣汁饮，治小儿热痞。《开宝本草》

散郁火。（李时珍）

【发明】陶弘景说：生葛捣汁饮，解温病发热。

朱震亨说：凡癍痘已见红点，不可用葛根升麻汤，恐表虚反增斑烂。

【附方】**1. 时气头痛，壮热：**生葛根洗净，捣汁一大盏，加豉一合，煎成六分，去滓分次服，汗出即愈。如不出汗，再服。若心热，加栀子仁十枚。**2. 热毒下血，因食热物而发：**生葛根二斤，捣汁一升，加藕汁一升，服下。**3. 酒醉不醒：**取生葛根汁二升，服下。

何首乌 草部 蔓草类

产地分布：主产于我国河南、湖北、安徽、四川等地。
成熟周期：花期 8 ~ 10 月，果期 10 ~ 11 月。
形态特征：根细长，末端膨大成肉质块根，中空，多分枝，基部木质化。叶互生，卵形，膜质。花序圆锥状，大而开展，顶生或腋生。花小，白色。
功效：解毒，消痈，润肠通便。

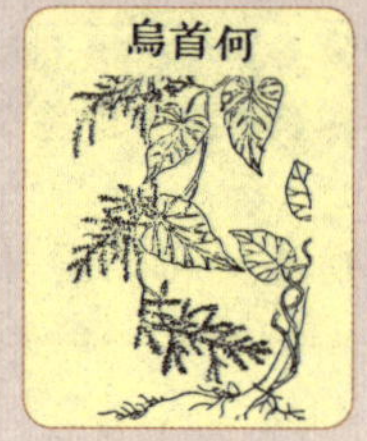

【释名】又名：交藤、夜合、地精、陈知白、马肝石、桃柳藤、九真藤、赤葛、疮帚、红内消。

《日华子诸家本草》载：称其为何首乌，是因为何首乌这个人看到此草夜间藤交结在一起，便采来食用，发现有很好的功用，所以便以其人名来命名。

李时珍说：汉武帝时，有马肝石能黑须发，故后人隐此名，也叫它马肝石。赤的能消肿毒，外科称其为疮帚、红内消。

【集解】苏颂说：何首乌春天生苗，蔓延在竹木墙壁间。它的茎为紫色，叶叶相对像薯蓣，但没有光泽。夏秋季节开黄白色的花，像葛勒花。结的子有棱，像荞麦但要细小些，只有粟米那般大。秋冬采根，大的如拳头，各有五个棱瓣，像小甜瓜，有赤、白色两种颜色，赤的为雄，白的为雌。此草本名叫交藤，因何首乌服用才得此名。

李时珍说：凡是各名山、深山所出的，既大且好。

何首乌根

【修治】李时珍说：制作之法是，取何首乌赤、白各一斤，用竹刀刮去粗皮，放淘米水中浸一夜，切成片。取黑豆三斗，每次用三升三合三勺，以水泡过，在砂锅内铺一层豆，一层首乌，层层铺尽，蒸至豆熟后，取出，将何首乌晒干，再用豆如前面的方法蒸。如经九蒸九晒，使用才佳。

［性味］味苦、涩，性微温，无毒。

［主治］主瘰疬，消痈肿，疗头面风疮，治五痔，止心痛，益血气，黑髭发，悦颜色。久服长筋骨，益精髓，延年不老，也治妇人产后及带下各种疾病。《开宝本草》

久用令人有子，治腹脏一切宿疾，冷气肠风。《日华子诸家本草》

泻肝风。（王好古）

【发明】李时珍说：何首乌为足厥阴、少阴经的药物。白的入气分，赤的入血分。肾主闭藏，肝主疏泄。此物性温，味苦涩。苦补肾，温补肝，涩能收敛精气。所以能养血益肝，固精益肾，健筋骨，乌髭发，是滋补的良药。其性不寒不燥，功效在地黄、天门冬各药之上。

【附方】**1. 骨软风疾，腰膝疼痛，行步困难，遍身瘙痒：**取何首乌大而有花纹的、牛膝各一斤，同入好酒一升中泡七夜，取出晒干，捣为末，加枣肉和成梧桐子大的丸子，每次空腹服三十至五十丸，酒送下。**2. 肠风脏毒，下血不止：**何首乌二两，研为末，饭前用米汤送服二钱。

水草类

泽泻

草部｜水草类

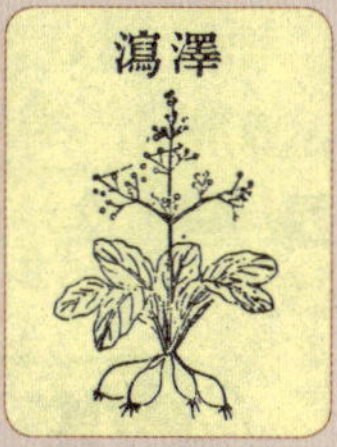

产地分布：主产黑龙江、吉林、辽宁、内蒙古、河北、山西等地。
成熟周期：3 ~ 4 月采收。
形态特征：沉水叶条形或披针形；挺水叶宽披针形、椭圆形至卵形。地下茎球形或卵圆形，密生多数须根。单生叶、数片单生基部，叶片椭圆形；花丛自叶丛中生出，为大型轮生状的同锥花序，小花梗长短不一。
功效：利小便，清湿热。

【释名】又名：水泻、鹄泻、及泻、芒芋、禹孙。

李时珍说：除去水患叫泻，如泽水之泻。因禹能治水，所以称泽泻为禹孙。其余名义不详。

【集解】《名医别录》载：泽泻生于汝南沼泽地，五月采叶，八月采根，九月采实，阴干。

陶弘景说：泽泻易坏、易遭虫蛀，必须密封保存。

苏颂说：现在山东、河、陕、江、淮都有泽泻，以汉中产的为佳。泽泻春天生苗，多生长在浅水中。叶像牛舌，独茎而长。秋天开白花，成一丛丛的像谷精样。秋末采根，晒干。

泽泻根

【修治】雷敩说：泽泻不计多少，细锉，用酒浸一夜，取出晒干，任用。

［性味］味甘，性寒，无毒。

王好古说：泽泻属阴中微阳，入足太阳、少阴经。

扁鹊说：多服，伤人眼。

徐之才说：畏海蛤、文蛤。

［主治］主风寒湿痹，乳汁不通，能养五脏，益气力，使人肥健，可消水。《神农本草经》

补虚损五劳，除五脏痞满，起阴气，止泄精消渴淋沥，逐膀胱三焦停水。《名医别录》

主肾虚遗精、滑精，治五淋，利膀胱热，能宣通水道。（甄权）

泽泻

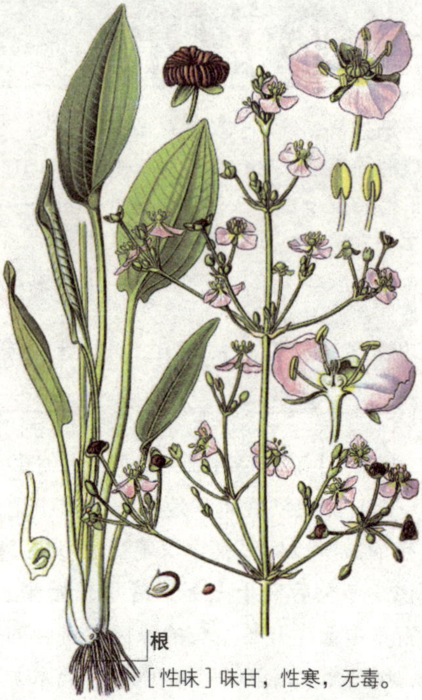

根
［性味］味甘，性寒，无毒。
［主治］主治风寒湿痹、乳汁不通，能养五脏，益气力。

主头旋耳虚鸣，筋骨挛缩，通小肠，止尿血，主难产，补女人血海，令人有子。《日华子诸家本草》

入肾经，去旧水，养新水，利小便，消肿胀，能渗泄止渴。（张元素）

利水，治心下水痞。（李杲）

渗湿热，行痰饮，止呕吐泻痢，疝痛脚气。（李时珍）

【发明】张元素说：泽泻是除湿的圣药，入肾经，治小便淋沥，去阴部潮湿。无此疾服之，令人目盲。

【附方】**1. 水湿肿胀**：白术、泽泻各一两，研为末或者做成丸子，每次用茯苓汤送服三钱。**2. 暑天吐泻，头晕，口渴，小便不利**：用泽泻、白术、白茯苓各三钱，加水一盏、姜五片、灯心十根，煎至八分，温服。

龙舌草 草部 | 水草类

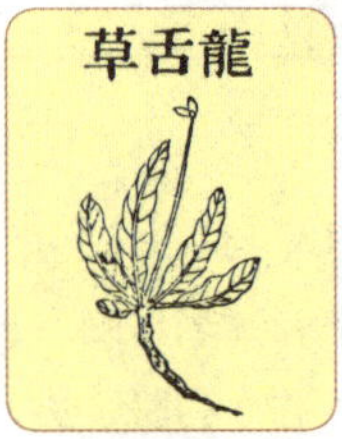

【集解】李时珍说：龙舌，生于南方的池泽湖泊中。它的叶如大叶白菜。根生长在水底，抽茎出水面，开白色的花。它的根像胡萝卜根而有香气，把根捣汁能使鹅、鸭蛋的壳变软，炼丹人用它煮丹砂，煅白矾，制三黄。

［性味］味甘、咸，性寒，无毒。

［主治］痈疽，汤火灼伤，捣汁涂患处。（李时珍）

【附方】**乳痈肿毒**：取龙舌草、忍冬藤研烂，调蜂蜜外敷。

菖蒲 草部 | 水草类

产地分布：分布于我国南北各地。

成熟周期：花期6～9月，果期8～10月。

形态特征：根状茎横走，粗壮，稍扁。叶基生，叶片剑状线形，叶基部成鞘状，对褶抱茎，中部以下渐尖，中肋脉明显，两侧均隆起，花药淡黄色；子房长圆柱形，顶端圆锥状，花柱短，胚珠多数。浆果红色，长圆形。

功效：能除风寒湿痹，咳逆上气，开心窍，补五脏，通九窍，明耳目。

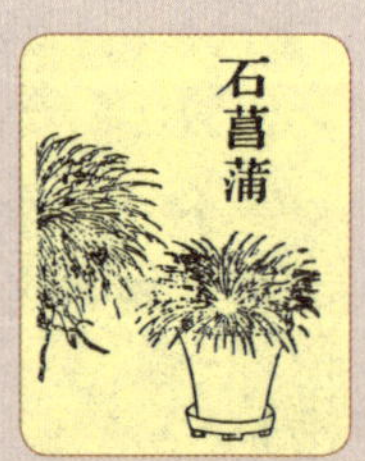

【释名】又名：昌阳、尧韭、水剑草。

李时珍说：菖蒲，是蒲类植物中生长昌盛的，所以叫菖蒲。又有《吕氏春秋》上说，冬至后五十七天，菖蒲开始生长，是百草中最先开始生长的，标志耕种的开始，则菖蒲、昌阳的意义在此。《典术》上说，尧帝时，天降精于庭为韭，感百阴之气为菖蒲，所以叫尧韭。方士隐称它为水剑，是因它叶子的形状。

【集解】《日华子诸家本草》载：菖蒲以生长在石涧中，坚小，一寸九节的为好。

苏颂说：菖蒲春天生青叶，长一二尺左右，其叶中心有脊，形状像剑。如今人们在五月初五收取。它的根盘屈有节，一根旁边引出三四

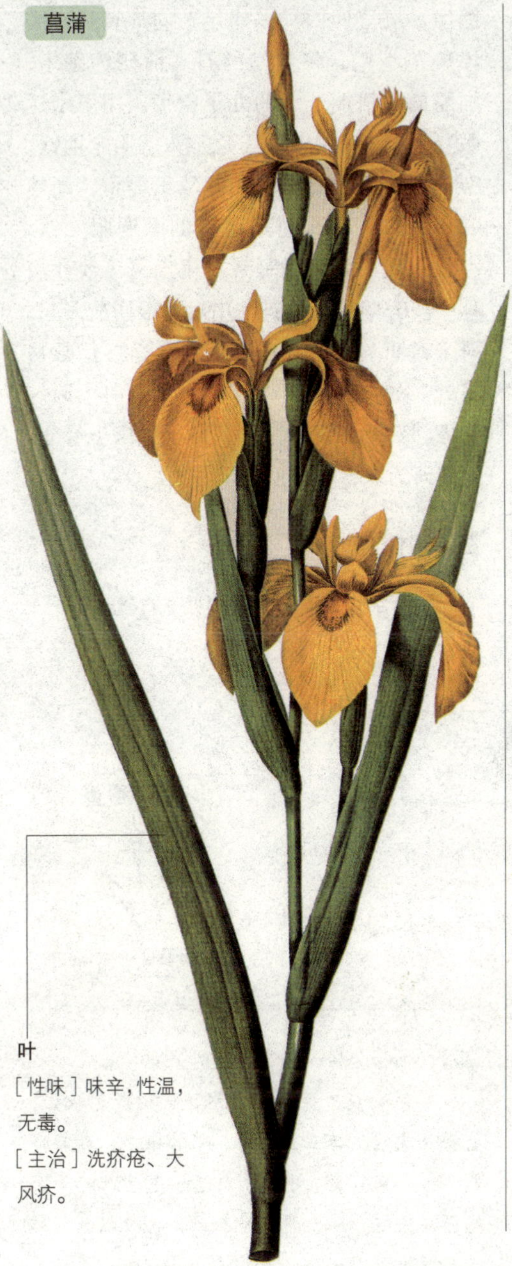

根，旁根的节更密，也有一寸十二个节的。菖蒲刚采时虚软，晒干后才变得坚实。将其折断，中心呈微红色，嚼之辛香少滓。人们多将它种植在干燥的砂石中，腊月移栽更易成活，黔蜀蛮人常随身带着它，用来治突然心痛。生长在蛮谷中的菖蒲尤其好。人们移栽的也能用，但干后辛香坚实比不上蛮谷中的。这都是医方中所用的石菖蒲。

李时珍说：菖蒲有五种，生长在池泽中，蒲叶肥，根长二三尺的是泥菖蒲，也叫白菖；生长在溪涧中，蒲叶瘦，根长二三尺的是水菖蒲，也叫溪荪；生长在水石之间，叶有剑脊，瘦根密节，根长一尺多的是石菖蒲；人们用砂石栽种一年的，到春天剪洗，越剪越细，高四五寸，叶如韭，根如匙柄粗的，也是石菖蒲；经多次剪洗，根长二三分，叶长一寸多的，称为钱蒲。服食入药用的只有上面所说的两种石菖蒲，其余的都不可用。此草新旧相代，四时常青。

菖蒲根

[性味]味辛，性温，无毒。

徐之才说：与秦皮、秦艽相使，恶地胆、麻黄。

[主治]能除风寒湿痹，咳逆上气，开心窍，补五脏，通九窍，明耳目，出声音。主耳聋、痈疮，能温肠胃，治尿频。《神农本草经》

四肢湿痹不能屈伸，小儿温疟身热不退，可用菖蒲煎汤洗浴。《名医别录》

治耳鸣、头昏、泪下，杀诸虫，疗恶疮疥瘙。(甄权)将菖蒲根作末炒，趁热外敷，

小知识

【菖蒲文化】

菖蒲是我国传统文化中可防疫驱邪的灵草。菖蒲“不假日色，不资寸土”，“耐苦寒，安淡泊”，生野外则生机盎然，富有而滋润；着厅堂则亭亭玉立，飘逸而俊秀。江南人家每逢端午时节，悬菖蒲、艾叶于门、窗，饮菖蒲酒，以祛避邪疫；夏、秋之夜，燃菖蒲、艾叶，驱蚊灭虫的习俗保持至今。古人夜读，常在油灯下放置一盆菖蒲，原因就是菖蒲具有吸附空气中微尘的功能，可免灯烟熏眼之苦。

能除风下气，疗男子肾病、女子血海冷败，治健忘，除烦闷，止心腹痛，霍乱转筋及耳痛。《日华子诸家本草》

治痰蒙清窍引起的昏迷、癫痫，疗崩漏，安胎漏，散痈肿。捣汁服，能解巴豆、大戟毒。（李时珍）

【发明】李时珍说：开国之初，周颠仙见太高祖皇帝经常嚼食菖蒲喝水，便问其中的原因。高祖皇帝说吃了不会有腹痛的毛病。这在高祖皇帝的御制碑中有记载。菖蒲性温味辛，入手少阴、足厥阴经。心气不足的人用它，是虚则补其母。肝苦急用辛来补治它就是了。

【附方】**1. 霍乱胀痛：**生菖蒲剉四两，水和捣汁，分四次温服。**2. 食积、气积、血积等引起的各种鼓胀：**取石菖蒲八两，锉细，斑蝥四两，去翅足，同炒黄后，去掉斑蝥不用。将炒好的石菖蒲研为细末，加醋糊成梧桐子大的丸子，每次用温水送服三十至五十丸。也可以加入香附末两钱。**3. 赤白带下：**石菖蒲、破故纸等份，同炒后研为末，每次用菖蒲泡的酒调服二钱，一日一次。**4. 病后耳聋：**用生菖蒲绞汁滴耳中。**5. 眼睑长挑针：**用菖蒲根同盐一起，研末敷患处。**6. 痈疽：**用生菖蒲捣烂敷贴患处。如疮干燥，将菖蒲研末，加水调匀涂搽。**7. 阴部湿痒：**石菖蒲、蛇床子等分，一起研为末，一日搽二至三次。

菖蒲叶

［主治］洗疥疮、大风疥。（李时珍）

香蒲 蒲黄 草部 | 水草类

产地分布：分布于东北、华北、华东及陕西、甘肃、新疆、四川等地。
成熟周期：夏季采收。
形态特征：根茎匍匐，须根多。叶狭线形。花小，单性，雌雄同株。
功效：止血、祛瘀、利尿。

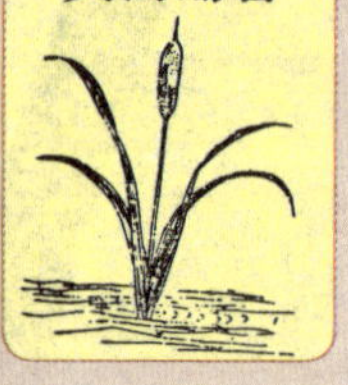

【释名】又名：甘蒲、醮石。花上的黄粉名：蒲黄。

苏恭说：香蒲即甘蒲，可用来编织草垫子。它春天生苗，取白色鲜嫩的制成腌菜，也可以蒸来食用。山南人称其为香蒲，称菖蒲为臭蒲。蒲黄即香蒲的花粉。

【集解】苏颂说：香蒲到处都有生长，但以生于泰州的为好。春初生嫩叶，没出水面时为红白色。取其中心白色根茎，大如匕柄的生吃，甜脆。又可醋浸，像吃笋那样，味美。《周礼》中称为蒲菹，现在很少有人吃了。到夏天从丛叶中抽出茎梗，花在茎的顶端，像棒杵，故民间称它为蒲槌，也叫蒲厘花。蒲黄也就是花中蕊屑，细如金粉。在花欲开时采集。

李时珍说：蒲丛生于水边，似莞但狭小，有脊而柔软，二三月生苗。采其嫩根，煮后腌制，过一夜可食。也可以炸食、蒸食及晒干磨粉做成饼吃。八九月收叶制席，也可以制成扇子，软滑且温暖。

蒲蒻（又名蒲笋、蒲儿根）

［性味］味甘，性平，无毒。

李时珍说：性寒。

［主治］除五脏心下邪气，口中烂臭。能固齿，明目聪耳。《神农本草经》

能去热燥，利小便。（宁源）

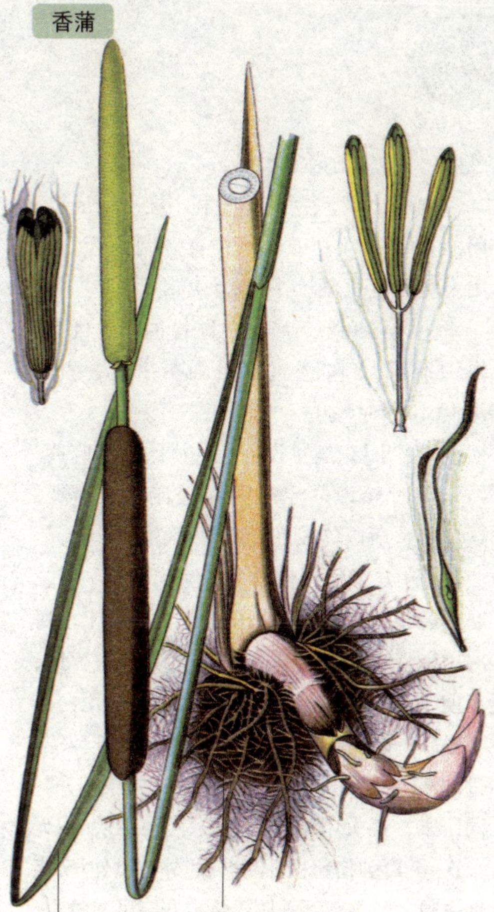

根

［性味］味甘，性平，无毒。

［主治］除五脏心下邪气，口中烂臭。

叶

［性味］味甘，性平，无毒。

［主治］能固齿，明目聪耳。

生吃，可止消渴。（汪颖）

能补中益气，和血脉。《饮膳正要》

捣成汁服，治孕妇劳热烦躁，胎动下血。（李时珍）

【附方】**1. 乳汁不通及乳痈**：将蒲黄草根捣料外敷患处，同时煎汁服汤吃渣。**2. 热毒下痢**：蒲根二两，粟米二合，加水煎服，一天两次。

蒲黄

【修治】雷敩说：使用的时候，不要用松黄和黄蒿。这两种和蒲黄非常相似，只是味不正会使人呕吐。真蒲黄须隔三层纸焙干至黄色，蒸半日，冷却后再焙干备用。

《日华子诸家本草》载：破血消肿者，生用；补血止血者，炒用。

［性味］味甘，性平，无毒。

［主治］主心腹膀胱寒热，能利小便，止血，消瘀血。《神农本草经》

治痢血、鼻血、吐血、尿血等血证。能利水道，通经脉，止女子崩漏。（甄权）

治妇人带下，月经不调，血气心腹痛，孕妇流血或流产。能排脓，治疮疖游风肿毒，下乳汁，止泄精。《日华子诸家本草》

能凉血活血，止心腹诸痛。（李时珍）

【发明】李时珍说：蒲黄是手足厥阴血分主药，所以能治血治痛。蒲黄生用则行血，熟用则能止血。它与五灵脂同用，能治一切心腹诸痛。

【附方】**1. 重舌生疮**：用蒲黄末外敷。**2. 肺热鼻出血**：蒲黄、青黛各一钱，用新汲水调服。**3. 吐血咳血**：蒲黄末二两，每天用温酒或冷水送服三钱。**4. 肠痔出血**：蒲黄末方寸匕，水服，一日三次。**5. 产后血瘀**：蒲黄三两，加水三升，煎取一升，一次服下。**6. 坠伤扑损，瘀血在内，烦闷者**：用温酒送服蒲黄末三钱，空腹服。**7. 关节疼痛**：蒲黄八两，熟附子一两，同研为末，每次用凉水送服一钱，一日一次。

水萍

草部｜水草类

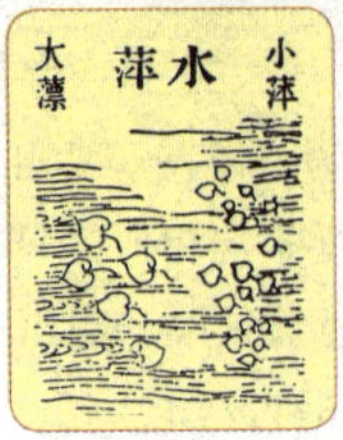

【释名】又名：水花、水白、水苏、水廉。

【集解】李时珍说：本草中所用的水萍，是小浮萍而不是大蘋。萍与蘋，音虽相同，字却不同，外形也不一样。浮萍在池泽有水的地方很多，春天开始生长。一叶经一夜就能生长出好几叶。叶子下面有微须，是它的根。一种萍两面都是绿色；一种正面是青色而背面为紫色的，称为紫萍，入药用最好，七月采收。

【修治】李时珍说：七月采来紫背浮萍，拣净杂物，用竹筛摊开晒，在竹筛的下面放一盆水，容易干。

[性味] 味辛，性寒，无毒。

[主治] 主治暴热身痒，能下水气，胜酒，长须发，止消渴。《神农本草经》

能下气。可用来沐浴，生毛发。《名医别录》

治热毒、风热、热狂，疔疮肿毒、汤火伤、风疹。《日华子诸家本草》

捣成汁服，主水肿，能利小便。研成末，用酒调服方寸匕，治人中毒。制成膏，可用来敷面上黑斑。（陈藏器）

主风湿麻痹、脚气、跌打损伤、目赤、视物不清、口舌生疮、吐血鼻出血、癜风丹毒。（李时珍）

【发明】朱震亨说：浮萍发汗，胜于麻黄。

李时珍说：浮萍其性轻浮，入肺经，达皮肤，所以能发邪汗。

【附方】**1. 夹惊伤寒：**紫背浮萍一钱、犀角屑半钱、钩藤钩三至七个，同研末。每次用蜂蜜水调服半钱，以出汗为度。**2. 水肿，小便不利：**浮萍晒干，研为末，每次用白开水送服一匙，一天二次。**3. 风热隐疹：**浮萍（蒸过，焙干）、牛蒡子（酒煮，晒干，炒）各一两，同研末，每次用薄荷汤送服一至二钱，一天二次。**4. 毒肿初起：**取浮萍捣烂外敷患处。**5. 烧烟去蚊：**夏季取浮萍阴干烧成灰，可熏蚊虫。

藻

草部｜水草类

【释名】李时珍说：藻是水草中有花纹者，其洁净如澡浴，所以称为水藻。

【集解】苏颂说：藻生长在水中，到处都有。陆玑注释说，藻生于水底，有两种。一种叶如鸡苏，茎像筷子，长四五尺；一种叶如蓬蒿，茎像钗股，称为聚藻。这两种藻都可以食用，饥荒时可用来充当粮食。

陈藏器说：马藻生长在水中，像马齿相连。

李时珍说：藻有两种，水中有很多。一是水藻，叶长二三寸，两两对生，即马藻；另一是聚藻，叶细如丝，也像鱼鳃，节节连生，

藻

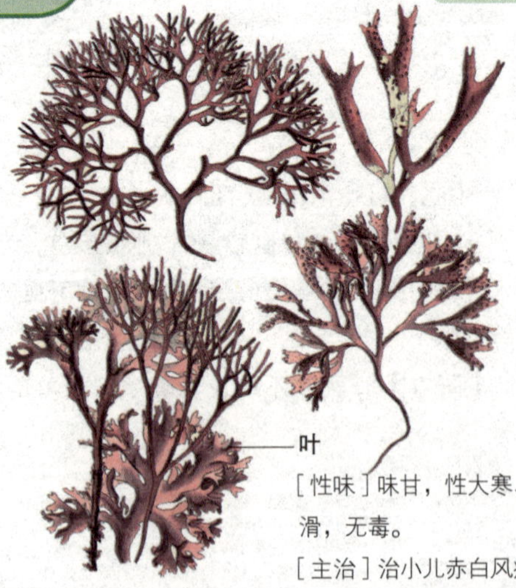

[性味] 味甘，性大寒、滑，无毒。

[主治] 治小儿赤白风疹、火焱热疮，捣烂外敷。

即水蕴，俗名鳃草，又名牛尾蕴。这两种藻都可以食用，入药以马藻为好。

［性味］味甘，性大寒、滑，无毒。

［主治］捣成汁服，能祛暴热、热痢，止渴。小儿赤白风疹、火焱热疮，将藻捣烂外敷。（陈藏器）

【发明】孙思邈说：凡天下性最冷的，没有超过水藻的。凡患热毒肿及丹毒的人，取水藻捣烂后外敷，厚敷三分，干了则换，其效无比。

海藻

草部｜水草类

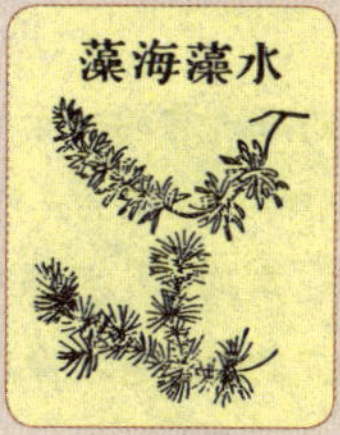

产地分布：分布于我国东南沿海等地。

形态特征：皱缩卷曲，黑褐色，有的被白霜。主干呈圆柱状，具圆锥形突起，主枝自主干两侧生出，侧枝自主枝叶腋生出，具短小的刺状突起。初生叶披针形或倒卵形，全缘或具粗锯齿；次生叶条形或披针形，叶腋间有着生条状叶的小枝。

功效：软坚散结，消痰，利水。

【释名】又名：落首、海萝。

【集解】陶弘景说：海藻生长在海中，黑色像乱发而大少许，与藻叶相似但大些。

李时珍说：海藻在近海诸地采收，也叫海菜，售往各地。

【修治】李时珍说：现在的人将它咸味洗去，焙干用。

［性味］味苦、咸，性寒，无毒。

［主治］主治甲状腺肿大，散颈部包块痈肿，腹部包块。消水肿。《神农本草经》

疗积聚，清湿热，利小便。《名医别录》

治奔豚气、脚气，水气浮肿，能消宿食，五膈痰壅。（李珣）

【附方】**1. 海藻酒，治瘿气**：用绢袋盛海藻一斤，放在二升清酒中浸泡，春夏季节浸二天，秋冬季节浸三天。每次服二合，一日三次。其药渣晒干，研为末，每次服方寸匕，一日三次。**2. 瘿气初起**：海藻一两，黄连二两，同研为末，时时含咽。

海藻

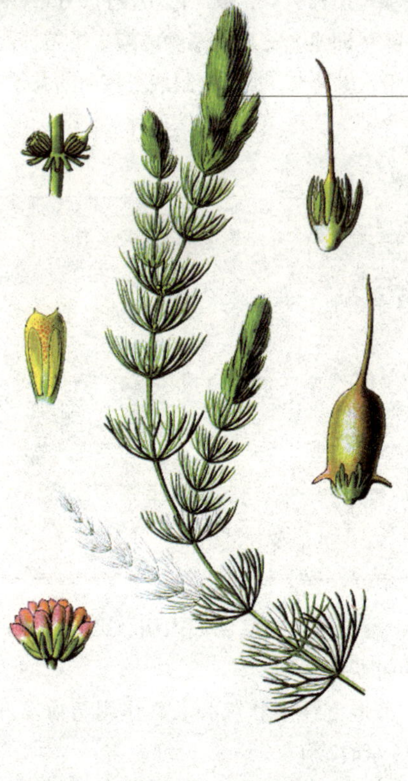

叶

［性味］味苦、咸，性寒，无毒。

［主治］治奔豚气、脚气，水气浮肿。

昆布

草部 | 水草类

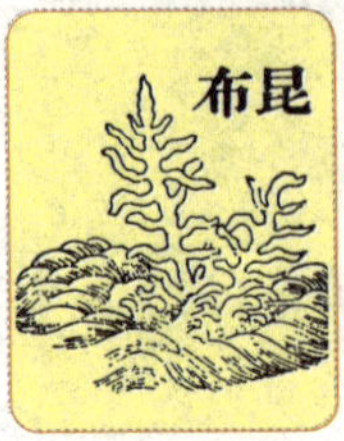

【释名】又名：纶布。

【集解】《名医别录》载：昆布生长在东海。

陶弘景说：昆布柔韧可以食用。

陈藏器说：昆布生长在南海。它的叶子像手，大如蒲苇，紫赤色。其中叶子细小的是海藻。

李珣说：昆布顺流而生。新罗产的叶细，为黄黑色。胡人将其搓为绳索，阴干，从海上运到中国来。

李时珍说：昆布产自登、莱两州的，搓成绳索状；产自闽、浙的，叶大而像菜。海中诸菜性味相近，主疗一致，虽然稍有不同，但差别也不大。

[性味] 味咸，性寒、滑，无毒。

[主治] 主治十二种水肿，各种甲状腺肿大，颈淋巴结核溃烂。《名医别录》

破积聚。(孙思邈)

治阴部疝肿，将其含在嘴里咽汁。(陈藏器)

能利水道，祛面肿，治恶疮鼠瘘。(甄权)

【发明】孟诜说：昆布下气，长期服用会使人消瘦。没有昆布主治病证的人不要经常吃。海岛上的人爱吃它，那是因为没有什么好菜，只有吃它。长期食用适应后成为习性，也就不生病，于是将它的功用传给北方人。北方人吃后都生病，那是因为水土不适宜。凡是海中菜，都有些伤人，不可多吃。

【附方】**1. 膀胱结气，小便不通**：高丽昆布一斤，用淘米水浸一夜，洗去咸味，加水一斛煮熟切细，放入葱白一把，切成一寸长的小段，煮到极烂加盐、醋、豆豉、姜、椒末，调和后吃。**2. 瘿气结核，瘰疬肿硬**：用昆布一两，洗去咸味，晒干研为末。每次取一钱，用棉裹好，放好醋中浸过，口含咽汁，味尽即换。**3. 项下渐肿成瘿**：昆布、海藻等份，研为末，加蜂蜜制成杏核大的丸子，随时含咽。

海带

草部 | 水草类

产地分布：产于我国辽宁、山东、江苏、浙江、福建及广东省北部沿海等地。

成熟周期：夏、秋季采收。

形态特征：藻体褐色，长带状，革质。藻体明显地区分为固着器、柄部和叶片。固着器假根状，柄部粗短圆柱形，柄上部为宽大长带状的叶片。在叶片的中央有两条平行的浅沟，中间为中带部，中带部两缘较薄有波状皱褶。

功效：消痰软坚、泄热利水、减脂降压、散结抗癌。

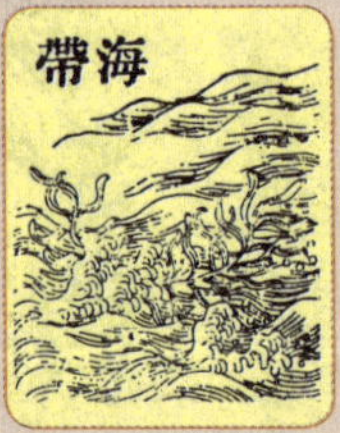

【集解】掌禹锡说：海带，产于东海水中的石头上，像海藻但要粗些，柔韧且长，医生用它利水，作用比海藻、昆布强。

[性味] 味咸，性寒，无毒。

[主治] 主催生，治妇人病，疗水肿。《嘉祐补注本草》

治地方性甲状腺肿大，作用与海藻相同。(李时珍)

石草类

骨碎补 草部|石草类

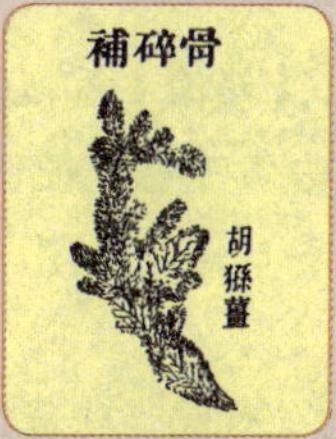

产地分布：分布于青海、甘肃、陕西、四川、云南等地。

成熟周期：全年可采挖。

形态特征：呈扁平长条状，多弯曲，有分枝。表面密被深棕色至暗棕色的小鳞片，柔软如毛，经火燎者呈棕褐色，两侧及上表面均具凸起或凹下的圆形叶痕。

功效：补肾强骨，续伤止痛。

【释名】又名：猴姜、猢狲姜、石毛姜、石庵蕳。

陈藏器说：骨碎补本名猴姜。开元皇帝以其主伤折，补骨碎，所以命名骨碎补。江西人叫它胡孙姜，是因为它的外形。

【集解】苏颂说：现在淮、浙、陕西、夔路州郡都有骨碎补。它生长在木或石上，多在背阴处，引根成条，上有黄赤毛及短叶附着。又抽大叶成枝。叶面是青绿色，有青黄点；叶背面是青白色，有赤紫点。骨碎补春天生叶，

骨碎补

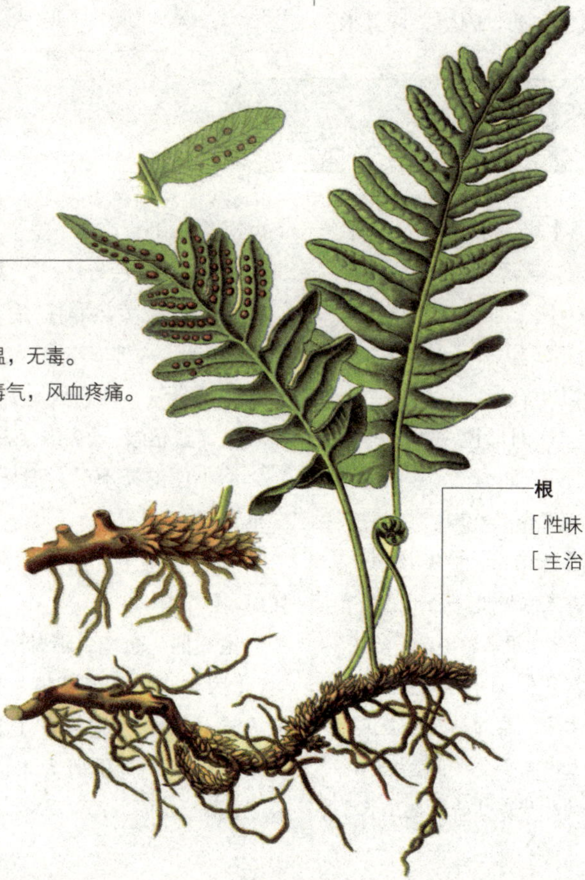

叶

[性味] 味苦，性温，无毒。

[主治] 主治骨中毒气，风血疼痛。

根

[性味] 味苦，性温，无毒。

[主治] 破血止血，补伤折。

到冬天则干黄。它没有花实，采根入药。

李时珍说：骨碎补的根扁长，略像姜。它的叶有桠缺，很像贯众叶。说它像庵蔺叶、石韦叶，都是不对的。

骨碎补根

【修治】雷敩说：采来骨碎补，用铜刀刮去黄赤毛，细切，用蜂蜜拌润，入甑中蒸一日，晒干用。如急用只焙干，不蒸也可以。

［性味］味苦，性温，无毒。

［主治］破血止血，补伤折。《开宝本草》

主骨中毒气，风血疼痛，补五劳六极，疗足手不收，上热下冷。（甄权）

治恶疮，蚀烂肉，杀虫。《日华子诸家本草》

研末，夹猪肾中煨，空腹食，治耳鸣，及肾虚久泄，牙疼。（李时珍）

【发明】苏颂说：骨碎补是入妇人血气的药。蜀人治跌打损伤，筋骨闪折，取其根捣后筛过，用来煮黄米粥，调和裹伤处有效。

李时珍说：骨碎补是足少阴药，所以能入骨，治牙痛及久泻痢。因肾主二便，久泄必肾虚，不能单从脾胃来治疗。

【附方】**1. 虚气攻牙，齿痛出血**：骨碎补二两，用铜刀锉细，入瓦锅中慢火炒黑，研为末，常用来擦齿，吐出或咽下均可。**2. 肠风失血**：骨碎补烧存性五钱，用酒或米汤送服。

考证与传说

【神话传说】

一天，神农氏在一座万丈悬崖上采药，不幸从崖上掉下来，摔成了骨折。尽管神农氏会采药治病，但此时却是“医家难医自己的病”。凄凉之际，一群猴子来到神农氏身边，面带怜悯，每只猴子都拿着一块药根，药根上长着金黄色的绒毛，猴子将药根送给神农氏，他接过一尝，吞咽了一些药汁，又将嚼烂的药渣敷在伤口处。顿时，伤腿疼止肿消，骨骼恢复了原形。便将其命名为“骨碎补”。又因是猴子献的灵药，别名“猴姜”。

石韦

草部｜石草类

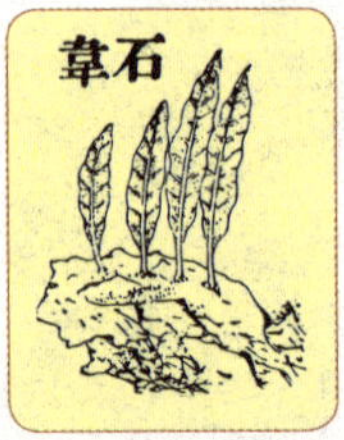

【释名】又名：石皮、石兰。

陶弘景说：此草蔓延生于石上，叶子长得像皮，所以叫石韦。

李时珍说：柔软的皮称韦，也是皮。

【集解】苏颂说：现在晋、绛、滁、海、福州、江宁都有石韦。它丛生于石上，叶子像柳叶，叶背有毛，叶上长有斑点像树皮。福州另外有一种石皮，三月开花，采叶用来作浴汤，治风。

李时珍说：石韦多生在背阴的崖缝处，叶子长约一尺，宽一寸多，柔韧如同树皮，背面有黄毛。也有的叶上斑点如金星，名金星草，凌冬不凋谢。还有一种叶如杏叶的，也生长于石上，其性相同。

［性味］味苦，性平，无毒。

［主治］主劳热邪气，治五淋，癃闭不通，利小便水道。《神农本草经》

除烦降气，通膀胱，补五劳，安五脏，去恶风，益精气。《名医别录》

治小便淋沥不尽，遗尿。《日华子诸家本草》

炒后研成末，用冷酒调服，治背部的痈疽。（苏颂）

主崩漏、金疮，清肺气。（李时珍）

【附方】**1. 小便淋痛**：石韦、滑石，等分为末，每次用水送服方寸圭。**2. 气热咳嗽**：石韦、槟榔，等份研为末，每次用姜汤送服二钱。

石胡荽 草部 | 石草类

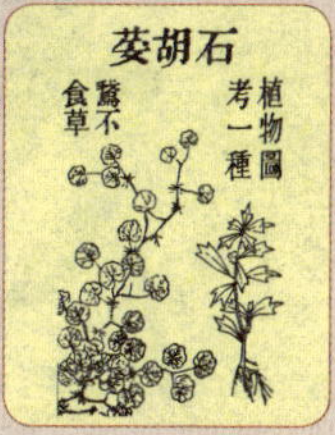

产地分布：全国。

成熟周期：全年可采挖。

形态特征：茎匍匐或披散，基部多分枝，无毛或略被短毛。叶互生，细小，倒卵状椭圆形或倒披针形，先端短尖，基部下延成狭楔形，仅上部边缘有疏齿。花开呈头状花序，单生于叶腋内，扁球形，无柄，苞片矩圆形，花小，无柄。瘦果四棱形，无冠毛。

功效：伤风感冒，慢性支气管炎，疟疾，跌打损伤，风湿痹痛。

【释名】又名：天胡荽、野园荽、鹅不食草、鸡肠草。

【集解】李时珍说：石胡荽，生于石缝及阴湿处的小草，高二三寸。它冬天生苗，细茎小叶，外形像嫩胡荽。其气辛熏不堪食，鹅也不吃。夏天开黄色小花，结细子。石胡荽非常容易繁衍，遍地铺满。孙思邈《千金方》中说的，一种小草，生于近水渠中湿处，像胡荽，名天胡荽，也叫鸡肠草，就是指的这种草。它与繁缕的鸡肠，名字相同但物不同。

[性味]味辛，性寒，无毒。

李时珍说：味辛，性温。汁制砒石、雄黄。

[主治]通鼻气，利九窍，吐风痰。(萧炳)

疗痔疮。(孟诜)

解毒，明目，消目赤肿痛，散云翳，疗耳聋、头痛、脑酸，治痰疟，鼻窒不通，塞鼻中可便息肉脱落，又散疮肿。(李时珍)

【发明】李时珍说：鹅不食草，性温而升，味辛而散，属阳，能通于天。头与肺都在上，所以能上达头脑，治头顶痛目病，通鼻气而落息肉；内达肺经，而治咳痰，散疮肿。它除翳膜的作用，尤显神妙。

【附方】**1. 痰喘**：用石胡荽研汁，和酒服。**2. 碧云散，治目赤肿胀，隐涩疼痛，眵泪风痒，鼻塞头痛，翳障等**：取晒干的石胡荽二钱，青黛、川芎各一钱，共研为末。先含水一口，取米粒大一小撮药末嗅入鼻内，以泪出为度。有的配方中减去青黛。**3. 一切肿毒**：取石胡荽一把、穿山甲(烧存性)七分、当归尾三钱，共捣烂，加酒一碗，绞汁服，并用渣外敷患处。**4. 湿毒胫疮**：夏季采石胡荽，晒收为末，每次取末五钱、汞粉五分，加桐油调，制成隔纸膏。先用茶洗净患处，然后贴膏包好。将有黄水流出，五六日病愈。**5. 脾寒疟疾**：石胡荽一把，捣取汁半碗，加酒半碗服下。**6. 痔疮肿痛**：取石胡荽捣烂敷贴。

酢浆草 草部 | 石草类

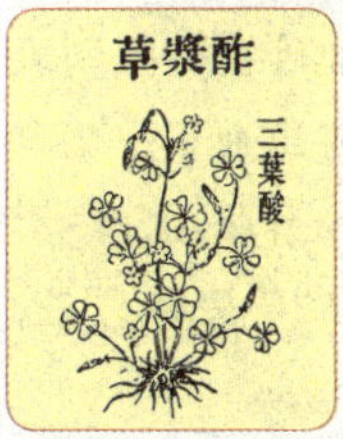

【释名】又名：酸浆、三叶酸、三角酸、酸母、醋母、酸箕、鸠酸、雀儿酸、雀林草、小酸茅、赤孙施。

李时珍说：此小草为三叶酸，其叶如醋。此与灯笼草的酸浆，名相同但物不同。闽人郑樵《通志》上说，福州人叫它孙施。苏颂《图经本草》上说的赤孙施生于福州，叶像浮萍的，指的就是此草。

【集解】苏恭说：酢浆草生长在道旁阴湿

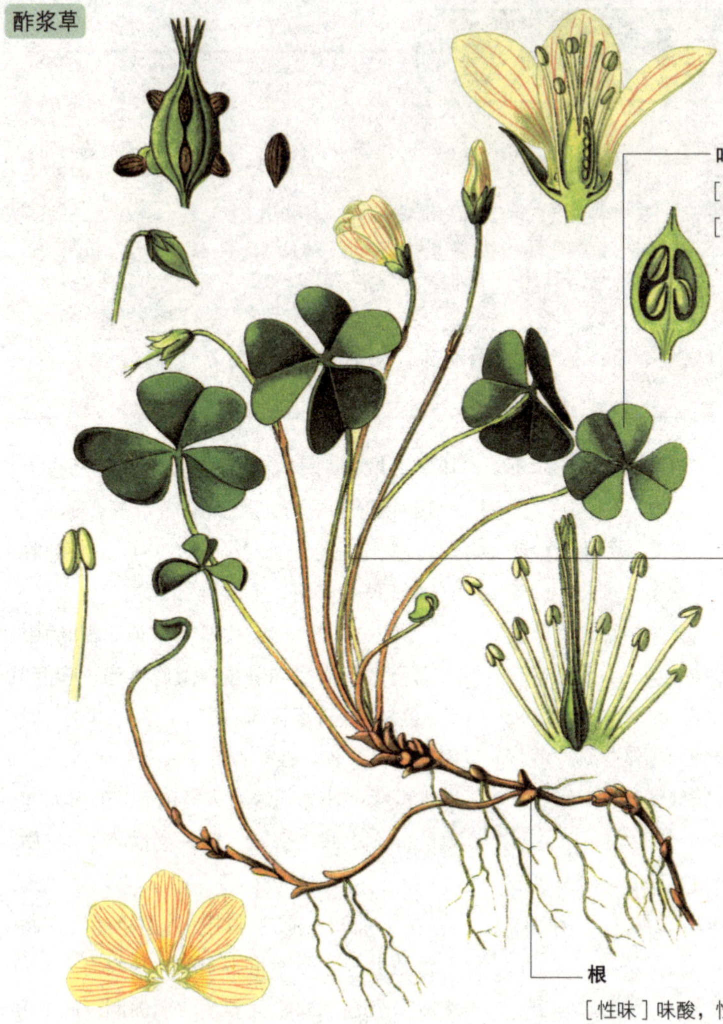

处，丛生。此草茎头有三叶，叶像细萍，四五月采，阴干。

李时珍说：酢浆草苗高一两寸，丛生布地，极易繁衍。一枝生三叶，每叶分成两片，晚上叶片合贴在一起，如一片。四月开小黄花，结小角，角长一二分，内有细子，冬季也不凋谢。

[性味] 味酸，性寒，无毒。

[主治] 杀各种寄生虫。捣烂后外敷，治恶疮瘘管。食用，解热止渴。《新修本草》

主小便淋沥，赤白带下。同地钱、地龙配合使用，治尿路结石。煎汤洗，治痔痛、脱肛，很有效。捣烂外涂，治烧、烫伤及蛇蝎咬伤。（李时珍）

治妇人血结，取一握洗后，研细，用暖酒送服。（苏颂）

【附方】**1. 小便血淋**：用酢浆草捣汁，煎五苓散服下。**2. 二便不通**：酢浆草一大把、车前草一握，共捣取汁，加砂糖一钱调服一盏。不通可再服。**3. 痔疮出血**：酢浆草一大把，加水二升，煮至一升服用，一天三次。**4. 癣疮作痒**：用酢浆草涂搽患处，数次即愈。

地锦

草部 | 石草类

产地分布：分布于华北、华东、中南、西南各地。

成熟周期：花期6～7月，果期9月。

形态特征：枝条粗壮；卷须短，多分枝，枝端有吸盘。叶片宽卵形，先端常三浅裂，基部心形，边缘有粗锯齿，上面无毛，下面脉上有柔毛，幼苗或下部枝上的叶较小，中间小叶倒卵形，两侧小叶斜卵形，有粗锯齿。

功效：祛风止痛，活血通络。

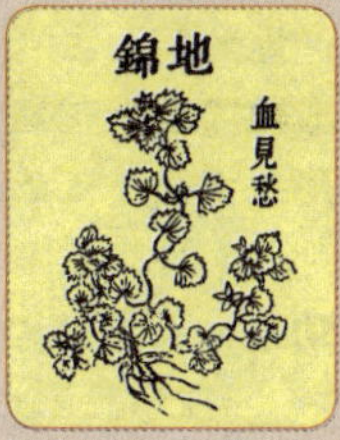

【释名】又名：地朕、地噤、夜光、承夜、草血竭、血见愁、血风草、马蚁草、雀儿卧单、酱瓣草、猢狲头草。

李时珍说：赤茎铺于地，所以叫地锦。因其专治血病，所以俗称为血竭、血见愁。蚂蚁、雀儿喜聚在草上，所以有蚂蚁草、雀儿单卧的名字。酱瓣草、猢狲头草是根据它花叶的形状而得名。

【集解】掌禹锡说：地锦草生于近道田野，滁州产的尤其好。它的茎叶细弱，蔓延于地。茎为红色，叶为青紫色，夏季生长茂盛。地锦六月开红色花，结细实。取苗子入药用。络石藤注有地锦，与此同名异物。

李时珍说：田野寺院及阶砌间都长有地锦。它就地而生，赤茎黄花黑实，像蒺藜的花朵，将茎折断有汁液。

［性味］味辛，性平，无毒。

［主治］主心气，治女子阴疝血结。《名医别录》

通流血脉，也可治气。《嘉祐补注本草》

主痈肿恶疮，金刃、跌打损伤出血，治血痢、便血、崩漏，能散血止血，利小便。（李时珍）

【附方】**1. 赤白痢**：用地锦草洗净、暴晒干，研为末，米汤送服一钱。**2. 妇女血崩**：用嫩地锦草蒸熟，加油、盐、姜调食，饮酒一二杯送下。或者将地锦草阴干，研为末，用姜、酒调服一二钱，一服即有效。**3. 小便血淋**：用地锦草加水擂汁服。**4. 刀伤出血不止**：用地锦草捣烂涂。**5. 疮疡**：用地锦草捣烂外敷患处。

地锦

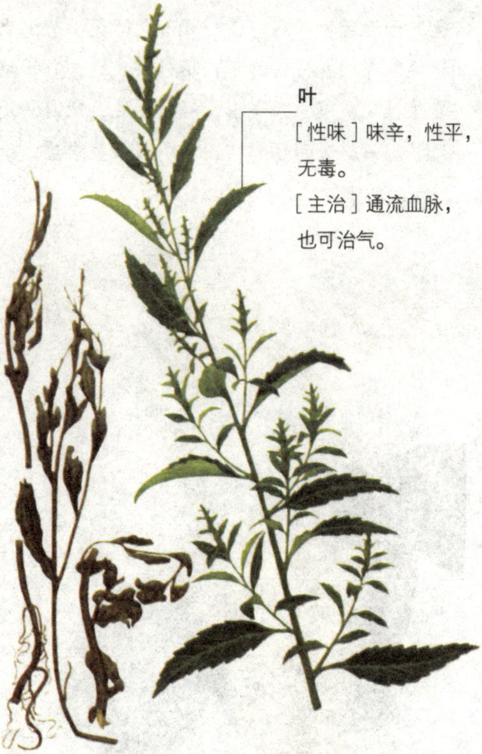

叶

［性味］味辛，性平，无毒。

［主治］通流血脉，也可治气。

石斛

草部｜石草类

产地分布：主产于四川。
成熟周期：花期约20天。
形态特征：茎丛生，直立，上部略呈回折状，稍偏，黄绿色，具槽纹。叶近革质，短圆形。总状花序，花大、白色，顶端淡紫色。落叶期开花。
功效：益胃生津，养肝明目，强筋健骨。

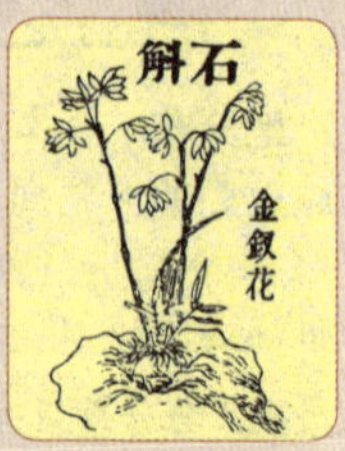

【释名】又名：石蓫、金钗、禁生、林兰、杜兰。

李时珍说：石斛名义不详。它的茎像金钗之股，所以古有金钗石斛的名字。

【集解】《名医别录》说：石斛生长在六安山谷水旁的石上。七八月采茎，阴干。

经年不死，俗称千年润。

李时珍说：石斛丛生于石上，根纠结在一起。干的色白柔软。它的茎叶生的时候为青色，干后变为黄色。石斛开红色的花，节上生根须。人们也将它折下，用砂石栽种，或用物盛装挂在屋下，频浇水，经年不死，所以叫千处润。石斛短而茎中实，木斛长而茎中虚，很容易分别。石斛到处都有，以四川产的为好。

【修治】雷敩说：将石斛去掉根头，用酒浸泡一夜，晒干，用酥拌蒸，从巳时至酉时，再徐徐焙干，用入补药有效。

［性味］味甘，性平，无毒。

李时珍说：味甘、淡、微咸。

徐之才说：与陆英相使，恶凝水石、巴豆，畏雷丸、僵蚕。

［主治］主伤中，除痹降气，补五脏虚劳羸瘦，养阴益精。久服健肠胃。《神农本草经》

补虚损，平胃气，长肌肉，逐皮肤邪热痱气，疗脚膝疼痛、冷痹、软弱，定志除惊，轻身延年。《名医别录》

益气除热，治男子腰脚软弱，健阳，逐皮肌风痹，骨中久冷，补肾益力。（甄权）

壮筋骨，暖肾脏，益智清气。《日华子诸家本草》

治发热自汗，痈疽排脓内塞。（李时珍）

【发明】寇宗奭说：石斛治胃中虚热效果好。

李时珍说：石斛性平，味甘、淡、微咸，属阴中之阳，主降，是足太阴脾、足少阴右肾的药。深师说，男子阴囊潮湿精少，小便余沥的，宜加用石斛。一法：用石斛二钱，加生姜一片，水煎代茶饮，能清肺补脾。

石斛

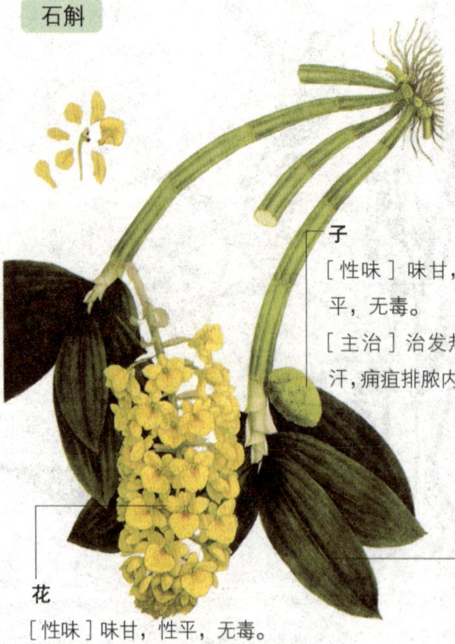

苔类

陟厘

草部 苔类

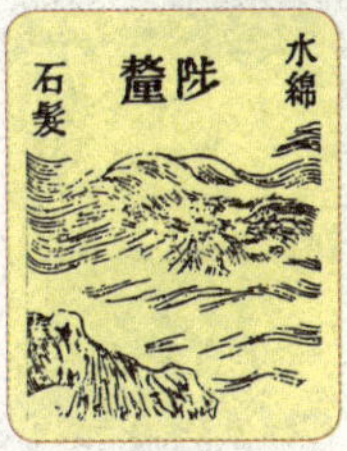

【释名】又名：侧梨、水苔、石发、石衣、水衣、水绵、藫（音覃）。

李时珍说：郭璞说："藫，也就是水苔。又叫作石发。江东人当食物吃。"石发有两种，长在水中的为陟厘，长在陆地上的为乌韭。

【集解】寇宗奭说：如今人们将陟厘晾干，制成苔脯，能吃。青苔也可以做成脯吃，都对人有利。汴京的市场上有很多。

李时珍说：陟厘有生于水中石上的，蒙茸如发。有在污水中无石依附而浮生的，缠牵如丝绵的样子，俗名水绵。这两者性味相同。苔衣有五种：长在水中的叫陟厘，长在石上的叫石濡，长在瓦上的叫屋游，长在墙上的叫垣衣，长在地上的叫地衣。蓬松翠绿有数寸长的那一类也有五种：长在石上的叫乌韭，长在屋瓦上的叫瓦松，长在墙上的叫土马鬃，长在山崖上的叫卷柏，长在水中的叫藫。

［性味］味甘，性大温，无毒。

［主治］祛心腹寒气，温中消谷，增强胃气，止泻痢。《名医别录》

捣汁服，治流行性传染病，除心闷。《日华子诸家本草》

制成脯吃，止渴病，须禁食盐。（寇宗奭）

捣烂外敷涂，治丹毒。（李时珍）

陟厘

叶

［性味］味甘，性大温，无毒。

［主治］增强胃气，止泻痢。

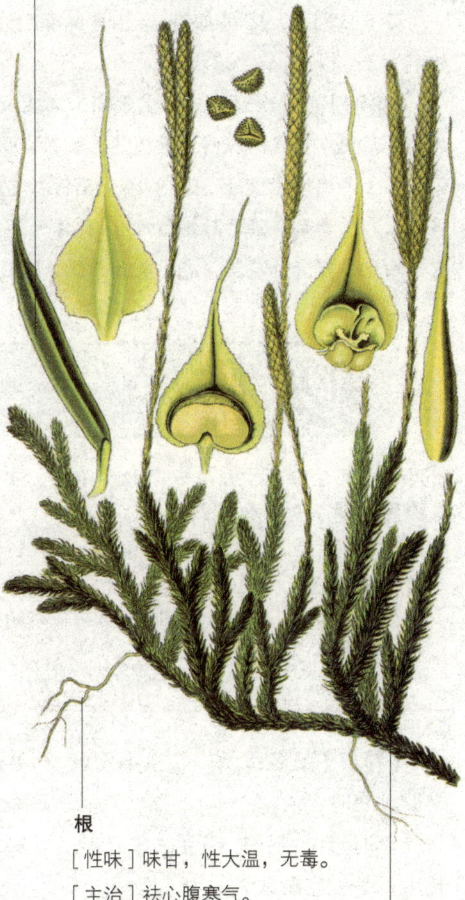

根

［性味］味甘，性大温，无毒。

［主治］祛心腹寒气。

茎

［性味］味甘，性大温，无毒。

［主治］温中消谷。

序例
百病主治
水部
火部
土部
金石部
草部
谷部

石蕊

草部 | 苔类

产地分布：分布于东北及内蒙古、陕西、福建、中国台湾、云南、西藏等地。
成熟周期：全年均可采收。
形态特征：果柄子主轴明显，为不等长多叉假轴型分枝，枝腋间有近圆形小穿孔，枝顶端呈茶褐色，常向同一方向倾斜或下垂；分枝圆柱，粗壮，表面呈灰色，生长在光照强处。
功效：清热，润燥，凉肝，化痰，利湿。

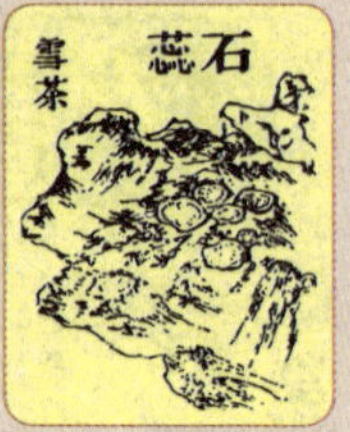

【释名】又名：石濡、石芥、云茶、蒙顶茶。

李时珍说：其状如花蕊，其味如茶，故名。石芥乃是茶字之误。

【集解】李时珍说：只有生于高山石上面的石蕊质优。现在的人叫它蒙顶茶，长在兖州蒙山石上。因烟雾熏染，日久结成，属苔衣类。当地人在初春刮取晒干后馈赠他人，称作云茶。它呈白色，轻薄如花蕊，香气美如蕈，味道甘涩如茗。云茶不可煎煮，只能咀嚼或用开水浸泡饮用，清凉有味。庾褒入山采来代替茶喝，其长寿的原因，不一定全是因为此物。

［性味］味甘，性温，无毒。

李时珍说：味甘、涩，性凉。

［主治］明目，益精气，令人不饥渴，轻身延年。《名医别录》

生津润咽，解热化痰。（李时珍）

卷柏

草部 | 苔类

产地分布：分布于东北、华北、华东、中南及陕西、四川等地。
成熟周期：全年均可采收。
形态特征：主茎直立，下着须根。各枝丛生，直立，干后拳卷，密被覆瓦状叶。侧叶披针状钻形，基部龙骨状，先端有长芒，远轴的一边全缘，宽膜质，近轴的一边膜质缘极狭，有微锯齿。
功效：活血通经。

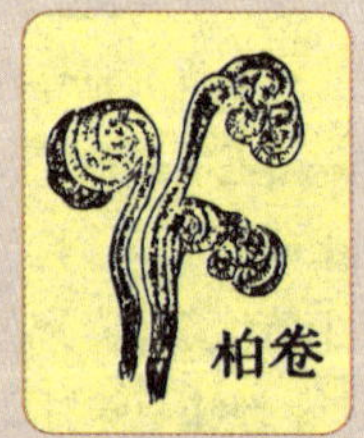

【释名】又名：万岁、长生不死草、豹足、求股、交时。

李时珍说：卷柏、豹足，象其形。万岁、长生，是说它耐久。

【集解】《名医别录》载：卷柏生于常山山谷石间，五月、七月采摘，阴干用。

陶弘景说：现在近处也有，丛生于石上，细叶似柏，弯曲如鸡足，青黄色。使用时，去掉下面近砂石的部位。

苏颂说：老根呈紫色，多须。春天生苗，似柏叶而细，高三五寸。没有花、子，大多生于石上。

［性味］味辛，性温，无毒。

［主治］祛五脏邪气，治女子阴中寒热痛、症瘕、血闭不孕。久服轻身，令人容颜润泽。《神农本草经》

止咳逆，治脱肛，散淋结。治头中风眩，痿蹶，养阴益精，令人好容颜。《名医别录》

通月经，治尸疰、鬼疰、腹痛，惊恐啼泣。（甄权）

镇心，除头风，暖肾脏。生用破血，炙用止血。《日华子诸家本草》

【附方】**1. 大肠下血：**卷柏、侧柏、棕榈等分，烧存性为末。每次用酒送服三钱。也可用饭做成药丸服用。**2. 远年下血：**卷柏、地榆焙等份。每用一两，加水一碗，煎数十沸，通口服。

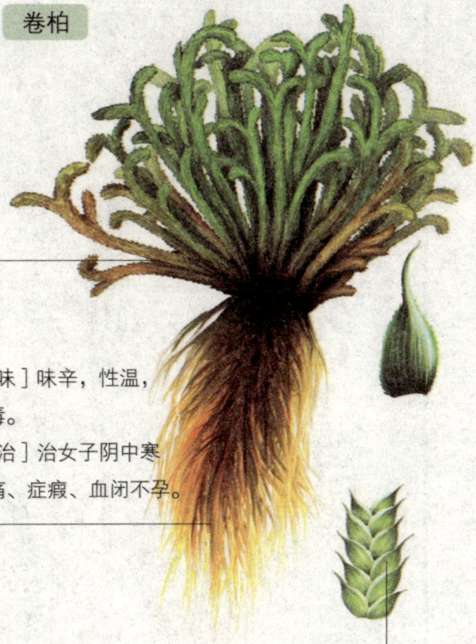

马勃　草部｜苔类

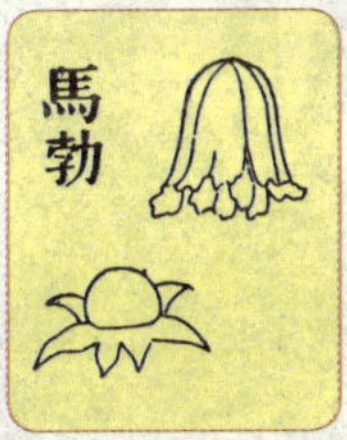

【释名】又名：马疕（音屁）、灰菰、牛屎菰。

【集解】《名医别录》载：马勃生于园中久腐的地方。

陶弘景说：马勃紫色虚软，状如狗肺，弹之粉出。

寇宗奭说：生于湿地及腐木上，夏秋季节采收。大的如斗，小的如升杓。

【修治】李时珍说：凡用马勃，取生布张开，将马勃放在上面摩擦，下用盘承接，取末用。

［性味］味辛，性平，无毒。

［主治］恶疮、马疥。《名医别录》

用来敷各种疮，效果好。（陶弘景）

去膜，用蜂蜜拌揉，加少量水调呷，治喉痹、咽疼。（寇宗奭）

清肺散血，解热毒。（李时珍）

【发明】李时珍说：马勃轻虚，为上焦肺经药。所以能清肺热、治咳嗽、喉痹、衄血、失音诸病。李东垣治大头病，咽喉不利，普济消毒饮也用它。

【附方】**1. 咽喉肿痛，不能咽物：**马勃一分、蛇蜕一条，烧后细研为末，用绵裹一钱，含咽。**2. 失音：**马勃、马牙硝，等份共研为末，加砂糖和成芡子大的丸子，噙口内。**3. 久咳不止：**马勃研为末，加蜂蜜做成梧桐子大的丸子，每次用白开水送服二十丸。

考证与传说

【马勃的由来】

马勃是个放猪娃。一年夏天，马勃到荒山割草，腿肚子被树枝划破了，鲜血直流。正在这时，他看见身边有个大灰包，急忙用它按住伤口，当时就止住了血，过了几天，伤口就长好了。从此以后，人们就传开了，凡是有外伤的就找马勃，找不到马勃，就到山上找大灰包。日子一久，“马勃”便成了大灰包的名字，成了一味有名中药。

第八卷

谷部

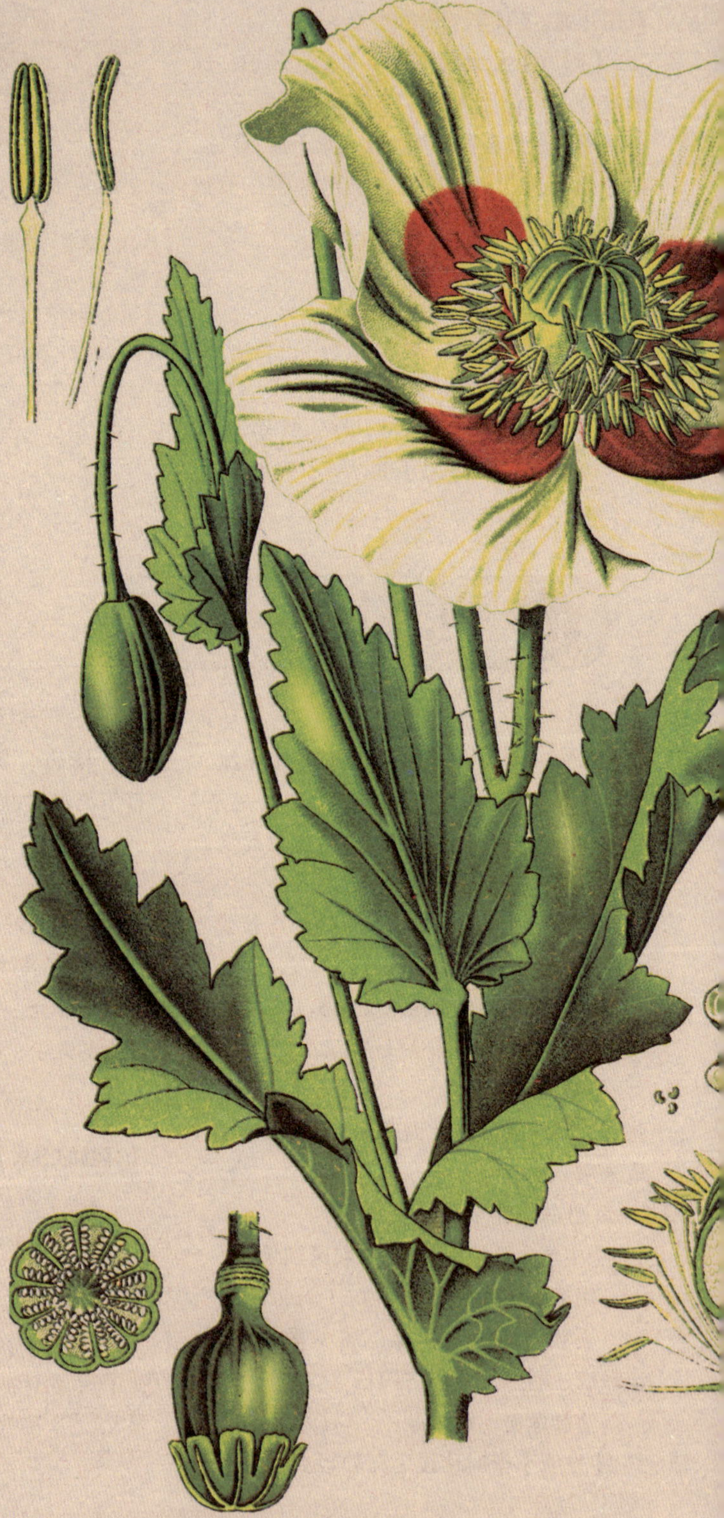

李时珍说：上古时期没有粮食，百姓只能茹毛饮血。神农氏开始辨别草与谷，教人们耕耘；又区别草与药，救治人们的疾患。后来轩辕氏又教人们烹饪食物，制作方剂，从此后人们才开始懂得养生之道。各地的气候有别，百谷的性味各异，怎么能天天食用而不知其性味与对人体的损益？于是搜集种子可以食用的草本类植物，列为谷部，分为麻麦稻、稷粟、菽豆、造酿四类。

麻麦稻类

胡麻（芝麻） 谷部｜麻麦稻类

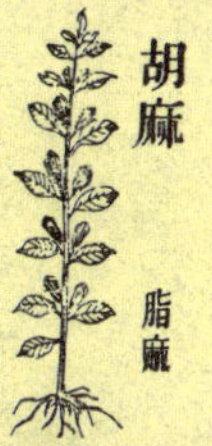

产地分布：全国。

成熟周期：5～6月、12～次年1月盛产。

形态特征：茎直立，茎方形，表面有纵沟，叶对生，长椭圆形或披针形；花腋生花冠唇形，白色，带紫红或黄色；蒴果长筒状，长2～3厘米；有二棱、四棱、六或八棱，成熟会裂开弹出种子。

功效：去头屑、润发，滋润肌肤，益血色。

【释名】又名：巨胜、方茎、狗虱、油麻、脂麻。叶名：青蘘。茎名：麻秸。

李时珍说：按沈存中的《梦溪笔谈》所说，胡麻也就是今天的油麻。古时中国只有大麻，它的果实叫蕡。汉朝时，张骞从大宛引进油麻种植，所以又称胡麻，以与中国的大麻相区别。巨胜是因胡麻的角果大如方胜而得名。方茎是以茎的四方形状而命名，狗虱是以形态命名，油麻、脂麻是说它的种子含有较多的油脂。

【集解】李时珍说：胡麻就是脂麻，分迟、早两种，有黑、白、红三种颜色，茎秆都呈方形。它在秋季开白花，也有开紫色艳丽花的。它每节都长角，长达一寸多。角有四棱、六棱的，子房小且籽少；也有七棱、八棱的，角房大且籽多。这是因土地的肥瘠不同。它的茎高三四尺。有的一茎独上生长，角紧贴茎而子少；有的分枝多而四面散开的，角多子多。这是因苗的稀疏不同而致。它的叶片有的叶基圆而叶端尖锐，有的叶基圆而叶端成三丫形如鸭掌，葛洪说一叶两尖是巨胜，指的就是这种。殊不知乌麻、白麻本身就有两种叶型。如今市场上因茎有方有圆，就用茺蔚来假冒巨胜，用黄麻子和大藜子来假冒胡麻，是非常错误的。茺蔚子长一分多，有三棱。黄麻子色黑如细韭子，味苦。大藜子形如壁虱及酸枣核，味辛甘，并没有油脂，不可不辨。

唐慎微说：民间传说胡麻须夫妇两人同种则生长茂盛。故《本事》中有诗说："胡麻好种无人种，正是归时又不归。"

胡麻（黑芝麻）

【修治】雷敩说：胡麻收取后用水淘去浮粒，晒干，用酒拌蒸后，取出摊晒干。再放入臼中舂去粗皮，留薄皮，用小豆拌后炒，炒至豆熟，去掉小豆使用。

［性味］味甘，性平，无毒。

［主治］主伤中虚亏，补五脏，增气力，长肌肉，填髓脑。长期服用，轻身不老。《神农本草经》

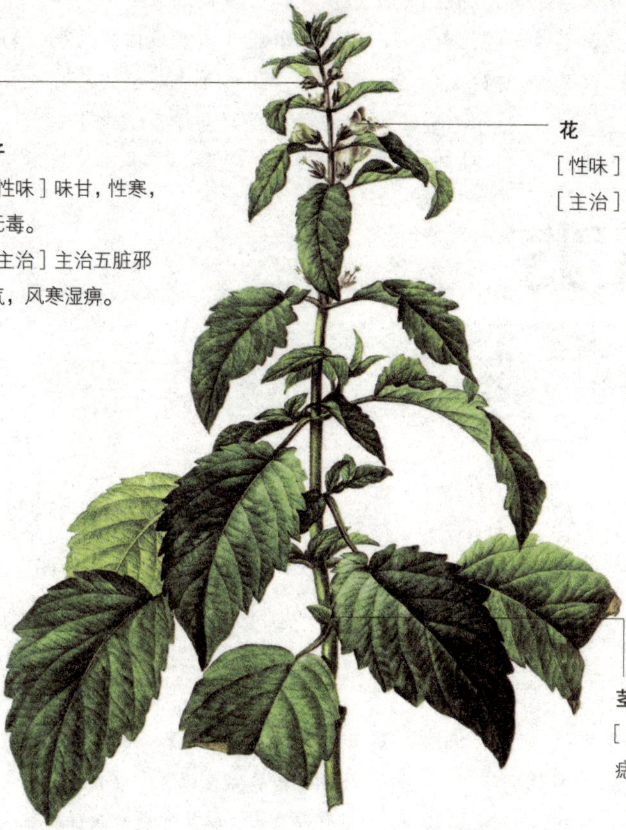

坚筋骨，明耳目，耐饥渴，延年益寿。疗金疮止疼痛，以及伤寒温疟呕吐后，身体虚热嗜睡。《名医别录》

能补中益气，润养五脏，滋补肺气，止心惊，利大小肠，耐寒暑，逐风湿气、游风、头风，治劳伤，产后体虚疲乏，能催生使胞衣尽快剥离。将它研成细末涂抹在头发上，能促进头发生长。将胡麻和白蜜蒸成糕饼，可治百病。《日华子诸家本草》

炒着吃，可预防中风，中风患者长期食用，可行走正常，语言顺达。（李鹏飞）

生嚼涂抹在小孩的头疮上，有一定疗效。煎成汤洗浴，疗恶疮和妇女的阴道炎。（苏恭）

白油麻

［性味］味甘，性大寒，无毒。

宁源说：生的性寒而治疾，炒的性热而发病，蒸的性温而补人。

［主治］治虚劳，滑肠胃，行风气，通血脉，去头上浮风，滋润肌肤。饭后生吃一合，一生坚持不断，对人有益。正在哺乳的母亲吃了，孩子永不生病。做成汁饮用，可治外来邪热。生嚼，用它敷治小孩头上的各种疮，效果好。（孟诜）

仙方蒸食用来辟谷。（苏颂）

【发明】李时珍说：胡麻榨油以白色的为好，入药用则以黑色的为佳，产于西域的更好。取其色黑入于肾，而能润燥。色红状如老茄子的，壳厚油少，只能食用，不入药用。只有钱乙治小儿痘疹变黑归肾，用赤脂麻煎汤送服百祥丸，是取其解毒的作用。现在的人将脂麻擂烂去滓，加入绿豆粉做成软的食物。其性平润，最有益于老人。

【附方】1. **腰脚疼痛**：新胡麻一升，熬香后捣成末。每日服一小升，服至一斗后则愈。以姜汁、蜂蜜汤、温酒送下均可。2. **偶感风寒**：将胡麻炒焦，乘热捣烂泡酒饮用。饮后暖卧，以微出汗为好。3. **疔肿恶疮**：胡麻（烧灰）、针砂，等分研为末，用醋调敷患处，一天三次。4. **坐板疮疥**：生胡麻嚼烂外敷涂。5. **汤火伤灼**：胡麻生研如泥，涂搽伤处。6. **痈疮不合**：胡麻炒黑，捣烂外敷患处。

胡麻油（即香油）

［性味］味甘，性微寒，无毒。

［主治］利大肠，治产妇胞衣不落。用生油搽摩疮肿，止痛消肿，生秃发。《名医别录》

治头面游风。（孙思邈）

治流行性热病，肠内热结。服一合，以便通为度。（陈藏器）

主喑哑，杀五黄，下三焦热毒气，通大小肠，治蛔虫所致心痛。外敷治各种恶疮疥癣，杀一切虫。取麻油一合，鸡蛋两粒，芒硝一两，搅服，不一会即泻下热毒。（孟诜）

陈油：煎膏，能生肌长肉止痛，消痈肿，补皮裂。《日华子诸家本草》

治痈疽热病。（苏颂）

能解热毒、食毒、虫毒，杀诸虫蝼蚁。（李时珍）

【发明】朱震亨说：香油为炒熟脂麻所出，味道香美。如果煎炼过后，则与火无异。

李时珍说：陈藏器说胡麻油性大寒，我不这样认为。胡麻油生用有润燥解毒、消肿止痛的作用，好像是寒性，且香油能杀虫，腹有痞块的病人嗜吃油；炼油能自焚，气尽反而寒冷。这是物玄妙的道理，物极必反。

【附方】1. **伤寒发黄**：生乌麻油一盏，水半盏，鸡蛋清一枚，搅服一次服尽。2. **痈疽发背初起**：麻油一斤，用银器煎二十沸，加好醋二碗。分作五次服，一天服完。3. **冬天唇裂**：用香油频频涂抹。

青蘘

［释名］青蘘也就是胡麻叶，生于中原川谷。《名医别录》

［性味］味甘，性寒，无毒。

［主治］主五脏邪气，风寒湿痹。益气，补脑髓，坚筋骨。长期服用，使人耳聪目明，不饥不老，延年益寿。《神农本草经》

主伤暑热。（孙思邈）

熬汤洗头，可去头屑、润发，滋润肌肤，益血色。《日华子诸家本草》

用来治疗崩中血凝注，取青蘘一升生捣，用热汤淋汁半升服。（甄权）

祛风解毒润肠。（李时珍）

【发明】寇宗奭说：青蘘用汤长时间浸泡后，出稠黄色涎液，妇人用它来梳头发。

陶弘景说：胡麻叶很肥滑，可以用来洗头。

胡麻花

孙思邈说：在七月采最上面的花，阴干使用。

陈藏器说：阴干渍汁，淘面食用，很韧滑。

［主治］生秃发。（孙思邈）

润大肠。人身上长肉丁，用它来擦，能消去。（李时珍）

【附方】**眉毛不生**：胡麻花阴干，研为末，用乌麻油浸泡，每日用来擦眉部。

麻秸

［主治］麻秸烧灰，可加到点痣去恶肉的药方中使用。

【附方】**小儿盐哮**：取脂麻秸，放瓦内烧存性，去火毒，研成末，用淡豆腐蘸来吃。

亚麻

谷部 麻麦稻类

产地分布：内蒙古、山西、陕西、山东、湖北、湖南等地。

成熟周期：花期6～7月，果期7～9月。

形态特征：株无毛。茎圆柱形，表面具纵条纹，稍木质化，上部多分枝。叶互生，无柄或近无柄；叶片披针形或线状披针形，先端渐尖，基部渐狭，全缘，叶脉通常三出。

功效：活血药，补益药。

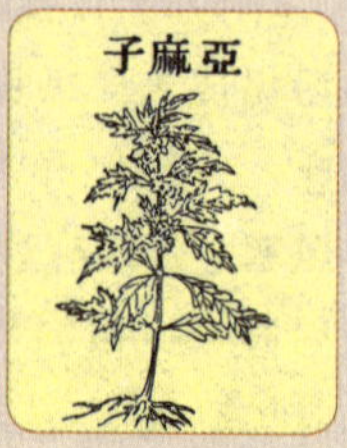

亚麻

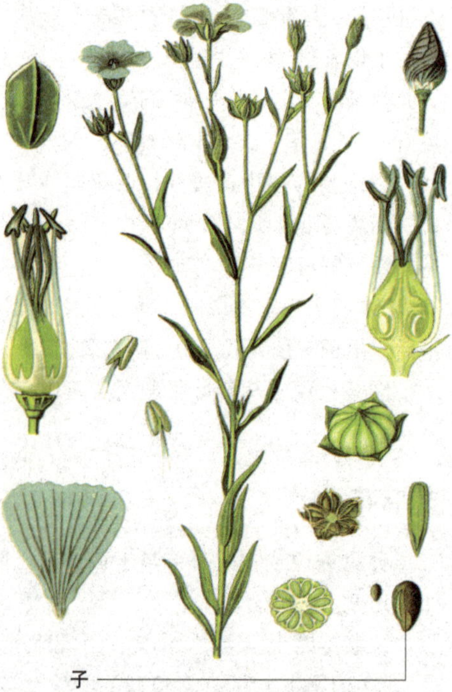

[性味]味甘，性微温，无毒。

[主治]大风疮癣。

【释名】又名：鸦麻、壁虱胡麻。

【集解】苏颂说：亚麻子产于兖州、威胜军。它的苗、叶都是青色，花为白色。八月上旬，采它的果实使用。

李时珍说：如今陕西人也有种植，即壁虱胡麻。它的果实也可以榨油点灯，气味难闻不能食用。它的茎很像茺蔚，只是结的子不同。

亚麻子

[性味]味甘，性微温，无毒。

[主治]大风疮癣。（苏颂）

考证与传说

【药材鉴别】

种子呈扁平卵圆形，一端钝圆，另一端尖而歪向一侧，长4～6毫米，宽2～3毫米。表面红棕色或灰褐色，平滑而有光泽，放大镜下可见微小的凹点；种脐位于尖端凹入部分，种脊浅棕色，位于一侧边缘。种皮薄，除去种皮后可见棕色薄膜状的胚乳，内有子叶2片，黄白色，富油性，胚根朝向种子的尖端。气无，嚼之有豆腥味。

大麻

谷部 麻麦稻类

【释名】又名：火麻、黄麻、汉麻。雄者名：枲麻、牡麻。雌者名：苴麻、荸麻。花名：麻勃。实名：麻蕡。

李时珍说：称汉麻，是为了与胡麻相区别。

【集解】苏颂说：大麻到处都有种植，它

大麻

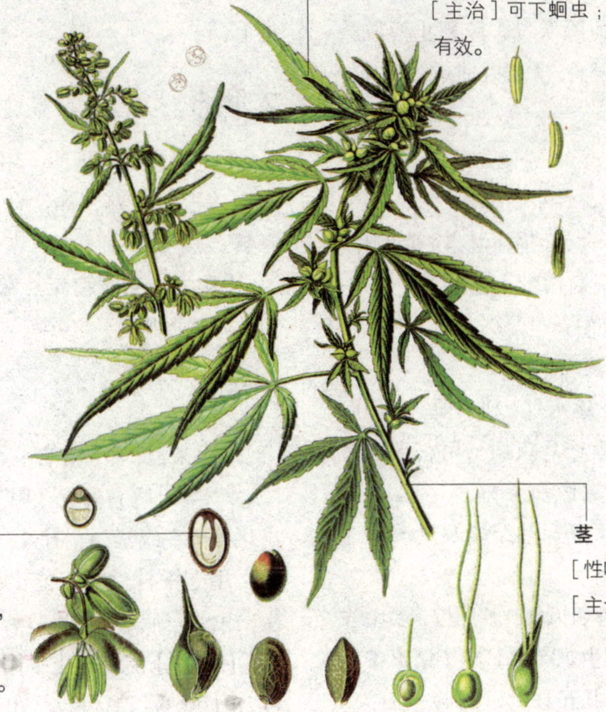

的皮可用来织布。

李时珍说：大麻也就是今天的火麻，也叫黄麻，各地都有种植，可剥麻收子。它有雌有雄。雄株叫枲，雌株叫苴。大的像油麻，叶狭窄细长，形状像益母草叶，一枝有七叶或九叶。五六月间开小黄花抽穗，随即结实，果实大小如胡荽子，可以榨油。人们剥它的皮织成麻布。它的秸秆色白而有棱角，轻虚可以用来做烛心。《吴普本草》载：麻勃一名麻花，味辛无毒。麻蓝一名麻黄，一名青葛，味辛甘有毒。麻叶有毒，食之杀人。麻子中仁无毒，先藏于地中的，食之杀人。据此，则麻勃是花，麻蕡是实，麻仁是果实中的仁。

麻勃

吴普说：一名麻花。

[性味]味辛，性温，无毒。

甄权说：味苦，性微热，无毒。畏牡蛎。入行血药，与䗪虫相使。

[主治]主一百二十种恶风，周身发黑发痒，逐诸风恶血，治疗女子月经不通。《药性本草》

治健忘及金疮内漏。（李时珍）

【附方】**1. 瘰疬初起：**取初秋收取的麻花、中夏收取的艾叶各等份，作炷，灸患处百壮。**2. 金疮内漏：**麻勃一两、蒲黄二两，共研为末。每次用酒送服半钱。白天服三次，夜间服一次。**3. 风病麻木：**用麻花四两、草乌一两，炒存性研为末，加炼蜜调成膏。每次用白开水调服三分。

麻蕡

吴普说：一名麻蓝，一名青葛。

李时珍说：此当是连壳的大麻果实。壳有毒而包裹其中的仁无毒。

[性味]味辛，性平，有毒。

吴普说：畏牡蛎、白微。

［主治］主五劳七伤。多服，使人产生幻觉。《神农本草经》

利五脏，下血除寒气，破积止痹散脓。久用，通神明，轻身。《名医别录》

麻仁

［性味］味甘，性平，无毒。

陈士良说：多食，会损血脉，滑精，阳痿。妇女吃多了，会引起白带不正常。

［主治］能补中益气。久服，轻身健康强壮。《神农本草经》

治中风出汗，逐水气，利小便，破积血，疏通血脉，治妇女产后疾病。用它来洗头，可以生发润发。《名医别录》

润五脏，利大肠风热结燥及热淋。（陈士良）

补虚劳，逐一切风气，长肌肉，益毛发，通乳汁，止消渴，催生难产。《日华子诸家本草》

取汁熬粥，去五脏风，润肺，治关节不通，脱发。（孟诜）

利女人经脉，调大肠下痢。用来涂各种疮癞，杀虫。取汁煮粥食用，止呕逆。（李时珍）

【发明】陶弘景说：麻子仁，用来制丸、药以及酿酒，非常好。但是性滑利。

王好古说：麻仁，为手阳明、足太阴药。阳明病汗多、胃热、便难，三者皆燥，所以用麻仁来通润。

【附方】**1. 麻子仁丸，治大便秘结，小便频数：**麻子仁二升，芍药半斤，厚朴一尺，大黄、枳实各一斤，杏仁一升，一起熬研，加炼蜜和成丸子，如梧桐子大。每次用浆水送服十丸下，一日三次。**2. 产后便秘，产后汗多则大便秘，不好用药，只有麻子苏子粥最稳，不只产后可以服用，老人虚风便秘也可用：**用大麻子仁、紫苏子各二合，洗净研细，再用水研，滤取汁一盏，分两次煮粥喝。**3. 血痢不止：**用麻子仁汁煮绿豆，空腹吃。**4. 金疮瘀血在腹中：**用大麻仁三升、葱白十四枚，捣烂，加水九升，煮取一升半，一次服完，血出即愈。不尽时可再次服药。**5. 小儿头疮：**麻子仁五升，研细，水绞取汁，用蜂蜜调搽疮上。

大麻油

［主治］熬黑压油，用来敷头，治脱发不生。把它煎熟，常常食用，治硫黄毒发身热。（李时珍）

【附方】**咽喉痛痒：**麻子烧取油脂，用酒调一钱服用。

大麻叶

［性味］味辛，有毒。

［主治］将它捣成汁服五合，可下蛔虫；捣烂外敷在蝎毒处，有效。（苏恭）

用它浸汁洗头，能滋润头发，使人不生白发。（甄权）

【附方】**疟疾不止：**用大麻叶，干鲜都可，慢炒至香，连锅取下，用纸盖好。过一会，将其研为末，临发病前，用茶或酒送服适量。**另方：**大麻叶如上当研末一两，加缩砂、丁香、陈皮、木香各半两，用酒调糊做丸如梧桐子大，每次用酒或茶送服五至七丸。能治各种疟疾，壮元气。

麻根

［主治］捣汁或煮汁服，治瘀血和尿路结石。（陶弘景）

主破血壅胀，治难产胞衣不下，带下崩中不止，用水煮服。（苏恭）

治热淋下血不止，取三到九根，洗净，加水五升，煮至三升，分次服用。《药性本草》

用根和叶捣汁服，治打伤瘀血，心腹满气短，以及骨折疼痛。如没有根叶，则用麻煮汁代替。（苏颂）

沤麻汁

［主治］止消渴、治瘀血。（苏恭）

小麦

谷部 | 麻麦稻类

产地分布： 全国各地均有栽培。

成熟周期： 花期 4 ~ 5 月，果期 5 ~ 6 月。

形态特征： 秆直立，通常 6 ~ 9 节。叶鞘光滑，常较节间为短；叶舌膜质，短小；叶片扁平，长披针形，先端渐尖，基部方圆形。穗状花序直立；小穗两侧扁平，在穗轴上平行排列或近于科行，每小穗具 3 ~ 9 花，仅下部的花结实。

功效： 养心、益肾、除热、止渴。

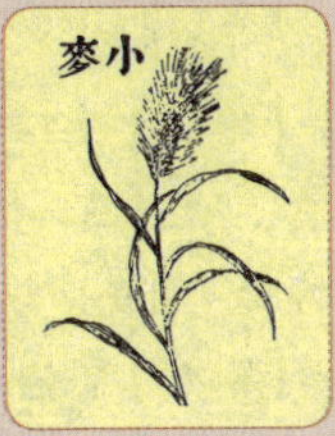

【释名】又名：来。

李时珍说：来也作“秾”。许慎《说文解字》说，天降瑞麦，像芒刺之形，如足行来，所以“麦”字从“来”“秾”而来。

【集解】苏颂说：大小麦秋季播种，冬季生长，春季茂盛，夏季结实，具备四季中和之气，在五谷中营养最高。

李时珍说：北方人种麦漫撒，南方人则是撮撒。所以北方的麦子皮薄面多，南方的麦子则相反。有人说，在收获的麦中掺蚕沙，可防虫蛀，或在立秋之前，将苍耳碾碎与小麦同晾晒。小麦性恶湿，所以如果小麦生长期内雨水多，则产量低。

小麦

［性味］味甘，性微寒，无毒。入少阴、太阳经。

苏恭说：小麦作汤，不许去掉皮，皮去则性温，不能消热止烦。

陈藏器说：小麦秋种夏熟，受四时气足，兼有寒热温凉。故麦凉、曲温、麸冷、面热。

李时珍说：新麦性热，陈麦性平和。

［主治］除热，止烦渴、咽喉干燥，利小便，补养肝气，止崩漏血吐血，使妇人易于怀孕。《名医别录》

养心气，心病的人适宜食用。（孙思邈）

将它煎汤饮用，治突发淋证。（寇宗奭）

小麦

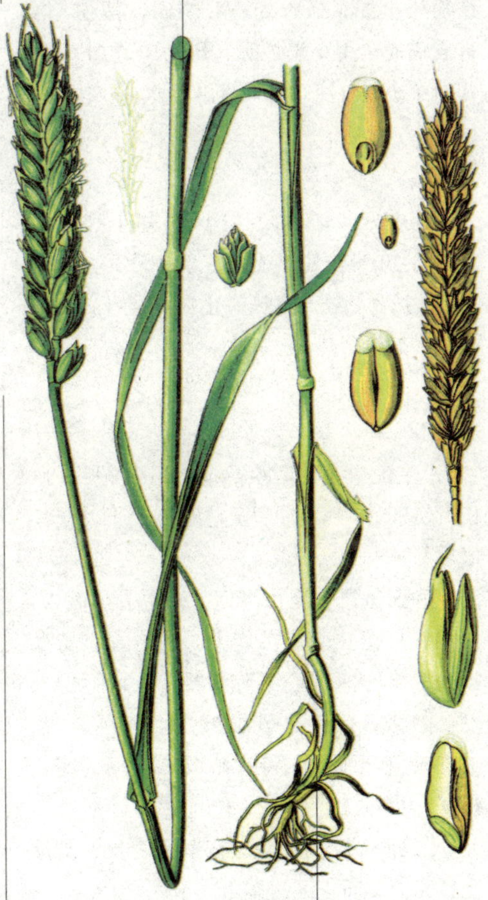

熬成糊食用，能杀蛔虫。《药性本草》

陈麦煎汤饮服，能止虚汗。将它烧灰存性，用油调和，可涂治各种疮及烫伤、烧伤。（李时珍）

【发明】朱震亨说：饥年用小麦等代替粮食，须晒燥，加少许水润，舂去皮，煮成饭食，可免面热之患。

【附方】**1. 治老人五淋，身热腹满**：小麦一升、通草二两，加水三升煮成一升，饮服。**2. 颈上长瘤**：小麦一升，用醋一升浸泡，晒干后研为末，加海藻（洗净，研为末）三两，和匀。每次用酒送服一匙，一日三次 **3. 白癜风**：用小麦摊在石上，烧铁物压出油，搽患处。**4. 烧伤、烫伤，没有成疮的**：用小麦炒黑，研为末，加腻粉，调油涂伤处。注意不要接触冷水。

浮麦

浮麦为水淘时浮起的小麦，烘干后使用。

［性味］味甘、咸，性寒，无毒。

［主治］益气除热，止自汗盗汗，骨蒸虚热，妇人劳热。（李时珍）

麦麸

［主治］主治时疾热疮、汤火疮烂，跌伤折伤瘀血，用醋炒后敷贴患处。《日华子诸家本草》

和面做饼，能止泻痢，调中去热健人。用醋拌后蒸热，装在袋中，熨冷湿腰脚伤折处，能止痛散血。（陈藏器）

醋蒸，熨手足风湿痹痛，寒湿脚气，凉即换直至出汗。将它研成末服用，能止虚汗。（李时珍）

【发明】李时珍说：麦麸是麦皮，与浮麦性相同，而止汗的作用次于浮麦。

【附方】**祛身上瘢痕**：春夏季节用大麦麸，秋冬季节用小麦麸，筛粉调油敷涂。

面

［性味］味甘，性温，有微毒。不能消热止烦。

《日华子诸家本草》载：性壅热，小动风气，发丹石毒。

孙思邈说：畏汉椒、萝卜。

［主治］主补虚，长期食用，使人肌肉结实，厚肠胃，增强气力。（陈藏器）

养气，补不足，助五脏。《日华子诸家本草》

用水调服，治疗人中暑、马病肺热。（寇宗奭）

将它敷在痈疮损伤处，能散血止痛。生食，利大肠。用水调服，止鼻出血、吐血。（李时珍）

【发明】李时珍说：北面性温，食之不渴；南面性热，食之烦渴；西边面性凉。这都是地气所致。汉椒、萝卜都能解面毒。

【附方】**1. 咽喉肿痛，不能吞进食**：用白面和醋调匀，涂喉外肿处。**2. 乳痈不消**：白面半斤炒黄，加醋煮成糊，涂后即消。**3. 刀伤血出**：生面干敷，五七日即愈。**4. 远行脚上起泡**：用水调生面外涂，一夜即消。**5. 火烧成疮**：用炒面加栀子仁末，调油涂搽。

面筋

［性味］味甘，性凉，无毒。

［主治］主解热和中，有劳热的人宜煮来吃。（李时珍）

能宽中益气。（宁源）

【发明】李时珍说：面筋是用麸和面在水中揉洗而成的，前人很少有知道的，现在则是素食的主要食物。它煮着吃性凉，很好，现在的人们多用油炒而食，则性热。

麦苗

［性味］味辛，性寒，无毒。

［主治］消酒毒暴热、酒疸目黄，将麦

苗捣烂绞成汁，每日饮用。煮成汁服用，还能解蛊毒。（陈藏器）

可除烦闷，解时疾狂热，退胸膈热，利小肠。将它制成粉末吃，可使人面色红润。《日华子诸家本草》

麦秆

［主治］烧灰，加在去疣痣，蚀恶肉的药膏中使用。（李时珍）

大麦

谷部｜麻麦稻类

产地分布：全国各地均有栽培。

成熟周期：花期 3 ～ 4 月，果期 4 ～ 5 月。

形态特征：秆直立，光滑无毛。叶鞘无毛，有时基生叶的叶鞘疏生柔毛，叶鞘先瑞两侧具弯曲沟状的叶耳；叶舌小，膜质；叶片扁平，长披针形，上面粗糙，下面较平滑。颖果与内外稃愈合，罕有分离者，颖果背有沟。

功效：消渴除热，益气调中。

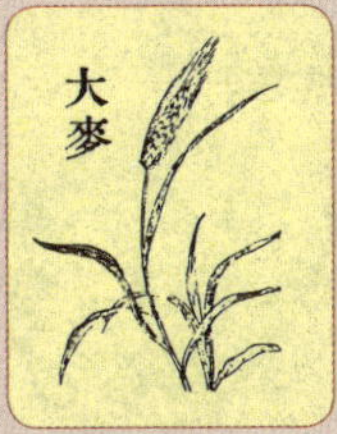

【释名】又名：牟麦。

李时珍说：此麦的粒比小麦大，所以叫大麦。牟，也是大的意思。

【集解】陶弘景说：稞麦一名牟麦，像𥝩麦，只是皮薄些。

李时珍说：大麦、𥝩麦，注解不一。按郭义恭的《广志》上说，大麦有黑𥝩麦；有𥝩麦，出自凉州，像大麦；有赤麦，赤色而肥。则𥝩麦是大麦中一种皮厚而色青的品种，像粟、粳有近百种品种，都属一类，只是由于土质、气候不同而致。有黏性的大麦，叫糯麦，可以用来酿酒。

［性味］味咸，性温、微寒，无毒。为五谷之首，令人多热。

孟诜说：暴食会脚弱，是大麦降气的原因。长期食用，对人有益。熟食能补益，夹生则冷而有害人体。与石蜜相使。

［主治］主消渴除热，能益气调中。《名医别录》

补虚劣，壮血脉，益肤色，实五脏，能消化谷食，止泄，不动风气。长期食用，可使人白白胖胖，肌肤滑腻。做成面，比小麦好，没有燥热之性。（陈士良）

面：平胃止渴，消食疗腹胀。（苏恭）

长期食用，使人头发不白。与针砂、没石子等药物配用，可以染黑头发。（孟诜）

宽胸下气，凉血，消食开胃。（李时珍）

【发明】李时珍说：大麦作饭食，很有益；煮粥食用，很滑；磨面作酱也很甘美。

【附方】1. 食饱烦胀：大麦面熬微香，每次用白开水送服方寸匕。**2. 汤火伤灼：**将大麦炒黑，研为末，用油调匀搽伤处。

大麦苗

［主治］将其捣汁每天服用，主各种黄疸。《伤寒类要》

冬季手脚长冻疮，用大麦苗煮汁浸洗。（李时珍）

雀麦

谷部 | 麻麦稻类

产地分布：分布于华东、华中以及陕西、青海、新疆、四川等地。
成熟周期：花期 4 ~ 5 月，果期 5 ~ 6 月。
形态特征：叶鞘闭合，被有短柔毛。叶两面或仅上面着生柔毛。圆锥花序开展下垂。小穗含 7 ~ 14 朵小花。
功效：止汗，催产。

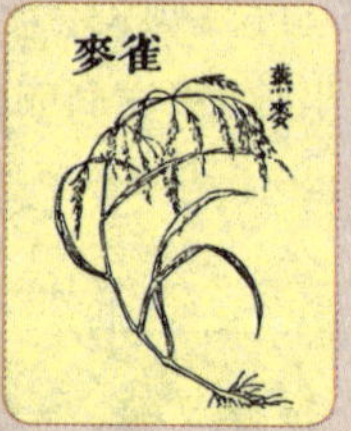

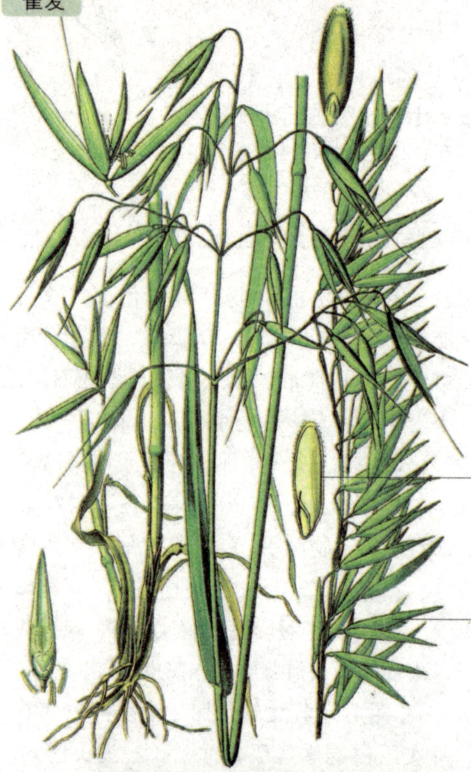

【释名】又名：燕麦、杜姥草、牛星草。

【集解】苏恭说：雀麦到处都有，生长在废墟野林中。它的苗叶像小麦但较弱，实像穬麦但更细。

周定王说：燕麦穗非常细，每穗又分小叉十多个，子也非常细小。将其舂去皮，作面蒸食，或做成饼吃，都可救济荒年。

雀麦米

［性味］味甘，性平，无毒。

［主治］充饥滑肠。（李时珍）

果实

［性味］味甘，性平，无毒。

［主治］充饥滑肠。

叶

［性味］味甘，性平，无毒。

［主治］能降气宽肠，消积滞，消热肿风痛。

荞麦

谷部 | 麻麦稻类

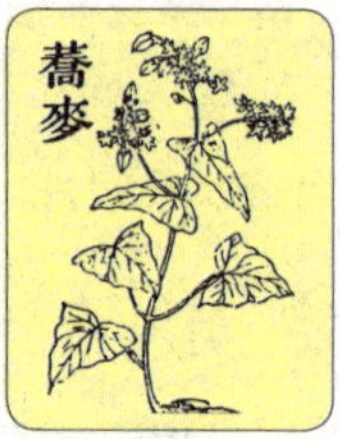

【释名】又名：荍麦、乌麦、花荞。

李时珍说：荞麦的茎弱而翘然，易长易收，磨成的面像小麦，所以称荞、荍，而与麦同名。俗称它为甜荞，以与苦荞相区别。

【集解】李时珍说：荞麦南北方都有种植，在立秋前后播种，八九月份收割。它生性怕霜，苗高达一二尺，红茎绿叶，像乌桕叶，开小白花，繁密点点，果实累累像羊蹄。果实有三棱，老则为乌黑色。

［性味］味甘，性平、寒，无毒。

孙思邈说：荞麦味酸，性微寒，食后

不易消化。长期食用，易动风，令人头昏目眩。将它做面，同猪、羊肉热吃，能使人患热风，胡须、眉毛脱落，治好的不多。

［主治］实肠胃，益气力，提精神，能除五脏滓秽。（孟诜）

做成饭吃，能压丹石毒，效果好。（萧炳）

用醋调粉外涂，治小孩丹毒红肿热疮。（吴瑞）

能降气宽肠，消积滞，消热肿风痛，除白浊白带，脾积泄泻。用砂糖水调炒面二钱服，治痢疾。将它炒焦，热水冲服，治绞肠痧痛。（李时珍）

【发明】李时珍说：荞麦最能降气宽肠，所以能治疗白浊、带下、泻痢、腹痛、上气等疾病，气盛有湿热者适宜。脾胃虚寒的人则不适宜。

【附方】**1. 水肿气喘**：生大戟一钱、荞麦面二钱，加水做饼，烘熟后研末，空腹用茶服下。以大小便通畅为度。**2. 噤口痢**：用砂糖水调服荞麦面二钱。**3. 痈疽发背，一切肿毒**：荞麦面、硫黄各二两，同研末，加水做成饼，晒干收存，每次取一饼磨水敷疮。**4. 汤火伤灼**：荞麦面炒黄研末，用水调敷伤处。**5. 痘疮溃烂**：用荞麦粉反复敷涂。**6. 绞肠痧痛**：取荞麦面一撮，炒黄，水煎服。

荞麦叶

［主治］做菜吃，能下气，利耳目。吃多了，可使人轻微腹泻。（陈士良）

孙思邈说：生吃动刺风，使人身上发痒。

苦荞麦 谷部 麻麦稻类

【集解】李时珍说：苦荞麦出于南方，春社前后播种。它的茎青而多枝，叶像荞麦但比荞麦叶尖，开的花带绿色，结的果实也很像荞麦，果实稍尖有棱角，但不锋利。它的味道苦涩，农家将它磨捣成粉，蒸煮散去涩气，滴去黄汁后才可做成糕点食用，颜色如猪肝。苦荞麦是粮食之中比较差的，只在荒年时吃。

［性味］味甘、苦，性温，有小毒。

李时珍说：多吃伤胃，能发风动气，引发各种疾病，有黄病的人尤其应当禁食。

【附方】**明目枕**：苦荞麦皮、黑豆皮、绿豆皮、决明子、菊花，一同做成枕头，至老明目。

粳 谷部 麻麦稻类

产地分布：全国。
成熟周期：花、果期 6 ~ 10 月。
形态特征：叶鞘无毛，下部者长于节间；叶舌膜质而较硬，披针形，基部两侧下延与叶鞘边缘相结合，幼时具明显的叶耳；叶片扁平，披针形至条状披针形。
功效：补气健脾，除烦渴，止泻痢。

【释名】杭与粳（音庚）同字异体。

李时珍说：粳是稻谷的总称，有早、中、晚三次收割。有黏性的是糯稻，没有黏性的是粳稻，糯米软，粳米硬。入解热药，以晚粳为好。

【集解】陶弘景说：粳米，就是现在人们经常吃的米，有红、白、大、小四五种，但都属于同一类。

李时珍说：粳有水、旱二稻。南方雨水多，适宜种植水稻。北方土地平坦，只有润泽的地方适宜种植旱稻。西南少数民族有烧山地种植旱稻的，称为火米。粳有近百个品种，各不相同，都是随土质的不同而栽种。其谷之光、芒、长、短、大、小，各不相同。米的红、白、紫、乌、坚、松、香，也不相同。其性温、凉、寒、热，也因产地的不同而各异。

粳米

［性味］味甘、苦，性平，无毒。

［主治］主益气，止烦，止渴，止泄。《名医别录》

温中，和胃气，长肌肉。《蜀本草》

能补中，壮筋骨，益肠胃。《日华子诸家本草》

煮汁服，主心痛，能止渴，断热毒下痢。（孟诜）

用粳米和芡实一起煮粥食用，能益精强志，聪耳明目。（王好古）

通血脉，调和五脏，益肤色。（李时珍）

经常吃干粳饭，使人不噎。（孙思邈）

【发明】李时珍说：粳稻六七月收的为早粳，只可用来充饥；八九月收的为迟粳；十月收的为晚粳。北方气候寒冷，粳性多凉，八九月收的即可入药。南方气候炎热，粳性多温，只有十月晚稻性凉的才可入药。迟粳、晚粳得金气多，故色白入肺而解热。早粳得土气多，所以色红的益脾而白的益胃。

【附方】**1. 自汗不止**：用粳米粉代扑粉，经常扑身上。**2. 赤根疔肿**：取白粳米粉熬黑，调蜂蜜外涂。

淅二泔

［释名］又名：米渖。

李时珍说：淅，洗米的意思。渖为汁。泔是甘汁的意思。第二次的淘米水，清澈可用，故称为淅二泔。

［性味］味甘，性寒，无毒。

［主治］可清热，止烦渴，利小便，凉血。（李时珍）

籼

谷部｜麻麦稻类

产地分布：我国东北以及青海、四川、云南。

成熟周期：花果期6～9月。

形态特征：下部叶具长柄，叶片宽三角状戟形，全缘或微波状；下部叶较小。总状花序腋生或项生，花被白色或淡粉红色。小坚果圆锥状卵形，具三棱，灰褐色。

功效：理气止痛，健脾利湿。

【释名】又名：占稻、早稻。

李时珍说：籼为粳类先成熟的品种，所以叫籼（音仙）。因种子来自占城国，故名占。

【集解】李时珍说：籼像粳但颗粒较小，最开始由福建传入，种由占城国得来。后来宋真宗派遣使者到福建，取得三万斛籼米，把它分给各府作为种子，所以现在各处都有。高原地区也可以种植，成熟最早，六七月便可收割。它的品种也很多，有红、白两种颜色，与粳米大同小异。

籼米

［性味］味甘，性温，无毒。

［主治］主温中益气，养胃和脾，除湿止泄。（李时珍）

籼

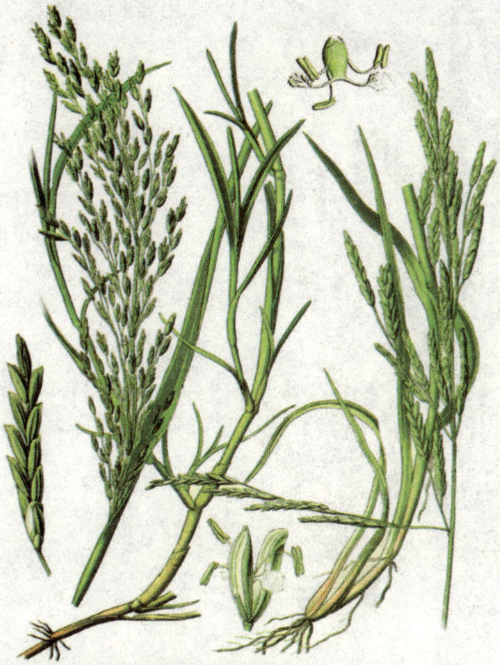

果实

［性味］味甘，性温，无毒。

［主治］温中益气。

叶

［性味］味甘，性温，无毒。

［主治］养胃和脾，除湿止泄。

稻

谷部 麻麦稻类

产地分布：长江以南及东北地区。

成熟周期：7～9月收获。

形态特征：单子叶，性喜温湿，叶子细长。开花时，主要花枝会呈现拱形，在枝头往下30～50厘米间都会开小花，大部分自花授粉并结种子，称为稻穗。

功效：能益气止泄，补中益气。

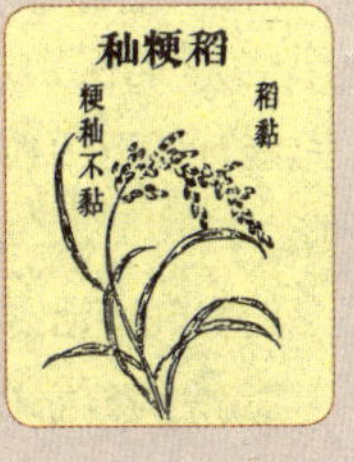

【释名】又名：稌（音杜）、糯。

李时珍说：稻稌是粳、糯的通称。在本草中则专指糯。

汪颖说：糯米缓筋，令人多睡，其性糯。

【集解】马志说：此稻米即糯米，其粒大小像秔米，细糠白如雪。

李时珍说：糯稻，南方水田多有种植。其性黏，可以酿酒，可以做糍粑，可以蒸糕，可煮粥，也可炒着吃。它的种类也有很多，谷壳有红、白两种颜色，有的有毛，有的无毛。米也有红、白两种颜色，红糯米酿酒，酒多糟少；白糯米粒白如霜，长三四分。

稻米

［性味］味苦，性温，无毒。

陈藏器说：长期服食，能使人身体疲软，筋骨无力。

李时珍说：糯性黏滞难以消化，小孩、

稻

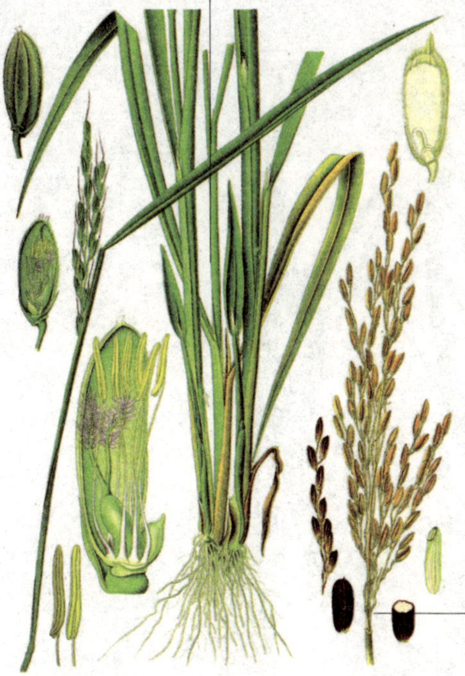

考证与传说

【用稻米做的饮料】

将米炒制后做成的米茶和糙米茶相当有名，而当中米酒可能最为大众所知，广西的三花酒、浙江的加饭酒、黄酒、女儿红，四川的甜米酒，都是用稻米酿制的，部分酒类亦有以糯米酿成的。米酒也是家庭料理不可或缺的要角。此外，有些啤酒的副原料中也有米。欧美目前流行一种用米做原料的酸奶。

病人不宜食。

［主治］做饭吃，温中，令人多热，大便干结。《名医别录》

能行营卫中血积，解芫青、斑蝥毒。（陈士良）

能益气止泄。（孙思邈）

能补中益气，止霍乱后呕吐不止，取一碗糯米碾碎后和水服用。《日华子诸家本草》

把它与骆驼脂调和后做成煎饼服食，主痔疮。（萧炳）

煮粥一斗服食，主消渴。（陈藏器）

能暖脾胃，止虚寒泻痢，缩小便，收自汗，发痘疮。（李时珍）

【发明】李时珍说：糯米性温，酿酒则热，熬饧更甚，所以脾肺虚寒的人适宜食用。如果患有痰热风病及消化不良的人，吃糯米最能成积致病。

【附方】**1. 鼻血不止，用独圣散**：糯米微炒黄，研为末，每次用新汲水调服二钱，同时吹少许入鼻中。**2. 腰痛虚寒**：取糯米二升，炒热装袋中，拴靠在腰痛处。另取八角茴香研酒内服。

米泔（淘米水）

［性味］味甘，性凉，无毒。

［主治］主益气，止烦渴霍乱，解毒。吃鸭肉不消化的，立即饮一杯，可消。（李时珍）

稻秆

［性味］味辛、甘，性热，无毒。

［主治］主黄疸，将稻秆煮成汁，浸洗，再将谷芒炒黄研为末，用酒送服。（陈藏器）

烧成灰，治跌打损伤。（苏颂）

烧成灰浸水饮，可止消渴。将稻秆垫在鞋内，可暖脚，祛寒湿气。（李时珍）

稷粟类

稷

谷部 | 稷粟类

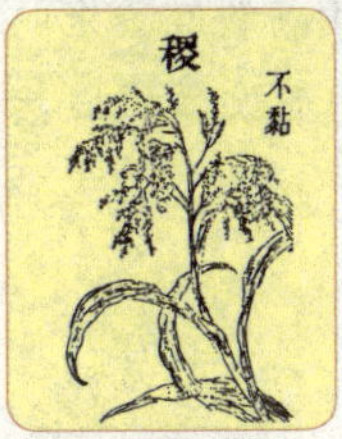

【释名】又名：穄（音祭）、粢（音咨）。

【集解】寇宗奭说：稷米比其他米都早熟，其香可爱，所以用来供祭祀之用。只是稷米会引发旧疾，只能用来做饭，不黏，味淡。

李时珍说：稷与黍，属于同一类的两个品种。质黏的是黍，不黏的是稷。稷可以作饭食，黍用来酿酒，就像稻有粳米和糯米一样。稷黍的苗像粟而低小有毛，结子成枝而散，粒像粟而光滑。三月下种，五六月可收，也有七八月收的。它的颜色有红、白、黄、黑几种，黑的禾稍高，现都通称为黍子，不再称稷。

稷米

［性味］味甘，性寒，无毒。

孟诜说：多食，发三十六种冷病气。不能同瓠子一起吃，会发冷病，也不可与附子同服。

［主治］主益气，补不足。《名医别录》

治热，压丹石毒发热，解苦瓠毒。《日华子诸家本草》

做饭食，能安中利胃益脾。《食医心镜》

凉血解暑。（李时珍）

黍

谷部 | 稷粟类

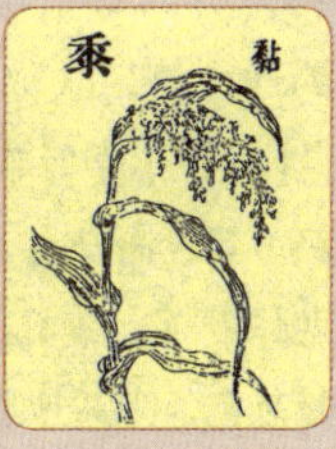

产地分布：全国。

成熟周期：花、果期6～8月。

形态特征：穗状或总状花序，也有圆锥花序。除珍珠黍外，种子脱粒后谷壳不脱落，去皮后常呈奶油白色。

功效：益气，补中。

【释名】赤黍名：虋（音门）、穈（音糜）。白黍名：芑（音起）。黑黍名：秬（音距）。一稃二米名秠（音疕）。

【集解】李时珍说：黍即稷之黏者，也有红、白、黄、黑几种。三月种的为上时，五月即熟。四月种的为中时，七月即熟。五月种的为下时，八月才熟。白黍米的黏性次于糯米，红黍米黏性最强，可以蒸着吃，也可煮粥。

黍米

［性味］味甘，性温，无毒。久食令人多热烦。

孟诜说：性寒，有小毒，能发旧病。长期食用搅乱五脏，使人瞌睡，筋骨乏力。小儿不适宜多吃，多吃会致行走能力延迟。

［主治］主益气，补中。《名医别录》

烧灰，用油调和，外涂棒伤处，可止痛，

不留瘕。（孟诜）

将它嚼成浓汁，涂治小孩的鹅口疮，有效。（李时珍）

丹黍米

宁源说：穗成熟后色赤，所以属火，北方人用它来酿酒和制作糕点。

［性味］甘，性微寒，无毒。

《日华子诸家本草》载：性温，有小毒。不能同蜂蜜及葵一起吃。

寇宗奭说：丹黍米动风性热，吃多了不容易消化。其他的黍米一样。

［主治］主咳嗽哮喘，霍乱，能止泻痢，除热，止烦渴。《名医别录》

降气，止咳嗽，退热。《日华子诸家本草》

治食鳖引起的包块，用新收红黍米的淘米水，生服一升，不过两三次就可以治愈。（孟诜）

蜀黍

谷部 稷粟类

产地分布：东北各地为最多。
成熟周期：春季播种，秋季收获。
形态特征：茎秆高一丈多，像芦苇但中间是实心的。叶也像芦苇，黍穗大如扫帚，颗粒大如花椒，为红黑色。米质地坚实，为黄赤色。
功效：主温中，涩肠胃，止霍乱。

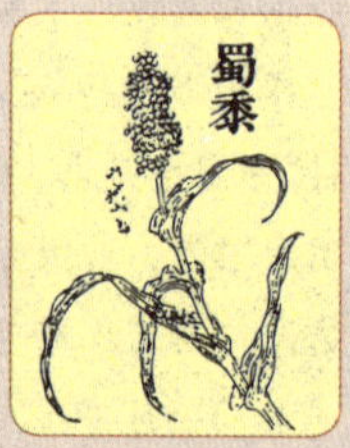

【释名】又名：蜀秫、芦穄、芦粟、木稷、荻粱、高粱。

李时珍说：此为黍稷之类，而高大如芦荻，所以有芦穄、芦粟等名称。它最早在蜀地种植，故称它为“蜀黍”。

【集解】李时珍说：蜀黍春季播种，秋季收获。茎秆高一丈多，像芦苇但中间是实心的。叶也像芦苇，黍穗大如扫帚，颗粒大如花椒，为红黑色。米质地坚实，为黄赤色。蜀黍有两种，有黏性的可以和糯米酿酒做饵，没有黏性的可以做糕煮粥。它可以用来救济荒年，可以用来饲养牲口，黍梢可以制成扫帚，茎可用来编织帘子和篱笆，很有用处。它的谷壳浸泡水后呈红色，可以用来酿红酒。《博物志》中说，长期种植蜀黍的地多蛇。

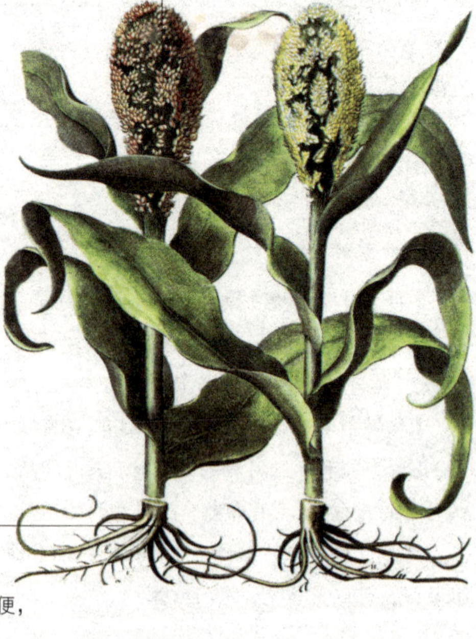

蜀黍米

［性味］味甘、涩，性温，无毒。

［主治］主温中，涩肠胃，止霍乱。有黏性的蜀黍与黍米功效相同。（李时珍）

蜀黍根

［主治］煮成汁服用，能利小便，止喘咳。（李时珍）

粱

谷部 稷粟类

产地分布：主产四川、浙江。
成熟周期：夏秋收获。
形态特征：穗大毛长，谷、米都比白粱大，收籽少，且不耐水旱。
功效：补中益气，治烦热，消渴，泻痢。

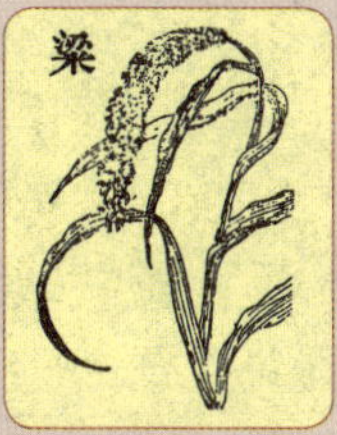

【释名】李时珍说：粱者，良也，是谷类中的良种。粱也就是粟。查《周礼》中九谷、六谷的名称，有粱而没有粟就能知道了。从汉代以后，才把粒大而毛长的称为粱，把粒小而毛短的称为粟。现在则通称为粟，而粱这个名称反而不用了。现在人们把穗大芒长，粒粗大并且有红毛、白毛、黄毛的，称为粱。黄粱、白粱、青粱、红粱就是根据颜色而命名的。

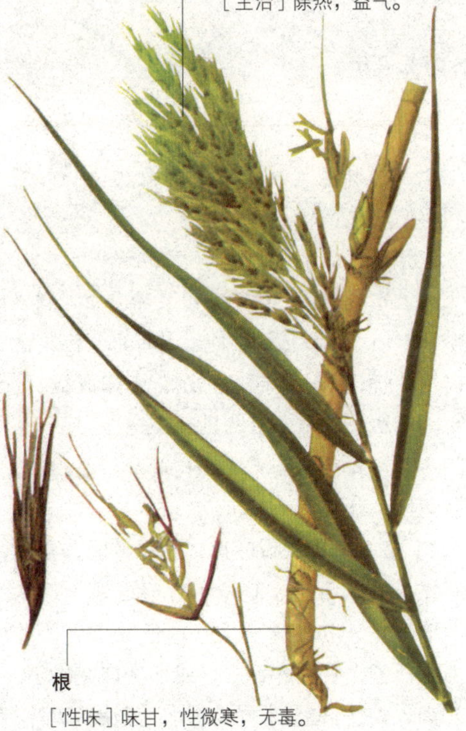

【集解】苏恭说：粱虽属粟类，但细究起来还是有区别的。黄粱出自蜀、汉、商、浙一带，穗大毛长，谷、米都比白粱大，收籽少，且不耐水旱。食用味香美，超过其他粱。白粱穗大，毛多且长而谷粗扁长，不像粟是圆的。它的米粒也白而大，味也香美，但次于黄粱。青粱谷穗有毛，颗粒呈青色，米也微青，颗粒比黄粱、白粱的颗粒小，米粒颇像青稞但稍大些，成熟季节较早但收成少。夏季食用，非常清凉。但是它的味道欠佳，颜色不耐看，不如黄粱、白粱，所以种植它的人很少。用它做粥，色清白，胜过其他米。

黄粱米

［性味］味甘，性平，无毒。

［主治］主益气，和中，止泄。《名医别录》
除邪风顽痹。《日华子诸家本草》
止霍乱下痢，利小便，除烦热。（李时珍）

【发明】寇宗奭说：青粱、白粱这两种，性都微凉，只有黄粱味甘，性平。

苏颂说：各种粱和其他谷相比，最益脾胃。

【附方】**小儿丹毒**：用鸡蛋清调土番黄米粉外敷，即愈。

白粱米

［性味］味甘，性微寒，无毒。

［主治］主除热，益气。《名医别录》

除胸膈中客热，除五脏气，缓筋骨。凡是患胃虚并呕吐者，用米汁二碗，生姜汁一碗，一起服用，效果好。（孟诜）

做饭食用，能和中，止烦渴。（李时珍）

青粱米

［性味］味甘，性微寒，无毒。

［主治］主胃痹，热中消渴，止泻痢，利小便，能益气补中，轻身延年。宜煮成粥吃。《名医别录》

能健脾，治泄精。《日华子诸家本草》

【发明】李时珍说：粟中大南昌为青黑色的是青粱米。它的谷芒多而米少，禀受金水之气，性最凉，而对病人有宜。

【附方】**脾虚泻痢**：青粱米半升、神曲末一合，每天煮粥食用。

粟

谷部｜稷粟类

产地分布：华北为主要产区。
成熟周期：春季或夏季播种，生育期 60 ~ 150 天。
形态特征：粟茎秆圆柱形，基部数节可生出分蘖。须根系，茎基部的节还可生出气生根支持茎秆。穗状圆锥花序。穗的主轴生出侧枝。
功效：能解各种毒，治霍乱以及转筋入腹，又能镇静安神。

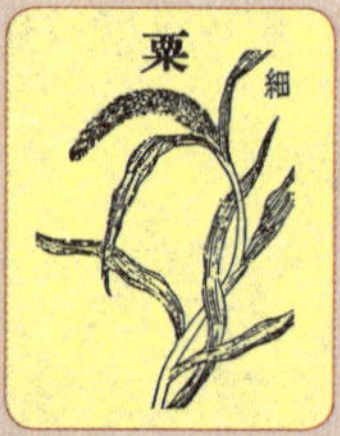

【释名】又名：籼粟。

李时珍说：有黏性的是秫，没有黏性的是粟。而称它为籼粟，是将它和秫区别开，故加个籼字。北方人称它为小米。

【集解】李时珍说：粟即粱。穗大而毛长颗粒大的是粱；穗小而毛短颗粒小的就是粟。它们的苗都像茅。粟的成熟分早、晚，大多早熟的皮薄米多，晚熟的皮厚米少。

粟米（小米）

［性味］味咸，性微寒，无毒。

寇宗奭说：生的难消化，熟的滞气。

陈藏器说：胃冷的人不宜多吃。

吴瑞说：与杏仁一起吃，会让人上吐下泻。

［主治］主养肾气，除脾胃中热，益气。陈粟米：味苦，性寒。主治胃热消渴，能利小便。《名医别录》

止痢，抑制丹石热。（孟诜）

加水煮服，治热腹痛以及鼻出血。制成粉末，加水滤汁服用，能解各种毒，治霍乱以及转筋入腹，又能镇静安神。（陈藏器）

能解小麦毒，治发热。（陈士良）

治反胃热痢。煮成粥食用，可益丹田，补虚损，开肠胃。（李时珍）

【附方】**1. 反胃吐食，脾胃气弱，食不消化，汤饮不下**：粟米半升磨成粉，加水做成丸子，如梧桐子大。取七枚煮熟，放少许盐，空腹连汁吞服，或加少许醋吞下。**2. 汤火灼伤**：将粟米烧焦加水，澄清后取汁，浓煎如糖，频搽伤上，能止痛，灭瘢痕。**3. 小**

儿丹毒：嚼粟米敷患处。

粟泔汁

［主治］主霍乱突然发热，心烦渴，喝粟泔汁数升，可愈。臭泔：止消渴，尤其好。（苏恭）

酸泔及淀：洗皮肤瘙疥，能杀虫。饮用，主五痔。与臭樗皮煎服，治小儿疳痢。（陈藏器）

粟糖

［主治］主痔漏脱肛，配合各种药熏患处。（李时珍）

考证与传说

【粟的历史】

中国种粟历史悠久。出土粟粒的新石器时代文化遗址，如西安半坡村、河北磁山、河南裴李岗等，距今已有六七千年。中国拥有丰富的粟的品种资源。粟的野生种狗尾草在中国遍地皆是，它和粟形态相似，容易相互杂交。

秫

谷部｜稷粟类

产地分布：主产于长江沿线各省。
成熟周期：春夏季播种，秋季采收。
形态特征：叶片似玉米，厚而窄，被蜡粉，平滑，中脉呈白色。圆锥花序，穗形有带状和锤状两类。颖果呈褐、橙、白或淡黄等色。
功效：健脾益胃，生津止渴。

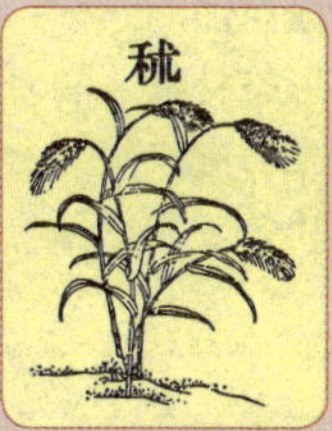

秫

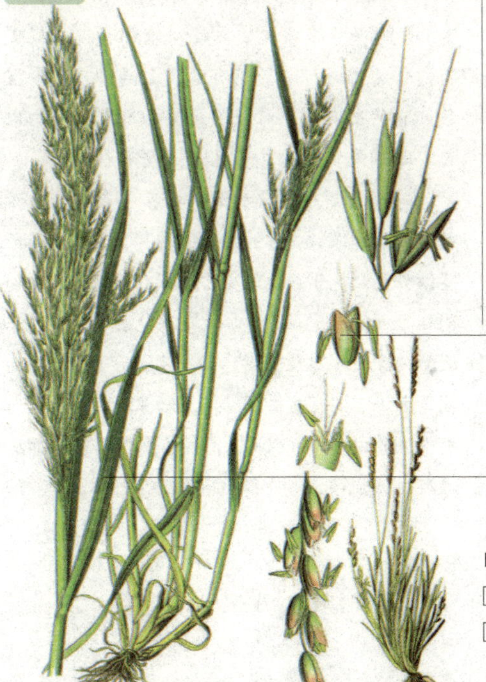

果实

［性味］味甘，性微寒，无毒。

［主治］祛寒热，利大肠，疗漆疮。

叶

［性味］味甘，性寒，无毒。

［主治］治筋骨挛急，杀疮疥毒热。

【释名】又名：众（音终）、糯秫、糯粟、黄糯。

李时珍说：秫的篆文，像其禾苗体柔弱的形状，俗称糯粟。北方人叫它黄糯，也叫黄米，用来酿酒，比不上糯。

【集解】李时珍说：粟米即粱米、粟米之有黏性的。它有红、白、黄三种颜色，都可以用来酿酒、熬糖、做糍糕食用。

秫米（黄米）

［性味］味甘，性微寒，无毒。

李时珍说：按《养生集》所说，秫米味酸性热，黏滞，多食易成黄积病，小儿不宜多食。

［主治］主寒热，利大肠，疗漆疮。《名医别录》

治筋骨挛急，杀疮疥毒热。将生秫米捣碎，与鸡蛋清调和，敷于毒肿患，效果好。（孟诜）

将秫米嚼碎敷于伤处，疗狗咬伤、冻疮。《日华子诸家本草》

治肺虚及阳盛阴虚、失眠，妊娠流黄水。（李时珍）

【附方】**赤痢不止：**秫米一把，鲫鱼一条，薤白一把，煮粥食用。

罂子粟 谷部｜稷粟类

产地分布：全国均有分布。

成熟周期：7～9月采收。

形态特征：它的花有红白两种，微带腥气。它的果实外形像瓶子，里面有极细小的米粒。

功效：能行风气，祛邪热，治疗泻痢。

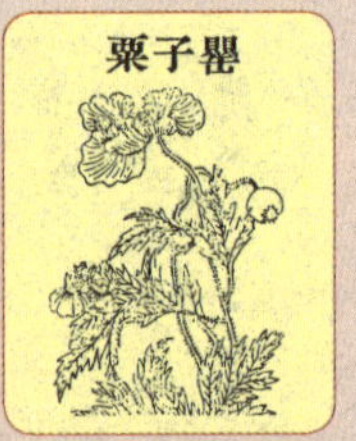

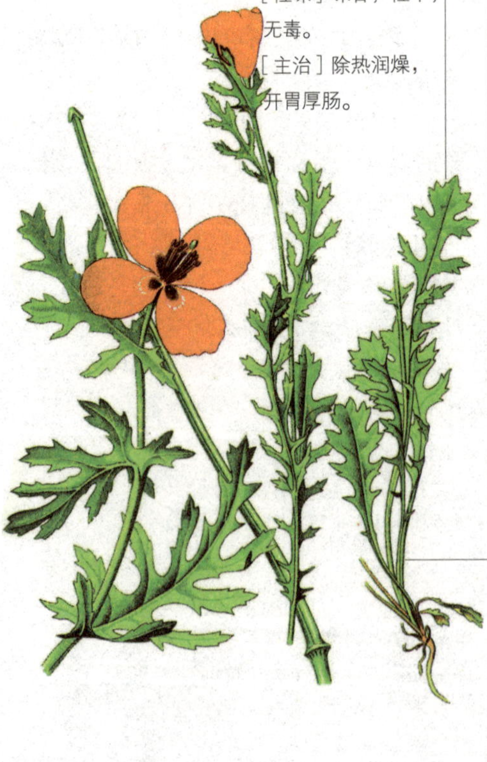

【释名】又名：米囊子、御米、象谷。

李时珍说：它的果实形状像罂子，米像粟，又像谷，可以上贡作为御用，故有诸名。

【集解】苏颂说：罂粟到处都有，人们多将它作为饰物。它的花有红、白两种，微带腥气。它的果实外形像瓶子，里面有极细小的米粒。等到果实变为焦黄色时，就可以采摘了。

李时珍说：罂粟秋天种植，冬季生长，嫩苗当蔬菜吃很好。它的叶子像白苣，三四月间抽茎结青苞，花开则苞落。它的花有四瓣，大小如同杯子。罂果就在花中，被花蕊包裹着。花开三天就凋谢了，罂果长在茎头，长一两寸，大小如同马兜铃，上有盖，下有蒂，好像酒瓶。罂果中有很小的白米，可以用来煮粥、做饭。将米加水碾碎过滤成浆，和上绿豆粉做豆腐食用尤其好。

也可用来榨油，果实的壳则更多入药用。

罂子粟米

［性味］味甘，性平，无毒。

苏颂说：性寒。多食利二便，动膀胱气。

［主治］治疗服丹石药毒发，没有食欲，取罂子粟米与竹沥煮粥食用，极美。《开宝本草》

能行风气，祛邪热，治疗反胃胸中痰滞。（苏颂）

治疗泻痢，能润燥。（李时珍）

【附方】1. 反胃吐食，煮罂粟粥食用： 白罂粟米三合、人参末三钱、生山芋五寸（切细），同研，三物加水一升二合，煮成六合，再加生姜汁及盐少许，和匀分次服。**2. 赤白痢疾：** 罂粟米（炒）、罂粟壳（炙）等份，研为末，加蜂蜜炼制成梧桐子大的丸子，每次用米汤送服三十丸。

罂子粟壳

［修治］李时珍说：凡用罂子粟壳，先用水洗润，去蒂以及筋膜，取外面的薄皮，阴干后细切，用米醋拌炒入药。也有用蜜炒、蜜炙的。

［性味］味酸、涩，性微寒，无毒。

李时珍说：得醋、乌梅、橘皮良。

［主治］止泻痢，固脱肛，治疗遗精久咳，敛肺涩肠，止心腹筋骨诸痛。（李时珍）

【发明】朱震亨说：现在的人患虚劳咳嗽，多用罂粟壳止咳；患湿热泻痢的人，用它来止泻。它治病的功效虽然快，但就像一把能杀人的剑，应该慎用。

李时珍说：酸主收涩，所以初病不能用。久泄则气散不固，肠滑肛脱；久咳则气散不收，肺胀痛剧，所以，此二者可用罂壳收涩。

【附方】1. 久痢不止： 罂粟壳醋炙后研为末，加蜂蜜制成弹子大的药丸。每次取一丸，加水一盏，姜三片，煎成八分，温服。**2. 久咳虚嗽，自汗，用百劳散：** 粟壳二两半，去蒂膜。醋炒，取一两，加乌梅半两，焙后研为末。每服二钱，临睡时用白开水送下。

罂子粟嫩苗

［性味］味甘，性平，无毒。

［主治］除热润燥，开胃厚肠。（李时珍）

阿芙蓉 谷部 稷粟类

产地分布： 主要生长在北半球温带和亚热带地区。

成熟周期： 每年2月播种，四五月份开花。

形态特征： 一年生的栽培植物，一般种植在海拔高300至1700米的地方，其植株约高1.5米。每年2月播种，四五月份开花，花呈白、红、紫等颜色，每朵花有4个花瓣，其叶子大而光滑，边缘有缺刻，呈带有银色光泽的绿色，当其果实成熟时，花瓣自然脱落。

功效： 敛肺，止咳，涩肠，止痛。

【释名】又名：阿片。

李时珍说：俗称鸦片，名义未详。有人说：阿，方言为我。以其花色似芙蓉而得此名。

【集解】李时珍说：阿芙蓉以前很少听说，近代才有用，说是罂粟花的津液。罂粟结成青苞时，在午后用大针刺破外面的青皮，但不要

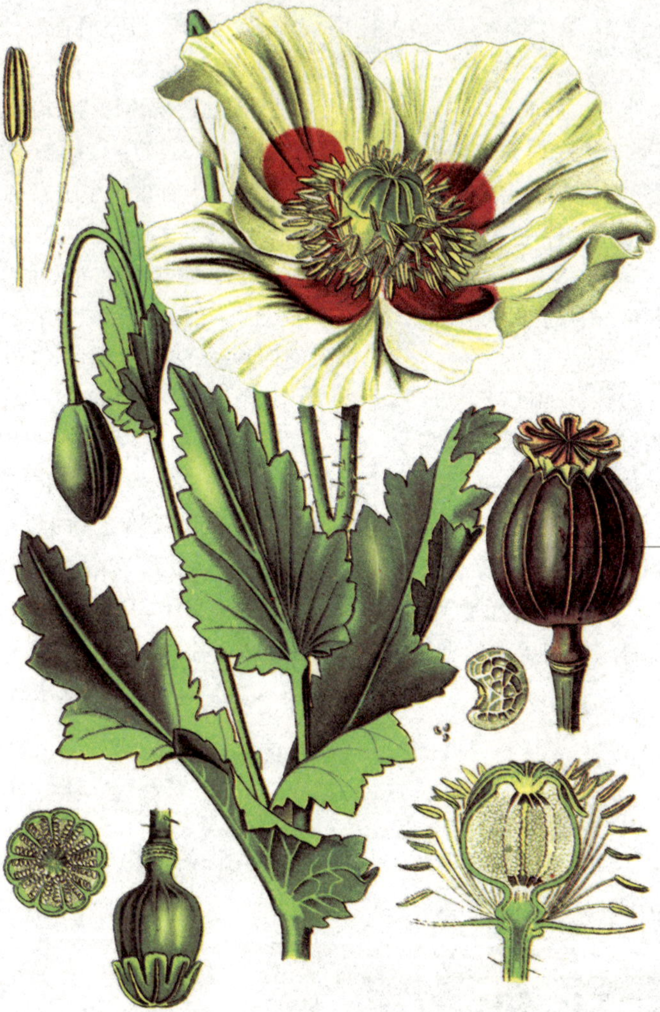

伤到里面的硬皮，刺破三五处。第二天早晨有津液流出，用竹刀刮取，收入瓷瓶中，阴干后用。

[性味]味酸、涩，性温，微毒。

[主治]治泻痢脱肛不止，能收涩男子的精气。(李时珍)

【附方】**赤白痢下**：阿芙蓉、木香、黄连、白术各一分，同研成末，加饭做成小豆大的丸子。壮者服一分，老幼服半分，空腹用米汤送服，忌食酸物、生冷、油腻、茶、酒、面。

考证与传说

【名称由来】

鸦片俗名大烟，是一种毒品，是用罂粟果的汁烘干制成。罂粟原先产于南欧及小亚细亚，在公元前5世纪左右，希腊人把罂粟的花或果榨汁入药。发现它有安神、安眠、镇痛、止泻、止咳、忘忧的功效，希腊人称其音为“阿扁”。公元6世纪初，阿拉伯人把罂粟传到了波斯，波斯人变“扁”音为“片”，称其为“阿片”。在公元七八世纪的时候，罂粟作为药材从印度等地传入中国，中国人把“阿”音又发成了“鸦”音。在中国就有了“鸦片”一词。

薏苡

谷部 | 稷粟类

产地分布：主产四川、辽宁和广西等地。
成熟周期：夏、秋季采取。
形态特征：茎直立粗壮，节间中空，基部节上生根。叶鞘光滑，与叶片间具白色薄膜状的叶舌，叶片长披针形，先端渐尖，基部稍鞘状包茎，中脉明显。颖果成熟时，外面的总苞坚硬，呈椭圆形。种皮红色或淡黄色，种仁卵形。
功效：健脾利湿，清热排脓。

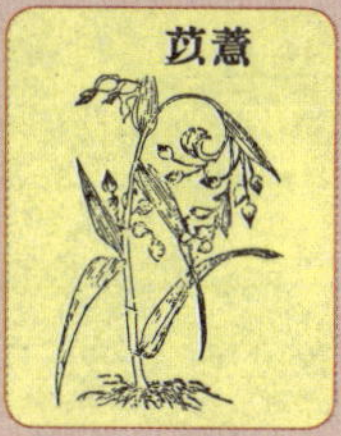

【释名】又名：解蠡、芑实、薪（音感）米、回回米、薏珠子。

【集解】苏颂说：薏苡到处都有，春天生苗茎，高三四尺。叶像黍叶，开红白色花，作穗，五六月结实，为青白色，形如珠子而稍长，所以称为薏珠子。小孩常用线将珠穿成串当玩具。九月、十月采其实。

李时珍说：薏苡二三月间老根生苗，叶子像初生的芭茅。五六月间抽出茎秆，开花结实。薏苡有两种。一种黏牙，实尖而壳薄，是薏苡。其米白色像糯米，可以用来煮粥、做饭及磨成面食用，也可以和米一起酿酒。还有一

薏苡

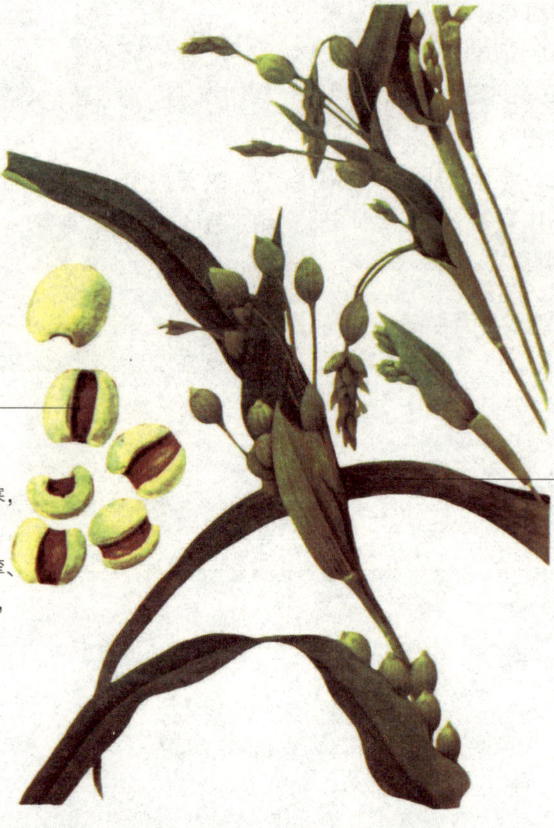

仁

[性味] 味甘，性微寒，无毒。

[主治] 主治筋急拘挛、不能屈伸，风湿久痹，可降气。

叶

[主治] 煎水饮，味道清香，益中空膈。

种实圆壳厚而坚硬的，是菩提子。其很少，但可以将它穿成念经的佛珠。它们的根都是白色，大小如汤匙柄，根须相互交结，味甜。

薏苡仁

【修治】雷敩说：使用时，每一两加糯米一两，同炒熟，去糯米用。也有的用盐汤煮过用。

［性味］味甘，性微寒，无毒。

［主治］主筋急拘挛、不能屈伸，风湿久痹，可降气。《神农本草经》

除筋骨麻木，利肠胃，消水肿，使人开胃。《名医别录》

煮饭或做面食，可充饥。将它煮粥喝，能解渴，杀蛔虫。（陈藏器）

治肺痿、肺气，消脓血，止咳嗽流涕、气喘。将它煎服，能解毒肿。（甄权）

可治干湿脚气。（孟诜）

健脾益胃，补肺清热，祛风除湿。做饭食，治冷气。煎饮，利小便热淋。（李时珍）

【发明】李时珍说：薏苡仁属土，为阳明经的药物，所以能健脾益胃。虚则补其母，所以肺痿、肺痈用之。筋骨之病，以治阳明为本，所以拘挛急风痹者用之。土能胜水除湿，所以泻痢水肿用它。

【附方】**1. 风湿身疼，用麻黄杏仁薏苡仁汤**：麻黄三两，杏仁二十枚，甘草、薏苡仁各一两，加水四升，煮成二升，分两次服。**2. 水肿喘急**：郁李仁三两，研细，以水滤汁，煮薏苡仁饭，一天吃两次。**3. 消渴饮水**：用薏苡仁煮粥食用。**4. 肺痿咳吐脓血**：薏苡仁十两，捣破，加水三升煎成一升，加酒少许服下。**5. 痈疽不溃**：取薏苡仁一枚，吞服。

薏苡根

［性味］味甘，性微寒。无毒。

［主治］除肠虫。《神农本草经》

煮汁糜服，很香，驱蛔虫。（陶弘景）

煮服，可堕胎。（陈藏器）

治疗心急腹胀，胸胁痛，将薏苡根锉破后煮成浓汁服下，三升即可。（苏颂）

捣汁和酒服用，能治黄疸。（李时珍）

薏苡叶

［主治］煎水饮，味道清香，益中空膈。（苏颂）

暑天煎服，能暖胃益气血。初生小儿用薏苡叶来洗浴，有益。（李时珍）

考证与传说

【薏苡明珠】

成语“薏苡明珠”，是指无端受人诽谤而蒙冤的意思。它来自一段历史故事：东汉名将马援（伏波将军）领兵到南疆打仗，军中士卒病者甚多。当地民间有种用薏苡治瘴的方法，用后果然疗效显著。马援平定南疆凯旋归来时，带回几车薏苡药种。谁知马援死后，朝中有人诬告他带回来的几车薏苡，是搜刮来的大量明珠。这一事件，朝野上下都认为是一宗冤案，故把它说成是“薏苡之谤”。白居易也曾写有“薏苡谗忧马伏波”诗句。

玉蜀黍（玉米） 谷部 稷粟类

产地分布：全国。

成熟周期：花、果期6～8月。

形态特征：从地下节根长出的称为地下节根，一般4～7层；从地上茎节长出的节根又称支持根，秆呈圆筒形。全株一般有叶15～22片，叶身宽而长，叶缘常呈波浪形。花为单性，雌雄同株。雄花生于植株的顶端，为圆锥花序。

功效：调中开胃，益肺宁心，清湿热，利肝胆。

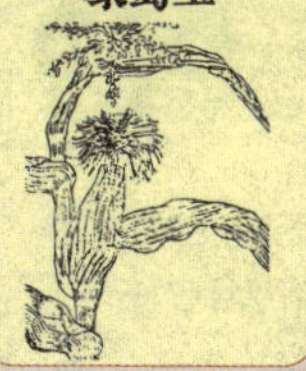

【释名】又名：玉高粱。

【集解】李时珍说：玉蜀黍始种于西部地区。它的苗和叶都像蜀黍，但粗壮、矮些，也像薏苡。它的苗高三四尺，六七月份开花成穗，像秕麦。苗心长出一个小苞，形状如同棕鱼，苞上生有白须缕缕，成熟后苞裂开，可见颗粒聚集在一块。颗粒大小像棕子，为黄白色，可以用油炸炒着吃。炒爆成白花，就像炒糯谷的样子。

玉蜀黍米

［性味］味甘，性平，无毒。

［主治］主调中开胃。（李时珍）

玉蜀黍根叶

［主治］主小便淋沥砂石，疼痛难忍，将它煎成汤频饮。（李时珍）

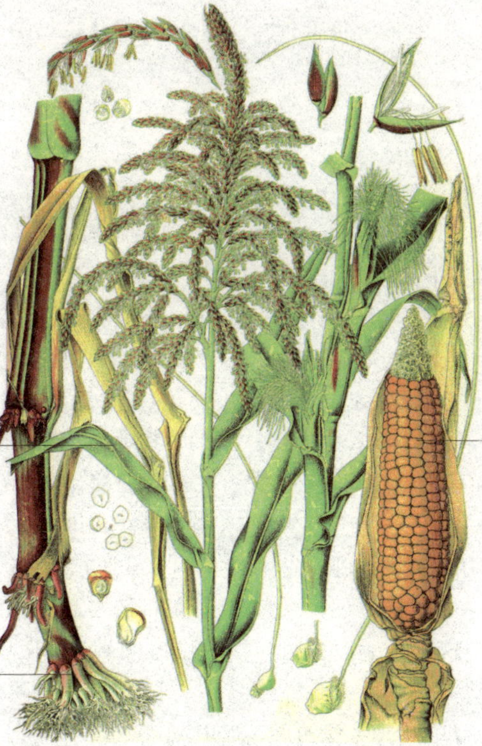

菽豆类

大豆

谷部 | 菽豆类

产地分布：在东北、华北以及陕西、四川和长江下游地区均有出产。

成熟周期：夏播种、秋采取。

形态特征：苗高三四尺，叶呈圆形但有尖，秋天开小白花，成丛，结的豆荚长一寸多。

功效：健脾宽中，润燥消水，清热解毒，益气。

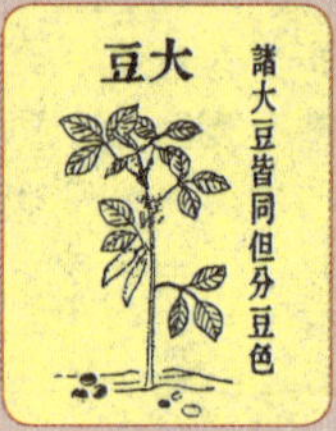

【释名】又名：尗。俗称：菽。角名：荚。叶名：藿。茎名：萁。

【集解】李时珍说：大豆有黑、白、黄、褐、青、斑等数种颜色。黑的叫乌豆，可入药及当粮食，做豆豉；黄大豆可用来做豆腐，榨油，制酱油；其他的只能用来做豆腐和炒着吃。它们都在夏至前后播种，苗高三四尺，叶呈圆形但有尖，秋天开小白花，成丛，结的豆荚长一寸多，遇霜就枯萎。

黑大豆

［性味］味甘，性平，无毒。久服，令人身重。

陈藏器说：生大豆性平，炒食则热，煮食则寒，作豉极冷，制成酱及生黄卷则性平。

徐之才说：恶五参、龙胆，与前胡、乌喙、杏仁、牡蛎、各种胆汁配用效果好。

李时珍说：服蓖麻子的人忌食炒豆，否则生胀满；服厚朴的人也忌食炒豆，否则会动气。

［主治］生研，可用来涂治痈肿。煮汁饮，能解毒止痛。《神农本草经》

能消水肿，除胃中热毒，治伤中淋露，能去瘀血，散五脏内寒，解乌头毒。将它炒成粉末服用，能清胃中热，除痹消肿，止腹胀助消化。《名医别录》

煮食，治温毒水肿。《蜀本草》

能调中下气，通关脉，制金石药毒，治牛马温毒。《日华子诸家本草》

把它煮汁服，可以解矾石、砒石、甘遂、天雄、附子、射罔、巴豆、芫青、斑蝥、各种药毒及蛊毒。入药用，治下痢脐痛。冲酒服，治风痉及阴毒腹痛。将它放在牛胆中储存，可止消渴。（李时珍）

将黑大豆炒黑，趁热投入酒中饮用，能治风痹瘫痪、产后伤风头痛。食后生吞半两，可去心胸烦热，热风恍惚，能明目镇心，温补。煮来吃则性寒，能下热气肿，压丹石烦热。捣汁，消肿。（陈藏器）

主中风脚弱，产后诸疾。同甘草煮汤饮，能去一切热毒气，治风毒脚气。煮食，治心痛筋挛、膝痛胀满。同桑柴灰汁煮来食用，下水鼓腹胀。与饭捣烂，外涂一切毒肿。（孟诜）

治肾病，利水下气，制诸风热，活血，解诸毒。（李时珍）

【发明】李时珍说：古代药方中称黑豆能解百药之毒，我每次试验却并不是这样。但加上甘草后，便非常灵验。

【附方】**1. 热毒攻眼，红痛、眼睑浮肿**：用黑豆一升，分成十袋，放沸汤中蒸过，交替熨患处。三遍就见效。**2. 身面浮肿**：乌豆

大豆

叶

[主治] 捣烂敷在伤处，治蛇咬，常更换，可愈。

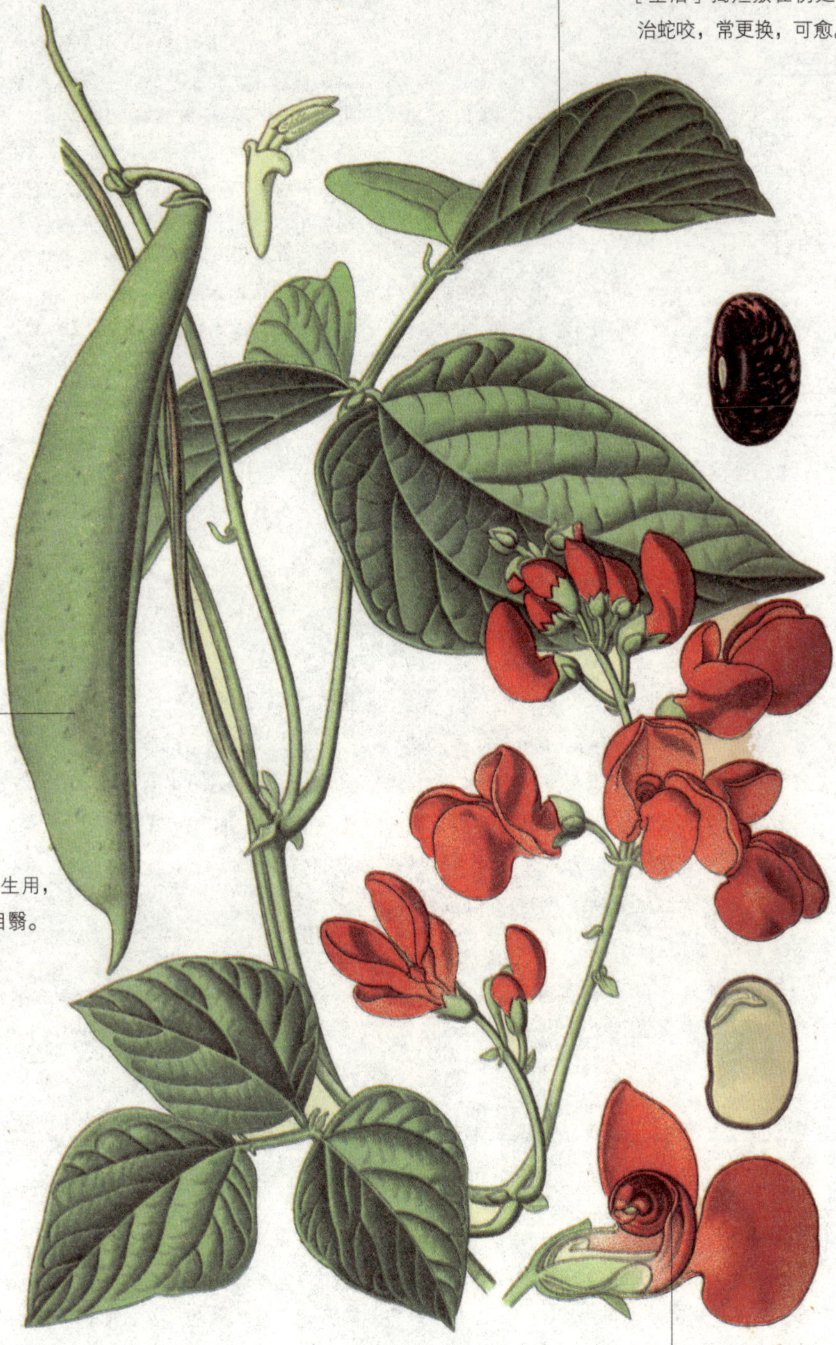

皮

[主治] 生用，疗痘疮目翳。

花

[主治] 主治目盲，翳膜。

一升，水五升，煮成三升，再加酒五升，又煮成三升，分三次温服。不愈再服。**3. 解巴豆毒，治下痢不止：**取大豆煮汁一升，服下。

大豆皮

［主治］生用，疗痘疮目翳。嚼烂，敷涂小儿痘疮。

大豆叶

［主治］捣烂敷在伤处，治蛇咬，常更换，可愈。（李时珍 出自《广利方》）

大豆花

［主治］主治目盲，翳膜。（李时珍）

考证与传说

【考证】

大豆起源于中国，从中国大量的古代文献可以证明。《史记》中，头一篇《五帝本纪》中写道："炎帝欲侵陵诸侯，诸侯咸归轩辕。轩辕乃修德振兵，治五气，鞠五种，抚万民，庆四方。"郑玄曰："五种，黍稷菽麦稻也。"卜慕华指出："以我国而言，公元前1000年以前殷商时代有了甲骨文，当然记载得非常有限。在农作物方面，辨别出有黍、稷、豆、麦、稻、桑等，是当时人民主要赖以为生的作物。"

黄大豆 谷部|菽豆类

【集解】李时珍说：大豆有黑、青、黄、白、斑几种，只有黑大豆入药用，而黄、白色大豆炒食或做成豆腐，制作酱油或榨豆油，广为应用，不可不识别其性味。周定王说：黄豆苗高一二尺，叶像黑大豆叶，但比黑大豆叶大，结的豆角比黑豆角略微肥大些，其荚、叶嫩时可以食用。

［性味］味甘，性温，无毒。

李时珍说：生食性温，炒热微毒。多食，壅气生痰致咳嗽，使人身重面黄长疥疮。

［主治］主治宽中下气，利大肠，消水胀肿毒。（宁原）

研末，加开水调和，涂于痘后生痈处。（李时珍）

豆油

［性味］味辛、甘，性热，微毒。

［主治］涂疮疥。（李时珍）

考证与传说

【名家论述】

《本草求真》："黄大豆，按书既言味甘，服多壅气，生痰动嗽。又曰宽中下气，利大肠，消水胀肿毒，其理似属两歧。讵知书言甘壅而滞，是即炒熟而气不泄之意也；书言宽中下气利肠，是即生冷未炒之意也。凡物生则疏泄，熟则壅滞，大豆其味虽甘，其性虽温，然生则水气未泄，服之多有疏泄之害，故豆须分生熟，而治则有补泻之别耳。用补则须假以炒熟，然必少食则宜，若使多服不节，则必见有生痰壅气动嗽之弊矣。"

赤小豆 谷部|菽豆类

产地分布：全国各地普遍栽培。
成熟周期：夏播种、秋采取。
形态特征：豆苗高一尺左右，枝叶像豇豆，叶微圆峭而小。花像豇豆花但较小些，颜色也淡一些，为银褐色，有腐气。结的豆荚长约二三寸，比绿豆荚稍大，皮色是微白带红。
功效：能消热毒，散恶血，除烦满，可通气，健脾胃。

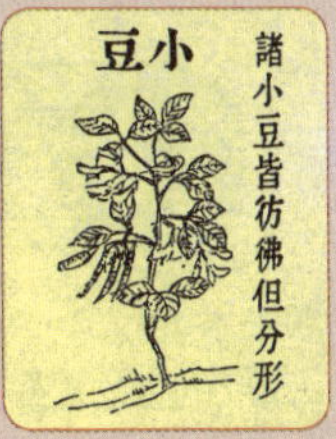

【释名】又名：赤豆、红豆、荅。叶名：藿。

李时珍说：菽是大豆，有两种。小豆名荅，有三四种。王祯说，现在的赤豆、白豆、绿豆，都是小豆。

【集解】李时珍说：此豆以紧小而色赤黯的入药用，稍大而鲜红、淡红色的，都不能治病。它们都在夏至后播种，豆苗高一尺左右，枝叶像豇豆，叶微圆峭而小。它到秋季开花，花像豇豆花但较小些，颜色也淡一些，为银褐色，有腐气。结的豆荚长约二三寸，比绿豆荚稍大，皮色是微白带红，半青半黄时即可收取。豆可煮可炒，可作粥、饭，馄饨馅儿。

［性味］味甘、酸，性平，无毒。

［主治］能下水肿，排痈肿脓血。《神农本草经》

疗消渴，止腹泻，利小便，除下腹胀满，止吐逆。《名医别录》

能消热毒，散恶血，除烦满，可通气，健脾胃。将其捣末与蛋清调匀，涂治一切热毒痈肿。赤小豆煮汁，能洗小儿黄烂疮。（甄权）

缩气行风，坚筋骨，久食，使人瘦。（陈士良）

能散气，祛关节烦热。下痢后，气满不能食者，取赤小豆煮食。与鲤鱼同煮食，治脚气。（孟诜）

可解小麦热毒。煮汁，解酒病。《日华子诸家本草》

能辟瘟疫，治难产，下胞衣，通乳汁。与鲤鱼、鲫鱼、黄雌鸡同煮食，能利水消肿。（李时珍）

【发明】陶弘景说：小豆逐津液，利小便，久服令人肌肤枯燥。

李时珍说：赤小豆小而色赤，为心之谷。其性下行，通小肠，能入阴分，治有形之病。所以能行津液，利小便，消胀除肿止吐，治下痢肠澼，解酒病，除寒热痈肿，排脓散血，通乳汁，下胞衣。这些都是有形之病。

【附方】**1. 水气肿胀**：赤小豆五合、大蒜一颗、生姜五钱、商陆根一条，一起捣碎，加水煮烂后去药，空腹食豆，慢慢将药汁饮尽，肿立消。**2. 肠痔便血**：赤小豆二升、苦酒五升，煮熟晒干，再将豆浸在酒中直至酒尽乃止，研豆为末。每次用酒服一钱，一天三次。**3. 乳汁不通**：用赤小豆煮汁服下。**4. 腮颊热肿**：取赤小豆末，用蜂蜜调敷患处，一夜即消。或加芙蓉叶末，效果更好。**5. 丹毒如火**：取赤小豆末调鸡蛋白，随时敷涂。**6. 风疹瘙痒**：取赤小豆、荆芥穗等份，同研末，用鸡蛋清调涂患处。

赤小豆叶

［主治］祛烦热，止尿频。《名医别录》

煮来食用，能明目。《日华子诸家本草》

【附方】**小便频数**：取小豆叶一斤，放入豉汁中煮成汤服下。

赤小豆芽

［主治］主漏胎和房事伤胎，用芽研为末，温酒送服方寸匕，每日三次，有效便止。（李时珍）

绿豆

谷部 菽豆类

产地分布： 全国均有。

成熟周期： 春播秋收。

形态特征： 叶小而有细毛，到秋天开小花，豆荚像赤豆荚。颗粒粗大、颜色鲜艳的是官绿；皮较薄而粉多、粒小而颜色深的是油绿。

功效： 清热益气，解酒食毒。

【释名】李时珍说：因色绿而命名。

【集解】吴瑞说：绿豆有官绿、油绿，主治相同。

李时珍说：绿豆到处都有栽种。三四月间下种，苗高一尺左右，叶小而有细毛，到秋天开小花，豆荚像赤豆荚。颗粒粗大、颜色鲜艳的是官绿；皮较薄而粉多、粒小而颜色深的是油绿；皮厚而粉少、种得早的，称为摘绿，可

绿豆

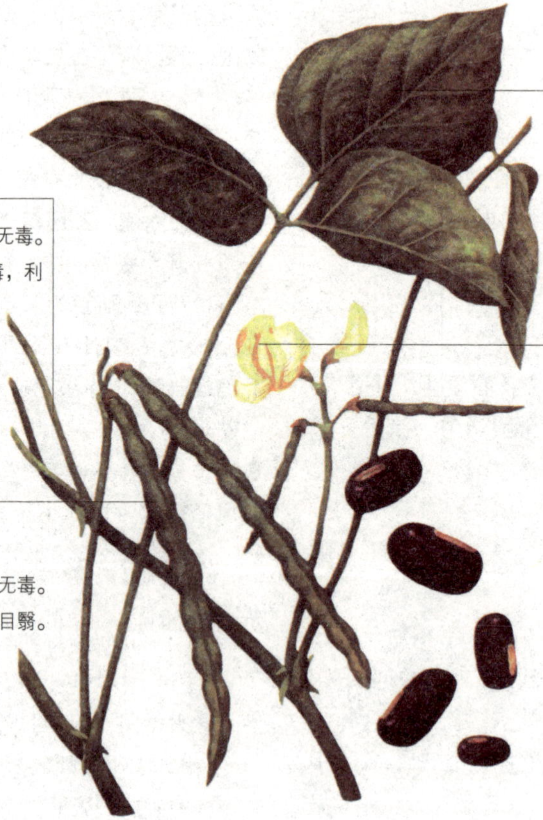

以多次采收;种得晚的称为拔绿，只能摘一次。在北方，绿豆的用处很广，可用来做豆粥、豆饭、豆酒，可将绿豆炒来吃或磨成面，澄清过滤后取粉，用来做糕。用水浸使它发芽，又是蔬菜中的美味。绿豆也能用来喂牛喂马。

[性味]味甘，性寒，无毒。

陈藏器说：使用的时候宜连皮，去掉皮则令人壅气，因皮性寒而肉性平的缘故。绿豆反榧子壳。合鲤鱼鲊食，时间长了会让人发肝黄成渴病。

[主治]煮来吃,可消肿下气,清热解毒。将生绿豆研碎绞汁服，治丹毒，烦热风疹，药石发动，热气奔豚。《开宝本草》

治寒热热中，止泻痢，利小便，除胀满。(孙思邈)

补肠胃。做成枕头使用，能明目，治伤风头痛。止呕逆。《日华子诸家本草》

补益元气，调和五脏，安神，通行十二经脉，去浮风，润皮肤，适宜经常食用。煮汁饮用，止消渴。(孟诜)

解一切药草、牛马、金石之毒。(宁源)

治痘毒，利肿胀。(李时珍)

【发明】李时珍说:绿豆肉性平,皮性寒，能解金石、砒霜、草木一切毒，适宜连皮生研后用水服下。

【附方】**1. 痘后痈毒初起，用三豆膏：**绿豆、赤小豆、黑大豆等份，同研末，用醋调匀，时时扫涂患处。**2. 小儿丹肿：**绿豆五钱、大黄二钱，同研末，加生薄荷汁和蜂蜜，调匀外涂。

绿豆粉

[性味]味甘，性凉、平，无毒。

宁源说：绿豆粉胶黏，脾胃虚的人不能多吃。

[主治]能清热益气，解酒食等毒。治发于背上的痈疽疮肿，以及烫伤烧伤。(吴瑞)

痘疮湿烂不结痂的，用干豆粉扑在上面。(宁源)

用新水调服,治霍乱抽筋,解各种药毒，只要心窝还是热的。(李时珍)

解蘑菇毒、砒毒。(汪颖)

【发明】李时珍说：绿豆通于厥阴、阳明经。其性稍平，消肿治痘的作用虽然与赤豆一样，但解热解毒的作用超过了赤豆。而且绿豆能补气、厚肠胃，通经脉，所以长期服用也不会令人枯瘦。但用它做凉粉，则偏冷，造豆酒，则偏热，都能使人生病，这是人为，并非绿豆本身的错。

绿豆皮

[性味]味甘，性寒，无毒。

[主治]清热解毒，退目翳。(李时珍)

绿豆花

[主治]解酒毒。(李时珍)

绿豆芽

[性味]味甘，性平，无毒。

[主治]解酒毒、热毒,利三焦。(李时珍)

【发明】李时珍说：因豆芽受湿热郁闷之气，所以很容易发疮动气，与绿豆之性稍有不同。

绿豆叶

[主治]治疗霍乱吐下，用绿豆叶绞汁，加入少许醋，温服。《开宝本草》

豌豆

谷部 | 菽豆类

产地分布：主要产区有四川、河南、湖北、江苏、青海等地。

成熟周期：花果期 4 ~ 5 月。

形态特征：全体无毛。小叶长圆形至卵圆形，全缘；托叶叶状，卵形，基部耳状包围叶柄。花单生或 1 ~ 3 朵排列成总状而腋生；花冠白色或紫红色；花柱扁，内侧有须毛。荚果长椭圆形，内有坚纸质衬皮；种子圆形，2 ~ 10 颗，青绿色，干后变为黄色。

功效：清凉解暑，强壮，利尿，止泻。

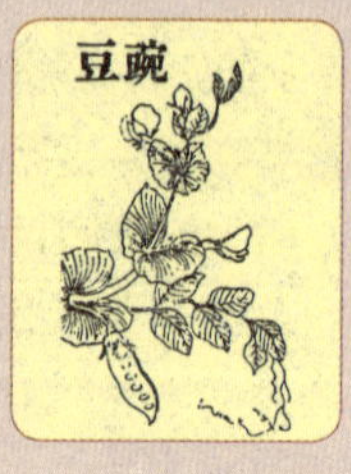

【释名】又名：胡豆、戎菽、回鹘豆、毕豆、青小豆、青斑豆、麻累。

李时珍说：因其苗柔弱弯曲，故名豌豆。最早种于胡地，嫩时为青绿色，老则麻斑花色，因此又有胡豆、戎豆、青豆、斑豆、麻豆等许多名称。

【集解】李时珍说：现在北方很多豌豆。它在八九月间下种，豆苗柔弱如蔓，有须。叶像蒺藜叶，两两对生，嫩的时候可以吃。三四月间开像小花，像小飞蛾形状，花呈淡紫色。结的豆荚长约一寸，里面的子圆如药丸，也像甘草子。胡地所产的豌豆子像杏仁一般大。豌豆煮、炒都很好，用来磨粉又白又细腻。各种杂粮之中，以豌豆为上。还有一种野豌豆，颗粒很小不堪食用，只有苗可吃，叫翘摇，见菜部。

[性味] 味甘，性平，无毒。

吴瑞说：多食发气病。

[主治] 清煮吃，治消渴。（陈藏器）

治寒热热中，除吐逆，止泻痢，利小便，除腹胀满。（孙思邈）

能调营卫，益中平气。煮来食用，下乳汁。可作酱用。（吴瑞）

煮成汤喝，能解乳石毒发。研成末，可涂痈肿痘疮。用豌豆粉洗浴，可除去污垢，使人面色光亮。（李时珍）

【发明】李时珍说：豌豆属土，所以主治脾胃之病。

豌豆

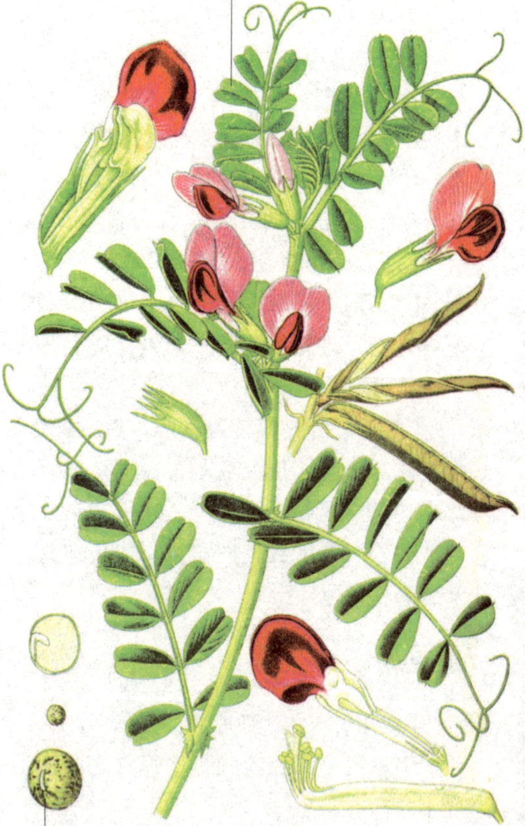

豇豆

谷部｜菽豆类

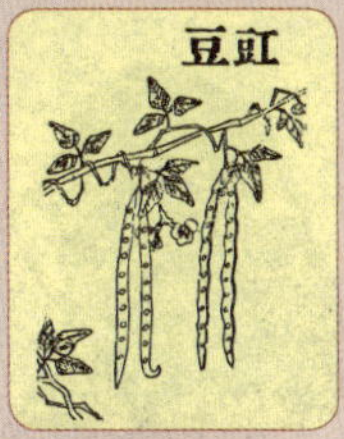

产地分布：全国各地普遍栽培。

成熟周期：花果期6～9月。

形态特征：顶生小叶菱状卵形，顶端急尖，基部近圆形或宽楔形，两面无毛，侧生小叶斜卵形；托叶卵形，着生处下延成一短距。总状花序腋生；萼钟状，无毛；花冠淡紫色，花柱上部里面有淡黄色须毛。荚果线形，下垂。

功效：健脾补肾。治脾胃虚弱、泻痢、吐逆、消渴。

【释名】李时珍说：此豆红色居多，荚必双生，所以有豇豆的名字。

【集解】李时珍说：豇豆在各处都是三四月间下种。一种是蔓生，蔓长一丈有余；还有一种藤蔓较短。它的叶都是根部大末端尖，嫩的时候可以食用。花有红、白两种颜色。豆荚有白、红、紫、赤、斑驳几种颜色，长的有两尺长，嫩时当菜吃，老了则收子。豇豆可做菜，可做果品，可做粮食，用处最多，是豆类中的上品。

［性味］味甘、咸，性平，无毒。

［主治］主理中益气，补肾健胃，和五脏，调营卫，生精髓，止消渴，治吐逆泻痢，小便频数，可解鼠蛇之毒。（李时珍）

【发明】李时珍说：豇豆开花结荚，一定是两两一起下垂，有习坎的意思。豆子微微弯曲，像人的肾的形状。所谓豆为肾谷，应该是指豇豆。吃豇豆没有什么禁忌，只有患水肿的人不能补肾，不适宜吃豇豆。

藊豆（扁豆）

谷部｜菽豆类

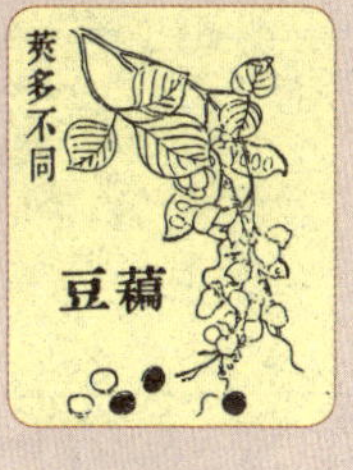

产地分布：全国各地普遍栽培。

成熟周期：花果期7～9月。

形态特征：顶生小叶菱状广卵形，侧生小叶斜菱状广卵形，顶端短尖或渐尖，基部宽楔形或近截形，两面沿叶脉处有白色短柔毛。种子，扁，长圆形，白色或紫黑色。

功效：治暑湿吐泻、脾虚呕逆、食少久泄。

【释名】又名：沿篱豆、蛾眉豆。

李时珍说：藊本来作扁，因荚是扁形。沿篱是豆藤蔓延的意思。蛾眉，像豆荚脊有白路之形。

【集解】陶弘景说：人们把扁豆种在篱笆边。它的荚蒸来吃味道很好。

李时珍说：扁豆在二月下种，枝叶蔓生缠绕。叶子大如茶杯，圆而有尖。它的花像小飞蛾，也有翅尾的形状。其豆荚共有十余种，或长，或圆，或像龙爪、虎爪，或像猪耳、刀镰，各不相同，都累累成枝。白露以后结实更繁茂，嫩时可以当蔬菜和茶料，老了则收子煮熟吃。子有黑、白、赤、斑四种颜色。有一种豆荚坚硬不能吃。只有豆子粗圆形而色白的可以入药。

藊豆

花

[性味]味甘，性微温，无毒。

[主治]治女子月经不调及赤白带下。

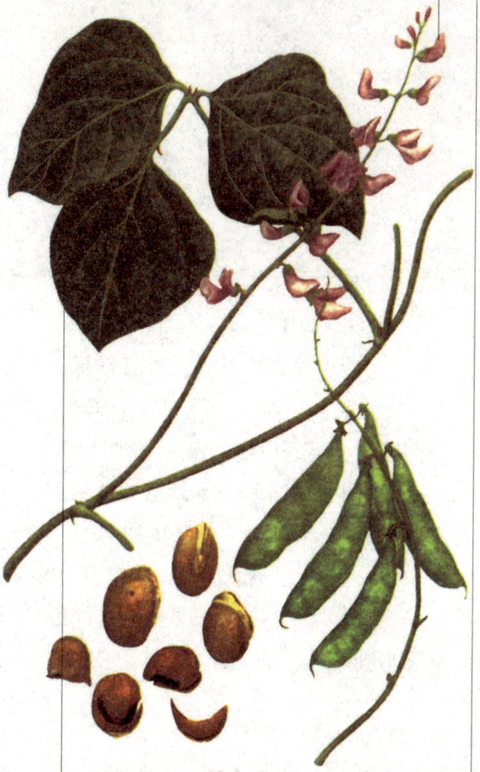

叶

[性味]味甘，性微温，无毒。

[主治]主治霍乱呕吐、下泻不止。

小知识

【适宜人群】

一般人群均可食用。特别适宜脾虚便溏、饮食减少、慢性久泻，以及妇女脾虚带下、小儿疳积(单纯性消化不良)者食用；同时适宜夏季感冒挟湿、急性胃肠炎、消化不良、暑热头痛头昏、恶心、烦躁、口渴欲饮、心腹疼痛、饮食不香之人服食；尤其适宜癌症病人服食。

但是患寒热病者、患冷气人、患疟者不可食。

白扁豆

【修治】入药用，取硬壳扁豆子，连皮炒熟用。也有用水浸去皮以及生用的。

[性味]味甘，性微温，无毒。

[主治]主和中，下气。《名医别录》

能补养五脏，止呕吐。研末和醋一起服下，可治疗霍乱呕吐腹泻不止。(孟诜)

能行风气，治女子带下，解酒毒、河豚鱼毒。(苏颂)

可解一切草木之毒，生嚼或煮汁喝，都有效。(甄权)

止痢疾，消暑，暖脾胃，除湿热，止消渴。(李时珍)

【发明】李时珍说：硬壳白扁豆，其子充实，白而微黄，其气腥香，其性温平，得以和中，能补脾。它入太阴气分，通利三焦，能化清降浊，故专治中宫之病，能消暑除湿而解毒。其软壳及黑鹊色的，其性微凉，可拿来当食物吃，也可调养脾胃。

【附方】**1. 霍乱吐利：**扁豆、香薷各一升，加水六升煮成二升，分次服用。**2. 赤白带下：**白扁豆炒为末，每次用米汤送二钱。

扁豆花

[主治]干花研成末，用米汤送服，治女子月经不调及赤白带下。(苏颂)

扁豆花焙后研末服用，治崩带。做馄饨吃，治疗痢疾。擂水喝，解中一切药毒。作用与扁豆相同。(李时珍)

扁豆叶

[主治]主治霍乱呕吐、下泻不止。《名医别录》

呕吐泻下后抽筋，取扁豆叶一把生捣，加入少许醋绞出汁液服下，立即就愈。(孟诜)

杵烂后外敷，治蛇咬伤。《日华子诸家本草》

刀豆

谷部 菽豆类

产地分布：广东、湖南、湖北、江苏、浙江、安徽、四川、陕西等地。

成熟周期：9~11 月摘取。

形态特征：三出复叶互生；小叶阔卵形或卵状长椭圆形。总状花序腋生；花萼唇形；花冠蝶形，淡红紫色，旗瓣圆形，翼瓣狭窄而分离，龙骨瓣弯曲；子房有疏长硬毛。荚果带形而扁，略弯曲，边缘有隆脊。

功效：温中，下气。

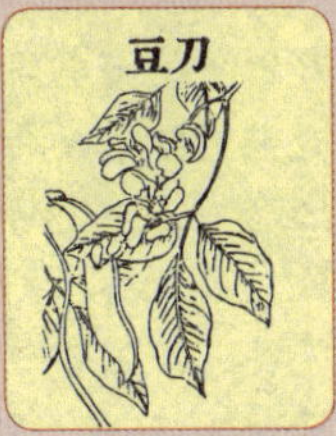

【释名】又名：挟剑豆。

李时珍说：以豆荚的形状而命名。《酉阳杂俎》说，乐浪有挟剑豆，其豆荚横斜着生长，像人挟持着刀剑，就是此豆。

【集解】李时珍说：刀豆，人们多有种植。三月下种，藤蔓可长到一二丈长，叶子像豇豆叶但稍长、稍大些，五六七月开紫色花，像飞蛾。结的豆荚长约一尺，有点像皂荚，但比皂荚扁而且有剑脊，三个棱很分明。刀豆嫩时可煮来吃，可做酱吃，可用蜂蜜煎来吃，都很好。老时则收子，子与大拇指一般大，为淡红色。与猪肉、鸡肉等同煮，味道特别鲜美。

［性味］味甘，性平，无毒。

［主治］温中下气，利肠胃，止呃逆，益肾补元气。（李时珍）

刀豆

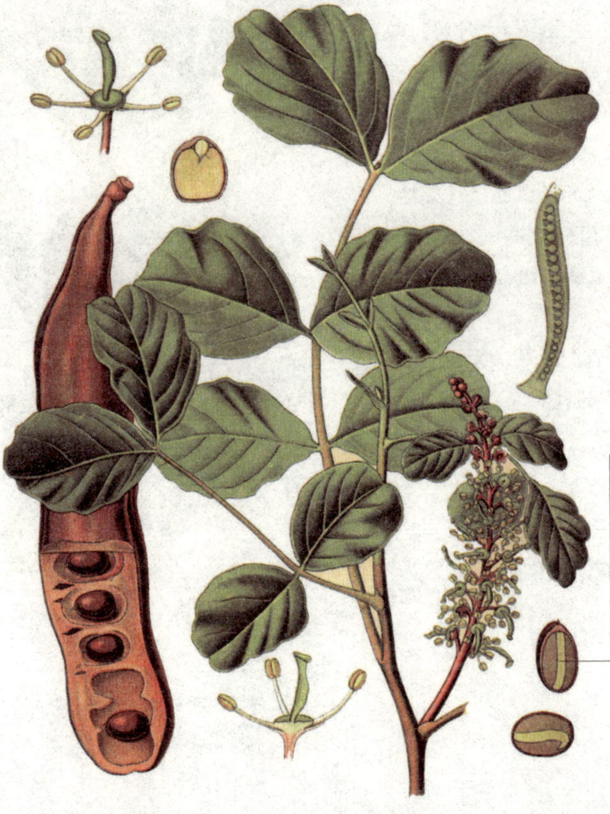

蚕豆

谷部 | 菽豆类

产地分布：全国大部分地区。

成熟周期：花期 3~5 月，果期 8~9 月。

形态特征：全体无毛。茎直立，不分枝，方形，中空，表面有纵条纹。双数羽状复叶互生，叶柄基部两侧具大而阴显的半箭头状托叶，先端尖，边缘白色膜质，基部下沿呈尖耳状。

功效：健脾，利湿。

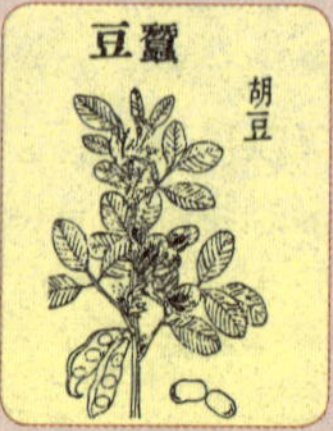

【释名】又名：胡豆。

李时珍说：豆荚形如老蚕，故名。王祯《农书》说是因为此豆在养蚕的时候成熟，所以叫蚕豆，这也说得通。此豆种也是从西胡来，虽与豌豆同名、同时种，但外形、性味迥然有别。《太平御览》上载，西汉张骞出使西域，得胡豆种子带回中原。指的就是蚕豆。现在蜀人称之为胡豆，所以豌豆就不再叫作胡豆了。

【集解】李时珍说：蚕豆在南方种植，四川特别多。八月份下种，冬天生长的嫩苗可以食用。它的茎是方的，中间空。叶子像匙头，靠近叶柄处微圆而末端则较尖，面向阳光一面为绿色，背着阳光的呈白色，叶柔厚，一枝生三片叶子。二月间开紫白色的花，像飞蛾，又像豇豆花。结豆角连缀起来像大豆，很像蚕的形状。

［性味］味甘、微辛，性平，无毒。

［主治］利肠胃，和脏腑。（汪颖）

蚕豆苗

［性味］味苦、微甘，性温。

［主治］治酒醉不醒，用油盐将苗炒熟，加水煮汤灌之，有效。

蚕豆

苗

［性味］味苦、微甘，性温。

［主治］治酒醉不醒。

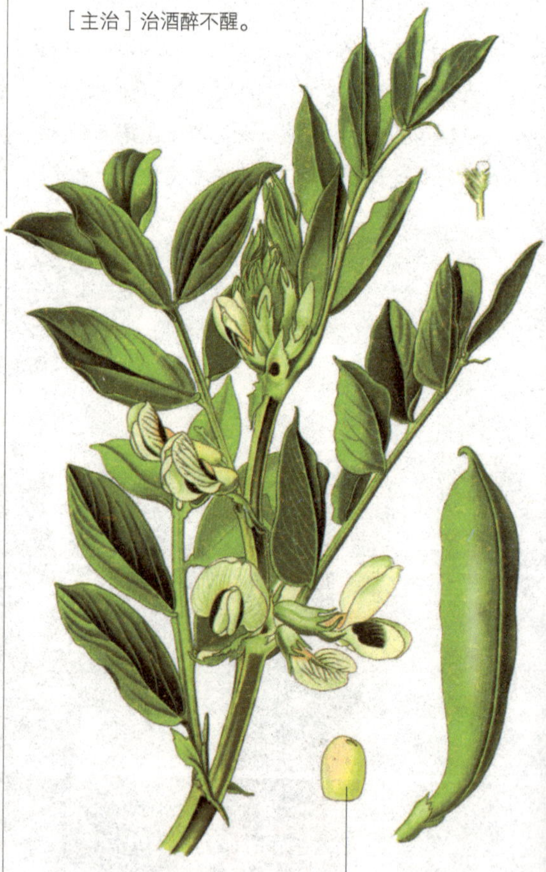

果实

［性味］味甘、微辛，性平，无毒。

［主治］利肠胃，和脏腑。

造酿类

大豆豉 谷部 造酿类

【释名】李时珍说：按刘熙《释名》说：豉，通嗜，调和五味。

【集解】孟诜说：陕府产的豉汁，比一般的豉汁要好。它的做法是：将大豆蒸熟，每一斗加盐四斤，花椒四两，春季三天、夏季两天、冬季五天时间做成。在半熟时，加入生姜五两，这样既洁净又好。

李时珍说：各种大豆都可用来做豆豉，以黑豆做成的入药用。豆豉有淡豉和咸豉，治病时多用淡豉汁及咸豆豉，要视情况而定。豉心是指装盛豆豉的中心部分，而不是剥开豆豉皮取心，这种说法见于《外台秘要》。造淡豆豉的方法：用黑大豆二三斗，在六月份淘洗干净，用水浸泡一夜后沥干，蒸熟倒出摊在席上，等到微温时，用蒿叶覆盖。经常查看，等候发酵的黄色菌丝布满表面，但不能使菌丝太厚。取出晒干并簸干净，用水拌和，使干湿适度，以用指间出水为宜。再将这些黑豆豉放入瓮中筑紧，盖上三寸厚的桑叶，用泥密封瓮口，在太阳下晒七天。取出后再暴晒一个时辰，再加水拌，入瓮中，像这样反复七次。最后再在火上蒸透，摊开晾去火气，置瓮中收藏使用。造咸豆豉的方法：用大豆一斗，水泡三天，淘洗净，蒸熟，摊席上，等到长出黄色菌丝时，取出来簸干净，水洗沥干。每四斤加盐一斤，姜丝半斤，辣椒、橘皮丝、苏叶、茴香、杏仁适量，拌匀，放进瓮中，加水浸泡，水面比豆高一寸。再用桑叶或桐叶盖封瓮口，晒上一个月便成。造豉汁的方法：在十月到正月间，取上好的豆豉三斗，清麻油熬至无烟，用熬好的清麻油一升同豆豉拌匀放在火上蒸熟，摊冷晒干，再用清麻油拌匀蒸透，如此三遍。用白盐一斗捣和，再用汤淋豆豉出汁液三四斗，放进干净的铁锅中，再放些辣椒、姜、葱、橘皮丝同煎，煎至剩三分之二的汁液，将煎好的豉汁放入无水干净的容器中储藏，味道香美绝佳。麸豉、瓜豉、酱豉等都可做豉汁，但只用来食用，不入药用。

淡豉

[性味] 味苦，性寒，无毒。

李杲说：淡豉为阴中之阴。

[主治] 主伤寒头痛寒热，瘴气恶毒，烦躁满闷，虚劳气喘，两脚疼冷。杀六畜胎子诸毒。《名医别录》

治时疾热病发汗。熬末，能止盗汗，除烦躁。生捣为丸服，治寒热风，胸中生疮。煮服，治血痢腹痛。研末，涂阴茎生疮。《药性本草》

治疟疾骨蒸，解毒除胀，治犬咬。《日华子诸家本草》

下气调中，治伤寒温毒，发瘢呕逆。（李时珍）

蒲州豉

[性味] 味咸，性寒，无毒。

[主治] 解烦热热毒，寒热虚劳，调中发汗，通关节，杀腥气，伤寒鼻塞。陕州豉汁也能除烦热。（陈藏器）

【发明】苏颂说：古今药方用豆豉治病的很多。江南人善于制作豆豉，凡因时令气候不和而生病，就先用葱豉汤服下，取汗，往往便可病愈。

李时珍说：黑豆性平，做成豆豉则性温。因经蒸罯，故能升能散。得葱则发汗，得盐则能吐，得酒则治风，得薤则治痢，得蒜则止血。炒熟则又能止汗。

【附方】**1. 伤寒汗出不解，胸中闷恶：**用豉一升、盐一合、水四升，煮成一升半，分次服用，取吐。**2. 盗汗不止：**用豉一升微炒香，放在清酒三升中浸泡三天，取汁服，冷热均可。如无效，可多服几剂。**3. 口舌生疮，胸膈疼痛：**用焦豉末含一夜。

豆腐

谷部 造酿类

【集解】李时珍说：做豆腐的方法，始于汉代的淮南王刘安。凡是黑豆、黄豆、白豆、豌豆和绿豆等，都可以做豆腐。制法是：用水浸泡豆子发胀，用石磨磨碎，滤去豆渣，将豆浆烧沸，用盐卤汁或者山矾叶，或者酸浆、醋淀放入锅中点收。还有用石膏粉来点豆腐的。大概是豆浆得咸、苦、酸、辛的东西，都可收敛成豆腐。其面上凝结的一层东西，可揭取晾干，叫豆腐皮，做菜吃很好。

[性味] 味甘、咸，性寒，有小毒。

苏颂说：豆腐寒而动气。

吴瑞说：豆腐吃多了，会发肾气，疮疥、头风，用杏仁可解。

[主治] 宽中益气，调和脾胃，消除胀满，下大肠浊气。（宁源）

清热散血。（李时珍）

【附方】**杖疮青肿：**豆腐切成片，贴在痛处，不停地更换。

考证与传说

【豆腐的传说】

豆腐起初的名字叫“逗夫”。一天,刘安生病，想喝豆浆，夫人就去煮豆浆,可当时火势太旺，豆浆溢得到处都是，情急之下将烧开的豆浆倒进了空罐内，等了一会,罐里的豆浆成了白花花的膏状物，一尝,味道竟然鲜美。她舀了一大碗给刘安，刘安问：“这是什么?你这不是‘逗夫’玩吗?”“你先尝一下再说啊!”刘安尝了一口,味道确实不错。他把这种方法告诉了其他人,“逗夫”的做法一下子传开了，以后人们为了顺口才改成“豆腐”。

饭

谷部 造酿类

【集解】李时珍说：各种粮食都可用来做饭，米性各不相同。而各种饭食可以治的疾病，又是不相同的，应当特别指出。大都是用粳米、籼米、粟米做的饭。

荷叶烧饭

[主治] 厚脾胃，通三焦，助生发之气。（李时珍）

【发明】李时珍说：荷叶烧饭，用新荷叶煮汤，加入粳米中做饭，气味也全。凡粳米做饭，用荷叶汤的宽中，用芥叶汤的豁痰，用紫苏汤的行气解肌，用薄荷汤的能去热，用淡竹叶汤的辟暑，都可类推。

粥

谷部 造酿类

【释名】又名：糜。

李时珍说：粥字像米在釜中之形。《释名》说：把米煮成糜，是使其糜烂。稠的叫饘，稀的叫酏。

小麦粥

[主治] 止消渴烦热。(李时珍)

寒食粥 用杏仁和各种花制成。

[主治]主咳嗽，下热气，调中。(陈藏器)

糯米、秫米、黍米粥

[性味] 味甘，性温，无毒。

[主治]主益气，治脾胃虚寒，泻痢吐逆，小儿痘疮白色。(李时珍)

粳米、籼米、粟米、粱米粥

[性味] 味甘，性温、平，无毒。

[主治] 利小便，止烦渴，养脾胃。(李时珍)

【发明】李时珍说：罗天益在《宝鉴》一书中记载，粳米、粟米做成的粥，气味淡薄，阳中带阴，所以清淡舒畅，能利小便。此外，粥能畅胃气，生津液。各种谷粮做粥，详看本条。更有用药物做成的各种粥，能治很多病。现在收集可以经常食用的，附于下，以作参考。

赤小豆粥：利小便，消水肿脚气，能驱除邪气。

绿豆粥：解热毒，止烦渴。

御米粥(即罂粟做成的粥)：治反胃，利大肠。

薏苡仁粥：除湿热，利肠胃。

莲子粉粥：健脾胃，止泻痢。

芡实粉粥：固精气，明耳目。

菱实粉粥：益肠胃，解体内烦热。

栗子粥：补肾气，益腰脚。

薯蓣粥(即山药粥)：补肾气，固肠胃。

芋粥：宽肠胃，使人不觉得饿。

百合粉粥：润肺调中。

萝卜粥：消食利膈。

胡萝卜粥：宽中下气。

马齿苋粥：治痹消肿。

油菜粥：调中下气。

菠菜粥：和中润燥。

荠菜粥：明目利肝。

芹菜粥：去伏热，利大小肠。

芥菜粥：豁痰辟恶。

葵菜粥：润燥宽肠。

韭菜粥：温中暖下。

葱豉粥：发汗解肌。

茯苓粉粥：清上实下。

松子仁粥：润心肺，调大肠。

酸枣仁粥：治烦热，益胆气。

枸杞子粥：补精血，益肾气。

薤白粥：治老人冷利。

生姜粥：温中辟恶。

花椒粥：辟瘴御寒。

茴香粥：和胃治疝。

考证与传说

【特色粥】

粥在福建称为“糜”。福建白粥材料只有白米和清水，着重米香和外观，不能把米煮烂，不能过分搅拌以免破坏米粒的形状，轻轻搅拌以免烧焦，吃时佐以菜脯、炒花生、煎鸡蛋或蚵仔煎等。福建咸粥就是加入了其他材料的粥，比福建白粥稀，但还是比广东粥较浓，材料随个人喜好，例如香菇、鱼和瘦肉等，通常会用酱油调味，因此称为“咸糜”，颜色多为淡棕色，吃时加上葱花，佐以菜脯和炸花生。

胡椒粥、茱萸粥、辣米粥：治心腹疼痛。

麻子粥、胡麻粥、郁李仁粥：润肠胃，治痹。

苏子粥：下气，利膈。

竹叶汤粥：止渴清心。

猪肾粥、羊肾粥：补肾虚。

羊肝粥、鸡肝粥：补肝虚，明目。

鸭汁粥、鲤鱼汁粥：消水肿。

牛乳粥：补虚羸。

酥蜜粥：养心肺。

炒面加粥食：止白痢。

烧盐加粥食：止血痢。

糕 谷部|造酿类

【释名】又名：粢。

李时珍说：糕是用黍、糯米加上粳米粉蒸成，形状像凝膏。单用糯米粉做成的糕叫粢。米粉加上豆末、糖、蜂蜜一起蒸的糕叫饵。

［性味］味甘，性温，无毒。

李时珍说：粳米糕容易消化，糯米糕最难消化，能损害脾胃，引起积食，小孩尤其不宜吃。

［主治］粳糕：养脾胃，厚肠，益气和中。粢糕：益气暖中，减少小便，使大便成形。（李时珍）

粽 谷部|造酿类

【释名】又名：角黍。

李时珍说：粽是古人用菰芦叶裹上黍米煮熟而成。尖角，像棕榈树叶心的形状，所以叫粽，也叫角黍。现在多用糯米做成。在农历五月初五，互相馈赠粽子作为节日礼物，是如今的习俗。有人说，是为了祭祀屈原，做粽子投入江中，用来喂蛟龙。

［性味］味甘，性温，无毒。

考证与传说

【粽子趣闻】

在2000年南宁国际民歌艺术节、广西（南宁）旅游美食节期间，南宁明园新都酒店的厨师烹制而成的一个巨粽，长3米，宽2.1米，高1.2米，蒸煮熟后达2000多千克，打破了浙江粽王的纪录，成为新的吉尼斯世界粽王。该粽王共用了20多口大缸、550千克糯米、150千克的五花肉、500千克绿豆、150千克板栗、10千克虾、10千克冬菇，连包带煮共花6天时间，共有3000多人品尝了这个粽子。

麴（曲） 谷部|造酿类

【释名】又名：酒母。

李时珍说：麴是用米、麦包罨而成，所以字从麦、从米、从包，是会意字。酒没有麴就酿不成，所以叫酒母。

【集解】李时珍说：麴有用麦、面、米制成的，做法不同，但都是酿酒、造醋所必需的，都能消积化食，功效相近。造大小麦麴法：将大麦或小麦连皮，用井水淘干净，晒干，磨成

小知识

【中国酒曲的分类】

类 别	品 种
大 曲	传统大曲；强化大曲（半纯种）；纯种大曲
小 曲	分传统小曲和纯种小曲
红 曲	主要分为乌衣红曲和红曲,红曲又分为传统红曲和纯种红曲
麦 曲	传统麦曲（草包曲，砖曲，挂曲，爆曲）
麸 曲	地面曲，盒子曲，帘子曲，通风曲，液体曲

面，用淘麦的水来和面成块，取楮叶包好挂在通风的地方，七十天后就可以了。造面麴法：三伏天的时候，取白面五斤，绿豆五升，用蓼汁煮烂，加上辣蓼面五两，杏仁泥十两，和在一起，压成饼后，用楮叶包起来悬挂在通风的地方，等到它发黄时收取。造白麴法：将五斤面，一斗糯米粉，用水将面、粉拌到微湿，筛后压成饼，用楮叶包好挂在通风的地方，五十天成。造米麴法：用糯米粉一斗，和上自然辣蓼汁做成圆形的丸子，用楮叶包好，挂在通风的地方，四十九天成，晒干收藏。以上各种麴都能入药用。各地又有加各种药草及毒药制成的麴，都有毒，只能用来酿酒，不能入药用。

小麦曲

［性味］味甘，性温，无毒。

［主治］消食积，止痢疾。《名医别录》

平胃气，消痔疮，治小儿不消化。（苏恭）

调中下气，开胃，疗脏腑中风寒。（陈藏器）

主霍乱、心膈之间闷气、积痰。除烦，破症结。（孟诜）

补虚，去冷气，除肠胃阻塞，吃不下食物。（吴瑞）

落胎，并打死胎。《日华子诸家本草》

解河中鱼的毒。（梁简文帝劝医文）

面曲、米曲

［性味］味甘，性温，无毒。

［主治］消食积、酒积、糯米积，研末酒送服。其余功效与小麦曲相同。（李时珍出《千金方》）

【附方】**1. 米谷食积**：炒曲末，用白开水调服二钱，一日三次。**2. 赤白痢，水谷不消**：用曲熬粟米粥，每次一匙，一天服四五次。

神麴（神曲）谷部 造酿类

校正：原附曲下，今分出。

【集解】以前人用曲，大多是造酒的曲。后来的医家制神曲，专门供药用，功效更强。神曲制法：在五月五日，或六月六日，或三伏日也行，用白面一百斤，青蒿自然汁三升，赤小豆末、杏仁泥各三升，苍耳自然汁、野蓼自然汁各三升，取汁和面、豆、杏仁做成饼，用麻叶或楮叶包罯，如同造酱黄的方法，等长出黄衣后，晒干收好。

［性味］味甘、辛，性温，无毒。

张元素说：神曲为阳中之阳药，入足阳明经。使用的时候须用火炒黄，以助土气。

以陈久的为好。

［主治］化水谷宿食，症结积滞，健脾暖胃。《药性本草》

养胃气，治赤白痢。（张元素）

消食下气，除痰逆霍乱，泻痢胀满诸疾，其功效与曲同。闪挫腰痛者，煅过后淬酒温服有效。妇人产后欲回乳者，将它炒后研细，用酒送服二钱，一日两次即止。（李时珍）

【附方】**壮脾进食，治疗痞满暑泄，用曲术丸：**神曲（炒），苍术（泔制炒），等份研为末，糊成梧桐子大的丸子。每次用米汤送服五十丸。冷者加干姜或吴茱萸。

蘖米

谷部|造酿类

【集解】李时珍说：苏恭说凡是粮食都可生蘖米，的确是这样。有用粟、黍、谷、麦、豆等做成的蘖，它们都是用水浸泡发胀，等到发芽时晒干去掉根须，取出其中的米，炒后磨成粉吃。它们的主要功能都是消食化积。

粟蘖（又名粟芽）

［性味］味苦，性温，无毒。

寇宗奭说：粟蘖性温于麦蘖。

［主治］主寒中，下气，除热。《名医别录》

除烦，消积食，开胃。《日华子诸家本草》

研成末和上油脂敷在脸上，可使皮肤润泽。（陶弘景）

稻蘖（又名谷芽）

［性味］味甘，性温，无毒。

［主治］主暖脾开胃，下气和中，消食化积。（李时珍）

穬麦蘖（又名麦芽）

［性味］味咸，性温，无毒。

［主治］主消食和中。《名医别录》

破冷气，去心腹胀满。《药性本草》

开胃，止霍乱，除烦闷，消痰饮。破症结，能催生落胎。《日华子诸家本草》

能补脾胃虚弱，宽肠下气，腹鸣的人可用。（张元素）

能帮助消化米、面、诸果引起的食积。（李时珍）

【附方】**1. 腹中虚冷，消化不良，瘦弱体乏：**大麦蘖五升、小麦面半斤、豉五合、杏仁二升，共熬至黄香，捣碎筛过，加糊做成如弹子大的药丸，每次用白开水送服一丸。**2. 产后便秘，五七天不通，不宜妄服药丸。**宜用大麦芽炒黄研为末，每次用开水调服三钱，与粥交替饮服。**3. 回乳，妇女无子食乳，乳不消散，令人发热恶寒：**用大麦蘖二两，炒为末，每次用白开水送服五钱。

饴糖

谷部|造酿类

【释名】又名：饧。

李时珍说：按刘熙《释名》说，糖中清的称为饴，形怡怡然也。稠的叫饧，形容其强硬如饧。如饧而浊的叫作餔。

【集解】陶弘景说：方家用的饴，为云胶饴，是湿糖如厚蜜的。饴中凝固性强，牵连白丝的叫饧糖，不入药用。

韩保昇说：饴也就是软糖，北方人叫作饧。

糯米、粳米、秫粟米、蜀秫米、大麻子、枳椇子、黄精、白术都能熬造。只用用糯米做成的入药用，粟米做的次之，其余的都只能用来食用。

[性味]味甘，性大温，无毒。入太阴经。

朱震亨说：饴糖属土而成于火，大发湿中之热。

李时珍说：凡是腹胀、呕吐、便秘、龋齿、眼红的人，忌吃饴糖。因为饴糖生痰动火最厉害。甘属土，所以患肾病的人要少吃甜的，甘伤肾，骨痛而齿落，都指的是这一类病。

[主治]主补虚乏，能止渴去血。《名医别录》

补虚冷，益气力，止肠鸣咽痛。治吐血，能消痰、润肺、止咳。（孙思邈）

健脾胃，补中，治吐血。跌打损伤瘀血的人，将饴糖熬焦用酒服用，能下恶血。又治疗伤寒引起的咳嗽，将饴糖放在蔓菁、薤汁中煮沸，一次服完，效果很好。（孟诜）

脾弱食欲不振的人食用少量的饴糖，能和胃气。也可用作配药。（寇宗奭）

能解附子、草乌头的毒。（李时珍）

【发明】陶弘景说：饴糖，古方建中汤中多用。糖和酒都是用米蘖制成，而糖居上品，酒居下品。是因为糖以和润为优，酒以醺乱为劣。

王好古说：饴为脾经气分药。甘能补脾的不足。

【附方】**1. 老人烦渴**：用大麦一升、水七升煎至五升，再加入赤饧二合，渴了就喝。**2. 鱼脐疔疮、毒疮，火烧伤**：用饴糖涂搽，如糖已干，则烧灰涂搽。**3. 服药过量导致闷乱**：取饴糖服用，即安。

酱

谷部 | 造酿类

【释名】李时珍说：酱，从将。酱能制食物的毒性，如将之平暴恶。

【集解】李时珍说：面酱有大麦、小麦、甜酱、麸酱等种类；豆酱有大豆、小豆、豌豆及豆油等种类。豆油法：用大豆三斗，加水煮烂，以面二十四斤拌匀发酵成黄色。每十斤，加盐八斤，井水四十斤，搅晒成油即可收取。大豆酱法：用黄豆炒后磨成粉，一斗加面三斗和匀，切片发酵成黄色，晒干。每十斤加盐五斤，用腊水淹过，晒好收起来。小豆酱法：将豆磨碎，和面罨黄，第二年又再将其磨细。每十斤加盐五斤，用腊水淹过，然后晒出味道就成了。豌豆酱法：将豌豆用水浸泡，蒸软，晒干去皮。每一斗，加小麦一斗，磨面和匀，蒸过罨黄晒干。每十斤，加盐五斤，水二十斤，晒出味道就成了。麸酱法：用小麦麸蒸热罨黄，晒干磨碎。每十斤，加盐三斤，熟水二十斤，晒出味道后收起来。甜面酱：用小麦面和匀，切成片，蒸熟罨黄，晒干。每十斤，加盐三斤，熟水二十斤，晒出味道后收起来。小麦面酱：用生面加水和匀，用布包好踏成饼，罨黄，再晒松。每十斤加盐五斤，水二十斤，晒出味道后收起来。大麦酱：黑豆一斗炒熟，用水浸半日，连水带豆一同煮烂，再用大麦面二十斤拌匀，筛出面粉，用煮豆的水汁与筛下的面粉和匀，切成片蒸熟，罨黄，晒干捣细，每一斗加盐二斤，井水八斤，晒成后黑色，味道甜而水清。麻滓酱：将麻枯饼捣烂蒸熟，用面和匀罨黄，按常法加盐加水晒制而成，颜色味道都很好。

[性味]味咸，性冷利，无毒。

李时珍说：面酱，味咸。豆酱、甜酱、豆油、大麦酱、麸酱，都是味咸、甘。

孟诜说：如果吃得过多，会使小儿不消化，生痰动气。妊娠时，酱与雀肉同吃，会使胎儿面黑。

苏颂说：麦酱和鲤鱼同吃，易生口疮。

［主治］除热，止烦满，杀百药及热汤火毒。《名医别录》

杀一切鱼肉、菜蔬、蕈毒，并治蛇、虫、蜂、蝎等毒。《日华子诸家本草》

用酱汁灌肠，治大便不通。灌耳中，治飞蛾、虫、蚁入耳。涂在狂犬咬伤及烫伤、烧伤但没有成疮的部位，有效。又有中砒毒的，调水服即解。（李时珍）

【发明】陶弘景说：酱多用豆制成，纯麦制成的少。入药当用豆酱，陈久的更好。又有鱼酱、肉酱，都叫作醢，不入药用。

李时珍说：没有酱不吃东西，也是取酱能杀饮食百药之毒的作用。

【附方】**1. 手指掣痛：**取酱清和蜂蜜，温热后用来泡手。**2. 疬疡风驳：**用酱清调石硫黄细末，每日涂搽。

醋

谷部 造酿类

【释名】又名：酢、醯、苦酒。

陶弘景说：醋酒为用，无所不入，越久越好，也叫作醯。因有苦味，俗称苦酒。

李时珍说：刘熙《释名》上说，醋，措也，能措置食物的毒。古方中多用“酢”字。

【集解】苏恭说：醋有很多种：有米醋、麦醋、麴醋、糠醋、糟醋、饧醋、桃醋，以及葡萄、大枣等各种杂果醋，也很酸烈。只有放了两三年的陈米醋入药用，其余的都只能食用，不可入药用。

李时珍说：米醋：三伏天用仓米一斗，淘净蒸成饭，摊冷罨黄，晒干，簸净杂物，用水淋干净。另外用仓米二斗，蒸成饭，与晒干淋净的饭和匀装入瓮中，用水将其淹没，密封后放置在温暖的地方，约二十天酿成。糯米醋：秋天，用糯米一斗，淘洗后蒸成饭，用小麦大曲与之和匀，加水二斗，放入瓮中密封，约二十天酿成。粟米醋：用陈粟米一斗，淘洗后浸泡七天，再蒸熟，入瓮密封，每天早晚搅拌，七天就可酿成。小麦醋：将小麦用水浸泡三天，蒸熟罨黄，放入瓮中，水淹过，四十九天便可酿成。大麦醋：用大麦一斗，水浸后蒸成饭罨黄，晒干，用水淋过，再用麦饭二斗和匀，放进水中封好，约二十天酿成。饧醋：用饧一斤，水三升煎化，加入白曲末二两，装入瓶中密封晒成。其他糟糠等都可酿醋，但都不入药用，不再尽述。

米醋

［性味］味酸、苦，性温，无毒。

［主治］主消痈肿，散水气，杀邪毒。《名医别录》

理诸药，消毒。（扁鹊）

治产后血晕，除症块坚积，能消食，杀恶毒，破结气、心中酸水和痰饮。（陈藏器）

能下气除烦，治妇人心痛血气，及产后和伤损金疮出血眩晕，可杀一切鱼肉菜毒。《日华子诸家本草》

用醋磨青木香，止突然心痛、血气痛。用醋浸黄柏含服，治口疮。用醋调大黄末，涂治肿毒。用醋煎生大黄服，治胸腹胀痛

考证与传说

【失误成“醋祖”】

相传杜康儿子黑塔随父酿酒，因杜康年岁已长，逐把酿酒大事交给黑塔掌管。黑塔生性豪爽，又极喜酒。某日有友约从，至酩酊大醉，昏睡三天不醒，错过发酵在窖的杜康酒的蒸馏，以致酒液发酸变味。黑塔酒醒后，索性将酒液取汁过滤封存于坛，欲充数于杜康酒之中，不意杜康巡检尝酒，发觉该酒酸味扑鼻，品尝之下，竟别有风味，逐被用于烹调，取名酢，即醋。黑塔歪打正着造酒得醋。因此，我国有的地方也有尊黑塔为醋祖的。

很好。（孟诜）

能散瘀血，治黄疸、黄汗。

【发明】寇宗奭说：米醋比其他各种醋都好，入药多用米醋，因为它得到的谷气最全。所以比糟醋好。在产妇房中，经常用火炭烧醋生蒸汽有好处，因为酸有益于血。以醋磨雄黄，用来涂蜂虿毒，也是取它收而不散的作用。

【附方】**1.霍乱吐泻**：用盐、醋煎服。**2.腋下狐臭**：用三年酽醋和石灰，敷涂。**3.牙齿疼痛**：用米醋一升，煮枸杞、白皮一升，取半升含漱。**4.汤火伤灼**：用酸醋淋洗，并以醋泥涂伤处，有效，也不留疤痕。**5.乳痈坚硬**：用罐装醋，烧热石投入两次，待温，用醋敷痈上，醋冷则再次烧石投入，如此热敷，数次即愈。

酒

谷部 | 造酿类

【释名】李时珍说：《饮膳正要》说，酒之清者为酿，浊者为盎；厚者为醇，薄者为醨；重酿为酎，一宿为醴；美为醑，未榨为醅；红为醍，绿为醽，白为醝。

【集解】苏恭说：酒有秫、黍、粳、糯、粟、曲、蜜、葡萄等不同原料酿造而成，色泽不同。大凡酿酒作醴，都须用曲发酵，只有葡萄、蜜等酿酒不用曲。各种酒味道浓淡不同，只有米酒入药用。

寇宗奭说：《战国策》载，帝女仪狄造酒，进奉于禹。《说文解字》中载，少康造酒，少康即杜康。《神农本草经》中已著有酒名，《素问》中也有酒浆，所以酒始于黄帝，而不是仪狄。

汪颖说：入药用以东阳酒最好，其酒自古闻名。酿造的方法是用麸面、蓼汁拌造，这是借麸面的辛辣之力，而蓼汁又可解毒。酿好的酒清香远达，色泽金黄。饮用它即使醉了，也不头痛，不口干，不腹泻。酿造东阳酒的水重于其他地方的水，邻县所酿造的酒都不如东阳酒好，这就是水土的原因。处州的“金盆露”，用水和姜汁造曲，以浮饭酿造，醇美尚可，但色香却比不上东阳酒，主要因为是水不及东阳的好。江西的“麻姑酒”，以泉得名，它的曲中含有很多药。金陵瓶酒，它的曲米没什么可挑剔的，但水中有碱，且酿造时用了灰，味道太甜，喝多了会聚痰。山东的“秋露白”，颜色虽纯正，但味道太烈。苏州的小瓶酒，曲中有葱和红豆、川乌之类的东西，喝了会头痛口渴。淮南的绿豆酒，曲中有绿豆能解毒，但不好的地方是酿造时也用了石灰。

李时珍说：东阳酒就是金华酒，为古代的兰陵酒。李太白诗中所说的“兰陵美酒郁金香”说的就是它。东阳酒平时饮用或入药都很好。山西的“襄陵酒”、蓟州的“薏苡酒”，都清烈味美，但曲中有药物。黄酒也是用含灰的曲酿造的。陕西、四川有“咂嘛酒”，是用稻、麦、黍、秫作曲，封在一种腹大口小的瓶子中酿制而成，用筒吸饮，但这种酒谷气很杂，酒不清美，并不可入药用。

米酒

［性味］味苦、甘、辛，性大热，有毒。

孟诜说：饮酒过量会伤神损寿，软筋骨，动气痢。喝醉了酒睡在有风的地方，会中风。喝醉酒后洗冷水澡会导致痛痹。服丹砂的人喝了，会头痛吐热。

李时珍说：酒后吃芥菜和辛辣之物，会令人筋骨松弛。酒后饮茶，伤肾脏，导致腰脚重坠，膀胱冷痛，兼患痰饮水肿、消渴挛痛的疾病。酒遇碱可以解除酒性，这是因为水可制火，酒性上升而咸润下的缘故。酒畏枳椇、葛花、赤豆花、绿豆粉等东西，因寒能制热。

[主治] 行药势，杀百邪恶毒气。《名医别录》

通血脉，壮肠胃，润皮肤，散湿气，消忧发怒，宣言畅意。(陈藏器)

养脾气，扶肝，除风下气。(孟诜)

解马肉、桐油毒，丹石发动诸病，热饮效更好。(李时珍)

老酒

腊月酿造的酒，可经数十年不坏。

能和血养气，暖胃辟寒，发痰动火。(李时珍)

东阳酒

[性味] 味甘、辛，无毒。

[主治] 用来调制各种药效果好。

【发明】陶弘景说：天气寒冷时大海都会结冰，只有酒不结冰。由此可知酒性热，在药物中数第一。所以药家多用酒来行药势。人饮酒过多，就会神志不清，这是因酒有毒的缘故。

王好古说：酒能舒通经脉，与附子相同。味辛烈的酒能散；苦的有下的作用；甘的居中平和。用酒作导引，可以使药效通行一身。酒味淡的，可以利尿。古人只用麦造曲，黍酿酒，尚且辛热有毒。而现在的人酿酒时加上乌头、巴豆、砒霜、姜、桂、石灰、灶灰等大毒大热的药，以此来增加酒的味道，岂不是伤筋劳神，使人短寿吗?

汪颖说：人们知道戒早上饮酒，却不知道晚上饮酒危害更大。酒足饭饱就枕而卧，酒热会伤心伤目。夜气收敛，酒以发出，乱其清明，伤其脾胃，停湿生疮，助火动欲，因此而患病的人很多。朱子说：酒以喝到醉时作为节制。

李时珍说：酒是天之美禄。面曲酿的酒，少量饮用可和血行气，壮神御寒，消愁遣兴，痛饮则伤神耗血，损胃亡津，生痰助火。邵康节有诗说：美酒饮至微醉后，好花看到半开时。这是得到了饮酒的妙法，所谓“醉中趣、壶中天”。如果沉溺无度，经常醉酒，那轻可致患病、败坏行为，严重的就会丧国亡家，伤害性命，其害处怎是言语能说得尽的？这便是大禹之所以疏远仪狄，周公之所以著“酒诰”，为世人定下规范准则的原因。

【附方】**产后血闷**：清酒一升，与生地黄汁煎服。

【附诸酒方】李时珍说：各药书上都有治病酿酒的各种方子。现辑录其中简要的，以备参考。**1. 五加皮酒，去一切风湿痿痹，壮筋骨，填精髓**：用五加皮洗刮去骨煎汁，加曲、米酿成。或者将五加皮切碎，装入袋中，浸泡在酒中，煮来饮用。或者加入当归、牛膝、地榆等药。**2. 女贞皮酒，治风虚，补腰膝**:女贞皮切成片，浸泡在酒中饮用。**3. 仙灵脾酒，治偏风不遂，强筋健骨**:仙灵脾一斤，用袋装好，用二斗无灰酒浸泡，密封三天即成。**4. 薏苡仁酒，去风湿，强筋骨，健脾胃**：用好薏苡仁粉，同曲、米一起酿酒，或者将薏苡粉装入袋中，放在酒中煮后饮用。**5. 天门冬酒，润五脏，和血脉，久服除五劳七伤，癫痫恶疾。常常服，不能大醉，忌生冷。十日当出风疹毒气，三十日乃停止，五十日内不能吹风**：冬天取天门冬去心煮成汁，与曲、米一起酿成酒。刚熟时味道微酸，时间长了味道就好。**6. 百灵藤酒，治诸风**：百灵藤十斤，水一石，煎取汁三斗，再加入米三斗、神曲九两，按照一般方法酿制成酒。三五天后，另外煮糯米饭一斗，等冷后放进去。澄清后每天饮用，汗出便达到了药效。**7. 地黄酒，补虚弱，壮筋骨，通血脉，治腹痛，使白发变黑**：用肥大的生地黄绞汁，同曲、米一起密封在容器中。春夏三到七天、秋冬五至七天，打开封口，其中有绿汁，这是真正的精华。应先将其喝下，然后滤汁，储藏起来。加牛膝汁药效更速。8. **牛膝酒，壮筋骨，治痿痹，补虚损，除久疟**：用牛膝煎汁，和曲、米一起酿成酒。或者将牛膝切碎装入袋中，浸在酒中煮饮。9. **当归酒，和血脉，坚筋骨，止诸痛，调经水**：用当归煎汁，或酿或浸，同上法。10. **菖蒲酒，治三十六种风，一十二种痹，通血脉，治骨痿，久服耳聪目明**：用石菖蒲煎汁，或酿或浸，如上法。11. **枸杞酒，补虚弱，益精气，去冷风，壮阳道，止泪，健腰脚**：用甘州枸杞子煮烂捣汁，与曲、米一起酿成酒，或装入袋中浸酒煮饮。12. **人参酒，补中益气，通治诸虚证**：取人参末与曲、米同酿成酒，或装入袋中浸酒煮饮。13. **薯蓣酒，治诸风眩晕，能益精髓，壮脾骨**：用薯蓣粉与麴、米一起酿酒，或浸酒煮饮。14. **茯苓酒，治头风虚眩，暖腰膝，主五劳七作**：用茯苓粉同曲、米一起酿酒，饮用。15. **菊花酒，治头风，明耳目，去痿痹，消百病**：用甘菊花煎汁，同曲、米一起酿酒。或者加地黄、当归、枸杞诸药也很好。16. **黄精酒，能壮筋骨，益精髓，使白发变黑，治百病**：用黄精、苍术各四斤，枸杞根、柏叶各五斤，天门冬三斤，煮汁一石。同曲十斤、糯米一石，用一般方法酿酒饮用。17. **桑葚酒，补五脏，明耳目，治水肿**：用桑葚捣汁煎过，同曲、米用常法酿成酒饮用。18. **术酒，治一切风湿筋骨等疾病，能驻颜，耐寒暑**：用术三十斤，去皮捣烂，用东流水三石，浸泡三十天，取汁，露放一夜，用汁浸曲、米酿成酒的饮用。19. **蜜酒，治风疹风癣**：用砂蜜一斤，糯米饭一升，面曲五两，熟水五升，一起装入瓶内，密封七天后便成酒。平常用蜂蜜加入酒中代替，效果也好。20. **蓼酒，久服耳聪目明，脾胃健壮**：用蓼煎汁，与曲、米按照一般的方法酿成酒饮用。21. **姜酒，治偏风，中恶忤逆，心腹冷痛**：用姜浸酒，暖服一碗即止。另法：用姜汁与曲，如常法酿酒，饮服。22. **葱豉酒，解烦热，补虚劳，治伤寒头痛寒热，及冷痢肠痛，解肌发汗**：用葱根、豆豉泡酒，煮饮。23. **茴香酒，治突然肾气痛，偏坠牵引及心腹痛**：用茴香浸酒煮饮。用舶茴尤妙。24. **缩砂酒，消食和中，下气，止心腹痛**：用砂仁炒后研，装入袋中浸酒煮饮。25. **茵陈酒，治风疾，筋骨挛急**：用茵陈蒿（炙黄）一斤，秫米一石，曲三斤，用一般方法酿成酒，饮服。26. **百部酒，治一切新久咳嗽**：将百部根切片炒，装入袋中浸酒，频饮。27. **南藤酒，治风虚，逐冷气，除痹痛，强腰脚**：用石南藤煎汁，同曲、米酿酒饮用。28. **松节酒，治冷风虚弱，筋骨挛痛，脚气和缓痹**：用松节煮汁，与曲、米酿酒饮用。也可以用松叶煎汁。29. **竹叶酒，治各种风热病，清心畅意**：用淡竹叶煎汁，按常法酿成酒饮用。30. **巨胜酒，治风虚痹弱，腰膝疼痛**：用巨胜子（芝麻）二升，炒香，薏苡仁二升，生地黄半斤，装入袋中，浸酒饮用。31. **麻仁酒，治骨髓风毒痛，不能动**：用大麻子中仁，炒香，装入袋中，浸酒饮用。32. **花蛇酒，治诸风，顽痹瘫疾，挛急疼痛，恶疮疥癞**：用白花蛇一条，装入袋子中，将蛇与曲一同放在缸底，上面用糯米饭覆盖。二十一天后，取酒饮用。33. **蚺蛇酒，治诸风痛痹，杀虫辟瘴，治癞风疥癣恶疮**：用蚺蛇肉一斤，羌活一两，装入袋子中，与曲

考证与传说

【考证】

中国古代的酒可能有六七千年的历史，有史为证。最早的是在河北中山王的墓里头，出土过战国时候的酒，经过科学家的鉴定，确认它确实是酒。比战国时代更早的商代甲骨文里头，对酒已经有记载，这是一条确实的证据。比甲骨文还要早数百年的一件陶器，考古学上叫“二里头文化”，历史学界叫它“夏代的文化”。这是一件盛酒的器具，大家肯定看得出来，这件器具，跟商代金文里头的“酒”字特别像。应该是比较肯定的。

一起放置于缸底，上面盖上糯米饭，酿成酒饮用。也可将蚺蛇肉和羌活放在酒中浸泡。**34. 豆淋酒，能破血去风，治男子中风口歪，阴毒腹痛以及小便尿血。也治妇人产后一切中风疾病**：将黑豆炒焦，用酒淋，温饮。**35. 虎骨酒，治臂胫疼痛，历节风，肾虚，膀胱寒痛**：用虎胫骨一具，炙黄捶碎，同曲、米用一般方法酿成酒饮用。也可以将虎骨浸泡在酒中饮用。**36. 鹿茸酒，治阳虚痿弱，小便频繁，劳损诸虚**：用鹿茸、山药各一两，装入袋中，用酒浸泡七天饮用。

烧酒

谷部 造酿类

【释名】又名：火酒、阿剌吉酒。

【集解】李时珍说：烧酒并不是按古时的酿酒方法所制。此酒自元代时始创，用浓酒和糟一起放入甑中蒸，待蒸汽上升时，用器皿承取滴露。凡是酸、坏的酒都可蒸烧。现在只用糯米，或粳米，或黍米，或秫，或大麦蒸熟，加曲在瓮中酿七天，再用甑蒸取。此酒清如水，味极浓烈。

［性味］味辛、甘，性大热，有大毒。

李时珍说：过量饮用会败胃伤胆，衰心损寿，甚至烂肠腐胃而死。烧酒与姜、蒜同吃，会生痔疮。盐、冷水、绿豆粉能解烧酒毒。

［主治］消冷积寒气，燥湿痰，开郁结，止水泄，治霍乱疟疾，噎膈，心腹冷痛，阴毒欲死，能杀虫辟瘴，利小便，坚大便。洗赤目肿痛。（李时珍）

【发明】李时珍说：烧酒是纯阳毒物。面上有细花的，是真正的烧酒。它与火的性质相同，遇火便燃。北方人一年四季都饮用此酒。烧酒味辛而甘，升阳发散，其气燥热，胜湿祛寒，所以能开抑郁而消沉积，通膈噎而散痰饮，治泄疟而止冷痛。辛味先入肺，如果同水一起饮用，则抑使下行，通调小便并使小便清亮。热能燥金耗血，大肠受刑，所以使大便燥结。如果大量饮用而不加以节制，那么此酒杀死人只在顷刻之间。近来，市面上卖的烧酒中又加入砒石、草乌、辣灰、香药，以增加酒的香味而诱人饮用，这是借刀杀人，善于养生的人宜戒之。

考证与传说

【考证】

元时，中国与西亚和东南亚交通方便，往来频繁，在文化和技术等方面多有交流。有人认为“阿剌古”酒是蒸馏酒，远从印度传入。还有人说：“烧酒原名‘阿剌奇’，元时征西欧，曾途经阿剌伯，将酒法传入中国。”章穆写的《饮食辨》中说：“烧酒，又名火酒、‘阿剌古’。‘阿剌古’番语也。”现有人查明“阿剌古”“阿剌吉”“阿剌奇”皆为译音，是指用棕榈汗和稻米酿造的一种蒸馏酒，在元代曾一度传入中国。

第九卷

菜部

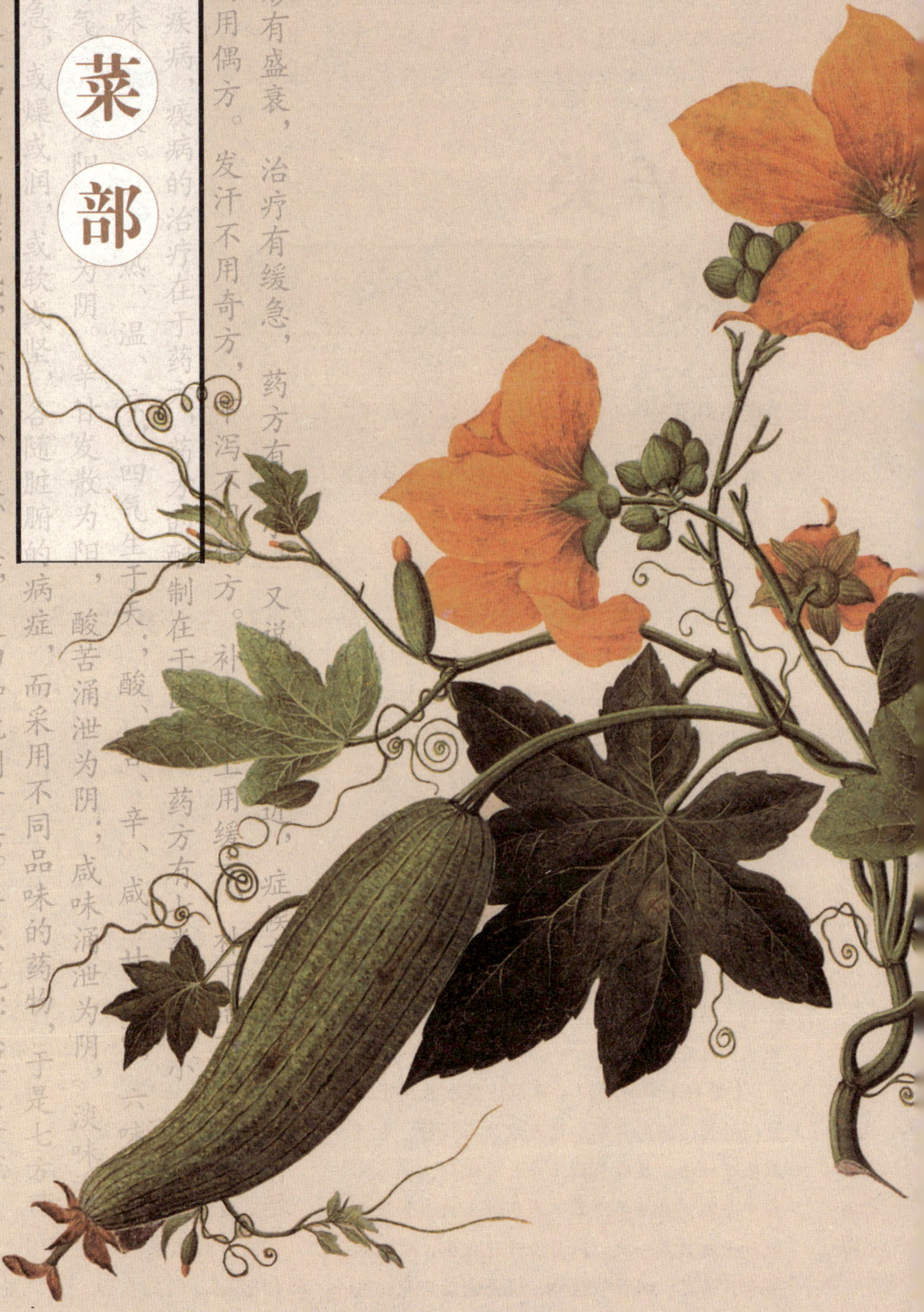

李时珍说：凡是草木中可吃的叫作菜。韭、薤、葵、葱、藿，为五菜。《素问》中说："五谷为养，五菜为充。"所以五菜可以辅佐谷气，疏通壅滞。古时，人们发现了谷、菜，把它们种植在场圃里，以备饥荒之年。明朝初年，周定王编《救荒本草》，收集可救济荒年的草木四百多种，含有救济苍生的旨义。生命所育化，本在五味；五脏之亏损，伤在五味。调和五味，使脏腑通，气血流，骨正筋柔，腠理密，便能长寿。因此，《黄帝内经》中教导说"食医有方"，菜对于人，补益非小。但五气的良毒各不相同，五味食后所入的脏腑又有偏胜，人们日常食用时却少有人知道。于是搜集可以吃的草，列为菜部，分为荤辛类、柔滑类、蓏类、水菜类和芝栭类五类。

荤辛类

韭

菜部｜荤辛类

产地分布：全国。

成熟周期：韭菜一年可割三四次，冬天用土盖起来，来年春天又会生长。

形态特征：叶细长而扁，丛生。夏秋开白色小花，种子黑色。

功效：归心，安五脏，除胃中烦热。

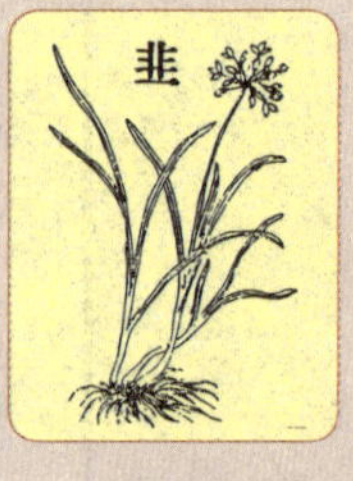

【释名】又名：草钟乳、起阳草。

苏颂说：据许慎《说文解字》中说，韭字像其叶长出地上的形状，种一次便长期生长，所以叫作韭。韭菜一年可割三四次，只要不伤到根，到冬天用土盖起来，来年春天又会生长。

陈藏器说：俗称韭为草钟乳，是说它温补的功效。

李时珍说：韭的茎叫韭白，根叫韭黄，花叫韭菁。《礼记》称韭为丰本，是说它美在根。薤之美在白，韭之美在黄，韭黄是韭未出土的部分。

【集解】李时珍说：韭菜丛生，长得很茂盛，叶长、颜色青翠。韭可以分根栽种，也可以撒子种植。韭叶长到三寸长时便割，但不宜在中午割，且一年中割不能超过五次，如果要收种子就只割一次。八月份开花成丛，收取后腌藏作为菜，叫作长生韭，说是割后又生，久久不衰。九月份收种子，其种子为黑色，形状扁平，需放在通风的地方阴干，勿受湿。北方人到冬天就把它的根移到土窖中，用马粪盖着保暖，韭叶就能生长，可长高至一尺左右，如果不见阳光，则韭叶呈嫩黄色，叫作韭黄，列为佳肴。韭作为菜，可生吃，可熟吃，也可以腌制储藏，是菜中最有益于身体的一种蔬菜。

［性味］味辛、微酸，性温，涩，无毒。

李时珍说，生：味辛，涩。熟：味甘、酸。

寇宗奭说：春天吃则香，夏天吃则臭，吃多了会使人神昏目暗，酒后不能吃韭菜。

孟诜说：不能与蜂蜜和牛肉一起吃。

［主治］主归心，安五脏，除胃中烦热，可以长期吃。《名医别录》

叶：同鲫鱼煮来吃，可治急性痢疾。根：入生发膏中使用。（陶弘景）

根、叶：煮来吃，能温中下气，补虚益阳，调和脏腑，增加食欲，止泻脓血，治腹中

韭

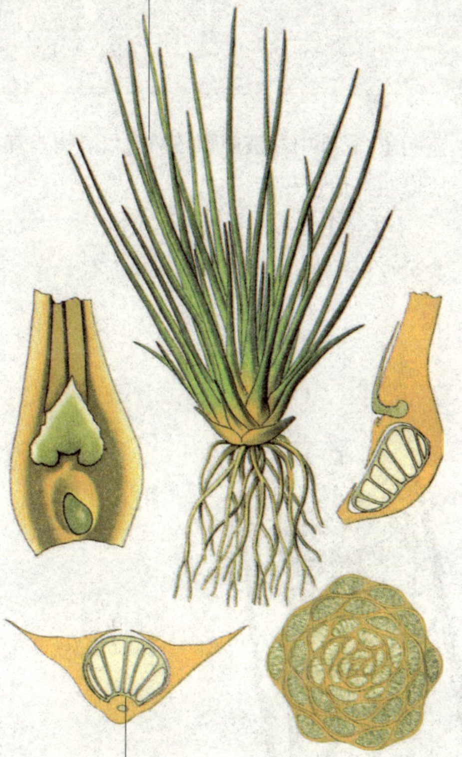

冷痛。生捣汁服，治胸痹骨痛不能碰触，又解各种药物的毒性，治疗狂犬咬伤。用汁外涂，治毒蛇、蝎子、毒虫咬伤。（陈藏器）

煮食，补肺气，除心腹陈寒痼冷和腹部包块。捣汁服，治肥胖人中风后失音。《日华子诸家本草》

煮食，归肾壮阳，止泄精，暖腰膝。（宁源）

炸熟，用盐、醋调，空腹吃十顿，治胸膈噎气。捣汁服，治胸痹刺痛如锥子扎，服后吐出胸中恶血可愈。（孟诜）

主吐血咳血、鼻出血、尿血，妇女经脉逆行，跌打损伤和膈噎病。（朱震亨）

饮用生汁，治上气喘息，解肉脯毒。煮汁饮，可止消渴盗汗。气熏治产妇血晕。煎水洗治肠痔脱肛。（李时珍）

【发明】苏颂说：以前人们在正月过节时吃五辛来避疠气，这五辛为韭菜、薤、葱、蒜和生姜。

李时珍说：韭，叶热根温，功用相同。生则辛而散血，熟则甘而补中。韭入足厥阴经，为肝之菜。《素问》说心病宜吃韭菜，《食鉴本草》说韭菜归肾，说法虽不同，但道理是一样的。因心为肝之子，肾为肝之母，母能令子实，所以虚则补其母。

【附方】**1. 胸痹急痛，痛如锥刺，不能俯仰，自汗**：取生韭或韭菜根五斤，洗净捣汁服。**2. 盗汗**：取韭菜根四十九根，加水二升，煮成一升，一次服下。**3. 痢疾**：多吃韭菜，用韭叶作汤，煮粥，炸食，炒来吃都可以。**4. 五般疮癣**：取韭菜根炒存性，捣为末，调猪油涂搽。**5. 漆疮作痒**：将韭叶杵烂外敷。

韭子

【修治】《日子华诸家本草》载：韭子入药用，拣净杂物，蒸熟晒干，簸去黑皮，炒黄使用。

［性味］味辛、甘，性温，无毒。

李时珍说：韭子属阳，伏石钟乳、乳香。

［主治］主梦中遗精，小便白浊。《名医别录》

暖腰膝，治梦交，有效。《日华子诸家本草》

补肝及命门，治小便频数、遗尿，妇人白淫、白带。（李时珍）

葱

菜部 荤辛类

产地分布：全国各地普遍栽培。

成熟周期：全年可采。

形态特征：叶片管状，中空，绿色，先端尖，叶鞘圆筒状，抱合成为假茎，色白，通称葱白。茎短缩为盘状，茎盘周围密生弦线状根。伞形花序球状，位于总苞中。花白色。

功效：发汗解表，散寒通阳，解毒散凝。

葱胡

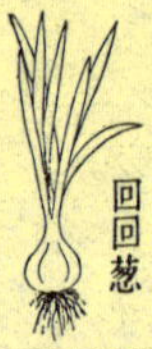

【释名】又名:芤、菜伯、和事草、鹿胎。

李时珍说：葱从囱，外直中空，有囱通之象。芤为草中有孔，所以字从孔。葱刚长出来叫葱针，叶叫葱青，衣叫葱袍，茎叫葱白，叶中黏液叫葱苒。它和诸物皆宜，所以叫菜伯、和事。

【集解】苏恭说：葱有好几种，其中人们食用的有两种：一种叫冻葱，经冬不死，分茎

葱

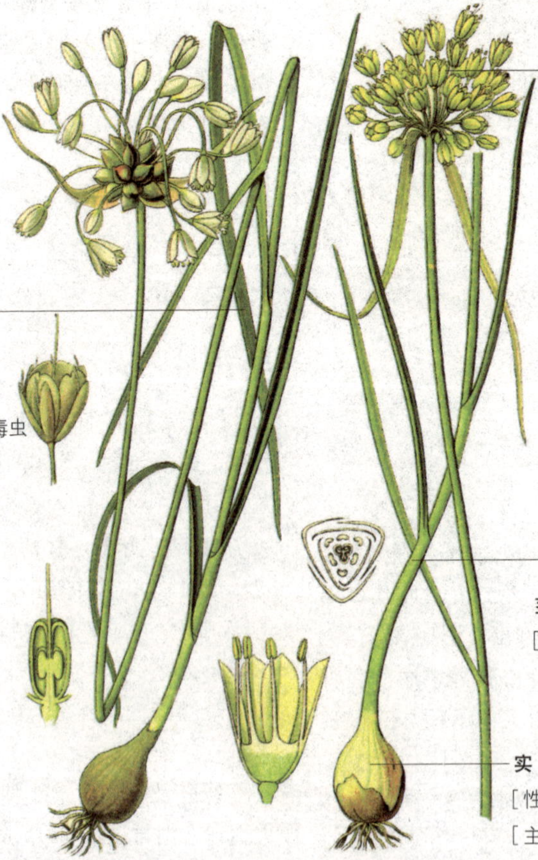

栽时不结子；一种叫汉葱，到冬天则叶枯萎。食用入药，都以冻葱最好，气味也香。

李时珍说：冬葱即慈葱，又叫太官葱。因它的茎柔软细弱且有香味，冬天也不枯萎，适宜太官拿去上供，所以有太官葱等名字。汉葱又叫木葱，因其茎粗硬，所以有木的名字。冬葱不结子。汉葱春末开花成丛，花为青白色，子味辛色黑，有皱纹，呈三瓣的形状。收取后阴干，不要受潮，可栽苗也可撒种。

葱白

［性味］味辛，性平，无毒。

寇宗奭说：葱主发散，吃多了会让人神昏。

孙思邈说：生葱同蜂蜜一起吃，致人泄泻。烧葱同蜂蜜食用，壅气杀人。

张仲景说：生葱同枣一起吃，使有生病；同狗肉雉肉吃，吃多了会伤血。

李时珍说：服地黄、常山的人，忌食葱。

［主治］煮汤，治伤寒寒热，中风面目浮肿，能发汗。《神农本草经》

治伤寒骨肉疼痛，喉痹不通，能安胎，益眼睛，除肝中邪气，调中焦，利五脏，解各种药物的药毒。根：治伤寒头痛。《名医别录》

治流行性传染病出现头痛高热，霍乱转筋以及奔豚气、脚气，心腹痛，眼睛发花，止心烦闷。《日华子诸家本草》

通关节，止鼻出血，利大小便。（孟诜）

治阳明下痢、下血。（李杲）

能达表和里，止血。（宁源）

除风湿，治全身疼痛麻痹，治胆道蛔虫，能止大人阳脱，阴毒腹痛，及小儿肠绞痛，妇人妊娠尿血，通乳汁，散乳痈，治耳鸣。局部外敷可治狂犬咬伤，制蚯蚓毒。（李时珍）

解一切鱼、肉的毒。（陈士良）

【发明】张元素说：葱茎白，味辛而甘平，气厚味薄，主升，属阳。葱入手太阴、足阳明经，专主发散，以通上下阳气。

李时珍说：葱为佛家五荤之一。生时辛散，熟后甘温，外实中空，为肺之菜，肺病的人适宜吃。肺主气，外应皮毛，其合阳明，所以葱所治的病证多属太阳、阳明，都是取其发散通气的作用，通气所以能解毒及理血病。

【附方】**1. 感冒风寒初起**：取葱白一把、淡豆豉半合，泡汤服，取汗。**2. 伤寒头痛欲裂**：用连须葱白半斤、生姜二两，水煮温服。**3. 霍乱烦躁，坐卧不安**：用葱白二十根、大枣二十枚，水三升煎成二升，分次服用。**4. 蛔虫所致心痛**：用葱茎白二寸、铅粉二钱，捣成丸服下。因葱能通气，铅粉能杀虫。**5. 小便闭胀**：葱白三斤，锉细，炒过，分别包在两个手帕中，交替熨小腹，气透即通。**6. 阴囊肿痛**：用葱白、乳香捣烂外涂。又方：用煨葱加一点盐，捣成泥，涂肿处。**7. 小便溺血**：葱白一把，郁金一两，水一升煎至二合，温服，一日三次。**8. 肠痔有血**：用葱白三斤煮汤熏洗。**9. 乌金散，治痈疖肿硬无头，不变色**：用米粉四两、葱白一两，同炒黑，研为末，调醋敷贴，药干即换，以肿消为度。

葱叶

［性味］性温，无毒。

［主治］煨后研碎，敷外伤化脓处。将叶加盐研，用来敷在被毒蛇、毒虫咬伤的部位。《日华子诸家本草》

治疗水病足肿。（苏颂）

利五脏，益精明目，发散黄疸病。（孙思邈）

考证与传说

【医药趣闻】

古时有一员外患癃闭证，小便点滴不通，腹胀如鼓，十分难受。吃什么吐什么，家人已为他准备后事。忽听拨浪鼓声，有一江湖郎中正巧途经此地，忙请入家中。郎中望、闻、问、切四诊之后，说拿葱来，将葱洗净，插入尿道，小便便排出。然后服药调理。员外一家千恩万谢。

葱须

［主治］主通气。（孟诜）

治饮食过饱和房事过度，大便带血、痢疾和痔疮。将葱须晒干，研成末，每次服二钱，用温酒送下。（李时珍）

葱实

［性味］味辛，性大温，无毒。

［主治］明目，补中气不足。《神农本草经》能温中益精。《日华子诸家本草》养肺，归头。（孙思邈）

薤

菜部｜荤辛类

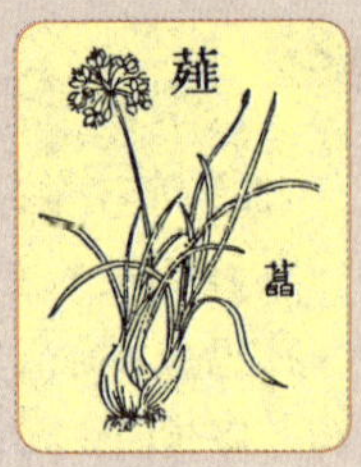

产地分布：南方各省均有种植。
成熟周期：夏秋可采。
形态特征：叶浓绿色，细长管状，三角形截面。叶鞘抱合成假茎，基部形成粗的鳞茎。鳞茎球形，似洋葱，白色。
功效：理气宽胸、通阳、祛痰。

【释名】又名：莜子、火葱、菜芝、鸿荟。

李时珍说：薤的叶像葱而根像蒜，收种宜火熏，所以人们叫它火葱。

【集解】李时珍说：薤八月栽根，正月分苗移植，适宜种在肥沃的土壤里。一根多茎，叶长得茂盛，根很大。它的叶长得像韭菜，但韭菜叶是实心而扁的，有剑脊；薤叶则是中空的，像小葱的叶子但又有棱，气味也像葱。薤在二月开紫白色的细花，根像小蒜，一根有几颗，相依而生。五月趁叶子还是青的时候就可以挖根了，否则根肉不饱满。它的根煮食、腌制、醋泡都可。还有一种野薤实，俗名天薤，生长在麦地中，叶子像薤叶但比薤叶小，带有辛味，也可以吃，但不常见，也就是《尔雅》中记载的山薤。

薤白

［性味］味辛、苦，性温，滑，无毒。

王好古说：薤白入手阳明经。

孟诜说：薤白能发热病，不宜多食，三四月间，不要吃生的。

［主治］主金疮溃烂。《神农本草经》归骨，能除寒热，去水汽，温中散结气。各种疮中风寒，水汽肿痛，取薤白捣碎外涂。《名医别录》

煮来食用，可耐寒，调中补不足，止久痢冷泻，令人健壮。《日华子诸家本草》

治泻痢下重，能泄下焦阳明气滞。（李杲）

治少阴病厥逆泄痢及胸痹刺痛，能下血散气，安胎。（李时珍）

作羹食用，治妇人带下赤白。骨刺卡喉，吃薤白后刺即吞下。（孟诜）

补虚解毒。（苏颂）

白色的薤补益，红色的薤能疗金疮，生肌肉。（苏恭）

与蜂蜜一起捣碎，涂治烫伤、烧伤，见效很快。（寇宗奭）

温补，助阳道。（李时珍）

【发明】陶弘景说：薤性温补。

【附方】**1. 胸痹刺痛，用栝蒌薤白汤：**栝蒌实一枚、薤白半升，加白酒七升煮成二升，分两次服。**2. 奔豚气痛：**取薤白捣汁饮服。**3. 赤白痢：**取薤白一把，与米同煮粥食用。

蒜(小蒜)菜部 荤辛类

【释名】又名：小蒜、茆蒜、荤菜。

李时珍说：中原地区原先只有这种蒜，后来汉人从西域带回葫蒜，于是，叫原来的蒜为小蒜以示区别。蒜是五荤之一。五荤也就是五辛，是说其辛臭味能令人烦躁不安，心神混乱。炼形家以小蒜、大蒜、韭菜、芸薹、胡荽为五荤；道家则以韭、薤、蒜、芸薹、胡荽为五荤；佛家以大蒜、小蒜、兴渠、慈葱、山葱为五荤。兴渠即阿魏。虽然各不相同，但都是辛熏之物，生吃则更加令人烦躁，熟食发淫，有损人的精神意志，所以少吃为好。

蒜

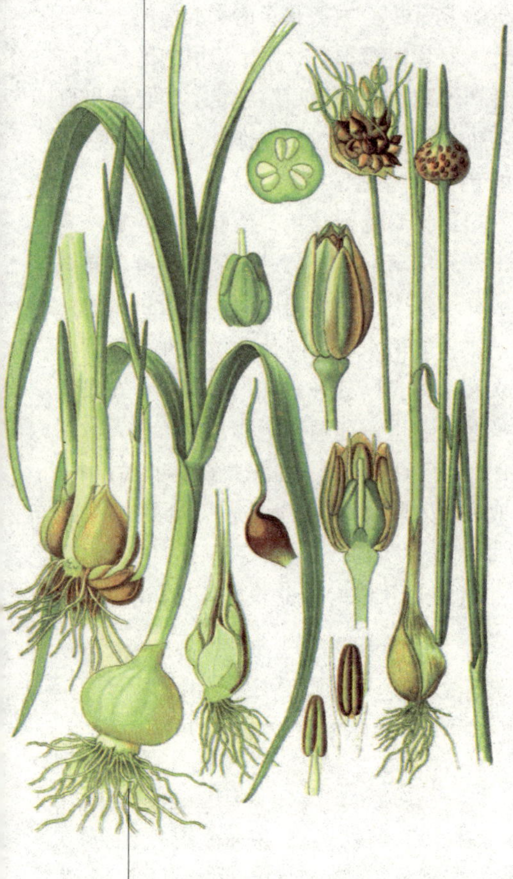

【集解】李时珍说：家蒜有两种，一种根和茎都较小，瓣少较辣的叫蒜，即小蒜；另一种根和茎都大且瓣数多，味辛而带甜的是葫蒜，即大蒜。依照《尔雅正义》上说，帝登嵩山，中莸芋毒，快要死时，嚼食蒜才解了毒，于是开始种植蒜。蒜还能祛腥膻虫鱼之毒。

蒜（小蒜根）

[性味]味辛，性温，有小毒。

陶弘景说：味辛性热，损人，不可长期食用。

[主治]归脾肾，止霍乱吐泻，解腹中不安，消谷，理胃温中，除邪痹毒气。《名医别录》

下气，治各种虫毒，外敷治蛇虫咬伤及沙虱疮上。《日华子诸家本草》

外涂治疔肿，效果好。(孟诜)

小蒜叶

[主治]主治心烦痛，能解各种毒，治小儿丹疹。(孙思邈)

【发明】苏颂说：古方多用小蒜治中冷霍乱，将其煮汁饮用。

李时珍说：大蒜是治蛊的重要药物，但现在很少有人知道。

【附方】**1. 时气温病，初起头痛，高热，脉大**：用小蒜一升捣汁三合，一次服下。不愈，可再服一次。**2. 小儿白秃**：取蒜切细，每天搽患处。

葫（大蒜）菜部 荤辛类

产地分布：遍布全国。

成熟周期：8 月下种。春天吃蒜苗，夏初则吃蒜薹，5 月则吃其根，秋季收种。

形态特征：蒜株高 60 厘米以上，茎为叶鞘组成的假茎。鳞茎（蒜头）生地下，由多数小鳞茎（蒜瓣）合生于短缩茎盘上而成。圆柱状花葶（蒜薹），顶端着生伞形花序，位于总苞内。花淡红色。

功效：归五脏，散痈肿毒疮，除风邪，杀毒气。

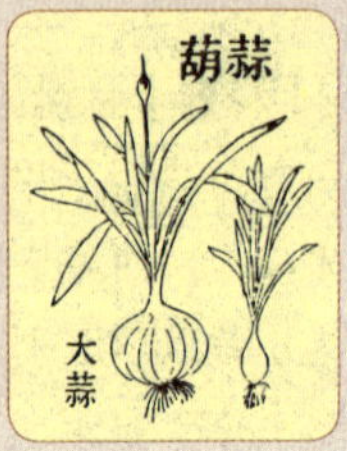

【释名】又名：大蒜、荤莱。

陶弘景说：现在的人称葫为大蒜，蒜为小蒜，因其气味相似。

李时珍说：按《唐韵》所载，张骞出使西域，才将大蒜、胡荽带入中原。小蒜是中原本地所产，而大蒜来自胡地，故名葫蒜。两种蒜都属五荤，所以通称荤。

【集解】李时珍说：大、小两种蒜都在八月下种。春天吃蒜苗，夏初则吃蒜薹，五月则吃其根，秋季收种。北方人不可一日无蒜。

[性味]味辛，性温，有毒。久食损人目。

李时珍说：久食伤肝损眼。

[主治]主归五脏，散痈肿毒疮，除风邪，杀毒气。《名医别录》

可下气、消谷、化腐肉。（苏恭）

去水恶瘴气，除风湿，破冷气，宣通温补，治疗毒疮、癣病，去痛。（陈藏器）

强健脾胃，治肾气，止霍乱吐泻引起的抽筋及腹痛，祛除邪气和瘟疫，去蛊毒，疗劳疟冷风，外敷伤风冷痛。毒疮、蛇虫、溪毒、沙虱，都捣蒜外贴。用熟醋浸泡多年的大蒜更好。《日华子诸家本草》

取蒜用温水捣烂服，治因中暑导致的昏迷不醒。取蒜捣烂贴于足心，止鼻出血不止。大蒜和豆豉制成丸服下，治突然便血，能利小便。（寇宗奭）

将大蒜捣汁饮用，治吐血、心痛。煮出汁水喝下，可治角弓反张。与鲫鱼同做成丸子服下，治胸闷胀满。与蛤粉做成丸子服，能消水肿。同黄丹做成丸，可治痢疾和孕痢。同乳香做丸，治腹痛。捣成膏敷在肚脐上，能通达下焦消水，利大、小便。将蒜贴于足心，治急性腹泻，止鼻出血。取蒜放入肛门中，能通幽门，治关格不通。（李时珍）

【发明】李时珍说：按李迅《论蒜钱灸

考证与传说

【传说故事】

三国时期，诸葛亮为征服南蛮，率百万大军去擒孟获。孟获暗施毒计，把孔明军队诱至秃龙洞，此地山岭险峻，更有瘴气弥漫，蜀兵皆染瘟疫，有全军覆没的危险。此时，一老者伏杖而来，孔明叩拜。老者道："此地泉水，人若饮之，无药可医，又瘴气密布，人若触之，乃可致死。此去正西数里有一草庵，前有一仙草名'韭叶芸香'，口含一叶，则瘴气不染。"孔明拜谢，依言而行，果真全军平安。孔明征服南蛮，凯旋回朝后，向一位老郎中求教，才得知"韭叶芸香"就是后来家喻户晓的大蒜。

法》中所说，对于治疗红肿毒疮，用蒜灸胜过用药。因热毒中隔，上下不通，必须使毒气发泄出去后，疮肿才会消散。凡毒疮初发一天之内，便取大独蒜切成片，如铜钱厚，贴在疮上用香艾灸，灸三壮换一片蒜，大概以一百壮为一疗程。此法一使疮不增大，二使里面的肉不坏，三使疮口容易长好，一举三得。但头及颈部以上的疮，切不可用这种方法，怕引毒气上升，带来更大的灾难。

【附方】**1. 水汽肿满**：大蒜、田螺、车前子等份，熬成膏摊贴脐中，水从小便排出。数日即愈。**2. 突然泻痢**：取大蒜捣烂贴于两足心，也可贴脐中。**3. 肠毒下血，用蒜连丸**：取独蒜煨过，捣烂，与黄连末做成丸子，每天用米汤送服。**4. 妇人阴肿作痒**：用蒜汤外洗，见效为止。**5. 脚肚抽筋**：用大蒜擦足心，使发热。同时用冷水送食瓣。**6. 食蟹中毒**：用干蒜煮汁服下。

芸薹（油菜）菜部 荤辛类

产地分布：分布于我国的西北、华北、内蒙古及长江流域各地。

成熟周期：春小油菜的生育期 60 ～ 130 天；冬小油菜 130 ～ 290 天。

形态特征：直根系。茎直立，分枝较少。叶互生，分基生叶和茎生叶两种。基生叶不发达，匍匐生长，椭圆形，有叶柄，大头羽状分裂，顶生裂片圆形或卵形。

功效：活血化瘀，解毒消肿，宽肠通便，强身健体。

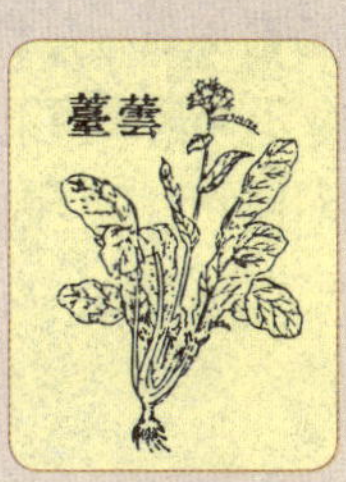

【释名】又名：寒菜、胡菜、薹菜、薹芥、油菜。

李时珍说：此菜易长薹，要采其薹食用，则分枝就多，故名芸薹。淮人称它为薹芥，也就是今天所说的油菜，因为它的子可以榨油。羌陇氐胡等地苦寒，冬天多种此菜，能经霜雪。因其种子从胡地来，所以名胡菜。

【集解】李时珍说：芸薹在九十月间播种，叶子的形状、颜色都有点像白菜。冬、春两季可以采薹心当菜吃，到三月就老不能吃了。芸薹开小黄色，花有四瓣，像芥花。结荚收子，其子也像芥子，为灰赤色。将子炒过后榨油，油为黄色，点灯照明较亮，吃起来不如麻油味美。

芸薹茎、叶

［性味］味辛，性温，无毒。

［主治］治风游丹肿，乳痈。《新修本草》

破症瘕结血。《开宝本草》

治产后血风及瘀血。《日华子诸家本草》

芸薹煮来吃，治腰脚麻木。捣叶外敷，治女人乳房肿块。（陈藏器）

治瘭疽、豌豆疮，能散血消肿，伏蓬砂。（李时珍）

【发明】陈藏器说：芸薹破血，所以产妇适宜食用。

【附方】**1. 赤火丹毒**：用芸薹叶捣烂敷涂。**2. 风热肿毒**：取芸薹苗叶根、蔓菁根各三两，同研末，用鸡蛋清调敷患处，即可消肿。如果没有蔓菁，用商陆根代替，也很有效。**3. 血痢腹痛**：用芸薹叶捣汁二合，加蜂蜜一合，温服。

芸薹子

［性味］味辛，性温，无毒。

［主治］主男子梦中遗精。（孙思邈）

取油敷头，能使头发长黑。（陈藏器）

能行滞血，破冷气，消肿散结，治难产，产后心腹诸疾，赤丹热肿，金疮血痔。（李时珍）

【发明】李时珍说：芸薹菜籽、叶的功效相同。其味辛性温，能温能散，长于行血滞，破结气。所以古方消肿散结，治产后一切心腹气血痛，各种游风丹毒热肿疮痔诸药都有用它。《妇人方》治难产歌说“黄金花结粟米实，细研酒下十五粒。灵丹功效妙如神，难产之时能救急。”

【附方】**1. 芸薹散，治产后恶露不下，血结冲心刺痛：**芸薹子（炒）、当归、桂心、赤芍药等份，每次用酒送服二钱，赶下恶物。**2. 肠风脏毒下血：**芸薹子生用，炙甘草，两药同研末。每次取二钱，水煎服。

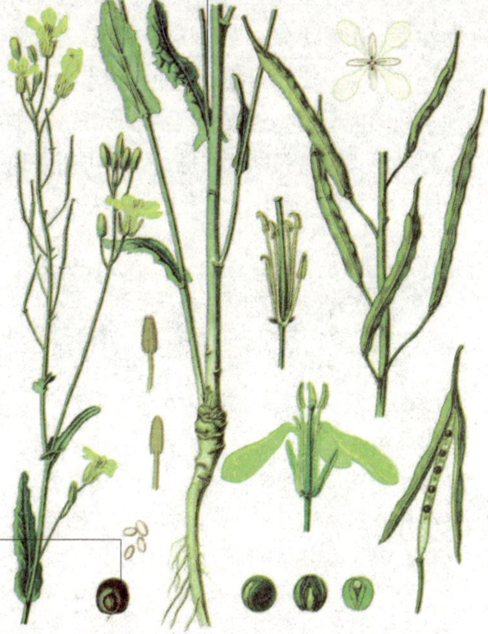

菘（白菜）菜部｜荤辛类

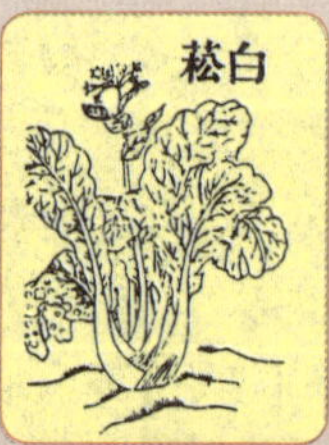

产地分布：全国。

成熟周期：秋季播种，初冬收获。

形态特征：宽大的绿色菜叶和白色菜帮。多重菜叶紧紧包裹在一起，形成圆柱体，多数会形成一个密实的头部。被包在里面的菜叶由于见不到阳光绿色较淡以致呈淡黄色。

功效：清热除烦、解渴利尿、通利肠胃。

【释名】又名：白菜。

李时珍说：按陆佃《埤雅》所说，菘凌冬晚凋，四季常见，有松树的性质，故名为菘。今俗称之为白菜，因其色青白。

【集解】李时珍说：菘菜有两种，一种茎圆厚，色微青；一种茎扁薄，色白。它们的叶都是淡青白色。燕、赵、辽阳、扬州所种的菘菜，最是肥大而厚，一颗有十多斤重。南方的菘菜在地里过冬，北方的菘菜大多移入窖里。燕京种菜的人还用马粪培植菘菜，不让它见风日，长出来的苗叶都是嫩黄色的，吃起来脆美无渣，称为黄芽菜，富贵人家将它作为佳品。这大概是效仿韭黄的栽培法。菘菜籽像芸薹子，为灰黑色，八月以后下种，第二年二月开黄花，像芥花，花为四瓣。三月结角，也像芥角。菘菜作腌菜最好，不宜蒸晒。

菘

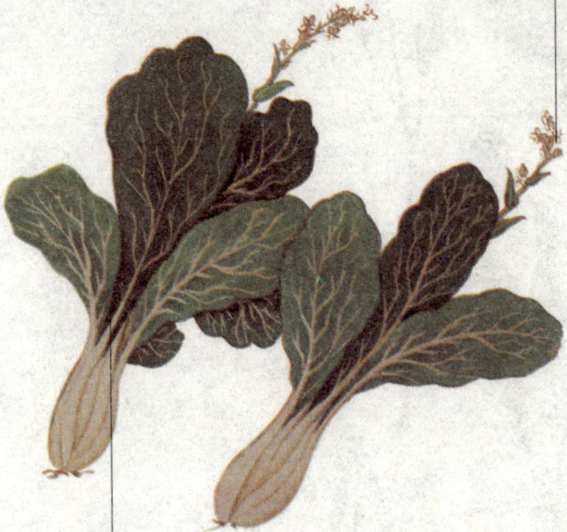

菘茎、叶

[性味]味甘，性温，无毒。

李时珍说：气虚胃冷的人吃多了，会恶心吐沫，气壮的人则适宜。

考证与传说

【考证】

白菜原产中国，据考证，在我国新石器时期的西安半坡原始村落遗址发现的白菜籽，距今约有六七千年，《诗经·谷风》中有“采葑采菲，无以下体”的记载，说明距今三千多年前的中原地带，对于葑利用已经很普遍。到了秦汉，这种吃起来无滓而有甜味的菘菜从“葑”中分化出来；三国时期的《吴录》有“陆逊催人种豆菘”的记载。南齐的《齐书》有“晔留王俭设食，盘中菘菜（白菜）而已”的记述（《武陵昭王晔传》），唐朝时已选育出白菘，宋时正式称之为白菜。

[主治]通利肠胃，除胸中烦，解酒后口渴。《名医别录》

消食下气，治瘴气，止热邪咳嗽。冬天的白菜汁更好。（萧炳）

能和中，利大小便。（宁源）

菘子

[性味]味甘，性平，无毒。

[主治]榨油，涂在头上能利于头发生长，涂在刀剑上，则刀剑不生锈。（陶弘景）

芥

菜部 荤辛类

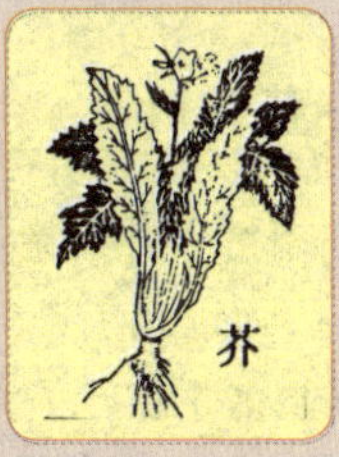

产地分布：主产广东等地。
成熟周期：一年生或二年生。
形态特征：叶色绿、深绿、浅绿 、黄绿、绿色间紫色或紫红。叶面平滑或皱缩。叶缘锯齿或波状，全缘或有深浅不同、大小不等的裂片。花冠十字形，黄色。种子圆形或椭圆形，色泽红褐或红色。
功效：利气温中，解毒消肿，开胃消食，明目利膈。

【集解】陶弘景说：芥像菘而有毛，味辣，可生吃及做成腌菜食用。

李时珍说：芥菜有好几种。青芥，又叫刺芥，像白菘，菜叶上有柔毛。大芥，也叫皱叶芥，叶子大而有皱纹，颜色深绿，味比青芥更辛辣。此二芥都适宜入药用。马芥，叶子像青芥叶。

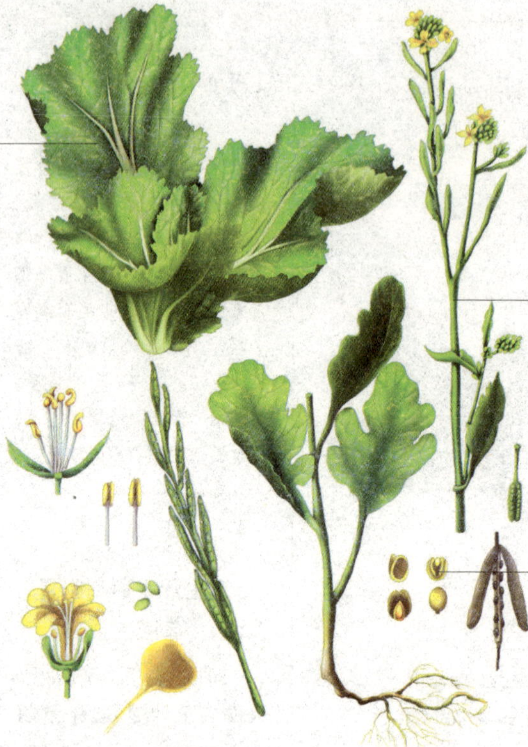

花芥，叶子边缘多呈锯齿状，像萝卜缨。紫芥，茎、叶都是紫色，像紫苏。石芥，茎秆低小。它们都在八九月下种。冬季吃的，俗称腊菜；春季吃的，俗称春菜；四月吃的，称作夏芥。芥菜中心长出的嫩薹，称为芥蓝，煮来吃，味道脆美。芥菜三月开花，花为黄色，呈四瓣。结的荚长一二寸。芥菜籽大小像苏子，但颜色呈紫色，味辛辣。将芥子研成细末，用水泡过之后就是芥酱，用来调佐肉吃，辛香可口。

芥茎、叶

[性味]味辛，性温，无毒。

孟诜说：煮食动气与风，生食发丹石，不能多吃。叶子大的好，叶子小且有毛的对人有害。

宁原说：有疮疡、痔疾、便血的人忌食。

[主治]归鼻，除肾经邪气，能利九窍，明耳目，安中。常吃温中。《名医别录》

止咳嗽上气，除冷气。《日华子诸家本草》

主咳逆降气，去头面风。（孟诜）

通肺消痰，利膈开胃。（李时珍）

【发明】李时珍说：芥菜性辛热而散，所以能通肺开胃，利气消痰。但如果长期吃就会积温成热，辛散太盛，耗人真元，肝脏受损，使人头昏目晕，引发疮痔。

芥子

[性味]味辛，性热，无毒。

[主治]归鼻，祛一切邪恶疰气，咽喉肿痛。（陶弘景）

治射工毒，将芥子做成药丸或捣为末用醋调和涂涂。（苏恭）

将芥子用醋研后外敷，治风毒肿及麻痹。与生姜同研外涂贴，治跌打损伤瘀血，腰痛肾冷。用酒调服，治心痛。《日华子诸家本草》

芥子研末作酱食用，很香美，能通利五脏。（孟诜）

能温中散寒，豁痰利窍，治胃寒吐食，

肺寒咳嗽，风冷气痛，口噤唇紧，能消散痈肿瘀血。（李时珍）

【发明】李时珍说：芥子的功效与芥菜相同。其味辛，其气散，故能利九窍，通经络，治口噤、耳聋、鼻衄之证，能消瘀血、痈肿、痛痹。其性热而温中，故又能利气化痰，治咳止吐，主胸腹各种痛证。白芥子更加辛烈，治病尤其好。

莱菔（萝卜）菜部 荤辛类

产地分布：全国各地。

成熟周期：6月下种，秋季采苗，冬季挖根。

形态特征：根肉质，长圆形、球形或圆锥形，根皮绿色、白色、粉红色或紫色。茎直立，粗壮，圆柱形，中空，自基部分枝。基生叶及茎下部叶有长柄，通常大头羽状分裂，被粗毛，边缘有锯齿或缺刻；花淡粉红色或白色。长角果，不开裂，近圆锥形，直或稍弯，种子间缢缩成串珠状，先端具长喙，喙长2.5～5厘米，果壁海绵质。种子红褐色，圆形，有细网纹。

功效：消积滞、化痰清热、下气宽中、解毒。

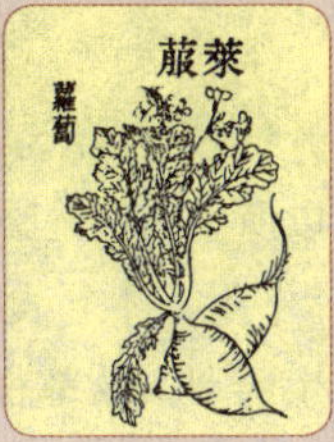

【释名】又名：萝卜、雹突、紫花菘、温菘、土酥。

韩保昇说：莱菔俗名萝卜。

苏颂说：紫花菘、温菘，都是南方人的叫法。吴人称其为楚菘。广南人则称之为秦菘。

李时珍说：菘为菜名，是因其耐冬如松、柏。莱菔为根名，上古时称芦萉，中古转称莱菔，后世讹为萝卜。

【集解】李时珍说：如今到处都有莱菔。它在六月下种，秋季采苗，冬季挖根。春末抽高薹，开紫绿色的小花。夏初结角，角中的子大小如大麻子，长圆不等，为赤黄色。五月也可再种。莱菔叶大的像芜青叶，小的像花芥叶，都有细的柔毛。它的根有红、白两种颜色，形状有圆、长两类。一般来说，生长在沙性土壤中的脆甜，生长在瘠薄土壤中的则硬而且辣。莱菔的根、叶都可生吃或熟吃，可腌制，可酱制，可豉制，可醋制，可糖制，可腊制，可以当饭，是蔬菜当中最有益于人的，然而古人不甚了解。

［性味］根：味辛、甘，性温，无毒。叶：味辛、苦，性温，无毒。

孙思邈说：性平。不能与地黄同食，会令人头发发白，因莱菔能涩营卫。

李时珍说：多吃莱菔会动气，只有生姜能制这种毒。

［主治］散服及炮制后煮服，能降气，消食和中，去痰癖；莱菔生捣取汁服，清凉解渴。《新修本草》

利五脏，使人肌肤白嫩细腻。（孟诜）

可消痰止咳，治肺痿、吐血，温中补不足。萝卜与羊肉、银鱼煮食，治劳瘦咳嗽。《日华子诸家本草》

萝卜与猪肉一起吃，对人有益。生萝卜捣烂吃，治噤口痢。（汪颖）

生萝卜捣汁服，治吐血、流鼻血。（吴瑞）

能宽胸膈，利大小便。萝卜生吃，止渴宽中；煮来吃，化痰消胃肠积滞。（宁源）

能除鱼腥味，治豆腐积。（汪机）

主吞酸水，化积滞，解酒毒，散瘀血，

效果非常好。把萝卜研成末服，治五淋；制成药丸服，治小便白浊；煎汤洗脚，治脚气；饮萝卜汁，能治痢疾和失音，还可治被烟熏得将要死；萝卜生捣外涂，治跌打损伤和烧、烫伤，也很有效。（李时珍）

【发明】萧炳说：萝卜捣烂和面，做出的面食最好吃，吃很多也不会发热。煎来吃，下胀气。凡是人吃太多了，生嚼萝卜咽下就能消食。

李时珍说：莱菔根叶的功效相同，生食升气，熟食降气。入太阴、阳明、少阳气分，所以所主的都是肺、脾、肠、胃、三焦的疾病。

【附方】**1. 食物作酸**：嚼生萝卜数片，或生嚼萝卜菜都很有效。但是干的，熟的，盐腌的，都没有效。**2. 反胃**：取萝卜用蜂蜜煎浸，细细嚼咽。**3. 肺痿咳血**：用萝卜与羊肉或鲫鱼同煮熟，频食。**4. 砂石诸淋，疼不可忍**：将萝卜切成片，放入蜂蜜中浸泡一会，取出炙干数次，不可过焦。细嚼后，用盐汤送下，一日三次。**5. 汤火伤灼**：用生萝卜捣烂外涂，萝卜子也可以。

莱菔子

［性味］味辛、甘，性平，无毒。

［主治］研汁服，能吐风痰。同醋研后外敷，可以消肿毒。《日华子诸家本草》

能下气定喘治痰，消食除胀，利大小便，止气痛，治下痢后重，可发疮疹。（李时珍）

【发明】朱震亨说：莱菔子治痰，有推墙倒壁般的功效。

李时珍说：莱菔子的功用，善长于利气。生的能升气，熟的能降气。升则能吐风痰，散风寒，发疱疹；降则能定痰喘、咳嗽，调下痢后重，止内痛，都是利气的功效。

【附方】**肺痰咳嗽**：莱菔子半升淘净焙干，炒黄研为末，用糖和成芡子大的丸子，用绵裹口含，咽下汁。

考证与传说

【民间萝卜医药评价】

萝卜在我国民间有“小人参”之美称，也有“萝卜上市，医生没事”，“萝卜进城 ，医生关门”，“冬吃萝卜夏吃姜，不要医生开药方”，“萝卜一味，气煞太医”之说，还有一个俗语表现了萝卜的益处：“吃着萝卜喝着茶，气得大夫满街爬。”元代诗人为了赞美萝卜还写下了这样的诗句：“熟食甘似芋，生吃脆如梨。老病消凝滞，奇功真品题。”

生姜

菜部|荤辛类

产地分布：我国中部、东南至西南各地。
成熟周期：花期 6 ~ 8 月，10 ~ 12 月茎叶枯黄时采收。
形态特征：根茎肉质，肥厚，扁平，有芳香和辛辣味。叶子列，披针形至条状披针形，先端渐尖基部渐狭，平滑无毛，有抱茎的叶鞘；无柄。花柱丝状，淡紫色，柱头放射状。
功效：治嗽温中，治胀满、霍乱不止、腹痛、冷痢、血闭。

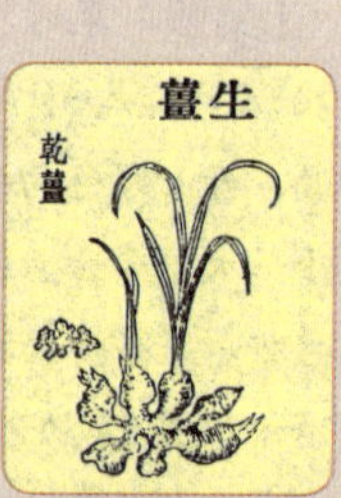

【释名】李时珍说：按许慎《说文解字》中说，姜为御湿之菜。王安石的《字说》中说，姜能御百邪，故称为姜。

【集解】李时珍说：生姜宜种在微湿沙地中。四月取母姜栽种，五月就长出苗，像初生的嫩芦，只是叶稍宽像竹叶，对生，叶也辛香。秋季前后，

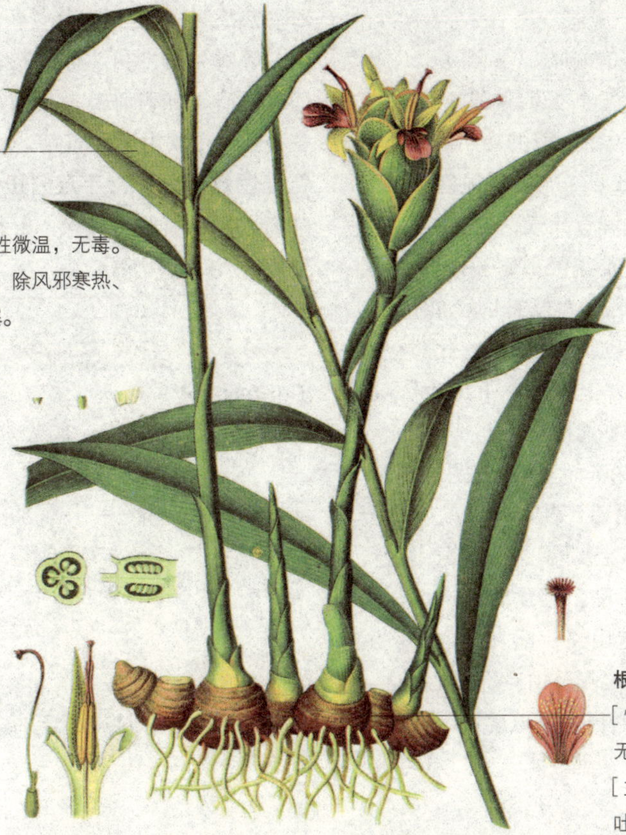

新芽迅速长出，像列指状。此时的嫩姜采食无筋，称为子姜。秋分后次之，下霜后姜就老了。姜性恶湿而畏日，所以秋天很热就不会长姜。

[性味] 味辛，性微温，无毒。

陈藏器说：生姜性温，要热则去皮，要冷则留皮。

徐之才说：与秦椒相使。解半夏、莨菪毒。恶黄芩、黄连。

李时珍说：长期吃姜，易积热伤眼。凡是有痔疮的人多吃姜和酒，立刻就会发。患痈疮的人多吃姜，会长恶肉。

[主治] 归五脏，除风邪寒热，伤寒头痛鼻塞，咳逆气喘，止呕吐，祛痰下气。《名医别录》

祛水胀，疗时令外感咳嗽。与半夏同用，治胃脘部急痛。捣汁与杏仁煎服，治急痛气实，心胸冷热胸壅膈。捣汁调蜂蜜服，治中暑呕吐不能下食。（甄权）

散烦闷，开胃气。（孟诜）

能破血调中，祛冷气。姜汁能解药毒。（陈藏器）

除壮热，治痰喘胀满，冷痢腹痛，转筋胸闷，祛胸中臭气、狐臭，杀腹内寄生虫。（张鼎）

益脾胃，散风寒。（张元素）

解菌蕈等各种菌毒。（吴瑞）

姜生用发散，熟用和中。能解吃野禽中毒而致的喉痹。浸汁点眼，可治红眼病。捣汁与黄明胶同熬，贴风湿疼痛，效果很好。（李时珍）

干生姜

[主治] 治嗽温中，治胀满，霍乱不止，腹痛，冷痢，血闭。病人虚而冷，宜加用。

（甄权）

姜屑和酒服，治偏风。（孟诜）

干生姜为肺经气分之药，益肺。（王好古）

【发明】李杲说：生姜的功用有四：一能制半夏、厚朴毒；二能发散风寒；三是与枣同食，辛温益脾胃元气，能温中去湿；四是与芍药同用，能温经散寒。孙真人说，姜是治呕吐的圣药，大概是因辛能散之。而呕吐正是由于气逆不散所致，此药行阳而散气。俗话说，“上床萝卜下床姜”，说的是姜能开胃，萝卜能消食。

李时珍说：姜味辛而不荤，能去邪辟恶。生吃，熟食，或用醋、酱、糟、盐、蜂蜜煎后调和，无所不宜。既可作蔬菜、调料，又可入药，可作果脯，用途非常广泛。凡是早上外出或者走山路，都宜口含一块生姜，不犯雾露清湿之气及山岚不正之邪。

【附方】**1. 胃虚风热**：取姜汁半杯，生地黄汁少许，加密一匙、水三合，调匀服。**2. 寒热痰嗽**：初起时，烧姜一块含咽。**3. 干呕**：频嚼生姜即可。**4. 湿热发黄**：用生姜随时擦身，加茵陈蒿擦，效果更好。**5. 中各种药毒**：饮生姜汁可解。**6. 刀斧伤**：生姜嚼烂敷伤处。**7. 手足闪扭**：取生姜、葱白捣烂，和面炒热外敷。**8. 两耳冻疮**：用生姜自然汁熬膏涂搽。

考证与传说

【生姜的命名】

“生姜”是神农氏发现并命名的。一次，神农氏在山上采药，误食了一种毒蘑菇，肚子疼得像刀割一样，晕倒在一棵树下。等他苏醒过来时，发现自己躺倒的地方有一丛尖叶子青草，香气浓浓的。原来是它的气味使自己苏醒过来的。神农氏拔了一兜，拿出它的块根放在嘴里嚼，又香又辣又清凉。过了一会儿，身体全好了。他想，这种草能够起死回生，我要给它取个好名字。因为神农姓姜，就把这尖叶草取名“生姜”，意思是它使自己起死回生。

茼蒿

菜部|荤辛类

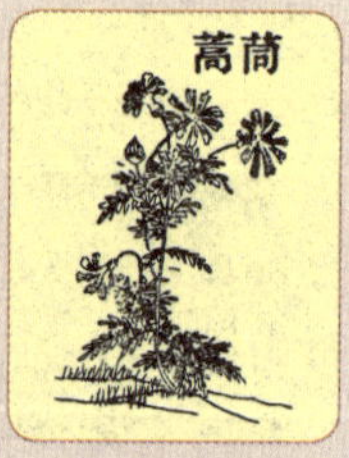

产地分布：我国中部、东南至西南各地。
成熟周期：八九月下种，冬春季节采摘。
形态特征：茎圆形，绿色，有蒿味。叶长形，圳缘波状或深裂，叶肉厚。头状花序，花黄色，瘦果，褐色。
功效：清血，养心，降压，润肺，清痰。

【释名】又名：蓬蒿。

【集解】李时珍说：同蒿八九月下种，冬春季节采摘其肥茎食用。它的花、叶都有点像白蒿，味辛、甘，散发蒿气。茼蒿四月起薹，高二尺多，开深黄色花，花的形状像单瓣菊花。一朵花结子近百个，成球形，像地菘及苦荬子，最易繁茂。

［性味］味甘、辛，性平，无毒。

掌禹锡说：多食动风气，熏人心，令人气满。

［主治］安心气，养脾胃，消痰饮，利肠胃。（孙思邈）

干姜

菜部 荤辛类

产地分布：主产四川、贵州等地。

成熟周期：冬季采挖。

形态特征：叶两列，线状披针形，光滑无毛。花茎自根茎生出；穗状花序卵形至椭圆形；苞片淡绿色，卵圆形；花冠黄绿色，裂片披针形；唇瓣中央裂片长圆状倒卵形，较花冠裂片短，有淡紫色条纹及淡黄色斑点；雄蕊微紫色。本品栽培时很少开花。

功效：温中散寒，回阳通脉，温肺化饮。

【释名】又名：白姜。

【集解】苏颂说：干姜造法：采姜于长流水洗过，日晒为干姜。

李时珍说：干姜用母姜制成。现在江西、襄都有，以白净结实的为好，以前人称其为白姜，又名均姜。凡入药，都宜炮用。

［性味］味辛，温，无毒。

［主治］主胸满咳逆上气，能温中止血，出汗，逐风湿痹，止肠澼下痢。生的尤好。《神农本草经》

治寒冷腹痛，中恶霍乱胀满，风邪诸毒，皮肤间结气，止唾血。《名医别录》

治腰肾中疼冷、冷气，能破血去风，通四肢关节，开五脏六腑，宣诸络脉，去风毒冷痹，疗夜多小便。（甄权）

消痰下气，治转筋吐泻，腹脏冷，反胃干呕，瘀血扑损，止鼻洪，解冷热毒，开胃，消宿食。《日华子诸家本草》

主心下寒痞，目睛久赤。（王好古）

【发明】张元素说：干姜功用有四：一通心助阳；二去脏腑沉寒痼冷；三发诸经之寒气；四治感寒腹痛。肾中无阳，脉气欲绝，以黑附子为引，水煎服，名姜附汤。也治中焦寒邪，寒淫所胜，以辛发散。干姜又能补下焦，所以四逆汤中也用它。干姜本辛，炮之稍苦，故止而不移，所以能治里寒，不像附子行而不止。理中汤中用干姜，因其能回阳。

干姜

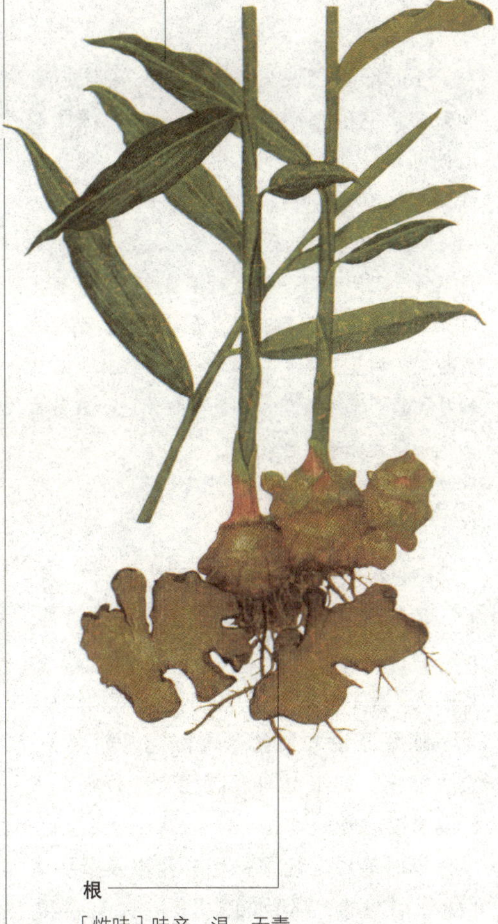

李时珍说：干姜能引血药入血分，气药入气分，又能去恶养新，有阳生阴长之意，所以血虚的人可以用；而吐血、衄血、下血，有阴无阳的人，也宜使用。那是热因热用，为从治之法。

【附方】**1. 胃冷生痰致头晕吐逆：**川干姜（炮）二钱半、甘草（炒）一钱二分，加水一碗半，煎成一半服下。**2. 中寒水泻：**炮干姜研为末，用粥送服二钱，即愈。

胡荽

菜部 荤辛类

产地分布：分布我国各地，以华北最多。

成熟周期：四季均有栽培，春季采收。

形态特征：全株无毛，有强烈香气。根细长，有多数纤细的支根。茎直立，多分枝，有条纹。

功效：发表透疹，消食开胃，止痛解毒。

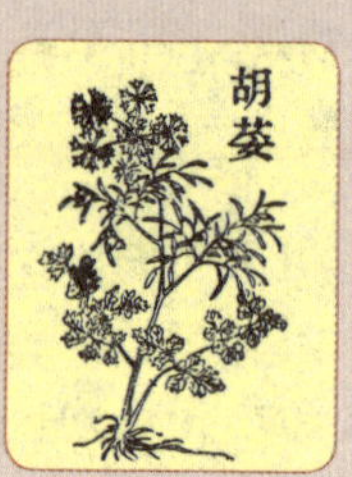

【释名】又名：香荽、胡菜、蒝荽。

李时珍说：《说文解字》中说荽为姜属，能香口。它的茎柔叶细而根多须。因张骞出使西域才带回此种，故称胡荽。现在俗称蒝荽，蒝为茎叶铺散开的样子。

【集解】李时珍说：胡荽到处都种植。八月下种，阴天尤好。初生时茎柔叶圆，叶有花歧，根软而白。冬春采摘，香美可食，也可做成酸菜。胡荽是道家五荤之一。它在立夏后开细花成簇，像芹菜花，颜色呈淡紫色。五月收子，子像大麻子，也辛香。

胡荽根、叶

［性味］味辛，性温，微毒。

孟诜说：可生吃，为荤菜，损人精神。华佗曾说，有胡臭、口臭、烂齿及脚气、金疮的人，都不可吃胡荽，否则会使病情加重。

陈藏器说：久食令人健忘。胡荽根，会发痼疾。切不可与邪蒿同食，否则令人汗臭难以治愈。

李时珍说：凡服一切补药以及药中有白术、牡丹的，都不能吃胡荽。

［主治］能消食，治五脏，补不足，利大、小肠，通小腹气，清四肢热，止头痛。痧疹、豌豆疮不出，用胡荽酒喷患处，立出。能通心窍。《嘉祐补注本草》

补筋脉，助食欲。治肠风，用热饼裹食胡荽，效果很好。（孟诜）

与各种菜同吃，气香，爽口，辟毒虫。（吴瑞）

解鱼、肉毒。（宁源）

【发明】李时珍说：胡荽辛温香窜，内通心脾，外达四肢，能辟一切不正之气。所以痘疮难出的，用胡荽能发出来。

【附方】**1. 痘疹不快：**胡荽二两，切碎，加酒两大盏煎沸，盖严勿令漏气。待冷后去渣，含酒轻喷病孩，从颈背直至两足，勿喷头面。**2. 产后无乳：**用干胡荽煎汤饮服。

胡荽子

［性味］味辛、酸，性平，无毒。炒用。

［主治］主消食开胃。（孙思邈）

解蛊毒、五痔，及食肉中毒，吐血，下血，可煮汁冷服。又可以用油煎，涂小儿秃疮。（陈藏器）

能发痘疹，除鱼腥。（李时珍）

胡荽

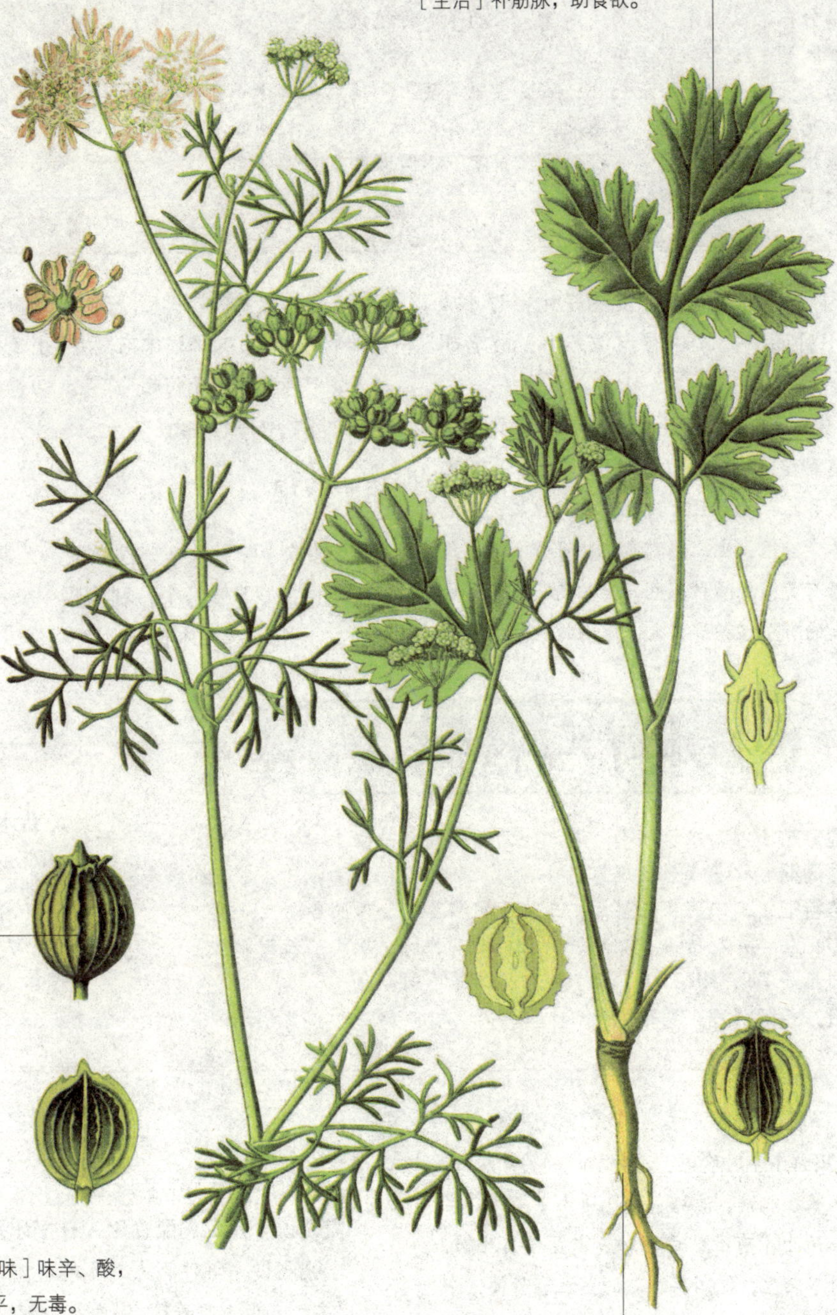

叶

[性味] 味辛，性温，微毒。

[主治] 补筋脉，助食欲。

子

[性味] 味辛、酸，性平，无毒。

[主治] 主治消食开胃。

根

[性味] 味辛，性温，微毒。

[主治] 治五脏，补不足，利大、小肠。

胡萝卜 菜部|荤辛类

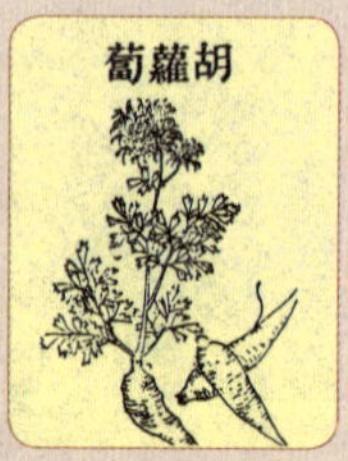

产地分布：以山东、河南、浙江、云南等地种植最多。
成熟周期：秋冬季节上市。
形态特征：三回羽状全裂叶，丛生于短缩茎上。顶端各着生一复伞形花序。异花传粉。双悬果，肉质根有长筒、短筒、长圆锥及短圆锥等不同形状，黄、橙、橙红、紫等不同颜色。
功效：益肝明目，利膈宽肠。

【释名】李时珍说：此物是元朝时才从胡地引种而来，气味有点像萝卜，故名胡萝卜。

【集解】李时珍说：胡萝卜现在北方、山东多有种植，淮、楚也有种植。八月份下种，生苗像邪蒿，茎肥且有白毛，辛臭像蒿，不能吃。冬季挖根，生、熟都能吃，可作水果、蔬菜。根有黄、红两种颜色，微带蒿气，长五六寸，大的有手握满那么大，像刚挖的地黄及羊蹄根。三四月茎高二三尺，开碎小的白花，攒簇如伞的形状，又像蛇床花。胡萝卜子也像蛇床子，只是较蛇床子稍长而有毛，为褐色。又像莳萝子，也可作调料。

胡萝卜根

［性味］味甘、辛，性微温，无毒。

［主治］下气补中，利胸膈、肠胃，安五脏，开胃，对人体有利无害。

水芹（芹菜）菜部|荤辛类

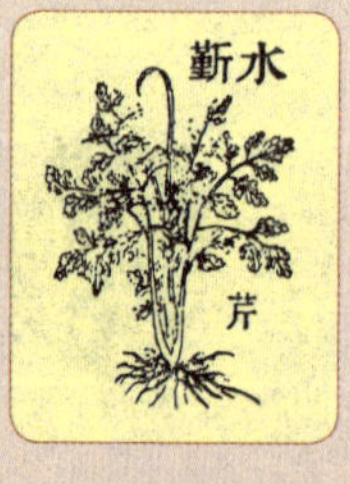

产地分布：以山东、河南、浙江、云南等省种植最多。
成熟周期：秋冬季节上市。
形态特征：三回羽状全裂叶，丛生于短缩茎上。顶端各着生一复伞形花序。异花传粉。双悬果，肉质根有长筒、短筒、长圆锥及短圆锥等不同形状，黄、橙、橙红、紫等不同颜色。
功效：益肝明目，利膈宽肠。

【释名】又名：芹菜、水英、楚葵。

【集解】李时珍说：芹有水芹、旱芹两种。水芹生长在江湖、池塘、沼泽边上；旱芹则生长在陆地上，有红、白两种。水芹二月生苗，叶子对节而生，像川芎。它的茎上有节棱，中间是空的，气味芬芳。五月开细白花，像蛇床花。芹菜对人身体的益处不小。

茎

［性味］味甘，性平，无毒。

孟诜说：芹菜调醋食用，有损牙齿。

李鹏飞说：红芹害人，不能吃。

［主治］能止血养精，保血脉，益气。《神农本草经》

捣水芹汁服用，能祛伏热，杀石药毒。

（孟诜）

饮汁，祛小儿暴热，大人酒后热，鼻塞身热，能去头中风热，利口齿，利大、小肠。（陈藏器）

治烦闷口渴，崩中带下、五种黄病。《日华子诸家本草》

【附方】**1. 小儿吐泻：**取芹菜切细，煮汁服。**2. 小便淋痛：**取有白根的水芹菜，去叶捣汁，水冲服。

水芹

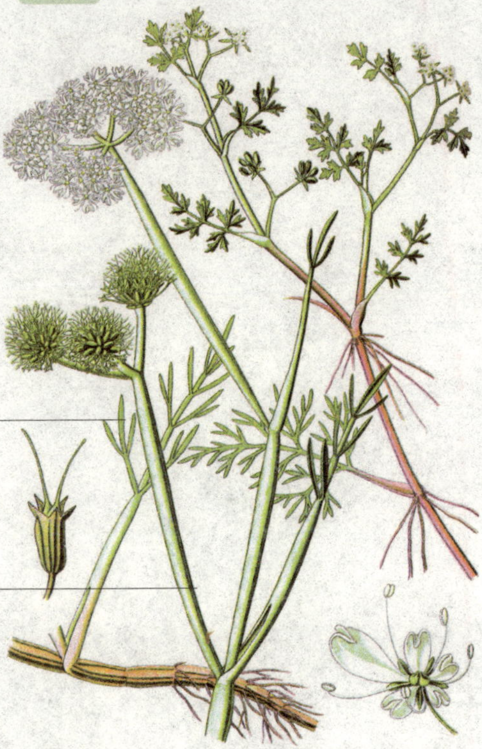

叶

［性味］味甘，性平，无毒。

［主治］保血脉，益气。

茎

［性味］味甘，性平，无毒。

［主治］止血养精。

蒔香（茴香）菜部 荤辛类

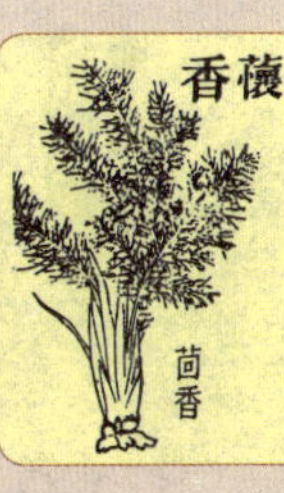

产地分布：我国各地普遍栽培。

成熟周期：7～8月播种，九月份收获。

形态特征：全株具特殊香辛味，表面有白粉。叶羽状分裂，裂片线形。夏季开黄色花，复伞形花序。果椭圆形，黄绿色。

功效：温阳散寒，理气止痛。

【释名】又名：茴香、八角珠。

【集解】李时珍说：茴香宿根，深冬生苗成丛，茎肥叶细。五六月开花，花像蛇床花但为黄色。结的子大如麦粒，轻而有细棱，俗名大茴香，现在以宁夏出产的最好。其他地方产的都小，叫作小茴香。自番舶来的，颗粒大如柏实，裂成八瓣，每一瓣中有一核，大如豆，为黄褐色，里面有仁，味更甜，俗名舶茴香，也叫八角茴香，形状、颜色都与中原的截然不同，但气味相同。北方人用它下酒。

茴香子

［性味］味辛，性平，无毒。

［主治］主治诸瘘、霍乱及蛇伤。《新修本草》除膀胱、胃部冷气，能调中，止痛，止呕吐。（马志）

治干湿脚气，肾劳，腹疝，阴疼。能开胃下食。《日华子诸家本草》

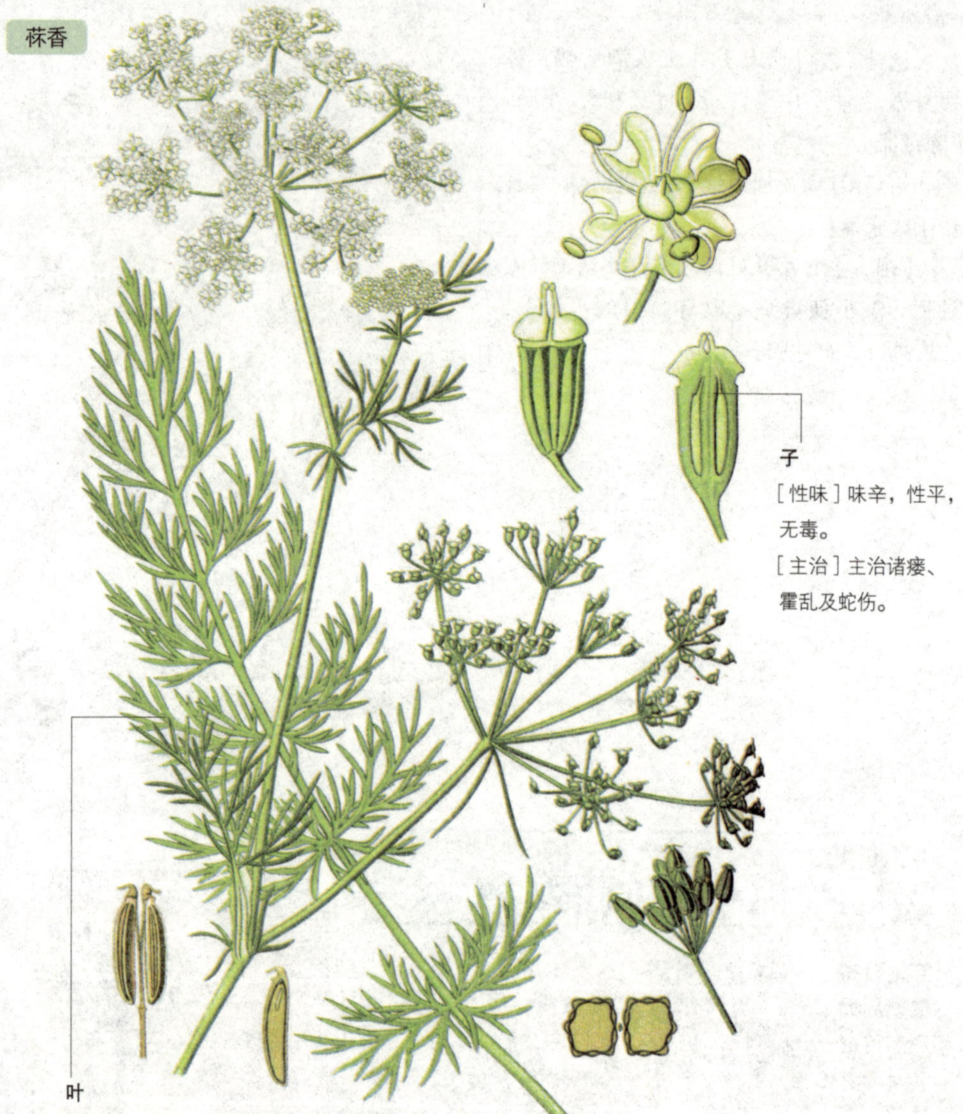

补命门不足。（李杲）

暖丹田。（吴绶）

【发明】李时珍说：小茴香性平，理气开胃，夏天驱蝇辟臭，食物中适宜使用。大茴香性热，多食伤目发疮，食料中不宜过多使用。

【附方】**1. 疝气：**茴香炒过，分作二包，交替熨患处。**2. 胁下刺痛：**小茴香一两（炒），枳壳五钱（麸炒），同研末，每次用盐酒调服二钱。

柔滑类

荠菜

菜部 柔滑类

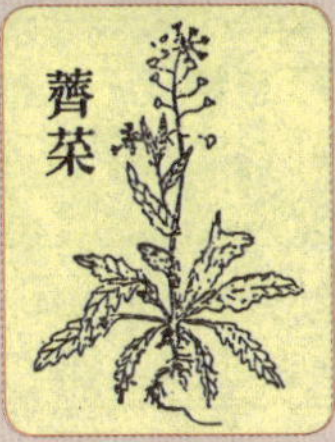

产地分布：我国各地普遍栽培。

成熟周期：10 ~ 20 天通过春化阶段即抽薹开花。

形态特征：荠菜根白色。茎直立，单一或基部分枝。基生叶丛生，挨地，莲座状、叶羽状分裂，不整齐，顶片特大，叶片有毛，叶耙有翼。茎生叶狭披针形或披针形，基部箭形，抱茎，边缘有缺刻或锯齿。

功效：凉血止血，清热利尿。

【释名】又名：护生草。

李时珍说：荠生济济，故名荠。出家人取荠菜茎作挑灯棍，能避蚊子和飞蛾，故称它为护生草，意思是能护民众。

【集解】李时珍说：荠有大、小好几种。小荠叶、花、茎扁，味美。其中最细小，叫沙荠。大荠植株、叶都大，味道没有小荠好。其茎坚硬有毛的，叫菥蓂，味道不是很好。荠菜都在冬至后生幼苗，第二年的二三月长出茎，长约五六寸，开白色的小花，结的荚像小萍，但有三角。荚里面有小的荠菜籽，像葶苈子，四月采收。

[性味] 味甘，性温，无毒。

[主治] 利肝和中。《名医别录》

利五脏。根：治眼睛疼痛。《日华子诸家本草》

能明目益胃。（李时珍）

根、叶：烧成灰后饮用，治赤白痢非常有效。（甄权）

荠菜花

[主治] 放在床席下面，可驱臭虫。又能避蚊子、飞蛾。（陈士良）

将花阴干研成末，每天用枣汤送服二钱，治疗久痢。《日华子诸家本草》

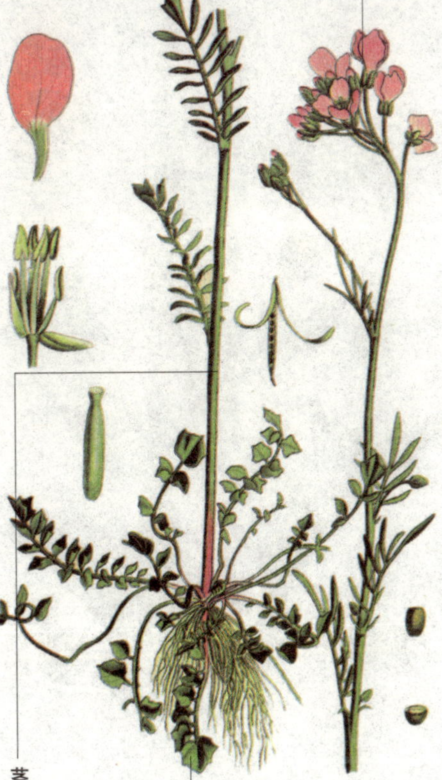

菠菜

菜部｜柔滑类

产地分布：我国各地普遍栽培。

成熟周期：8～9月播种，播后30～40天可分批采收。

形态特征：主根发达，肉质根红色，味甜可食。叶簇生，抽薹前叶柄着生于短缩茎盘上，呈莲座状，深绿色。雄花呈穗状或圆锥花序，雌花簇生于叶腋。胞果，果壳坚硬、革质。

功效：补血止血，利五脏，通血脉，止渴润肠，滋阴平肝，助消化。

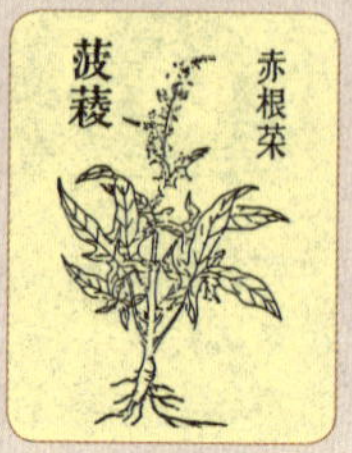

【释名】又名：波斯草、赤根菜。

唐慎微说：按刘禹锡《嘉话录》上说，菠菜种出自西方国家。有一个和尚把它的种子带来，说是颇陵国的种子。谐音讹为波棱。

菠菜

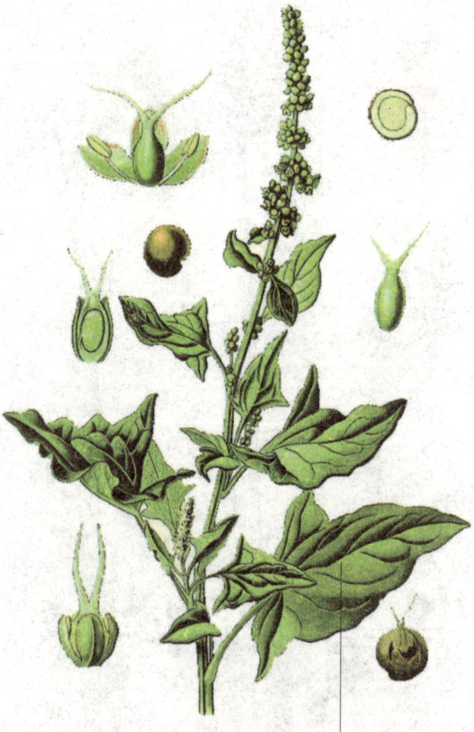

[性味] 味甘，滑，无毒。

[主治] 利五脏，通肠胃热，解酒毒。

李时珍说：按《唐会要》所载，唐太宗时期，尼波罗国献波棱菜，像红蓝，实如蒺藜，火煮后可食用。方士隐名为波斯草。

【集解】李时珍说：菠菜八九月下种的，可备冬天食用；正月、二月种的，可备春天的蔬菜。它的茎柔脆且中间空心，叶绿色，细腻而柔厚，叶直出一个小尖，旁边再长出两个小尖，像鼓子花的叶，但比鼓子花叶要长些、大些。菠菜根长数寸，大如桔梗而为红色，味道比桔梗更加甘美。菠菜四月间起薹，薹长约一尺，有雄雌之分。雄的茎上开红色碎小的花，许多花簇聚在一起，不显眼；雌的能结出果实，有刺，像蒺藜子。播种的时候须将种子破开，这样容易泡胀。它约经一个多月才可发芽生长，这也是它一个特殊的地方。

菜及根

[性味] 味甘，性冷、滑，无毒。

陈士良说：微毒，多食令人脚弱，发腰痛，动冷气。

[主治] 利五脏，通肠胃热，解酒毒。（孟诜）

能疏通血脉，开胸下气，止渴润燥。根尤好。（李时珍）

【发明】李时珍说：按张从正《儒门事亲》上所说，凡久病大便涩滞不通，及有痔疮的人，宜常吃菠菜、葵菜一类的食物，因性滑可以养窍，自然通利肠道。

苜蓿

菜部 | 柔滑类

产地分布：全国。

成熟周期：花果期5～6月。

形态特征：主根长，多分枝。茎通常直立，近无毛。复叶有3小叶，小叶倒卵形或倒披针形，顶端圆，中肋稍凸出，上半部叶有锯齿，基部狭楔形；托叶狭披针形，全缘。总状花序腋生，花紫色。荚果螺旋形，无刺，顶端有尖曝咀。

功效：清脾胃、利大小肠、下膀胱结石。

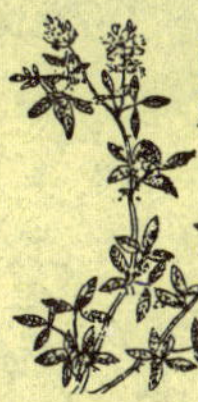

苜蓿

【释名】又名：木粟、光风草。

【集解】李时珍说：《西京杂记》上说，苜蓿原出自大宛，汉使张骞出使西域才将其带回中原。现在各处田野都有，陕西、甘肃一带的人也有栽种。苜蓿每年自生自发。割它的苗可作蔬菜食用，一年可割三次。苜蓿二月生新苗，一颗有数十茎，茎很像灰藜。一个枝丫上有三片叶子，叶子像决明叶，但小如手指尖，有像碧玉一样的绿色。入夏后到秋天，苜蓿开黄色的小花。它结的荚为圆扁形，周围有刺，结的荚非常多，老了则为黑色。荚内有米，可以做饭，也可以用来酿酒。

[性味]味苦、涩，性平，无毒。

孟诜说：性凉，少吃为好。多吃会令冷气入筋中，使人瘦。

李鹏飞说：苜蓿不可与蜂蜜同吃，否则会使人腹泻。

[主治]安中利人，可以长期食用。《名医别录》

利五脏，轻身健体，去脾胃间邪热，通小肠诸恶热毒，煮和酱食，也可煮成羹吃。（孟诜）

利大、小肠。（寇宗奭）

把苜蓿晒干食用，对人有益。（苏颂）

苜蓿根

[性味]性寒，无毒。

[主治]治疗热病烦闷，眼睛发黄，小便黄，酒疸，取苜蓿根捣汁服一升，让人呕吐后即愈。（苏恭）

捣取汁煎服，治疗砂石淋痛。（李时珍）

苜蓿

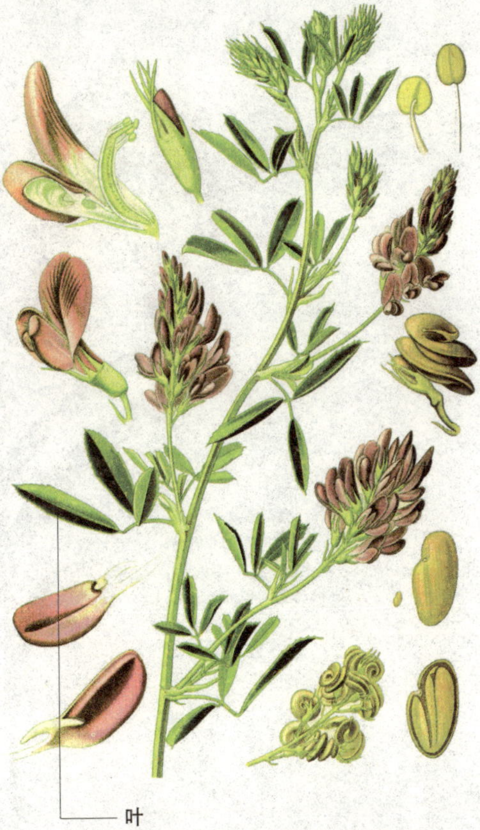

[性味]味苦、涩，性平，无毒。

[主治]安中利人，可以长期食用。

黄花菜 菜部｜柔滑类

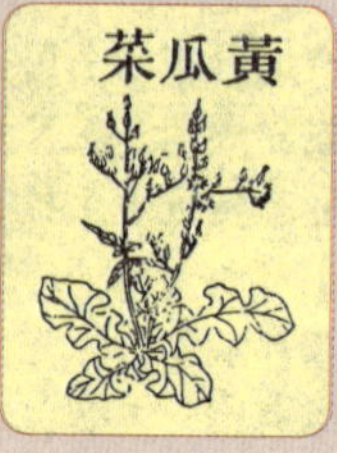

产地分布：全国。

成熟周期：盛产于夏季。

形态特征：茎高 80 ~ 150cm，有分枝。叶互生，全缘，卵状椭圆形至披针形，平滑或皱缩，有绿、黄绿、紫红或杂色。花单性或杂性，穗状花序；花小，花被片膜质，3 片；雄蕊 3 枚，雌蕊柱头 2 ~ 3 个，胞果矩圆形，盖裂。种子圆形，紫黑色，有光泽。

功效：清肝明目。用于角膜云翳，目赤肿痛，凉血解毒，止痢。

【释名】又名：黄瓜菜。

李时珍说：它的花为黄色，气味像瓜，故名黄瓜菜。

【集解】汪颖说：黄瓜菜与油菜相似，但味比油菜稍苦。把它做成羹食用，很香美。

李时珍说：此菜二月生苗，田野遍处都有，

黄花菜

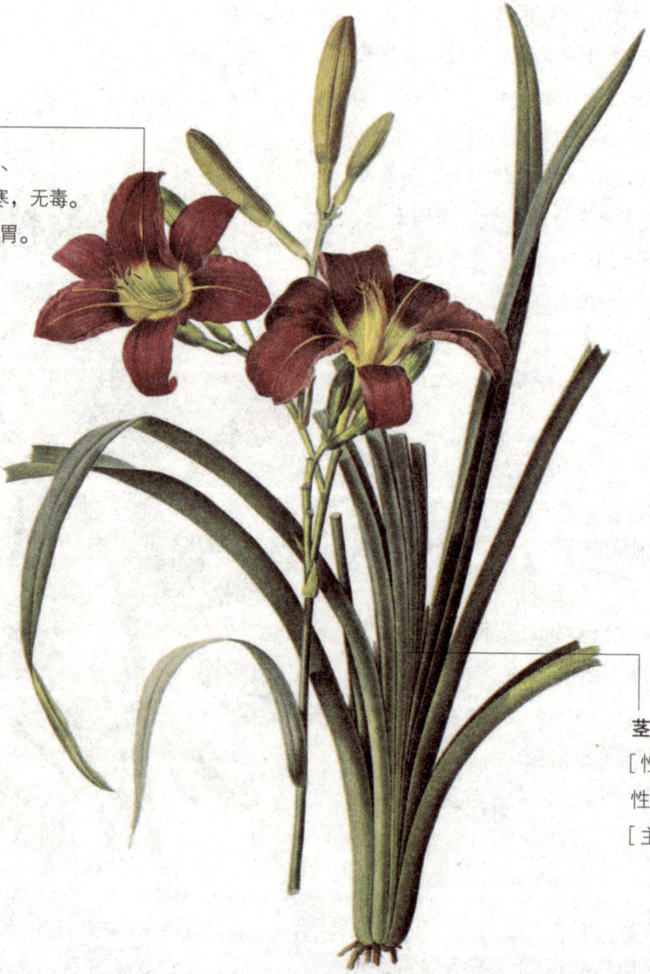

植株小像荠菜。三至五月开黄色花，花、茎、叶都像地丁，只有微小的差别。一棵开许多花，结细子，不像地丁的花成絮状。山中人采它食用，也用来饲养鹅儿。

［性味］味甘、微苦，性微寒，无毒。

［主治］通结气，利肠胃。（汪颖）

苋

菜部 | 柔滑类

产地分布： 全国。

成熟周期： 盛产于夏季。

形态特征： 茎高 80 ~ 150cm，有分枝。叶互生，全缘，卵状椭圆形至披针形，平滑或皱缩，有绿、黄绿、紫红或杂色。花单性或杂性，穗状花序；花小，花被片膜质，3 片；雄蕊 3 枚，雌蕊柱头 2 ~ 3 个，胞果矩圆形，盖裂。种子圆形，紫黑色有光泽。

功效： 清肝明目。用于角膜云翳，目赤肿痛，凉血解毒，止痢。

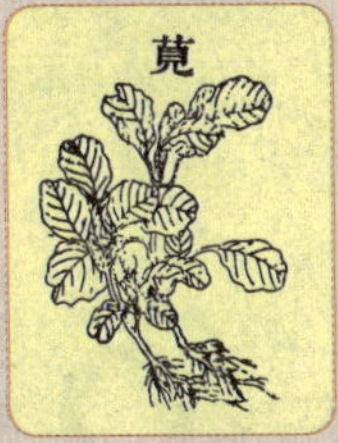

【释名】又名：苋菜。

李时珍说：按陆佃《埤雅》上所说，苋的茎叶都高大而易见，所以苋字从见。

【集解】韩保昇说：苋有六种，赤苋、白苋、人苋、紫苋、五色苋、马苋。只有人苋、白苋的果实可以入药用。赤苋味辛，别有用处。

苏颂说：人苋、白苋性都大寒，也叫糠苋、胡苋、细苋，其实都是一种。只是大的叫白苋，小的为人苋。其子霜后才熟，细而色黑。紫苋的茎叶都是紫色，江浙的人用它来染手指甲，各种苋中只有它没有毒，性不寒。赤苋也叫花苋，茎叶深红，根茎可以糟藏，吃起来味很美，味辛。五色苋现在很稀少。细苋俗称野苋，猪特别爱吃，所以又叫猪苋。

李时珍说：苋都在三月撒种，六月以后就不能吃了。苋老了则抽出如人高的茎，开小花成穗，穗中有细子，子扁而光黑，与青葙子、鸡冠子没有什么区别，九月收子。细苋即野苋，北方人叫糠苋，茎柔，叶细，则长出来就结子，味道比家苋更好。俗称青葙苗为鸡冠苋，也可以食用。

苋

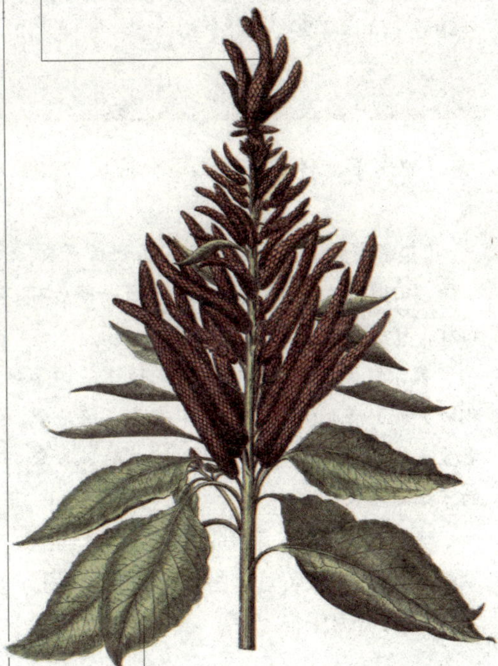

花

［性味］味甘，性寒，无毒。

［主治］主治青光眼，能明目除邪，利大小便，祛除寒热。

叶

［性味］味甘，性冷利，无毒。

［主治］补气除热，通九窍。

菜部
果部
木部
鳞部
介部
禽部
兽部
人部

苋菜

［性味］味甘，性冷，无毒。

张鼎说：苋动气，令人烦闷，性寒损中伤脾胃。另外，苋不能与鳖同食，会产生结石。

［主治］白苋：补气除热，通九窍。（孟诜）

赤苋：主赤痢，疗射工、沙虱毒。（苏恭）

紫苋：杀虫毒，治气痢。（陈藏器）

六苋：利大小肠，治初痢，滑胎。（李时珍）

苋实

［性味］味甘，性寒，无毒。

［主治］主青光眼，能明目除邪，利大、小便，祛除寒热。《神农本草经》

治白翳，杀蛔虫。《名医别录》

益精。《日华子诸家本草》

除肝风客热，翳目黑花。（李时珍）

【发明】李时珍说：苋实与青葙子同类，所以治目疾的作用相仿。

蒲公英 菜部｜柔滑类

产地分布：我国的东北、华北、华东、华中、西北、西南各地均有分布。

成熟周期：花期早春及晚秋。

形态特征：根深长，单一或分枝，外皮黄棕色。叶根生，排成莲座状，狭倒披针形，大头羽裂或羽裂，先端稍钝或尖，基部渐狭成柄，无毛获有蛛丝状细软毛。花茎比叶短或等长，结果时伸长，总苞片草质，绿色，部分淡红色或紫红色，先端有或无小角，有白色珠丝状毛。

功效：清热解毒，消肿散结。

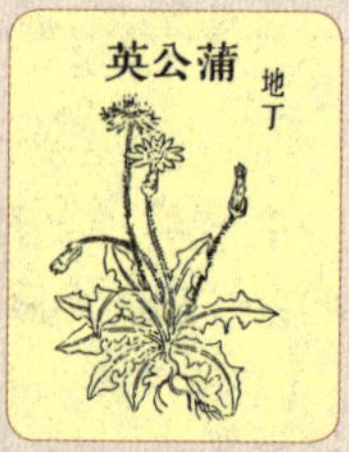

【释名】又名：耩耨草、金簪草、黄花地丁。

【集解】韩保昇说：蒲公英生长在平原、沼泽、田园中。它的茎、叶像苦苣，折断后有白汁，可以生吃，花像单菊但更大。

寇宗奭说：蒲公英即现在的地丁。四季都可开花，花谢后飞絮，絮中有子，落地就会生长。所以庭院中都有生长，是随风带来的子落地生长。

李时珍说：蒲公英四散而生，茎、叶、花、絮都像苦苣，但较苦苣小些。嫩苗可以食用。2月采花，3月采根。

蒲公英苗

［性味］味甘，性平，无毒。

［主治］取蒲公英煮汁饮用，并外敷患处，治妇人乳痈肿。（苏恭）

解食物毒，散滞气，化热毒，消恶肿、结核、疔肿。（朱震亨）

能掺牙，乌须发，壮筋骨。（李时珍）

用蒲公英的白汁外涂，治恶刺。（苏颂）

【发明】李杲说：蒲公英苦寒，是足少阴肾经的君药，本经必用。

朱震亨说：蒲公英与忍冬藤同煎汤，加少量的酒调佐服用，可治乳腺炎。服用后想睡，这是它的一个作用，入睡后出微汗，病即安。

【附方】**1. 乳痈红肿：**蒲公英一两，忍冬藤二两，同捣烂，加水二碗，煎成一碗，饭前服。**2. 疳疮疔毒：**取蒲公英捣烂外敷，同时另取蒲公英捣汁和酒煎服，取汗。

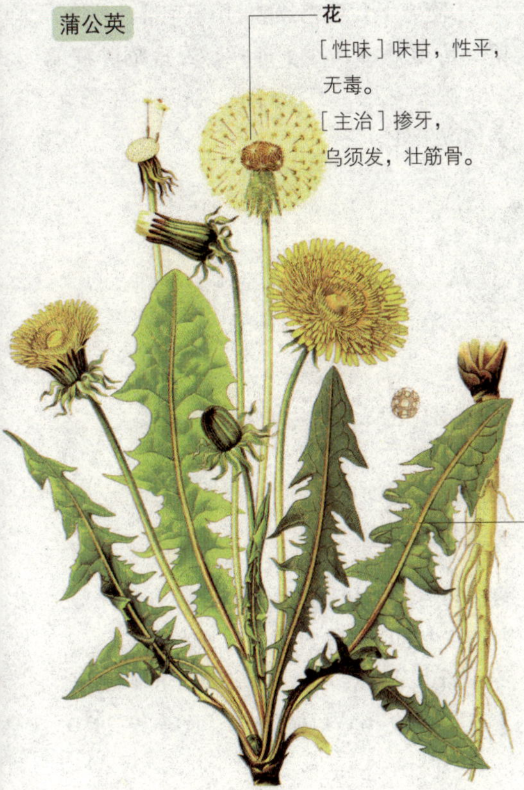

考证与传说

【蒲公英治乳痈】

西周时期，有个十六岁的姑娘患了乳痈。她母亲从未听说过姑娘会患乳痈，以为女儿做了什么见不得人的事。姑娘投河自尽。当时河边有一渔船，有一个蒲姓老公公和女儿小英正在撒网捕鱼。他们救起了姑娘，问清了投河的根由。第二天，小英按照父亲的指点，从山上挖了一种草，翠绿的披针形叶，顶端长着一个松散的白绒球。洗净后捣烂成泥，敷在姑娘的乳痈上，不几天她就痊愈了。以后，姑娘将这草带回家园栽种。为了纪念渔家父女，便叫这种野草为蒲公英。

蕺（鱼腥草）菜部 柔滑类

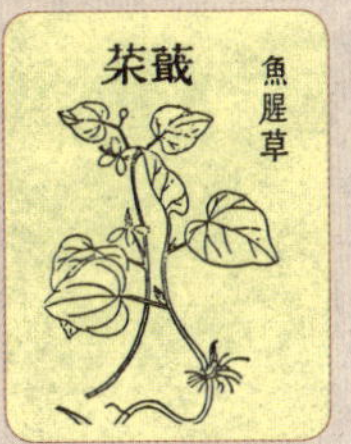

产地分布：产于我国长江流域以南各地。

成熟周期：夏秋采收。

形态特征：全株有腥臭味；茎上部直立，常呈紫红色，下部匍匐，节上轮生小根。叶互生，薄纸质，有腺点，背面尤甚，卵形或阔卵形，基部心形，全缘，背面常紫红色；蒴果近球形，直径2～3毫米，顶端开裂。

功效：清热解毒，消痈排脓，利尿通淋。

【释名】又名：菹菜、鱼腥草。

李时珍说：此草的叶有腥气，故称之为鱼腥草。

【集解】苏恭说：蕺菜生于湿地及山谷的阴润处，也能蔓生。它的叶子像荞麦但更肥，茎是紫赤色。山南、江左的人爱生吃蕺菜。关中人称它为菹菜。

叶

[性味]味辛，性微温，有小毒。

《名医别录》载：多食，令人气喘。

陶弘景说：俗传食蕺不利人脚，恐怕是因闭气的缘故。今小儿食之，觉脚痛。

[主治]治尿疮。《名医别录》

将蕺放在淡竹筒里煨熟，取出捣烂，用于敷治恶疮、白秃。《日华子诸家本草》

散热毒肿痛，疮痔脱肛，断痁疾，解硇毒。（李时珍）

【附方】**1. 背疮热肿：**用蕺菜捣汁外涂，留孔以泄热毒，冷了即换。**2. 痔疮肿痛：**取鱼腥草一把，煎汤熏洗。洗后，用鱼腥草包敷患处。

蕨

菜部 | 柔滑类

产地分布：全国各地均有。

成熟周期：二三月生芽，春季采摘。

形态特征：高一米左右，根状茎蔓于土中，被棕色细毛。叶大，多回羽状复叶。

功效：清热，降毒，利尿，止血和降压。

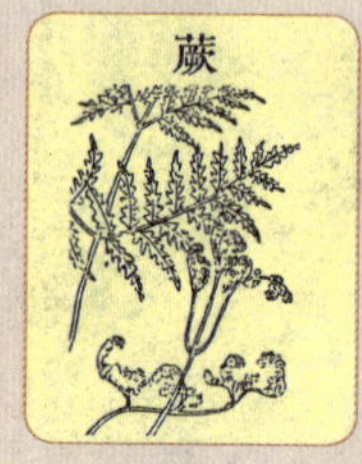

【释名】又名：鳖。

李时珍说：陆佃《埤雅》上说，蕨初生的时候没有叶，像蜷起的雀足，又像人蹶起的足，所以叫蕨。周秦叫蕨，齐鲁称鳖，因其初生的时候像鳖脚。它的苗叫蕨萁。

蕨

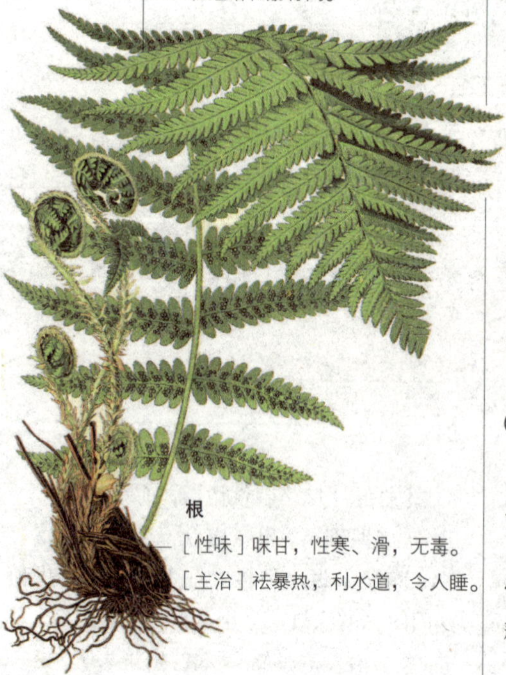

【集解】李时珍说：蕨各处山中都有。它二三月生芽，卷曲的样子像小儿的拳头。长成后，展开则像凤尾，高三四尺。蕨茎嫩时采取，用灰汤煮去涎滑，晒干作蔬菜，味甘滑。也可以和醋食用。蕨根为紫色，皮内有白粉。将其捣烂后再三洗后沉淀，取粉作饼，或刨掉皮做成粉条吃，粉条颜色淡紫，味滑美。

萁及根

［性味］味甘，性寒、滑，无毒。

孟诜说：久食，令人目暗，落发。体寒的人食后，多腹胀。

［主治］祛暴热，利水道，令人睡。（陈藏器）

补五脏不足，气壅塞在经络和筋骨间。（孟诜）

蕨根烧成灰后用油调匀，能敷治蛇、虫咬伤。（李时珍）

【发明】李时珍说：蕨的缺点在于它性冷而滑，能利水道，泄阳气，降而不升，耗人真元。

芋

菜部 | 柔滑类

产地分布：中国南方栽培较多。

成熟周期：8～9月间采挖。

形态特征：地下有卵形至长椭圆形的块茎，褐色，具纤毛。叶基生，常4～6片簇生；叶身阔大，质厚，卵状广椭圆形，全缘，带波状，先端短而锐尖，基部耳形，耳片钝头，仅末端圆，叶面绿色，平滑，具防水性；叶柄肉质，长而肥厚，绿色或淡绿紫色，基部呈鞘状。

功效：消疬散结，治瘰疬，肿毒，腹中癖决，汤火伤。

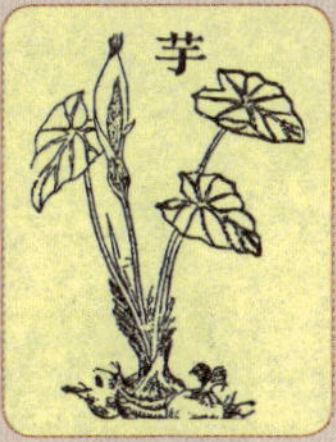

【释名】又名：土芝、蹲鸱、芋艿。

【集解】陶弘景说：芋，钱塘最多，生的时候有毒，不能吃。芋种三年不采，则成梠芋。另外还有野生的芋，名老芋，外形和叶子都与芋非常相似，根都有毒。

苏恭说：芋有六种，青芋、紫芋、真芋、白芋、连禅芋、野芋。它的种类虽多，但苗都相似。茎高约一尺，叶大如扇，像荷叶但长些，根像薯蓣而圆。青芋多子，细长而毒多，初煮须加灰汁，换水后再煮熟，才能食用。白芋、真芋、连禅芋、紫芋，都毒少，可煮来食用，同肉作羹，味道更好。野芋有大毒，不能吃。

寇宗奭说：芋当心出苗的是芋头，周围附之而生的叫芋子，八九月以后可以挖掘食用。

李时珍说：芋的种类虽然很多，可分为水、旱两种。旱芋可种在山地上，水芋种在水田中。两者的叶都相似，但水芋的味道更好。

芋子

［性味］味辛，性平、滑，有小毒。

陶弘景说：生的有毒，不能吃。性滑下石。

苏恭说：多食动宿冷。

寇宗奭说：吃多了难消化，滞气困脾。

［主治］宽肠胃，养肌肤，滑中。《名医别录》

冷食，疗烦热，止渴。（苏恭）

令人肥白，能开胃，通肠闭。产妇吃了，破血；饮芋子汤，止血渴。（陈藏器）

破瘀血，去死肌。和鱼煮食，很能下气，调中补虚。《日华子诸家本草》

【发明】孟诜说：白色的芋吃着无味，紫色的芋破气。用芋煮汤喝，止渴。十月后将芋晒干收好，到冬季吃了不会发病。但在其他的季节不能吃。另外，芋和鲫鱼、鳢鱼同煮羹很好。但长期吃芋，会令人虚劳无力。将煮芋的汤用来洗脏衣，会使衣服浩白如玉。

考证与传说

【雪中送炭的芋艿】

相传明朝年间，倭寇侵犯我东南沿海，百姓深受其苦。戚继光受命抗倭，取得很大胜利。中秋这一天，戚家军在营地里欢度中秋。倭寇偷袭，将戚家军围困在山上，断其粮草。数天后，士兵们挖到不少野芋艿充饥。戚继光说："为了纪念遇难的士兵，就叫它'遇难'吧。"一天夜晚，戚家军饱餐"遇难"后奋勇突围，将倭寇全歼在睡梦中。此后，东南沿海人民在过中秋节时，都要吃糖烧芋艿，以志不忘民族危难和戚继光的抗倭功绩。时间一长，"遇难"便渐渐变为了"芋艿"。

芋

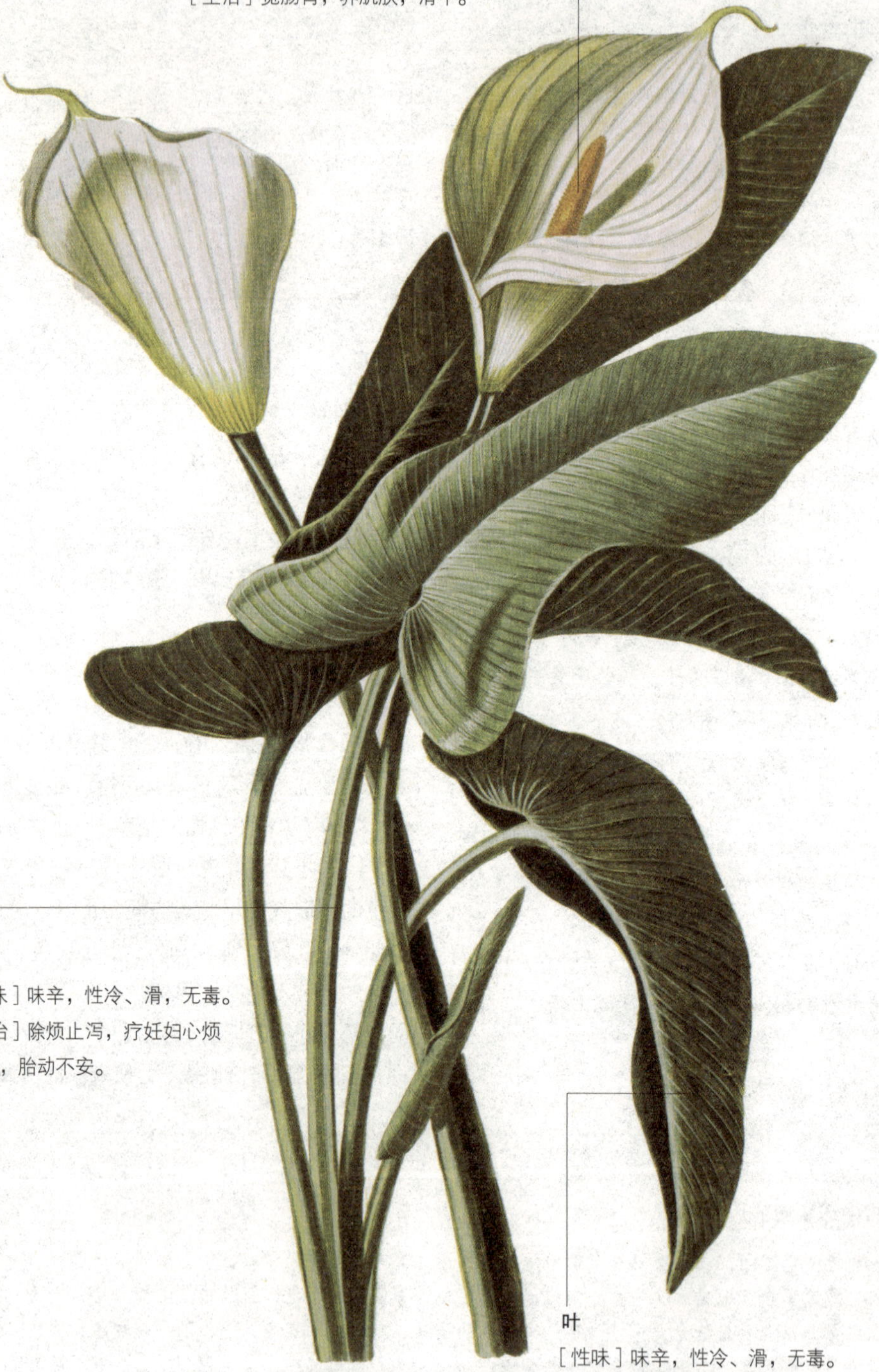
子
[性味]味辛，性平、滑，有小毒。
[主治]宽肠胃，养肌肤，滑中。
茎
[性味]味辛，性冷、滑，无毒。
[主治]除烦止泻，疗妊妇心烦迷闷，胎动不安。
叶
[性味]味辛，性冷、滑，无毒。
[主治]梗：用来擦蜂刺毒非常好。

《日华子诸家本草》载：芋用姜同煮过，换水再煮，才能食用。

茎、叶

［性味］味辛，性冷、滑，无毒。

［主治］除烦止泻，治疗妊妇心烦迷闷，胎动不安。将茎叶与盐同研碎，外敷能治疗蛇虫咬伤及痈肿毒痛、毒箭伤。《日华子诸家本草》

梗：用来擦蜂刺毒非常好。（寇宗奭）

汁：用来涂蜘蛛咬伤。《日华子诸家本草》

【附方】**黄水疮：**将芋苗晒干，烧存性，研后涂搽。

土豆

菜部 | 柔滑类

【释名】又叫土卵、黄独、土芋。

【集解】陈藏器说：蔓生，叶如豆叶，根圆如卵。南方人叫做香芋，北方人称为土豆。

根

［性味］味甘、辛，性寒，有小毒。

［主治］解诸药毒，如生研水服，吐出恶物就止。煮熟了吃，则味道甘美，养人肠胃，祛热嗽。

薯蓣

菜部 | 柔滑类

【释名】又叫山药、土薯、山薯、山芋、玉延。宗奭说：因唐代宗名预，避讳改为薯药；又因宋英宗讳“署”，便改为山药，于是全失本名。

【集解】别录说：薯蓣生长在高山峡谷中。二月、八月采其根来晒干。苏颂说：近年来到处都有。人们多将它挖掘来作粮食。南康的薯蓣最大，味也最佳。李时珍说：如要将薯蓣做成药，野生的最好；如作食物，当然是家种的好。薯蓣在四月蔓延生苗。茎紫叶绿，叶有三尖，像白牵牛叶却更光润。在五六月开花成穗，淡红色，结一簇一簇的荚，荚都由三个棱合成，坚硬无果仁。子则长在一边，形状像雷丸，大小不一。

根

［性味］味甘，性温、平，无毒。

［主治］益肾气，健脾胃，止泻痢，化痰涎，润肤养发。把薯蓣捣碎后贴硬肿毒，能使肿消散。主伤中，补虚羸，除寒热邪气，补中，益气力，长肌肉。久食薯蓣，令人耳聪目明，轻身不饥，延年益寿。还可去头晕目眩、下气，止腰痛，治虚劳羸瘦，充五脏，除烦热，补五劳七伤，去冷风，镇心神，安魂魄，补心气不足，开通心窍，增强记忆，还可强筋骨，治泄精健忘。

【发明】甄权说：凡是体虚羸弱的人，应该多吃薯蓣。孟诜说：将薯蓣和蜂蜜一起煮熟，或煎汤，或做成粉吃，都很好，可壮阳滋阴。把晒干的薯蓣拿来入药更妙。

【附方】**1. 手足冻疮：**用薯蓣一截，磨泥敷上。**2. 心腹虚胀，手足厥逆，不思饮食：**用薯蓣半生半炒为末。每服二钱，米汤送下。一天服二次。**3. 脾胃虚弱，不思饮食：**用薯蓣、白术各一两，人参七钱半，共研为末，加水和糊做成丸子，如小豆大。每服四十至五十丸，米汤送下。**4. 肿毒：**用带泥的薯蓣、蓖麻子、糯米等份，水泡过，研细敷涂即散。**5. 小便数多：**用薯蓣（矾水煮过）、白茯苓，等份为末。每次服二钱，水送下。

翘摇

菜部｜柔滑类

产地分布：我国南方地区。

成熟周期：秋季套播于晚稻田中，春季开花，夏季结果。

形态特征：主根、侧根及地表的细根上都能着生根瘤，以侧根上居多数。茎呈圆柱形，中空，柔嫩多汁，有疏茸毛。

功效：止热疟，活血平胃。

摇翘

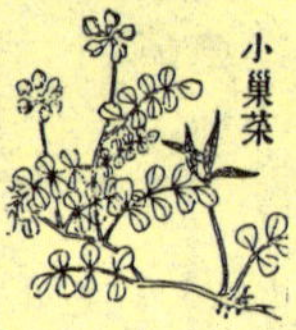

翘摇

花

［性味］味辛，性平，无毒。

［主治］利五脏，明耳目，祛热风。

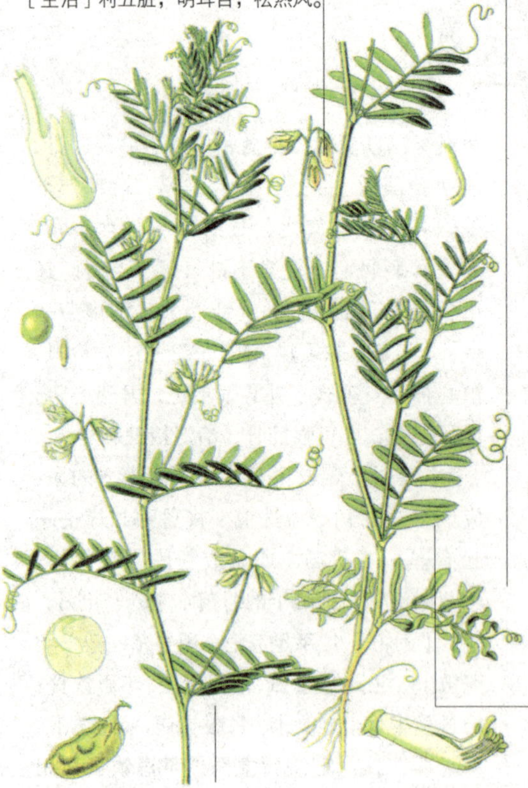

叶

［性味］味辛，性平，无毒。

［主治］治破血，止血生肌。

【释名】又名：摇车、野蚕豆、小巢菜。

陈藏器说：翘摇，蔓生细叶，开紫色花，可以食用。

李时珍说：称翘摇是形容其茎叶柔婉，有翘然飘摇的样子。陆游说，蜀地的蔬菜中有两巢，大巢即不结果的豌豆，小巢生长在稻田中，吴地也很多，又叫飘摇草、野蚕豆。小巢菜可炒食，味美，煮羹食更好。

【集解】李时珍说：翘摇到处都有，蜀人秋种春采。它的蔓细，叶像初生的槐芽及蒺藜，色青黄。在它将开花但还没长萼的时候，采食。翘摇在三月开小花，为紫白色。结角，子像豌豆但更小些。

［性味］味辛，性平，无毒。

孟诜说：翘摇煮食佳，生吃则令人吐水。

［主治］主破血，止血生肌。捣汁服，疗五种黄病，以病好为度。（陈藏器）

利五脏，明耳目，祛热风。（孟诜）

止热疟，活血平胃。（李时珍）

蓏菜类

茄

菜部|蓏菜类

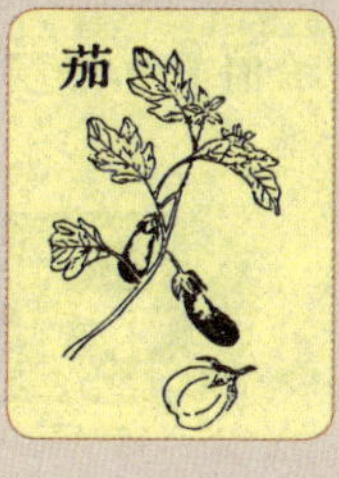

产地分布：全国各地均有栽种。
成熟周期：夏秋采摘。
形态特征：叶椭圆形、花紫色，果实球形或长圆形、紫色、白色或浅绿色。
功效：散血止疼，解毒消肿，止血利尿。

【释名】又名：落苏、昆化瓜、草鳖甲。

【集解】苏颂说：茄子到处都有。其种类有好几种。紫茄、黄茄，南北都有；白茄、青水茄，只有北方才有。江南有一种藤茄，蔓生，茄皮薄如葫芦，没听说有入药用。

李时珍说：茄种适宜在九月黄熟时收取，洗净晒干，到二月份即可播种，发苗后移栽。茄的植株高二三尺，叶子大如手掌。从夏到秋开紫花，五瓣相连，五棱如缕，黄蕊绿蒂，蒂包着茄。茄中有瓤，瓤中有子，子很像芝麻。茄有圆如栝蒌的，有长四五寸长的；有青茄、紫茄、白茄。白茄也叫银茄，味道好过青茄。

茄子

［性味］味甘，性寒，无毒。

马志说：体寒者不能多吃。因茄损人动气，能发疮和旧疾。

李鹏飞说：秋后吃茄子损目。

李时珍说：按《生生编》上所说，茄性寒利，多食会腹痛下痢，女人能伤子宫。

［主治］祛寒热，五脏劳损。（孟诜）

用醋磨后外敷毒肿。《日华子诸家本草》

老裂开的茄子烧成灰，可治乳裂。（朱震亨）

能散血止痛，消肿宽肠。（李时珍）

【发明】寇宗奭说：各种蔬菜中只有茄

茄

果实

［性味］味甘，性寒，无毒。

［主治］能散血止痛，消肿宽肠。

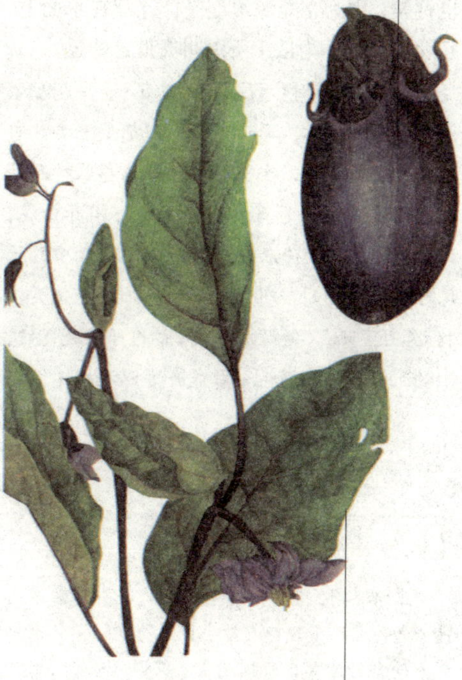

叶

［性味］味甘，性寒，无毒。

［主治］祛寒热，五脏劳损。

子对人没什么益处。《开宝本草》中没有记载它的功效，只说会损人。另外，菜农将茄子保存在温棚中，盖上厚厚的粪土，然后在小满前后以昂贵的价格出售。这样既不适应季节，对人的健康也有很大的危害。“不合时节的不吃”，这一点不能忽视。

朱震亨说：老茄子可治乳头裂；茄根煮汤可治冻疮；将茄蒂烧成灰治口疮，都有很好的效果，这与茄的甘甜能缓火有关。

李时珍说：段成式在《酉阳杂俎》中说，茄子能厚肠胃，动气发疾。此说全不知茄子性滑，不厚肠胃。

壶卢（葫芦）菜部 蓏菜类

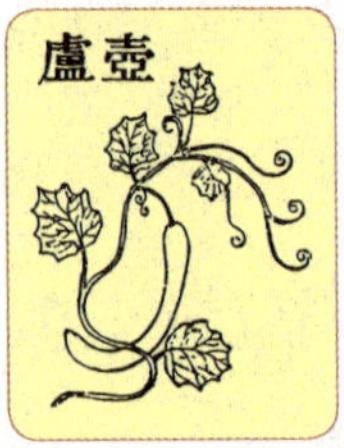

【释名】又名：葫芦、瓠瓜、匏瓜。

李时珍说：壶，是盛酒的器具；卢，是盛饭的器具。因为此瓜的形状与壶、卢相似，又能用来盛酒、盛饭，所以名壶卢，俗称葫芦。其中圆的叫匏，也称瓢，因为它能像水泡一样漂浮在水面上。凡蓏类都能称为瓜，所以叫瓠瓜，匏瓜。

【集解】李时珍说：长瓠、悬瓠、壶卢、匏瓜、蒲卢，虽然名称、形状不同，但都是一类。它们都在二月下种，生苗引蔓，叶像冬瓜叶而稍圆，有柔毛，嫩时可食用。五六月间开白花，结白色果实，大小长短，各不相同。瓤中的子像牙齿一样排列，叫作瓠犀。我认为壶匏类植物，既可烹晒，又能做成器具。大的可做成瓮盎；小的可做成瓢和酒樽；做成舟可以浮水；做成笙能奏乐；皮和瓤还可以养猪，用途实在是很多。

壶瓠

［性味］味甘，性平、滑，无毒。

苏恭说：味甘性冷，多食令人吐利。

［主治］主治消渴恶疮，鼻口溃疡烂痛。（孙思邈）

能利尿。（陶弘景）

可除烦，治心热，利小肠，润心肺，治石淋。《日华子诸家本草》

壶卢子

［主治］治疗牙齿肿痛或牙露出，齿摇疼痛，用壶卢子八两同牛膝四两，每次取五钱，煎水含漱，每日三四次。

考证与传说

【葫芦——行医的招牌】

东汉时期，有个叫费长房的人见一老翁在街上卖药，凡吃过他的药的病人，药到病除。费长房想拜老翁为师。于是待人散后，尾随跟踪，见老翁跳进一家酒店墙上挂的葫芦内，于是，他便在酒店挂葫芦处备好酒席，恭候老翁出来。不多时，老翁便从葫芦内跳出来。费长房立即磕头跪拜，认师求教，老翁见费长房诚心求学，便收他为徒，后来费长房便成为当时的一代名医。他为了纪念老翁，行医时总将葫芦背在身上。从此以后，郎中行医，便用葫芦当招牌，以表示医术高超。

冬瓜

菜部 蓏菜类

产地分布：长江以南地区。

成熟周期：夏末、秋初果实成熟时采摘。

形态特征：大叶圆而有尖，茎叶都有刺毛。开黄色的花，结的瓜大，长三四尺。瓜嫩时，绿色有毛，老熟后，则为苍色，皮坚厚有粉，瓜肉肥白。瓜瓤叫作瓜练，白虚如絮。

功效：清热解毒，利水消痰，除烦止渴，祛湿解暑。

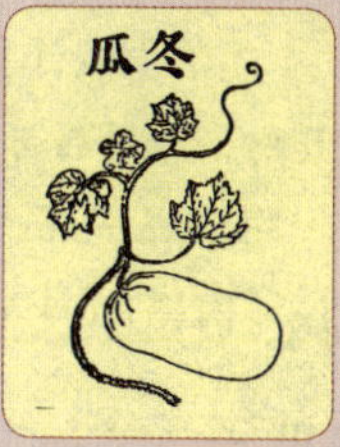

【释名】又名：白瓜、水芝、地芝。

马志说：冬瓜经霜后，皮上白如粉涂，冬瓜子也是白色的，所以叫白冬瓜，子叫白瓜子。

李时珍说：冬瓜在冬季成熟，故名。

冬瓜

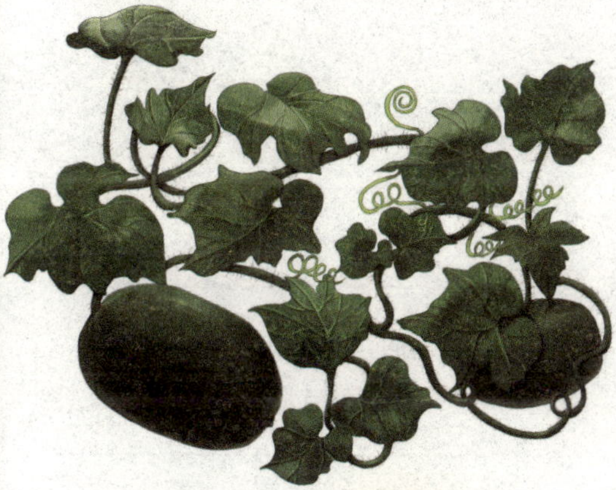

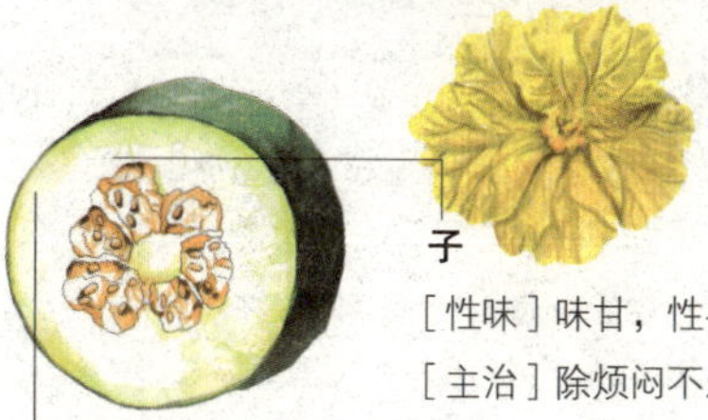

子

［性味］味甘，性平，无毒。

［主治］除烦闷不乐，治肠痈。

瓤

［性味］味甘，性平，无毒。

［主治］绞汁服，止烦躁热渴，利小肠，治五淋。

【集解】李时珍说：冬瓜三月生苗引蔓，大叶圆而有尖，茎叶都有刺毛。六七月开黄色的花，结的瓜大的直径有一尺，长三四尺。瓜嫩时绿色有毛，老熟后则为苍色，皮坚厚有粉，瓜肉肥白。瓜瓤叫作瓜练，白虚如絮，可用来洗衣服。子叫瓜犀，在瓜囊中排列生长。霜后采收冬瓜，瓜肉可煮来吃，也可加蜂蜜制成果脯。子仁也可以食用。凡收瓜忌酒、漆、麝香及糯米，否则必烂。

［主治］除烦闷不乐。可用来作面脂。

白冬瓜

［性味］味甘，性微寒，无毒。

［主治］小腹水胀，利小便，止渴。《名医别录》

捣汁服，止消渴烦闷，解毒。（陶弘景）

益气耐老，除心胸胀满，去头面热。（孟诜）

消热毒痈肿。将冬瓜切成片，用来摩擦痱子，效果很好。《日华子诸家本草》

利大小肠，压丹石毒。（苏颂）

【发明】孟诜说：冬瓜热食味佳，冷食会使人消瘦。煮食养五脏，因为它能下气。

寇宗奭说：凡是患有发背及一切痈疽的人，可以削一大块冬瓜贴在疮上，瓜热时即换，分散热毒气的效果好。

【附方】**痔疮肿痛：**用冬瓜煎汤洗。

瓜练（瓜瓤）

［性味］味甘，性平，无毒。

［主治］绞汁服，止烦躁热渴，利小肠，治五淋，压丹石毒（甄权）。

用瓜练洗面沐浴，可去黑斑，令人肌肤悦泽白皙。（李时珍）

白瓜子

［性味］味甘，性平，无毒。

［主治］除烦闷不乐。可用来作面脂。《名医别录》

治肠痈。（李时珍）

清热解毒、利水消痰、除烦止渴、祛湿解暑。

考证与传说

【历史传说】

传说神农爱民如子，培育了“四方瓜”，即东瓜、南瓜、西瓜、北瓜。并命令它们各奔所封的地方安心落户。结果，南、西、北瓜各自都到受封的地方去了，唯有东瓜不服从分配。神农只好让它换个地方，西方它嫌沙多，北方它怕冷，南方它惧热，最后还是去了东方。神农氏看到东瓜回心转意了，便高兴地说：“东瓜，东瓜，东方为家”。东瓜立即答道：“是冬瓜不是东瓜，处处都是我的家。”神农氏说：“冬天无瓜，你喜欢就叫冬瓜。”

南瓜

菜部　蓏菜类

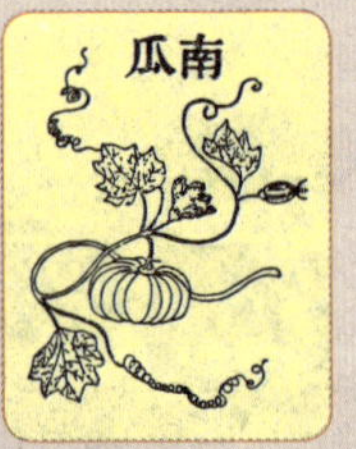

产地分布：长江以南地区。

成熟周期：夏末秋初，果实成熟时采摘。

形态特征：大叶圆而有尖，茎叶都有刺毛。开黄色的花，结的瓜大，长三四尺。瓜嫩时绿色有毛，老熟后则为苍色，皮坚厚有粉，瓜肉肥白。瓜瓤叫作瓜练，白虚如絮。

功效：清热解毒，利水消痰，除烦止渴，祛湿解暑。

【集解】李时珍说：南瓜种出自南方少数民族地区，后传入闽、浙等地，现燕京各处也都有了。南瓜三月下种，适宜种在肥沃的沙地。四月生苗，藤蔓很繁茂，一根蔓可长到十余丈长，节节有根，着地即扎根生长。南瓜茎中间是空的，叶子像蜀葵但大小如荷叶。八九月时开黄色花，像西瓜花。结的瓜很圆，大如西瓜，皮上有棱像甜瓜。一根南瓜藤可结瓜数十颗，瓜的颜色或绿，或黄，或红。霜后将其收于暖处，可储存到来年春天。南瓜子像冬瓜子，南瓜肉厚色黄，不能生吃，只有去皮瓤后煮来食用，味如山药。南瓜与猪肉煮食更好，也可蜜煎食用。

［性味］味甘，性温，无毒。

李时珍说：多食令人发脚气、黄疸。南瓜不能与羊肉同食，否则令人气壅。

［主治］补中益气。（李时珍）

考证与传说

【历史故事】

清代海盐地区有个名人叫张艺堂，少年好学，人也聪明，但苦于家贫，无钱交纳学费。当时有个大学问家叫丁敬身，张艺堂欲拜他为师。他第一次上师门时，身后背着个大布囊，里面装着送给老师的礼物。到了老师家，他放下沉重的布袋，从里面捧出两只大南瓜，每只重十余斤。旁人看了皆大笑，而丁敬身先生却欣然受之，并当场烹瓜备饭，招待学生，这顿饭只有南瓜菜，但师生却吃得津津有味。在海盐一带，“南瓜礼”一直被传为美谈。

丝瓜

菜部 | 蓏菜类

产地分布：主产广东、广西、海南等地。

成熟周期：夏秋采摘。

形态特征：茎蔓性，五棱、绿色、主蔓和侧蔓生长都繁茂，茎节具分枝卷须，易生不定根。叶掌状或心脏形，被茸毛。雌雄异花同株，花冠黄色。

功效：清热化痰，凉血解毒，解暑除烦，通经活络。

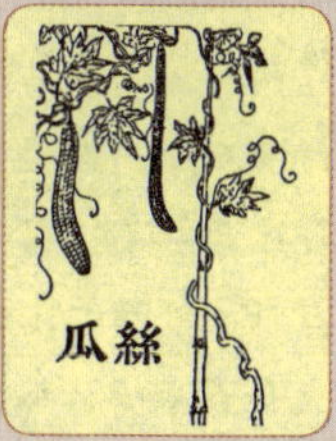

【释名】又名：天丝瓜、天罗、布瓜、蛮瓜、鱼鰦。

李时珍说：此瓜老时筋丝罗织，所以叫丝罗。以前人叫它鱼鰦、虞刺。丝瓜是从南方传来，故叫蛮瓜。

【集解】李时珍说：丝瓜在唐宋以前没有听说，现在南北各地都有栽种，是日常蔬菜。丝瓜二月下种，生苗牵藤，攀延在树上、竹枝

丝瓜

瓜

[性味]味甘，性平，无毒。

[主治]治痘疮不出。

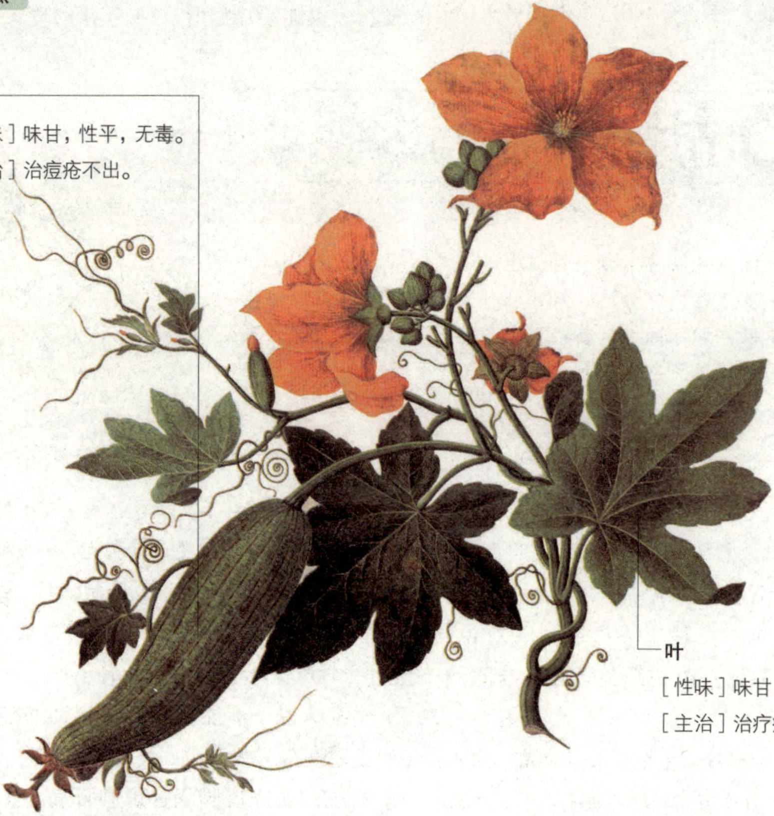

叶

[性味]味甘，性平，无毒。

[主治]治疗癣疮。

上，或给它搭棚架，让它攀缘其上。丝瓜叶大如蜀葵却多丫，有细毛刺，取汁可作绿色染料。它的茎上有棱。六七月开黄花，花为五瓣，有点像胡瓜花，花蕊和花瓣都是黄色的。丝瓜直径一寸左右，长一二尺，甚至可达三四尺，为深绿色，有皱点，瓜头像鳖头。丝瓜嫩时去皮，可烹饪，可晒干，煮汤、做菜都很好。老丝瓜则大如舂米棒，瓜内筋络缠绕如织成的一样，经霜则枯，只能用来垫靴子，或洗锅等，故村人称它为洗锅罗瓜。瓜内有房隔，子在隔内，形状像栝蒌子，黑色而扁。丝瓜的花苞、嫩叶和卷须，都可以食用。

瓜

[性味] 味甘，性平，无毒。

[主治] 将枯丝瓜烧存性，加朱砂研末，用蜂蜜水调服，治痘疮不出。（朱震亨）

丝瓜煮食，能除热利肠。将老丝瓜烧存性服，可去风化痰，凉血解毒，杀虫，通经络，行血脉，下乳汁，治大小便带血、痔漏崩中、黄积、疝痛卵肿、血气作痛、痈疽疮肿、虫牙、痘疹胎毒。（李时珍）

暖胃补阳，固气和胎。《生生编》

【附方】**1. 痈疽不敛，疮口太深：**用丝瓜捣汁，频频涂搽。**2. 手足冻疮：**老丝瓜烧存性，用腊猪油调涂患处。**3. 肠风下血：**取霜后干丝瓜烧存性，研为末，空腹用酒送服二钱。**4. 化痰止咳：**取丝瓜烧存性，研为末，加枣肉做成弹子大的丸子，每次用温酒服一丸。

丝瓜叶

[主治] 治疗癣疮，将叶在癣疮处频频揉搓。也能治疗痈疽疔肿。（李时珍）

胡瓜（黄瓜）菜部 | 蓏菜类

产地分布：全国。

成熟周期：露地栽培可达9个月以上。

形态特征：茎蔓性，有分枝。叶掌状，大而薄，叶缘有细锯齿。花通常为单性，雌雄同株。瓠果。嫩果颜色由乳白至深绿。果面光滑或具白、褐或黑色的瘤刺。

功效：清热利水，解毒消肿，生津止渴。

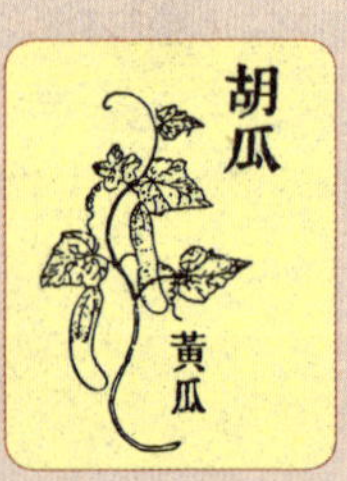

【释名】又名：黄瓜。

陈藏器说：北方人避石勒讳，改叫黄瓜。

李时珍说：张骞出使西域带回此瓜种子，故名胡瓜。按杜宝《拾遗录》所说，隋大业四年避讳，改胡瓜为黄瓜。与陈藏器的说法有差异。

【集解】李时珍说：胡瓜到处都有。它正二月下种，三月生苗牵藤。叶像冬瓜叶，也有毛。四五月开黄色花，结的瓜围度有二三寸，长的可达一尺多。瓜皮青色，皮上有小结像疣子，皮到老的时候则变为黄赤色。子与菜瓜子相同。有一种五月下种，霜降时结瓜，白色而短，生熟都可食用的，兼作蔬菜和瓜果。

[性味] 味甘，性寒，有小毒。

孟诜说：不能多吃，否则动寒热，多疟疾，积瘀热，发疰气，令人虚热上逆、少气，损阴血，发疮疥脚气、虚肿百病。患天行病后，也不能吃。

胡瓜

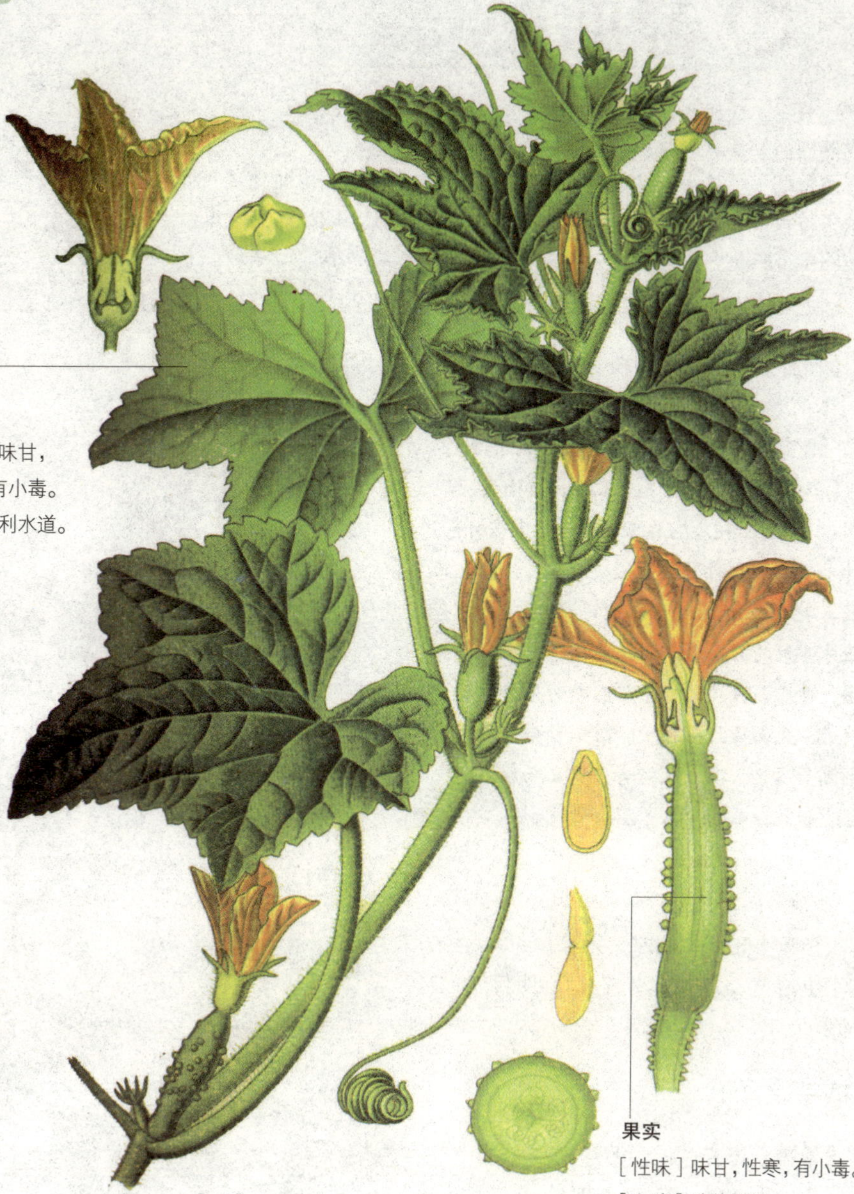

考证与传说

【历史传说】

黄瓜原产印度，张骞出使西域时带回中国，当时称之为“胡瓜”。东晋时，羯族人石勒做了后赵王，他不满汉人把北方少数民族称为“胡人”，为避讳“胡”字，便将之改名为“黄瓜”。有些南方人对“黄”“王”二字的读音难以分清，故又称“王瓜”。

苦瓜

菜部 | 蓏菜类

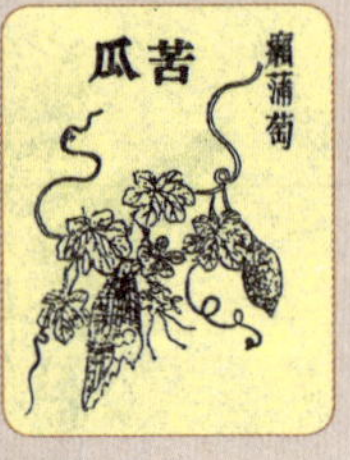

产地分布： 我国各地有栽培，主产福建。

成熟周期： 夏秋采摘。

形态特征： 叶互生，掌状 5 ~ 7 深裂。花小，单性，雌雄同株，黄色。果实纺锤形，有瘤状凸起，成熟时橙黄色，味苦，瓤鲜红色，味甜。

功效： 清热祛心火，解毒，明目，补气益精，止渴消暑，治痢。

【释名】又名：锦荔枝、癞葡萄。

李时珍说：苦是因味苦而来。称瓜、荔枝、葡萄，都是因实及茎、叶相似而得名。

【集解】李时珍说：苦瓜原出自南番，现在闽、广都有种植。它在五月下种，生苗引蔓，茎叶卷须，都像葡萄但小些。七八月开黄色的小花，花有五瓣如碗形。它结的瓜，长的有四五寸，短的只有二三寸，青色，皮上有细齿如癞，也像荔枝皮的样子，瓜熟时为黄色而自己裂开，里面有红瓤裹子。瓤味甘美可食。其子形扁如瓜子。南方人将青苦瓜去瓤后煮肉及用盐、酱做成菜食用，苦涩有青气。

瓜

[性味] 味苦，性寒，无毒。

[主治] 除邪热，解劳乏，清心明目。（李时珍）

苦瓜子

[性味] 味苦、甘，无毒。

[主治] 益气壮阳。（李时珍）

考证与传说

【民间传说】

苦瓜有一种“不传己苦与他物”的特点，就是与任何菜，如鱼、肉等同炒同煮，绝不会把苦味传给对方，所以有人说苦瓜“有君子之德，有君子之功”，誉之为“君子菜”。

苦瓜

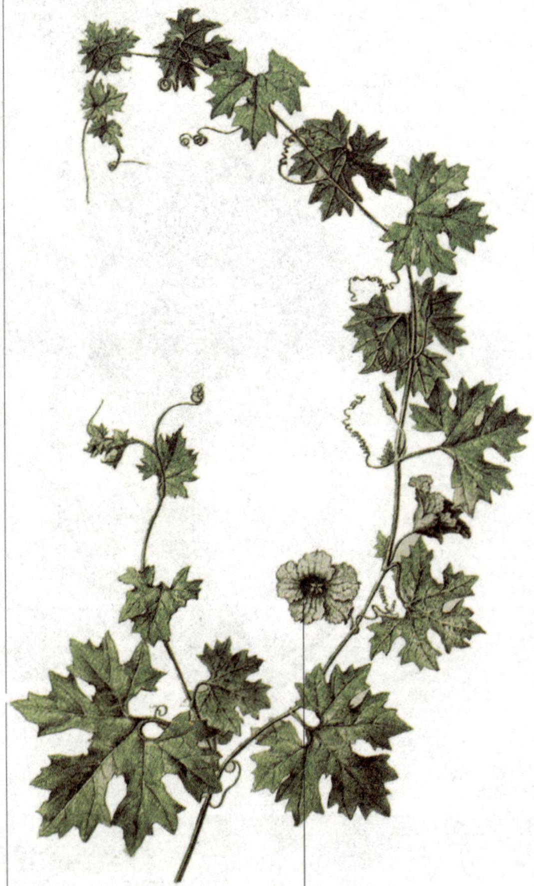

花

[性味] 味苦，性寒，无毒。

[主治] 除邪热，解劳乏，清心明目。

水菜类

紫菜

菜部 水菜类

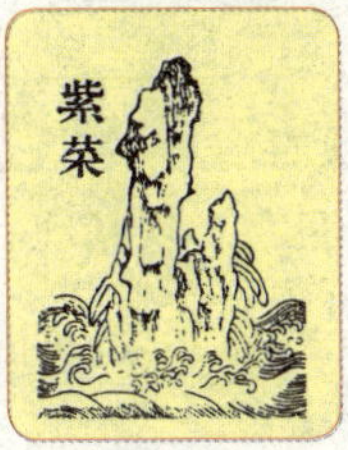

【释名】又名：紫薁。

【集解】孟诜说：紫菜生长在南海中，附着在石头上。生时为正青色，取来晒干后则变成紫色。

李时珍说：闽、越的海边都有紫菜，叶大而薄。当地人将其揉成饼状，晒干后出售。它的颜色纯紫，也属石衣一类。

[性味]味甘，性寒，无毒。

陈藏器说：多食令人腹痛发气，吐白沫。解决办法是饮热醋少许，即消。

[主治]紫菜煮汁后饮用，可治热气烦塞咽喉。（孟诜）

患有瘿瘤的人适宜食用。（李时珍）

考证与传说

【考证】

中国古代已开始食用紫菜。始见载于晋代左思《吴都赋》的“纶组紫绛”，据吕延济注其中之“紫”乃“北海中草”。唐代《集异记》有采紫菜的记载。元代时，“南澳紫菜”已开始出口外销。明代《五杂俎》指出人们将荔枝、蛎房、子鱼、紫菜作为福建的“四美”。三百多年前中国福建已用洒石灰水或放竹帘等方法繁育紫菜，食用也普及至内地。20世纪50年代，中国科学家研究出紫菜孢子的来源，为人工养殖创造了条件。

石花菜

菜部 水菜类

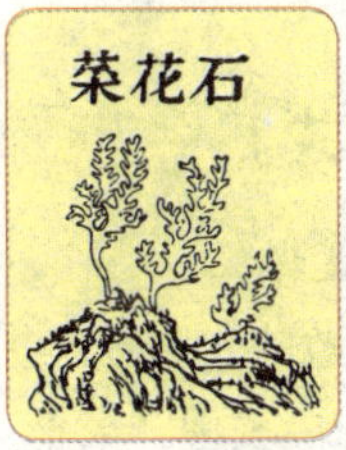

【释名】又名：琼枝。

李时珍说：石花、琼枝，都是以它的外形来命名。

【集解】李时珍说：石花菜生长在南海沙石之间，高二三寸，形状像珊瑚，有红、白两种颜色。它的枝上长有细齿。将石花菜用沸水泡去砂屑，放上姜、醋，吃起来很脆。它的根埋在沙地中，可再生枝。有一种稍粗而像鸡爪的，叫鸡脚菜，味道更好。这两种菜长时间浸泡后，都会化成胶冻。

[性味]味甘、咸，性大寒，滑，无毒。

[主治]可祛上焦浮热，发下部虚寒。（宁源）

龙须菜

菜部 水菜类

【集解】李时珍说：龙须菜生长在东南海边的石头上。丛生无枝，叶的形状像柳叶，根须长的有一尺多，呈白色。龙须菜用醋浸泡食用，或同肉蒸食都很好。《博物志》中载的石发像说的是龙须菜，与石衣之石发同名。

[性味]味甘，性寒，无毒。

[主治]主瘿结热气，利小便。（李时珍）

芝栭类

芝

菜部 | 芝栭类

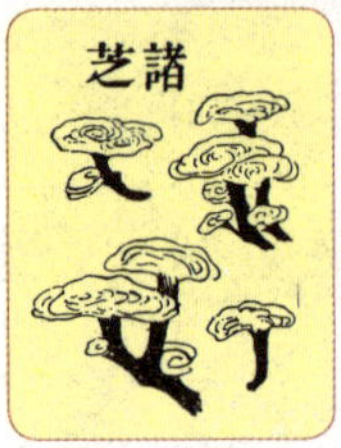

【释名】又名：茵。

李时珍说：芝本作之，篆文象草生长在地上的样子。后人借“之”字为语气词，所以加草头为“芝”以与“之”相区别。有人说，生长在坚硬地方的叫菌，生长在阴柔地方的叫芝。上古四皓采芝供群仙服食，则芝也是菌类，可以食用，故将其移入菜部。

【集解】李时珍说：芝的种类很多，也有开花结实的。本草唯以六芝标明，但对其种属不能不知道。《神农本草经》载，吸收山川云雨、四时五行、阴阳昼夜精华而生长的五色神芝，是供圣王用的。《瑞应图》说，芝草常在六月生长，春青，夏紫，秋白，冬黑。葛洪《抱朴子》说，芝有石芝、木芝、肉芝、菌芝等，品种有数百种。时珍我常疑惑，芝乃是腐朽余气所生，就像人生瘤赘。而古今都认为，芝是瑞草，又说吃了芝能成仙，实在是迂腐荒谬。

芝

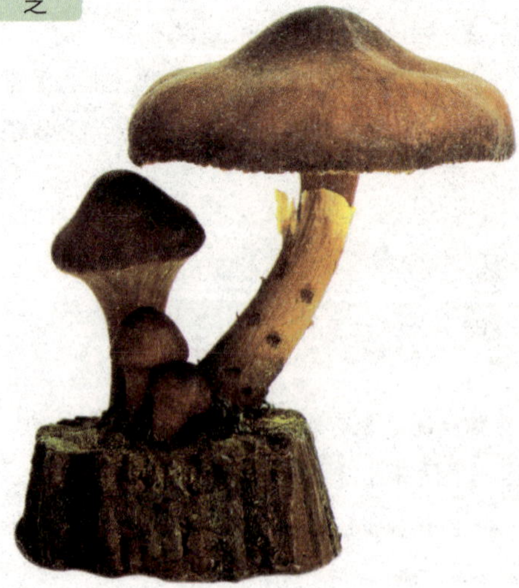

青芝（一名龙芝）

［性味］味酸，性平，无毒。

［主治］主治明目，补肝气，安精魂。久服，轻身不老。《神农本草经》

增强记忆。《新修本草》

赤芝（一名丹芝）

［性味］味苦，性平，无毒。

［主治］主治胸中郁结，益心气，补中，长智慧，增记性。久食，令人轻身不老，延年成仙。《神农本草经》

黄芝（一名金芝）

［性味］味甘，性平，无毒。

［主治］主治心腹五邪，益脾气，安神，使人忠信和乐。久食，令人轻身不老，延年成仙。《神农本草经》

白芝（一名玉芝、素芝）

［性味］味辛，性平，无毒。

［主治］治咳逆上气，益肺气，通利口鼻，使人意志坚强，长勇气，安魄。久食，令人轻身不老，延年成仙。《神农本草经》

黑芝（一名玄芝）

［性味］味咸，性平，无毒。

［主治］治尿闭，能利水道，益肾气，通九窍，使人耳聪目明。久食，令人轻身不老，延年成仙。《神农本草经》

紫芝（一名木芝）

［性味］味甘，性温，无毒。

［主治］主治耳聋，利关节，保精神，益精气，坚筋骨，令人面色好。久食，使人轻身不老。《神农本草经》

疗虚芝，治痔。（李时珍）

木耳

菜部 芝栭类

产地分布：全国。

成熟周期：夏、秋季采收。

形态特征：子实体丛生，常覆瓦状叠生。叶状或近林状，边缘波状，以侧生的短柄或狭细的基部固着于基质上。初期为柔软的胶质，黏而富弹性，以后稍带软骨质，干后强烈收缩，变为黑色硬而脆的角质至近革质。背面外面呈弧形，紫褐色至暗青灰色，疏生短绒毛。

功效：补气血，润肺，止血。

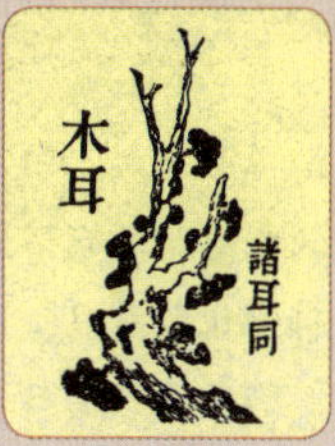

【释名】又名：木檽、木菌、木坳、树鸡、木蛾。

李时珍说：木耳生长在朽木上，没有枝叶，是湿热余气所生。称耳、蛾，是因其形状而来。称檽，是以软湿的为好。称鸡、坳，是因其味相似而得名。南楚人把鸡叫为坳。有人说，生长在地上的叫菌，生长在木上的为蛾。北方人称蛾，南方人称蕈。

【集解】苏恭说：桑、槐、楮、榆、柳，这五种树木上生的木耳，软的都能食用。人们常吃的是楮耳。槐耳可以治疗痔疮。煮浆粥倒在各种木上，用草盖好，即生木耳。

李时珍说：各种树木都能长木耳。它的良毒也由木性决定，这一点不能不知道。然而现在市上出售的木耳，多为杂木所生。

［性味］味甘，性平，有小毒。

甄权说：木耳以生长在古槐、桑树上的为好，生于柘木上的次之。其余树上生的木耳，吃后令人动风气，发旧疾，致人肋下急，损经络背膊，使人烦闷。

陈藏器说：凡是有蛇、虫从下面经过的木耳，有毒。枫木上生的木耳，不能食用。采来的木耳如颜色有变，有毒。夜间会发光的，欲烂而不生虫的也都有毒。如吃木耳中毒，可取冬瓜藤生捣，服汁可解。

李时珍说：按张仲景所说，赤色的和仰生的木耳，都不能吃。

［主治］主益气不饥，轻身强志。《神农本草经》

能治疗痔疮。（李时珍）

考证与传说

【健康红绿灯】

木耳不宜与田螺同食，从食物药性来说，寒性的田螺，遇上滑利的木耳，不利于消化，所以二者不宜同食。患有痔疮者，木耳与野鸡不宜同食，野鸡有小毒，二者同食易诱发痔疮出血。木耳不宜与野鸭同食，野鸭味甘性凉，同时易消化不良。

蘑菰蕈 菜部 芝栭类

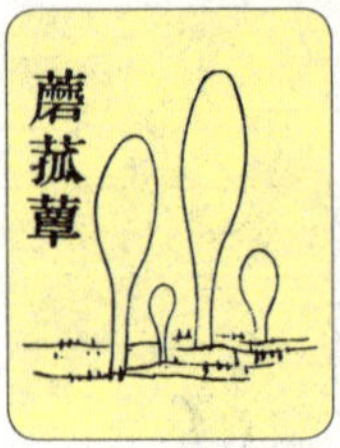

【释名】又名：肉蕈。

【集解】李时珍说：蘑菰出自山东、淮北各地。将桑、楮等木埋在土中，用淘米水浇后，待菰长成即可采摘。蘑菰蕈长二三寸，根小顶大，白色，柔软，中间空虚，像未开的玉簪花。它俗名鸡腿蘑，味道像鸡肉。有一种形状像羊肚，上面有蜂窠眼的，叫羊肚菜。

［性味］味甘，性寒，无毒。

《饮膳正要》说：有毒，易动气发病，不能多吃。

［主治］益肠留，化痰理气。（李时珍）

叶

［性味］味甘，性寒，无毒。

［主治］化痰理气。

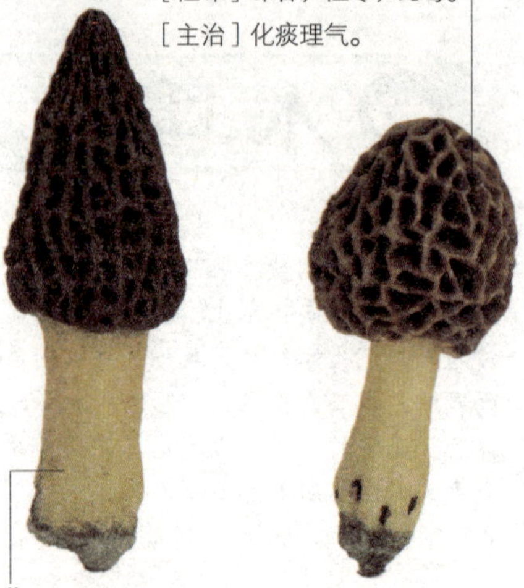

茎

［性味］味甘，性寒，无毒。

［主治］益肠留。

香蕈 菜部 芝栭类

产地分布：浙江、福建、台湾、广东、江西、云南、陕西、甘肃等地。

成熟周期：春、秋季采收。

形态特征：子实体中等大至稍大。幼时半球形，后呈扁平至稍扁平，表面菱色、浅褐色、深褐色至深肉桂色，中部往往有深色鳞片，而边缘常有污白色毛状或絮状鳞片。菌肉白色，稍厚或厚，细密，具香味。

功效：能补脾胃，益气。

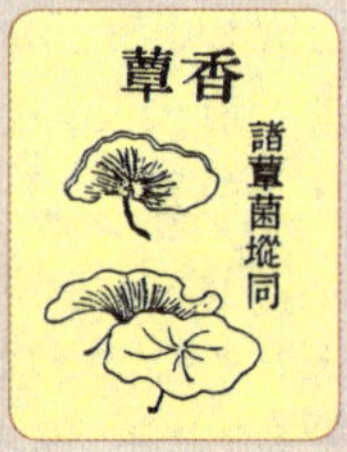

【释名】李时珍说：蕈字从覃。覃，延的意思。蕈味隽永，有覃延之意。

【集解】吴瑞说：蕈生长在桐、柳、枳椇木上。紫色的叫香蕈，白色的叫肉蕈，都因湿气熏蒸而成。生长在山中偏僻处的有毒。

李时珍说：蕈的品种不一。宋人陈仁玉著《菌谱》，说得很详细，现将有关的略为摘录：一、合蕈，又名台蕈。生长在韦羌山。冰雪开始融化，春气勃动时，土壤松动，合蕈发芽。它的表面为褐色，肌理却玉洁，芳香无比，韵味十足。将它放入锅中煮，百步外都能闻到香味。山里人采来晒干后出售，香味不如生的。其他山中虽然也产此蕈，但柄高而香味粗劣，不能比。二、稠膏蕈。生于梦溪各山。秋季雨淋露浸时，生长出蕈花。稠膏蕈生长在很高的树梢上，初如蕊珠，圆莹像从酥油上滴下的乳汁，为浅黄

香蕈

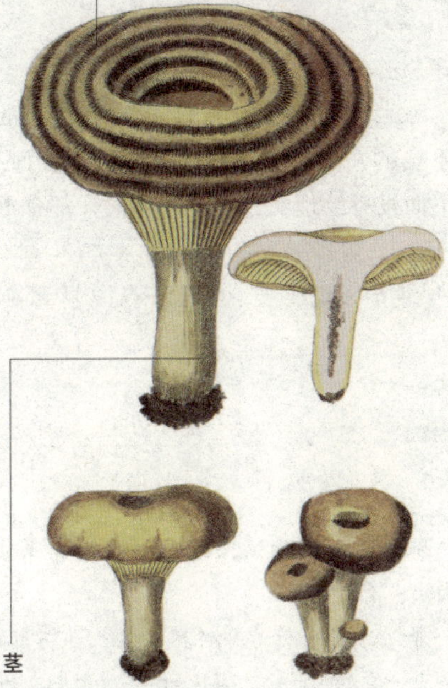

白色，味尤其甘美。待其蕈伞张开如手掌大时，味就变了。春季也生有稠膏蕈，但膏液少。稠膏蕈的食法：将其入沸水中煮过后漉起，放入各种调料，特别是酒。切勿搅动，否则会变得涎腥而不能吃。三、松蕈，生长在松树阴湿处，随时可采。四、麦蕈，生长在溪边的沙壤中。味道格外鲜美，像蘑菇。五、玉蕈，入冬时生，洁白可爱，做羹食用微有些韧。俗名寒蒲蕈。六、黄蕈，丛生于山中，黄色，俗名叫黄缵蕈。七、紫蕈，赭紫色，产于山中，为下品。八、四季蕈，生于林木中，味甘而肌理粗。九、鹅膏蕈，生长在高山中，外形像鹅蛋，久则张开如伞。鹅膏蕈味甘滑，不逊于稠膏蕈，然而与杜蕈相似，容易混淆，不能不谨慎。杜蕈，是土蕈。

[性味] 味甘，性平，无毒。

[主治] 主益气不饥，治风破血。（吴瑞）

松蕈：治尿浊不禁。《菌谱》

鸡㙡

菜部 芝栭类

【释名】又名：鸡菌。

李时珍说：南方人称此菌为鸡㙡，是说它的味道像鸡肉。

【集解】李时珍说：鸡㙡出自云南，是生长在沙地间的丁蕈。它的菌柄很高，顶部像伞。当地人将它采来烘干后寄去远方，作为土特产。它的香气和味道都像香蕈，但不及香蕈风韵。另外，广西横州出一种雷菌，雷雨过后即生长，必须迅速采摘，稍迟则腐烂或变色，故名。雷菌用来煮羹味美，也属鸡菌一类。这几种菌都非常珍贵。

[性味] 味甘，性平，无毒。

[主治] 益胃清神，主治痔疮。（李时珍）

鸡㙡

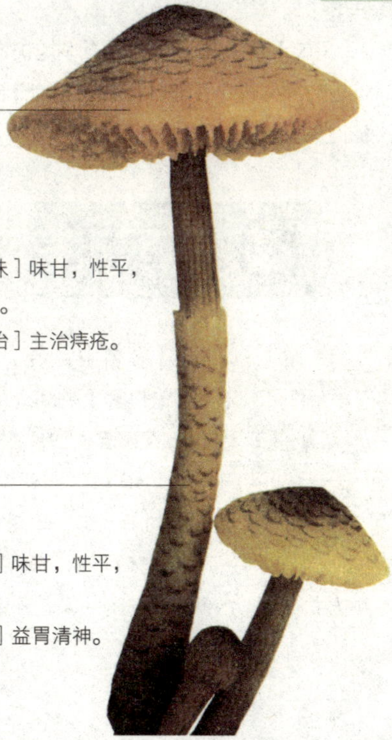

土菌　菜部｜芝栭类

【释名】又名：杜蕈、地蕈、菰子、地鸡、獐头。

陈藏器说：生长在地上的为菌，生长在木上的为耳。

［性味］味甘，性寒，有毒。

孟诜说：菌子有好几种，生于槐树上的好，生在田野中的有毒，能杀人。

陈藏器说：夜间有光的，欲烂不生虫的，煮不熟的，煮后浑浊照人无影的，上面有毛下面没有纹理的，仰卷赤色的，都有毒，能杀人。

［主治］烧成灰，可敷疮疥。（陈藏器）

竹蓐　菜部｜芝栭类

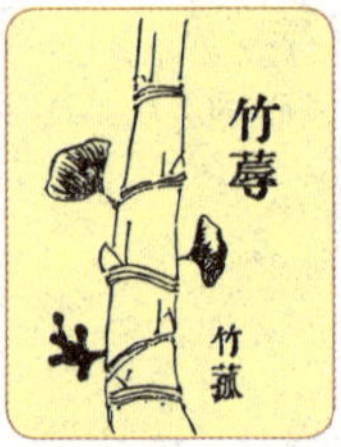

【释名】又名：竹肉、竹菰、竹蕈。

李时珍说：草更生曰蓐，得溽湿之气而成。陈藏器的《本草拾遗》中称它为竹肉，是因为其味像肉。

【集解】孟诜说：慈竹林夏季逢雨时，滴汁到地上而生蓐。它的形状似鹿角，白色，可以食用。

陈藏器说：竹肉生长在苦竹枝上，如鸡蛋，似肉块，有大毒。

李时珍说：竹蓐即竹菰，生长在朽竹的根节上。它的形状像木耳，红色。《酉阳杂俎》上载，江淮有竹肉，大如弹丸，味如白树鸡，说的就是竹蓐。生长在苦竹上的有毒。

［性味］味甘、咸，性寒，无毒。

［主治］治一切赤白痢，可和姜、酱食用。（孟诜）

石耳　菜部｜芝栭类

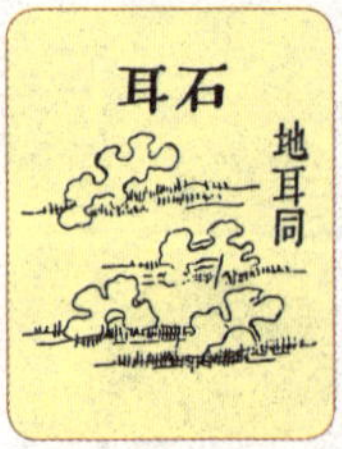

【释名】又名：灵芝。

【集解】吴瑞说：石耳生长在天台、四明、河南、宣州、黄山、巴西及边疆各山的石崖上，远望如烟。它的形状像地耳。把石耳洗去沙土，作食，胜过木耳，是佳品。

李时珍说：庐山也长有很多石耳。它的形状像地耳。食用时将石耳洗去沙土，做菜胜过木耳，是佳品。

［性味］味甘，性平，无毒。

［主治］久食益面色。（汪颖）

明目益精。（李时珍）

第十卷

果部

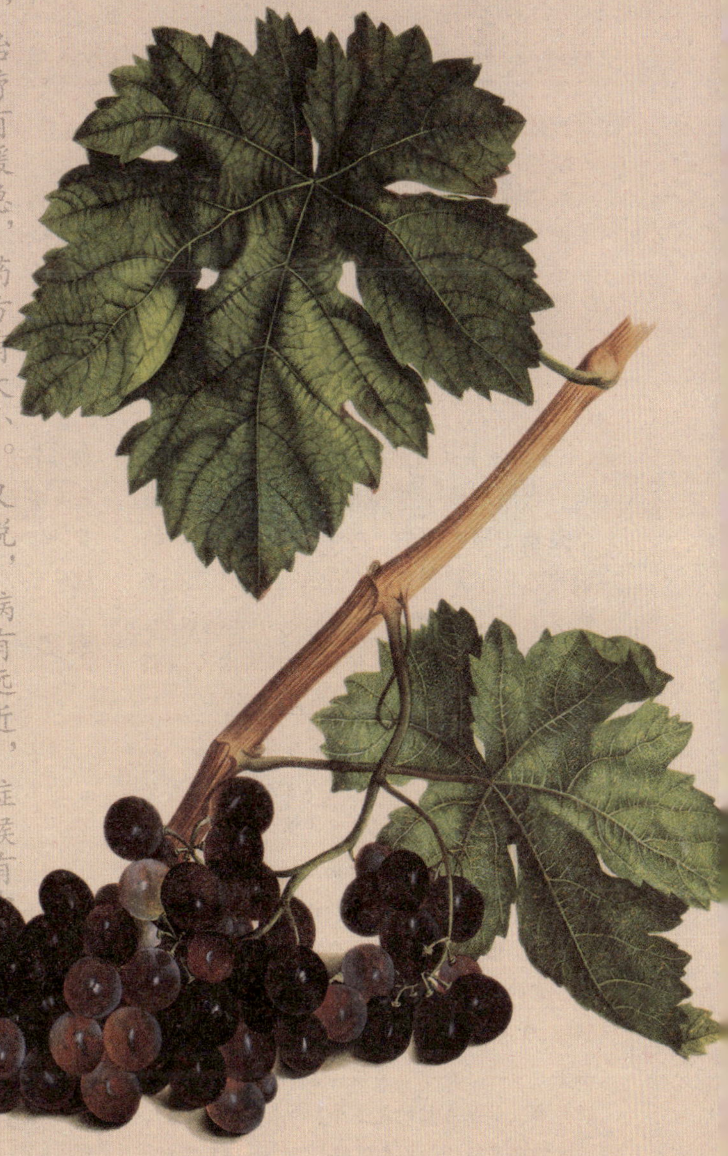

李时珍说：木本植物的果实叫果，草本植物的果实叫蓏。成熟后，可以食用，晒干可以作果脯。丰收或歉收之年，都可以用来补充粮食；得病时可用作药物。它们作为粮食的补充，以养民生。果蓏因土壤的不同而存在差异。怎么能纵情于口腹之欲而不知道它们的性味良毒呢？于是收集草木果实中为果、蓏的列为果部，分为五果、山果、夷果、味果、蓏果、水果六类。

五果类

李

果部 五果类

产地分布：全国。

成熟周期：夏季采摘。

形态特征：花直径二厘米左右，白色、五瓣花，有柄，无毛，叶与梅、桃相似，开花后结果实，果实如球形，扁圆形；果皮色泽有鲜红色、紫色等，果实未成熟酸味及涩味，成熟之后酸甜各半，充分成熟美味可口，果中有硬核，种子一枚。

功效：清热解毒，利湿，止痛。

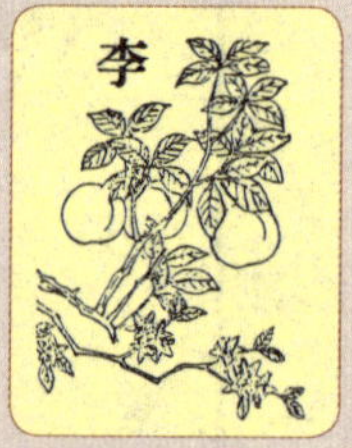

【释名】又名：嘉庆子。

李时珍说：按罗愿《尔雅翼》所说，李是木中结实多的，故字从木，从子。按说树木中结果实多的有很多，为何只有李称木子呢？按《素问》中所说，李味酸属肝，为东方之果，所以李在五果中属木，因而得此专称。现在人称干李为嘉庆子。

【集解】马志说：李子有绿李、黄李、紫李、牛李、水李，都甘美可以食用，但核不中用。唯独野李味苦，核仁可作药用。

李时珍说：李，绿叶白花，树的存活期很长，有近百个品种。它的果实大的像杯、卵，小的像弹丸、樱桃。它的味道有甘、酸、苦、涩几种。它的颜色有青、绿、紫、朱、黄、赤、缥绮、胭脂、青皮、紫灰多种。它的形状有牛心、马肝、柰李、杏李、水李、离核、合核、无核、匾缝的差异。最早成熟的是麦李、御李，四月成熟。成熟晚的是晚李、冬李，在十月、十一月成熟。还有季春李，冬天开花，春天成熟。现在的人们将李子用盐晒、糖藏、蜜煎等方法制成干果，只有晒干的白李有益。方法是：夏天在李子色黄时摘下，用盐揉搓去汁，再加盐晒软，再去核晒干即可。

李实

［性味］味苦、酸，性微温，无毒。

李时珍说：李子，味甘酸，那些味苦涩的不能吃。在水中不下沉的李有毒，不能吃。

《日华子诸家本草》载：多食令人腹胀，使人发虚热。

孟诜说：喝水前吃李会使人发痰疟。不能与雀肉同吃。与蜂蜜同食，易损五脏。

［主治］晒干后吃，能去痼热，调中。《名医别录》

祛骨节间劳热。（孟诜）

肝病患者宜食用。（孙思邈）

李

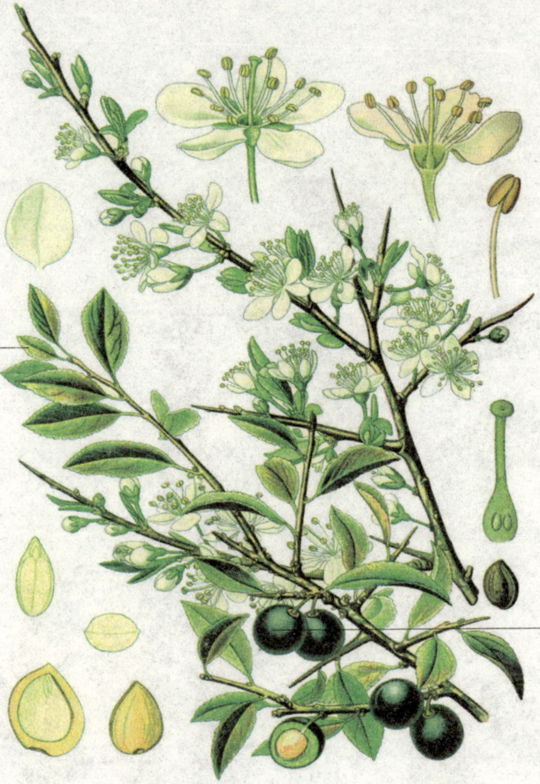

杏

果部 | 五果类

产地分布：东北、华北、西北及黄河流域。
成熟周期：春夏之交采摘。
形态特征：树冠开展，叶阔心形，深绿色，直立着生于小枝上。花盛开时白色，自花授粉。短枝每节上生一个或两个果实，果圆形或长圆形，稍扁，形状似桃，但少毛或无毛。果肉豔黄或橙黄色。果核表面平滑，略似李核，但较宽而扁平，多有翅边。
功效：止渴生津，清热祛毒。

杏

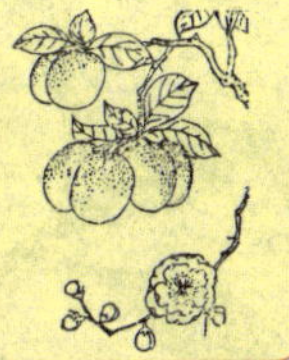

【释名】又名：甜梅。

李时珍说：杏字篆文像果实挂在树枝的样子。

【集解】李时珍说：各种杏的叶子都圆而有尖，二月开红色花，也有叶多但不结果的。味甜而沙的叫沙杏，色黄而带酸味的叫梅杏，青而带黄的是柰杏。其中金杏个大如梨，色黄如橘。王祯《农书》上说，北方有种肉杏很好，色红，大而扁，有金刚拳之称。凡是杏熟时，将其榨出浓汁，涂在盘中晒干，再摩刮下来，可以和水调麦面吃。

杏实

[性味]味酸，性热，有小毒。生吃太多，伤筋骨。

寇宗奭说：凡是杏都多热。小儿多吃，

杏

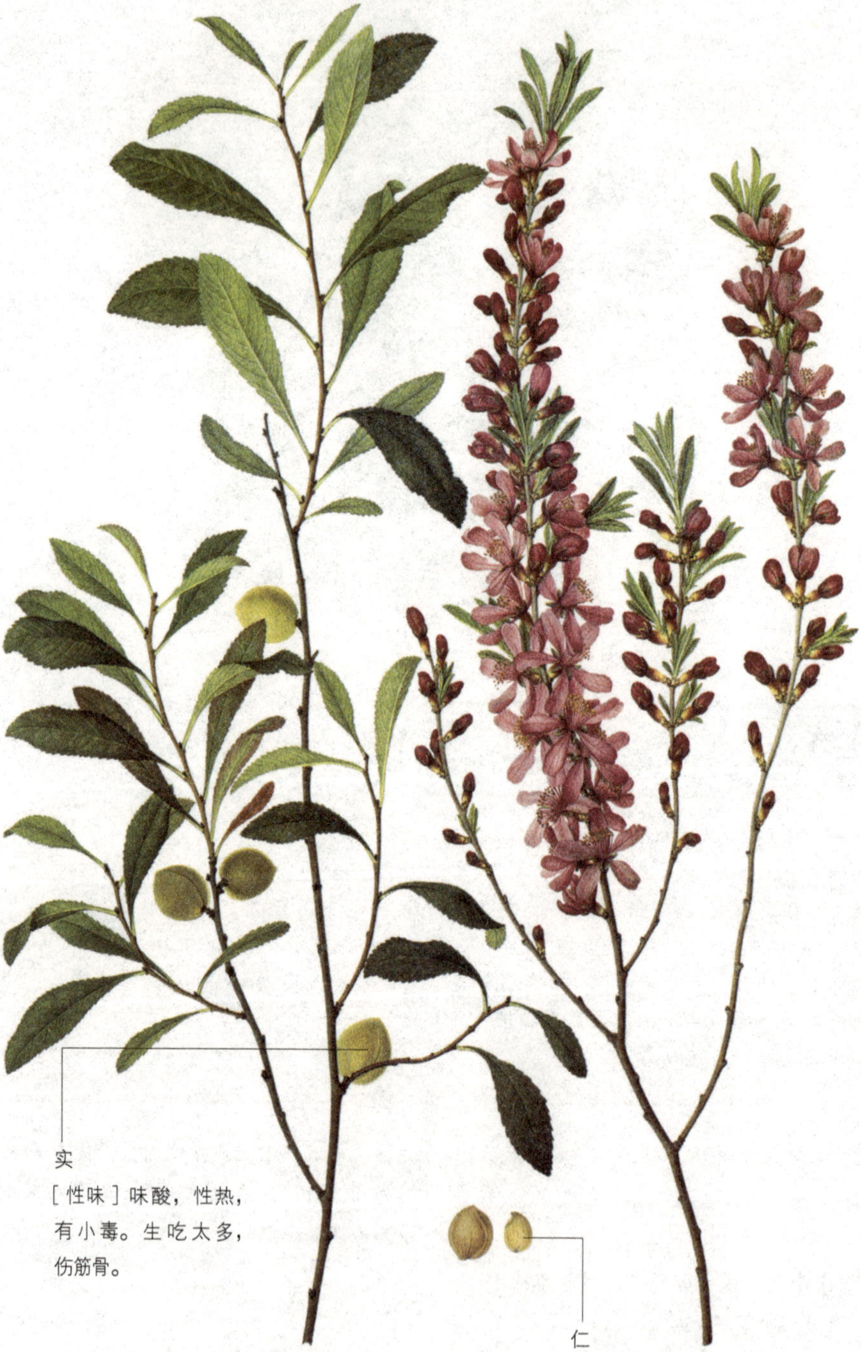

会致疮痈膈热。

扁鹊说：多食动旧疾，使人眼盲、须眉脱落。

宁源说：多食生痰热，使人精神昏乏。产妇尤忌。

［主治］晒干作果脯吃，能止渴，去冷热毒。杏为心之果，心病者宜食用。（孙思邈）

杏仁

【修治】陶弘景说：凡用杏仁，用汤浸去皮尖，炒黄。或者用面麸炒过用。

李时珍说：治风寒肺病药中，也有连皮尖用的，取其发散的作用。

［性味］味甘（苦），性温（冷利），有小毒。一个核中有两个仁的毒性大。

朱震亨说：杏仁性热，寒证可用。

徐之才说：杏仁得火良，恶黄芩、黄芪、葛根，畏蘘草。

［主治］主治咳逆上气痰鸣，喉痹，下气，产乳金疮，寒心奔豚。《神农本草经》

疗惊痫，心下烦热，风气往来，时行头痛，能解肌，消心下胀痛，杀狗毒。《名医别录》

解锡毒。（徐之才）

治腹痹不通，能发汗，主温病脚气，咳嗽上气喘促。加天门冬同煎，润心肺。与酪作汤，润声音。（甄权）

除肺热，治上焦风燥，利胸膈气逆，润大肠治便秘。（张元素）

杀虫，治各种疮疥，能消肿，疗头面各种风气引起的水泡样疙瘩。（李时珍）

【发明】张元素说：杏仁气薄味厚，浊而沉坠，主降，属阴，入手太阴经。它的作用有三，一润肺，二消食积，三散滞气。

李时珍说：杏仁有小毒，所以还能治疮杀虫。

【附方】**1. 上气喘急**：杏仁、桃仁各半两，去皮尖，炒研，加水调生面和成梧桐子大的丸子，每次用姜、蜂蜜汤送服十丸，以微泻为度。**2. 喘促浮肿，小便淋沥**：杏仁一两，去皮尖，熬后磨细，加米同煮粥，空腹吃二合。**3. 小儿脐烂成风**：杏仁去皮研后敷涂。

梅

果部 | 五果类

产地分布：全国各地都有栽培。

成熟周期：花期3月，果期5～6月。

形态特征：小枝绿色，无毛。叶片宽卵形或卵形，顶端长渐尖，基部宽楔形或近圆形，边缘有细密锯齿，背面色较浅。花单生或两朵簇生，先叶开放，白色或淡红色，芳香；花柄短或几无；萼筒钟状，常带紫红色，萼片花后常不反折；心皮有短柔毛。核果近球形，两边扁，有纵沟，绿色至黄色，有短柔毛。

功效：能止渴调中，祛痰，治疟瘴，止吐逆霍乱，除冷热下痢。

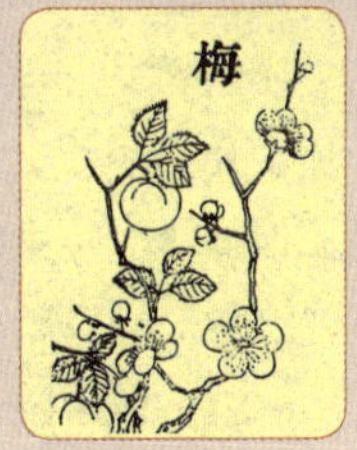

【集解】李时珍说：按陆玑《诗义疏》所载，梅属于杏类，树、叶都有些像杏。梅叶有长尖，比其他树先开花。它的果实味酸，晒干成脯，可加到汤羹、肉羹中，也可含在嘴里吃，能香口。采半黄的梅子用烟熏制后为乌梅；青梅用盐腌后晒干，为白梅。也可将梅蜜煎，或用糖腌后制成果脯食用。取熟梅榨汁晒后成梅酱。只有乌梅、白梅可以入药。梅酱夏季可用来调水喝，能解暑渴。

菜部
果部
木部
鳞部
介部
禽部
兽部
人部

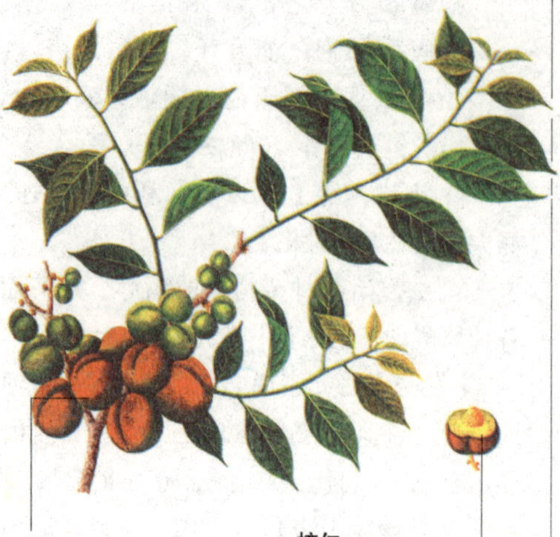

果实

[性味]味酸,性平,无毒。

核仁

[性味]味酸,性平,无毒。

[主治]明目,益气,不饥。

梅实

[性味]味酸,性平,无毒。

《日华子诸家本草》载:多食损齿伤筋,蚀脾胃,使人发膈上痰热。服黄精的人忌食。吃梅后牙酸痛,嚼胡桃肉可解。

【发明】李时珍说:梅,花开于冬季而果实成熟于夏季,得木之全气,故其味最酸。

乌梅

【修治】陶弘景说:乌梅用时须去核,微炒过。

李时珍说:乌梅制法,取青梅装在篮子里,用烟熏黑,如果用稻灰汁淋湿蒸制,则肥厚润泽而不生蛀虫。

[性味]味酸,性温、平,涩,无毒。

[主治]主下气,除热烦满,安心,止肢体疼痛,偏枯不仁,死肌,去青黑痣,蚀恶肉。《神农本草经》

祛痹,利筋脉,止下痢,口干。《名医别录》

泡水喝,治伤寒烦热。(陶弘景)

能止渴调中,祛痰,治疟瘴,止吐逆霍乱,除冷热下痢。(陈藏器)

治虚劳骨蒸,消酒毒,令人安睡。与建茶、干姜制成丸服,止休息痢最好。《日华子诸家本草》

敛肺涩肠,止久嗽、泻痢,反胃噎膈,蛔厥吐利,能消肿涌痰,杀虫,解鱼毒、马汗毒、硫黄毒。(李时珍)

白梅

【释名】又名:霜梅、盐梅。

【修治】取大青梅用盐水浸泡,白天晒,晚上泡,十天便成。日久便会上霜。

[性味]味酸、咸,性平,无毒。

[主治]和药点痣,蚀恶肉。(陶弘景)

有刺在肉中时,嚼白梅外敷即出。(孟诜)

研烂后敷搽,治刀箭伤,止血。《日华子诸家本草》

治疗乳痈肿毒,取白梅杵烂贴敷。(汪颖)

可除痰。(苏颂)

治中风惊痫,喉痹痰厥僵仆,牙关紧闭者,取梅肉揩擦牙龈,口水流出则口开。又治泻痢烦渴,霍乱吐下,下血血崩,功效与乌梅相同。(李时珍)

【附方】**1. 痈疽疮肿,无论已溃未溃都可用**:取盐白梅烧存性,研为末,加轻粉少许,用香油涂搽患处四周。**2. 赤痢腹痛**:陈白梅与茶、蜂蜜水各半,煎服。**3. 血崩不止**:乌梅肉七枚,烧存性,研成细末,用米汤送服,一天两次。**4. 蛔虫上行,出于口鼻**:用乌梅煎汤频饮,并含口中,即安。**5. 久咳不止**:乌梅肉微炒,罂粟壳去筋膜蜜炒,等份研为末。每服二钱,睡前用蜂蜜汤调下。

核仁

[性味]味酸,性平,无毒。

[主治]明目,益气,不饥。(吴普)

除烦热。(甄权)

治手指忽然肿痛,取梅核仁捣烂加醋浸泡,外洗。(李时珍)

桃

果部 五果类

产地分布： 我国的华北、华东地区。

成熟周期： 花期3月，果期5～6月。

形态特征： 叶卵状披针形或圆状披针形，边缘具细密锯齿，两边无毛或下面脉腋间有鬓毛；花单生，先叶开放，近无柄；萼筒钟，有短绒毛，裂叶卵形；花瓣粉红色，倒卵形或矩圆状卵形；果球形或卵形，径5～7厘米，表面被短毛，白绿色。

功效： 补中益气，养阴生津，润肠通便。

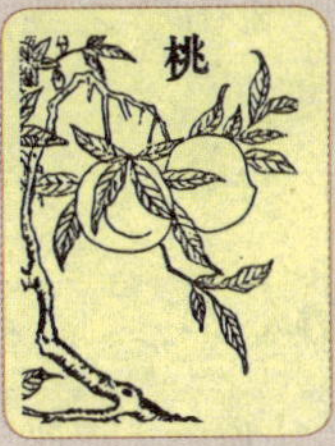

【释名】李时珍说：桃树开花早，易种植且子多，故字从木、兆。十亿称兆，是多的意思。

【集解】陶弘景说：桃树现在到处都有。用桃核仁入药，应当取自然裂开的种核最好，山桃仁不能用。

李时珍说：桃的品种很多，易于栽种，而且结实也早。桃树栽种五年后应当用刀割树皮，以流出脂液，则桃树可多活几年。桃花有红、紫、白、千叶、二色的区别；桃子有红桃、绯桃、碧桃、缃桃、白桃、乌桃、金桃、银桃、胭脂桃，都是以颜色命名。有绵桃、油桃、御桃、方桃、匾桃、偏核桃、脱核桃，都是以外形命名。有五月早桃、十月冬桃、秋桃、霜桃，都是以时令命名。这些桃子都能食用，只有山中毛桃，即《尔雅》中所说的榹桃，小而多毛，核黏味差。但它的仁饱满多脂，可入药用，这大概是外不足而内有余吧。

桃实

［性味］味辛、酸、甘，性热，微毒。多食令人有热。

孟诜说：能发丹石毒，生的尤为损人。

李时珍说：生桃吃多了，会令人膨胀，生痈疖，有损无益。五果中将桃列为下品就是由此而来。

吴瑞说：桃与鳖同食，患心痛。服术

桃

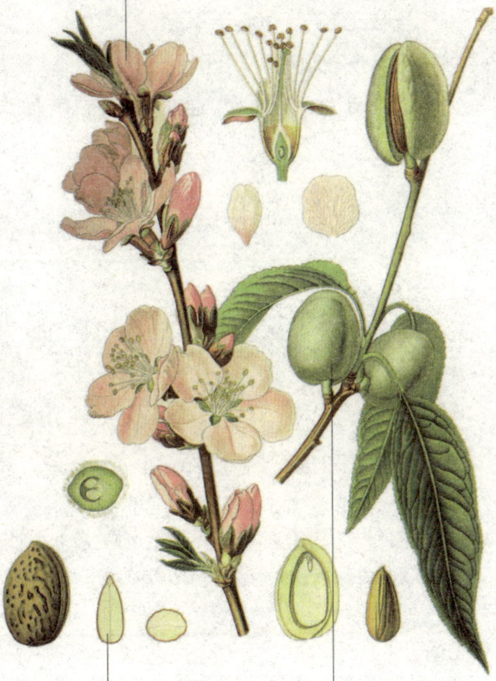

花

［性味］味苦，性平，无毒。

［主治］使人面色润泽。

果实

［性味］味辛、酸、甘，性热，微毒。

［主治］制成果脯食用，益于养颜。

仁

［性味］味苦、甘，性平，无毒。

［主治］主治瘀血血闭、腹内积块，杀小虫。

的人忌食。

［主治］制成果脯食用，益于养颜。《日华子诸家本草》

桃为肺之果，得肺病的人宜吃。（孙思邈）

食用冬桃，解劳热。（李时珍）

桃仁

【修治】李时珍说：桃仁行血，宜连皮、尖生用。润燥活血，宜汤浸去皮、尖炒黄用。或与麦麸同炒，或烧存性，各随方选择。双仁的有毒，不能食用。

［性味］味苦、甘，性平，无毒。

［主治］主治瘀血血闭、腹内积块，杀小虫。《神农本草经》

止咳逆上气，消心下坚硬，疗突然出血，通月经，止心腹痛。《名医别录》

治血结、血秘、血燥，通润大便，破瘀血。（张元素）

杀三虫。每晚嚼一枚和蜂蜜，用来涂手和脸，效果好。（孟诜）

主血滞，风痹，骨蒸，肝疟寒热，产后血病。（李时珍）

【附方】**1. 上气咳嗽，胸满气喘：**桃仁三两，去皮尖，加水一升研汁，与粳米二合煮粥食用。**2. 崩中漏下：**桃核烧存性，研为末，用酒送服一匙，一天三次。

桃花

［性味］味苦，性平，无毒。

［主治］使人面色润泽。《神农本草经》

除水汽，破石淋，利大小便，下三虫。《名医别录》

消肿胀，下恶气。（苏恭）

治心腹痛及秃疮。（孟诜）

利宿水痰饮积滞，治风狂。将桃花研为末，可敷治头上的肥疮，手脚疮。（李时珍）

栗

果部｜五果类

产地分布：辽宁、陕西、河北、山东、江西、四川、湖南、广西等地。

成熟周期：九月霜降时成熟。

形态特征：高二三丈，苞上多刺像猬毛，每枝至少长苞四五个。苞的颜色有青、黄、红三色。苞中的子或单或双。子壳生时黄色，熟时变紫，壳内有膜裹仁。栗的花呈条状，大小如筷子头，长四五寸。

功效：滋阴补肾，止泻，治丹毒、红肿。

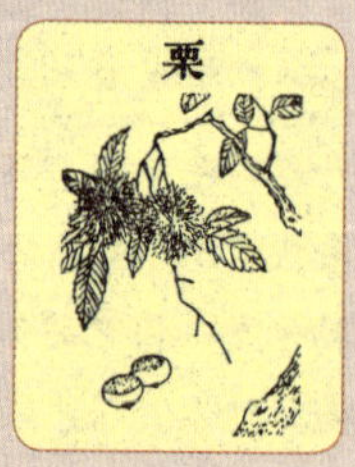

【集解】苏恭说：板栗、锥栗两树都大。茅栗像板栗而细如橡子，其树虽小，叶也没有不同，只是春天生长，夏天开花，秋天结实，冬天枯萎。

李时珍说：栗只能播种长成，不能移栽。按《事类合璧》载，栗树高二三丈，苞上多刺像猬毛，每枝至少长苞四五个。苞的颜色有青、黄、红三色。苞中的子或单或双，或三或四。子壳生时黄色，熟时变紫，壳内有膜裹仁，到九月霜降时才成熟。只有苞自己裂开掉出来的子才能久藏，苞没裂的子容易腐坏。栗的花呈条状，大小如筷子头，长四五寸，可用来做灯芯。栗中大的叫板栗，中心子扁的叫栗楔，稍小的叫山栗，山栗中圆而顶部尖的叫锥栗。圆小像橡子的为莘栗，小如指头的叫茅栗，也就是《尔雅》所说的栭栗。

栗实

［性味］味咸，性温，无毒。

孟诜说：吴栗虽大但味差，不如北栗。栗只要是晒干后吃，都能下气补益；不然仍有木气而没有补益的作用。用火煨去汗，也可除木气。栗生吃则发气。蒸炒熟食则壅气。凡患风水的人不能吃，因栗味咸生水。

寇宗奭说：小儿不宜多吃，生的难消化，熟的则滞气，膈食生虫，往往致病。

［主治］益气，厚肠胃，补肾气，令人耐饥。《名医别录》

生吃，治腰脚不遂。（孙思邈）

生嚼栗涂患处，疗筋骨断碎，肿痛瘀血。（苏恭）

【发明】孙思邈说：栗为益肾的果，肾病者宜食。

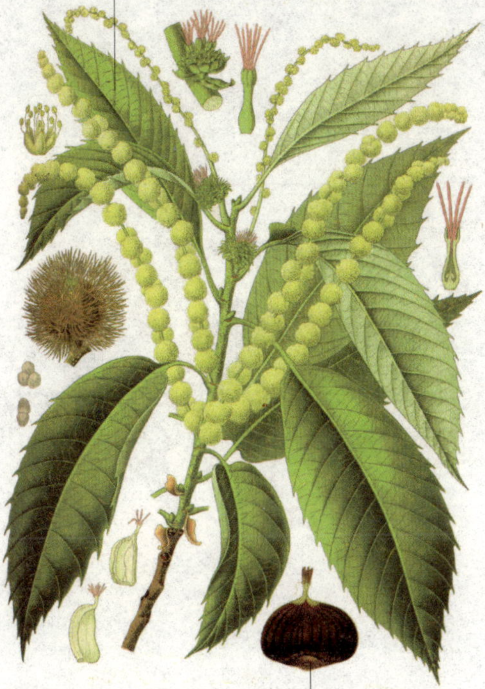

枣

果部｜五果类

产地分布：主产山东、河北、山西、陕西、甘肃。

成熟周期：花期5～6月，果期9～10月。

形态特征：小枝成之字形弯曲。有长枝（枣头）和短枝（枣股），长枝“之”字形曲折。叶长椭圆形状卵形，先端微尖或钝，基部歪斜。花小，黄绿色，8～9朵簇生于脱落性枝（枣吊）的叶腋，成聚伞花序。核果长椭圆形，暗红色。

功效：润心肺，止咳，补五脏，治虚损，除肠胃癖气。

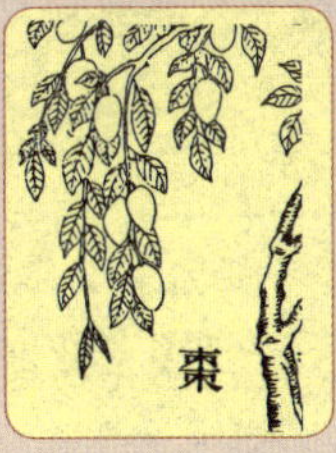

【释名】李时珍说：按陆佃《埤雅》所说，大的为枣，小的为棘。棘也就是酸枣。

【集解】苏颂说：华北地区都产枣，唯以青州出产的特佳。晋州、绛州的枣虽大，但不及青州的肉厚，江南的枣坚燥少脂。枣的种类也有很多。

李时珍说：枣树的木心是红色的，枝上有刺。枣树四月生小叶，尖亮光泽，五月开小花，色白微青。枣树各处都有栽种，只有青、晋所产的枣肥大甘美，入药为好。

枣

叶

［性味］味甘，性平，无毒。

［主治］平胃气，通九窍，

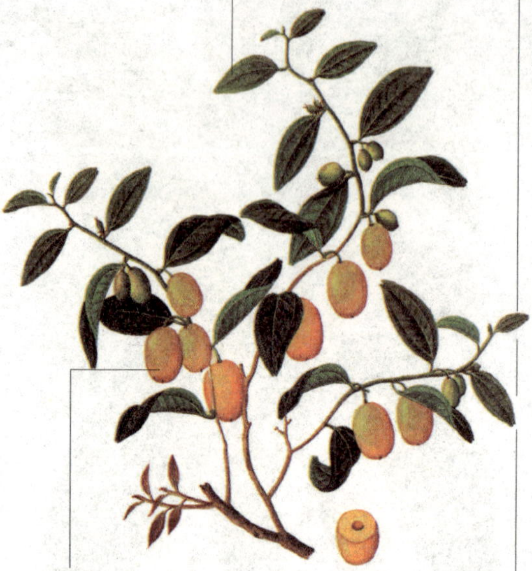

果实

［性味］味甘，性平，无毒。

［主治］主治心腹邪气，安中，养脾气。

生枣

［性味］味甘、辛，性热，无毒。多食令人寒热。凡体虚瘦弱的人不能吃。

孙思邈说：多食令人热渴膨胀，动脏腑，损脾元，助湿热。

大枣

【释名】又名：干枣、美枣、良枣。

吴瑞说：此即晒干的大枣。味最良美，故宜入药。

［性味］味甘，性平，无毒。

《日华子诸家本草》载：有齿病、疳病、蛔虫的人不宜吃，小儿尤其不宜吃。枣忌与葱同食，否则令人五脏不和。枣与鱼同食，令人腰腹痛。

李时珍说：现在的人蒸枣大多用糖、蜂蜜拌过，这样长期吃最损脾，助湿热。另外，枣吃多了，令人齿黄生虫。

［主治］主心腹邪气，安中，养脾气，平胃气，通九窍，助十二经，补少气、少津液、身体虚弱，疗大惊，四肢重，能调和百药。《神农本草经》

能补中益气，坚志强力，除烦闷，疗心下悬，除肠澼。《名医别录》

润心肺，止咳，补五脏，治虚损，除肠胃癖气。和光粉烧，治疳痢。《日华子诸家本草》

可杀乌头、附子、天雄毒。（徐之才）

和阴阳，调荣卫，生津液。（李杲）

【附方】**1. 调和胃气**：干枣去核，用缓火烤燥，研为末，加少量生姜末，白开水送服。**2. 反胃吐食**：大枣一枚去核，斑蝥一个去头翅，将斑蝥放枣内煨熟后，去斑蝥，空腹用白开水送下。**3. 妇女脏燥，悲伤欲哭，用大枣汤**：大枣十枚、小麦一升、甘草二两，诸药合并后每次取一两，水煎服。**4. 烦闷不眠**：大枣十四枚、葱白七根，加水三升煮成一升，一次服下。**5. 上气咳嗽**：枣二十枚去核，酥四两用微火煎，然后倒入枣肉中渍尽酥，取枣收存。常含一枚，微微咽汁。

考证与传说

【考证】

枣为中国原产，而且中国人吃枣的历史也很久了。《诗经》已有“八月剥枣”的记载了。《礼记》上有“枣栗饴蜜以甘之”；并用于菜肴制作。《战国策》有“北有枣栗之利……足食于民”，指出枣在中国北方的重要作用。《韩非子》还记载了秦国饥荒时用枣栗救民的事。所以民间一直视枣为“铁杆庄稼”“木本粮食”之一。

山果类

梨

果部 山果类

产地分布：主产于山东烟台。
成熟周期：夏秋采摘。
形态特征：树高二三丈，叶尖光腻有细齿，2月开白花像雪，花为六瓣。梨有青、黄、红、紫四种颜色。
功效：可助消化，润肺清心，消痰止咳，退热，解毒疮。

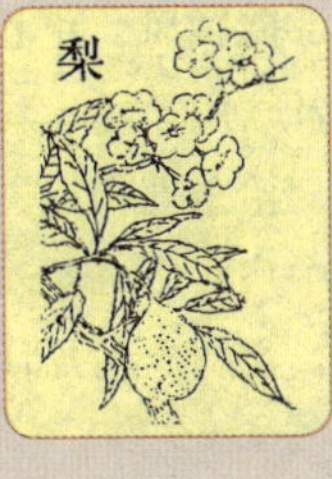

【释名】又名：快果、果宗、玉乳、蜜父。

朱震亨说：梨，利的意思。其性下行流利。

陶弘景说：梨的种类有很多，都冷利，多食损人，故人称之为快果。

【集解】李时珍说：梨树高二三丈，叶尖光腻有细齿，2月开白花像雪，花为六瓣。梨有青、黄、红、紫四种颜色。乳梨即雪梨，鹅梨即绵梨，消梨即香水梨。这几种梨都是上品，可以治病。其他如青皮、早谷、半斤、沙糜等梨，都粗涩不堪，只可蒸煮及切后烘制成脯。还有一种醋梨，用水煮熟后，则甜美不损人。

梨实

［性味］味甘、微酸，性寒，无毒。多食

梨

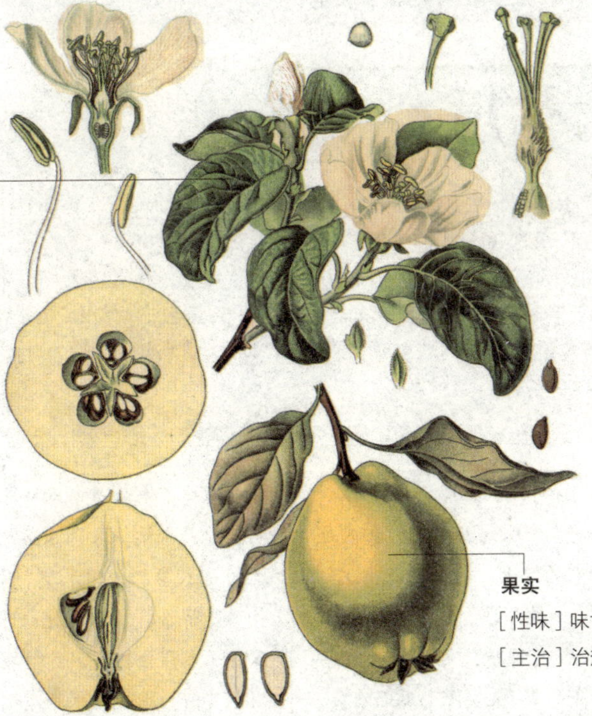

叶
［性味］味甘，性寒，无毒。
［主治］煮汁服，治霍乱吐痢不止。

果实
［性味］味甘、微酸，性寒，无毒。
［主治］治热咳，止渴。

令人寒中萎困。金疮、乳妇、血虚者，不可食。

［主治］治热咳，止渴。切成片贴烫火伤，可止痛不烂。（苏恭）

治客热，中风不语，伤寒发热，解丹石热气，疗惊邪，利大小便。《开宝本草》

除贼风，止心烦气喘热狂。将梨捣碎，取汁饮用，可吐风痰。《日华子诸家本草》

治急性伤风失音，用生梨捣成汁频服。胸中痞塞热结者，宜多吃。（孟诜）

润肺凉心，消痰降火，解疮毒、酒毒。（李时珍）

【发明】李时珍说：《别录》谈梨，只说其害，不说其功。陶弘景说，梨不入药用。大概古人说到病大多与风寒有关，用药都是桂、附之类，所以不知梨有治风热、润肺凉心、消痰降火、解毒的作用。现在人们得的病，痰病、火病占了十之六七。梨的益处肯定不少，但也不宜过多食用。

【附方】**1. 咳嗽**：好梨去核，捣汁一碗，放入椒四十粒，煎沸后去渣，加黑饧一两，待化匀后，细细含咽。**2. 暗风失音**：取生梨捣汁一盏饮下，一日两次。

梨叶

［主治］煮汁服，治霍乱吐痢不止。煎服，治风。（苏恭）

治小儿寒疝。（苏颂）

捣汁服，解菌毒。（吴瑞）

考证与传说

【梨能解渴亦能升官】

据宋代孙光宪《北梦琐言》记载，一次，有位任职朝廷的官人，因患消渴病，找梁新治病。梁新认为难以医治，便劝其催马回家，以理后事。此时，适逢陕西富县赵鄂新到京都，张榜献医，声称善治疑难杂病。这官人下马就诊，赵鄂诊视，告其验方，曰："请官人尽吃消梨，不限多少。"官人回家后按医嘱。不久，便觉身心轻松，情绪开朗，从此病愈。他向赵鄂表示感谢，又拜梁新。梁新知情后，即召赵鄂，赠其财物，延誉其医术，后来皇上将赵鄂提升为太仆卿。

木瓜

果部 山果类

产地分布：主产于山东、安徽、浙江、四川。

成熟周期：夏、秋季采集成熟果实。

形态特征：高达8米，有乳汁。茎不分枝，有大的叶痕。叶大，聚生茎顶，叶柄长，中空；叶互生，掌状深裂。全年开乳黄色花，单性，雌雄异株。浆果大，长圆形，熟时橙黄色；果肉厚，黄色。

功效：消食，驱虫，清热，祛风。

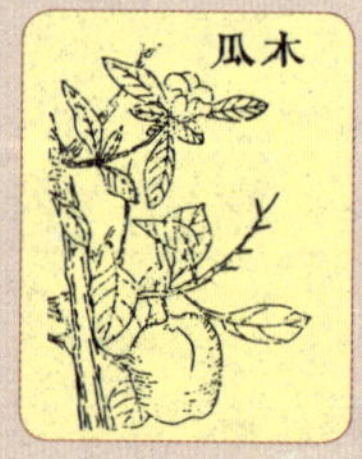

【释名】又名：楙（音茂）。

【集解】苏颂说：木瓜到处都有，但宣城产的最佳。它的树木的像柰。春末开花，深红色。果实大的如瓜，小的如拳，皮黄色像着粉。

李时珍说：木瓜可种植，可嫁接，也可以压枝。它的叶子光而厚，果实像小瓜而有鼻。水分多味不木的是木瓜。比木瓜小而圆，味木而涩的是木桃。像木瓜而无鼻，比木桃大，味涩的是木李，也叫木梨。木瓜的鼻是花脱外，并不是脐蒂。木瓜性脆，可蜜渍为果脯。将木瓜去子蒸烂，捣成泥加蜂蜜与姜煎煮，冬天饮用尤其好。木桃、木李质坚，可与蜂蜜同煎或

木瓜

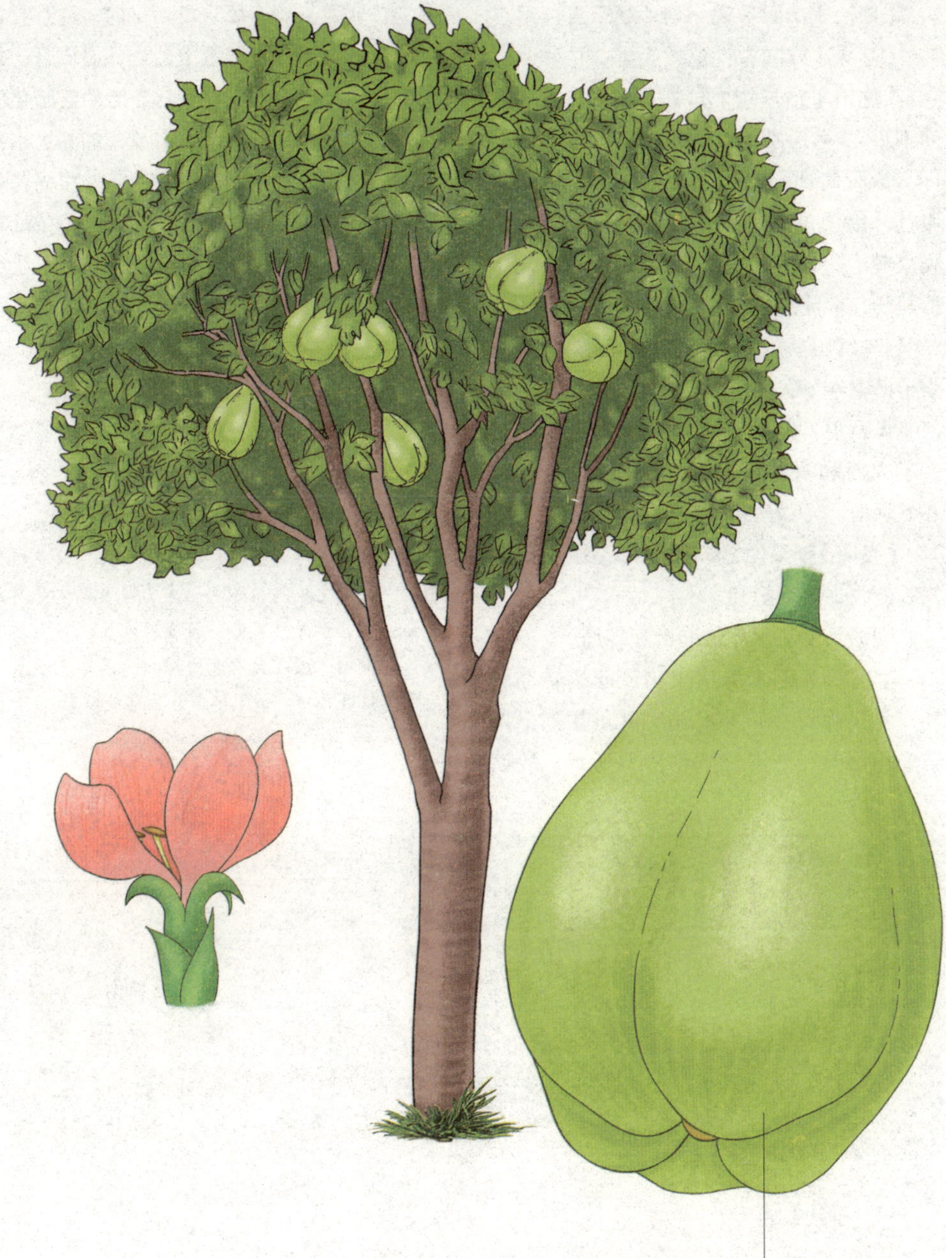

实

[性味] 味酸，性温，无毒。

[主治] 治湿痹邪气，霍乱大吐下，转筋不止。

制成糕点食用。

果实

【修治】李时珍说：切片晒干入药用。

［性味］味酸，性温，无毒。

［主治］治湿痹邪气，霍乱大吐下，转筋不止。《名医别录》

治脚气冲心，取嫩木瓜一颗，去子煎服佳。能强筋骨，下冷气，止呕逆，祛心膈痰唾，可消食，止水利后渴不止，用木瓜煎汤，取汁饮用。（陈藏器）

止吐泻奔豚，水肿冷热痢，心腹痛。《日华子诸家本草》

调营卫，助谷气。（雷敩）

去湿和胃，滋脾益肺，治腹胀善噫，心下烦痞。（王好古）

【发明】李杲说：木瓜入手、足太阴血分，气脱能收，气滞能和。

陶弘景说：木瓜最能治疗转筋。

李时珍说：木瓜所主霍乱吐痢转筋脚气，都是脾胃病，非肝病。肝虽主筋，但转筋由湿热、寒湿之邪伤脾胃所致，故筋转必起于足腓。腓及宗筋都属阳明。木瓜治转筋，并不是益筋，而是理脾伐肝。

【附方】**1. 项强筋急，不可转侧**：木瓜两个，取盖去瓤，填入没药二两、乳香二钱半，盖严，捆好，置饭上蒸烂，捣成膏。每次取三钱，加生地黄汁半盏、酒两盏暖化温服。**2. 脚筋挛痛**：取木瓜数枚，加酒、水各半煮烂，捣成膏乘热贴于痛处，外用棉花包好，冷后即换，一天换药三五次。**3. 霍乱转筋**：木瓜一两、酒一升，煮服。如果不饮酒者取木瓜煮汤服，并用煎汤热敷足部。

考证与传说

【历史故事】

春秋时，王霸争雄。时狄国较卫国强大，将卫国君打败。卫国君沿通粮河道而逃，被齐桓公相救。并封之以地，赠之以车马器服等。卫国人十分感激，于是作歌曰“投我以木瓜，报之以琼琚”。实则卫国君此时无力以报，只是表示永远与齐国相好之意。故卫国与齐国结成联盟。

山楂

果部 | 山果类

产地分布：主产于江苏、浙江、云南、四川。

成熟周期：花期 5 ~ 6 月，果期 8 ~ 10 月。

形态特征：落叶灌木。枝密生，有细刺，幼枝有柔毛。叶倒卵形，先端常 3 裂，基部狭楔形下延至柄，边缘有尖锐重锯齿。伞房花序，总花梗和花梗均有柔毛，花白色。梨果球形或梨形，红色或黄色，宿萼较大，反折。

功效：扩张血管及降压作用，能增强心肌，抗心律不齐，调节血脂及胆固醇含量。

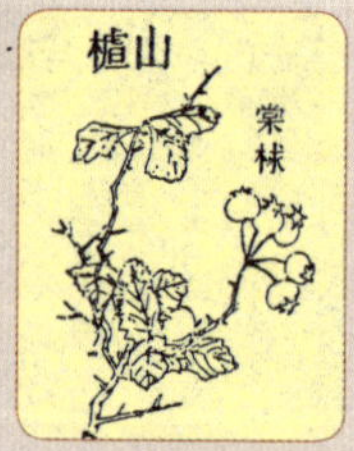

【释名】又名：赤爪子、鼠楂、猴楂、茅楂、杭（音求）子、羊梂、棠梂子、山里果。

【集解】李时珍说：赤爪、棠梂、山楂是一种植物。古方中很少用山楂，所以《新修本草》虽载有赤爪，后人不知那就是山楂。从朱丹溪开始著山楂的功效后，才成为重要的药物。山

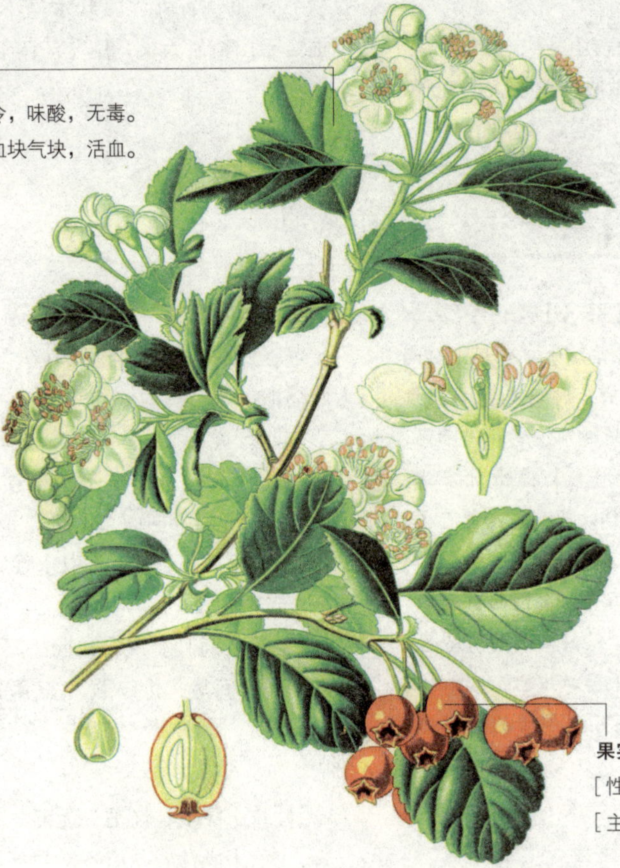

楂有两种，都生长在山中。一种小的，人们叫它棠杭子、茅楂、猴楂，可以入药用。树高数尺，叶有五尖，桠间有刺。三月开五瓣小白花。果实有红、黄两种颜色，大的像小林檎，小的如指头，九月才成熟，小孩采来卖。闽人将熟山楂去掉皮、核后，与糖、蜂蜜同捣，做成山楂糕。它的核像牵牛子，黑色，很坚硬。另一种大的，山里人称作羊杭子。树高丈余，花叶都与小的相同，但果实稍大而颜色为黄绿色，皮涩肉虚，这与小的不同。初时味特别酸涩，经霜后才可以吃。它们两者的功效应该是相同的，但采药的不收这种。

果实

[性味] 味酸，性冷，无毒。

李时珍说：味酸、甘，性微温。生吃使人烦躁易饥，损齿。有龋齿的人尤其不宜吃。

[主治] 煮汁服，止水痢。洗头浴身，治疮痒。《新修本草》

煮汁洗漆疮，多愈。（陶弘景）

治腰痛有效。（苏颂）

能消食积，补脾，治小肠疝气，发小儿疮疹。（吴瑞）

健胃，行结气。煎水加砂糖服，治妇人产后儿枕痛，恶露不尽。（朱震亨）

化饮食，消肉积，治痰饮痞满吞酸，滞血痛胀。（李时珍）

化血块气块，活血。（宁源）

【发明】朱震亨说：山楂能消化饮食。如果胃中没有食积，脾虚不能运化，没有食欲者，多吃山楂，反而会克伐脾胃生发之气。

【附方】**1. 偏坠疝气：**山楂肉、茴香（炒）各一两，同研末，调糊做成梧桐子大的丸子，每次空腹服一百丸，白开水送下。**2. 肠风下血：**干山楂研为末，用艾汤调下。

柿

果部 | 山果类

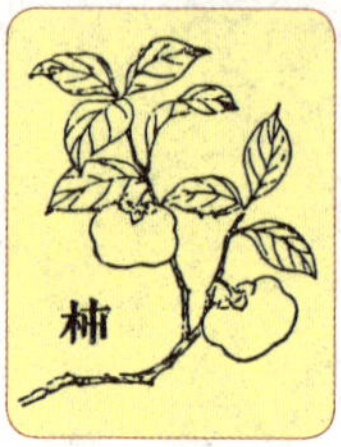

【释名】又名：柹。

【集解】苏颂说：柿南北都有，种类也很多。红柿各地都有，黄柿产于汴、洛诸州。朱柿出自华山，像红柿而圆小，皮薄可爱，味更甜。

李时珍说：柿，树高叶大，圆而有光泽。四月开小花，为黄白色。结的果实为青绿色，八九月才成熟。生柿置于器皿中自行变红的，叫烘柿；晒干的叫白柿；用火烤干的叫乌柿；水浸储藏的叫醂柿。

烘柿

李时珍说：烘柿并不是指用火烘的柿子，而是将青绿的柿放在器具中自然变红熟，像火烘的一样，涩味尽去，味甜如蜜。

［性味］味甘，性寒，涩，无毒。

苏颂说：柿不能与蟹同吃，否则会使人腹痛泄泻。

李时珍说：按王璆《百一选方》上说，有一人吃了蟹后，又吃了很多红柿，结果整夜大吐，以致吐血，不省人事。有位道士说，只有木香可解。于是取木香磨汁灌下，才渐渐苏醒过来。

［主治］通耳鼻气，治肠澼不足。能解酒毒，压胃间热，止口干。《名医别录》

柿蒂

［性味］味涩，性平，无毒。

［主治］煮汁服，治咳逆哕气。（孟诜）

【附方】**呃逆不止，用济生柿蒂散：**柿蒂、丁香各二钱，生姜五片，水煎服。或将药研为末，用白开水冲服。

安石榴

果部 | 山果类

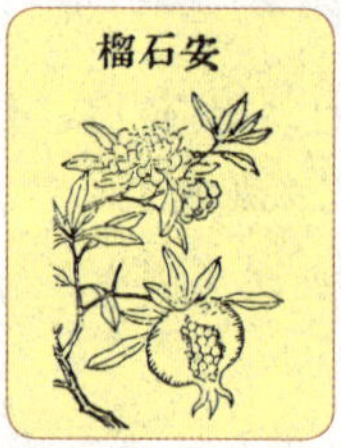

【释名】又名：若榴、丹若、金罂。

李时珍说：榴，即瘤，果实累累如赘瘤。《博物志》载，汉朝张骞出使西域，得涂林安石国榴种带回来，故名安石榴。又按《齐民要术》所说，凡种榴树，须在根下放僵石、枯骨，则花实繁茂。安石之名也许是这个意思。若木是扶桑的名称，榴花色丹与之相像，故有丹若的名字。

【集解】陶弘景说：石榴花色红可爱，所以人们多有种植，尤其为外国所看重。石榴有甜、酸两种，入药只用酸石榴的根、壳。

苏颂说：安石榴本来生于西域，现在到处都有种植。石榴树不太高大，树枝附于主干上，出地后便分离成丛。它很容易繁殖成活，只需折其枝条埋在土中就能生长。石榴花有黄、红两种颜色。果实有甜、酸两种，甜的可以食

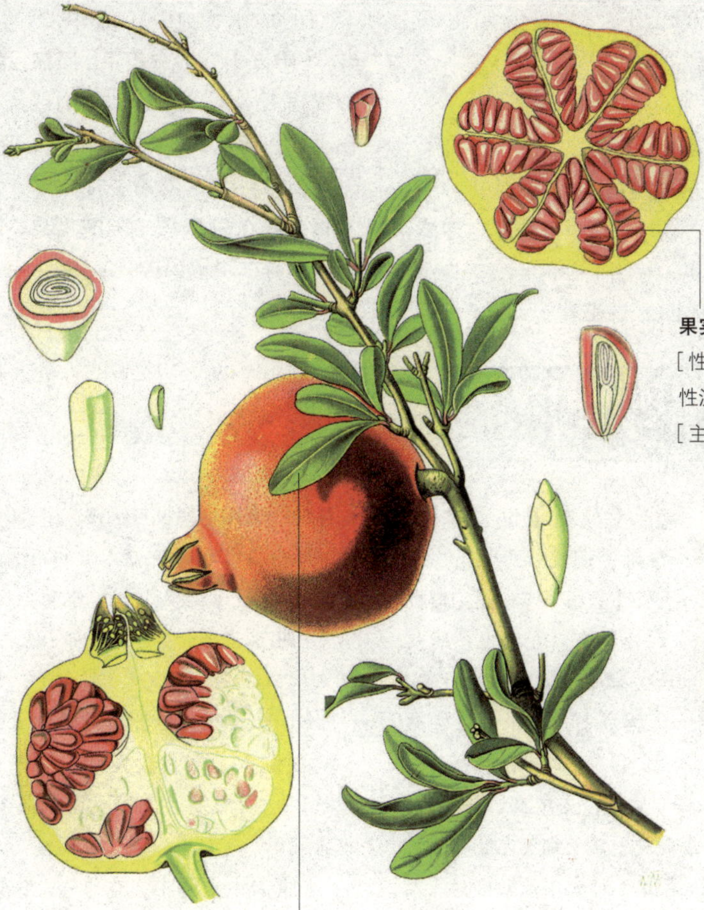

用，酸的入药用。

李时珍说：石榴五月开花，单叶的结果，千叶的不结果，即使结果也没有子。

甘石榴

[性味] 味甘、酸、涩，性温，无毒。多食损人肺。

孟诜说：多食损齿令黑。凡服食药物人忌食。

朱震亨说：榴，即留。其汁酸性滞，恋膈成痰。

[主治] 治咽喉燥渴。《名医别录》

能理乳石毒。（段成式）

制三尸虫。（李时珍）

酸石榴

[性味] 味酸、涩，性温，无毒。

[主治] 取酸石榴一枚连子同捣成汁，一次服下，治赤白痢疾、腹痛。（孟诜）

止泻痢崩中带下。（李时珍）

【附方】肠滑久痢，用黑神散：取酸石榴一个，煅至烟尽，出火毒一夜，研为末，仍以酸榴一块煎汤送下。

酸榴皮

[性味]同实。

[主治]止下痢漏精。《名医别录》

治筋骨风，腰脚不遂，行步挛急疼痛，能涩肠。(甄权)

煎服，下蛔虫。(陈藏器)

止泻痢，便血脱肛，崩中带下。(李时珍)

【附方】**1. 赤白痢下，腹痛，食不消化：** 酸榴皮炙黄研为末，加枣肉或粟米饭和梧桐子大的药丸，每空腹服三十丸，米汤送下，一天三次。如为寒滑，加附子、赤石脂各一倍。**2. 久痢久泻：** 陈酸榴皮，焙后研为细末，每次用米汤送服二钱。

樱桃

果部 | 山果类

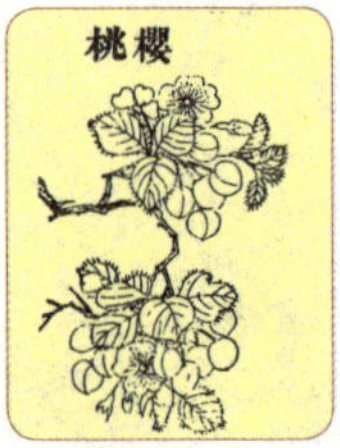

【释名】也称莺桃、含桃、荆桃。

【集解】苏颂说：樱桃到处都有，洛中出产的最好。樱桃树大都枝繁叶茂，绿树成荫，比很多果实熟得早，所以古人都珍爱它。它的果熟后，颜色深红色的称作朱樱；紫色，皮中有细黄点的，又称作紫樱，味最甜美；还有红黄光亮的，叫作蜡樱；小而红的樱珠，味都不及紫樱。最大的樱桃，像弹丸，核小而肉厚，十分难得。

李时珍说：樱桃树不太高。初春开白花，繁英如雪。叶圆，有尖和细齿。一根枝上结果子数十颗，三月熟时须有人守护，否则会被鸟吃得所剩无几。樱桃用盐藏、蜜煎都可以，或者同蜂蜜捣烂做糕食，唐人做酪而吃。林洪《山家清供》载，樱桃淋了雨，里面会长虫，人看不见，用水泡很久后才会全部出来，这时才可以吃。

[性味]味甘、涩，性热，无毒。

孟诜说：多食会发热，有暗风的人不能吃，吃后即发。李鹏飞说：还会伤筋骨，败血气。

[主治]主调中，益脾气，养颜，美志，止泄精、水谷痢。

【发明】寇宗奭说：小儿吃得过多，肯定会发热。此果三月底、四月初成熟，得春发正阳之气，所以性热。

核桃

果部 | 山果类

【释名】又名胡桃、羌桃。苏颂说：原本出自羌胡，汉朝张骞出使西域时才得到种子，并带回种植在秦中，故有此名。

【集解】苏颂说：现在洛阳一带很多。核桃树枝叶茂盛，叶厚，秋冬成熟。李时珍说：核桃树高有一丈。初春长叶，长四五寸，两两相对，有臭气。三月开花，穗呈苍黄色，果实到秋天像青桃，熟时用水泡后，可取果核。

果实

[性味]味甘，性平、温，无毒。

[主治]吃了使人健壮，润肌，黑须发。多吃利小便，去五痔。核桃和松脂研细，敷颈淋巴结，可治溃烂。吃核桃使人开胃，通润血脉，补气养血，润燥化痰，益命门，利三焦，温肺润肠，心腹疝痛、血痢肠风，

散肿痛，发痘疮。

树皮

［主治］主水痢。春季研皮汁洗头，可黑发。将皮煎水，可染粗布。

【附方】**1. 血崩不止：**用胡桃十五枚，烧制研细，以温酒调下，便可止血。**2. 咳嗽不止：**睡前，服用胡桃肉三颗、生姜三片，喝几口开水，次日即可消痰咳止。**3. 小便频数：**用胡桃煨熟，睡前，温酒服用。**4. 小儿头疮：**用胡桃和皮，灯上烧存性，碗盖中出火毒后，加轻粉少许，调生油涂，几次即愈。**5. 火烧成疮：**用胡桃仁烧黑研敷。

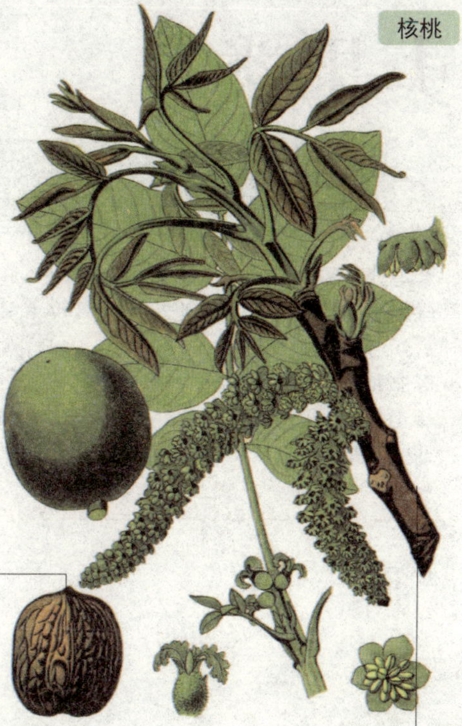

果实

［性味］味甘，性平、温，无毒。

［主治］使人健壮，润肌，黑须发。

树皮

［性味］味甘，性平、温，无毒。

［主治］主治水痢。春季研皮汁洗头，可黑发。

银杏

果部 | 山果类

【释名】又叫白果、鸭脚子。

【集解】李时珍说：最早出产于江南，叶子像鸭掌，所以取名鸭脚。宋朝初期开始进贡，因它的形状像小杏，而核是白色的，所以改叫银杏，现在叫白果。银杏生于江南。树高二三丈。叶薄俨如鸭掌形，有刻缺，叶面绿而背面淡绿。二月开青白色花，由于开花在夜晚二更，随即花落，所以人们很难见到。果实形状像楝子，经霜才熟，可捣烂去肉，取它的核做果品。其核两头尖，有三个棱角的为雄，二个角的为雌。必须将雌雄一起种，两树相望，这样才会结果；雌树靠水种也可以；或者在雌树凿一个孔，放进一块雄木并砧起来，也能结果。

仁

［性味］味甘、苦、涩，性平，有小毒。

［主治］生吃引痟解酒，降痰，消毒杀虫，熟后吃益人，温肺益气，定喘咳，缩小便，止白浊。嚼成浆涂鼻脸和手足，治疱、黑斑、皱裂及疥癣疳阴虱。

【附方】**1. 咳嗽失声：**把四两白果仁，二两白茯苓、二两桑白皮，炒乌豆半升，蜂蜜半斤，一起煮熟，晒干碾成粉末，以人乳半碗拌湿，九晒九蒸，做成如黄豆大的药丸，每次用温开水送服三十丸。**2. 小便频繁：**服用白果十四枚，七枚生，七枚煨，速效。**3. 赤白带下：**把五钱白果、五钱莲子、五钱江米和一钱半胡椒，共研为末，填入去肠的乌骨鸡腹中，用瓦器煮烂，食用乌鸡。**4. 咳嗽痰喘：**用白果七个煨熟，以熟艾做成七丸，每果中放人艾丸一颗，纸包再次煨香，去艾吃下。**5. 手足皴裂：**用生白果嚼烂，每夜涂搽。**6. 虫牙：**每天饭后嚼一两个生白果，有效。

夷果类

橄榄

果部 | 夷果类

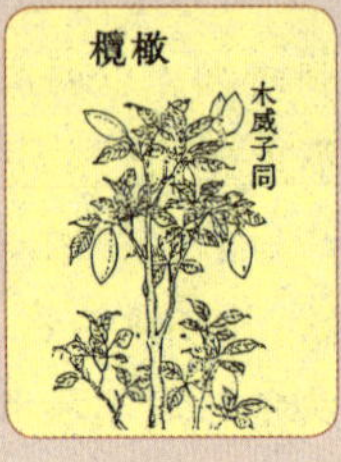

产地分布：主要分布于福建和广东等地。

成熟周期：每年9月份开花，10月份结果，11月份果实由绿色变成红色而成熟。

形态特征：树高丈余，叶像榉柳。形如长枣，两头尖，为青色。核也是两头尖而有棱，核内有三窍，窍中有仁，可以食用。

功效：开胃下气，止泻。

橄榄

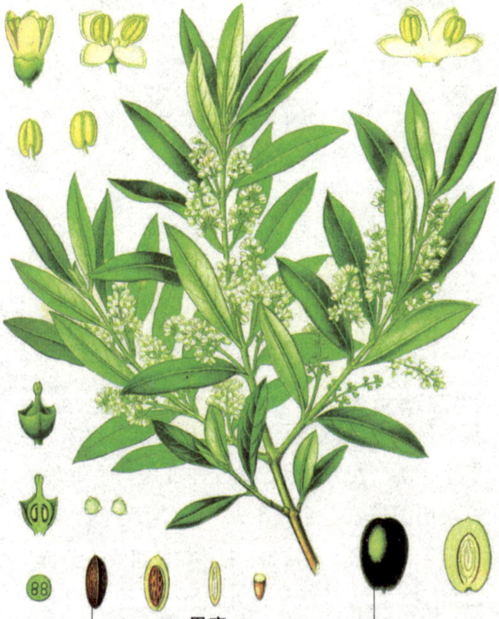

果实

[性味]味酸、甘，性温，无毒。

[主治]生食、煮饮，都可消酒毒，解河豚鱼毒。

仁

[性味]味甘，性平，无毒。

[主治]治唇边燥痛，取榄仁研烂敷于患处。

【释名】又名：青果、忠果、谏果。

李时珍说：此果虽熟，颜色还是青的，所以叫青果。其中色黄的不能食用，为病物。王祯说，橄榄初食味道苦涩，久后方感口味甘甜。王元之作诗将它比喻为忠言逆耳，所以人们叫它谏果。

【集解】马志说：橄榄生于岭南。橄榄树像木梿子树而高，端直可爱。结子形状如生诃子，无棱瓣，八九月采摘。

孟诜说：橄榄树大数围，果实长寸许，先生的向下，后生的渐高。熟时生吃味酸，蜜渍后吃极甜。

李珣说：按《南州异物志》所载，闽、广诸郡及沿海岛屿间都有橄榄，树高丈余，叶像榉柳。二月开花，八月结实，形如长枣，两头尖，为青色。核也是两头尖而有棱，核内有三窍，窍中有仁，可以食用。

李时珍说：橄榄树高，在果子将熟时用木钉钉树，或放少许盐在树皮内，果实一夜之间自落。橄榄果生食很好，蜜渍、盐藏后可贩运到远方。

果实

[性味]味酸、甘，性温，无毒。

朱震亨说：橄榄味涩而甘，醉酒、饮

食后宜食。然而性热，多食可致上腹胀闷。

李时珍说：橄榄经盐渍后则不苦涩，与栗子同食，味更香。

［主治］生食、煮饮，都可消酒毒，解河豚鱼毒。《开宝本草》

嚼汁咽下，治鱼骨鲠喉。（寇宗奭）

生吃、煮汁，都能解各种毒。（苏颂）

开胃下气，止泻。《日华子诸家本草》

生津液，止烦渴，治咽喉痛。咀嚼咽汁，能解一切鱼、鳖毒。（李时珍）

【附方】**唇裂生疮**：橄榄炒后研细，用调猪油调涂患处。

橄榄仁

［性味］味甘，性平，无毒。

［主治］唇边燥痛，取榄仁研烂敷于患处。《开宝本草》

考证与传说

【橄榄的传说】

宙斯让雅典娜和战神各造一种东西，比谁的好，雅典娜造了橄榄，战神造了骏马。雅典娜说马是用来打仗的，给人带来痛苦，而橄榄却能给人带来方便和美味。因此，宙斯判定雅典娜获胜。

荔枝

果部 夷果类

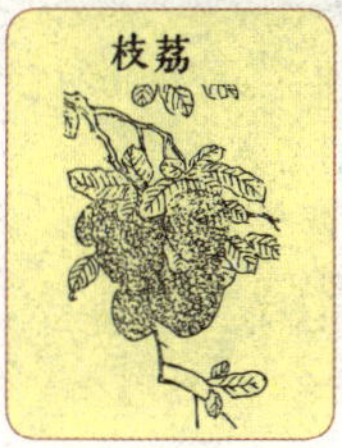

【释名】又名：离枝、丹荔。

苏颂说：按朱应《扶南记》所说，此木结实时，枝弱而蒂牢，不可摘取，必须用刀斧劙取其枝，故名劙枝，劙同劦。

李时珍说：诗人白居易曾描述，此果若离开枝干，一日色变，二日香变，三日则味变，则离枝之名，也可能是这个意思。

【集解】苏颂说：荔枝生长在岭南及巴中。现在福建的泉州、福州、漳州、兴化，四川的嘉州、蜀州、渝州、涪州及广西、广东等地都有。荔枝以福建的品质最好，四川的其次，岭南的为下。荔枝树高二三丈，树围从一尺到两手合抱，属桂木、冬青之类，四季常青，荣茂不凋。其木质坚韧，人们取荔枝根做阮咸（一种乐器）的架弦格子，及弹棋盘。其花青白，像帽子上下垂的装饰带。其子常并蒂而结，形状像初生的松球，壳有皱纹，开始色青，渐渐变为红色。果肉色白如玉，味甜而多汁。农历五六月时，荔枝盛熟。它的花及根都可入药用。

李时珍说：荔枝是热带果实，最怕寒冷。荔枝易种植而根浮，很耐久，有数百年的荔枝树还能结果实。荔枝新鲜时肉色白，晒干后则为红色。日晒火烘，卤浸蜜煎，都能久存。荔枝最忌麝香，若接触到，则花果尽落。

果实

［性味］味甘，性平，无毒。

李珣说：味甘、酸，性热。多食令人发虚热。

李时珍说：荔枝气味纯阳，新鲜荔枝吃多了，会牙龈肿痛、鼻出血。所以有蛀牙及上火的人忌食。

［主治］止烦渴，治头晕、心胸烦躁不安，背膊劳闷。（李珣）

能通糖果，益智，健气。（孟诜）

治瘰疬瘤赘，赤肿疔肿，发小儿痘疮。（李时珍）

荔枝核

［性味］味甘、涩，性温，无毒。

［主治］心痛、小肠气痛，取荔枝核一

荔枝

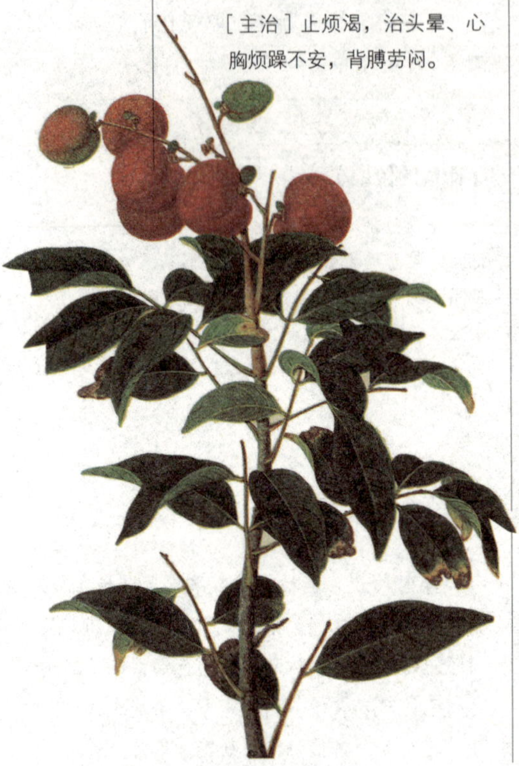

枚煨存性，研为末，新酒调服。(寇宗奭)

治疝气痛、妇女血气刺痛。(李时珍)

荔枝壳

[主治]小儿疮痘出不快，取荔枝壳煎汤服。泡水喝，可解吃荔枝过多的火热。(李时珍)

考证与传说

【白居易与荔枝核】

相传，唐代大诗人白居易，因受凉得了疝气病。妻子春兰到郎中家取药，郎中问明病情后，把预先包好的中药给了春兰。春兰回到家，打开一看，是几粒荔枝核。"是不是开错药了？难道荔枝核能治疝气病？"为了慎重起见，春兰又到郎中家询问，郎中说他给的药就是荔枝核。春兰这才熬了荔枝核水，让白居易服用。没过几天，白居易的疝气病就好了。后来，白居易告诉了一个御医。御医在编修"本草"时，收集上了荔枝核，就这样，荔枝核成为一味中药被流传了下来。

龙眼

果部｜夷果类

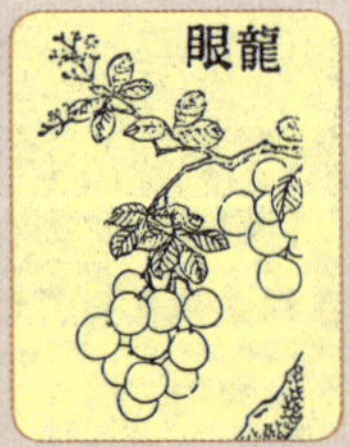

产地分布：主要分布于广西、广东、福建和中国台湾等地。
成熟周期：花期3～4月，果期7～8月。
形态特征：树体高大。多为偶数羽状复叶，小叶对生或互生；圆锥花序顶生或腋生；果球形，种子黑色，有光泽。
功效：壮阳益气，补益心脾，养血安神，润肤美容。

【释名】又名：龙目、圆眼、益智、亚荔枝、荔枝奴、骊珠、燕卵、蜜脾、鲛泪、川弹子。

李时珍说：龙眼、龙目，都是因外形而得名。

马志说：甘味归脾，能益人智，故名益智，并不是如今所说的益智子。

苏颂说：荔枝才过，龙眼即熟，所以南方人称龙眼为荔枝奴，又名木弹。将龙眼晒干可以远寄，北方人将其当作佳果，称为亚荔枝。

【集解】苏颂说：今闽、广、蜀地出荔枝的地方都有龙眼。龙眼树高二三丈，像荔枝而枝叶微小，冬季不凋。春末夏初，开细白花。七月果实成熟，壳为青黄色，有鳞甲样的纹理，

龙眼

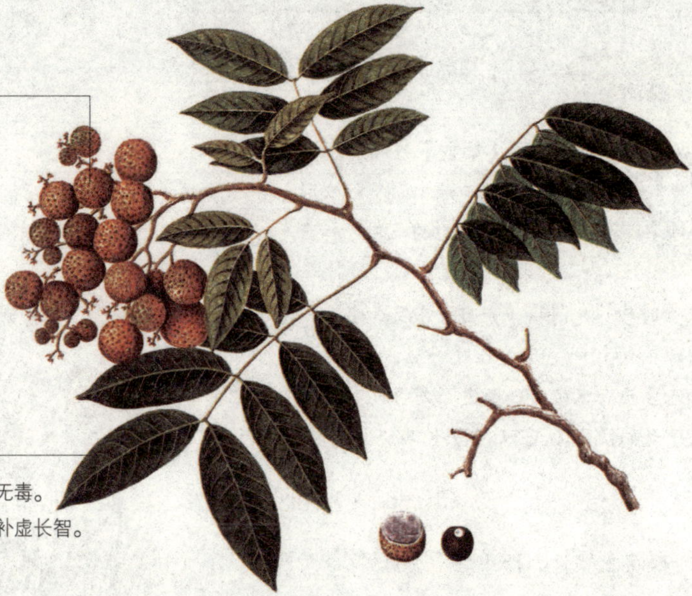

圆形，大如弹丸，核像木梡子但不坚，肉薄于荔枝，白而有浆，甘甜如蜜。龙眼树结果实非常多，每枝结二三十颗，成穗状，像葡萄。

李时珍说：龙眼为正圆形。龙眼树性畏寒，白露后才可采摘，可晒焙成龙眼干。

考证与传说

【考证】

龙眼原产我国南方，栽培历史可追溯到两千多年前的汉代。北魏贾思勰《齐民要术》云："龙眼一名益智，一名比目。"因其成熟于桂树飘香时节，俗称桂元。古时被列为重要贡品。宋代，龙眼已在泉州普遍种植。北宋泉州府同安县人苏颂《图经本草》载："龙眼生南海山谷中，今闽、广、蜀道出荔枝之处皆有之。南宋泉州郡守王十朋赞颂龙眼："绝品轻红扫地无，纷纷万木以龙呼，实如益智本非药，味比荔枝真是奴。"

果实

[性味]味甘，性平，无毒。

苏恭说：味甘、酸，性温。

李鹏飞说：生龙眼用开水淘过食，不动脾。

[主治]主五脏邪气，能安志，治厌食。《神农本草经》

除蛊毒，祛三虫。《蜀本草》

能开胃健脾，补虚长智。(李时珍)

【发明】李时珍说：食品以荔枝为贵，而补益则以龙眼为良。因为荔枝性热，而龙眼性平和。严用和《济生方》治思虑过度伤心脾有归脾汤。

【附方】归脾汤，治思虑过度，劳伤心脾，健忘怔忡，虚烦不眠，自汗惊悸：龙眼肉、酸枣仁(炒)、黄芪(炙)、白术(焙)、茯神各一两，木香、人参各半两，炙甘草二钱半，切细。每次取五钱，加姜三片、枣一枚、水二盏煎成一盏，温服。

松子

果部 | 夷果类

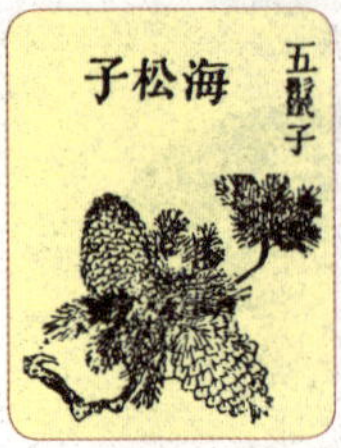

【释名】又名：新罗松子。

【集解】吴瑞说：松子有南松、北松。华阴松形小壳薄，有斑的很香；新罗产的肉很香美。

李时珍说：海松子出自辽东及云南，其树与中原松树相同，只是五叶一丛，球内结子，大如巴豆而有三棱，一头尖。久存也有油。中原松子大如柏子，也可以入药，但不能当果食用。

仁

［性味］味甘，性小温，无毒。

［主治］主治骨节风、头眩，去死肌，使人白，能散水汽，润五脏，充饥。《开宝本草》

逐风痹寒气，虚羸少气，补不足，润皮肤，肥五脏。《日华子诸家本草》

主诸风，温肠胃。（李珣）

润肺，治燥结咳嗽。（李时珍）

与柏子仁一样，能治体虚便秘。（寇宗奭）

松子

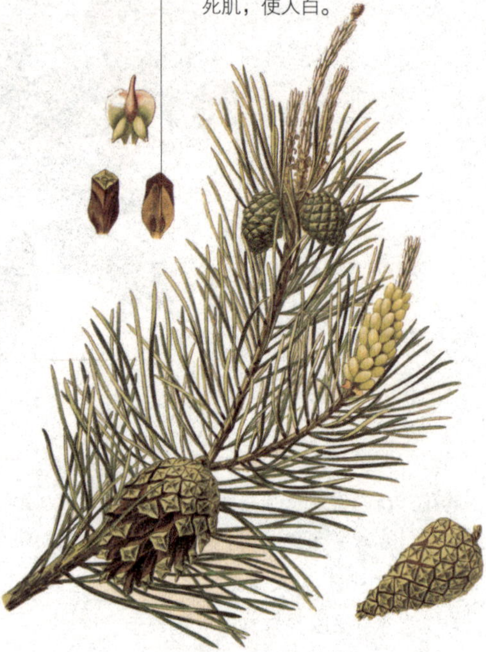

槟榔

果部 | 夷果类

产地分布：福建、中国台湾、广东、海南、广西、云南等地。

成熟周期：11～12月。

形态特征：不分枝，叶脱落后形成明显的环纹。羽状复叶，丛生于茎顶端，光滑，叶轴三棱形；小叶片披针状线或线形，基部较狭，顶端小叶愈合，有不规则分裂。花序着生于最下一叶的基部，有佛焰苞状大苞片，长倒卵形，光滑，花序多分枝。

功效：驱虫，消积，下气，行水，截疟。

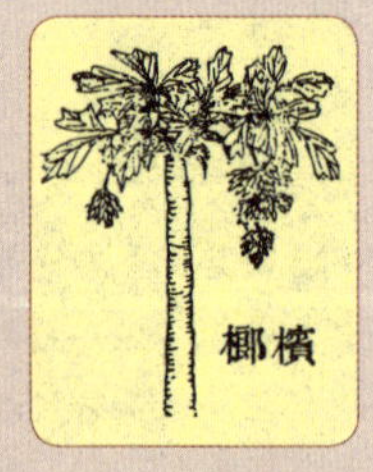

【释名】又名：宾门、仁频、洗瘴丹。

李时珍说：宾与郎都是对贵客的称呼。嵇含的《南方草木状》中说，交际广泛的人接待贵客时，必先呈上此果。如邂逅不设，便会引来嫌恨。大概槟榔之意取于此。

【集解】陶弘景说：槟榔有三四种。出自

交州的，形小味甘。广州以南生的，形大味涩。还有一种大的叫猪槟榔。这几种都可以入药。小的叫蒳子，俗称槟榔孙，也可以食用。

李时珍说：槟榔树初生时像笋竿，引茎直上。茎干很像桄榔、椰子而有节，旁无分枝，条从心生。顶端有叶如甘蕉，叶脉成条状参差开裂，风吹时像羽扇扫天。三月时，叶中突起一房，自行裂开，出穗共数百颗，大如桃李。穗下生刺累累以护卫果实。果实五月成熟，剥去外皮，煮其肉然后晒干。槟榔树不耐霜，不能在北方种植，只能生长在南方。

槟榔子

【修治】雷敩说：将槟榔子用刀刮去底，切细。勿经火，那样怕失去药力。如果用熟的，不如不用。

李时珍说：现在方药中也有用火煨焙用的。生食槟榔，必须与扶留藤、蚌灰同嚼，吐去红水一口，才滑美不涩，下气消食。故俗语有“槟榔为命赖扶留”的说法。

[性味] 味苦、辛、涩，性温，无毒。

[主治] 主治消谷逐水，除痰澼，杀肠道寄生虫。《名医别录》

治腹胀，将其生捣末服，能利水谷道。用来敷疮，能生肉止痛。烧成灰，可用来敷治口吻白疮。（苏恭）

能宣利五脏六腑壅滞，破胸中气，下水肿，治心痛积聚。（甄权）

除一切风，下一切气，通关节，利九窍，补五劳七伤，健脾调中，除烦，破症结。《日华子诸家本草》

主治奔豚气、风冷气，疗宿食不消。（李珣）

治冲脉为病，气逆里急。（王好古）

治泻痢后重，心腹诸痛，大小便气秘，痰气喘急，疗各种疟疾，御瘴疠。（李时珍）

【发明】李时珍说：按罗大经《鹤林玉露》载，岭南人用槟榔代茶饮，用来抵御瘴疠，其功能有四：一能使人兴奋如醉，食后不久则两颊发红，似饮酒状，即苏东坡所谓“红潮登颊醉槟榔”；二能使醉酒的人清醒，大概因槟榔能宽痰下气，所以醉意顿解；三是能使饥饿的人感觉饱；四能使饱食的人觉得饥饿。因空腹食用，则感到气盛如饱；饱后食之，则能使食物很快消化。

【附方】**1. 醋心吐水**：槟榔四两、橘皮一两，同研末，每空腹服一匙，用生蜜汤调下。**2. 寸白虫**：槟榔十多枚，研为末，先用水二升半煮槟榔皮，取一升，空腹调服药末一匙。过一天，有虫排出，如未排尽，可再次服药。**3. 口吻生疮**：槟榔烧生研末，加轻粉敷搽。

槟榔

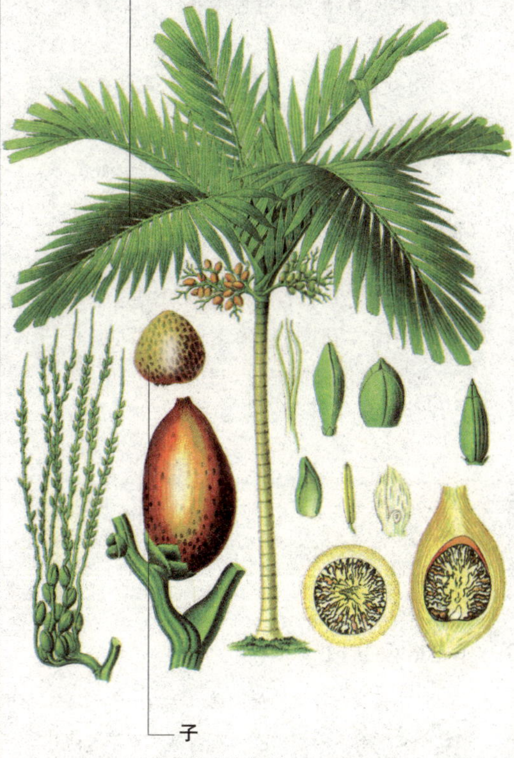

无花果 果部｜夷果类

产地分布：现我国各地均有栽培。

成熟周期：7～10月果实呈绿色时，分批采摘。

形态特征：全株具乳汁；多分枝，表面褐色，被稀短毛。托叶卵状披针形，红色；叶片厚膜质，宽卵形或卵圆形，裂片卵形，边缘有不规则钝齿，上面深绿色，粗糙，下面密生细小钟乳体及黄褐色短柔毛，基部浅心形。雌雄异株，隐头花序，花序托单生于叶腋。

功效：清热生津，健脾开胃，解毒消肿。

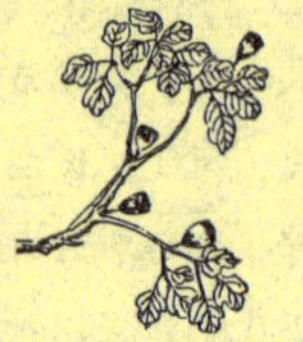

【释名】又名：映日果、优昙钵、阿驵。

李时珍说：无花果有好几种，这是映日果，也就是广中所说的优昙钵。

【集解】李时珍说：无花果出自扬州及云南，现在吴、楚、闽、越等地也有。它也可以折枝插栽而成活。枝叶像枇杷树，三月长叶如花构叶。五月间不开花而结果实。果实出自枝间，像木馒头，里面虚软。无花果采来后用盐渍，压扁，然后晒干可当果品食用。成熟的无花果为紫色，果肉软烂，味甜如柿子而无核。

果实

［性味］味甘，性平，无毒。

［主治］开胃，止泻痢。（汪颖）

治痔疮、咽喉痛。（李时珍）

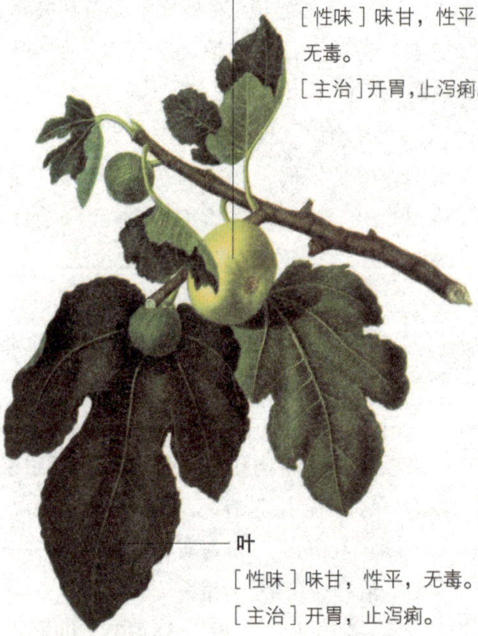

考证与传说

【无花果的历史】

无花果原产自阿拉伯南部，后传入叙利亚、土耳其等地，目前地中海沿岸诸国栽培最盛。无花果是人类最早栽培的果树树种之一。据传说古罗马时代有一株神圣的无花果树，因为它曾庇护过罗马创立者罗慕路斯王子，使其躲过了凶残的妖婆和啄木鸟的追赶，后来被命名为“守护之神”。在地中海沿岸国家的古老传说中，无花果被称为“圣果”，作祭祀用果品。无花果大约在唐代传入我国，至今已有1300余年。

椰子

果部 | 夷果类

产地分布： 分布于中国台湾、广东、海南、广西及云南等地。
成熟周期： 秋季采收。
形态特征： 叶簇生茎顶；先端渐尖，革质。肉穗花序腋生，多分枝，雄花聚生于分枝上部，雌花散生于下部；佛焰苞纺锤形，老时脱落；雄花萼片三，鳞片状；花瓣三片，卵状长圆形；雌花：基部有小苞片数枚；萼片阔圆形；花瓣与萼片相似，但较小。
功效： 补脾益肾，催乳。

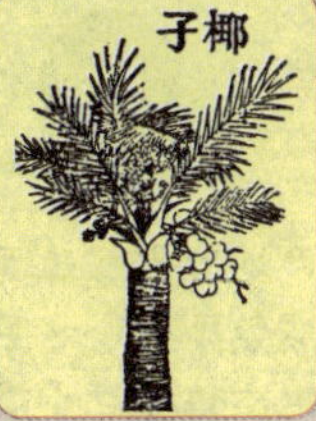
子椰

【释名】又名：越王头、胥余。

【集解】李时珍说：椰子在果中属个大的。其树刚种时，将盐埋于根下则易成活。椰子树大的有三四围，高五六丈，木像桄榔、槟榔一类，通身无枝。它的叶生在树顶，长四五尺，直耸指天，状如棕榈，势如凤尾。二月开花成穗，出于叶间，长二三尺，大如五斗容器。上连果实，一穗有数枚，小的如栝蒌，大的如寒瓜，长七八寸，直径四五寸，悬在树端。椰子在六七月成熟，外有粗皮包着。皮内有核，圆而黑润，很是坚硬，厚二三分。壳内有白肉瓤，如凝雪一般，味甘美像牛乳。瓤肉空外，有浆数合，清美如酒。如放久了则混浊不好了。椰壳磨光，可作容器。《唐史》记载番人用椰花造酒，也能醉人。

椰子瓤

[性味]味甘，性平，无毒。
[主治]主益气。《开宝本草》
治风。（汪颖）
食之充饥，令人面容光泽。（李时珍）

椰子汁

[性味]味甘，性温，无毒。
[主治]主消渴。用来涂头发，能使头发更黑。《开宝本草》
治吐血水肿，去风热。（李珣）

椰子

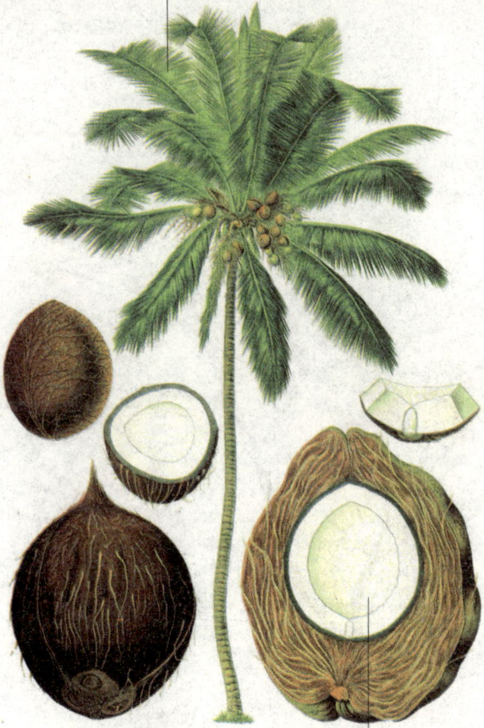

叶
[性味]味甘，性平，无毒。
[主治]主益气。

汁
[性味]味甘，性平，无毒。
[主治]主消渴。

菜部 果部 木部 鳞部 介部 禽部 兽部 人部

味果类

秦椒（花椒）果部 | 味果类

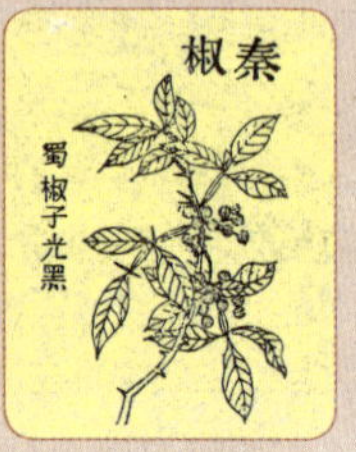

产地分布：分布于辽宁、河北、山东、河南、湖南、广东、广西等地。
成熟周期：培育2～3年，9～10月果实成熟。
形态特征：叶是对生的，尖而有刺。四月开小花，五月结子，生时为青色，熟后变成红色，比蜀椒大，但其籽实中的籽粒不如蜀椒的黑亮。
功效：温中止痛，除湿止泻，杀虫止痒。

秦椒

叶
［性味］味辛，性温，有毒。
［主治］温中，祛寒痹。

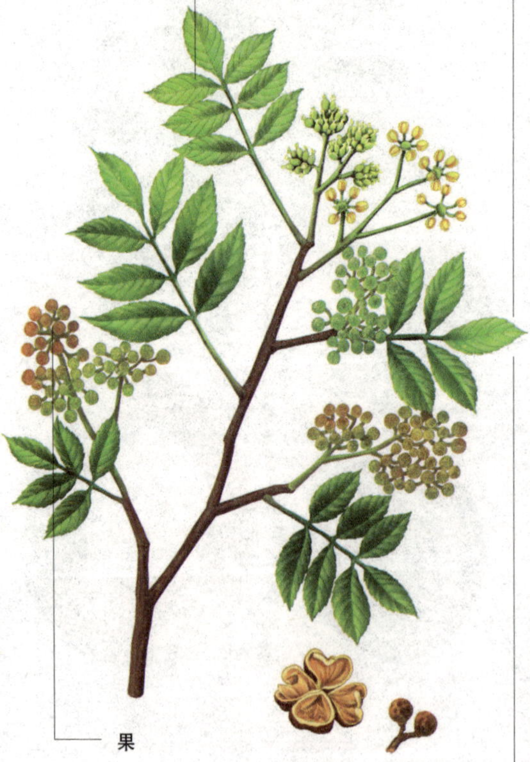

果
［性味］味辛，性温，有毒。
［主治］除风邪气，祛寒痹。

【释名】又名：大椒、花椒。

【集解】李时珍说：秦椒也就是花椒。它最早出自秦地，现在各地都可种植，很容易繁衍。它的叶是对生的，尖而有刺。四月开小花，五月结子，生时为青色，熟后变成红色，比蜀椒大，但其籽实中的籽粒不如蜀椒的黑亮。范子计说，蜀椒产自成都，红色的好；秦椒出自陕西天水，粒小的好。

椒红（椒的果壳）

［性味］味辛，性温，有毒。

徐之才说：恶栝蒌、防葵，畏雌黄。

［主治］除风邪气，温中，祛寒痹，坚齿发，明目。《神农本草经》

考证与传说

【花椒干制】

花椒采收后，先集中晾晒半天到一天，然后装烘筛送入烘房烘烤，装筛厚度3～4厘米。在烘烤开始时，将烘房温度控制在50～60℃，2～2.5小时后，烘房升温到80℃左右，再烘烤8～10小时，待花椒含水量小于10%时即可。在烘烤过程中,要注意排湿和翻筛。开始烘烤时，每隔1小时排湿一次，之后随着花椒含水量的降低，翻筛的间隔时间可以适当延长。花椒烘干后，连同烘筛取出，按标准装袋即为成品。

疗咽喉肿痛，吐逆疝瘕。散瘀血，治产后腹痛。能发汗，利五脏。《名医别录》

治上气咳嗽，久风湿痹。（孟诜）

治恶风遍身，四肢麻痹，口齿浮肿摇动，闭经，产后恶血痢，慢性腹泻，疗腹中冷痛，生毛发，灭疤痕。（甄权）

能消肿除湿。（朱震亨）

【附方】**1. 手足心肿**：椒、盐末等份，用醋调匀敷肿处。**2. 久患口疮**：取秦椒去掉闭口的颗粒，水洗后面拌，煮为粥，空腹服，以饭压下。重者可多服几次，以愈为度。**3. 牙齿风痛**：秦椒煎醋含漱。

胡椒

果部 | 味果类

产地分布：福建、台湾、广东、海南、广西、云南等地。

成熟周期：一般定植后 2 ~ 3 年封顶放花，3 ~ 4 年收获。

形态特征：攀缘状藤本，节显著膨大，常生须根。叶互生；叶片厚革质，阔卵形或卵状长圆形，先端短尖，基部圆，常稍偏斜，叶脉 5 ~ 7 条，最上一对离基 1.5 ~ 3.5cm 从中脉发出，其余为基出。花通常单性，雌雄同株，少有杂性，无花被。

功效：温中散气，下气止痛，止泻，开胃，解毒。

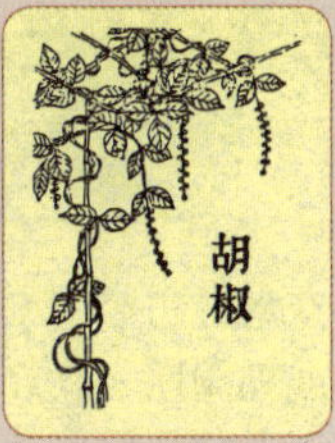

【释名】又名：昧履支。

李时珍说：胡椒，因其辛辣似椒，所以得椒名，实际上并不是椒。

【集解】苏恭说：胡椒产于西戎，形状像鼠李子，用作调料，味道很辛辣。

唐慎微说：按《酉阳杂俎》所载，胡椒出自摩伽陀国，那儿称之为昧履支。

李时珍说：胡椒，现在南番各国及交趾、滇南、海南等地都有。它蔓生，依附在树上，或架棚引藤。胡椒叶像扁豆、山药。正月开黄白色的花，结椒累累，缠绕在藤蔓上，形状像梧桐子，也没有核，生的时候是青色，熟后变为红色，青的味更辣。胡椒四月成熟，五月采收，晒干后起皱。现在人们的食品中大多都要用它，成为生活日用品。

果实

［性味］味辛，性大温，无毒。

李时珍说：辛热纯阳，走气助火，昏目发疮。

胡椒

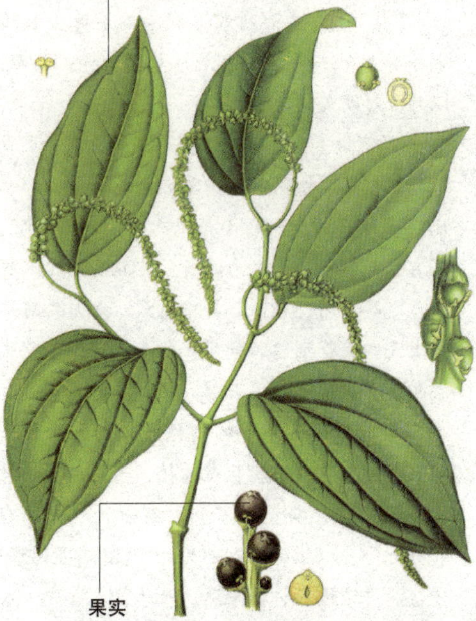

李珣说：多食损肺，令人吐血。

［主治］主治下气温中去痰，除脏腑中冷气。《新修本草》

祛胃口虚冷气，积食不消，霍乱气逆，心腹疼痛，冷气上冲。（李珣）

调五脏，壮肾气，治冷痢，杀一切鱼、肉、鳖、蕈毒。《日华子诸家本草》

祛胃寒吐水，大肠寒滑。（寇宗奭）

暖肠胃，除寒湿，治反胃虚胀，冷积阴毒，牙齿浮热疼痛。（李时珍）

【发明】李时珍说：胡椒大辛热，为纯阳之物，肠胃寒湿的人适宜吃。有热病的人吃了，动火伤气，深受其害。

【附方】**1. 心腹冷痛**：胡椒二十粒，淡酒送服。**2. 伤寒咳逆，日夜不止**：胡椒三十粒打碎，麝香半钱，酒一盏，煎成半盏，热服。**3. 砂石淋痛，用二拗散**：胡椒、朴硝等份，研为末。每次用开水服二钱，一天两次。

吴茱萸 果部 味果类

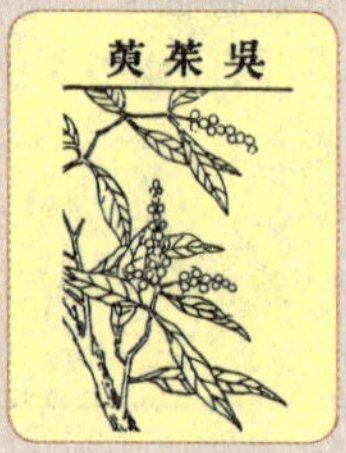

产地分布：分布于江西、湖南、广东、广西及贵州等地。

成熟周期：栽后3年，早熟品种7月上旬，晚熟品种8月上旬。

形态特征：树枝柔软而粗，叶子长且有皱。它的果实长在树梢，累累成簇，无核。

功效：散寒止痛，疏肝下气，温中燥湿。

【释名】陈藏器说：茱萸南北都有，入药以吴地产的为好，所以有吴之名。

【集解】《名医别录》载：吴茱萸生长于上谷和冤句一带。每年九月九日采摘，阴干，以存放时间久的为好。

苏颂说：吴茱萸树高一丈多，树皮呈青绿色。树叶像椿树叶，但要大些、厚些，为紫色。三月开红紫色的小花，七月、八月结实，果实像花椒子，嫩时为淡黄色，熟后则变成深紫色。按《周处风土记》中所载，九月九日称为上九，茱萸到这时气烈、色赤，可折茱萸戴在头上，说是可以用来避邪气，抵御风寒。

李时珍说：茱萸的树枝柔软而粗，叶子长且有皱。它的果实长在树梢，累累成簇，果实中没有核，与花椒不同。有一种粒大，有一种粒小，以粒小的入药为好。《淮南万毕术》中说，井边适宜种植茱萸，叶子落入井中，人们饮用这种水不得瘟疫。在屋里挂上茱萸子，可以避邪气。

［性味］味辛，性温，有小毒。

王好古说：味辛、苦，性热。性味俱厚，为阳中之阴。半浮半沉，入足太阴经血分，少阴、厥阴经气分。

孙思邈说：陈久的吴茱萸为好，闭口的有毒。多食伤神动火，令人咽喉不通。

徐之才说：与蓼实相使。恶丹参、消石、白垩，畏紫石英。

［主治］能温中下气，止痛，除湿血痹，逐风邪，开腠理，治咳逆寒热。《神农本草经》

利五脏，祛痰止咳，除冷气，治饮食不消，心腹诸冷绞痛，中恶心腹痛。《名医别录》

疗霍乱转筋、胃冷吐泻、腹痛、产后心痛。治全身疼痛麻木，腰脚软弱，能利大肠壅气，治痔疮，杀三虫。（甄权）

杀恶虫毒，治龋齿。（陈藏器）

下女产后余血，治肾气、脚气水肿，通关节，起阳健脾。《日华子诸家本草》

主痢疾，止泻，厚肠胃。（孟诜）

吴茱萸

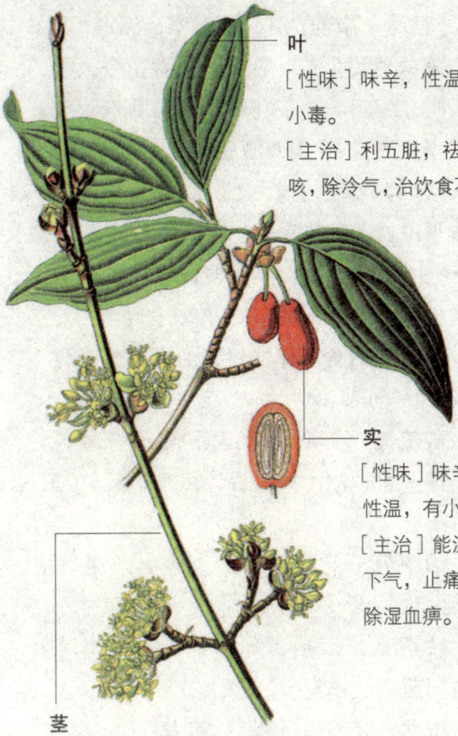

叶

［性味］味辛，性温，有小毒。

［主治］利五脏，祛痰止咳，除冷气，治饮食不消。

实

［性味］味辛，性温，有小毒。

［主治］能温中下气，止痛，除湿血痹。

茎

［性味］味辛，性温，有小毒。

［主治］主痢疾，止泻，厚肠胃。

治痞满塞胸，咽膈不通，润肝燥脾。（王好古）

能开郁化滞，治吞酸，厥阴痰涎头痛，阴毒腹痛，疝气血痢，喉舌口疮。（李时珍）

【发明】张元素说：吴茱萸的作用有三，能去胸中逆气满塞，止心腹感寒疼痛，消宿酒。与白豆蔻相使。

李时珍说：茱萸辛热，能散能温；苦热，能燥能坚。所以它所治的病，都是取其能散寒温中，郁湿解郁的作用。

【附方】**1. 全身发痒**：用茱萸一升，酒五升，煮成一升半，温洗。**2. 冬天受寒**：吴茱萸五钱煎汤服，取汗。**3. 呕吐、头痛，用吴茱萸汤**：茱萸一升、枣二十枚、生姜一两、人参一两，加水五升，煎成三升，每服七合，一天三次。**4. 多年脾虚泄泻，老人多患**：吴茱萸三钱，泡过，取出后加水煎，放少许盐后服下。**5. 赤白下痢，用戊己丸，治疗脾胃受湿，下痢腹痛，米谷不化**：吴茱萸、黄连、白芍药各一两，同炒为末，做成梧桐子大的丸子，每次用米汤服二三十丸。

茗（茶）

果部 味果类

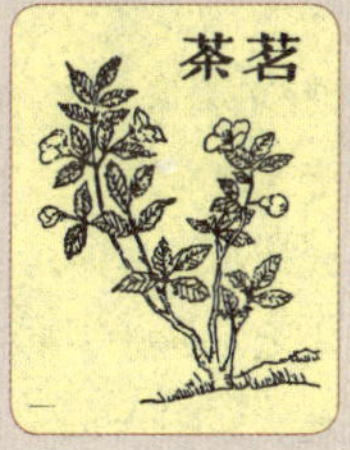

产地分布：长江流域及其以南方各地广为栽培。

成熟周期：培育 3 年即可采叶，4 ~ 6 月采春茶及夏茶。

形态特征：单叶互生；叶片薄革质，椭圆形或倒卵状椭圆形，先端短尖或钝尖，基部楔形，边缘有锯齿，下面无毛或微有毛。花白色，芳香，通常单生；萼片圆形，被微毛，边缘膜质，具睫毛；蒴果近球形或扁形，果皮革质，较薄。

功效：除烦渴，消食，化痰，解毒。

【释名】又名：苦搽、槚、蔎、荈。

苏颂说：按郭璞所说，早采为茶，晚采为茗，一名荈，蜀人称为苦荼。陆羽说，其名有五，一茶，二槚，三蔎，四茗，五荈。

李时珍说：荼，即古茶字。

【集解】《神农食经》载：茶凌冬不死，三月三日采。

苏颂说：现在闽浙、蜀荆、江湖、淮南山中都有，通称为茶。它春天生嫩叶，蒸焙后，去苦水，就可饮用。与古人的吃法不同。陆羽《茶经》说，茶是南方嘉木。树高从一尺二尺到数十尺。木如瓜芦，叶像栀子，花像白蔷薇，实

菜部
果部
木部
鳞部
介部
禽部
兽部
人部

茗

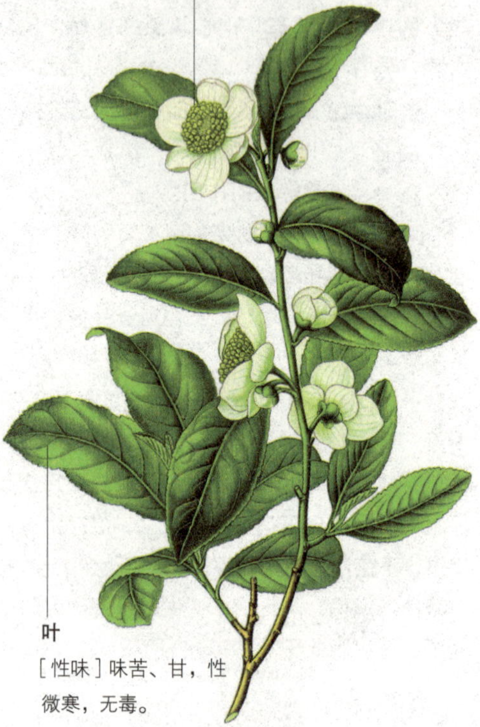

如栟榈，蒂像丁香，根像胡桃。上者生在烂石中，中者生在砾土中，下者生在黄土中。种植的方法就像种瓜一样，三年可采。紫色的好，绿色的次之；笋好，芽次之；叶子卷的好，舒展的次之。

李时珍说：茶有野生、种生两种，种生用子。茶子大如指头，为圆形黑色。它的仁入口，先甜而后味苦，最戟人喉，闽人用来榨油食用。茶在二月下种，一坎放百颗才生一株，因为空壳多的缘故。茶树怕水和太阳，适宜生长在坡地阴凉处。清明前采的最好，谷雨前采的次之，以后采的就都是老茗了。采、蒸、揉、焙，制作都有方法，详见《茶谱》。

茶叶

[性味]味苦、甘，性微寒，无毒。

陈藏器说：茶叶苦寒，久食，令人瘦，去人脂，使人不睡。茶宜热饮，冷饮则会聚痰。

李鹏飞说：大渴及酒后饮茶，水入肾经，令人腰、脚、膀胱冷痛，兼患水肿、挛痹诸疾。一般来说饮茶宜热宜少，空腹最忌饮茶。

[主治]治瘘疮，利小便，祛痰热，止渴，令人少睡，有力，悦志。《神农食经》

能下气消食。作饮料，加吴茱萸、葱、姜较好。（苏恭）

破热气，除瘴气，利大小肠。（陈藏器）

清头目，治中风头昏，多睡不醒。（王好古）

治中暑。与醋同用治泻痢，效果好。（陈承）

炒煎饮，治热毒赤白痢疾。与川芎、葱白同煎饮，止头痛。（吴瑞）

浓煎，吐风热痰涎。（李时珍）

【附方】**1. 大便下血，脐腹作痛，里急后重及酒毒一切下血**：取细茶半斤碾末，加百药煎五个烧存性，每次用米汤送服二钱，一天两次。**2. 产后便秘**：用葱涎调茶末服自通，切不可服用大黄。**3. 脚丫湿烂**：嚼茶叶外敷。

考证与传说

【饮茶的起因】

1.祭品说：这一说法认为，茶与一些其他的植物最早是作为祭品用的，后来有人尝食之发现食而无害，便“由祭品，而菜食，而药用”，最终成为饮料。

2.药物说：这一说法认为茶“最初是作为药用进入人类社会的。”《神农百草经》中写道：“神农尝百草，日遇七十二毒，得茶而解之。”

3.食物说：“古者民茹草饮水”，“民以食为天”，食在先符合人类社会的进化规律。

这几种方式的比较和积累最终就发展成为饮茶的习惯。

蓏类

西瓜

果部 | 蓏类

产地分布：全国各地均有栽培。

成熟周期：夏季采收成熟果实。

形态特征：茎细弱，匍匐，有明显的棱沟。卷须二歧，叶片三角状卵形、广卵形，裂片再作不规则羽状分裂，两面均为淡绿色，边缘波状或具疏齿。子房下位，卵形，外面多少被短柔毛，花柱短，柱头五浅裂，瓠果近圆形或长椭圆形。

功效：清热除烦，解暑生津，利尿。

【释名】又名：寒瓜。

【集解】李时珍说：按《胡峤陷虏记》所说，峤征回纥，得此种归，名西瓜。则西瓜自五代时进入中国，现南北都有种植，而南方所出的味道稍逊于北方的。西瓜也属甜瓜之类，二月下种，蔓生，花叶都像甜瓜。七八月果实成熟，有围长超过一尺的，甚至达二尺的。皮上棱线或有或无，颜色或青或绿，瓜瓤或白或红，红的味尤好，子或黄或红，或黑或白，白的味不好。味有甘，有淡，有酸，酸的为下。瓜子晒裂取仁，生食、炒食都很好。西瓜皮不中吃，但也可蜜煎、酱藏。

西瓜瓤

［性味］味甘、淡，性寒，无毒。

吴瑞说：有小毒，多食致吐利，胃弱者不可食。与油饼同食，损脾。

［主治］消烦止渴，解暑热。（吴瑞）

疗喉痹。（汪颖）

宽中下气，利尿，止血痢，解酒毒。（宁源）

含汁，治口疮。（朱震亨）

【发明】汪颖说：西瓜性寒解热，有天生白虎汤之号，但是不宜多吃。

李时珍说：西瓜、甜瓜，都属生冷食物。世俗之人以为清热止渴而多食，取其一时之快，不知其伤脾助湿之害处。真西山《卫生歌》有说："瓜桃生冷宜少飧，免致秋来成疟痢。"

西瓜皮

［性味］味甘，性凉，无毒。

［主治］主口、舌、唇内生疮，烧研噙含。（朱震亨）

【附方】**食瓜过多：**瓜皮煎汤服可解。

西瓜子仁

［性味］味甘，性寒，无毒。

［主治］与甜瓜仁相同。（李时珍）

猕猴桃

果部 | 蓏类

【释名】又名：猕猴梨、藤梨、阳桃、木子。

李时珍说：它的外形像梨，色如桃，猕猴爱吃，所以有以上各名。闽人称为阳桃。

【集解】马志说：猕猴桃生长在山谷中。

藤缘树而生，叶圆有毛。果实像鸡蛋大，皮为褐色，经霜后甘美可食。皮能用来造纸。

寇宗奭说：猕猴桃今陕西永兴的军南山有很多。它的枝条柔弱，高二三丈，多附木而生。果实在十月成熟，为淡绿色，没熟时很酸。果实中有子多而细小，色如芥子。

果实

[性味] 味酸、甘，性寒，无毒。

寇宗奭说：有实热的人宜食用。过食，则令人脏寒致腹泻。

[主治] 能止暴渴，解烦热，压丹石，下石淋。《开宝本草》

可调中下气，主骨节风，疗长年白发，痔疮。(陈藏器)

葡萄

果部 蓏类

产地分布：全国各地均有栽培。
成熟周期：夏、秋果实成熟时采收。
形态特征：高大缠绕藤本。幼茎秃净或略被绵毛；卷须二叉状分枝，与叶对生；叶片纸质，圆卵形或圆形，常3～5裂；花杂性，异株；圆锥花序大而长，与叶对生，被疏蛛丝状柔毛；花序柄无卷须；萼极小，杯状，全缘或不明显的五齿裂。
功效：补气血，强筋骨，利小便。

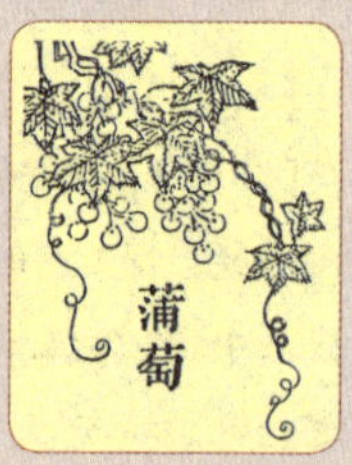

葡萄

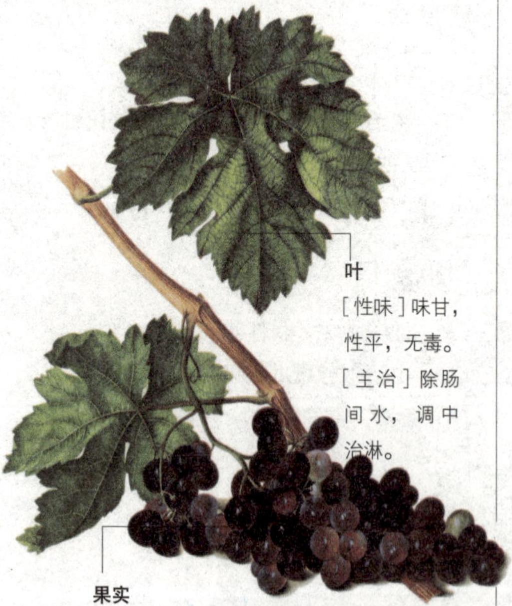

【释名】又名：蒲桃、草龙珠。

李时珍说：葡萄在《汉书》中作蒲桃，可以造酒。人们饮此酒，则醄然而醉，故有葡萄之名。其中圆的名草龙珠，长的名马乳葡萄，白的名水晶葡萄，黑的名紫葡萄。《汉书》中说张骞出使西域回来，才带回此种子，但《神农本草经》已有葡萄的记载，则汉前陇西原就有葡萄，只是没有进入关内。

【集解】苏恭说：蘡薁也就是山葡萄，苗、叶都与葡萄相似，也能酿酒。葡萄取子汁酿酒。

李时珍说：葡萄折藤、压枝最易生长。春天生叶，很像栝蒌叶而有五尖。生须延藤，长数十丈。三月开小花成穗，为黄白色。果实犹如星编珠聚，七八月成熟，有紫、白两种颜色。新疆、甘肃、太原等地将葡萄制成葡萄干，贩运到各地。蜀中有绿葡萄，成熟时为绿色。云南产的葡萄，大如枣，味道很好。西边还有琐琐葡萄，大如五味子而无核。

果实

［性味］味甘、涩，性平，无毒。

孟诜说：味甘、酸，性温。多食，令人烦闷。

［主治］主治筋骨湿痹，能益气增力强志，令人肥健，可用来酿酒。《神农本草经》

逐水，利小便。《名医别录》

除肠间水，调中治淋。（甄权）

时气痘疮不出，取葡萄食用或研酒饮，有效。（苏颂）

甘蔗

果部｜蓏类

产地分布： 为我国南方各地常见的栽培植物。

成熟周期： 秋、冬季采收。

形态特征： 秆绿色或棕红色，秆在花序以下有白色丝状毛。花序大型，边缘疏生长纤毛；无柄小穗披针形，基盘有长于小穗 2 ~ 3 倍的丝状毛；颖的上部膜质，边缘有小毛，第一颖先端稍钝，具二脊，四脉，第二颖舟形，具三脉，先端锐尖。

功效： 清热生津，润燥和中，解毒。

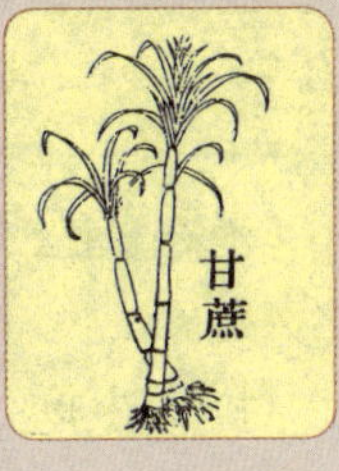

【释名】又名：竿蔗、藷。

【集解】李时珍说：蔗都畦种，丛生，最困地力。茎像竹而内为实心，粗的可达数寸，长六七尺，根下节密，向上渐疏。抽叶像芦叶而大，长三四尺。八九月收茎，可留过春天，当果品食用。按王灼《糖霜谱》载，蔗有四色：杜蔗，也就是竹蔗，绿嫩薄皮，味极醇厚，专门用来作霜；西蔗，作霜色浅；艻蔗，也叫蜡蔗，即荻蔗，可以用来制砂糖；红蔗，也叫紫蔗，即昆化蔗，只能生吃，不能用来榨糖。凡蔗榨浆饮用虽然很好，但又不如咀嚼食用，味隽永。

蔗

［性味］味甘、涩，性平，无毒。

孟诜说：甘蔗与酒同食，生痰。

吴瑞说：多食，发虚热，致鼻出血。

甘蔗

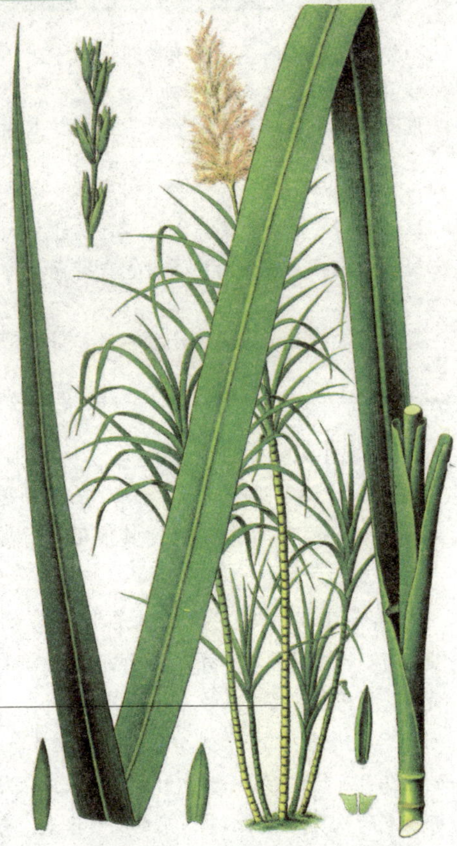

茎

［性味］味甘、涩，性平，无毒。

［主治］主治下气和中，助脾气，利大肠。

考证与传说

【历尽艰辛才得甘蔗甜】

春秋时期，一个老樵夫在悬崖上饥渴难耐，就从一个不知名的植物上吸吮体液，感到很甘甜。于是迫不及待地将它全部嚼了一遍。之后才想起要带一些回去给家人品尝，同时也向世人证明自己的新发现，但他环顾四周再也没有了。于是就将吃过的残渣带了回去。回到村里，家人、子女以及众乡亲都有幸品尝了甘蔗渣，他们都为残渣中的甘甜味而着迷。看到这里，老樵夫又上山去了。但此次一去就没有回来。但是众人还是着迷地“品尝”着。然而村里有些青年后生已经意识到：这种由对甘甜的渴望演变成对甘蔗渣的崇拜是愚蠢和徒劳的，人们并不能从中得到真正的甘甜，应该向老樵夫学习，去攀登、去探索、去采摘。不知过了多少年，甘蔗终于被人发现并且被引种到平地上，之后又从甘蔗汁中提取出食糖，从此甜满人间。老樵夫在九泉之下也为此会心地微笑。

［主治］主下气和中，助脾气，利大肠。《名医别录》

利大、小肠，消痰止渴，除心胸烦热，解酒毒。《日华子诸家本草》

止呕吐反胃，宽胸膈。（李时珍）

甜瓜

果部 蓏类

产地分布：全国各地均有栽培。

成熟周期：7～8月。

形态特征：茎、枝黄褐色或白色的糙毛和突起。卷须单一，被微柔毛。叶互生；叶柄长8～12cm，具槽沟及短刚柔毛；叶片厚纸质，近圆形或肾形，长缘不分裂或3～7浅裂，裂片先端圆钝，有锯齿。果实形状、颜色变异较大，一般为球形或长椭圆形，果皮平滑，有纵汉或斑纹，果肉白色、黄色或绿色。种子污白色或黄折色，卵形或长圆形。

功效：主治暑热烦渴、小便不利、暑热下痢腹痛。

甜瓜瓜蒂

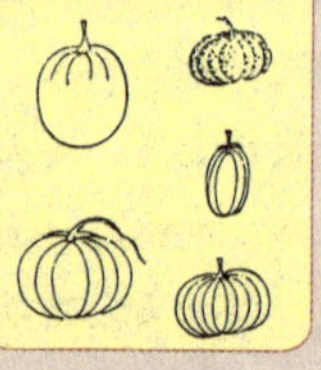

【释名】又名：甘瓜、果瓜。

李时珍说：瓜字篆文，像瓜长在须蔓之间的样子。甜瓜的味道比其他瓜甜，故得甘、甜的之称。

【集解】苏颂说：瓜蒂也就是甜瓜蒂，到处都有。园圃里种的，有青、白两种，子都为黄色。入药当用早青瓜蒂为好。

李时珍说：甜瓜，北方、中原种植甚多。它在三月下种，延蔓而生，叶大数寸，五六月开黄色的花，六七月瓜熟。瓜的品种很多，有圆有长，有尖有扁。大的直径有一尺，小的只有一捻。有的有棱，有的无棱。颜色有青，有绿，或黄斑、糁斑，或白路、黄珞。瓜瓤或白或红。瓜子或黄或红，或白或黑。甜瓜子晒裂后取仁，可作果品食用。凡是瓜类最怕麝香，如接触则瓜必减产甚至一蒂不收。

瓜瓤

［性味］味甘，性寒、滑，有小毒。

孙思邈说：多食，会发黄疸，令人虚

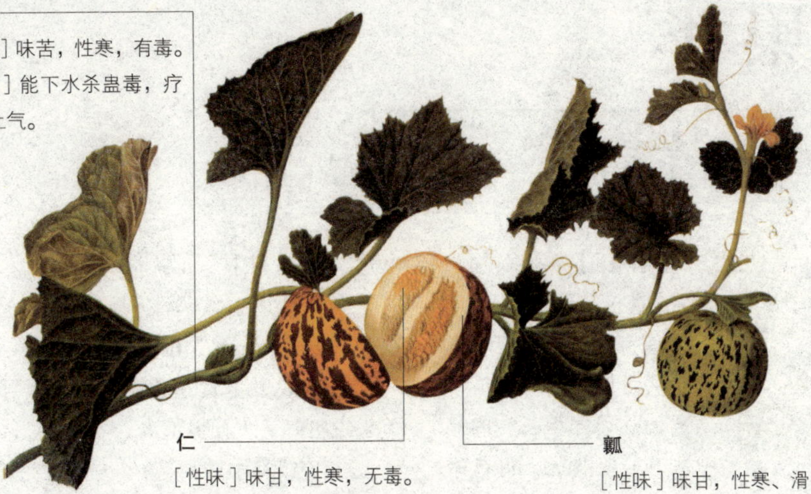

弱健忘，解药力。病后多食，容易反胃。

李时珍说：瓜最忌麝香与酒，凡吃瓜过多，可饮酒或用水服麝香，比用水渍或食盐花的办法好。

[主治] 止渴，除烦热，利小便，通三焦间壅塞气，治口鼻疮。《嘉祐补注本草》

暑热天食，永不中暑。（寇宗奭）

【发明】寇宗奭说：甜瓜虽解暑气，但性冷，能消损阳气，吃多了没有不腹泻的。体虚者多食，秋后成痢，最难医治。只有瓜皮用蜜浸后收藏很好，也可作羹食用。

李时珍说：瓜性最寒，晒干后食还是冷。

甜瓜子仁

[性味] 味甘，性寒，无毒。

[主治] 主治腹内结聚，能破溃脓血，是肠胃脾内壅最重要的药物。《名医别录》

甜瓜子仁研末去油，用水调服，止月经过多。（陈藏器）

炒来食用，能补中宜人。（孟诜）

能清肺润肠，和中止渴。（李时珍）

甜瓜蒂

【释名】又名：瓜丁、苦丁香。

[性味] 味苦，性寒，有毒。

[主治] 治大水，身面四肢浮肿，能下水杀蛊毒，疗咳逆上气。《神农本草经》

去鼻中息肉，疗黄疸。《名医别录》

吐风热痰涎，治风眩头痛，癫痫喉痹，头目有湿气。（李时珍）

与麝香、细辛同用，治鼻不闻香臭。（王好古）

[性味] 味苦，性寒，有毒。

[主治] 治大水，身面四肢浮肿，能下水杀蛊毒，疗咳逆上气。

【发明】朱震亨说：瓜蒂性急，能损胃气，胃弱者宜用他药代替。病后、产后尤宜深戒。

李时珍说：瓜蒂为阳明经除湿热之药，所以能引去胸脘痰涎，头目湿气，皮肤水汽，黄疸湿热诸证。凡胃弱人及病后、产后用吐药，都宜慎用。

【附方】**1. 饮食内伤，胸中积寒，用瓜蒂散**：瓜蒂二钱半（熬黄）、赤小豆二钱半，同研末。每取一钱，加香豉一合，热汤七合，煮烂去渣，服下，取吐。**2. 太阳中暍，身热、头痛而脉微弱，这是夏天伤于冷水，水行皮中所致**：瓜蒂十四个，水一升，煮成五合，一次服下，取吐。

水果类

莲藕

果部 | 水果类

荷藕莲

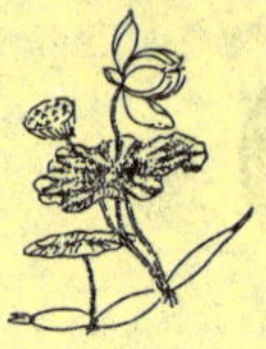

【释名】根名：藕。实名：莲。茎、叶名：荷。

【集解】李时珍说：莲藕，荆、扬、豫、益各处湖泊塘池皆可生长。用莲子撒种的生长迟，用藕芽栽种的易生长。其芽穿泥而成白蒻，即蔤。长的可达一丈多，五六月嫩时，从水下采来，能当菜吃，俗称藕丝菜。节生两茎，一为藕荷，其叶贴水，其下旁行生藕；一为芰荷，其叶贴水，其旁茎生花。其叶清明后生。六七月开花，花有红、白、粉红三色。花心有黄须，蕊长寸余，须内即为莲蓬。花褪后，莲房中结莲子，莲子在房内像蜂子在窠中的样子。六七月嫩时采摘，生食脆美。到秋季房枯子黑，坚硬如石，称为石莲子。八九月收获，削去黑壳，卖到各地，称为莲肉。冬季至春掘藕食用，藕白有孔有丝，大的像肱臂，长六七尺，有五六节。一般野生及开红花的，莲多藕劣；种植及开白花的，莲少藕佳。荷花白的香，红的艳，荷叶多的则不结实。另有合欢（并头者），夜舒荷（夜开昼卷），睡莲（花夜入水），金莲（花黄），碧莲（花碧），绣莲（花如绣），不一一详述。

莲实

【释名】又名：藕实、菂、石莲子、水芝、泽芝。

【修治】陶弘景说：藕实即莲子，八九月采黑坚如石的，干捣破之。

李时珍说：石莲剁去黑壳，称作莲肉，用水浸去赤皮、青心，生食很好。入药须蒸熟去心，或晒或焙干用。

［性味］味甘、涩，性平，无毒。

李时珍说：嫩菂性平，石莲性温。得茯苓、山药、白术、枸杞子良。

孟诜说：生食过多，微动冷气胀人，蒸来吃很好。大便燥涩者，不可食。

［主治］补中养神，益气力，除百病。《神农本草经》

主治五脏不足，伤中，益十二经脉血气。（孟诜）

止渴去热，安心止痢，治腰痛及泄精。《日华子诸家本草》

益心肾，厚肠胃，固精气，强筋骨，补虚损，利耳目，除寒湿，止脾泄久痢，赤白浊，女子带下崩中各种血证。（李时珍）

捣碎加米煮粥食，令人强健。（苏颂）

清上、下心肾火邪。（陈嘉谟）

【附方】**1. 补中强志**：莲实半两，去皮心，研为末，用水煮熟。取粳米三合做成粥，将莲实末加粥中搅匀服。**2. 白浊遗精**：石莲子、龙骨、益智仁等份，研为末。每空腹服二钱，米汤送下。**3. 产后咳逆，呕吐，心忡目昏**：石莲子一两半、白茯苓一两、丁香五钱，同研末，每次用米汤送服二钱。

藕

［性味］味甘，性平，无毒。

李时珍说：按《相感志》所说，藕以盐水浸食，则不损口；同油炸糯米作果食，则无渣。煮时忌用铁器。

［主治］主治热渴，散瘀血，生肌。《名医别录》

止怒止泻，消食解酒毒，及病后干渴。

（陈藏器）

捣汁服，止闷除烦开胃，治腹泻，下产后瘀血。捣膏，可外敷金疮及骨折，止暴痛。蒸来食用，能开胃。《日华子诸家本草》

生食治霍乱后虚渴。蒸食，能补五脏，实下焦。与蜂蜜同食，令人腹脏肥，不生寄生虫，也可耐饥饿。（孟诜）

藕汁：解射罔毒、蟹毒。（徐之才）

将藕捣后浸，澄粉服食，轻身益年。（臞仙）

【发明】李时珍说：白花藕大而孔扁的，生食味甘，煮食不美；红花及野藕，生食味涩，蒸煮则味佳。

【附方】**1. 时气烦渴**：生藕汁一盏、生蜜一合，调匀细服。**2. 上焦痰热**：藕汁、梨汁各半盏，和匀服下。**3. 小便热淋**：生藕汁、生地黄汁、葡萄汁各等份，每服一盏，加蜂蜜温服。

藕节

［性味］味涩，性平，无毒。

［主治］捣汁服，主治吐血不止，及口鼻出血。（甄权）

消瘀血，解热毒。取藕节与地黄研汁，加入热酒饮，治产后血闷。《日华子诸家本草》

可止咳血、唾血、血淋、溺血、下血、血痢、血崩。（李时珍）

【发明】李时珍说：藕能消瘀血，解热开胃，又能解蟹毒。

【附方】**1. 鼻血不止**：藕节捣汁饮服，并

莲藕

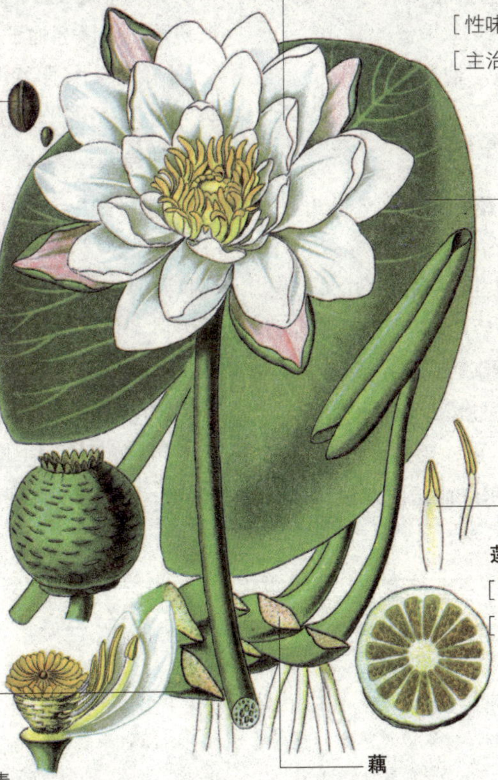

取汁滴鼻中。2. **大便下血**：藕节晒干研成末，每服二钱，用人参、白蜜煎汤调下，一天两次。

莲薏

［性味］味苦，性寒，无毒。

陈藏器说：食莲子不去心，令人呕吐。

［主治］取莲薏生研末，用米汤饮服二钱，治疗血渴、产后渴。（陈士良）

止腹泻。《日华子诸家本草》

清心去热。（李时珍）

【附方】**劳心吐血**：莲薏七个、糯米二十一粒，同研末，用酒送服。

莲花

【释名】又名：芙蓉、菡萏、芙蕖、水华。

［性味］味苦、甘，性温，无毒。

［主治］镇心益色，养颜轻身。《日华子诸家本草》

【附方】**天泡湿疮**：取荷花外贴。

莲房

【释名】又名：莲蓬壳。以陈久的为好。

［性味］味苦、涩，性温，无毒。

［主治］主治破血。（孟诜）

治血胀腹痛，产后胎衣不下，用酒煮莲房服。水煮服，解野菌毒。（陈藏器）

止血崩、下血、尿血。（李时珍）

【附方】**1. 月经不止，用瑞莲散**：陈莲房烧存性，研末，每次用热酒送服二钱。**2. 小便血淋**：莲房烧存性，研末，加麝香少许。每次用米汤调服二钱半，一天两次。

荷叶

【释名】嫩者名：荷钱。贴水者名：藕荷。出水者名：芰荷。蒂名：荷鼻。

【修治】《日华子诸家本草》载：入药都炙用。

［性味］味苦，性平，无毒。

［主治］止渴，落胞破血，治产躁口干，心肺烦躁。《日华子诸家本草》

取荷叶，酒煮服，治血胀腹痛，产后胎衣不下。荷鼻：安胎，去恶血，留好血，止血痢，杀菌蕈毒，都用水煮服。（陈藏器）

生发元气，补助脾胃，涩精滑，散瘀血，消水肿痈肿，发痘疮。治吐血、咯血、鼻出血、便血、尿血、血淋、崩中、产后恶血、损伤败血等诸多血证。（李时珍）

【附方】**1. 阳水浮肿**：用败荷叶烧存性，研为末，每次用米汤调服二钱，一日三次。**2. 各种痈肿**：取叶蒂不限量，煎汤淋洗患处。洗后擦干，用飞过的寒水石调猪油涂患处。**3. 产后心痛，恶血不尽或胎衣不下**：荷叶炒香后研为末，每次用开水调服一匙。**4. 崩中下血**：荷叶（烧过，研细）半两，蒲黄、黄芩各一两，同研末，每次空腹用酒服三钱。**5. 下痢赤白**：荷叶烧过，研为末，每服二钱。红痢用蜂蜜水，白痢用砂糖水送下。**6. 漆疮发痒**：干荷叶煎汤洗。

考证与传说

【藕节治痢趣话】

南宋隆兴元年，宋高宗隐退让位，孝宗继位当朝。孝宗生活奢侈，挖空心思吃湖蟹。不久，孝宗腹部不适，每日腹泻数次，御医诊为热痢，投药数剂无效。高宗亲自微服私访，为孝宗寻医找药。这天，高宗来到药市，见一药坊面前摆了很多藕节，人们争相购买。便上前问道："请问药师，列位买藕节是何道理？"药师答道："如今天下流行冷痢，藕节可治冷痢。"高宗听罢，大喜，回宫让下人将藕节捣汁，送孝宗热酒调服，不几日，孝宗康复。

芰实（菱角）果部 水果类

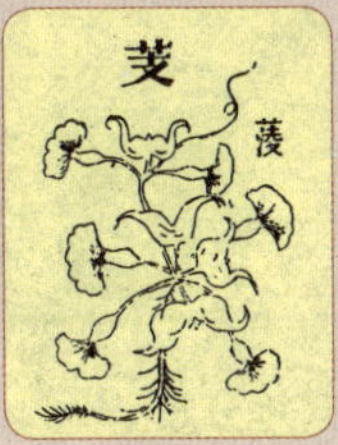

产地分布：中国南部各省均有栽培或野生。

成熟周期：二月设置育苗地，到初夏五月底到六月初种植。

形态特征：叶浮在水上，扁而有尖，光滑如镜。一茎一叶，两两相差。花，背日而生，白天合起而夜晚开放，随月亮的圆缺而转移花的方向。它的果实有好几种，或三角、四角，或无角、两角。

功效：利尿通乳，止消渴，解酒毒。

【释名】又名：菱、水栗、沙角。

李时珍说：其叶支散，故字从支。其角棱峭，所以称菱，俗名为菱角。

【集解】李时珍说：芰菱在湖泊中都有生长。菱落在泥中，最易生发。它有野菱、家菱之分，都在三月生蔓延引。叶浮在水上，扁而有尖，光滑如镜。一茎一叶，两两相差，像蝴蝶翅膀一样。五六月开小白花，背日而生，白天合起而夜晚开放，随月亮的圆缺而转移花的方向。它的果实有好几种，或三角、四角，或无角、两角。野菱生长在湖中，叶、实都小。它的角硬直刺人，嫩时颜色泛青，老时变黑。嫩时剥食甘美，老则蒸煮食用较好。乡村人家将它剁碎煮饭、煮粥、做糕，都可代替粮食。家菱种于池塘，叶及果实都大，角软而脆，也有两角弯卷如弓形的，颜色有青，有红，有紫。嫩时剥食，皮脆肉美。老则壳黑而硬，坠入塘底，称乌菱。冬季取来，风干为果，生食、熟食都好。如夏季用粪水浇叶，则果实更肥美。

［性味］味甘，性平，无毒。

孟诜说：生食，性冷利。多食，伤人脏腑，损阳气，痿茎，生蛲虫。水族中以此物最不治病。如过食菱争而腹胀，可暖姜酒服下即消，也可含吴茱萸咽津。

李时珍说：菱花开时背着太阳，芡花开时则向着太阳，故菱性寒而芡性暖。《名医别录》载芰实性平，是不是生的性冷，干的性平呢？

芰实

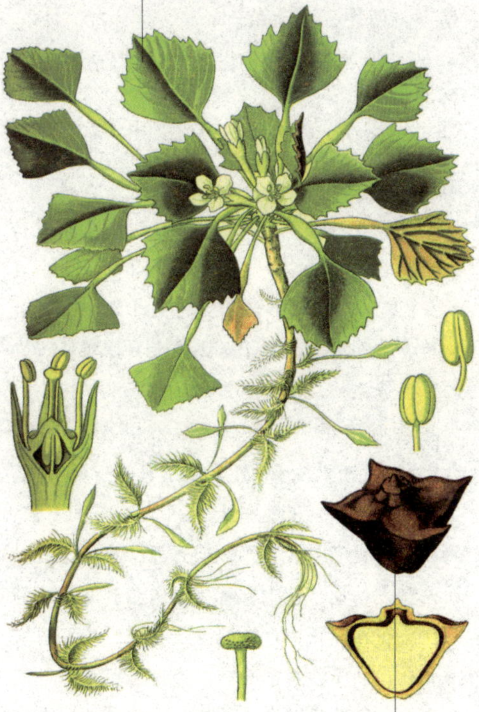

叶

［性味］味甘，性平，无毒。

［主治］安中，补五脏。

果实

［性味］味甘，性平，无毒。

［主治］解伤寒积热，止消渴，解酒毒。

[主治] 安中补五脏。《名医别录》

解丹石毒。(苏颂)

鲜菱争，解伤寒积热，止消渴，解酒毒、射罔毒。(李时珍)

捣烂澄粉食用，补中延年。(臞仙)

芡实

果部 水果类

产地分布：分布于东北、华北、华东、华中及西南等地。

成熟周期：9 ～ 10 月间分批采收。

形态特征：全株具尖刺。根茎粗壮而短，具白色须根及不明显的茎。初生叶沉水，箭形或椭圆肾形，两面无刺；叶辆无刺；后生叶浮于水面，革质，椭圆肾形至国形，上面深绿色，多皱褶，下面深紫色，有短柔毛，叶脉凸起，边缘向上折。叶柄及花梗粗壮。

功效：固肾涩精，补脾止泄。

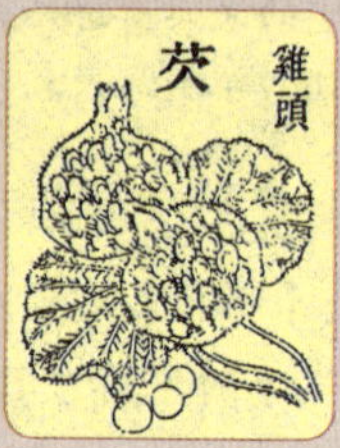

【释名】又名：鸡头、雁喙、雁头、鸿头、鸡雍、卯菱、水流黄。

陶弘景说：此物茎上花像鸡冠，所以名鸡头。

苏颂说：它的花苞像鸡、雁头，故有诸名。

李时珍说：芡可在歉收之年用来代替粮食，所以名芡。

【集解】韩保昇说：芡苗生于水中，叶大如荷，皱而有刺。花子如拳头大，像鸡头。它的果实像石榴，皮青黑，肉白像菱米。

李时珍说：芡茎三月生叶贴在水面上，大于荷叶，有皱纹如縠，叶面青色而背面紫色，茎、叶都有刺。茎长达一丈多，中间也有孔有丝，嫩的剥去皮可以食用。五六月开紫花，花开时面向阳光结苞，苞上有青刺，像猬刺及栗球的形状。花在苞顶，也像鸡喙及猬喙。剥开后有斑驳软肉裹子，累累如珠。壳内有白米，形状如鱼目。深秋成熟后，泽农收取芡子，以备歉收。它的根像三棱，煮来吃像芋。

【修治】孟诜说：凡用芡实，须蒸熟，放烈日下晒裂取仁，也可以舂取粉用。

李时珍说：新鲜的煮来食用好。入涩精药，连壳用也可。

[性味] 味甘、涩，性平，无毒。

孟诜说：生食多，动风冷气。

寇宗奭说：吃多了，不益脾胃，还难以消化。

[主治] 主治湿痹，腰脊膝痛，补中，益精气，强志，令人耳聪目明。《神农本草经》

开胃助气。《日华子诸家本草》

止渴益肾，治小便不禁，遗精，白浊带下。(李时珍)

【附方】鸡头粥，能盖精气，强志意，利耳目：鸡头实三合，煮熟后去壳，加粳米一合煮粥，每天空腹食用。

鸡头菜(芡茎)

[性味] 味咸、甘，性平，无毒。

[主治] 止烦渴，除虚热，生熟都宜。(李时珍)

根

[性味] 同茎。

[主治] 煮食根，治小腹结气痛。

乌芋（荸荠） 果部 | 水果类

产地分布： 安徽无为、广西桂林、浙江余杭、江苏高邮和福建福州等地。

成熟周期： 早春种荠在室外苗床育苗，经常保持湿润。15 ~ 20 天即可成苗。

形态特征： 用球茎繁殖。萌发后，先形成短缩茎，其顶芽和侧芽向上抽生的绿色叶状茎细长如管而直立。叶片退化成膜片状，着生于叶状茎基部及球茎上部。自母株短缩茎向四周抽生匍匐茎，尖端膨大为新的球茎。穗状花序，小花呈螺旋状贴生。

功效： 凉血解毒，利尿通便，化湿祛痰，消食除胀。

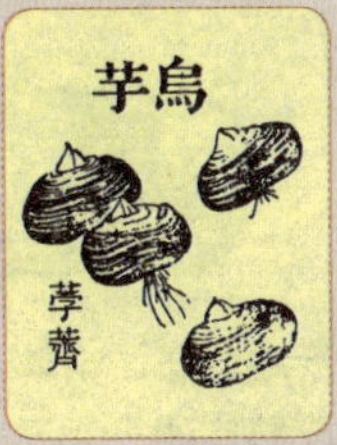

【释名】又名：凫茈、凫茨、荸荠、黑三棱、芍、地栗。

李时珍说：乌芋，其根如芋而色乌，故得名。又因凫爱吃它，所以《尔雅》中称它为凫茈，后讹为凫茨，又讹为葧脐。三棱、地栗，是因其外形而得名。

吴瑞说：大的名凫茈，小的叫地栗。

【集解】李时珍说：凫茈生长在浅水田中。其苗三四月出土，一茎直上，没有枝叶，状如龙须。种在肥田里的，茎粗如葱、蒲，高二三尺。其根白嫩，秋后结果，大如山楂、栗子，而脐有聚毛，累累向下，伸入泥中。野生的，色黑而小，食时多滓。种植的，色紫而大，食时多汁。吴人三月下种，霜后苗枯，冬春时掘收为果，生食、煮食都很好。

【正误】李时珍说：乌芋、慈姑是两种植物。慈姑有叶，根散生。乌芋有茎无叶，根下生。两者不仅性味不同，主治也不相同。

根（荸荠）

［性味］味甘，性微寒，滑，无毒。

孟诜说：性冷。先有冷气的人不能吃，令人腹胀气满。

［主治］主治消渴痹热，能温中益气。《名医别录》

下丹石，消风毒，除胸中实热气。可做成粉食用，能明耳目，消黄疸。（孟诜）

乌芋

叶

［性味］味甘，性寒，无毒。

［主治］主治血痢、便血、血崩，辟蛊毒。

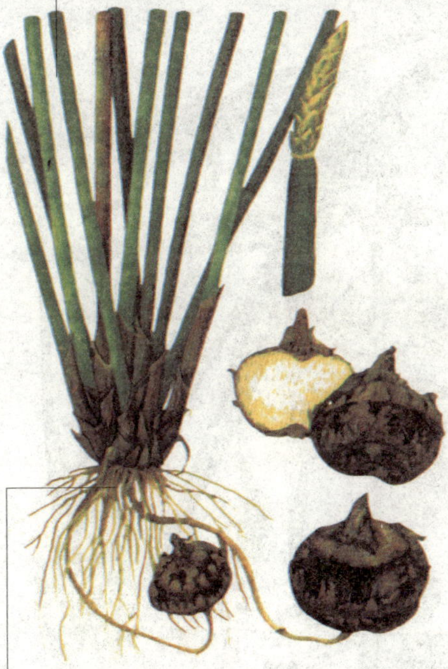

根

［性味］味甘，性微寒，滑，无毒。

［主治］主治消渴痹热，能温中益气。

开胃消食。《日华子诸家本草》作粉食，厚肠胃，能解毒。（苏颂）疗呃逆，消宿食，饭后宜食。治误吞铜物。（汪机）

主治血痢、便血、血崩，辟蛊毒。（李时珍）

慈姑

果部 | 水果类

产地分布：南北各省均有栽培。

成熟周期：花期7～9月。

形态特征：地下具根茎，先端形成球茎，球茎表面附薄膜质鳞片。端部有较长的顶芽。叶片着生基部，出水成截形，叶片成箭头状，全缘，叶柄较长、中空。沉水叶呈线状，花茎直立，多单生，上部着生三出轮生状圆锥花序，小花单性同株或杂性株，白色，不易结实。

功效：生津润肺，补中益气。

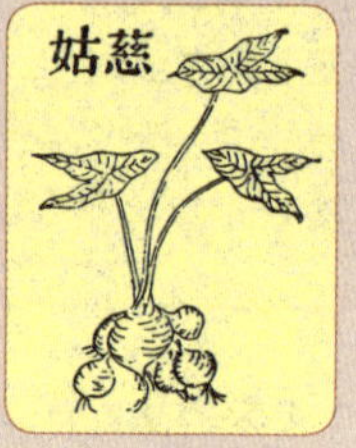

慈姑

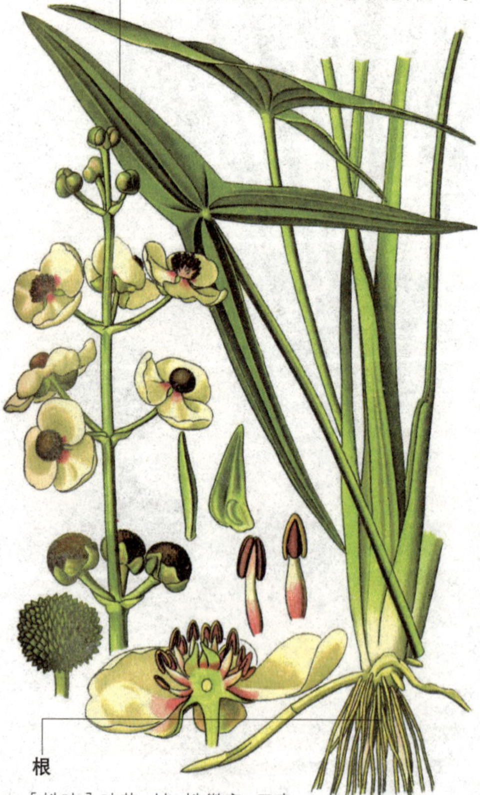

叶

［性味］味苦、甘，性微寒，无毒。

［主治］主治产后血瘀，胞衣不下。

根

［性味］味苦、甘，性微寒，无毒。

［主治］主治百毒。

【释名】又名：藉姑、水萍、河凫茈、白地栗。苗名：剪刀草、箭搭草、槎丫草、燕尾草。

李时珍说：慈姑，一根生十二子，像慈姑之乳诸子，故名。称河凫茈、白上栗，是与乌芋的凫茈、地栗相区别。剪刀、箭搭、槎丫、燕尾，都是以叶形来命名。

【集解】苏颂说：剪刀草，叶如剪刀形，茎干像嫩蒲，又像三棱。苗很软，颜色为深青绿。每丛有十余茎，内抽出一两茎，茎上分枝，开小白花，四瓣，蕊为深黄色。根大的如杏，小的如栗，色白而莹滑。五六七月采叶，正月采根，即慈姑，煮熟后味甘甜。

李时珍说：慈姑生长在浅水中，也可人工种植。它在三月生苗，茎为青色，中间空心，茎上有棱，叶如燕尾，前尖后歧。霜后叶枯萎，根硬结，冬末春初，掘来当果吃。但须在灰汤内煮熟，去皮食用，不然会麻涩戟人咽喉。嫩茎也可以食用。

根（慈姑）

［性味］味苦、甘，性微寒，无毒。

［主治］主治百毒，产后血瘀，胞衣不下，取慈姑捣汁服一升。还能下石淋。（苏恭）

第十一卷

木部

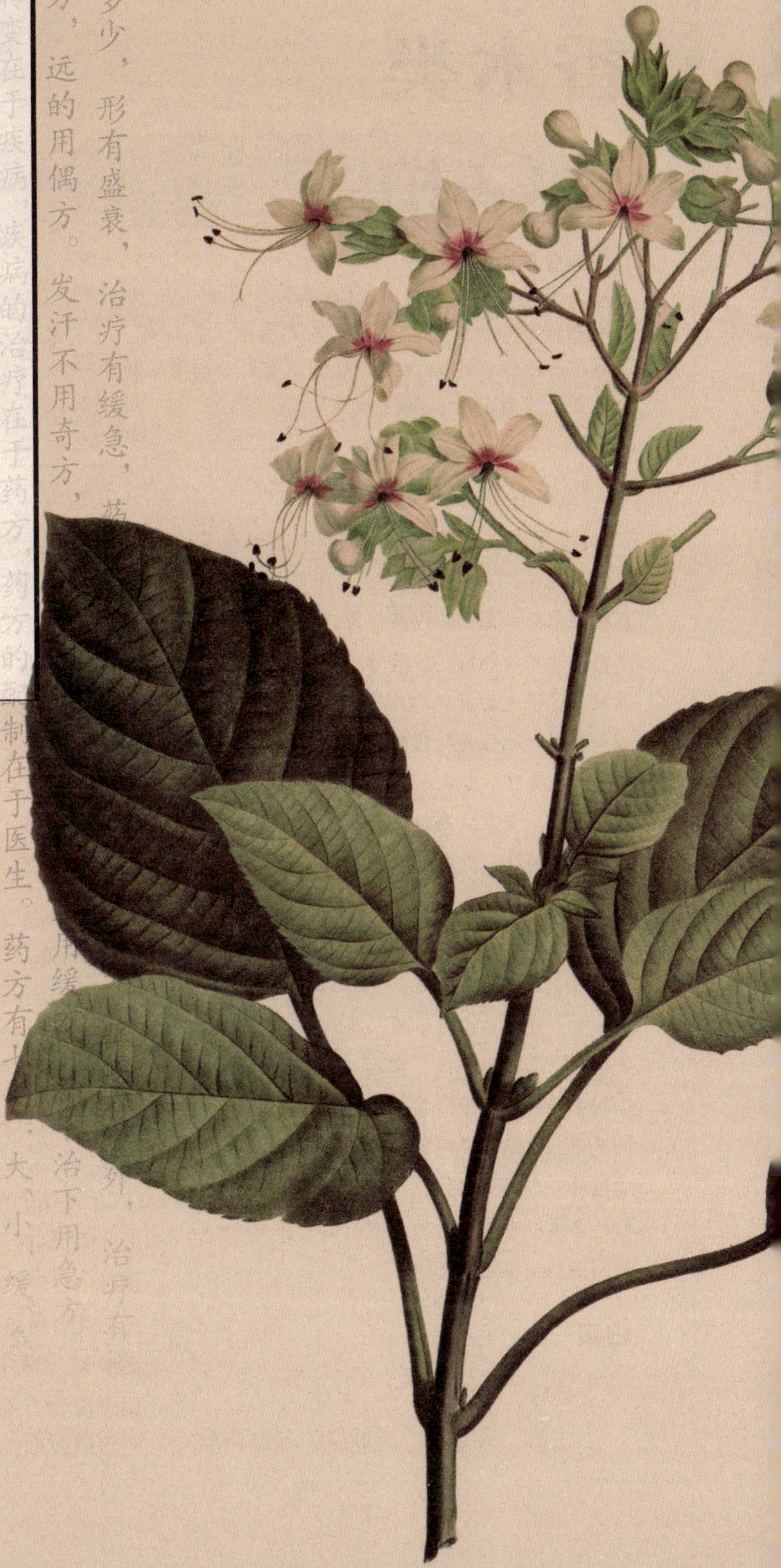

李时珍说：木是植物，居五行之一。其性与土相宜，而山谷原本性湿。开始由气化成，然后成形成质，不管是乔木还是灌木，根叶华实，坚脆美质，都各具完整形态。通过色香气味可辨别树木的品类，果蔬可食，材木可作药器。

香木类

柏

木部｜香木类

产地分布：乾州最多。

成熟周期：3月开花，9月成熟。

形态特征：树耸直，皮薄，木质细腻，花细琐。它的果实是球形，形状如小铃，霜后四下裂开，中有大小如麦粒的几颗子。

功效：平肝润肾，延年壮神。

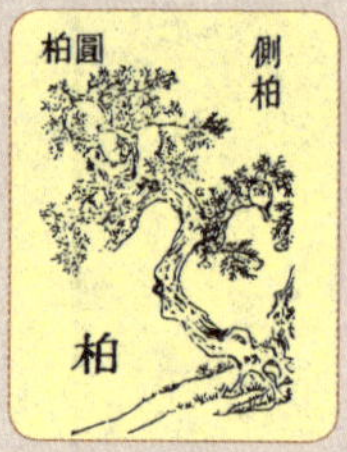

【释名】亦称侧柏。

【集解】苏颂说：柏的果实以乾州最多。三月开花，九月成熟结子，收下来蒸后晒干，舂擂取出核仁备用。以密州出产的为更好，虽然与其他柏树相似，但其叶子都侧向而生，功效就有了很大的差别。益州诸葛孔明庙中有一棵大柏树，相传是蜀代时栽种的，当地的人们多采摘来做药，其味甘香，与一般的柏树不同。寇宗奭说：我在陕西做官时，登高望柏，千万株都偏向西边。大概是因为这种树木坚硬，不畏霜雪，得木的正气，是其他的树木所不能及的，受金的正气所制而全部偏向西边。

李时珍说：《史记》里称柏为百木之长，树耸直，皮薄，木质细腻，花细琐。它的果实是球形，形状如小铃，霜后四下裂开，中有大小如麦粒的几颗子，芬香可爱。柏树叶松树身的是桧，它的叶尖而硬，也叫栝，现在人们叫它圆柏，以和侧柏区别。松树叶柏树身的是枞。松桧各占一半的是桧柏。峨眉山中有一种竹叶柏树身的，称它为竹柏。

柏实

［性味］味甘，性平，无毒。

［主治］安心神，润肝肾，主治惊厥，小儿惊厥，神志不清，腹痛出虚汗，小便不利，有安神镇静的功用。味甘而补，辛而能润，其气味清香，能透心肾，益脾胃。长期服用会使人润泽美色，耳聪目明，不饥不老，益寿延年，是仙家上乘药物，用来作为滋养品是很合适的。

【发明】李时珍说：《列仙传》里说，赤松子吃了柏实，牙齿落了又生，行如奔马。这并非假话。

柏叶

［性味］味苦，性微温，无毒。

［主治］治吐血、鼻出血、痢血、尿血、崩中赤白。主轻身益气，使人耐寒暑，去湿痹，生肌。可治冷风导致的关节疼痛及冻疮。烧取汁涂头，可润发。敷汤火伤，止疼痛祛疤瘢。做成汤经常服用，杀五脏虫，有益健康。

【发明】朱震亨说：柏属阴与金，善守。因此采其叶，根据月的圆缺来配方，取其多得月令之气，这是补阴的妙药。其性多燥，长久服用，可益脾滋肺。李时珍说：柏性后凋而耐久，禀坚凝之质，是多寿的树木，所以可用来服食。道家用它点汤常饮，元旦时，用它浸酒辟邪，都是取它的特性。麝吃了它而身体有香气，人吃了它而体轻，也都有据可察。据传有一毛女，秦王宫人。关东贼人到时受惊吓后逃入山中。饿了没有食物吃，有一个老人叫她吃松柏叶，刚吃时，味道十分苦涩，久了就适应了，于是不再饥饿，冬不寒，夏不热。到汉成帝时，猎人在终南山看见一人，没穿衣服，身上长有黑毛，跳坑越涧如飞，就紧密包围并将她抓获，当时离秦朝已经二百多年了。此故事出自葛洪的《抱朴子》书中。

枝节

［主治］煮汁酿酒，祛风痹，治关节活动不利，烧取油，治疥疤、虫癞等病。

脂

［主治］治身面疣目，同松脂一起研细涂患处，几天后即愈。

根白皮

［主治］治火灼烂疮，长毛发。

【附方】［柏实］**1. 平肝润肾，延年壮神**：将柏实晒干，去壳，研末。每服二钱，温酒送服。一天服三次。又方：加松子仁等份，以松脂和丸服。又方：加菊花等份，以蜂蜜和丸服。又方：用柏子仁二斤，研末，泡酒中成膏，加枣肉三斤，白蜜、白术末、地黄末各一斤，捣匀做成如弹子大小的丸子。每服一丸，一日三服。**2. 老人便秘**：用柏子仁、松子仁、大麻仁，等份同研末，加蜂蜜、蜡做成如梧桐子大的丸子。每服二三十丸，饭前少黄丹汤调服。一天服两次。**3. 肠风下血**：用柏子十四个，捶碎，贮布袋中，加入好酒三碗，煎至八成服下。**4. 小儿惊痫腹满，大便青白色**：柏子仁研末，温水调服一钱。

［柏叶］**1. 中风**：柏叶一把去枝，葱白一把连根研如泥，加酒一升，煎开多次后温服。**2. 吐血**：青柏叶一把、干姜二片、炙过的阿胶一挺，加水二升，煮成一升去渣，另加马通汁一升，再合煎为一升，滤过，一次服下。**3. 鼻血不止**：将柏叶、榴花共研末，吹入鼻中。**4. 尿血**：将柏叶、黄连焙过，研细，酒送服三钱。**5. 大肠下血**：用柏叶烧存性，研末。每服二钱，米汤送服。**6. 月经不断**：炙过的侧柏叶、芍药等份，每取三钱，加水、酒各半煎服。对未婚妇女，用侧柏叶、炒至微焦的木贼，等份研末。每服二钱，米汤送服。**7. 汤火伤**：用柏叶生捣涂擦，二三日后，止痛灭瘢。**8. 大麻风**：将侧柏叶九蒸九晒后研末，加炼蜜做成如梧桐子大的丸子。每服五至十丸。白天服三次，晚间服一次。百日之后，眉毛可再生。**9. 头发不生**：用侧柏叶阴干研末，和麻油涂擦。

松

木部 | 香木类

产地分布：全国均有分布。
成熟周期：2月开花，6月成熟。
形态特征：树皮多为鳞片状，叶子针形，花单性，雌雄同株，结球果，卵圆形或圆锥形，有木质的鳞片。
功效：安益五脏，常服能轻身，不老延年。

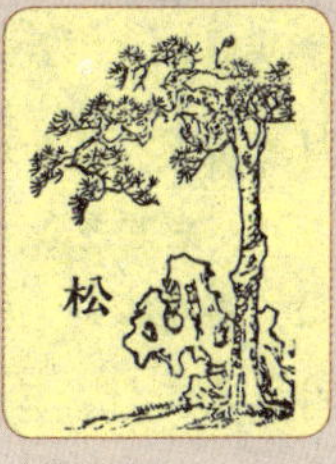

【释名】李时珍说：王安石说，松柏为百木之长。松好比公，柏好比伯。因此松从公，柏从白。

【集解】苏颂说：到处都有生长。其叶有

菜部
果部
木部
鳞部
介部
禽部
兽部
人部

松

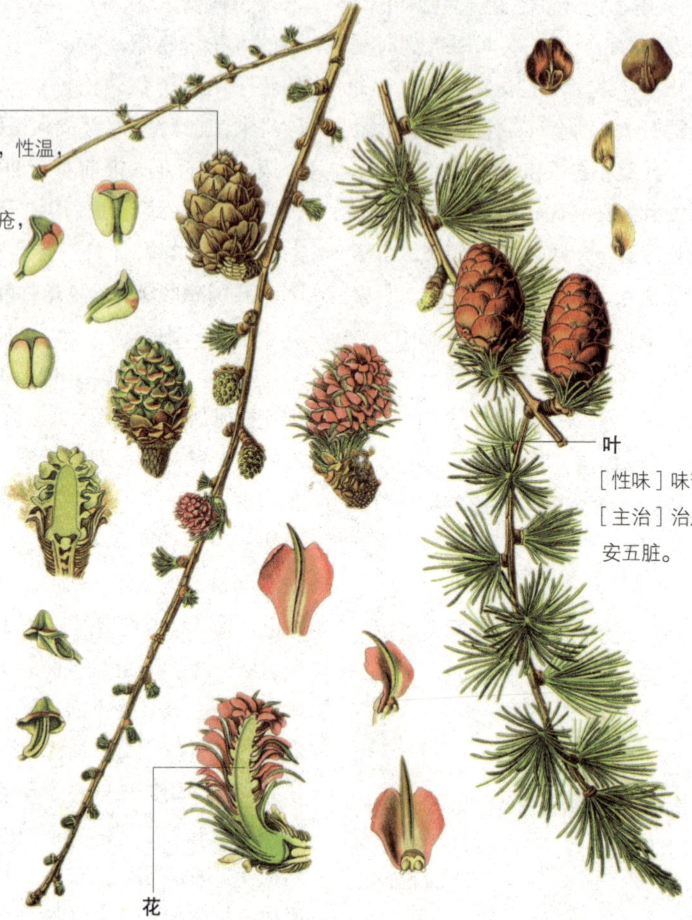

两鬣、五鬣、七鬣。年岁长了就结很多果实。中原虽有出产，但不如塞上的好。

寇宗奭说：松黄一如蒲黄，但味差且淡。松子细小味薄。

李时珍说：松树挺拔耸直，多枝节，其皮粗厚有鳞形，其叶后凋。二三月抽蕤开花，长四五寸，采其花蕊叫作松黄。结的果实形状如猪心，叠成鳞砌，秋后种子长成时鳞裂开，而且叶子有二针、三针、五针的区别。三针的是栝子松，五针的是松子松。其种子如柏子，只有辽海和云南的种子大小如巴豆，可以吃，称作海松子。

孙思邈说：松脂以衡山的为佳。衡山以东五百里，满山遍野所生长的，与其他地方所产的皆不同。

苏轼说：镇定的松脂也很优良。《抱朴子》记载，老松树皮中自然凝聚的脂是最好的，胜于凿取和煮成的。若根下有伤痕，又在阴暗处的脂是阴脂，尤其好。老松树余气结为茯苓，千年松脂变化成琥珀。

【修治】苏颂说：凡是取用松脂，须先经炼制。用大釜加水放入瓦器中，用白茅垫在瓦器底部，又在茅上加黄沙，厚一寸左右。然后把松脂散布于上，用桑树发火来烧，汤变少时频加热水。等到松脂全部进入釜中再取出来，然后投入冷水里，冷凝后又蒸热，如此两次。其白如玉，再拿来使用。

［性味］味苦、甘，性温，无毒。

［主治］治痈疽恶疮，头疮溃疡、白秃及疥瘙虫病，安益五脏，常服能轻身，不老延年。除胃中伏热，咽干，多饮多尿，风痹死肌，其中赤色松脂主治恶痹。煎成膏有止痛排脓的作用，治各种脓血疮瘘烂。塞牙孔，杀虫。还能润心肺，治耳聋，强筋壮骨，利耳目，治白带过多。

【发明】李时珍说：松叶松果，服饵所须；松节松心，耐久不朽；松脂则是树的津液精华。在土里不朽烂，流出的脂，日子一久就会变成琥珀，可以用来辟谷延年。

松叶

［性味］味苦，性温，无毒。

［主治］治风湿疮，生毛发，安五脏，不饥延年。切细，用水及面饮服，或者捣成粉制成丸服，可以断谷及治恶疾。灸治冻疮、风疮效果颇佳。去风痛脚痹，杀米虫。

花

也叫松黄。

［性味］味甘，性温，无毒。苏恭说：多吃会引发上焦热病。

［主治］主润心肺，益气，除风止血，还可以酿酒。

【发明】朱震亨说：松花即松黄，拂取正蒲黄，酒服，能轻身治病，比皮、叶和脂都好。苏颂说：花上黄粉，山里人及时拂取，做汤时放少许，效果很好。但不能长久存放，所以很少寄往远方。李时珍说：现在的人用松黄、白砂糖和米粉做成糕饼吃，特别好。

【附方】［松脂］**1. 关节酸疼**：松脂三十斤，炼五十遍，每取三升，和炼酥三升，搅稠。每天清晨空心服一匙。一天服三次。服药期间，宜吃面食。忌食血腥、生冷、酸物。百日即愈。**2. 肝虚目泪**：用炼过的松脂一斤、米二斗、水七斗、曲二斗造酒频饮。**3. 妇女白带**：用松香五两、酒二升，煮干，捣烂，加酒糊成梧桐子大的丸子。每服百丸，温酒送服。**4. 风虫牙痛**：把松脂在滚水中泡化，漱口，痛止。**5. 龋齿有孔**：用棉裹松脂塞孔中。**6. 久聋不听**：炼松脂三两，巴豆一两，和捣成丸，薄棉裹塞，一日两次。**7. 一切肿毒**：松香八两、铜青二钱、蓖麻仁五钱，同捣做膏，贴患处。**8. 疥癣湿疮**：松香研末，加轻粉少许，先以油涂疮上，再撒上药末。几次即见效。**9. 阴囊湿痒**：用松香末卷入纸筒内，每筒加花椒三粒，油浸三日，令纸筒燃烧滴油，取油擦患处。擦油前，用淘米水把患处洗净。

［松节］**1. 关节风痛**：用松节泡酒，每服一合，一天服五六次。**2. 转筋挛急**：用松节一两，锉细，加乳香一钱，慢火炒焦，出火毒，研末，每服一颗二钱，热木瓜酒调服。**3. 风热牙痛**：油松节如枣大一块，切碎，加胡椒七颗，浸热酒中，乘热再加飞过的白矾少许，取以漱口。又方：松节二两，槐白皮、地骨皮各一两，煎汤漱口，热漱冷吐。**4. 反胃吐食**：用松节煎酒细饮。**5. 跌扑伤损**：用松节煎酒服。

［松叶］**1. 预防瘟疫**：用松叶切细，每服一匙，酒送服，一天服三次，能防时疫。**2. 中风口斜**：青松叶一斤，捣成汁，放酒中浸两宿，又在火旁温一宿，初服半升，渐加至一升，以头面出汗为度。**3. 关节风痛**：用松叶捣汁一升，在酒中浸七日，每服一合。一天服三次。**4. 脚气风疮**：用松叶六十斤，锉细，加水四石，煮成五斗，和米五斗照常法酿酒。七日后饮酒，以醉为度。**5. 风牙肿痛**：松叶一把、盐一合、酒二升，共煎含漱。**6. 大风恶疮**：用松叶二斤、麻黄五两，锉细，泡酒二斗中。几日后，每次温服一小碗，见效止。**7. 阴囊湿痒**：用松叶煎汤多洗。

杉

果部|香木类

产地分布：主产于四川、云南等地。
成熟周期：春季插种。
形态特征：冠塔状，叶长披针形，果实球形。高可达三十米以上。木色白或淡黄，木纹平直，结构细致。
功效：治风毒奔豚，霍乱上气。

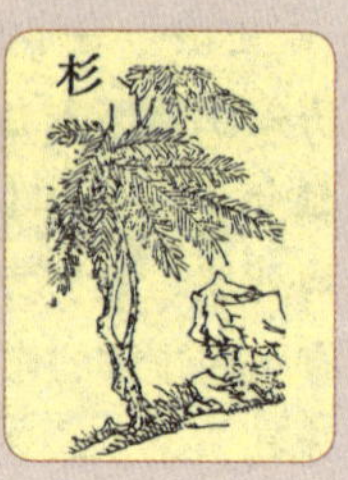

【释名】亦称沙木、檠木。

【集解】李时珍说：杉树的叶硬，微扁而像针，结的果实如枫实。江南的人在惊蛰前后取枝插种，出产在倭国的叫倭木，但不如蜀、黔诸山所产的好。杉木有赤、白两种：赤杉木质实而且多油，白杉则木质虚而干燥。有雉纹一样花纹的叫野鸡斑，做棺木尤其珍贵。杉木不会被虫蛀，烧灰也可作发火药。

杉

叶
[性味]味辛，无毒。
[主治]治风、虫牙痛。

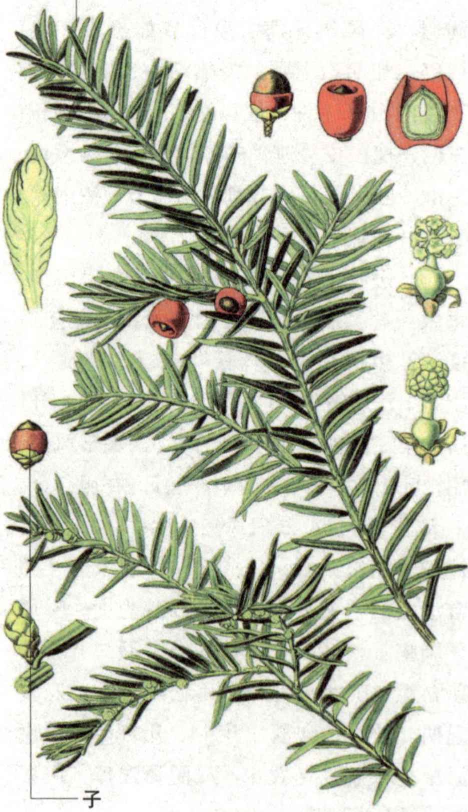

子
[性味]味辛，性微温，无毒。
[主治]治疝气痛。

杉木

[性味]味辛，性微温，无毒。

[主治]治漆疮。煮汤洗没有不痊愈的。煮水浸捋脚气浮肿。服用则治心腹胀痛，去恶气。治风毒奔豚，霍乱上气，都煎汤服。

皮

[主治]主金疮出血及汤火烧伤，取老树皮烧存性，研敷。或加鸡蛋清调敷，一二日即愈。

叶

[主治]治风、虫牙痛，则同川芎、细辛煎酒含漱。

子

[主治]治疝气痛，一岁用一粒，烧研用酒服。

【附方】**1. 脚气肿满**：用杉木节一升、橘叶（切细）一升（无叶可用皮代）、大腹槟榔一枚（连子打碎），水三升，共煮成一升半，分两次服。若初服即见效，则不必再服。此方叫作“杉木汤”。2. **小儿阴肿**：将老杉木烧灰，加腻粉，调清油敷。3. **刀伤、汤火伤**：取老树皮烧存性，研末敷擦。或调鸡蛋清涂擦。4. **风虫牙痛**：用杉叶同川芎、细辛煎酒含漱。

桂

果部 | 香木类

产地分布：南方高山地区为主。

成熟周期：冬夏常青。

形态特征：叶子像柿叶，尖狭而光净，有三纵纹路而没有锯齿，其花有黄有白，其皮薄而卷曲。

功效：祛伤风头痛，开腠理，解表发汗。

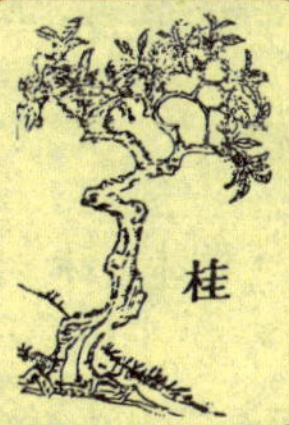

【释名】亦称牡桂。

【集解】李时珍说：桂有很多种。牡桂，叶长得像枇杷叶，坚硬，有毛和细锯齿，其花白色，其皮多脂；菌桂，叶子像柿叶，尖狭而光净，有三纵纹路而没有锯齿，其花有黄有白，其皮薄而卷曲。现在的商人所卖的都是以上两种。但皮卷的是菌桂，半卷的和不卷的是牡桂。

尸子说：春天开花、秋天落英的叫桂。嵇康说：桂生在合浦、交趾，必定生在高山之巅，冬夏常青。桂树自为林，更不会有杂树。这是桂树生长在南方的特点。

肉桂

[性味]味甘、辛，性大热，有小毒。

[主治]利肝肺气，心腹寒热冷疾，霍乱转筋，头痛腰痛出汗，止烦，咳嗽，堕胎，温中。强筋骨，通血脉，理疏不足，宣导百药。补下焦不足，治沉寒痼冷之病，渗泄止渴，去营卫中风寒，表虚自汗。春夏为禁药，秋冬腹痛，非此药不能止。补命门不足，益火消阴。治寒痹风喑，阴盛失血，泻痢惊痫。

桂心

[性味]味苦、辛，无毒。

[主治]治九种心痛，腹内冷气、痛不忍，

桂

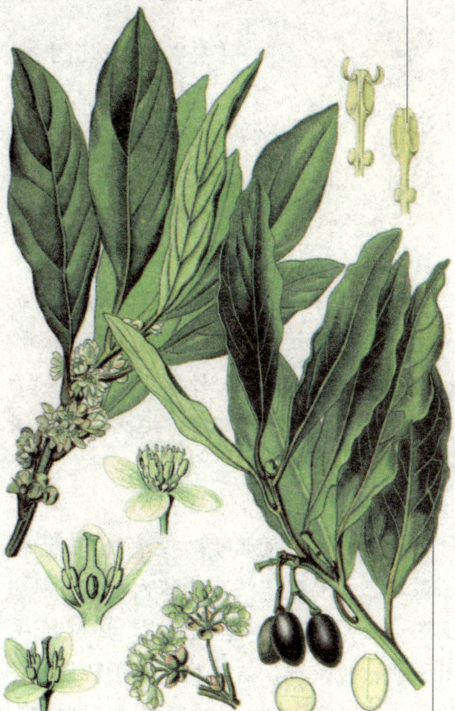

桂心

[性味]味苦、辛，无毒。

[主治]治九种心痛，腹内冷气、痛不忍。

叶

[性味]味苦、无毒。

[主治]捣碎浸水，洗发，去垢除风。

咳逆结气壅痹，脚部痹，止下痢，除三虫，治鼻中息肉，破血，通利月闭，胞衣不下。治一切风气，补五劳七伤，通九窍，利关节，益精明目，暖腰膝，治风痹骨节挛缩，生肌肉，消瘀血，破胸腹胀痛，杀草木毒。治咽喉肿痛，失音，阳虚失血。

牡桂

［性味］味辛，性温，无毒。

［主治］治上气咳逆结气，喉痹吐吸，利关节，补中益气，久服通神，轻身延年。可温筋通脉，止烦出汗。去冷风疼痛，去伤风头痛，开腠理，解表发汗，去皮肤风湿，利肺气。

叶

［主治］捣碎浸水，洗发，去垢除风。

【附方】**1. 产后心痛，恶血冲心，气闷欲绝：**桂心三两研末，狗胆汁做如芡子大小的丸子，每次用热酒服一丸。**2. 心腹胀痛，气短欲绝：**桂二两，水一升二合，煮至八合，顿服。**3. 喉痹不语，中风失音：**取桂放在舌下，咽汁。**又方：**桂末三钱，水二盏，煎成一盏，服用取汗。

沉香

果部 | 香木类

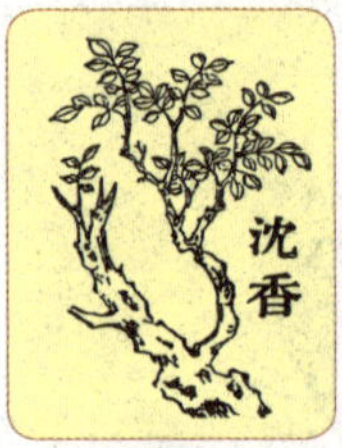

【释名】亦称沉水香、蜜香。李时珍说：因树心放在水中会下沉，所以叫沉水，也叫水沉。其中半沉的是栈香，不沉的是黄熟香。

【集解】苏恭说：沉香与青桂、鸡骨、马蹄、煎香同是一树，出自天竺等国。它的树似榉柳，树皮呈青色。叶似橘叶，经冬不凋。夏季开白而圆的花。秋季结实似槟榔，大如桑葚，色紫而味辛。

［性味］辛，微温，无毒。

［主治］主治风水毒肿，去恶气，心腹痛，霍乱中恶，邪鬼疰气。能清人神，宜酒煮而服。治各种疮肿，宜入膏中。还可调中，补五脏，暖腰细，益精壮阳，止转筋吐泻冷气，破腹部结块，冷风麻痹，皮肤瘙痒。也能补右肾命门，补脾胃，止痰涎、脾出血，益气和神，治上热下寒、小便气淋、气逆喘息、大肠虚闭、男子精冷。

【附方】**1. 诸虚寒热：**冷香汤：沉香、附子（炮）等分，加水一盏，煎至七分，露一夜，空腹温服。**2. 骨冷久呃：**用沉香、白豆蔻仁、紫苏各一钱，研末，每次用柿蒂汤送服五七分。**3. 肾虚目黑：**用沉香一两，蜀椒去子，炒出汗，取四两研末，再用酒糊成梧桐子大的丸，每次服三十丸，空腹盐汤送服。**4. 心神不足：**朱雀丸，即用沉香五钱，茯神二两，研末，炼蜜和成小豆大的丸。饭后人参汤送服三十丸，一日两次。**5. 大肠虚闭：**用沉香一两，肉苁蓉酒浸焙二两，各研末，以麻仁研汁做糊，和成梧桐子大的丸。每次用蜂蜜汤送服一百丸。

丁香

果部 | 香木类

产地分布：东南沿海地区。
成熟周期：二月和八月采子和根。
形态特征：高一丈多，似桂树，叶似栎叶，花圆细。
功效：泄泻虚滑，水谷不消。

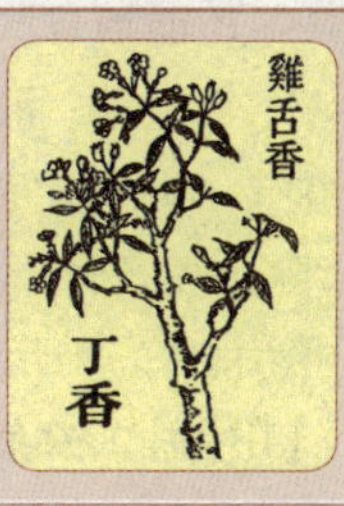

【释名】亦称丁子香、鸡舌香。

【集解】李旳说：生长在东海边及昆仑国，高一丈多，似桂树，叶似栎叶。二、三月开花，花圆细。

志说：寒冬不凋。子像钉，长在枝蕊上，长三四分，紫色。其中粗大如山茱萸的俗称母丁香。二月和八月采子和根。

［性味］味辛，性温，无毒。

［主治］主温脾胃，止霍乱涌胀，风毒诸肿，齿疳溃疡。能发出各种香味，除虫

丁香

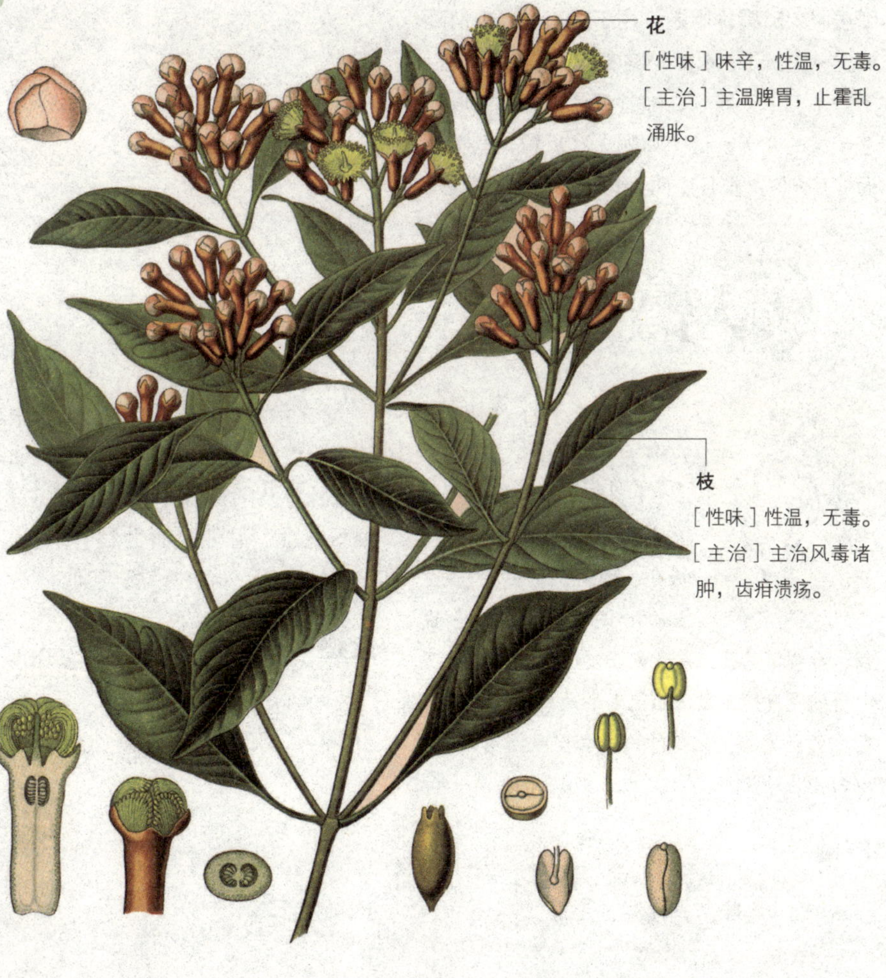

辟恶去邪。可治乳头花，止五色毒痢，疗五痔。还能治口气冷气，冷劳反胃，鬼疰蛊毒；杀酒毒，消胁肋间硬条块；治肾气奔豚气，阴痛腹痛，壮阳，暖腰膝。疗呕逆，除胃寒，理元气。但气血旺盛的人勿服。又可治虚哕，小儿吐泻，痘疮胃虚。

【附方】1. **突然心痛**：丁香末酒服一钱。2. **干霍乱痛**：丁香十四枚，研末，开水一碗送服。不愈再服。3. **小儿吐泻**：丁香、橘红等分，加蜂蜜做成如黄豆大的丸子，米汤送服。如呕吐不止，可用丁香、生半夏各一钱，泡姜汁中一夜，晒干研末，以姜汁调面糊做成如黍米大的丸子。每服适量，姜汤送服。4. **婴儿吐乳，便呈青色**：用乳汁一碗，放入丁香十枚、去白陈皮一钱，煎开多次后，细细送服。5. **胃冷呕逆**：用丁香三个、去白陈橘皮一块焙干，水煎，趁热服。6. **朝食暮吐**：丁香十五个，研末，加甘蔗汁、姜汁调成如莲子大的丸子，口中噙咽。7. **反胃，气噎不通**：丁香、木香各一两，每取四钱，水煎服。8. **妇女崩中**：丁香二两，加酒二升，煎成一升，两次服下。9. **妇女难产**：丁香三十六粒、乳香三钱六分，共研末，加活兔胆同捣，做三十六丸。每服一丸，好酒化服，此方叫作“如意丹”。10. **鼻中息肉**：用棉裹丁香塞鼻内。11. **唇舌生疮**：用丁香研末，棉裹含口中。12. **乳痛**：丁香研末，水送服一匙。

丁皮

［主治］齿痛。心腹冷气诸病。方家用代丁香。

枝

［主治］一切冷气，心腹胀满，恶心，泄泻虚滑，水谷不消。

根

［性味］味辛，性热，有毒。

［主治］风热毒肿。不入心腹之用。

檀香

果部 | 香木类

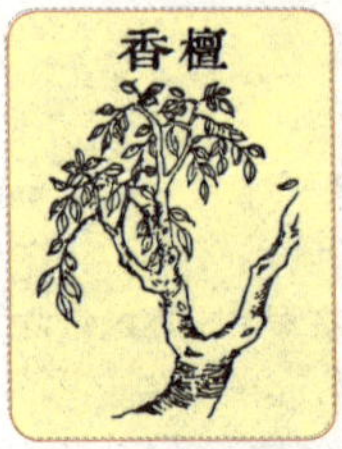

【释名】亦称旃檀、真檀。

【集解】李时珍说：出自广东、云南及占城、真腊、爪哇、渤泥、三佛齐等地，如今岭南各地皆有。它的树、叶都似荔枝，皮青色而滑泽。其中皮厚而色黄的是黄檀；皮洁而色白的是白檀；皮腐而色紫的是紫檀。它们的树木都坚硬而有清香，以白檀为最佳。

白檀

［性味］味辛，性温，无毒。

［主治］主治消风热肿毒。治中恶鬼气，杀虫。煎服，止心腹痛，霍乱肾气痛。磨水，可涂外肾及腰肾痛处。散冷气，引胃气上升，噎膈吐食。另外如面生黑子，可每夜用浆水洗拭至红，再磨汁涂，甚佳。

紫檀

［性味］味咸，性微寒，无毒。

［主治］可磨涂风毒。刮末敷金疮，能止血止痛。

檀香

花

［性味］味辛，性温，无毒。

［主治］煎服，止心腹痛，霍乱肾气痛。

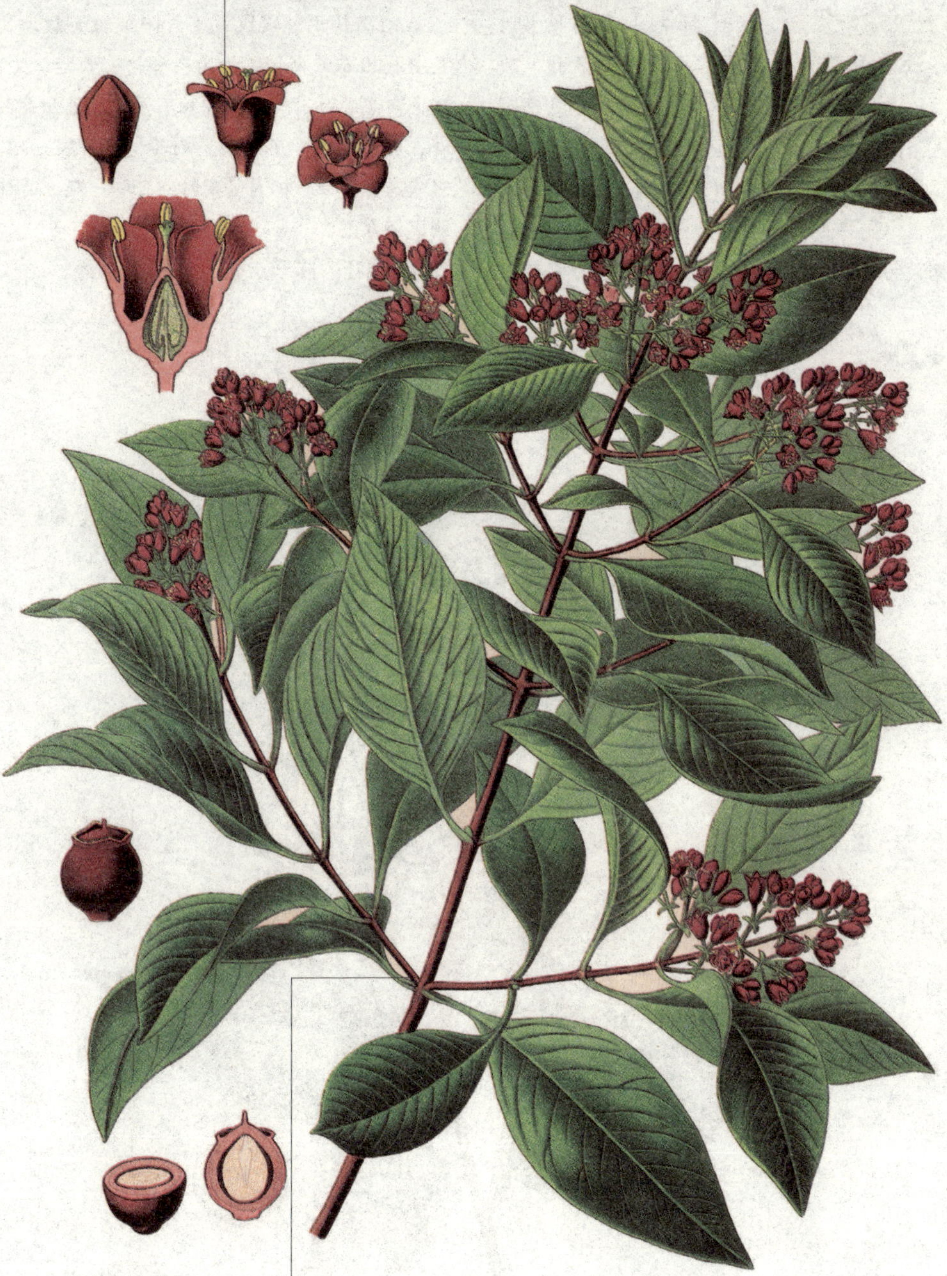

茎

［性味］味辛，性温，无毒。

［主治］主治消风热肿毒。治中恶鬼气，杀虫。

安息香 果部｜香木类

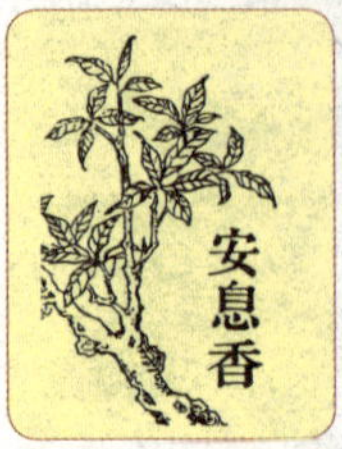

【释名】李时珍说：此香辟恶，安息诸邪，故得名。有人说，安息是国名。《梵书》称为拙贝罗香。

【集解】苏恭说：安息香出自西戎。状如松脂，黄黑色，块状。新者柔韧。

刘禹锡说：段成式《酉阳杂俎》载，安息香树出自波斯国，称为辟邪树。长二三丈，皮色黄黑。叶有四角，经寒不凋。二月开黄色花，花心微碧。不结实。刻其树皮，胶如饴，名安息香，六、七月坚凝时即可取。烧，通神明，辟众恶。

[性味] 味辛、苦，性平，无毒。

安息香

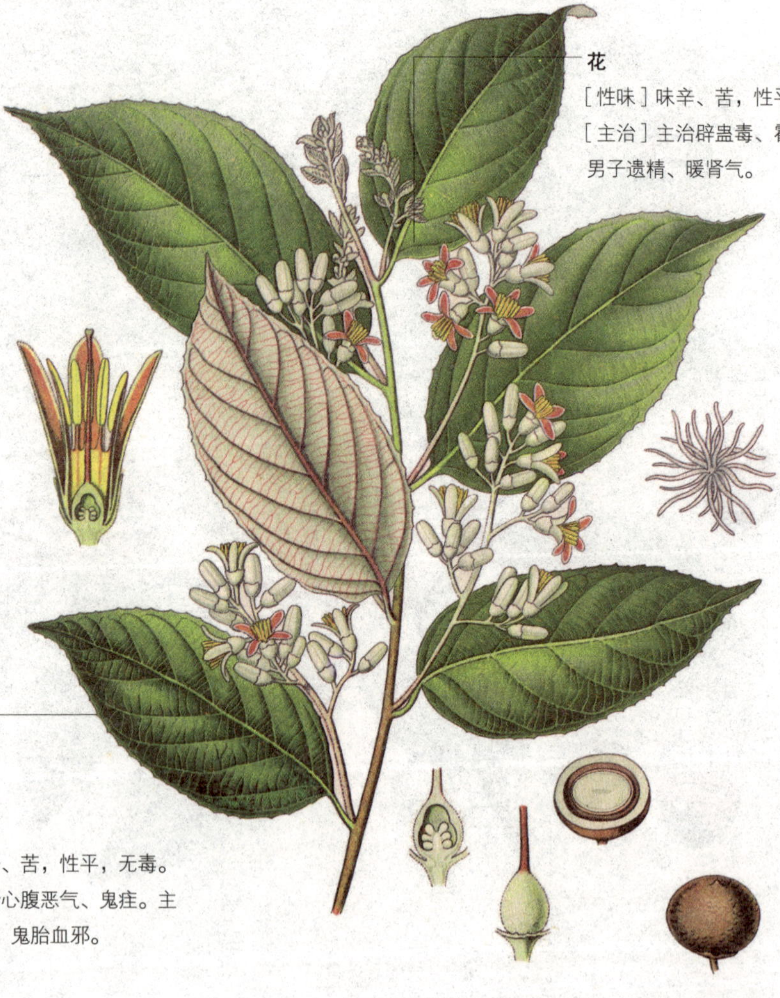

花

[性味] 味辛、苦，性平，无毒。

[主治] 主治辟蛊毒、霍乱风痛、男子遗精、暖肾气。

叶

[性味] 味辛、苦，性平，无毒。

[主治] 主治心腹恶气、鬼疰。主治邪气魍魎，鬼胎血邪。

［主治］心腹恶气，鬼疰。邪气魍魉，鬼胎血邪。辟蛊毒，霍乱风痛，男子遗精，暖肾气，妇人血噤，并产后血晕。妇人夜梦鬼交，同臭黄合做成丸，烧熏丹穴，永断。烧，去鬼来神。

【附方】**1. 突然心痛，或时发时止：**安息香研末，开水送服半钱。**2. 小儿肚痛：**用安息香酒蒸成膏，再用沉香、木香、丁香、藿香、八角茴香各三钱，香附子、缩砂仁、炙甘草各五钱，共研末，以膏和炼蜜调各药做成如芡子大的丸子。每服一丸，紫苏汤化下。此方叫作“安息香丸”。**3. 关节风痛：**精猪肉四两，切片，裹安息香二两，另以瓶装一层灰。药放灰上，在大火上烧出烟，即将瓶口对准痛处熏治，勿令烟散走。

樟 果部 | 香木类

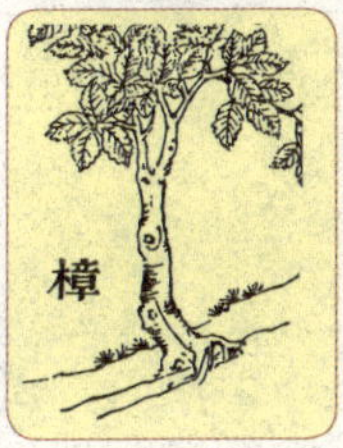

【释名】李时珍说：木质多纹理，所以称为樟。

【集解】陈藏器说：江东造船多用樟木。县名豫章，因木而得名。

李时珍说：西南山谷处处都有。木高丈余，叶似楠而尖长，背有黄赤茸毛，四时不凋。夏开细花，结小子，木大者数抱，肌理细而错纵有纹，适于雕刻，气味芬烈。豫、章为两种木名，是一类之二种。

樟材

［性味］味辛，性温，无毒。

［主治］恶气中恶，心腹痛鬼疰，宿食不消，霍乱腹胀，常吐酸臭水，酒煮服。煎药，浴脚气疥癣风痒。

苏合香 果部 | 香木类

产地分布：主产于广州等地。
成熟周期：秋季采收。
形态特征：紫赤色，与紫檀相似，坚实，极香。
功效：主治温疟蛊毒癫痫，消三虫。

【释名】李时珍说：此香出自苏合国，因此得名。

【集解】苏恭说：来自西域及昆仑。紫赤色，与紫檀相似，坚实，极香。苏颂说：广州虽然也有苏合香，但与苏木类似，无甚香气。药中只用气味极浓烈者。李时珍说：苏合香出于安南、三佛齐诸国。树生膏，可为药，以气味浓烈而无渣滓者为上。沈括《梦溪笔谈》载，苏合香赤色如坚木，又有苏合油如明胶，人多用它。

［性味］味甘，性温，无毒。

［主治］辟恶，主治温疟蛊毒癫痫，消三虫，除邪。久服，通神明，轻身延年。

【附方】**1. 苏合香丸**（治结核，霍乱，鬼魅瘴疠，赤白暴痢，瘀血月闭，痃癖疔肿，小儿惊痫客忤，大人中风，中气，心痛）：用苏合油一两，安息香末二两，以酒熬成膏，入苏合油内。白术、香附子、丁香、青木香、白檀香、沉香、麝香、荜茇、诃梨勒（煨、去核）、朱砂、乌犀牛角各二两，龙脑、薰陆香各一两，研末，以香膏加炼蜜和成剂，蜡纸包收。每服旋丸梧桐子大，早取井华水，化服四丸。老人、小孩各一丸。**2. 水汽浮肿：**苏合香、白粉、水银等份，捣匀，以蜜制成如小豆大的丸，每服二丸，白水送服。

苏合香

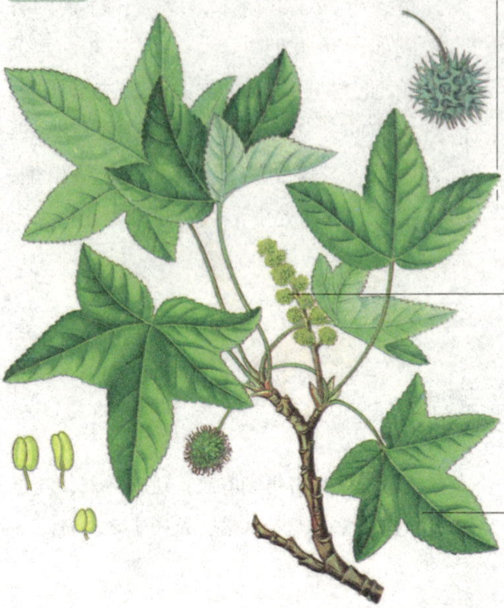

花

［性味］味甘，性温，无毒。

［主治］主治水汽浮肿，轻身延年。

叶

［性味］味甘，性温，无毒。

［主治］主治温疟蛊毒癫痫，消三虫，除邪。

龙脑香 果部 香木类

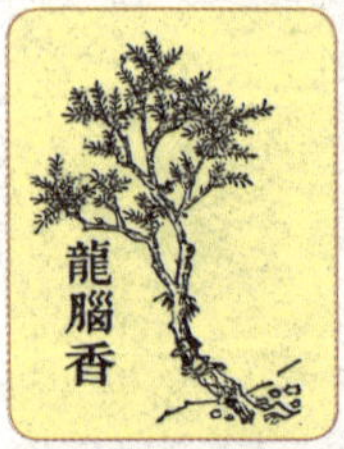

【释名】亦称片脑、羯婆罗香。膏名婆律香。

【集解】李时珍说：龙脑香，南疆皆有。叶廷珪《香录》载，其为深山穷谷中千年老杉树。枝干不曾损动者，有香。土人解作板，板缝有脑出，劈开取。大者成片如花瓣，清者名脑油。

【修治】苏恭说：龙脑香与糯米炭、相思子合贮，则不耗。

［性味］味辛、苦，性微寒，无毒。

［主治］妇人难产，研末少许，新汲水服，立下。去心腹邪气，风湿积聚。主耳聋，明目，去目赤肤翳、内外障眼，镇心秘精，治三虫五痔。散心盛有热，治骨痛。治大肠脱。疗喉痹脑痛，鼻息肉齿痛，伤寒舌出，小儿痘陷。通诸窍，散郁火。

【附方】**1. 目翳：**用龙脑末一两，每天点眼三五次。**2. 风热上攻头目：**龙脑末半两、南蓬砂末一两，频点鼻孔中。**3. 头脑疼痛：**用龙脑香一钱，卷于纸中做成捻子，烧烟熏鼻，吐出痰涎即可。**4. 风热喉痹：**用灯芯一钱、黄檗五分，并烧存性，白矾七分（煅过）、龙脑香三分，共研末。每服一二分，吹入喉中患处，效果佳。**5. 中风牙闭：**用龙脑香、天南星等分，每服二三分，擦牙二三十遍，口即可开。**6. 牙齿疼痛：**用龙脑香、朱砂各少许擦牙，即止。**7. 内外痔疮：**用龙脑香一二分，加葱汁化匀涂擦。

乔木类

杜仲

果部 | 乔木类

产地分布：主产于商州、成州、峡州等地。
成熟周期：秋季采收。
形态特征：树高数丈，叶似辛夷，它的皮折断后，有白丝相连。
功效：益精气，壮筋骨，强意志。

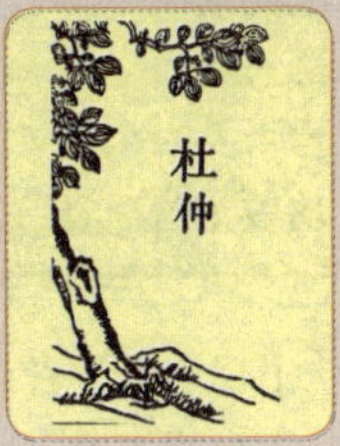

【释名】又称思仲、思仙、木绵。

【集解】苏颂说：出于商州、成州、峡州附近的大山中。树高数丈，叶似辛夷，它的皮折断后，有白丝相连。刚长出的嫩芽可食。

皮

［性味］味辛，性平，无毒。

［主治］治腰膝痛，益精气，壮筋骨，强意志。除阴部痒湿，小便淋沥不尽。久服轻身延年。

【附方】**1. 肾虚腰痛：**杜仲去皮，炙黄，取一大斤，分作十剂。每夜用一剂，在一升水中浸至五更，煎至2/3，去渣留汁，放入羊肾三四片，煮开几次，加上椒盐做羹，空心一次服下。**2. 风冷伤肾，腰背虚痛：**杜仲一斤，切细，炒过，放酒二升中浸十日。每日服三合。又方：用杜仲研末，每日清晨以温酒送服二钱。**3. 病后虚汗及自流汗：**用杜仲、牡蛎，等份研末，卧时用水送服五小匙。**4. 产后诸疾及胎体不安：**用杜仲去皮，瓦上焙干，捣末，煮枣肉调末做成如弹子大的丸。每服一丸，糯米汤送服。一天服两次。

杜仲

叶

［性味］味辛，性平，无毒。

［主治］壮筋骨，强意志。

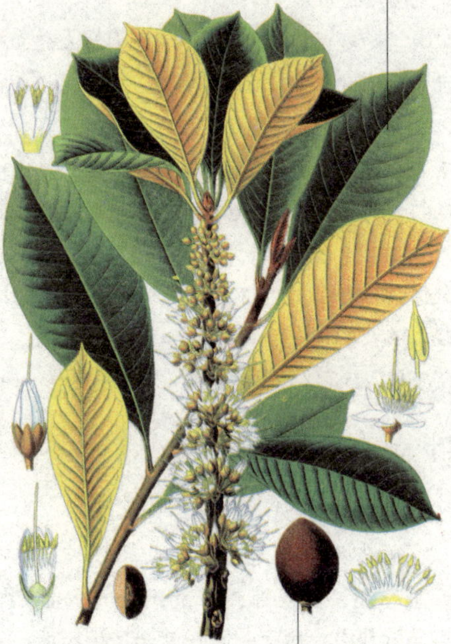

皮

［性味］味辛，性平，无毒。

［主治］治腰膝痛，益精气。

椿樗

果部｜乔木类

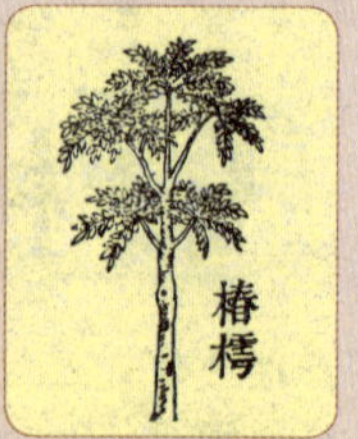

产地分布：全国均有分布。

成熟周期：二三月采收。

形态特征：皮细腻而质厚并呈红色，嫩叶香可以吃；樗树皮粗质虚而呈白色，其叶很臭。

功效：消风祛毒。

【释名】香者名椿，臭者名樗。山樗为栲。

【集解】苏颂说：椿樗二木，南北皆有。形状枝干大致相似，但椿木厚实而叶香可以吃，樗木虚松而有臭味，但做饭的人也能熬去其气味后使用，其木材无成材之用。《尔雅》里说：栲，山樗。似樗，也类似漆树。陆玑《诗疏》载，山樗与田樗无差异，只是叶子窄些而已。吴人采它当茶饮用。

李时珍说：椿、樗、栲是一种树木的三个品种。椿树皮细腻而质厚并呈红色，嫩叶香可以吃；樗树皮粗质虚而呈白色，其叶很臭，只有在收成不好时，才有人采来吃。生长在山中的樗就是栲树，树木也很虚软，有时搞雕版的人也用它作为原材料。然而如果用指甲抓，它就像腐朽了的木材，不能作为栋梁之材。椿叶，现在的人在二三月时摘取其嫩芽制成酸菜，香荚可口，只是略带葱味，但又不像葱那样臭浊。

叶

[性味] 味苦，性温，有小毒。

孟诜说：椿芽吃多了动风，熏十二经脉、五脏六腑，使人神经错乱，血气微弱。如果经常和肉、热面一起吃就会产生腹胀。

[主治] 煮水洗疥疮风疽有效，樗树根、叶最好。白秃，不生发的患者，可取椿、桃、楸叶心捣成汁经常涂抹头发。嫩芽煮着吃，有消风祛毒的作用。

白皮、根皮

[性味] 味苦，性温，无毒。

[主治] 治慢性消化不良用樗根特别好。可除口鼻疽虫，肠道寄生虫，精神紧张，治慢性腹泻便血。得地榆，止疳痢。还可治妇女非经期大出血，血性白带，产后血不止。蜜炙后治肠道出血不止，腹泻，小便少及梦遗滑精，去肺胃里陈积的痰。

【附方】**1. 小儿疳疾**：用椿白皮晒干，取二两研末，另以粟米淘净，研成浓汁，和末做成如梧桐子大的丸子。十岁小儿可服三四丸，米汤送服。其他年龄的小儿酌量加减。**2. 休息痢**（日夜泻痢，腥臭不可近，脐腹疼痛）：用椿根白皮、诃黎勒各半两，丁香三十个，共研末，加醋，糊做成如梧桐子大的丸子。每服五十丸，米汤送服。**又方**：用椿根白皮，水漂三日，去黄皮，焙干研末。每一两，加木香二钱，以粳米饭调药成丸。每服一钱二分，空心米汤送服。**3. 秋痢兼腰痛**：取樗根一大两，捣碎，筛过，以好面调做小团，加水煮熟。每日空心服十枚。**4. 赤白痢**：用香椿洗过，刮取皮，晒干研末，水送服一钱，立效。**5. 长年下血**：用樗根三钱，加水一碗煎至七成，再加半碗酒服下。做丸服亦可。**6. 女人白带**：用椿根白皮、滑石，等份研末，加粥做成如梧桐子大的丸子。每服一百丸，空心开水送服。**又方**：椿根白皮一两半，干姜（炒黑）、白芍药（炒黑）、黄檗（炒黑）各二钱，共研末，加粥做成如梧桐子大的丸子。每服一百丸，空腹开水送服。**7. 男子白浊**：治方同上。

漆

果部 | 乔木类

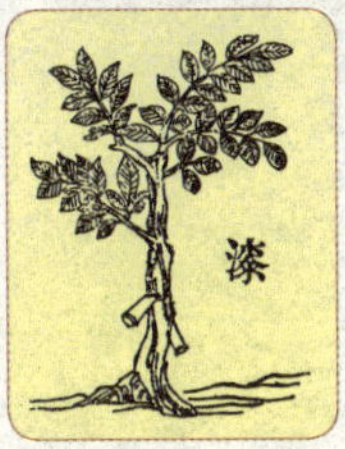

【释名】亦称桼。李时珍说：许慎《说文解字》说，漆本作桼，木汁可以染物，其字像水滴而下之形。

【集解】保升说：漆树高二三丈，皮白，叶似椿，花似槐，子似牛李子，木心黄。六、七月刻取滋汁。金州者为上。漆性急，取时需荏油解破，故淳者难得。

苏颂说：今蜀、汉、金、峡、襄、歙州都有。以竹筒钉入木中，取汁。

李时珍说：漆树人多栽种，春分前移栽易成，有利。树身如柿，叶似椿。六月取汁漆物，黄泽如金，即《唐书》所谓黄漆。入药当用黑漆。

[性味] 辛，温，无毒。陶弘景说：生漆毒烈，人以鸡蛋和服去虫，但自啮肠胃。大明说：毒发，饮铁浆并黄栌汁、甘豆汤，吃蟹，可解。

[主治] 绝伤，补中，安五脏、续筋骨，填髓脑，五缓六急，风寒湿痹。生漆：去长虫。久服，轻身延年。干漆：疗咳嗽，消瘀血痞结腰痛，女子疝瘕，利小肠，除蛔虫。杀三虫，主女人经脉不通。治传尸劳，除风。削年深坚结之积滞，破日久凝结之瘀血。

【附方】**1. 小儿虫病：**用干漆（捣碎，烧烟尽）、白芜荑，等份研末，每服二分至一钱，米汤送服。**2. 妇女血气痛：**用湿漆一两，熬一顿饭时间，加干漆末一两，调成如梧桐子大的丸子。每服三四丸，温酒送服。怕漆人不可服。**3. 男子疝气或小肠气痛：**治方同上。此方叫作“二圣丸”。**4. 妇女经闭或腹内肿瘕：**用干漆一两（打碎，炒烟尽）、牛膝末一两、生地黄汁一升，共在慢火上熬浓，做成如梧桐子大的丸子。每服一丸，渐增至三五丸，酒或汤送服。**又方：**用当归四钱、干漆三钱（炒烟尽），共研末，加炼蜜做成如梧桐子大的丸子。每服十五丸，空心温酒送服。**又方：**干漆一斤（烧研）、生地黄二十斤，两药合煎做成如梧桐子大的丸子。每服三丸，空腹酒送服。**5. 产后青肿疼痛：**用干漆、大麦

漆

叶

[性味] 味辛，性温，无毒。

[主治] 填髓脑，五缓六急，风寒湿痹。

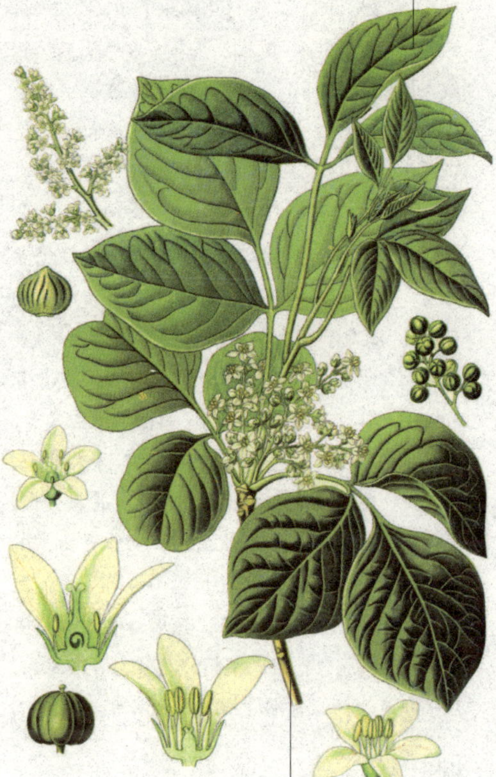

茎

[性味] 味辛，性温，无毒。

[主治] 绝伤，补中，安五脏、续筋骨。

芽，等分研末，分别相间铺入瓦罐中，封紧，煅红，冷后再研散。每服一二钱，热酒送服。产后各种疾病，都可以用此方。**6. 五劳七伤：**用干漆、柏子仁、山茱萸、酸枣仁，等份研末，加蜜做成如梧桐子大的丸子。每服二七丸，温酒送服。一天服两次。**7. 喉痹：**用干漆烧烟，以筒吸烟入喉。

桐

果部 乔木类

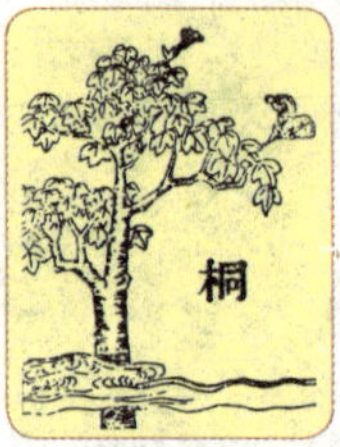

【释名】亦称白桐、黄桐、泡桐、椅桐、荣桐。

【集解】苏颂说：桐处处都有。陆玑《草木疏》说，白桐宜制琴瑟。今江南人用来制油者，即冈桐，子大于梧桐子。江南有紫桐，花似百合，实可糖煮以啖。岭南有刺桐，花色深红。李时珍说：桐有四种，以无子者为青桐、冈桐，有子者为梧桐、白桐。贾思勰《齐民要术》载，有实而皮青者为梧桐，华而不实者为白桐。白桐冬结似实者，是明年之华房，不是实。冈桐即油桐，子大有油。经考证，白桐就是泡桐。叶大径尺，最易生长。皮色粗白，木轻虚，不生虫蛀，制作器物、屋柱都很好。二月开白色花如牵牛。结实大如巨枣，长寸余，壳内有子片，轻虚如榆荚、葵实之状，老则壳裂，随风飘扬。花紫色者名冈桐。荏桐即是油桐。青桐即梧桐之无实者。

桐叶

［性味］味苦，性寒，无毒。

［主治］恶蚀疮着阴。消肿毒，生发。

木皮

［主治］治五痔，杀三虫。疗奔豚气病。沐发，去头风，生发滋润。治恶疮，小儿丹毒，煎汁涂。

【附方】**1. 手足浮肿：**桐叶煮汁浸泡，同时饮少许汁。汁中加小豆效果更好。**2. 痈疽发背**（大如盘，臭腐不可近）：用桐叶在醋中蒸过贴患处。退热止痛。逐渐生肉收口，有特效。**3. 头发脱落：**用桐叶一把、麻子仁三升，加淘米水煮开五六次，去渣，每日洗头部，则头发渐长。**4. 跌打损伤：**桐树皮（去青留白）醋炒，捣烂敷涂。**5. 眼睛发花，眼前似有禽虫飞走：**桐花、酸枣仁、玄明粉、羌活各一两，共研末，每服二钱，水煎，连滓服下。一天服三次。

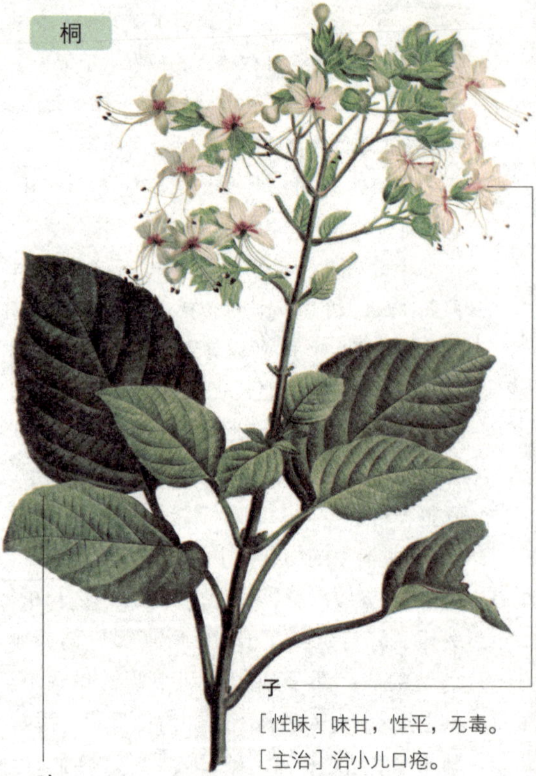

梧桐

果部 | 乔木类

产地分布：我国长江流域各省区。

成熟周期：花期 5 月；果期 10 ～ 11 月。

形态特征：植株高 4 ～ 8 米，含有乳汁；枝粗壮，无毛。单叶互生，顶端两侧有两枚淡红色腺体；叶片卵形或卵状圆形，基部心形或截形，顶端尖或急尖，幼嫩时两面被黄褐色短柔毛。

功效：治痈疽、疔疮、创伤出血。

【集解】陶弘景说：梧桐皮白，叶似青桐，而果子肥大可以吃。

苏颂说：《遁甲书》载，观梧桐可知日月正闰。它生有十二叶，一边各六叶。从下数一叶为一月，至上共十二月，有闰十三叶的，多余的小叶生在哪里，就是闰几月。所以说：如果梧桐不生叶，天下就会改变。

寇宗奭说：梧桐四月开小花，嫩黄色，犹如枣花。枝头长出丝，落到地上后成为油，沾在衣服上就成了污渍。五、六月结果，人们摘来可炒着吃，味道像菱和芡，这就是《月令》里的“清明桐始华”。

李时珍说：梧桐处处都有，树似桐而皮总是青色，其木无节笔直生长，纹理细而木质紧密，叶似桐而光滑有尖。梧桐的花蕊细，坠下如百霉。它的荚长三寸左右，由五片合成，长老后就裂开像箕一样，种子长在荚上面，多的五六颗，少的两三颗。种子的大小如胡椒，皮有皱纹。罗愿《尔雅翼》载，梧桐多阴，青皮而木质白，似青桐而种子多。其树容易生长，乌鸦衔的种子落到地上以后就能发芽生长。但是在晚春长出的叶子，早秋即凋落。《诗》说，梧桐多向阳生长。《齐民要术》载，生长在山石之间的梧桐树，做成乐器音色更加响亮。

木白皮

［主治］烧存性，研末和乳汁，涂须发变黄赤色，可治肠痔。

叶

［主治］治发背，将叶烤焦研末，用蜜调敷，干即换。

子

［性味］味甘，性平，无毒。

［主治］捣汁涂于头部，拔去白发根，必然生出黑发来。和鸡蛋烧存性，研成末掺，治小儿口疮。

合欢

果部|乔木类

产地分布：分布于华东、华南、西南及辽宁、河北、河南、陕西等地。
成熟周期：花期 6~7 月，果期 9~11 月。
形态特征：落叶乔木，高可达 16 米。树皮灰褐色，小枝带棱角。二回羽状复叶互生，羽片 4~12 对；小叶 10~30 对，镰状长圆形，两侧极偏斜，长 6~12 毫米，宽 1~4 毫米，先端急尖，基部楔形。荚果扁平，长椭圆形，长 9~15 厘米。
功效：解郁安神。用于心神不安、忧郁失眠。

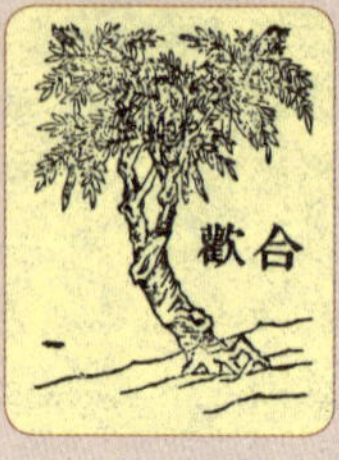

【释名】亦称合昏、夜合、青裳、萌葛、乌赖树。苏颂说：崔豹在《古今注》里说，想帮助别人摆脱烦恼和怨忿，就把合欢送给他，种植在庭院中，可以使他心情愉快。故嵇康《养生论》载，合欢免忿，萱草忘忧。

【集解】苏恭说：此树叶似皂荚及槐，很小。五月开花呈红白色，上面有丝茸。秋天结果成荚，种子极细薄。一般都生长在山谷之中，现在西京富贵人家的山池里也有种植。

苏颂说：合欢的枝很柔软，叶细小而繁密，枝相互交织在一起，每当风吹来时，又自行解开，互不牵缀，但夜晚又合在一起。嫩芽叶煮熟后淘净，可食。

木皮

[气味] 味甘，性平，无毒。

[主治] 主安五脏，和心志，令人欢乐无忧。轻身明目，心想事成。煎膏，消痈肿，续筋骨，杀虫。活血，消肿止痛。

【附方】**1. 肺痈**：取合欢皮一掌大，加水三升，煮至一半，分两次服。**2. 跌打损伤**：合欢皮，把粗皮去掉，炒黑，取四两，与芥菜籽（炒）一两，共研末，每服二钱，睡前温酒送服，另以药末敷伤处，能助接骨。**3. 小儿撮口风**：用合欢花枝煮成浓汁，揩洗口腔。**4. 中风挛缩**：用合欢枝、柏枝、槐枝、桑枝、石榴枝各五两，生锉；另取糯米五升、黑豆五升、羌活二两、防风五钱、细曲七升半。先以水五斗煎五枝，取二斗五升浸米、豆蒸熟，加曲与防风、羌活，照常法酿。密封二十日后，压汁饮服，每饮五合，常有酒气即可，不宜过醉致吐。

柳

果部|乔木类

产地分布：我国南方各地。
成熟周期：每年的 2 ~ 3 月开花 。
形态特征：叶互生，线状披针形，两端尖削，边缘具有腺状小锯齿，表面浓绿色，背面为绿灰白色。花开于叶后，雄花序为葇荑花序，有短梗，略弯曲。果实成熟后二瓣裂，种子多枚，种子上具有一丛绵毛。
功效：除痰明目，清热祛风。

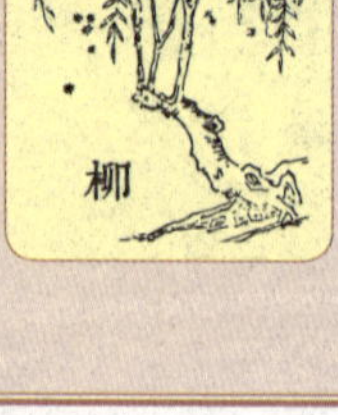

【释名】也叫小杨、杨柳。

【集解】苏颂说：现在处处都有，俗称

柳

叶

［性味］味苦，性寒，无毒。

［主治］治天行热病，阴虚发热，下水汽。

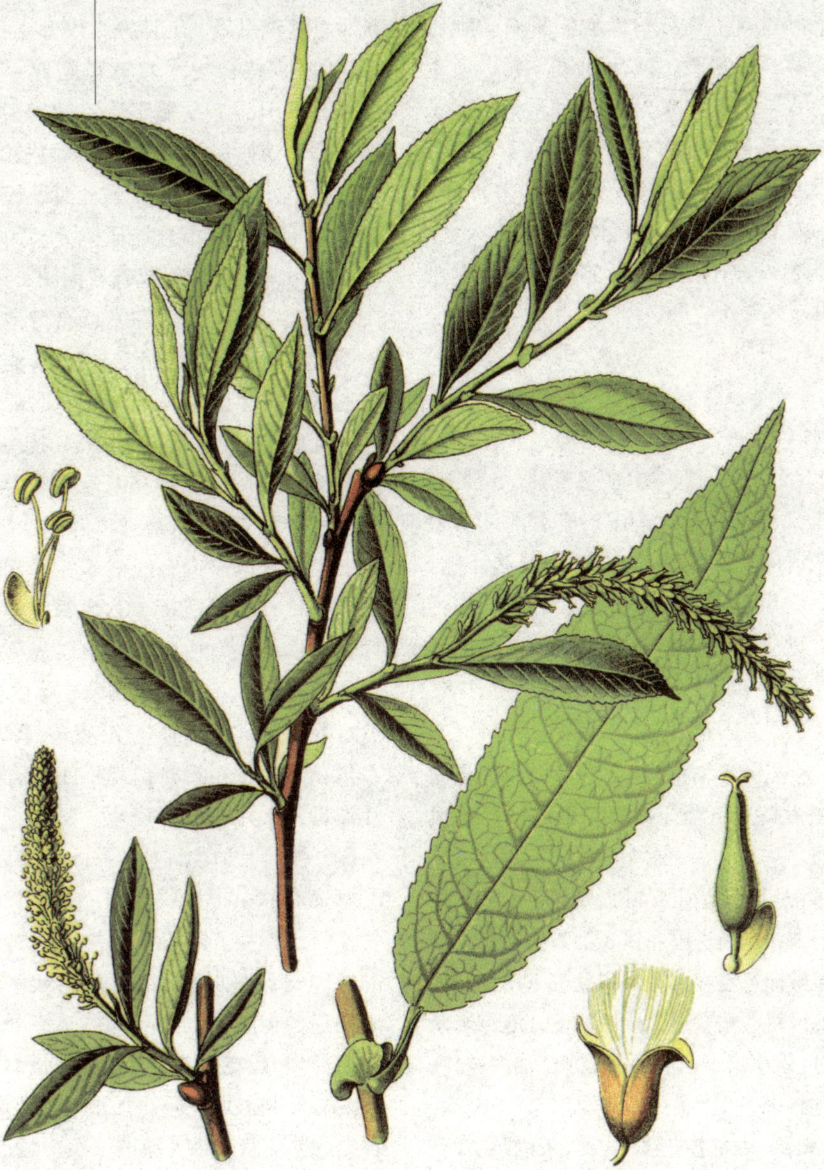

花

［性味］味苦，性寒，无毒。

［主治］解丹毒，治腹内血，止痛。

杨柳，其种类不止一种。蒲柳就是水杨，枝条刚劲有韧性，可以做箭杆，多长在河北。杞柳则长在水边，叶粗而白，木质纹理微赤，可以做车毂辘。现在的人取其细小的枝条，用火烤软，弯曲制成箱箧。

李时珍说：将杨柳纵横倒顺而插都能生长。初春生柔荑，随后开黄蕊花，到春末叶长成后，花中便结细小的黑子。花蕊落下时产生的絮如白绒，随风而飞，沾到衣服上能生虫，飞入池沼中就化为浮萍。古代人在春天常取榆木和柳枝。陶朱公说，种千株柳树，可供给足够的柴炭，其嫩芽可以做汤代茶饮。

叶

［性味］味苦，性寒，无毒。

［主治］治天行热病，阴虚发热，下水汽，解丹毒，治腹内血，止痛。煎水洗可治漆疮及恶疥疮。煎膏可续接筋骨，长肉止痛。另外，服用它还能治金石发大热毒，除汤火气入腹及疔疮。

枝、根白皮

［主治］治痰热淋疾，黄疸白浊。煮酒后用来漱口还可治牙齿痛，做浴汤可治风肿发痒。

【附方】［柳华］1. **吐血咯血**：用柳絮焙过，研末，米汤送服一钱。2. **刀伤血出**：用柳絮包敷即可痊愈。3. **大风疠疮**：用杨花四两，捣成饼，贴壁上，干后取下，泡淘米水中一时，取出焙干，研末，取二两，加白花蛇、乌梢蛇各一条（去头尾，酒浸用肉），全蝎、蜈蚣、蟾蜍、雄黄各五钱，苦参、天麻各一两，共研末，水煎麻黄取汁，与各药同熬，做成如梧桐子大的丸子，朱砂为衣。每服五十丸，温酒送服。一天服三次，以愈为度。

［柳叶］1. **小便白浊**：用清明柳叶煎汤代茶，以愈为度。2. **小儿丹毒**：用柳叶一斤，加水一斗，煮取汁三升，洗患处。一天洗七八次为宜。3. **眉毛脱落**：用垂柳阴干，研末，放在铁器中加姜汁调匀，每夜涂抹眉部。4. **无名恶疮**：用柳叶或皮，水煮汁。加少许盐洗患处。5. **漆疮**：用柳叶煎水洗。

［枝、根白皮］1. **黄疸初起**：用柳枝煮浓汁半升，一次服下。2. **脾胃虚弱，食欲不振，病似反胃噎膈**：取新柳枝一大把，熬汤，煮小米做饭。加酒、面做饭滚成珠子，晒干，装袋中悬挂通风处。用时烧滚水随意下米，待米浮起查看无硬心则为熟。一次吃完。稍久，面和米就会分散开，这样制成的米，叫作“络索米”。3. **走注气痛**（身上忽有一处如被人打痛，痛处游走不定，有时觉痛和极冷）：用白酒煮杨柳白皮，趁热熨痛处。4. **风毒肿痛**：治方同上。5. **项下瘿气**：用柳根（水边露出者）三十斤，加水一斛。煮取一升，泡糯米三斗，照常法酿酒，每日饮服适量。6. **齿龈肿痛**：用垂柳枝、白杨皮、槐白皮、桑白皮等份，煎水，热含冷吐。又方：用柳枝、桑枝、槐枝，煎水熬膏，加姜汁、细辛、川芎末，调匀擦牙。7. **风虫牙痛**：用杨柳白皮一小块含嚼，取汁渍齿根，几次即可痊愈。又方：用柳枝一握，锉碎，加少许盐，浆水煎含，甚效。8. **耳痛有脓**：把柳根切细，捣烂，封贴痛处，药干即换。9. **漏疮肿痛**：用柳根伸出的红须每日煎水洗 10. **乳痛初起**：用柳根皮捣烂，包布中，火上烤热熨患处。布冷即换。11. **反花恶疮**（肉翻出如饭粒，根深脓溃）：用柳枝叶三斤，加水五升煎汁二升，再熬成糖稀状。每天涂擦三次。12. **背起丹毒**：用柳木灰加水调涂。13. **汤火灼疮**：用柳皮烧灰涂擦。亦可用根白皮煎猪油涂擦。14. **痔疮如瓜，肿痛如火燎**：用柳枝煎浓汤洗后，艾灸三五壮，大泻脓血即可愈。

白杨

果部 | 乔木类

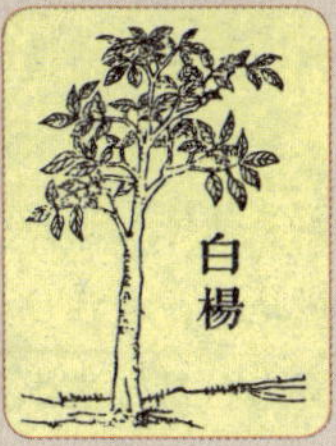

产地分布：北起辽宁、内蒙古，南至长江流域，以黄河中下游为适生区。

成熟周期：花期3～4月，果期4～5月。

形态特征：树皮灰绿至灰白色，皮孔菱形，老树基部黑灰色，纵裂。叶芽卵形，长枝叶宽卵形或三角状卵形，先端短渐尖，基部心形或平截，具深牙齿或波状牙齿，叶柄上部扁，顶端常有2～4腺体。

功效：止腹泻、牙痛，治口疮。

白杨

叶

［性味］味苦，无毒。

［主治］治龋齿，煎水含漱。

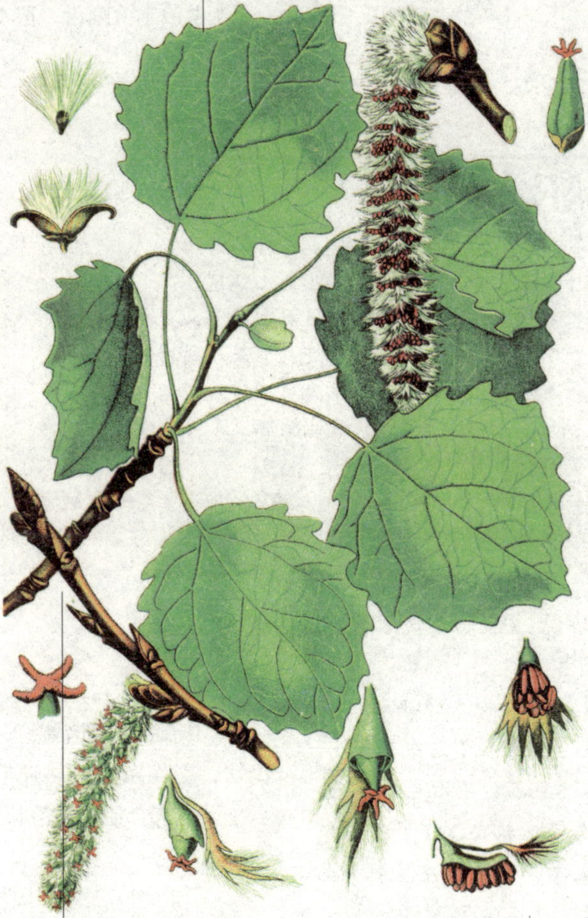

枝

［性味］性寒，无毒。

［主治］主治消腹痛及嘴唇疮。

【释名】也叫独摇。

【集解】寇宗奭说：陕西很多地方都有生长，某些地方居民修的房顶，多数是用的这种树木。只要土地适宜，它的根不论季节和零整，入土就能存活，所以容易种植。风刚吹到，叶的响声便像大雨声。如果风微小时，其叶子稀少的地方，就往往会独自摇动，因其蒂长而叶重宽大，显得虚张声势。李时珍说：白杨树高大。叶像梨树叶而肥大有尖，叶面青色而有光泽，叶背白，有锯齿。木质细白，性坚直，用来做梁拱，始终不会弯曲，与移杨是一个种类的两个品种，治病的功效大致相仿。嫩叶也可以用来救饥荒，老叶可以作为制酒的曲料。

木皮

［性味］味苦，性寒，无毒。

［主治］用酒浸泡后服用，可治毒风脚肢气肿，四肢活动不便以及痃癖等证。掺杂五木制成汤水，浸泡被损伤的地方。和酒一起煎服，去风痹瘀血、跌打损伤引起的血肿，痛不可忍以及皮肤风痒肿。煎制成药膏，可以接续断了的筋骨。煎汤每天喝，可止孕妇腹泻。煎醋后含漱可止牙痛。煎成浆水加盐后含漱，可治口疮。

枝

［主治］消腹痛及嘴唇疮。

叶

［主治］治龋齿，煎水含漱。

桦木

果部｜乔木类

产地分布：主产于东北、华北、西北和西南高山地区。

形态特征：桦木科，桦属植物的泛称。落叶乔木或灌木。树皮多光滑，纸质分层剥落。花单性，雌雄同株，柔荑花序。果序圆柱形，下垂、倾斜或直立；果苞革质，三裂。坚果，两侧具膜质翅，花柱宿存。约有 100 种。喜光、耐寒，耐干旱瘠薄。在土壤肥沃深厚处生长快。主要有白桦、黑桦、红桦和亮叶桦等。

功效：1. 乳痈初起（肿痛结硬，欲破未破）。2. 肺风毒疮（遍身疮疥如疠，以及急仍瘙痒，脸上风刺，妇女粉刺等）。3. 小例热而短。

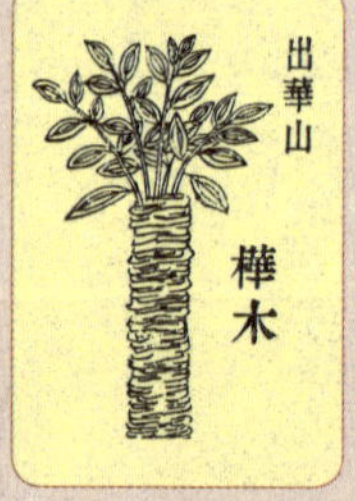

【释名】李时珍说：画工以皮烧烟熏纸，作古画字，省作桦字。

【集解】陈藏器说：桦木像山桃，皮可为烛。李时珍说：桦木生于辽东及临洮、河州、西北等地。木色黄，有红色小斑点，能收肥腻。皮厚而轻虚软柔，皮匠家用来衬靴里、制刀靶之类，谓之暖皮。胡人尤其看重。以皮卷蜡，可作烛点。

木皮

［性味］味苦，性平，无毒。

［主治］主治诸黄疸，浓煮汁饮。煮汁冷饮，主伤寒时行热毒疮，甚佳。即今豌豆疮。烧灰合他药，治肺风毒。治乳痈。

桦木

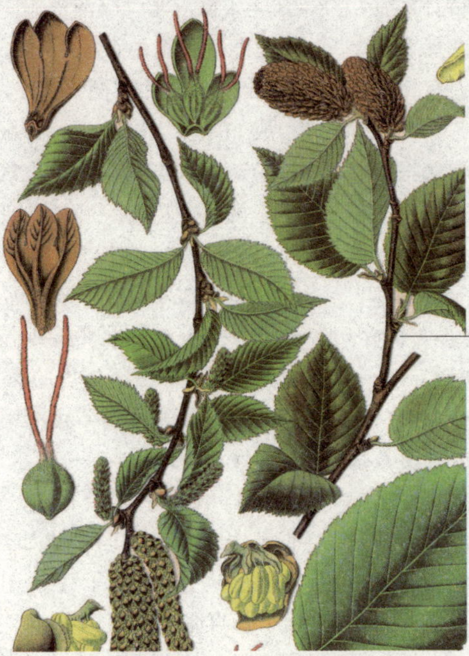

皮

［性味］味苦，性平，无毒。

［主治］主治诸黄疸，浓煮汁饮。

巴豆

果部 乔木类

产地分布：四川、云南、广西、贵州、湖北等地。

成熟周期：花期3～5月，果期7～9月。生于村边、旷野、溪旁、林缘。

形态特征：常绿小乔木。树皮深灰色，平滑，幼枝绿色，疏生星状毛。叶互生，卵形或长圆状卵形，长5～12cm，宽3～7cm，先端长尖，边缘有细齿。花小，单性同株；总状花序顶生，雄花在上，雌花在下；雄花绿色，花萼5深裂，花瓣5，反卷，雄蕊15～20；雌花无花瓣，子房圆形，花柱3，顶端2叉。蒴果卵形，长约2cm，有3钝棱，密生星状毛。种子3粒。

功效：外用蚀疮。用于恶疮疥癣、疣痣。

【释名】也叫巴菽、刚子、老阳子。李时珍说：出于巴豆，因此得名。

【集解】《别录》说：生于巴郡川谷。八月采，阴干用，去心、去皮。

苏颂说：今嘉州、眉州、戎州都有。树高一二丈。叶如樱桃而厚大，初生，后渐黄赤，至十二月叶渐凋，二月复生，四月旧叶落尽，新叶生齐，花微黄色，发成穗。五六月结实作房，生青，八月熟而黄。一房有三瓣，一瓣一子，共三子，子有壳。

【修治】陶弘景说：巴豆最能泻人，新者尤佳，用之去心、皮，熬令黄黑，捣如膏，乃和丸散。李时珍说：巴豆有用仁者，用壳者，用油者，有生用者，麸炒者，醋煮者，烧存性者，有研烂以纸包压去油者。

［性味］味辛，性温，有毒。张元素说：巴豆属阴，性熟味苦，气薄味厚，体重而沉降。李时珍说：巴豆气热味辛，生猛熟

缓，能吐能下，能止能行，是可升可降之药。它不去膜伤胃，不去心作呕，以沉香水浸后则能升能降，与大黄同用泻人反缓，因其药性相畏之故。

［主治］伤寒温疟寒热，破癥瘕结聚坚积，留饮痰癖，大腹水胀，荡练五脏六腑，开通闭塞，利水谷道，去恶肉，除鬼毒蛊疰邪物，杀虫鱼。疗女子月闭，不利丈夫阴，除斑蝥蛇虺毒。可炼食，益血脉，令人色好，变化与鬼神通。治十种水肿，痿痹，落胎。通宣一切病，泄壅滞，除风补劳，健脾开胃，消痰破血，排脓消肿毒，治恶疮息肉及疥癞疔肿。主喉痹牙痛，通利关窍。

【发明】张元素说：巴豆乃斩关夺门之将，不可轻用。世以巴豆热药治酒病膈气，以其辛热能开肠胃郁结也。但郁结开而亡血液，损其真阴。陈藏器说：巴豆主癥癖痃气，痞满积聚，冷气血块，宿食不消，痰饮吐水。取青黑大者，每日空腹服一枚，去壳但勿令白膜破，作两片（并四边不得有损缺）吞，以饮压令下。少顷腹内则热如火，利出恶物。李时珍说：巴豆峻用则有戡乱劫病之功，微用则有抚缓调中之妙。

【附方】1. **一切积滞**：用巴豆一两、蛤粉二两、黄檗三两，共研末，调水做成如绿豆大的丸子。每服五丸，水送服。2. **宿食不化，大便闭塞**：用巴豆仁一升、清酒五升，同煮三日三夜，研烂，合酒微火煎至能团成丸子，做成如豌豆大的丸子。每服一丸，水送下。想呕吐者服二丸。3. **水蛊大腹，皮肤色黑**：用巴豆九十枚（去皮、心，熬黄）、杏仁六十枚（去皮、尖，熬黄），共捣成如小豆大的丸子。每服一丸，水送下，以泻为度。4. **心痛腹胀，大便不通**：用巴豆二枚（去皮、心后熬黄）、杏仁二枚，棉包捶碎，以热水一合，捻取白汁取下。5. **食疟、积疟**：用巴豆（去皮、心）二钱，皂荚（去皮、子）六钱，捣烂和成如绿豆大的丸子。每服一丸，冷汤送服。6. **滞泻痢，腹痛里急**：用杏仁（去皮、尖）、巴豆（去皮、心）各四十九个，同烧存性，研成泥，溶蜡和成如绿豆大的丸子。每服二三丸，煎大黄汤送服。隔日一服。7. **气痢赤白**：用巴豆一两，去皮心，炒过，研末，加熟猪肝和成如绿豆大的丸子。空心米汤送服三四丸。8. **泻血不止**：去皮巴豆一个，放入事先开了小孔的鸡蛋中，纸包好，煨熟。去豆吃蛋，病即止。体虚的病人分作两次服。甚效。9. **夏月水泻不止**：用巴豆一粒针头烧存性，黄蜡和成一丸，水送服。10. **小儿吐泻**：用巴豆一粒烧存性，黄蜡豆大一块，滴水中，一起捣匀做成如黍米大的丸子。每服五至七丸，莲子灯心汤送服。11. **干霍乱**（心腹胀痛，吐泻不出）：用巴豆一枚，去皮心，热水研服，能吐泻好见效。12. **寒痰气喘**：用青橘皮一片，包巴豆一粒，麻线捆好，烧存性，研末，加姜汁和酒一杯，慢慢饮服。有特效。13. **舌上出血**：用巴豆一枚、乱发一团（如鸡蛋大），烧存性，研末，酒冲服。14. **中风口歪**：用巴豆七枚，去皮，研烂，左歪涂右手心，右歪涂左手心，再以热水一杯放在涂药的手上，不久，口即复原。15. **小儿口疮，不能吃乳**：用巴豆一粒，连油研烂，加黄丹少许，剃去小儿囟门头发，把药敷贴好，待四边起小水泡，即用温水洗去，再用菖蒲汤洗，便不会长成疮。16. **疥疮**：用巴豆十粒，炮黄，去皮、心，研末，加酥和腻粉少许，把疮抓破擦上。注意本剂不得近目及肾囊。如必须在这些部位擦药，须先用黄丹涂过。17. **一切恶疮**：用巴豆三十粒，麻油煎黑，去豆，以油调硫黄、轻粉末，频涂疮处。18. **痈疽恶肉**：用巴豆仁炒焦，研成膏药点痛处，能解毒；涂瘀肉上，腐处自消。方中加少许乳香亦可，此方叫作“乌金膏”。19. **疣痣**：用巴豆一钱（石灰炒过）、砒一钱、炒过的糯米五分，共研末，点患处。

灌木类

桑

果部 | 灌木类

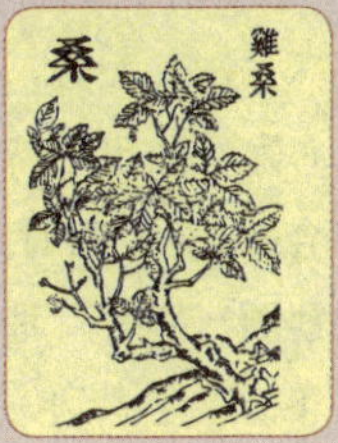

产地分布：全国各省均有栽培。

成熟周期：4～5月采收。

形态特征：落叶灌木或小乔木，边缘有粗锯齿，无毛。花单性，雌雄异株，穗状花序。聚花果（桑葚），黑紫色或白色。

功效：清肺热，祛风湿，补肝肾。

桑

叶

［性味］味甘，性寒，有小毒。

［主治］主除寒热出汗。汁能解蜈蚣毒。

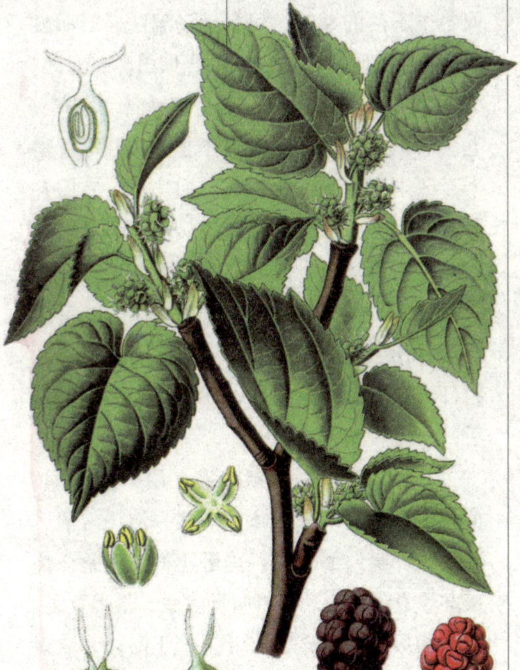

果实

［性味］味苦，有小毒。

［主治］单独吃可消渴，利五脏关节，通血气。

【释名】子名椹。李时珍说：桑字象形。

【集解】李时珍说：桑有好多种：白桑，叶大似掌而厚；鸡桑，叶和花较薄；子桑，先长椹而后生叶；山桑，叶尖而长。用种子栽种的，不如压条分栽的。桑若产生黄衣，称作金桑，是树木将要干枯的表现。

桑根白皮

［性味］味甘，性寒，无毒。

［主治］治伤中五劳六极，消瘦，脉细弱，可补虚益气，去肺中水汽，唾血热渴，水肿腹满腹胀，利水道，敷金疮。治肺气喘满，虚劳客热和头痛，内补不足。煮汁饮，利五脏。加入散用，下一切风气水汽。调中下气，化痰止渴，开胃下食，杀肠道寄生虫，止霍乱吐泻。研汁可治小儿天吊惊痫及敷鹅口疮，效果佳。

皮中汁

［主治］治小儿口疮白，拭擦干净后涂上即愈。另外涂金刃所伤燥痛，一会儿血止，用白皮裹伤口更好。涂蛇、蜈蚣、蜘蛛蜇伤有效。取树枝烧汤，治大风疮疥，生眉发。

桑葚

［主治］单独吃可消渴，利五脏关节，

通血气。晒干制成末，做成蜜丸每天服，使人不感到饥饿，还可以镇魂安神，令人聪明，头发不白，延年益寿。捣汁饮可解酒毒。酿成酒服，利水汽消肿。

【发明】李时珍说：桑葚有乌、白两种。杨氏《产乳》载，不能给孩子吃桑葚，使小儿心寒。陆玑《诗疏》里说，鸠吃桑葚，过多会醉伤。《四时月令》里说，四月适宜饮桑葚酒，能解百种风热。其做法是：桑葚汁三斗，重汤煮到一斗半，放入白蜜二合，酥油一两，生姜一合适当煮后，用瓶装起来。每次服一合，和酒一起饮。也可以用桑汁熬烧酒收藏起来，经过几年后，其味道和药力会更好。史载魏武帝的军队缺乏食物，得到干桑葚以充饥。金末大灾荒时，人们都吃桑葚，得以存活的人不计其数。由于湿桑葚可以救灾度荒，平时应及时采摘收藏。

叶

[性味]味苦、甘，性寒，有小毒。

[主治]主除寒热出汗。汁能解蜈蚣毒。煎浓汁服，可除脚气水肿，利大小肠，止霍乱腹痛吐下，也可以用干叶来煮。炙热后煎饮，能代茶止渴。煎饮可以利五脏，通关节，下气。而嫩叶煎酒服，能治一切风。蒸熟捣烂，治风痛出汗及扑损瘀血。揉烂可涂蛇虫咬伤。研成汁治金疮以及小儿口腔溃疡。

【附方】[桑根白皮] **1. 咳嗽吐血：**用新鲜桑根白皮一斤，浸淘米水中三夜，刮去黄皮，锉细，加糯米四两，焙干研末。每服一钱，米汤送服。**2. 消渴尿多：**用入地三尺的桑根，剥取白皮，炙至黄黑，锉碎，以水煮浓汁，随意饮，亦可加一点米同煮，忌用盐。**3. 产后下血：**桑白皮，炙过，煮水饮服。**4. 月经后带红不断：**锯桑根取屑一撮，酒冲服。一天服三次。**5. 跌伤：**用桑根白皮五斤，研末，取一升，煎成膏，敷伤处，痛即止。**6. 刀伤成疮：**用新桑白皮烧灰，与马粪调匀涂疮上，换药数次即愈。**7. 发枯不润：**用桑根白皮、柏叶各一斤，煎汁洗头，有奇效。**8. 小儿流涎**（脾热，胸膈有痰）：用新桑根白皮捣取自然汁饮服。**9. 小儿丹毒：**用桑根白皮煮汁洗浴，或研末，调羊膏涂擦。**10. 石痈**（坚硬，不作脓）：用桑白皮阴干为末，溶胶和酒调涂，以痈软为度。

[桑葚] **1. 水肿胀满：**用桑心皮切细，加水二斗，煮至一斗，放入桑葚，再煮取五升，和糯米饭五升酿酒饮服。此方叫作"桑葚酒"。**2. 结核：**用黑熟的桑葚二斗，取汁，熬成膏。每服一匙。白汤调服。一日服三次，此方叫作"文武膏"。

[桑叶] **1. 青盲：**取青桑叶焙干研细，煎汁乘热洗目，坚持必见效。有患此病二十年者，照此洗浴，双目复明。**2. 风眼多泪：**取冬季不落的桑叶，每日煎汤温洗。**3. 眼红涩痛：**桑叶研末，卷入纸中烧烟熏鼻，有效。**4. 头发不长：**用桑叶、麻叶煮淘米水洗头。七次后，发即长。**5. 吐血不止：**用晚桑叶焙干，研末，凉茶送服三钱，血止后，宜服补肝、肺的药物。**6. 肺毒风疮：**将好桑叶洗净。蒸熟一宿，晒干，研末，水调服二钱。**7. 痈口不收：**用经霜黄桑叶，研末敷涂。**8. 汤火伤疮：**用经霜桑叶烧存性，研末，油调敷涂。数日可愈。**9. 手足麻木，不知痛痒：**用霜降后，桑叶煎汤频洗即可。

[桑柴灰] **1. 目赤肿痛：**用桑灰一两、黄连半两，共研末。每用一钱，泡汤澄清后洗眼。**2. 身、面水肿，坐卧不得：**用桑枝烧灰淋汁煮赤小豆，每饥时即食豆，不喝豆汤。**3. 白癜风：**用桑柴灰二斗，蒸于甑内，取锅中热汤洗患处。几次即可愈。**4. 头风白屑：**用桑灰淋汁洗头即可。**5. 大麻风：**用桑柴灰热汤淋取汁洗头，再用大豆磨浆洗，用绿豆粉泡熟水洗。三日一洗头，一日一洗脸，不过十次即见效。

枳

果部 | 灌木类

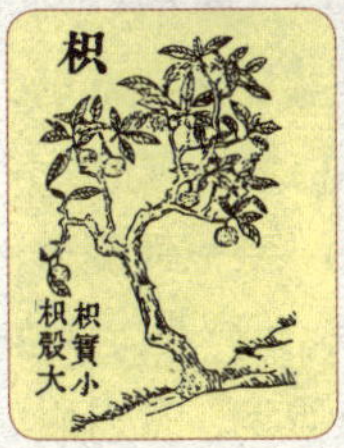

【释名】子名枳实、枳壳。

【集解】志说：原长在商州川谷。

苏颂说：现在洛西、江湖州郡等地皆有，以商州的为最好。树木像橘但稍小，高五七尺。叶如橙、多刺。春天开白花，秋天长成果实，在九月、十月采摘的为枳壳。现在的人用汤泡去苦味后，蜜渍糖拌，当作果品。

枳实

［性味］味苦，性寒，无毒。

张元素说：性寒味苦，气厚味薄，浮而升(微降)，阴中之阳。

［主治］大风在皮肤中，如麻豆苦痒，除寒热结，长肌肉，利五脏，止痢，益气轻身。除胸胁痰癖，逐停水，破结实，心下急痞痛逆气，胁风痛，安胃气，消胀满，止溏泄，明目。解伤寒结胸，主上气喘咳，肾内伤冷，阴痿而有气。消食，散败血，破积坚，袪胃中湿热。

枳壳

［性味］味苦、酸，性寒，无毒。

［主治］风痒麻痹，通利关节，劳气咳嗽，背膊闷倦，散留结胸膈痰滞，逐水，消胀满大肠风，安胃，止风痛。遍身风疹，肌中如麻豆恶痒，肠风痔疾，心腹结气，两胁胀虚。健脾开胃，调五脏，下气，止呕逆，消痰，治反胃霍乱泻痢，消食，破癥结痃癖五膈气及肺气水肿，利大小肠，除风明目。

【附方】［枳实］**1. 卒胸痹痛：**枳实捣末。汤服方寸匕，每日三次、夜一次。**2. 产后腹痛：**枳实(麸炒)、芍药(酒炒)各二钱，水一盏煎服。亦可研末服。**3. 奔豚气痛：**枳实炙后研末。饮下方寸匕，日三次、夜一次。**4. 妇人阴肿、坚痛：**枳实半斤碎炒，棉裹熨。**5. 大便不通：**枳实、皂荚等分，研末，制饭丸，米汤送服。**6. 肠风下血：**枳实半斤(麸炒)，黄芪半斤，研末。米饮非时服二钱匕。**7. 小儿头疮：**枳实烧成灰，猪脂调涂。

［枳壳］**1. 伤寒呃噫：**枳壳半两，木香一钱，研末。每白汤服一钱。**2. 老幼腹胀，**

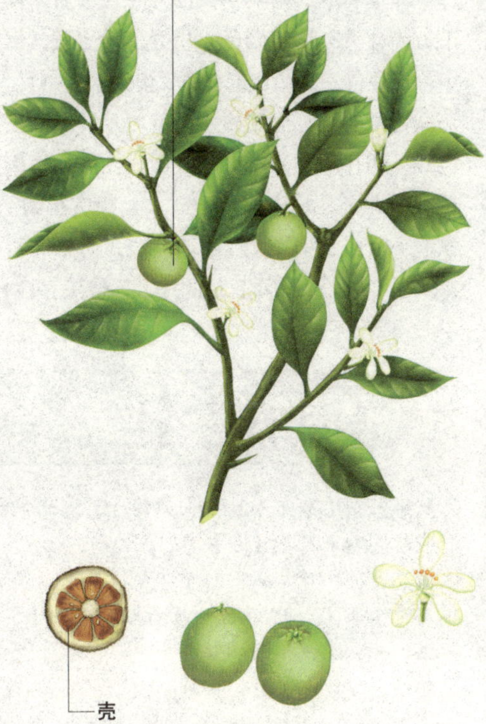

血气凝滞：用此宽肠顺气，叫四炒丸。商州枳壳（厚而绿背者，去穰）四两，分四份，一份与苍术一两同炒，一份与萝卜子一两同炒，一份与干漆一两同炒，一份与茴香一两同炒黄。去四味，只取枳壳研末。以四味煎汁煮面糊和成如梧桐子大的丸子。饭后米饮下五十丸。**3. 消积顺气**：枳壳三斤去穰，每个入巴豆仁一个，合定扎煮，慢火水煮一日。汤减再加热汤，勿用冷水。待时足汁尽，去巴豆，切片晒干研末，醋煮面糊做成如梧桐子大的丸子。每服三四十丸。**4. 顺气止痢**：枳壳（炒）二两四钱，甘草六钱，研末。每沸汤服二钱。**5. 肠风下血**：用枳壳（烧黑存性）五钱，羊胫炭（为末）三钱，和令匀，五更空心米饮服。**6. 痔疮肿痛**：用枳壳煨熟熨之，七枚立定。**又一**：枳壳末入瓶中，水煎百沸，先熏后洗。**7. 怀胎腹痛**：枳壳三两（麸炒），黄芩一两，研粗末。每月旺钱，水一盏半，煎一盏服。若胀满身重，可加白术一两。**8. 小儿惊风**：枳壳（去穰，麸炒）、淡豆豉等分，研末。每服一字，甚者半钱，急惊薄荷自然汁下，慢惊荆芥汤入酒三五点下，日三服。**9. 牙齿疼痛**：枳壳浸酒含漱。**10. 风疹作痒**：枳壳三两，麸炒研末。每服二钱，水一盏，煎六分，去滓温服。**11. 利气明目**：枳壳麸炒一两为末，点汤代茶饮。

酸枣

果部｜灌木类

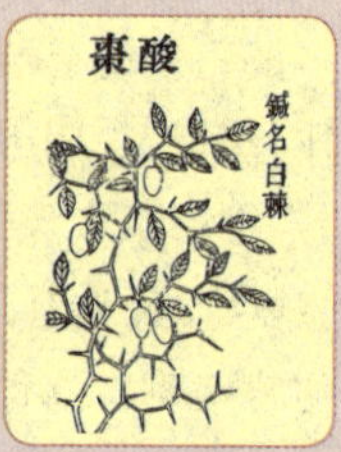

产地分布：分布于辽宁、内蒙古、河北、安徽、四川等省。

成熟周期：花期 4 ~ 5 月，果期 8 ~ 9 月。

形态特征：叶片椭圆形至卵状披针形，边缘有细锯齿，基部三出脉。花黄绿色，2 ~ 3 朵族生于叶腋。核果小，熟时红褐色，近球形或长圆形，味酸，核两端钝。

功效：健脾，镇静，安神。

【释名】也叫山枣。

【集解】陈藏器说：嵩阳子说，现在的酸枣县就是从属于滑台的城镇。树高几丈，直径一二尺，木理极细。木质坚硬而且重，可以制成车轴及匙、箸等。树皮细而且硬，纹如蛇鳞。其枣圆小而味酸，其核微圆，色赤如丹。枣肉酸滑好吃，山里人常拿它当果品。

［性味］味酸，性平，无毒。

［主治］治心腹寒热、邪结气聚、四肢酸痛湿痹。久服安五脏，轻身延年。可治烦心不得眠、脐上下痛、血转久泻、虚汗烦渴等证。补中益肝，壮筋骨，助阴气，能使人肥健。

【附方】**1. 胆风沉睡**（胆风毒气，虚实不调，昏沉多睡）：生酸枣仁一两、蜡茶二两，以生姜汁涂，炙微焦，为散。每取二钱，加水七分煎至六分，温服。**2. 胆虚不眠**：用酸枣仁一两，炒香，捣散。每服二钱，竹叶汤调服。**又方**：再加人参一两、辰砂半两、乳香二钱半，调炼蜜做成丸子服。**3. 振悸不眠**：用酸枣仁二升，茯苓、白术、人参、甘草各二两，生姜六两，加水八升，煮成三分，分次服。此方叫作“酸枣仁汤”。**4. 虚烦不眠**：用酸枣仁二升，干姜、茯苓、川芎各二两，甘草一两，先以水一斗煮枣仁，得汁七升，再放入其余各药同煮，得汁三升，分次服下。此方也叫“酸枣仁汤”。**5. 骨蒸不眠**：用酸枣仁一两，加水两碗研绞取汁，下粳米二合煮粥食。

金樱子 果部 灌木类

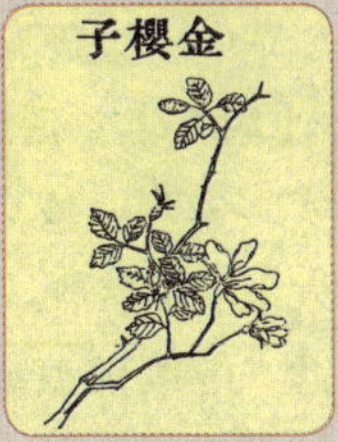

产地分布：分布于华中、华东、华南、西南各省。

成熟周期：花期5月，果期9～10月。

形态特征：常绿蔓性灌木，无毛；椭圆状卵形或披针状卵形，边缘有细锯齿，两面无毛，背面沿中脉有细刺；花单生侧枝顶端，白色，花柄和萼筒外面密生细刺。蔷薇果近球形或倒卵形，有细刺，顶端有长而外反的宿存萼片。

功效：利尿补肾，解毒消肿，活血散瘀。

【释名】也叫刺梨子、山石榴、山鸡头子。

【集解】苏颂说：现在南中州郡等地有生长，以江西、剑南、岭外的为最好。丛生在郊荒地中，类似蔷薇，有刺。四月开白色的花，夏秋季结果实，也有刺。呈黄赤色，状似小石榴，十一月、十二月采摘。江南、蜀中的人熬或煎，制成酒服。李时珍说：此树山林间有很多，花最白腻，其果实大如指头，状如石榴但略长。其核细碎而且有白毛，如营实的核而味涩。

子

［性味］味酸、涩，性平，无毒。

［主治］治因脾虚导致的泻痢。止小便次数多，固涩精气，久服可耐寒轻身。

【发明】苏颂说：洪州、昌州，都煮其子做煎，寄赠给别人。服用的人用煎的鸡头实粉制成丹丸服，名说水陆丹，益气补真很好。

李时珍说：无故而服用它，或只是为了获取快意就不可服用。若精气不固的人服用它，则无可非议。

花

［主治］治各种腹泻，驱肠虫。和铁物混合捣末，有染须发的作用。

叶

［主治］治痈肿，嫩叶研烂，加少量盐

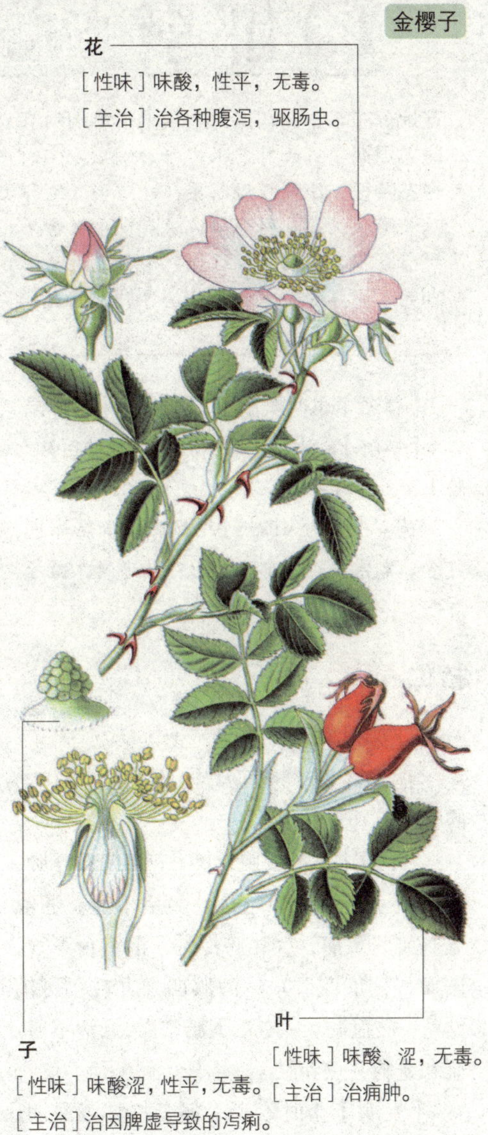

涂于患处，留出一头泄气的孔。另可止金疮出血，五月五日采叶后，同桑叶、苎叶等分，阴干后研末敷，血止伤口愈合，又称“军中一捻金”。

【附方】**1. 活血强身：**霜后摘取金樱子果实，去刺、核，以水淘洗后再捣烂，放入大锅水中熬煎。不得绝火。煎至水减半时，过滤，继续熬煎成膏。每服一匙，用暖酒一碗调下。**2. 补血益精：**用金樱子（去刺及子，焙过）四两、缩砂二两，共研末，加炼蜜和成如梧桐子大的丸子。每服五十丸，空心温酒送服。**3. 久痢不止：**用罂粟壳（醋炒）、金樱子等分研末，加蜜做成如芡子大的丸子。每服五至七丸，陈皮煎汤化下。**4. 痈肿：**用金樱子嫩叶捣极烂，加盐少许涂肿处，留出疮头透气。**5. 驱寸白虫**（即绦虫）**：**用金樱子根二两，锉细，加糯米三十粒，注入水二升煎至五合，空心服，不久即可泻虫。

郁李

果部｜灌木类

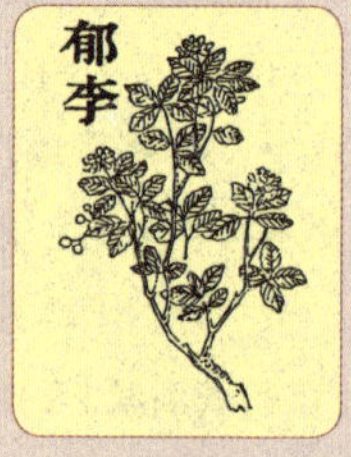

产地分布：华北、东北、华中、华南均有分布。
成熟周期：五六月采根。
形态特征：小枝纤细而柔，叶卵形或宽卵形，少有披针形卵形，先端长尾状，基部圆形，边缘有锐重锯齿；托叶条形，边缘具腺齿，早落。花瓣粉红色或近白色；核果近球形，暗红色，光滑而有光泽。
功效：润肠缓下，利尿，治浮肿、脚气。

【释名】也叫车下李、爵李、雀梅、常棣。

【集解】《别录》说：生于高山川谷及丘陵上，五六月采根。

陶弘景说：山野到处都有。子熟赤色，可食。寇宗奭说：郁李子红，熟可食，微涩，可蜜煎，陕西甚多。

核仁

［性味］味酸，性平，无毒。

张元素说：味辛、苦，阴中之阳，乃脾经气分药。

［主治］主治大腹水肿，面目四肢浮肿，利小便水道。肠中结气，关格不通。通泄五脏膀胱急痛，宣腰胯冷脓，消宿食下气。破癖气，下四肢水。酒服四十九粒，可泻结气。破血润燥。专治大肠气滞，燥涩不通。研和龙脑，点赤眼。

【发明】李时珍说：郁李仁甘苦而润，性主降，能下气利水。

【附方】**1. 小儿惊热痰实，大小便不通：**用大黄（酒浸后炒过）、郁李仁（去皮，研末）各一钱，滑石末一两，一起捣和成如黍米大的丸子。两岁小儿服三丸，其他儿童根据情况加减，开水送服。**2. 肿满气急，睡卧不得：**用郁李仁一合，捣末，和面做饼吃，吃下即可通便，气泄出后即愈。**3. 心腹胀满，二便不通，气急喘息，脚气浮肿：**郁李仁十二分，捣烂，水磨取汁，薏苡三合，捣如粟大。一同煮粥吃。**4. 皮肤血汗：**用郁李仁（去皮，研细）一钱，鹅梨捣汁调服即可。

根

［性味］味酸，味凉，无毒。

［主治］牙龈痛，龋齿。去白虫。治风虫牙痛，浓煎含漱。治小儿身热，作汤浴之。

郁李

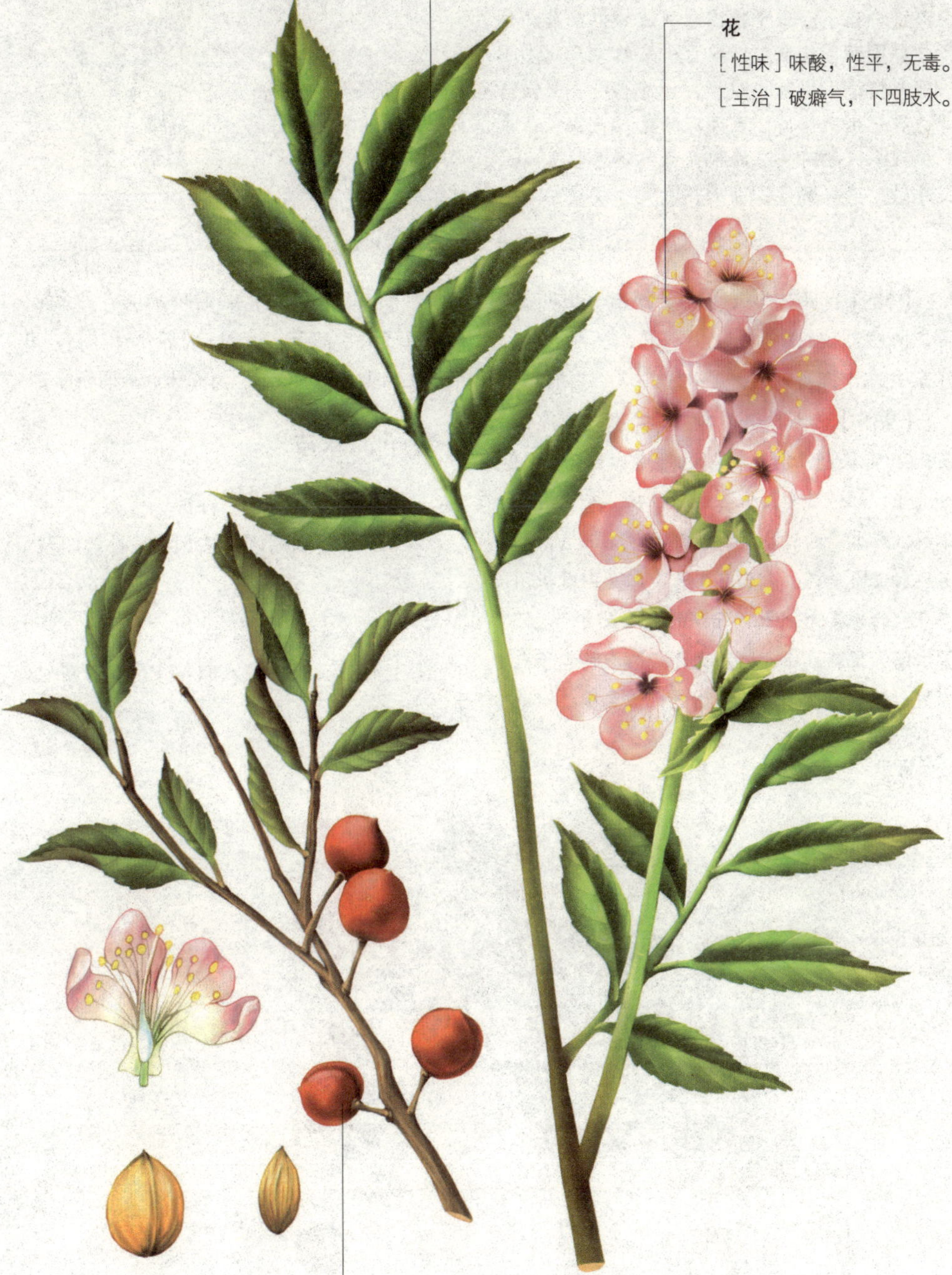

叶

[性味] 性平，无毒。

[主治] 治大肠气滞，燥涩不通。

花

[性味] 味酸，性平，无毒。

[主治] 破癖气，下四肢水。

果实

[性味] 味酸，性平，无毒。

[主治] 主治大腹水肿，利小便水道。

冬青

果部 | 灌木类

产地分布：分布于我国长江流域以南各省区。

成熟周期：花期5～6月，果熟期9～10月。

形态特征：树冠卵圆形，树皮平滑，呈灰青色。叶长椭圆形，边缘疏生浅锯齿，表面深绿色。花淡紫红色，有香气。核果椭圆形，熟时呈深红色，经冬不落。

功效：清热解毒，可治气管炎和烧烫伤。

青冬

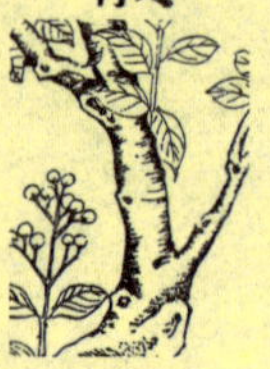

【释名】原附女贞下，今分出。也叫冻青。陈藏器说：因冬月叶仍翠青，故名冬青。江东人称作冻青。

【集解】陈藏器说：木质白，有纹理像齿笏，其叶能染制红色。李邕说，冬青出自五台山，如椿子，红似郁李，味微酸而性热。与此有点不同，应当是两种冬青。李时珍说：冻青，即另一种女贞子，山中常有生长。但是以叶微团而子红的为冻青，叶长而子黑的则是女贞子。《救荒本草》记载，冻青树高丈许，树似枸骨子树而且极茂盛。叶子像栌子树叶，但要小些，也似椿叶微窄而且顶头颇圆，不尖。五月开细白花，结如豆子大小的子，红色。将其嫩叶炸熟，用水浸去除苦味，淘洗后，用五味调料调和可食。

冬青子、木皮

［性味］味甘、苦，性凉，无毒。

［主治］浸酒后吃可去风虚，补益肌肤。

叶

［主治］烧成灰加入面膏中，可祛瘢痕，有奇效。

冬青

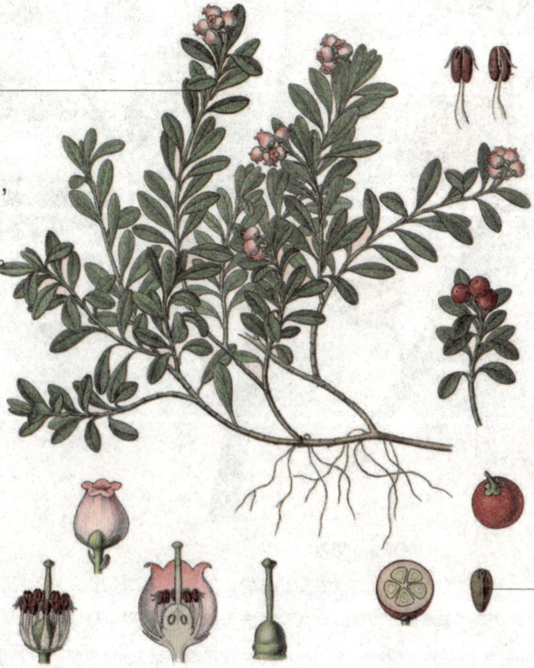

叶

［性味］味甘、苦，性凉，无毒。

［主治］可祛瘢痕。

子

［性味］味甘、苦，性凉，无毒。

［主治］浸酒后吃可去风虚，补益肌肤。

枸杞

果部 | 灌木类

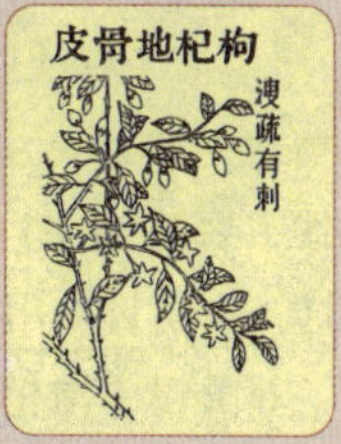

产地分布：分布于全国各地，主产于宁夏、河北、山东、江苏、浙江、江西、湖北、四川、云南、福建等省。

形态特征：落叶灌木。多分枝，枝细长，拱形，有条棱，常有刺。单叶互生或簇生，卵状披针形或卵状椭圆形，表面淡绿色。花紫色，漏斗状。浆果卵形或长圆形，深红色或橘红色。

功效：补肾益精，养肝明目，补血安神，生津止渴，润肺止咳。

【释名】也称枸棘、苦杞、天精、羊乳、地骨、甜菜、地辅、地仙、却暑、西王母杖、仙人杖。

【集解】苏颂说：现在到处都有生长，春天生苗叶，如石榴叶而且软薄可以吃。其茎干高三五尺，丛生状。六七月开小红紫花，随后便结红色的果实，形状微长如枣子的核。

李时珍说：古代的枸杞产于常山的为上品，其他丘陵阪岸的都可以用。后世只有陕西的为最好，而且又以甘州产的为绝品。其子圆如樱桃，暴干后果小而核少，干时也红润甘美，其味如葡萄，可以当作果品吃，与其他地方的不同。

叶

［性味］味苦，性寒。

［主治］主除烦益志，补五劳七伤。壮心气。去皮肤骨关节风，消除热毒，散疮肿。和羊肉一起做羹吃，有益人的身体，除风明目。作为茶饮，止渴消热烦，壮阳解毒。但与乳酪相恶。

地骨皮

［性味］味苦，性寒。

［主治］细锉，拌面煮熟，去肾风，益精气。去骨热消渴。解骨蒸肌热，消渴，风湿痹，坚筋骨，凉血。治在表无定之风邪，泻肾火，降肺中伏火，去胞中火，退热，补正气。治上膈吐血。煎汤漱口，治金疮神验。

枸杞

子

［性味］味苦，性寒。

［主治］壮筋骨，耐老，除风，去虚劳，补精气。

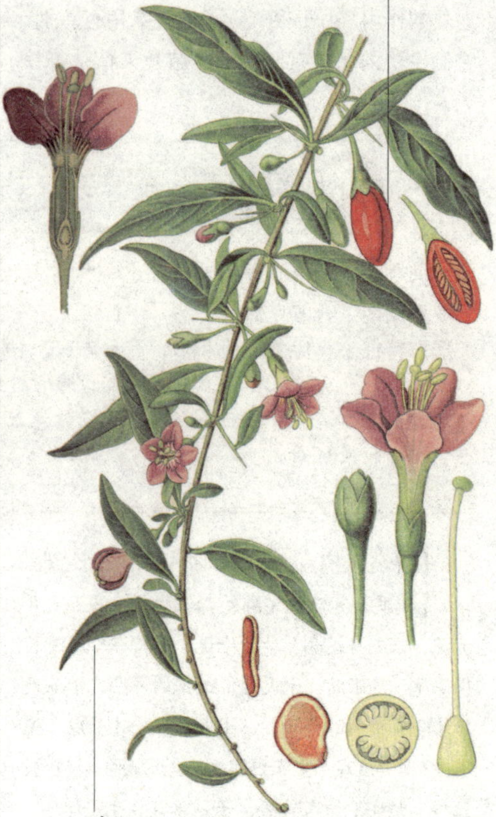

叶

［性味］味苦，性寒。

［主治］主治除烦益志，补五劳七伤。

枸杞子

［性味］味苦，性寒。

［主治］有壮筋骨，耐老，除风，去虚劳，补精气的作用。主治心病嗌干心痛，渴而引饮，肾病消中。又滋肾润肺。其子榨油点灯，有明目作用。

刘禹锡《枸杞井》诗说："僧房药树依寒井，井有清泉药有灵。翠黛叶生笼石甃，殷红子熟照铜瓶。枝繁本是仙人杖，根老能成瑞犬形。上品功能甘露味，还知一勺可延龄。"周密《浩然斋日抄》载："宋徽宗时，顺州筑城，在土中挖到枸杞，其形如獒状，立即献入宫里，这就是仙家所说的千岁枸杞，其外形如犬。"根据前面的几种说法，枸杞的滋益作用，不单是子，连根也不仅仅只有退热的作用。由于根、苗、子的气味稍有差别，它们主治的病也有区别。其苗是天精，苦甘而凉，上焦心肺客热的病证适宜用它；根是地骨，甘淡而性寒，下焦肝肾虚热的病证适宜用它。这些都是治三焦病症的药，所谓热淫于体内，可用甘寒的药泻它。至于子则甘平而且润，性滋而且补，不能退热，只能补肾润肺，生精益气。

【附方】**1. 五劳七伤，房事不佳**：将枸杞叶半斤切细，加粳米二合，豉汁适量，一起熬成粥。可每日食用，效果更佳。**2. 补精髓，壮筋骨**：把地骨皮、甘菊花、生地黄各一斤合在一起捣碎，然后加水一石，煮取汤汁五斗，除去药渣，用药汁去煮糯米五斗，放入曲混合搅拌，酿酒，每日饮三碗。**3. 恶疮，脓血不止**：适量地骨皮，洗净，刮去粗皮，取出细穰。以地骨皮煎汤洗，令脓血尽，以穰敷贴患处，很快见效。**4. 小便出血**：用新地骨皮洗净，捣取自然汁。无汁则加水煎汁。每服一碗，加一点酒，饭前温服。

槐

果部 | 灌木类

产地分布：中国北方均有分布。
成熟周期：秋冬成熟。
形态特征：干燥荚果圆柱形，有时弯曲，种子间缢缩成连珠状，表面黄绿色、棕色至棕黑色，一侧边缘背缝线黄色。
功效：清热泻火，凉血止血。用于肠热便血，痔肿出血，肝热头痛，眩晕目赤。

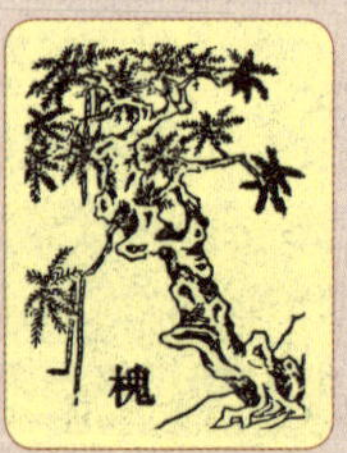

【释名】槐者，同怀，指怀念来人之意。

【集解】苏颂说：到处都有生长，四五月开黄花，六七月成熟。李时珍说：槐树在季春时长得像兔子的眼睛，十天后像老鼠的耳朵，十五天后才会有槐树的样子，三十天后叶子才长成。槐实，味苦，性寒。主五内邪气热，止涎唾；补绝伤；五痔；火疮；妇人乳瘕，子脏急痛。生平泽。

【附方】**1. 痈疽发背**（凡中热毒，眼花头晕，口干舌甘，心惊背热，四肢麻木）：用槐花一堆，炒成褐色，泡好酒一碗中，乘热饮酒，汗出即愈。**2. 疔疮肿毒**：用槐花微炒，核桃仁二两，放入酒一碗中煎开多次，热服。疮未成者二、三服，疮已成者一、二服，即可见效。**3. 肠风泻血**：用槐角一两，地榆、当归（酒焙）、防风、黄芩、枳壳（麸炒）各半两，共研为末，加酒、糊做成丸子，如梧桐子大。每服五十丸，米汤送下。此方名"槐角丸"。**4. 内痔、外痔**：用槐角一半，捣成汁，

捣成汁，晒，浓，取地胆为末，同煎成丸，如梧桐子大。每日服十丸，水送下。

考证与传说

【养生佳品——槐实】

槐实为槐树的成熟果实。秋季采摘晒干。清热作用较强，且能润肠，故多用于便秘、痔疮肿痛或兼有出血者。槐实更是养生佳品，魏晋南北朝时期，著名的文学家和教育家颜之推在《颜氏家训》中写道：“庾肩吾常服槐实，年七十余，目看细字，须发尤黑。”南北朝魏文学家庾肩吾常服用槐实，七十多岁的时候，眼睛还能看清小字，胡须和头发也还很黑，这说明常食槐实对人体健康大有裨益。

槐

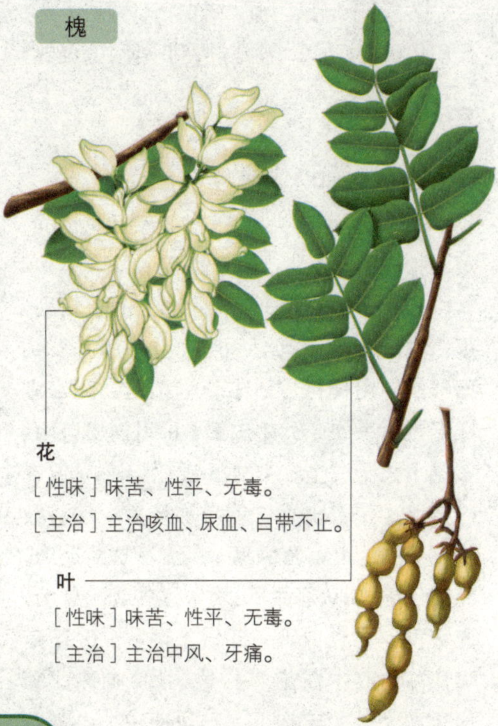

花

［性味］味苦、性平、无毒。

［主治］主治咳血、尿血、白带不止。

叶

［性味］味苦、性平、无毒。

［主治］主治中风、牙痛。

木槿

果部 灌木类

产地分布：全国各地均有栽培。

成熟周期：花期 6 ~ 9 月。

形态特征：树皮灰棕色，枝干上有根须或根瘤。叶有明显的三条主脉，边缘具圆钝或尖锐锯齿；花单生于枝梢叶腋，花色浅蓝紫色。蒴果长椭圆形，先端具尖嘴。

功效：清热解毒，利水消肿。

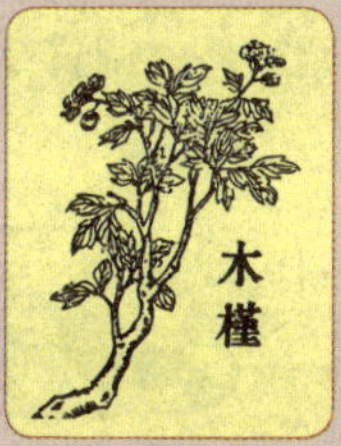

【释名】也叫椵、榇、日及、朝开暮落花、藩篱草、花奴、王蒸。

李时珍说：木槿朝开暮落，故名日及。

【集解】寇宗奭说：木槿花如小葵，淡红色，五叶成一花，朝开暮收。湖南北人家多种植为篱障。花与枝两用。李时珍说：槿，小木。可种可插，木似李。叶末尖而有桠齿。花小而艳。白色或粉红色。有单叶、千叶之分。五月始开。结实轻虚，大如指头，秋深自裂，子如榆荚、泡桐、马兜铃之仁。种之易生。嫩叶可食，可代茶饮。

皮、根

［性味］味甘，性平、滑，无毒。

［主治］止肠风泻血，痢后热渴，作饮服，令人得睡，并炒用。治赤白带下，肿痛疥癣，洗目令明，润燥活血。

【发明】李时珍说：木槿皮及花，滑如葵花，故能润燥。色如紫荆，故能活血。

花

［性味］同皮。

［主治］肠风泻血，赤白痢，并焙入药。作汤代茶饮，治风。消疮肿，利小便，去湿热。

子

［性味］同皮。

［主治］偏正头风，烧烟熏患处。又治黄水脓疮，烧存性，猪骨髓调涂。

【附方】**1. 赤白带下**：槿皮二两，切细，用白酒一碗半，煎至一碗，空心服。**2. 头面钱癣**：用槿树皮研末，醋调匀，隔水煮成膏敷涂患处。**3. 牛皮癣**：用川槿皮一两、大风子仁十五个、半夏五钱（锉细），放在两碗水中浸露七宿，取出加轻粉少许，共研末涂癣。**4. 痔疮肿痛**：用藩篱草根煎汤，先熏后洗。**5. 大肠脱肛**：用木槿皮或叶煎汤，先熏洗，再以白矾、五倍子调敷。**6. 下痢噤口**：用红木槿花，去蒂，阴干研末，煎面饼两个，蘸末吃下。**7. 风痰逆**：木槿花晒干，焙过，研末。每服一二匙，空心开水送服。白花最好。**8. 黄水脓疮**：用木槿子烧存性，调猪骨髓涂擦。

木槿

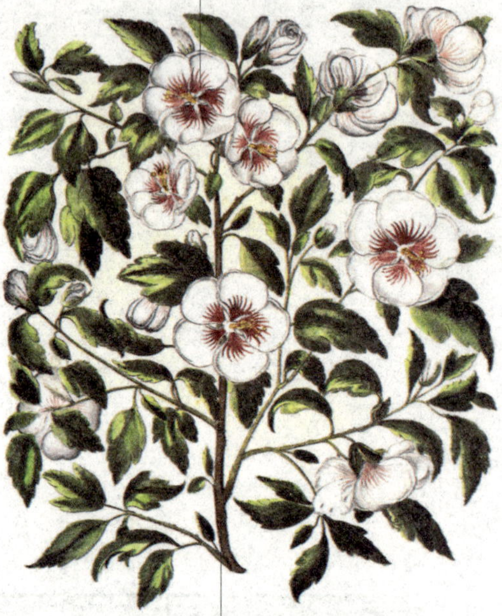

扶桑

果部 | 灌木类

产地分布：长江流域及其以北地区。
成熟周期：花期全年，夏秋最盛。
形态特征：茎直立而多分枝。叶互生，阔卵形至狭卵形，先端突尖或渐尖，叶缘有粗锯齿或缺刻。花大，有下垂或直上之柄。
功效：清肺，化痰，凉血，解毒。

桑扶

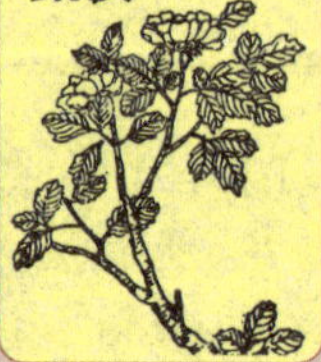

【释名】也叫佛桑、朱槿、赤槿、日及。

［时珍说］东海日出处有扶桑树。花光艳照日，其叶似桑，因此得名。

【集解】李时珍说：扶桑产自南方，为木槿别种。枝柯柔弱，叶深绿，微涩如桑。花有红、黄、白三种颜色，红者尤贵，称作朱槿。《嵇含草木状》载，朱槿一名赤槿，一名日及，出于高凉郡。花、茎、叶皆如桑。叶光而厚。木高四五尺，枝叶婆娑。花深红色，五出，大如蜀葵，重敷柔泽。有一条蕊，长于花叶，上缀金屑，日光闪烁，疑若焰生。一丛之上，一日开花数百朵，朝开暮落。自二月始至中冬乃歇。插枝即可活。

叶、花

［性味］味甘，性平，无毒。

［主治］治痈疽腮肿，取叶或花同白芙蓉叶、牛蒡叶、白蜜研膏敷，即散。

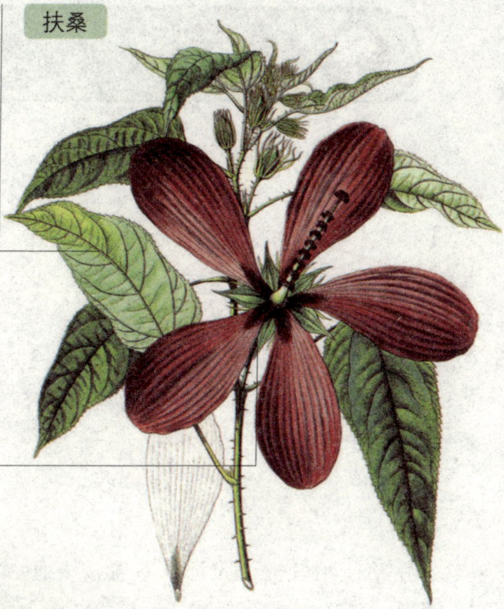

叶

［性味］味甘，性平，无毒。

［主治］治痈疽腮肿。

花

［性味］味甘，性平，无毒。

［主治］治痈疽腮肿。

木芙蓉 果部｜灌木类

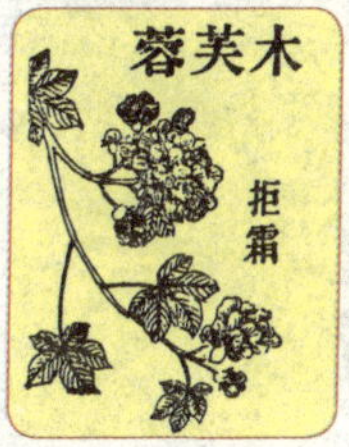

【释名】亦称地芙蓉、木莲、华木、拒霜。李时珍说：花艳如荷花，故有芙蓉、木莲之名。八九月初开，故名拒霜。《相如赋》谓之华木。苏东坡诗云：唤作拒霜犹未称，看来却是最宜霜。

【集解】李时珍说：木芙蓉处处皆有，插条即生，为小木。干丛生如荆，高者丈余。叶大如桐，有五尖及七尖之分，冬凋夏茂。仲秋始开花，花如牡丹、芍药，有红、白、黄、千叶多种，耐寒而不落。不结子实。山人取皮制索。川、广有添色拒霜花，初开白色，次日稍红，再过一日则深红，先后变幻多种色。霜时采花，霜后采叶，阴干可入药。

叶、花

［性味］味微辛，性平，无毒。

［主治］清肺凉血，散热解毒，治一切大小痈疽肿毒恶疮，可消肿排脓止痛。

【发明】李时珍说：芙蓉花和叶，气平而不寒不热，味微辛而性滑涎黏，治痈肿，殊有神效。其方治一切痈疽发背，乳痈恶疮，不拘已成未成，已穿未穿。用芙蓉叶或根皮，或花，或生研，或干研末，以蜜调涂于肿处四周，中间留头，干则频换。或加生赤小豆末，尤妙。

【附方】**1. 赤眼肿痛**：木芙蓉叶研末，水调匀贴太阳穴。叫作“清凉膏”。**2. 月经不止**：用木芙蓉花、莲蓬壳，等份研末，每次米汤送服二钱。**3. 偏坠作痛**：用木芙蓉叶、黄檗各三钱，共研末，以木鳖子仁一个，磨醋调涂阴囊，其痛自止。**4. 痈疽肿毒**：木芙蓉叶（研末）、苍耳（烧存性，研末）等份，蜜水调匀涂患处四围。**5. 头上癞疮**：木芙蓉根皮研末，香油调涂。涂前以松毛、柳枝煎汤，洗净患处。**6. 汤火灼疮**：木芙蓉花研末，调油敷涂。有奇效。**7. 一切疮肿**：用木芙蓉叶、菊花叶一起煎水，频熏洗。

山茶

果部｜灌木类

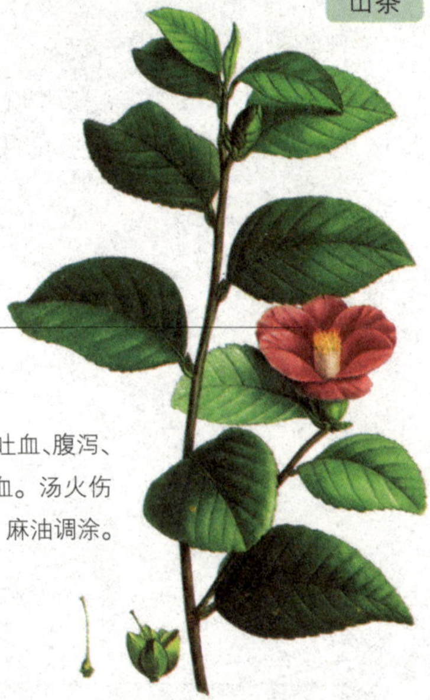

【释名】李时珍说:其叶似茗,亦可饮用,故得茶名。

【集解】李时珍说：产自南方，树生，高者丈许，枝干交加，叶似茶叶而厚硬有棱，中间宽而阔，两头尖，正面呈绿色而背面呈淡绿色，深冬时开红瓣黄蕊的花。周定王《救荒本草》说，山茶嫩叶炸熟，水淘洗后可吃，也可以蒸熟后晒干作为饮料。

花

[主治]治吐血、腹泻、鼻血、便血。汤火伤疮，研末，麻油调涂。

黄杨木

果部｜灌木类

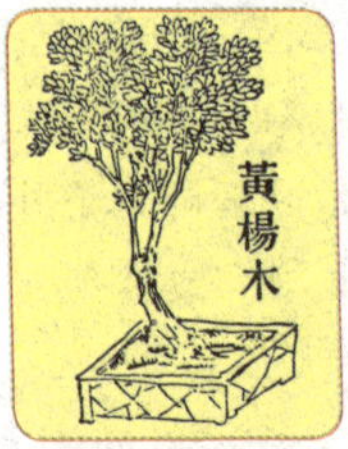

【集解】李时珍说：黄杨生于诸多山野中，人家多有栽种。枝叶攒簇上耸，叶似初生槐芽而青厚，不花不实，四时不凋。性难长，俗说岁长一寸，遇闰则退。木坚硬滑腻，制作梳子、刻印章最好。段成式《酉阳杂俎》说，世重黄杨，因其无火。

叶

[性味]味苦，性平，无毒。

[主治]治妇人难产，入达生散中用。治暑月生疖，捣烂涂即可。

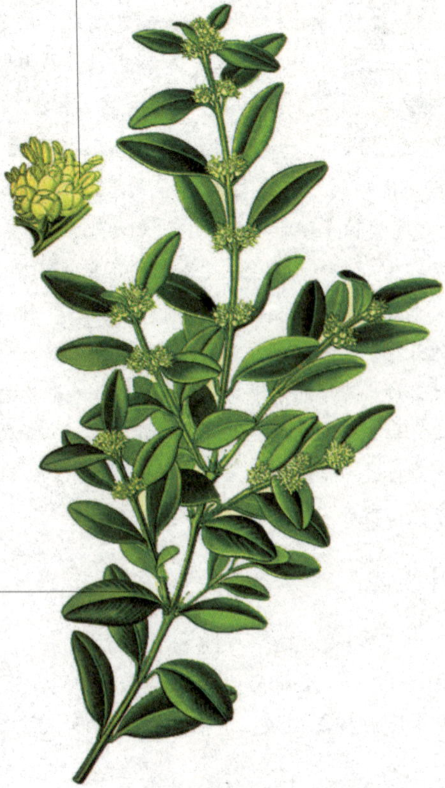

蜡梅

果部 | 灌木类

【释名】亦称黄梅花。

李时珍说：此物本非梅类，因其与梅同时，香又接近，色似蜜蜡，因此得名。

【集解】李时珍说：蜡梅小树，丛枝尖叶。凡三种：以子种出不经嫁接者，腊月开香淡小花，名狗蝇梅；经嫁接而花疏，开叶含口者，名磬口梅；花香浓而密，色深黄如紫檀者，名檀香梅，最佳。结实如垂铃，尖长寸余，子在其中。树皮浸水磨墨，有光彩。

花

［性味］味辛，性温，无毒。

［主治］解暑生津。

木棉

果部 | 灌木类

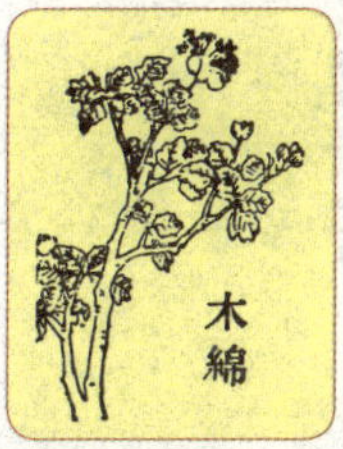

【释名】亦称古贝、古终。李时珍说：木棉有两种：似木者名古贝，似草者名古终。梵书谓之睒婆，亦称迦罗婆劫。

【集解】李时珍说：木棉有草、木两种。交广木棉，树大如抱。枝似桐。叶大如胡桃叶。入秋开红花，如山茶花，黄蕊，花片极厚，为房甚繁。结实大如拳，实中有白棉，棉中有子。今人谓之斑枝花，误为攀枝花。江南、淮北所种木棉，四月下种，茎弱如蔓，高者四五尺，叶有三尖如枫叶，入秋开黄色花，如葵花而小，也有红紫者，结实大如桃，中有白棉，棉中有子，大如梧桐子，也有紫绵者，谓之棉花。

白绵、布

［性味］味甘，性温，无毒。

［主治］治血崩金疮，烧灰用。

子油

【修治】用两瓶合烧取沥。

［性味］味辛，性热，微毒。

［主治］主治恶疮疥癣。燃灯，损目。

接骨木

果部 | 灌木类

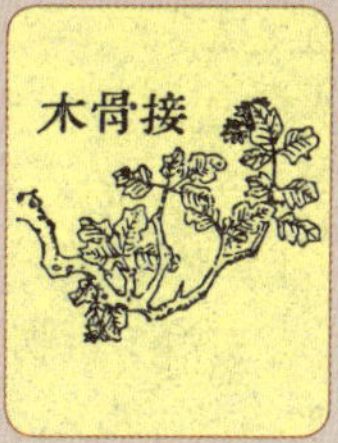

产地分布：东北、华北各省，内蒙古均有。

成熟周期：花期 4 ~ 5 月，果期 6 ~ 7 月。

形态特征：枝有皮孔，光滑无毛，髓心淡黄棕色。奇数羽状复叶，椭圆状披针形；圆锥状聚伞花序顶生，白色至淡黄色。浆果状核果等球形，黑紫色或红色。

功效：活血止痛，祛风利湿。

【释名】又名续骨木、木蒴藋。

［颂说］接骨以功而名。花、叶都类蒴藋、陆英、水芹辈，故又名木蒴藋。

【集解】苏恭说：所在皆有之。叶如陆英，

接骨木

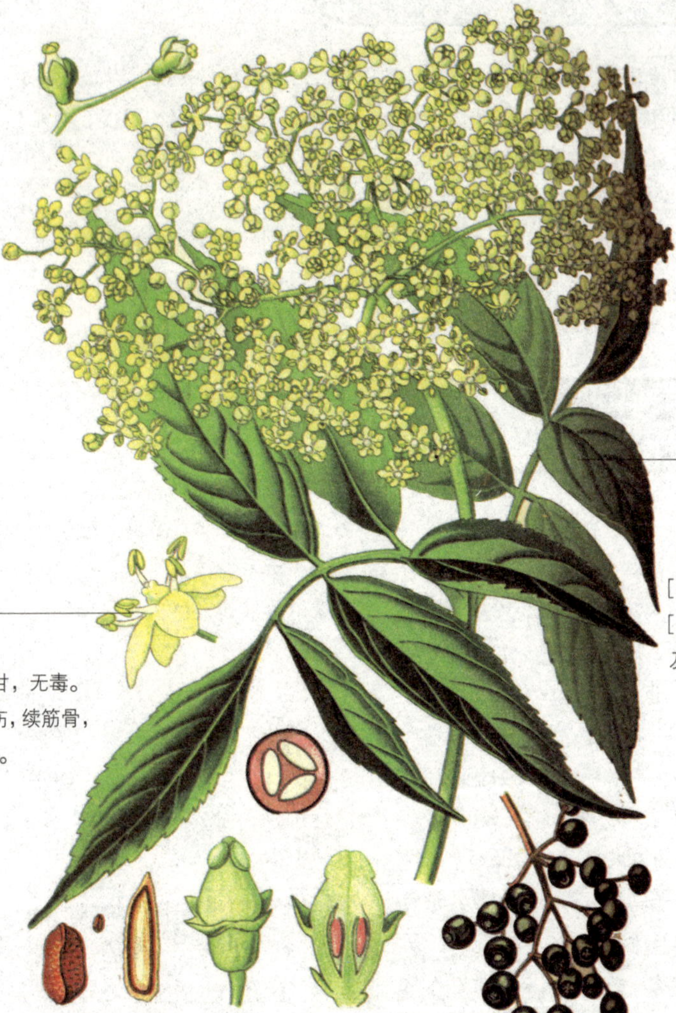

花亦相似。树高一二丈许，木体轻虚无心。斫枝扦之便生，人家亦种之。

[性味] 味甘、性苦，平，无毒。

[主治] 折伤，续筋骨，除风痹龋齿，可做浴汤。根皮：主痰饮，下水肿及痰疟，煮汁服。当利下及吐出。不可多服。打伤瘀血及产妇恶血，一切血不行或不止，并煮汁服。

【附方】**1. 折伤筋骨**：接骨木半两，乳香半钱，芍药、当归、芎、自然铜各一两，为末。化黄蜡四两，投药搅匀，做如芡子大的丸子。若止伤损，酒化一丸。若碎折筋骨，先用此贴，乃服。**2. 产后血晕，五心烦热，气力欲绝及寒热不禁**：以接骨木破如笄子一握，用水一升，煎取半升，分服。或小便频数，恶血不止，服之即愈。

寓木类

茯苓

果部 | 寓木类

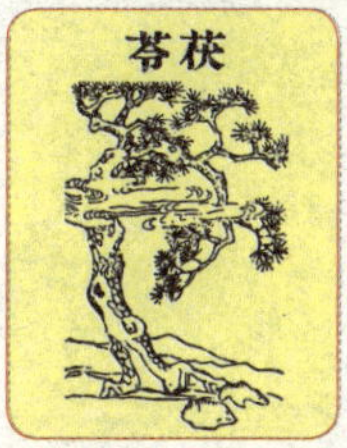

【释名】亦称伏灵、伏菟、松腴、不死面。抱根者名茯神。

【集解】《别录》说：生长在泰山山谷中及松树下。二八月采摘，阴干备用。陶弘景说：现出产于郁州。大的如三四升的器具，皮黑且有细皱纹，肉坚而白，形似鸟兽龟鳖的为好。内虚泛红色的不好。茯苓能防腐及虫蛀，埋地下三十年，颜色及纹理不变。

刘禹锡说：《淮南子》里说，千年的松树，下面有茯苓，上面有菟丝。《典术》里说，松脂埋入地下千年变为茯苓，见松树呈红色的就有。《广志》中说，茯神是松汁形成的，好于茯苓。有的说茯苓贯穿着松树根。

李时珍说：下有茯苓，则上有灵气如丝的东西，山里人常见到它，现在有的人认为是菟丝，其实不是。茯苓有大如斗的，有坚如石的，绝好；轻虚的不好，大概是年限短不坚硬的原因。《茯苓赞》说："皓苓下居，彤丝上荟。中状鸡凫，其容龟蔡。神侔少司，保延幼艾。终志不移，柔红可佩。"观此彤丝，即是菟丝。

［性味］味甘，性平，无毒。

［主治］治胸胁逆气，忧恐惊邪，心下结痛，寒热烦满咳逆，口焦舌干，利小便。经常服用可安魂养神，使人不饥延年，止消渴嗜睡，治腹水、胸水及水肿病证，还有开胸腑，调脏气，去肾邪，长阴益气，保神气的功能。可开胃止呕逆，善安心神。主治慢性肺部疾病及痰多不易咳出，心腹胀满，小儿惊痫，女人热淋。补五劳七伤，开心益志，治健忘，暖腰膝并安胎。止烦渴，通利小便，除湿益燥，有和中益气的功能，可利腰脐间血，逐水缓脾，生津导气，平火止泻，去虚热，开腠理，泻膀胱，益脾胃。治肾积水。

茯神

果部 | 寓木类

［性味］味甘，性平，无毒。

［主治］主风邪造成的眩晕及虚证 。有开心益智，补劳乏，安魂魄，养精神，止惊悸健忘的功能。治心下急痛胀满，体虚小肠不利的患者。

【附方】**1. 心神不定，恍惚健忘**：用茯神二两(去皮)、沉香半两，共研末，加炼蜜做成如小豆大的丸子。每服三十丸，饭后人参汤送服。**2. 虚滑遗精**：用白茯苓二两、缩砂仁一两，共研末，加盐二钱，将瘦羊肉切薄片蘸药炙熟吃，酒送服。**3. 浊遗带下**(男子元阳虚损，精气不固，小便下浊，余沥常流，梦寐多惊，频频遗泄。妇人白带)：用白茯苓(去皮)四两，挖空一处，填入猪苓四钱半，煮开多次，取出晒干，去掉猪苓，研末，化黄蜡调成如弹子大的丸子。每嚼服一丸，空心唾液送服。以尿清为度，忌米醋。此方叫作"威喜丸"。**4. 小便频多**：用白茯苓(去皮)、干山药(去皮)，在白矾水中渍过，焙干，等分研末。每服二钱，米汤送服。**5. 小便淋**

菜部
果部
木部
鳞部
介部
禽部
兽部
人部

沥不禁：用白茯苓、赤茯苓，等分研末，不揉洗去筋，控干，以酒煮地黄汁捣成膏调成如弹子大的丸子。每嚼一丸，空心盐酒送服。6. **滑痢不止**：用白茯苓一两、木香（煨）半两，共研末，每服二钱，紫苏木瓜汤送服。7. **妊娠水肿，小便不利，恶寒**：用赤茯苓（去皮）、葵子各半两，共研末。每服二钱，水送服。8. **突然耳聋**：用黄蜡不拘多少，和茯苓末细嚼。茶汤送服。9. **痔漏**：用赤、白茯苓（去皮）、没药各二两，破故纸四两，在石臼中捣成一块，酒浸数日后取出，放入木笼蒸熟，晒干研末，加糊做成如梧桐子大的丸子。每服二十丸，酒送服。10. **水肿尿涩**：用茯苓皮、椒目，等份煎汤，每日饮服。见效为止。

猪苓

果部｜寓木类

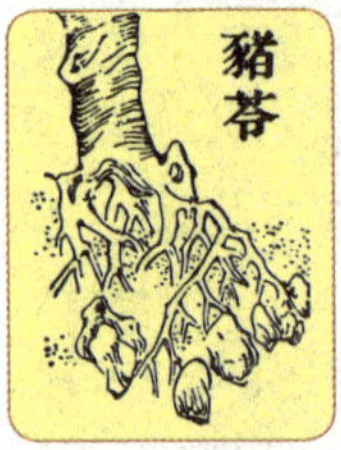

【释名】亦称豕橐、地乌桃。

【集解】《别录》说：猪苓生于衡山山谷，以及济阴、冤句等地。二八月采，阴干。陶弘景说：是枫树苓，皮黑色，肉白，如松之余气结出茯苓之义。他木亦有，枫木为多。

［性味］味甘，性平，无毒。

［主治］解毒蛊疰不祥，利水道。久服，轻身耐老。解伤寒瘟疫大热，发汗，主肿胀满腹急痛。治渴除湿，除心中懊丧。泻膀胱。开腠理，治淋肿脚气，白浊带下。妊娠子淋胎肿，小便不利。

【附方】1. **伤寒口渴**：茯苓、猪苓、泽泻、滑石、阿胶各一两，以水四升，煮至二升。每服七合，一日三服。2. **通身水肿**：猪苓五两，研末。开水服方寸匕，一日三服。

雷丸

果部｜寓木类

【释名】又名雷实、雷矢、竹苓。

李时珍说：此物生土中，无苗叶而杀虫逐邪，犹雷之丸也。竹之余气所结，故说竹苓。

【集解】《别录》说：雷丸生石城山谷及汉中土中。八月采根，曝干。

陶弘景说：今出建平、宜都间。累累相连如丸。

苏恭说：雷丸，竹之苓也。无有苗蔓，皆零，无相连者。今出房州、金州。

李时珍说：雷丸大小如栗，状如猪苓而圆，皮黑肉白，甚坚实。

［性味］味苦，性寒，有小毒。

［主治］杀三虫，逐毒气胃中热。利丈夫，不利女子。作摩膏，除小儿百病，逐邪气恶风汗出，除皮中热结积蛊毒，久服会令人阴痿。逐风，主癫痫狂走。

【附方】1. **小儿出汗有热**：雷丸四两，粉半斤，为末扑之。2. **下寸白虫**：雷丸，水浸去皮，切焙研末。五更初，食炙肉少许，以稀粥饮服一钱匕。须上半月服，虫乃下。

苞木类

竹

果部|苞木类

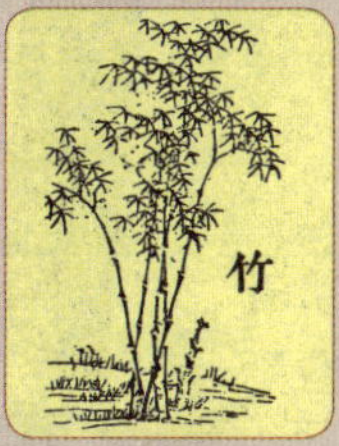

产地分布：长江以南各省。

成熟周期：四季常青。

形态特征：禾本科多年生木质化植物。竹枝杆挺拔，修长，亭亭玉立，袅娜多姿。

功效：治消渴，利水道，清肺化痰。

【释名】李时珍说：竹字象形。

【集解】陶弘景说：竹类很多，入药用淡、苦竹等。一种薄壳者名甘竹，叶最胜。又有实中竹、篁竹者，则以笋为佳，于药无用。

李时珍说：竹在江河之南很多，故说，九河鲜有，五岭实繁。大抵都是土中苞笋，各以时而出，旬日落箨而成竹。茎有节，节有枝；枝有节，节有叶。一簇必三叶，一节必两枝。根下之枝，一为雄，二为雌，雌者可生笋。鞭喜行东南，六十年开一次花，花结实，其竹则枯。肉薄，可作屋柱。严州越王竹高止尺余。辰州龙孙竹则细如针，高不盈尺。其叶或细或大。凤尾竹叶细三分，龙公竹叶似芭蕉，百叶竹一枝百叶。其性或柔或劲，或滑或涩。劲者可以为戈刀箭矢，谓之矛竹、箭竹、筋竹、石麻。柔者可为绳索，谓之弓竹、苦竹、把发。其色有青有黄，有乌有紫，有赤有白。有斑者驳文点染，紫者黯色黝然，乌者黑而害母，赤者厚且直，白者薄且曲，黄者如金，青者似玉。别种有棘竹，芒棘森然，大者围二尺，可御盗贼。棕竹一名实竹，其叶似棕，可为柱杖。慈竹一名义竹，丛生不散，人栽来玩。

淡竹叶

［性味］味辛，性平、大寒，无毒。

［主治］主治胸中痰热，咳逆上气，吐血，热毒风。止消渴，压丹石毒。消痰，治热狂烦闷，中风失语，壮热头痛头风，止惊悸，瘟疫迷闷，孕妇头旋倒地，小儿惊痫。喉痹，鬼疰恶气，烦热，杀小虫。凉心经，益元气，除热缓脾。煎浓汁，漱齿中出血，洗可治脱肛不收。

苦竹叶

［性味］味苦，性凉，无毒。

［主治］口疮目痛，明目利九窍。治不眠，止消渴，解酒毒，除烦热，发汗，疗中风喑哑。杀虫。烧末，和猪胆，涂小儿头疮疥癣。

淡竹根

［主治］除烦热，解丹石发热渴，煮汁服。消痰去风热，惊悸，小儿惊痫。同叶煎汤，洗妇人子宫下脱。

苦竹根

［主治］下心肺五脏热毒气。锉一斤，水五升，煮汁至一升，分三次服。

甘竹根

［主治］煮汁服可安胎，止产后烦热。

竹

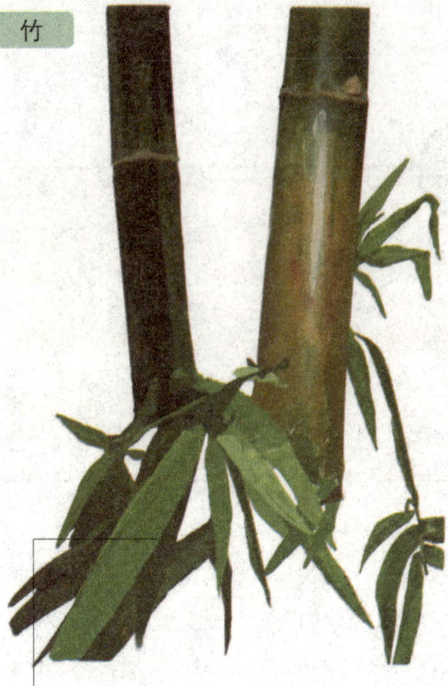

［性味］味辛，性平、大寒，无毒。

［主治］主治胸中痰热，咳逆上气，热毒风。

淡竹茹

［性味］味甘，性微寒，无毒。

［主治］呕逆，温气寒热，吐血崩中，溢筋。止肺痿唾血鼻衄，治五痔。伤寒劳复，小儿热痫，妇人胎动。

苦竹茹

［主治］下热壅。水煎竹服，可止尿血。

淡竹沥

【修治】李时珍说：生截长五六寸，以瓶盛，倒悬，下用器具承接，周围以炭火烘烤，其油沥于器中。

［性味］味甘，性大寒，无毒。

［主治］暴中风风痹，胸中大热，止烦闷，消渴，劳复。中风失语，养血清痰，风痰虚痰在胸膈，使人癫狂，痰在经络四肢及皮里膜外，非此不达不行。

苦竹沥

［主治］口疮目痛，明目，利九窍。亦可治牙疼。

【附方】［竹叶］**1. 上气发热（急热之后饮冷水所引起）**：用竹叶三斤、橘皮三两，加水一斗，煮至五升，细细饮服。三天服一剂。**2. 时行发黄**：用竹叶五升（切细）、小麦七升、石膏三两，加水一斗半，煮至七升，细细饮服。服尽一剂即可愈。**3. 牙齿出血**：用淡竹叶煎浓汁含漱。**4. 脱肛不收**：用淡竹叶煎浓汁热洗即可。**5. 小儿头疮、耳疮、疥癣**：用苦竹叶烧末，调猪胆涂擦。

［竹茹］**1. 伤寒劳复，卵肿股痛**：用竹茹一升，加水三升，煮沸几次后服汁即可。**2. 妇女劳复（病初愈因过劳复发，热气冲胸，手足抽搐，状如中风）**：用淡竹茹半斤、栝蒌二两，加水二升，煎至一升，分两次服下。**3. 妇女损胎（孕八九月时，或跌伤，或惊伤，心痛）**：用竹茹五两，加酒一升，煎至五合服下。**4. 月经不尽**：用竹茹微炙，研末。每服三钱，加水一碗煎服。**5. 小儿热痛，口噤体热**：用竹茹三两、加醋三升，煎至一升。每服一合。**6. 跌打内伤（血在胸背，胁中刺痛）**：用竹茹、乱发各一团，炭火炙煎研末，加酒一升，煮开三次服下。三服即可愈。

［竹沥］**1. 中风口噤**：用竹沥、姜汁等份，每日饮服。**2. 产后中风、口噤、身直、面青，手足反张**：以竹沥饮一二升，即愈。**3. 小儿伤寒**：用淡竹沥、葛根汁各六合，慢慢饮服。**4. 妇女胎动（妊娠为房事所动，困绝）**：竹沥一升，饮服立愈。**5. 消渴尿多**：频饮竹沥，数日即可愈。**6. 咳嗽肺痿（咳逆短气、胸中有声、吐脓痰，有臭味）**：用淡竹沥一合服下。一天服三五次，以愈为度。**7. 产后虚汗**：用淡竹沥三合，温服。过一会再服一次。**8. 目赤痛，眼不得开**：用苦竹沥五合、黄连二分，棉裹浸一宿，频点眼，令热泪出。**9. 突然牙痛**：用苦竹烧一头，另一头出汁，取汁涂痛处即止。

第十二卷

鳞部

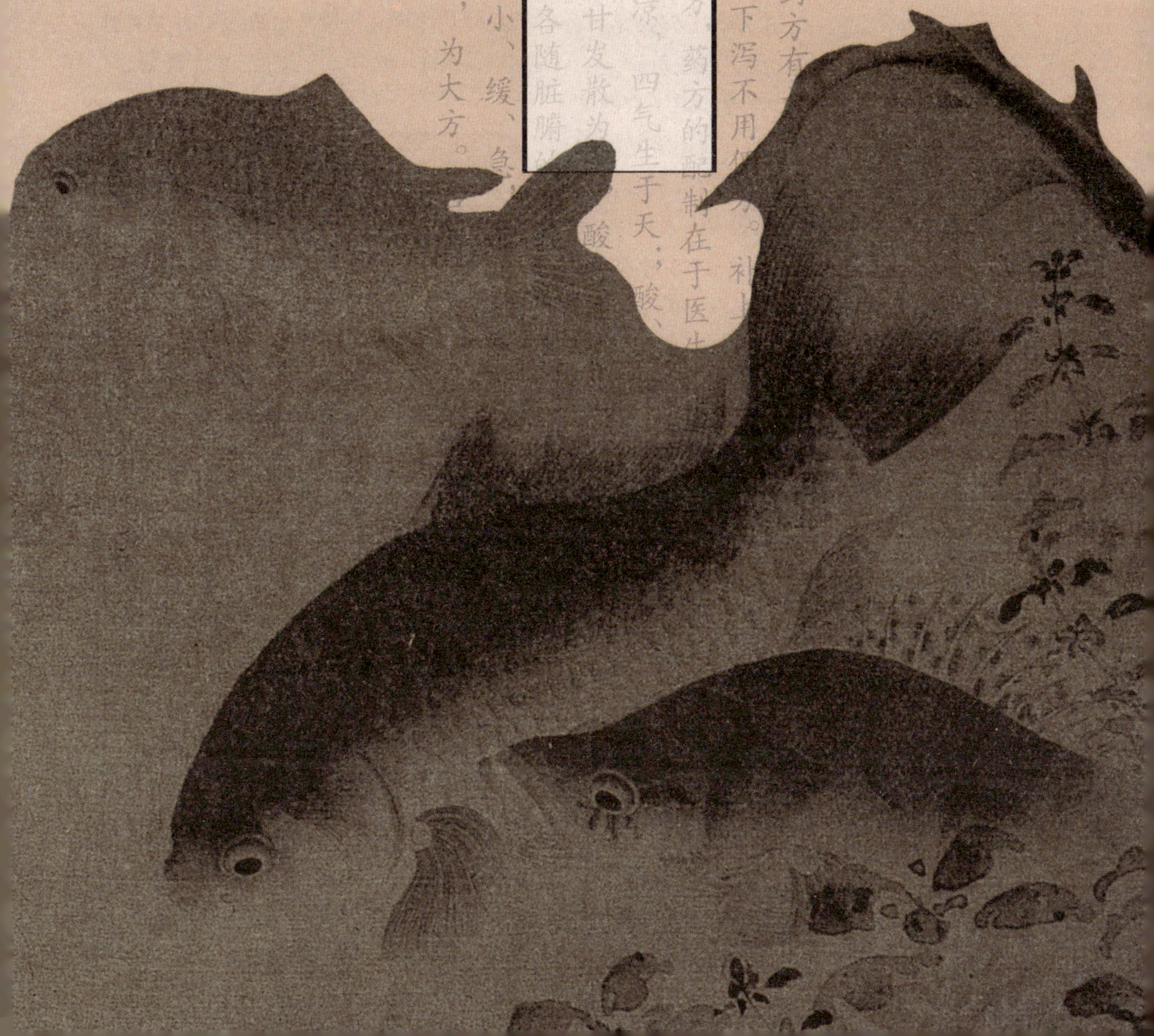

李时珍说：鳞虫有水、陆二类，种类虽然不同，但都有鳞甲。龙蛇是灵物，鱼是水畜，种族虽有差别，但变化规律相通。鳞属都为卵生，但蝮蛇是胎产；水族都不闭眼睛，而河豚的眼睛可以眨。蓝蛇的尾，可以解它头部的毒；沙鱼的皮，还能消鲙积。如果不知道这些，怎么能分辨认识它们呢？现在将其列鳞部，分为龙、蛇、鱼、无鳞鱼四类。

龙类

鲮鲤（穿山甲）鳞部 | 龙类

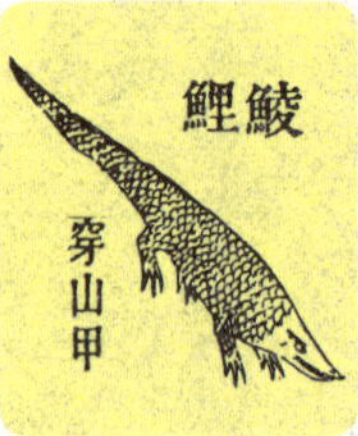

【释名】又名：龙鲤、穿山甲、石鲮鱼。

李时珍说：它的外形像鲤，在山坡的洞穴中居住，故曰鲮鲤，俗称为穿山甲。

【集解】李时珍说：鲮鲤形如鼍而小，背像鲤而宽，头像鼠但没有牙，腹部没有鳞而有毛，长舌尖喙，尾与身等长。尾鳞尖厚，为三角形。它常伸出舌头来引诱蚂蚁吃。

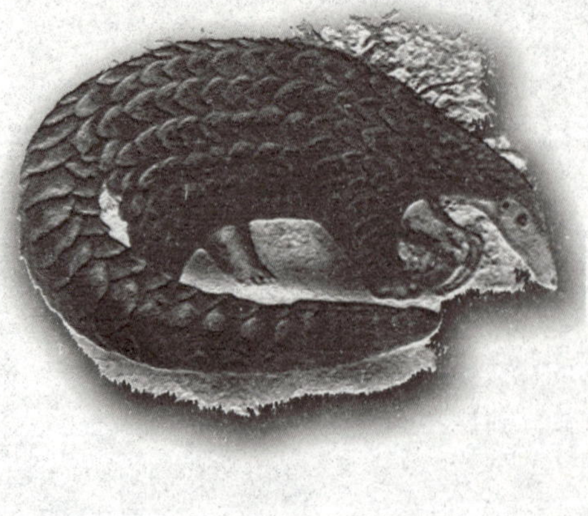

甲

【修治】药方中有炮、烧、酥炙、油煎、土炒、蛤粉炒后用的，都各随药方而用。没有用生的，以尾甲药效最强。

［性味］味咸，性微寒，有毒。

［主治］烧灰，用酒服方寸匕，主五邪，惊啼悲伤。疗蚁瘘。《名医别录》

治小儿惊邪，疥癣痔漏。《日华子诸家本草》

烧灰敷治恶疮。又治山岚瘴疟。（甄权）

除痰疟寒热，风痹强直疼痛，通经脉，下乳汁，消痈肿，排脓血，通窍杀虫。（李时珍）

【附方】**1. 下痢里急**：穿山甲、蛤粉等份，同炒后研为末，每空腹用温酒送服一钱。**2. 乳汁不通，乳痈，用涌泉散**：穿山甲炮后研为细末，每服一匙，酒送下，一天二服。外用油梳梳乳，即通。**3. 聤耳出脓**：穿山甲烧存性，加麝香少许，吹耳，三日后，水干即愈。

守宫（壁虎）鳞部 | 龙类

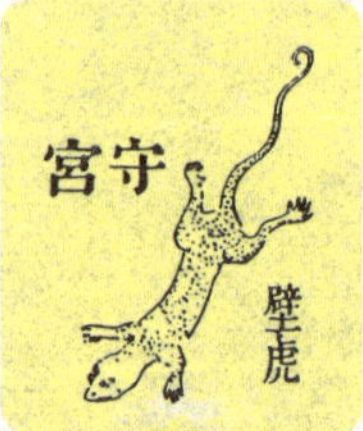

【释名】又名：壁官、壁虎、蝎虎。

李时珍说：守宫善捕蝎、蝇，故得虎名。

【集解】李时珍说：守宫，到处人家的墙壁上都有。它的外形如蛇，为灰黑色，扁首长颈，有细鳞，长四足，长的有六七寸。

［性味］味咸，性寒，有小毒。

［主治］主中风瘫痪，手足不举，或历节风痛，惊痫，小儿疳痢，血积成痞，疠风瘰疬，疗蝎螫。（李时珍）

【发明】李时珍说：守宫食蝎虿，是治风的要药。所以守宫所治惊痫诸病，像蜈、蝎之性能透经络。况且，守宫还入血分，

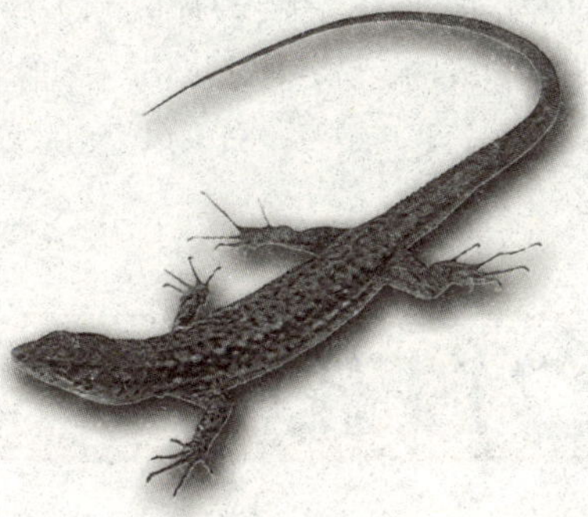

所以又治血病疮疡。守宫祛风，石龙利水，功用不一样，不能不知。

【附方】**1. 久年惊痫，用守宫膏**：守宫一个，剪去四足，连血研烂，加珍珠、麝香、龙脑香各一钱，研匀，用薄荷汤调服。先令病人吐过，或赶下痰涎，然后服药，效果最好。**2. 痈疮疼痛**：守宫焙干，研为细末，用油调匀敷涂。

蛤蚧

鳞部 | 龙类

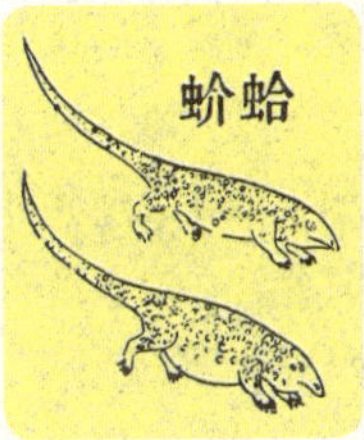

【释名】又名：蛤蟹、仙蟾。

李时珍说：蛤蚧因它发出的声音而得名。仙蟾，是因体形而来。岭南人称蛙为蛤，又因为它的头像蛙、蟾，故名。雷敩以雄蛤蚧为蛤，雌蛤蚧为蚧，也说得通。

【集解】马志说：蛤蚧生长在岭南山谷，以及城墙或大树间。它的外形像大的守宫，身长四五寸，尾巴与身子等长。它最爱惜自己的尾巴，碰到有人要捉它，往往自己咬断自己的尾巴逃去。药力都在尾巴上，尾不全就没有效。

苏颂说：人们想捕到头尾完整的蛤蚧，就要用两股长柄铁叉，好像粘竿的样子，等候在榕树之间，看到蛤蚧就用叉刺，一股刺头，一股刺尾，这样它就不能咬断自己的尾巴，入药雌雄同用。

雷敩说：雄的是蛤，皮粗口大，身小尾粗；雌的是蚧，皮细口尖，身大尾小。

李时珍说：按段公路《北户录》上所载，蛤蚧的头像蟾蜍，背为浅绿色，上有土黄色斑点，如古锦纹，长约一尺，尾巴短，叫声很大，多住在古树洞里，和守宫、蜥蜴同属一类。

［性味］味咸，性平，有小毒。

［主治］治长久咳嗽，肺痨，杀鬼物邪气，下淋沥，通水道。《开宝本草》

下石淋，通月经，治肺气，疗咳血。《日华子诸家本草》

治肺痿咳血、咳嗽喘气、跌打损伤。《海药本草》

补肺气，益精血，定喘止咳，疗肺痈消渴，助阳道。（李时珍）

【发明】寇宗奭说：蛤蚧补肺虚，治疗虚劳咳嗽功效好。

【附方】**久嗽肺痈，久咳不愈，肺积虚热成痈，咳出脓血，胸膈噎痛**：蛤蚧、阿胶、鹿角胶、生犀角、羚羊角各二钱半，加水三升，置于银器或石器内用文火熬至半升，滤出汁，仰卧小口咽，一天一次。

蛇类

蛇蜕 鳞部|蛇类

【释名】又名：蛇皮、蛇壳、龙退、龙子衣、龙子皮、弓皮、蛇符、蛇筋。

李时珍说：蛇的古字，像其宛转盘曲的样子。蜕音脱，又音退，即退脱的意思。龙、弓、符、筋都是后世的隐名。

【集解】苏颂说：蛇蜕在南方的木石上，及人家墙屋间多有。蛇蜕皮没有固定的时候。

【修治】李时珍说：今人用蛇蜕，先用皂荚水洗净缠在竹上，或酒，或醋，或蜜浸，炙黄用。或烧存性，或用盐泥固煅，各随方法。

［性味］味咸、甘，性平，无毒。用火熬过好。

甄权说：有毒。畏磁石及酒。孕妇忌用。

［主治］主小儿惊痫、蛇痫，癫疾，弄舌摇头，寒热肠痔，蛊毒。《神农本草经》

大人五邪，言语僻越，止呕逆，明目。烧之疗各种恶疮。《名医别录》

主喉痹。（甄权）

炙用辟恶，止小儿惊悸客忤。煎汁敷疬疡，白癜风。催生。《日华子诸家本草》

安胎。（孟诜）

辟恶去风杀虫。烧末服，治妇人吹奶，大人喉风，退目翳，消木舌。敷小儿重舌重腭，唇紧解颅，面疮月蚀，天泡疮，大人疔肿，漏疮肿毒。煮汤，洗各种恶虫伤。（李时珍）

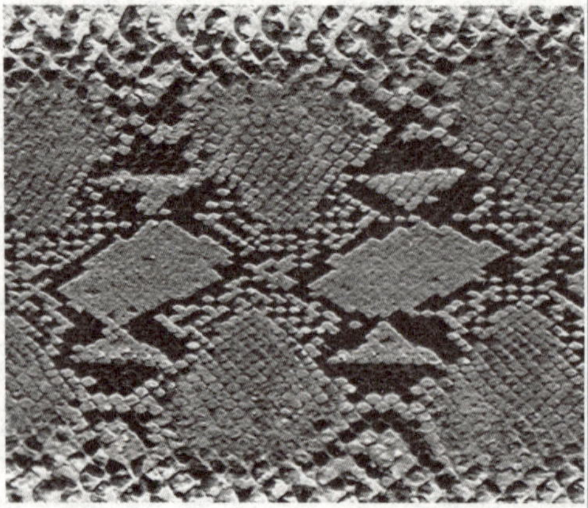

【附方】**小儿重舌，白癜风**：都取蛇蜕烧灰，用醋调敷。

白花蛇 鳞部|蛇类

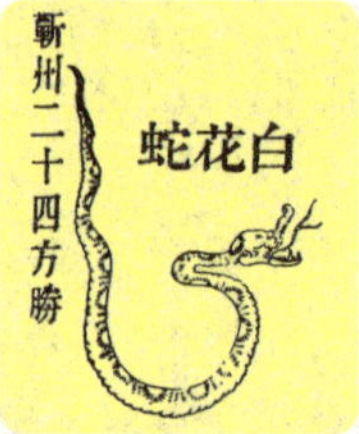

【释名】又名：蕲蛇、褰鼻蛇。

寇宗奭说：诸蛇的鼻都向下，只有此蛇鼻向上，背上有方胜样花纹，故得名。

【集解】李时珍说：花蛇，湖、蜀都有，现在只以蕲州的著名。但是，蕲州出的也不多，现在市面上出售的，都来自江南兴国州等地的山中。此蛇龙头虎口，黑质白花，胁部有二十四个方形花纹，腹部有念珠斑，口有四根长牙，尾巴上有像佛指一样的鳞甲，长一二分，肠形如连着的珠子。蕲蛇常在石南藤上吃花叶，人们凭此寻获它。捕捉时，先撒一把沙土，蛇就盘曲不动。再用叉来捕捉，然后将蛇用绳子挂起来，剖开腹部取出内脏等物，洗净，接着用竹片撑开，屈曲盘起捆好，炕干。生长在蕲州的蛇，即使干枯了，眼睛仍然发亮不凹陷，像活的一样，其他地方的就不是这样。

【修治】寇宗奭说：凡用白花蛇，去头尾，换酒浸泡三天，用火炙干后去尽皮、骨。因皮、骨毒性很大，不可不防。

李时珍说：黔蛇长大，所以头尾可各去一尺。蕲蛇则只能头尾各去三寸。也有单用头尾的。一条大蛇，只能得到净肉四两而已。放久了会蛀虫，但将肉密封储藏，即使十年也不会变坏。按《圣济总录》上说，凡用白花蛇，春秋二季用酒浸三天，夏季浸一天，冬天浸五天，然后取出用炭火焙干，如此三次；再用瓶装好，埋在地下一夜，消除火气，除去皮、骨，取肉用。

白花蛇肉

[性味] 味甘、咸，性温，有毒。

李时珍说：得酒良。

[主治] 治中风湿痹不仁，筋脉拘急，口眼歪斜，半身不遂，骨节疼痛，脚软不能长久站立。突然受风邪致全身瘙痒，疥癣。《开宝本草》

治肺风鼻塞，浮风瘾疹，白癜风、疠疡斑点。(甄权)

治各种风证，破伤风，小儿风热及急慢惊风抽搐，瘰疬漏疾，杨梅疮，痘疮倒陷。(李时珍)

【 发明 】雷敩说：蛇性窜，能引药至于有风疾处，故能治风。

李时珍说：蛇为风痹惊搐、癞癣恶疮之要药。凡服蛇酒、药，切忌见风。

【 附方 】**驱风膏，治风瘫疠风，遍身疥癣：**白花蛇肉四两（酒炙），天麻七钱半，薄荷、荆芥各二钱半，同研末，加好酒二升、蜜四两，放石器中熬成膏。每次用温汤送一盏，一天三次。服后须在暖处出汗，十日后可见效。

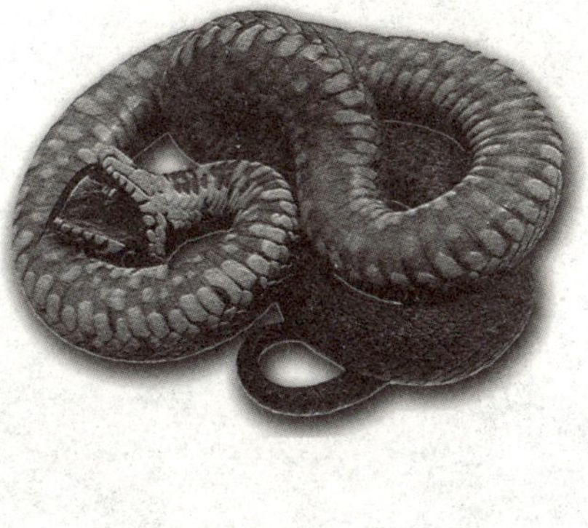

乌蛇

鳞部 | 蛇类

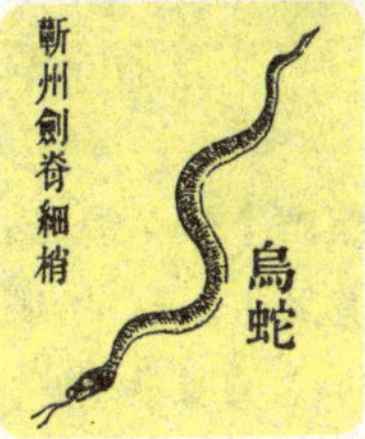

【 释名 】又名：乌梢蛇、黑花蛇。

【 集解 】马志说：乌蛇生长在商洛山。它的背部有三条棱线，色黑如漆，性情温和，不乱咬物。江东有黑梢蛇，能缠物至死，也属此类。

寇宗奭说：乌蛇脊高，世称剑脊乌梢。它的尾细长，以能穿一百文铜钱的为好。也有的身长一丈多，生性怕黄鼠狼。蛇类中以乌蛇入药最多。

李时珍说：乌蛇有两种，一种剑脊细尾的，为上品；一种长、大而没有剑脊且尾巴较粗的，名风梢蛇，也能治风邪，但药力不及前一种。

乌蛇肉

[性味] 味甘，性平，无毒。

[主治] 治诸风顽痹、皮肤不仁、风瘙瘾疹、疥癣。《开宝本草》

主热毒风，皮肤生癞、眉毛胡须脱落，疥疮等。(甄权)

功效与白花蛇相同，但性善无毒。(李时珍)

乌蛇胆

[主治] 治大风疠疾、木舌胀塞。(李时珍)

【 附方 】**木舌塞胀：**取蛇胆一枚，焙干后研成细末，敷舌上。有涎吐去。

乌蛇皮

[主治] 治风毒气、眼生翳、唇紧唇疮。(李时珍)

蝮蛇

鳞部 | 蛇类

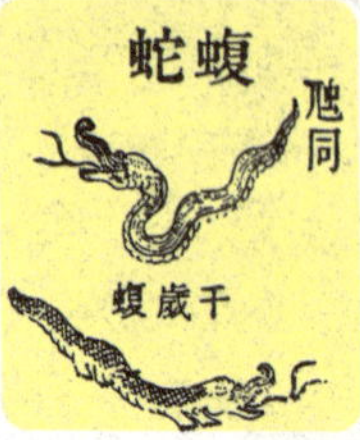

【释名】又名：反鼻蛇。

【集解】陶弘景说：蝮蛇，黄黑色如土，白斑，黄颔尖口，毒性最烈。

苏恭说：蝮蛇与土地颜色相像，鼻反，口长，身短，头尾相似，山南汉、沔间多有。

苏颂说：蝮蛇形不长，头扁口尖，头上有斑块，身上有赤色斑纹，也有青黑色的。人们侵犯它，它便把头、尾连在一起。东边山中有很多，人们在草中行走的时候要小心。

陈藏器说：蝮蛇有锦纹，也有与地同色的。众蛇之中，只有它是胎生的。

蝮蛇胆

［性味］味苦，性微寒，有毒。

［主治］主阴部生疮。《名医别录》

杀下部虫。（甄权）

疗各种漏疮，将其研成末涂抹患处。如果疼痛，取杏仁捣烂摩患处。（李时珍）

蝮蛇肉

［性味］味甘，性温，有毒。

［主治］酿成酒，可治疗痢疾诸瘘，心腹痛，能下结气，除蛊毒。《名医别录》

疗五痔，肠风泻血。（甄权）

主治麻风，各种恶风，恶疮瘰疬，皮肤顽痹，半身枯死，手足脏腑间重疾。（陈藏器）

蝮蛇蜕

［主治］主治身痒、疥癣、恶疮。（苏恭）

鱼类

鲤鱼

鳞部 | 鱼类

【释名】李时珍说：鲤鱼鳞有十字纹理，故名鲤。虽困死，鳞不反白。

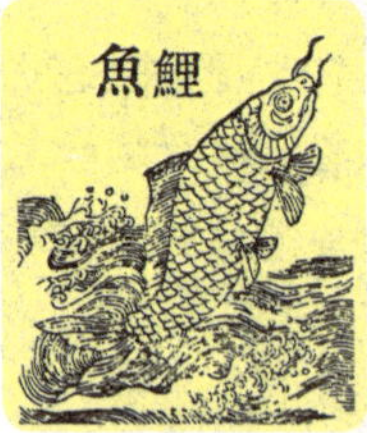

【集解】苏颂说：鲤鱼到处都有。其脊中鳞一道，从头至尾，无论鱼的大小都有三十六鳞，每鳞上有小黑点。各种鱼中以此鱼最佳，是上等食品。

陶弘景说：山涧水中的鲤鱼，不可食。

鲤鱼肉

［性味］味甘，性平，无毒。

李时珍说：按朱丹溪所说，各种鱼在水中，一刻不停地游动，所以都能动风动火，不单独指鲤鱼。

孟诜说：鲤鱼脊上两筋及黑血有毒，山涧溪水中的鲤鱼脑中有毒，都不可以食用。凡烧烤鲤鱼，不可让烟入眼，否则会损害人的视力。流行病后及痢疾腹泻后，都不能吃鲤鱼。服天门冬、朱砂的人不能吃。鲤鱼也不能与狗肉及葵菜同食。

［主治］煮来食用，可治咳逆上气、黄疸、口渴。生的，能治水肿脚满，可降气。《名医别录》

治妊娠水肿及胎气不安。《日华子诸家

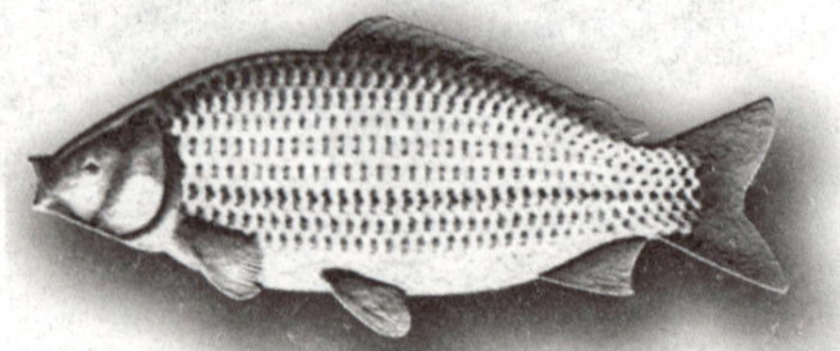

本草》

煮来吃，能下水汽，利小便。（李时珍）

能温补，去冷气、胸闷腹胀。（陈藏器）

治上气，咳嗽喘促。《食医心镜》

烧研成末，能发汗，定气喘咳嗽，下乳汁，消肿。用米汤调服，治大人小儿严重腹泻。（李时珍）

【附方】**1. 水肿**：大鲤鱼一尾，加醋三升煮干吃下，一天一次。又方：大鲤鱼一尾，赤小豆一升，加水二斗，煮食饮汁，一次服完，下泻即愈。**2. 乳汁不通**：鲤鱼一尾烧为末，每次用酒调服一钱。**3. 咳嗽气喘**：鲤鱼一尾去鳞，纸裹炮熟，去刺研成细末，同糯米煮粥，空腹服下。

鲤鱼胆

［性味］味苦，性寒，无毒。

［主治］主目热赤痛，青光眼，能明目。《神农本草经》

点眼，治赤肿翳痛。涂治小儿热肿。（甄权）

滴耳，治聋病。（陈藏器）

鲢鱼

鳞部｜鱼类

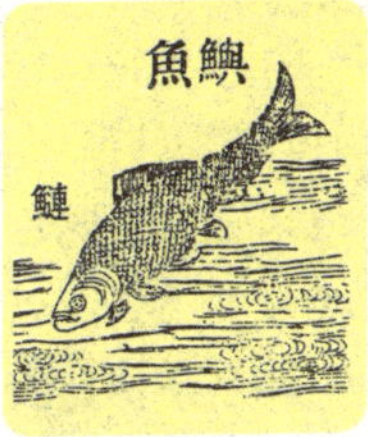

【释名】又名：鲊鱼。

李时珍说：酒中好的叫鲊，鱼中味美的叫鲊。陆佃说，鲊，好成群行动，所以叫鲊；因其相连，故称鲢。

【集解】李时珍说：到处都有鲢鱼。它的形态像鳙鱼，鱼头小而形体扁，鱼鳞细小，肚腹肥大。

鲢鱼肉

［性味］味甘，性温，无毒。

［主治］温中益气，多食，令人中焦酿生温热，口渴，又发疮疥。（李时珍）

鳙鱼

鳞部｜鱼类

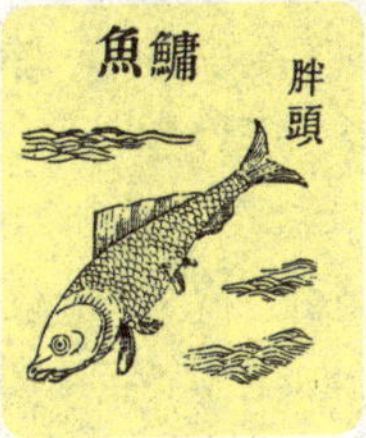

【释名】又名：鳝鱼。今俗称皂鲢，又称为皂包头。

李时珍说：此鱼为鱼中之下品，因平庸常用来供馐食，所以叫鳙、鳝。

【集解】陈藏器说：鳙鱼眼睛旁有一种骨头称为“乙”，食鳙鱼时将其去掉。

李时珍说：鳙鱼在到处的江河湖泊中都有，它像鲢鱼而色黑。它的头最大，有重四五十斤的，味道不如鲢鱼。鲢鱼的肚好吃，而鳙鱼的头味美。有人把鲢鱼和鳙鱼认为是一种鱼，这是不对的。这两种鱼，不仅头的大小不同，颜色的黑白也大不相同。

鳙鱼肉

［性味］味甘，性温，无毒。

陈藏器说：只可供人食用，没有别的作用。

［主治］能温补脾胃，对人有益。（汪颖）

吃鳙鱼，可以消除赘疣，但吃多了，会引发风热和疥疮。（李时珍）

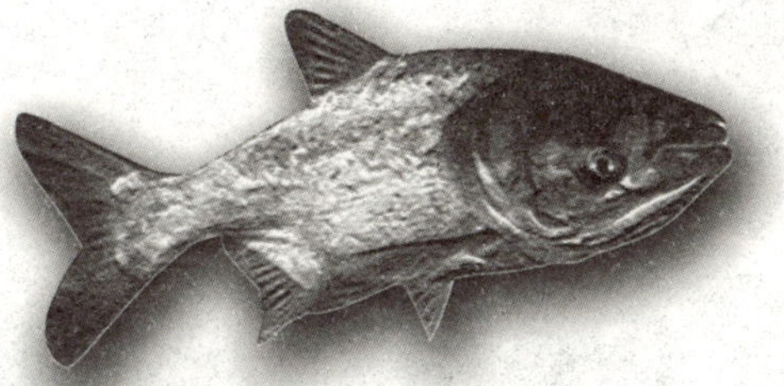

鳟鱼 鳞部|鱼类

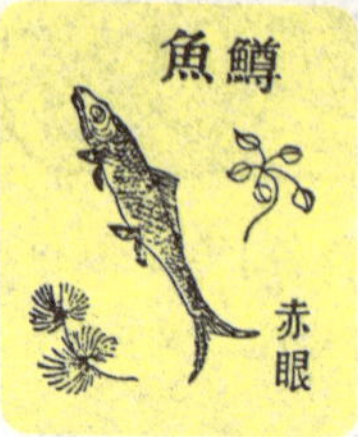

【释名】又名：鲋鱼、赤眼鱼。

李时珍说：据孙炎说，鳟喜好独行。尊而必者，所以字从尊，从必。

【集解】李时珍说：到处都有鳟鱼。它像草鱼但小些，有一条红色的脉纵贯全骨止于鱼目，鱼身圆而长，鱼鳞比草鱼细小，颜色为青底赤纹。好食螺、蚌，不易捕捞。

鳟鱼肉

［性味］味甘，性温，无毒。

［主治］暖胃和中。多食，动风热，发疥癣。（李时珍）

鲩鱼（草鱼）鳞部|鱼类

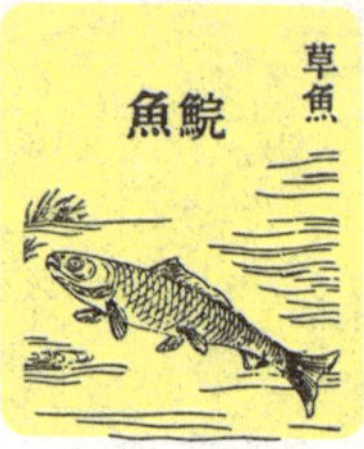

【释名】又名：鰀鱼、草鱼。

李时珍说：鲩又音混，郭璞写作鲜。其性舒缓，所以叫鲩，叫鰀。俗名草鱼，是因为它吃草。

【集解】李时珍说：草鱼形体长而身体圆，肉厚而松，像青鱼，有青、白两种颜色。白色的味道好。

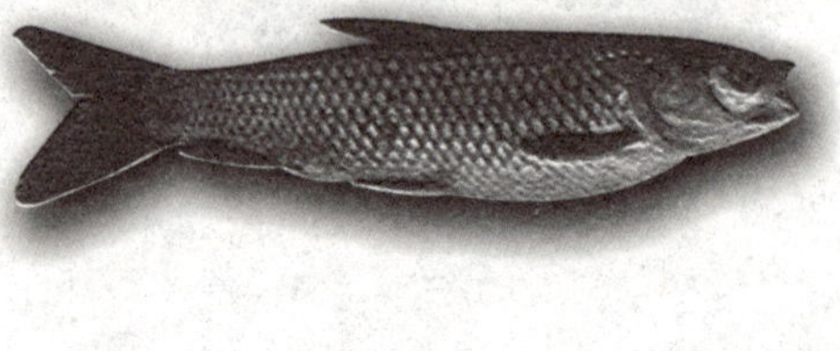

草鱼肉

［性味］味甘，性温，无毒。

李鹏飞说：能发各种疮。

［主治］暖胃和中。（李时珍）

青鱼 鳞部|鱼类

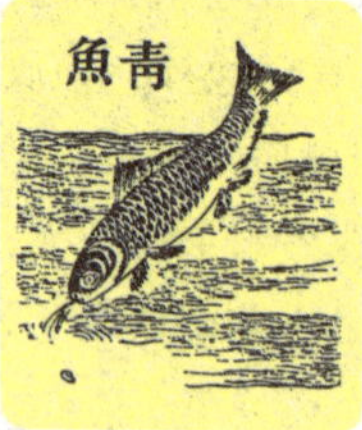

【释名】李时珍说：青也作鲭，因颜色呈青色而得名。

【集解】苏颂说：青鱼生长在江、河、湖泊里，南方多，北方较少，四季都可捕捉。青鱼像鲤鱼、鲩鱼，但背为青色。

青鱼肉

［性味］味甘，性平，无毒。

《日华子诸家本草》载：微毒，服术人忌食。

［主治］脚气湿痹。《开宝本草》

与韭白同煮食，可治疗脚气、脚弱无力，除烦闷，能补气。（张鼎）

鲚鱼（刀鱼）鳞部|鱼类

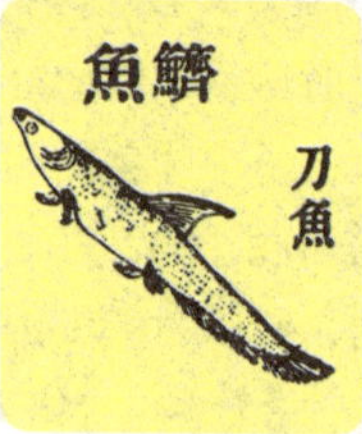

【释名】又名：鮆鱼、鮤鱼、鱴鱼、魛鱼、望鱼。

李时珍说：因此鱼鱼形像裂篾的刀，所以有以上这些名字。魏武食制谓之望鱼。

【集解】李时珍说：鲚鱼生长在江湖中，常在三月出现。它的外形狭长而薄，如削木片，也像长薄的尖刀。它的鳞细呈白色，唇边有两根硬须，腮下有像麦芒的长毛，腹下有硬角刺，锋利如刀。腹后近尾部有短毛，鱼肉中有很多细刺。将它煎、烤、腌制后食用，味道都很好，但蒸煮后味道就差了。

鲥鱼肉

［性味］味甘，性温，无毒。

孟诜说：鲥鱼会引发疥疮，不能多吃。

宁源说：鲥鱼助火生痰，会引发疾病。

鲥鱼

鳞部｜鱼类

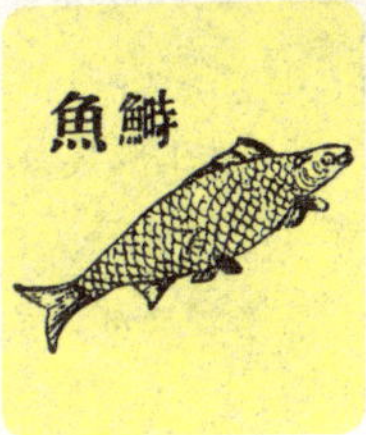

【释名】宁源说：这种鱼只在初夏出现，其他时间都没有，所以叫鲥鱼。

【出产】李时珍说：鲥鱼最初出自江东，现在江中都有，而以江东最多。所以应天府将它作为贡品。每年四月鲚鱼出后，鲥鱼即出，说是从海中逆流沿江而上，视为珍品。只有四川人称之为瘟鱼，因畏惧而不敢食。

【集解】李时珍说：鲥鱼形体秀美而扁，有些像鲂鱼但更长些，体白如银，肉中多细刺如毛。它的卵非常细腻。所以何景明称鲥鱼银鳞细骨，彭渊材恨其味美但刺太多。鲥鱼大的不过三尺，鱼腹下有三角形硬鳞，像甲。它的脂肪就藏在鳞甲中，非常爱惜自己的鳞甲。鲥鱼爱浮游，渔民用丝网沉在水中数寸即可捕获。一旦它的鳞片挂在网上，就不再动了。捞出水后很快死亡，而且很容易腐败。所以袁达的《禽虫述》中说，鲥鱼挂住网就不动了，是因为它爱护自己的鳞甲。鲥鱼不宜烹煮，只有加入笋、苋、芹、荻这类植物，与鲥鱼不去鳞一起蒸熟食用，味才鲜美。也可以用酒糟来储藏。鲥鱼鳞与其他鱼鳞不同，将其用石灰水浸泡，晒干后就会一层层分开，用来做女人的饰物，很好。

鲥鱼肉

［性味］味甘，性平，无毒。

［主治］补虚劳。（孟诜）

蒸鲥鱼后，留在锅中的鱼油用瓶装后埋于土中，过一段时间取出，用来涂治汤火伤，效果好。（宁源）

鲫鱼

鳞部｜鱼类

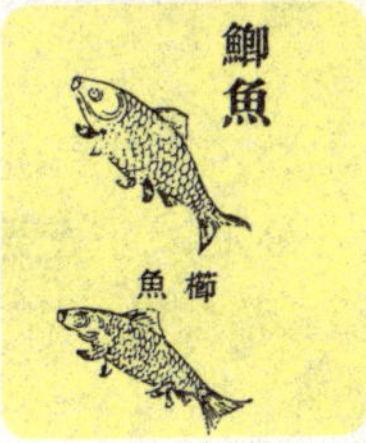

【释名】又名：鲋鱼。

李时珍说：鲫鱼游动时，互相跟随，故称鲫鱼；因其相依附，故称鲋鱼。

【集解】韩保昇说：鲫鱼，各处池塘水泽都有。它的外形像小鲤鱼，色黑而体胖，肚腹大而脊隆起。大的有三四斤重。

李时珍说：鲫鱼喜欢藏在柔软的淤泥中，不食杂物，所以能补胃。冬天的鲫鱼肉厚且鱼子多，味道特别美。

鲫鱼肉

［性味］味甘，性温，无毒。

张鼎说：鲫鱼与蒜同食，使体内热盛。与砂糖同食，易生肠虫，致消化不良。与芥菜同食，可以引发水肿。与猪肝、鸡肉、雉肉、鹿肉、猴肉同食，易生痈疽。与麦门冬同食，对人体有害。

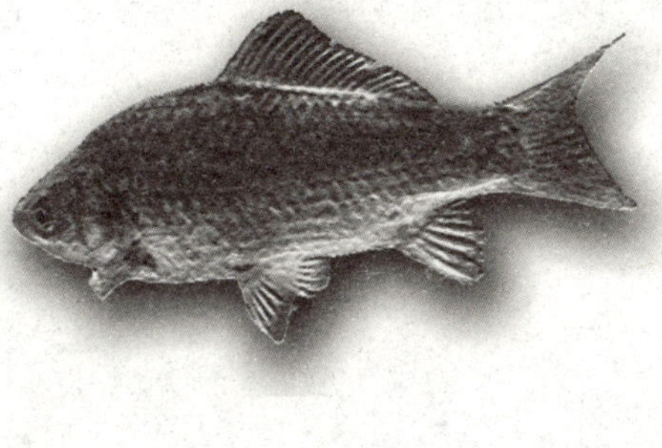

[主治]与五味煮食，主身体虚弱消瘦。(陈藏器)

能温中下气。《日华子诸家本草》

止下痢，治肠痔。治夏季热痢有效，冬季不宜。(韩保昇)

与莼菜做羹吃，治疗脾胃虚弱、饮食不下，能调中益五脏。与茭白作羹，治疗丹石发热。(孟诜)

生捣，涂恶核肿毒不散及恶疮。与赤小豆一起捣烂外敷，治疗丹毒。烧成灰与酱汁调匀，涂治诸疮久不收敛。用猪油煎鱼灰服用，治肠痈。(苏恭)

与小豆同煮汁服，消水肿。烤鱼滴出的油用来涂抹妇人阴部及各种疮，可杀虫止痛。酿白矾烧研成末冲服，治肠风血痢。酿硫黄煅研，酿五倍子煅研，用酒冲服，都能治疗便血。酿茗叶煨服，治消渴。酿胡蒜煨后研末冲服，治疗膈气。酿盐花烧研，掺齿缝，止牙疼。酿当归烧研，可用来止牙出血和乌胡须。酿白盐烧研，可治疗骨疽。酿附子炙焦，用油调和，可擦治头疮、白秃。(李时珍)

【发明】朱震亨说：诸鱼属火，只有鲫鱼属土，有调胃实肠的功效。但如果吃多了，也能动火。

【附方】**1. 鹘突羹，治脾胃虚冷，饮食不下**：鲫鱼半斤切碎，放入沸豉汁中，加胡椒、莳萝、干姜、橘皮末，空腹吃下。**2. 突患水肿**：鲫鱼三尾，去肠留鳞，以商陆、赤小豆等份，填满鱼腹后扎好，加水三升久煮，去鱼，吃豆饮汁。二天吃一次，不过三次，小便通畅即愈。**3. 肠痔滴血**：常用鲫鱼作羹吃。

无鳞鱼类

鳗鲡鱼 鳞部 | 无鳞鱼类

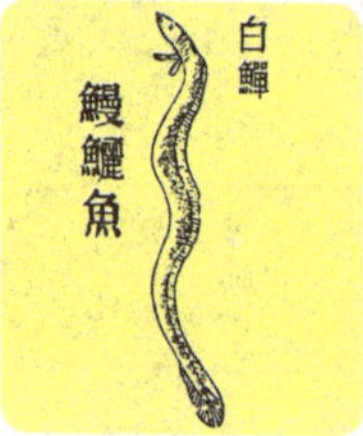

【释名】又名：白鳝、蛇鱼。干的名：风鳗。

【集解】苏颂说：鳗鲡鱼到处都有。它像鳝鱼，但腹部较大，青黄色。

李时珍说：鳗鲡外形如蛇，背部生有肉刺，一直延续至尾部，没有鳞甲，有舌头，肚腹白。大的长数尺，油脂特别多。背部有黄脉的，名金丝鳗鲡。鳗鲡鱼善穿深洞，不像蛟蜃那样攻击江岸。

肉

[性味]味甘，性平，有毒。

寇宗奭说：动风。

吴瑞说：腹下有黑斑的，毒性大。与银杏同食，患软风。

汪机说：鳗鲡鱼中小的可以食用，体重达四五斤及在水中游动时昂着头的不能吃。

李时珍说：按《夷坚续志》说，四只眼的鳗鲡能毒死人。背部有白点，没有鳃的，不能吃。孕妇不能吃。

[主治]主治各种痔疮及瘘，能杀诸虫。《名医别录》

治恶疮，女人阴疮虫痒，劳损，能暖腰膝，壮阳。《日华子诸家本草》

治疗湿脚气，腰肾间湿风痹，用五味煮食，很是补益力。患各种疮瘘疬疡风的人，应该经常食用。(孟诜)

治小儿疳劳及肠虫引起的腹痛。(李时珍)

治妇人带下，疗一切风瘙如虫行，又压一切草石药毒。(张鼎)

鳝鱼 鳞部 | 无鳞鱼类

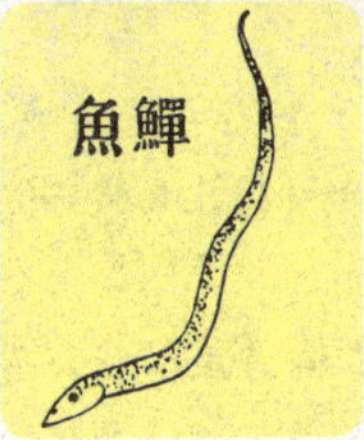

【释名】又名：黄鳝。

寇宗奭说：鳝鱼的腹部为黄色，所以人们称之为黄鳝。

【集解】韩保昇说：鳝鱼生长在河边的泥洞中，像鳗鲡，但形体细长，也像蛇，但没有鳞，有青、黄两种颜色。

鳝鱼肉

［性味］味甘，性大温，无毒。

孙思邈说：黑的有毒。

陶弘景说：鳝鱼性热能补。流行病后食用，疾病常复发。

寇宗奭说：鳝鱼能动风气。多食，令人霍乱。

李时珍说：按《延寿书》所说，多食，发各种疮，也损人寿。大的，有毒杀人。不能与狗肉、狗血同食。

［主治］补中益血，治疗有渗出的唇部湿疮。《名医别录》

补虚损。治妇人产后恶露淋漓，血气不调，消瘦，可止血，除腹中冷气肠鸣及湿痹气。（陈藏器）

善补气，妇人产后宜食。（朱震亨）

能补五脏，驱除十二经的风邪。（孟诜）

专贴一切冷漏、痔瘘、臁疮引虫。（李时珍）

鳝鱼血

［主治］用来涂疥癣及痔瘘。（陈藏器）

治疗口眼歪斜，加少量麝香调匀，左边歪涂右边，右边歪涂左边，恢复正常后就洗去。又可用来涂治赤游风。（李时珍）

鳅鱼（泥鳅）鳞部 | 无鳞鱼类

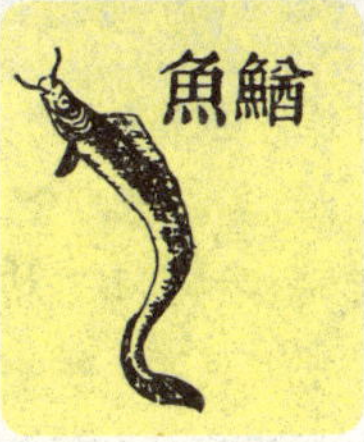

【释名】又名：泥鳅、鳛鱼。

李时珍说：按陆佃所说，鳅性酋健，好动善扰，故名。

【集解】李时珍说：海鳅生于海中，非常大。江鳅生在江中，长七八寸。泥鳅生活在湖池里，形体最小，长三四寸，沉于泥中。它的外形有点像鳝鱼但小些，头尖肉身，颜色青黑，无鳞，浑身沾满了黏液，滑腻难以捉住。闽、广人剔去它的脊骨，制成肉羹吃，味道极好。《物类相感志》载，用灯心煮鳅鱼，甚妙。

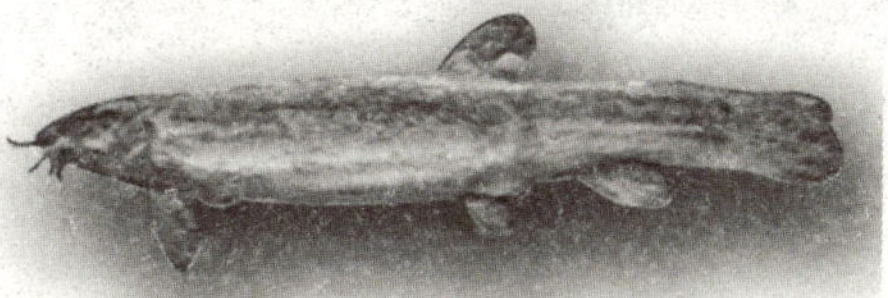

［性味］味甘，性平，无毒。

［主治］暖中益气，醒酒，解消渴。（李时珍）

与米粉煮羹食，可调中，治疗痔疮。（吴球）

乌贼 鳞部 | 无鳞鱼类

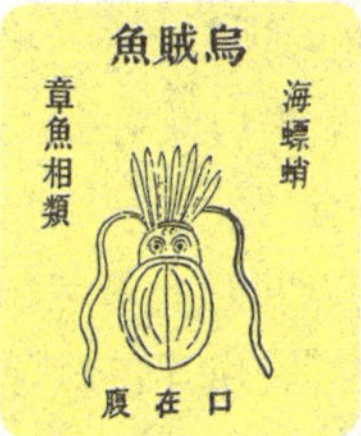

【释名】又名：乌鲗、墨鱼、缆鱼。干者：名鲞。骨名：海螵蛸。

【集解】苏颂说：乌贼鱼，沿海各州郡都有。它形如皮袋，嘴巴在腹

菜部
果部
木部
鳞部
介部
禽部
兽部
人部

部下面，八只脚都聚生在嘴边。它的背上只有一根骨，厚三四分，像一叶小舟，体轻虚而白。乌贼还有两根带状长须。它的血液和胆汁黑如墨汁，可以用来写字，但一年后，纸上字迹就会消退，只剩下一张空纸。

李时珍说：乌贼无鳞有须，皮黑而肉白，大的像蒲扇。将它炸熟后，与姜、醋同食，清脆可口。它背部的骨头名海螵蛸，形如樗蒲子而长，两头尖，色白，脆如通草，重重有纹，用指甲就可以将它刮成粉末，人们也将它雕刻成装饰品。

肉

［性味］味酸，性平，无毒。

吴瑞说：味美，能动风气。

［主治］益气强志。《名医别录》

能益人，通经。《日华子诸家本草》

能动风气，不可长期食用。

骨（海螵蛸）

［性味］味咸，性微温，无毒。

［主治］主女子赤白漏下、闭经、阴蚀肿痛、寒热症瘕、不孕。《神农本草经》

治惊气入腹，腹痛绕脐，男子睾丸肿痛，杀虫，令人有子，又止疮多脓汁不燥。《名医别录》

能疗血崩，杀虫。《日华子诸家本草》

炙后研末饮服，治妇人血瘕，大人小儿下痢，杀小虫。（陈藏器）

治眼中热泪，及一切浮翳，将其研末用蜜调匀点眼。（孟诜）

治女子血枯病，肝伤咳血、下血，疗疟消瘿。研成末外敷，可治小儿疳疮、痘疮臭烂、男子阴疮，水火烫伤及外伤出血。与鸡蛋黄同研成末外涂，治疗小儿重舌、鹅口疮。与槐花末同吹鼻，止鼻衄出血。与麝香同吹耳，治疗中耳炎及耳聋。（李时珍）

章鱼　鳞部｜无鳞鱼类

【释名】又名：章举。

【集解】苏颂说：章鱼、石距都像乌贼，但也有较大区别。它们两者的味道比乌贼好得多，食品所重，不入药用。

李时珍说：章鱼生活在南海里，形如乌贼而大，有八脚，身上有肉。闽、粤人多捕捉活章鱼，用生姜、醋一同煮食，味道与水母差不多。石距与章鱼同属一类，身小，脚长，加盐煮食味道好。

［性味］味甘、咸，性寒，无毒。

李时珍说：按李九华所说，章鱼冷而不泻。

［主治］养血益气。（李时珍）

虾　鳞部｜无鳞鱼类

【释名】李时珍说：虾音近霞，因它入汤呈红色如霞，故名。

【集解】李时珍说：江湖中产的虾，大而色白；溪池中产的，小而色青。它们都有胡须钩鼻，背弓呈节状，一节节可以活动，尾部有硬鳞，脚多，善于跳跃。虾的肠连接到脑，其子在腹外。以虾的精粗来命名，有米虾、糠虾；

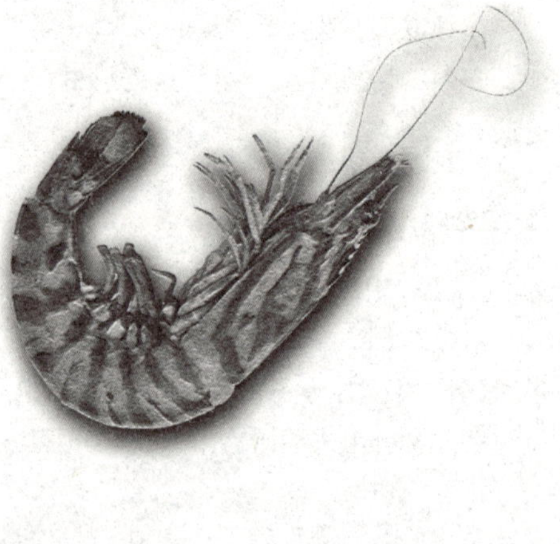

以虾的颜色来命名，有青虾、白虾；梅虾是梅雨时节有的；以虾的产地命名，有泥虾、海虾。凡虾中大的，蒸后晒干去壳，称为虾米，用姜、醋拌来吃，是佳肴。

［性味］味甘，性温，有小毒。

孟诜说：生于水田及沟渠的虾有毒，制成腌品更有害。

陈藏器说：与热饭盛于密器中腌来吃，能将人毒死。

宁源说：动风热，有病的人不要吃。

海虾 鳞部｜无鳞鱼类

【释名】又名：红虾。

【集解】李时珍说：按段公路《北户录》中所说，海中大虾长二尺多。其头可作茶杯，须可作簪用。其肉可作鲙，味道很美。又刘恂《岭表录》上说，海虾皮壳为嫩红色，中脑壳与有钳的前双足为朱色。最大的可长七八尺至一丈。闽中有五色虾，也长一尺多，人们将其两两晒干，称为对虾。

［性味］味甘，性平，有小毒。

李时珍说：与猪肉同食，令人多唾液。

海马 鳞部｜无鳞鱼类

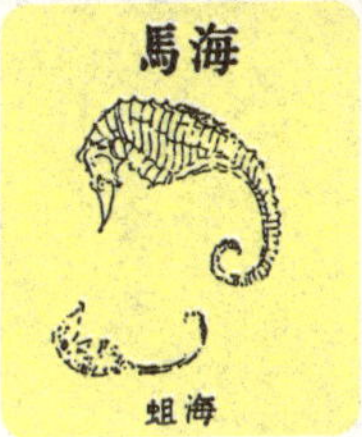

【释名】又名：水马。

陶弘景说：海马属鱼虾类，状如马形，故名。

【集解】寇宗奭说：此物头像马，身如虾，背伛偻，有竹节纹，长二三寸。

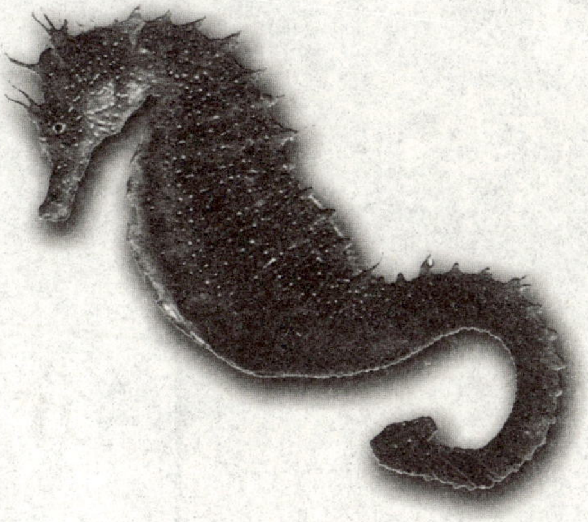

苏颂说：《异鱼图》上说，渔民布网捕鱼，这种鱼多挂在网上，收取晒干，以雌雄作一对。

李时珍说：按《圣济总录》上所说，海马雌的是黄色，雄的是青色。又徐表《南方异物志》上有记载，海中有一种鱼，形状像马头，嘴下垂，有黄色，有青色。渔民捕得此鱼后，不作为食品，把它晒干，留作难产用。说的就是这种鱼。

［性味］味甘，性温、平，无毒。

［主治］主治妇人难产，临产时烧末饮服，同时手握着海马，则易生产。（陈藏器）

主治难产及血气痛。（苏颂）

暖肾脏，壮阳道，消瘕块，治疗疮肿毒。（李时珍）

【发明】李时珍说：海马雌雄成对，其性温暖，有交感之义，故难产、阳虚、房中术多用它，如蛤蚧、郎君子的功效。虾也壮阳，性质应与海马相同。

【附方】**海马拔毒散，治疗疮发背、恶疮有奇效**：海马（炙黄）一对，穿山甲（黄土炒）、朱砂、水银各一钱，雄黄三钱，龙脑、麝香各少许，同研，直至水银不见星。每以少许点疮上，一日一次，毒自拔出。

第十三卷

介部

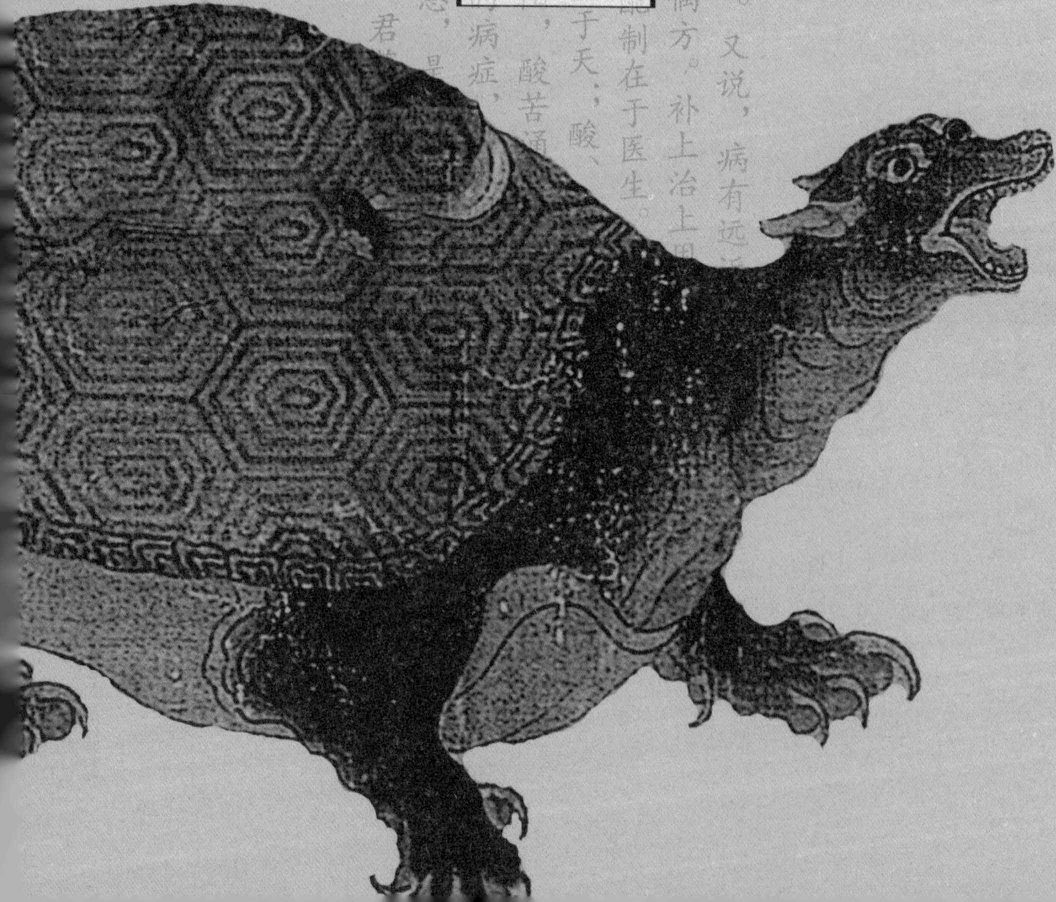

李时珍说：介虫有很多，而以龟为长。龟是介虫中的灵长者。介物是圣世供馔之从不废者，更何况还可入药用。唐宋时期的本草都将介类混入虫鱼类，现将其分出，列为介部，分为龟鳖、蚌蛤两类。

龟鳖类

水龟

介部 | 龟鳖类

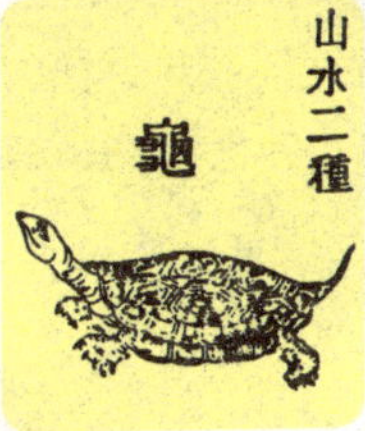

【释名】又名：玄衣督邮。

【集解】李时珍说：甲虫三百六十，而以神龟为首。龟的形态像离卦，神韵在坎卦。龟背隆起处有花纹与苍穹对应，龟板平坦与地相合。背阴向阳，头像蛇头，颈像龙颈，外甲内肉，肠属于首，通运任脉，肩宽腰粗。它属于卵生动物，喜欢蜷缩，用耳朵呼吸。雄龟与雌龟以尾交配。龟在春夏季节苏醒出洞，秋冬之际则藏在洞穴中休养，所以灵慧而且长寿。

龟甲

【释名】又名：神屋、败龟板、败将、漏天机。

【集解】李时珍说：龟有龟王、龟相、龟将之分，主要是通过其腹部、背部的纹理来分辨。龟背部正中的直纹，叫千里。龟头的第一条横纹两边有斜纹与千里相接的是龟王。其他龟没有这个特征。据说占卜时帝王用龟王，文臣用龟相，武将用龟将，各有等级。

［性味］味甘，性平，有毒。

［主治］治漏下赤白、腹内包块、疟疾、痔疮、外阴溃烂、湿痹、四肢痿弱、小儿囟门不合。《神农本草经》

治惊恐，胸腹痛、不能久立、骨中寒热、伤寒劳复，肌体寒热欲死，用甲作汤饮服，效果良。烧灰，治小儿头疮、女子阴疮。《名医别录》

主治久咳，断疟。（陶弘景）

壳：炙后研末用酒服，主风证腿脚无力。（萧炳）

板：治血麻痹。《日华子诸家本草》

烧灰，治脱肛。（甄权）

下甲：补阴，主阴血不足，活血化瘀，止血痢，续筋骨，治劳累过度、四肢无力。（朱震亨）

治腰脚酸痛，补心肾，益大肠，止久痢久泻。主难产，消痈肿。烧成灰后可敷治臁疮。（李时珍）

【附方】1. 补阴丸，治阴虚血弱：龟下甲（酒炙）、熟地黄（九蒸九晒）各六两，黄柏（盐水浸炒）、知母（酒炒）各四两，在石器内研为末，加猪脊髓和成梧桐子大的丸子，每次空腹服百丸，温酒下。**2. 疟疾不止：**龟甲烧存性，研为末，每次用酒送服方寸匕。**3. 小儿头疮：**用龟甲烧灰外敷。

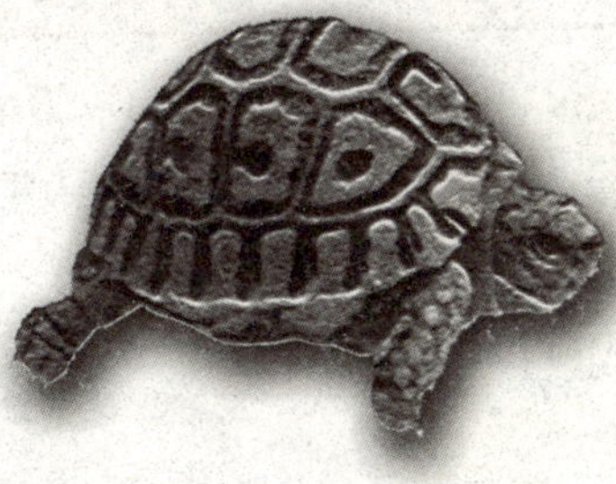

龟肉

［性味］味甘、酸，性温，无毒。

陶弘景说：本品作羹食用大补，但因龟多神灵，所以不可轻杀。

［主治］用它酿酒，治风证四肢拘挛，或长期瘫痪。（苏恭）

煮来食用，能除湿痹、风痹，身肿、骨折。（孟诜）

治筋骨疼痛及长年寒嗽。止泻血、血痢。（李时珍）

【附方】**1. 筋骨疼痛：**用乌龟一个，分作四脚，每次取一脚，加天花粉、枸杞子各一钱二分，雄黄五分，麝香五分，槐花三钱，水一碗，煎服。**2. 多年咳嗽不愈：**用生龟三个，照平常方法治净，去肠，加水五升，煮成三升，用来浸曲，酿秫米四升，按平常酿酒方法酿制。待熟后，常取饮服。

龟血

［性味］味咸，性寒，无毒。

［主治］外涂治脱肛。（甄权）

治跌打损伤，同酒饮用，并捣生龟肉外涂。（李时珍）

龟胆汁

［性味］味苦，性寒，无毒。

［主治］治痘疹后眼睛浮肿，睁不开，取龟胆汁点眼。（李时珍）

玳瑁

介部 | 龟鳖类

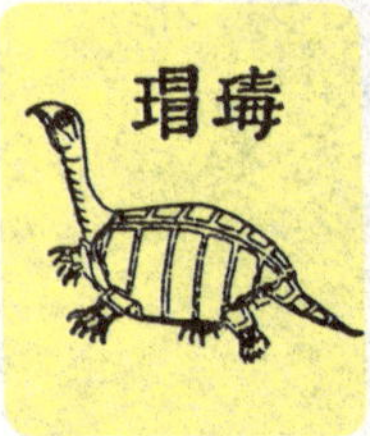

【集解】陈藏器说：玳瑁生活在岭南海畔山水间。其大如扇，像龟，甲中有文。

李时珍说：按范成大《虞衡志》载，玳瑁生活在海洋深处，外形像龟、鼋，但壳稍长，背上有甲十三片，黑白斑纹，相错而成。它的裙边有花，缺如锯齿。人们用盐水养它，喂它小鱼。

玳瑁甲

［性味］味甘，性寒，无毒。

寇宗奭说：入药用生的，性味全。如经汤火，则不堪用，与生、熟犀一样。

［主治］解百药毒。（陈藏器）

破症结，消痈毒，止惊痫。《日华子诸家本草》

疗心风，解烦热，行气血，利大小肠，功效与肉相同。（陈士良）

磨汁服，解蛊毒。（苏颂）

解痘毒，镇心神，治急惊，疗伤寒热结狂言。（李时珍）

玳瑁肉

［性味］味甘，性平，无毒。

［主治］主治各种风毒，逐邪热，祛胸膈风痰，行气血，镇心神，利大小肠，通妇人经脉。（陈士良）

玳瑁血

［主治］解各种药毒。《开宝本草》

鳖

介部 | 龟鳖类

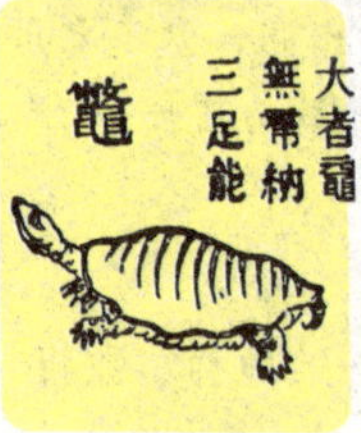

【释名】又名：团鱼、神守、河伯从事。

【集解】李时珍说：鳖即甲鱼，可在水里和陆地生活，脊背隆起与胁相连，与龟同类。甲壳的边缘有肉裙。所以说，龟的肉在甲壳内；鳖的甲壳在肉里。鳖没有耳，借助眼睛来代替耳。鳖在水中时，水面上有鳖吐出的泡沫，叫鳖津。人们根据此液来捕捉它。《类从》载，扬子鳄一叫，鳖就伏着不动。鳖又惧怕蚊子，活鳖被蚊子叮咬后即死，鳖甲又可用来熏蚊。这都是事物间的相互制约。

鳖甲

［性味］味咸，性平，无毒。

徐之才说：恶矾石、理石。

［主治］治胸腹包块、积滞寒热，去痞块息肉、阴疮痔疮恶肉。《神农本草经》

疗温疟、血瘕腰痛、小儿胁下肿胀。《名医别录》

消宿食，治虚劳瘦弱，除骨热、骨节间劳热、结滞壅塞，能下气，止妇人漏下、赤白带下，能祛瘀血。（甄权）

能祛血气，破恶血，堕胎，消疮肿肠痈及跌损瘀血。《日华子诸家本草》

能补阴补气。（朱震亨）

治久疟、阴毒腹痛，食积劳伤，斑痘烦闷气喘，小儿惊痫，妇人经脉不通，难产，产后阴脱，男子阴疮石淋。还可收敛疮口。（李时珍）

【发明】鳖甲为厥阴肝经血分之药。龟、鳖之类，功效各有侧重。鳖色青入肝，故所主的都是疟劳寒执、经水痈肿等厥阴血分之病。玳瑁色赤入心，故所主的都是心风惊热、伤寒狂乱、痘毒肿毒等少阴血分之病。秦龟色黄入脾，故所主的都是顽风湿痹等太阴血分之病。水龟色黑入肾，故所主的都是阴虚精弱、阴疟泻痢等少阴血分之病。介虫属阴类，所以都主阴经血分之病。

【附方】**1. 老疟劳疟：**取鳖甲醋炙后研为末，用酒送服方寸匕。隔夜服一次，清早服一次，病发时服一次，加雄黄少许更有效。**2. 妇人漏下：**取鳖甲醋炙后研为末，清酒送服方寸匕，一天二次。**3. 痈疽不敛：**用鳖甲烧存性，研为末，掺敷患处。

鳖肉

［性味］味甘，性平，无毒。

李时珍说：有人说鳖性冷，有人说鳖性热。大概是鳖性本不热，人们在吃鳖的时候，放入的椒、姜等热物太多，而失其本性。鳖性畏葱及桑灰。凡吃鳖的人，宜取沙河中的小鳖，斩头去血，用桑灰汤煮熟，然后去掉骨甲换水再煮，加入葱、酱作羹膳食用。鳖胆味辣，破后放入汤中，可代替椒而辟腥气。李九华说，鳖肉主聚，鳖甲主散。吃鳖时，锉少许鳖甲入汤中同煮，则稍微平缓。又说，薄荷煮鳖对人体不好。这些都是人们所不知道的。

［主治］补中益气。《名医别录》

治热气湿痹，腹内积热，和五味煮食，微有腹泻。（陈藏器）

妇人漏下、赤白带下、形体消瘦，宜常食用。（孟诜）

主治妇人带下、血瘕腰痛。《日华子诸家本草》

能去血热，补阴虚。（苏颂）

补阴。（朱震亨）

作肉羹食，治久痢，长胡须。做成丸服，治虚劳、脚气。（李时珍）

蟹

介部 龟鳖类

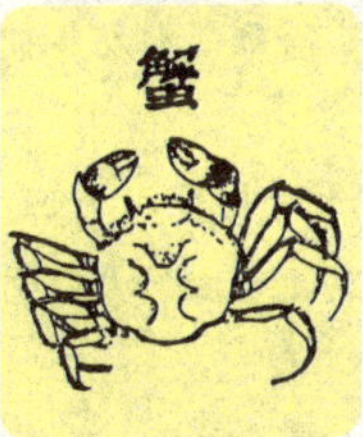

【释名】又名：螃蟹、郭索、横行介士、无肠公子。雌的名：博带。

李时珍说：按傅肱《蟹谱》所载，蟹为水虫，故字从虫。蟹也属鱼，所以古文从鱼。因蟹横着行走，所以叫螃蟹；因它爬行时发出的声音，所以得郭索之名；因其外为骨，所以叫介士；因其内空，故名无肠。

【集解】李时珍说：蟹是横行的甲虫，外刚内柔，像离卦。它骨眼蝉腹，脑袋像大虾，足像鲎鱼。蟹有两只螯，八只脚，都非常锋利，外壳脆硬，上有十二星点。雄蟹脐长，雌蟹脐圆。腹中的蟹黄随季节而盈亏。蟹性浮躁，听到声音就口吐泡沫，至死才止。生活在流水中的蟹，色黄而带腥味；生活在死水中的，色黑红而有香气。《佛经》上说，蟹产子后就自己

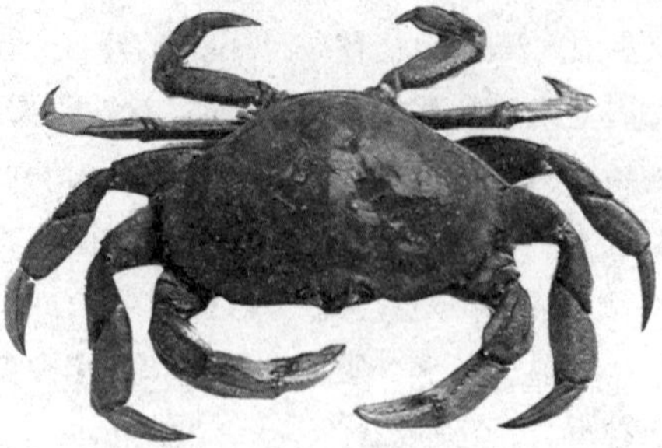

枯死。霜前的蟹有毒，霜后即将冬蛰的蟹味美。蟛蜞，大于蟛蜎，生活在池塘田中，有毒，吃后令人呕吐、腹泻。外形像蟛蜞但生活在沙穴中，见人便躲的，是沙狗，不能吃。像蟛蜞而生活在海中，涨潮时出洞穴窥视的，是望潮，可以食用。两只螯极小如石的，是蚌江，不能食。生活在溪涧石穴中，体小而壳坚硬色红的，是石蟹，山里人爱吃。另外，海中有红蟹，大而色红。还有一种能飞的飞蟹。善苑国有百足之蟹。海中有蟹大如铜钱，而腹下又有小蟹像榆荚的，是蟹奴。寄生在蚌腹内的是蛎奴，又叫寄居蟹。这些蟹都不能食用。蟹腹中有虫像小木鳖子而色白的，不能吃，否则能引发各种风证。

寇宗奭说：捉蟹以农历八九月间为好。可趁蟹出穴观潮时捡拾，夜晚则可以持火照明而捕捉。此时的蟹最肥美。

【修治】李时珍说：蟹生烹、盐藏、糟收、酒浸或酱汁浸，都为佳品。但久放容易枯槁沙蚀，见灯光也易枯槁，遇椒容易腐烂。得皂荚或蒜及韶粉，可免沙脯。得白芷则蟹黄不散，与葱及五味子同煮食则颜色不变。

蟹

［性味］味咸，性寒，有小毒。

寇宗奭说：蟹极能动风气，有风证的人不能吃。

李时珍说：蟹不能与柿子、荆芥同食，否则会发霍乱、动风，木香汁能解。

［主治］主胸中邪气，热结作痛，口眼歪斜，面部浮肿。能解漆毒。《神农本草经》

解结散血，愈漆疮，养筋益气。《名医别录》

能散诸热，治胃气，理经脉，消食。用醋蘸食，能利肢节，去五脏中烦闷气，益人。（孟诜）

产后腹痛瘀血不下的，取蟹同酒食。筋伤骨折的，将蟹生捣后炒烂贴在患处。（陈藏器）

小儿囟门不合，将蟹螯与白及末同捣后涂用，直到合为止。（寇宗奭）

蟹能解莨菪毒，解鳝鱼毒、漆毒，治疟疾、黄疸。捣烂外涂，能治疥癣。捣汁滴入耳中，治耳。

石蟹

［主治］捣烂后外敷疽疮，有效。（陈藏器）

蟹壳

［主治］烧存性，用蜜调，可涂冻疮及蜂咬伤。用酒送服，可治疗妇人儿枕痛及血崩腹痛。能消积。（李时珍）

蛤蚌类

牡蛎

介部 | 蛤蚌类

【释名】又名:牡蛤、蛎蛤、古贲、蠔。

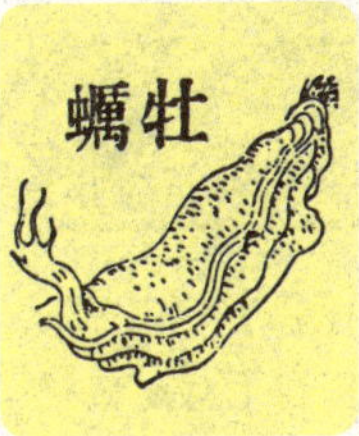

李时珍说：蛤蚌类生物，有胎生和卵生两种形式。唯此物只有雄的，没有雌的，故得牡蛎之名。叫蛎，是形容它粗大。

【集解】苏颂说：现在海边都有牡蛎，尤其以东海、南海为多。牡蛎都附石而生，像房子一样相连，称为蛎房。晋安人叫它这蠔莆。刚生长时只有拳头大小，逐渐向四面生长，可长到一两丈长，漫布于岩石之上，像山一样，俗称蠔山。每一房内有肉一块，大房如马蹄，小房像人的手指头。涨潮的时候，每个房门都打开，若有小虫进入，则合上房门，以充饥。渔民得到它后，凿开蛎房，用烈火烧，挑出房中的肉食用，味适鲜美且益人，是很珍贵的海味。

李时珍说：南海人用蛎房砌墙，用煅烧的灰粉刷墙壁，吃牡蛎肉。他们叫牡蛎肉为蛎黄。

［性味］味咸，性平、微寒，无毒。

徐之才说：与贝母相使。与甘草、牛膝、远志、蛇床子配用为好。恶麻黄、辛夷、吴茱萸。

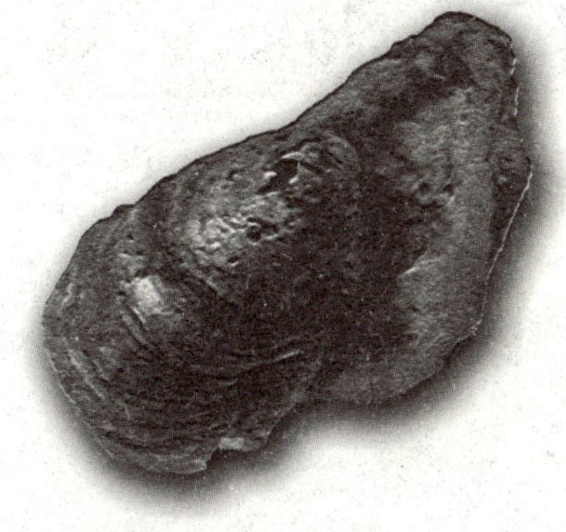

［主治］治伤寒寒热、温疟，除筋脉拘挛，疗女子带下赤白。《神农本草经》

除留滞于骨节、荣卫之间的热邪，疗虚热、心中烦满疼痛气结。能止汗止渴，除瘀血，治泄精，涩大小肠，止大小便频繁。还能治喉痹、咳嗽、胸胁下痞热。《名医别录》

将其做成粉擦身，止大人、小孩盗汗。与麻黄根、蛇床子、干姜制成粉，可治阴虚盗汗。（陈藏器）

治男子虚劳，能补肾安神、去烦热，疗小儿惊痫。（李珣）

祛胁下坚满，瘰疬，一切疮肿。（王好古）

能化痰软坚，清热除湿，止心脾气痛，下痢，白浊，治疝瘕积块，瘿疾。（李时珍）

【附方】**1. 疟疾寒热**:牡蛎粉、杜仲等份，研为末，加蜜做成梧桐子大的丸子，每次用温水送服五十丸。**2. 虚劳盗汗**：牡蛎粉、麻黄根、黄芪等分，同研末。每次取二钱，加水一盏，煎成七分，温服，一日一次。**3. 梦遗便溏**：牡蛎粉加醋、糊做成梧桐子大的丸子，每次用米汤送服三十丸，一天二次。

牡蛎肉

［性味］味甘，性温，无毒。

［主治］煮食，治虚损，调中，解丹毒，疗妇人血气。用姜、醋拌来生吃，治丹毒，酒后烦热，能止渴。（陈藏器）

炙食味道很好，还可以美容。（苏颂）

蚌

介部 | 蛤蚌类

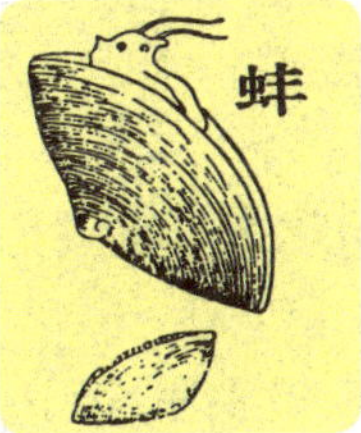

【释名】李时珍说：蚌与蛤同类但形状不同。长的通常称蚌，圆的通常通蛤。所以蚌字从丰，蛤字从合，都是象形。

【集解】李时珍说：

菜部
果部
木部
鳞部
介部
禽部
兽部
人部

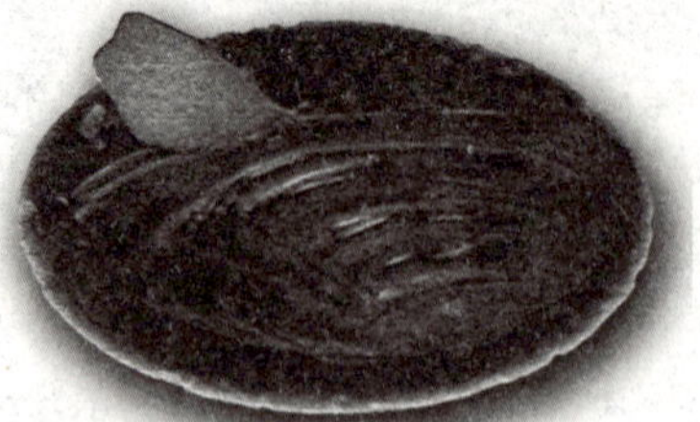

蚌的品种很多，现在江河湖泊到处都有，而以洞庭湖和江沔尤其多。蚌，大的有七寸，形状如牡蛎；小的只有三四寸，像石决明。它的肉可供食用，壳可制成粉末。湖沔一带的人将其印成锭子出售，称为蚌粉，也叫蛤粉。古人则称其为蜃灰，用来装饰墙壁和封墓穴，就像现在用的石灰一样。

蚌肉

［性味］味甘、咸，性冷，无毒。

寇宗奭说：性微冷，多食，会发风动冷气。

［主治］止渴除热，解酒毒，祛目赤。（孟诜）

明目除湿，治妇女劳损下血。（陈藏器）

除烦，解热毒，止血崩、白带过多，治痔瘘，压丹石药毒。将黄连末放入蚌中取汁，点眼，可治眼红肿、视物不明。《日华子诸家本草》

能除热止渴，解酒毒，清肝热，明目除湿。能治妇女劳损下血、白带过多、痔瘘，解丹石毒。放入黄连末取汁，点眼，可治耳眼红肿、视物不明。

蚌粉

［性味］味咸，性寒，无毒。

［主治］治各种疳积，能止痢，止呕吐呃逆。用醋调蚌粉，外涂治痈肿。《日华子诸家本草》

治反胃，心胸痰饮，用米汤送服。（陈藏器）

能解热燥湿，化痰消积，止白浊、带下、痢疾，除湿肿水嗽，可明目，还可外搽治阴疮、湿疮、痱痒。（李时珍）

【附方】**1. 痰饮咳嗽**：取蚌粉在新瓦上炒红，加青黛少许，用淡齑水滴入麻油数点调服二钱。**2. 痈疽赤肿**：用米醋调蚌粉涂搽，药干即换。**3. 脚趾湿烂**：用蚌蛤粉干搽。

蚬 介部｜蛤蚌类

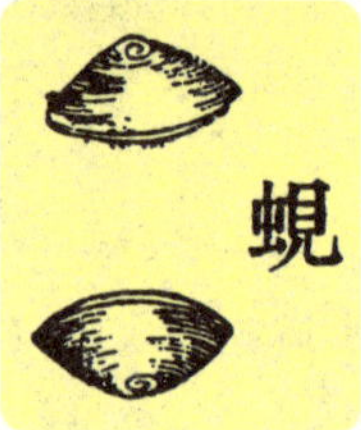

【释名】又名：扁螺。

【集解】陈藏器说：蚬到处都有。蚬体小如蚌，为黑色。

李时珍说：溪湖中大多都有蚬。它的种类也很多，大小厚薄不一。渔人多食用。

蚬肉

［性味］味甘、咸，性冷，无毒。

［主治］治流行病，能开胃，压丹石毒及疔疮，除湿气，通乳汁，糟腌、煮食都很好。将生肉浸过取汁，用来洗疔疮。（苏恭）

除暴热，明目，利小便，治热气脚气湿毒，能解酒毒、目黄。浸汁服，治消渴。《日华子诸家本草》

取生蚬浸水，用来洗痘痈，不留瘢痕。（李时珍）

真珠（珍珠）介部｜蛤蚌类

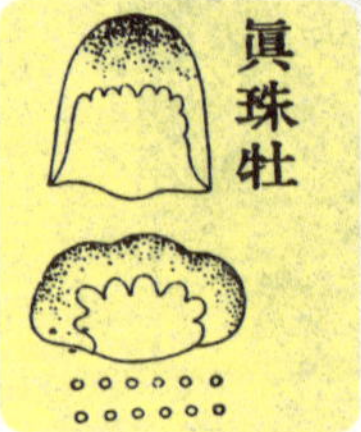

【释名】又名：珍珠、蚌珠、蠙珠。

【集解】李珣说：珍珠出自南海，为石决明所产。蜀中西路女瓜出的是蚌蛤所产。珍珠很坚硬，要想穿孔，必须用金刚钻。

苏颂说：现在廉州、北海也出珍珠。它长在珠母中。珠母属蚌类。

【修治】李时珍说：入药用，不能用首饰上，或是陪葬的珍珠。炮制方法：取珍珠用人乳浸泡三天，煮后再研成细末；一种是用绢袋盛珍珠放在豆腐内煮一炷香工夫后使用，说是可以不损伤珍珠的药用价值。

［性味］味咸、甘，性寒，无毒。

［主治］镇心。点目，去翳膜。涂面，让人皮肤面色好，有光泽。涂手足，去皮肤死皮。棉裹塞耳，主治耳聋。《开宝本草》

可以去翳、坠痰。（甄权）

能止泻。与知母同用，疗烦热消渴。（李珣）

除小儿惊热。（寇宗奭）

安魂魄，止遗精白浊，解痘疔毒，主难产，下死胎衣。（李时珍）

【发明】李时珍说：珍珠入厥阴肝经，所以能安魂定魄，明目治聋。

【附方】1. **安神**：取豆大的珍珠末一粒，加蜂蜜调服，一天三次。 2. **小儿中风，手足拘挛**：珍珠末（水飞）一两、石膏末一钱，和匀。每次取一钱，加水七分煎成四分，温服，一天三次。 3. **目生顽翳**：珍珠一两、地榆二两，加水二大碗煮干，取珍珠用醋浸五天，再用热水淘去醋气，研为细末。每取少许点眼，至愈为止。

石决明 介部 | 蛤蚌类

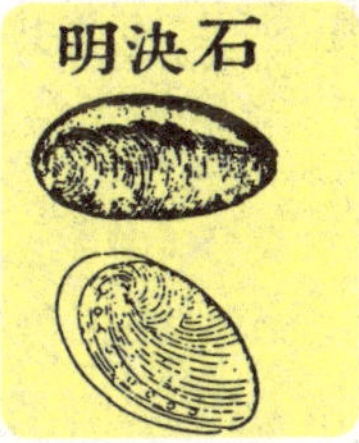

【释名】又名：九孔螺。壳名：千里光。

李时珍说：称决明、千里光，是说它的功效；称九孔螺，是以其外形命名。

【集解】寇宗奭说：登州、莱州海边盛产石决明。人们采其肉或将干的石决明入菜。石决明的肉与壳都可用。

李时珍说：石决明形长如小蚌但略扁，表皮很粗，有杂乱的细孔，内部则光滑，背侧有一行整齐的小孔，像人工穿成的一样。石决明生长在石崖顶上的，渔人泅水过去，乘其不备就能轻易取到，否则它紧粘在石崖上，难以剥脱。江浙人以糟决明、酒蛤蜊当作美食。

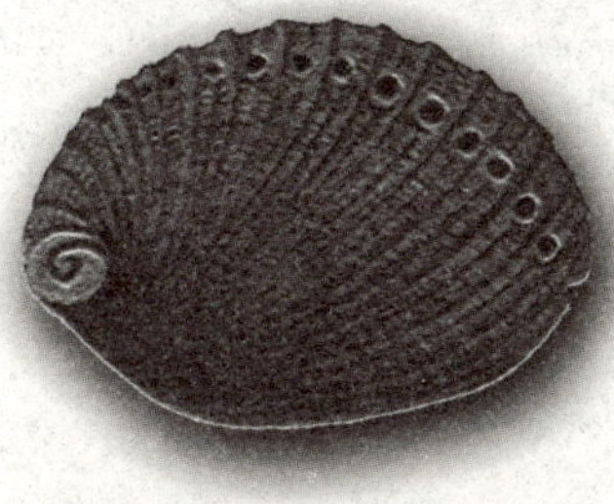

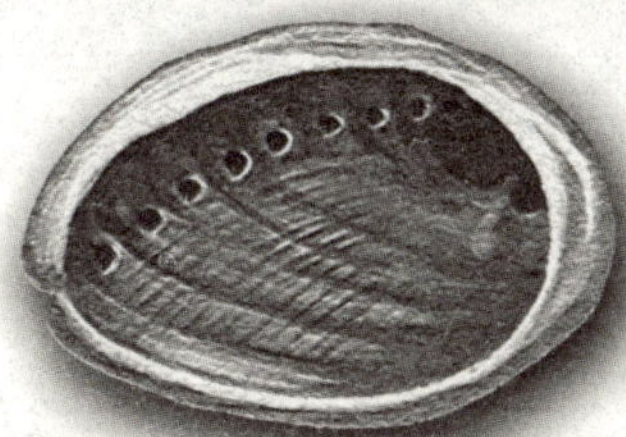

石决明壳

［性味］味咸，性平，无毒。

寇宗奭说：石决明肉的功效与壳相同。

［主治］治目生翳障、青盲。《名医别录》

除肝肺风热，青盲内障，骨蒸劳极。（李珣）

通五淋。（李时珍）

【附方】1. **畏光**：石决明、黄菊花、甘草各一钱，水煎，待冷后服。 2. **青盲、雀目**：石决明一两（烧存性）、苍术三两（去皮），同研末。每次取三钱，放入切开的猪肝中，将猪肝扎好，加水用砂罐煮熟，趁热熏目，待转温后，食肝饮汁。

海蛤　介部｜蛤蚌类

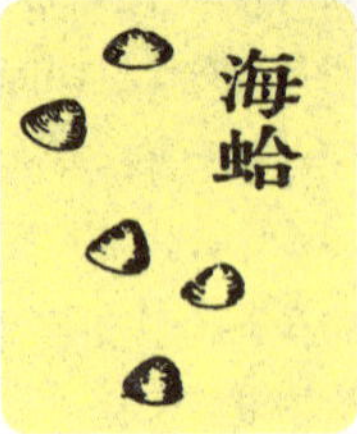

【释名】李时珍说：海蛤是海中各种蛤的烂壳的总称，并不是专指一种蛤。

［性味］味苦、咸，性平，无毒。

徐之才说：与蜀漆相使。畏狗胆、甘遂、芫花。

［主治］主治咳逆上气，喘息烦满，胸痛寒热。《神农本草经》

疗阴痿。《名医别录》

主治水满急痛，能利膀胱大小肠。《唐注》

主治水汽浮肿，能下小便，疗项下瘿瘤。（甄权）

疗呕逆，胸胁胀急，腰痛五痔，妇人崩漏带下。《日华子诸家本草》

止消渴，润五脏，治服丹石人生疮。（萧炳）

清热利湿，化痰饮，消积聚，除血痢，治妇人血瘀，疗伤寒反汗抽搐，中风瘫痪。（李时珍）

【附方】**水肿发热，小便不通，用海蛤汤：**海蛤、木通、猪苓、泽泻、滑石、黄葵子、桑白皮各一钱，灯心三分，水煎服，一天二次。

文蛤　介部｜蛤蚌类

【释名】又名：花蛤。

李时珍说：都是以外形命名。

【集解】韩保昇说：文蛤现出自莱州海中，三月中旬收集，背上有花纹。

李时珍说：按沈括《梦溪笔谈》所说，文蛤也就是现在吴人所吃的花蛤。它的外形一

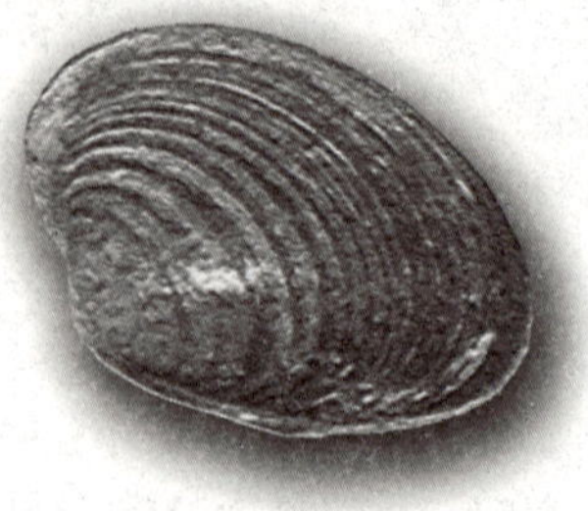

头大一头小，壳上有花斑。

［性味］味咸，性平，无毒。

［主治］治恶疮、痔疮。《神农本草经》

治咳逆胸痹，腰胁疼痛，鼠瘘穿孔出血，女子崩中漏下。《名医别录》

能止烦渴，利小便，化痰软坚，治口鼻中糜烂。（李时珍）

【发明】李时珍说：按成无已说，文蛤咸走肾，胜水汽。

蛤蜊　介部｜蛤蚌类

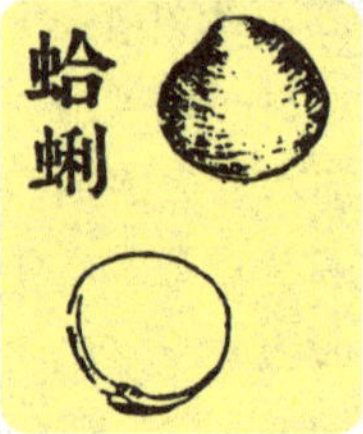

【释名】李时珍说：此物是蛤类中对人体有利的，故名。

【集解】汪机说：蛤蜊生长在东南沿海，白壳紫唇，大约二三寸。福建、浙江人用它的肉充海味，也用酱、醋、糟藏后食用。它的壳火煅作粉，叫作蛤蜊粉。

蛤蜊肉

［性味］味咸，性冷，无毒。

［主治］润五脏，止消渴，开胃。治寒热引起的结胀，妇人瘀血，宜煮来食用。（禹锡）

煮来食用，能醒酒。（陶弘景）

蛤蜊粉

【释名】又名：海蛤粉。

［性味］味咸，性寒，无毒。

［主治］主治热痰、湿痰、老痰、顽痰、疝气、小便白浊、白带过多。与香附末、姜汁调服，止心痛。（朱震亨）

能清热利湿，化痰饮，定喘嗽，止呕吐，消浮肿，利小便，止遗精、白浊，疗心脾疼痛，化积块，解结气，消瘿核，散肿毒，治妇人血病。用油调匀可涂汤火伤。（李时珍）

【发明】朱震亨说：蛤粉能除能消，能软能燥。

王好古说：蛤粉为肾经血分之药，故主湿嗽肾滑等疾病。

【附方】**白浊遗精，用真珠粉丸：**蛤蜊粉（煅）一斤，黄檗（新瓦炒过）一斤，同研末，滴水做成梧桐子大的丸子，每次空腹服一百丸，温酒送下，一天二次。

蛏

介部┊蛤蚌类

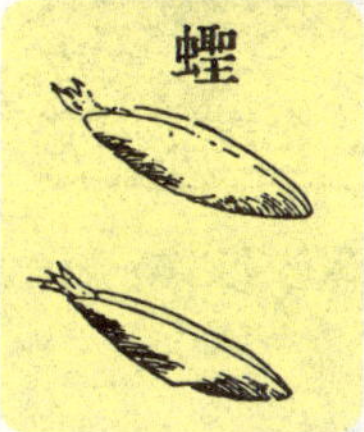

【集解】陈藏器说：蛏生于海泥中，长二至三寸，大小如指般大，两头开。

李时珍说：蛏是海中的小蚌。它的形状长短大小不一，与江湖中的马刀、蚬相似，种类很多。闽、粤人用田养蛏，候潮泥壅沃，叫作蛏田。把蛏肉叫蛏肠。

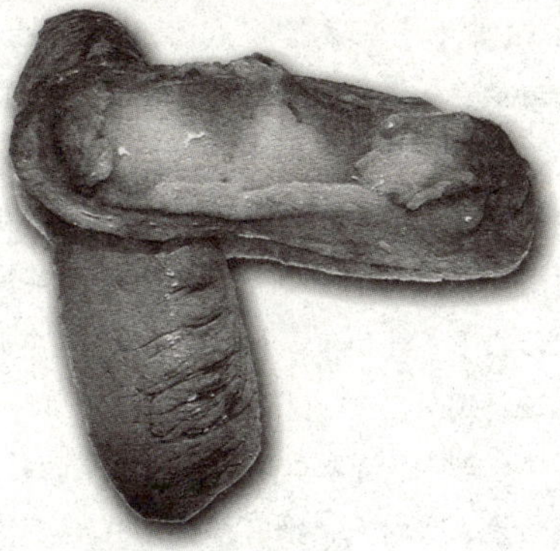

蛏肉

［性味］味甘，性温，无毒。

孟诜说：流行病后不能吃。

［主治］煮来食用，能补虚，主冷痢。去胸中邪热烦闷，饭后吃，与服丹石的人相适宜。治妇人产后虚损。《嘉祐补注本草》

车螯

介部┊蛤蚌类

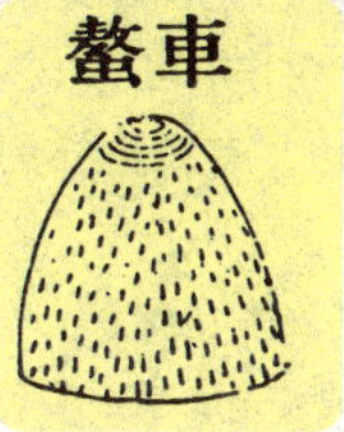

【释名】又名：蜃（音肾）。

【集解】李时珍说：蜃壳为紫色，璀璨如玉，有斑点如花。海边的人用火烤使蜃壳打开，取其肉食用。

车螯肉

［性味］味甘、咸，性冷，无毒。

孟诜说：不可多食。

［主治］解酒毒、消渴及痈肿。（陈藏器）

车螯壳

［性味］同肉。

［主治］取车螯壳烧赤后，用醋浸两次，研为末，同甘草等分，用酒送服，并用醋调匀外敷，治疮疖肿毒。《日华子诸家本草》

消积块，解酒毒，治痈疽发背。（李时珍）

【附方】**六味车螯散，可治发背痈疽，不论深浅大小：**取车螯四个，用黄泥包好，煅烧至红赤以出毒，再研成末。另取灯心草三十茎，栝蒌仁一个（炒香），甘草节（炒）两钱，合成一服药。将此三味药加酒二碗，煎成半碗，去滓，加蜂蜜一匙，调车螯末二钱，空腹温服，直到下恶涎毒为止。

贝子

介部｜蛤蚌类

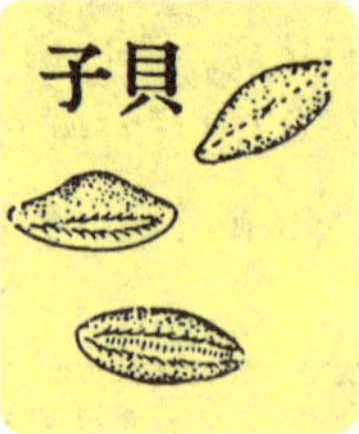

【释名】又名：贝齿、白贝。

李时珍说：貝字为象形字，其中两点，像贝子的齿印，下面两点，像它垂着的尾巴。古时，人们很看重龟，不会轻易卖，所以用贝子来交换商品。现在只有云南还用贝子来交换商品，叫作海吧。

苏颂说：贝子腹下洁白，有鱼齿样的刻痕，所以叫贝齿。

【集解】苏颂说：贝子现在多穿成串，作为小孩的玩具；北方人用它来装饰衣帽；画家用它来砑物。

李时珍时：贝子就是小白贝。它大如拇指尖，约一寸长，背和腹部都是白色的。背部像龟一样隆起，腹下两片相向分开，边缘有齿刻如鱼齿。它的肉像蝌蚪一样，有头、尾。

【修治】李珣说：凡入药，烧过用。

雷敩说：贝子用蜜、醋浸过后，蒸过取出，用清酒淘，研为末。

［性味］味咸，性平，有毒。

［主治］主治眼生翳、五癃，能利水道，治蛊毒、腹痛下血。《神农本草经》

解温疰寒热，能散结热。《名医别录》

治伤寒狂热。（甄权）

能下水汽浮肿，治小儿疳蚀、吐乳。（李珣）

治鼻渊出脓血、下痢、男子阴疮，能解毒。（李时珍）

【附方】**1. 目花翳痛：**贝子一两，烧后研成粉，加龙脑少许点眼。如有息肉，再加珍珠末等分。**2. 大、小便不通：**贝子三枚、甘遂二铢，同研末，用浆水调下，不久即通。**3. 下疳阴疮：**贝子三个，煅红，研为末，搽患处。

紫贝

介部｜蛤蚌类

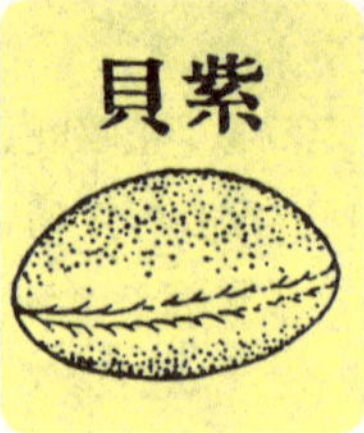

【释名】又名：文贝、砑螺。

李时珍说：文贝很大，质白而有紫色纹理，形态自然，不加雕琢而光彩夺目，故名紫贝。

苏颂说：画家用紫贝来砑物，所以名砑螺。

【集解】苏恭说：紫贝出自东、南海中，形状像贝子但比贝子大二三寸，质地洁白如玉，背面有紫色斑点。

李时珍说：紫贝大的直径达一尺八寸。交趾、九真产的紫贝可以做杯盘。

［性味］味咸，性平，无毒。

［主治］主治明目，祛热毒。《新修本草》

治小儿癍疹，眼睛生翳。（李时珍）

淡菜

介部｜蛤蚌类

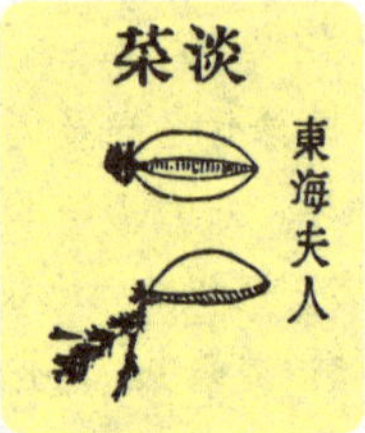

【释名】又名：壳菜、海蜌、东海夫人。

李时珍说：淡是形容它的味道，壳是说它的外形，夫人是因其像而命名。

【集解】陈藏器说：东海夫人，生长在东南海中。它像珍珠母，一头尖小，中间衔着少许毛。其味甘美，南方人爱吃。

孟诜说：如果经常将淡菜烧来吃，则味苦，对身体也不好。如果取少许米与淡菜同煮熟，然后去毛，再加入萝卜，或紫苏，或冬瓜同煮，味道特别好。

《日华子诸家本草》载：淡菜的外形虽然不好看，但对人体很有补益作用。

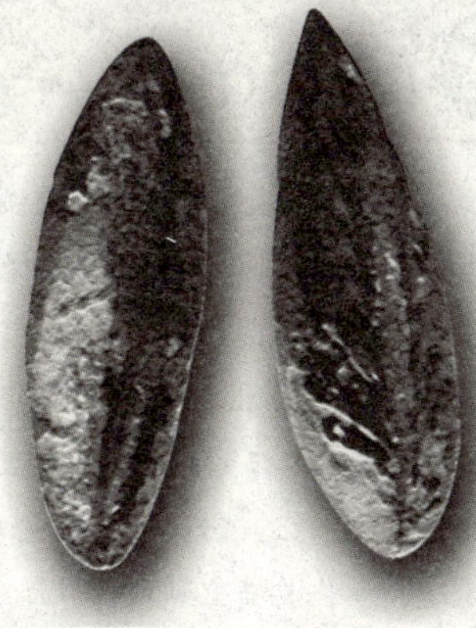

李时珍说：按阮氏所说，淡菜生长在海藻上，所以治疗瘿病的作用与海藻相同。

［性味］味甘，性温，无毒。

《日华子诸家本草》载：不宜多食，否则会令人头昏眼涨。

陈藏器说：多吃淡菜会发丹石，令人大便干结。久食则使人脱发。

［主治］主治虚劳伤惫、精血衰少、吐血、久痢肠鸣、腰痛、疝瘕、妇人白带过多、产后体虚。（陈藏器）

疗产后瘀血，腹中冷痛，腹部结块，能润毛发，治崩中带下。（孟诜）

煮熟食用，能补五脏，益阳事，消宿食，除腹中冷气。也可煮沸取汁食用。《日华子诸家本草》

能消瘿气。（李时珍）

海螺

介部｜蛤蚌类

【释名】又名：流螺、假猪螺。厣名：甲香。

注：厣为螺类介壳口圆片状的盖。

【集解】李时珍说：螺属蚌类，大的像斗，生长在南海中。老钿螺光彩可饰镜背；红螺色微红；青螺色如翡翠；蓼螺味辛像蓼；紫贝螺即紫贝。鹦鹉螺质白而紫，头如鸟形。它的肉常常离壳外出觅食。当鹦鹉螺肉外出时，寄居虫便进入壳内；当螺肉回缩时，则寄居虫出壳。如螺肉被鱼吃后，壳便浮出水面，人们取来当杯子用。

海螺肉

［性味］味甘，性冷，无毒。

田螺

介部｜蛤蚌类

【集解】陶弘景说：田螺生长在水田里及湖泊岸边。它的形状呈圆形，大的如梨、橘，小的像桃、李。可以煮来食用。

李时珍说：螺属于蚌类。它的外壳上有螺旋样的纹理，肉随着月亮的圆缺而肥瘦。所以王充说，月亮从空中消失，螺便沉于水底。

田螺肉

［性味］味甘，性大寒，无毒。

［主治］治目赤肿痛，能止渴。《名医别录》

煮汁用，能清热醒酒。加入珍珠、黄连末，隔一会儿，取汁点目，可止目痛。（陶弘景）

煮食，利大小便，去腹中结热、目黄、脚气冲心、小腹拘急、小便短赤涩痛、手足浮肿。捣其肉外敷，可治热疮。（陈藏器）

能压丹石毒。（孟诜）

利湿热，治黄疸。将其捣烂贴脐，能引热下行，止噤口痢，下水汽淋闭。取其汁外涂，可治痔疮、胡臭。将其烧灰研末外抹，此刻瘰疬癣疮。（李时珍）

【附方】**1. 酒醉不醒**：用螺、蚌加葱、豉，煮食饮汁。**2. 水汽浮肿**：用大田螺、大蒜、车前子等分，捣成膏后摊贴脐上，水排出，肿即消。**3. 腋下狐臭**：用活田螺一个，塞入巴豆仁一粒，放在杯中，待壳内有水汁流出，即取汁搽患处。

蜗螺 介部 蛤蚌类

【释名】又名：螺蛳。烂壳名：鬼眼睛。

李时珍说：师，是形容它的多。它的外形像蜗牛，又有很多，故有蜗螺、螺蛳之名。

【集解】李时珍说：各处湖泊溪流中都有螺蛳，以湖北尤多。它大小如指头，壳比田螺厚，只喜欢泥水。春天，人们将其采来放锅中蒸，其肉自出，可用酒烹或糟煮而食。清明过后，螺蛳中有虫，不能吃。

陈藏器说：螺蛳的生命力很强。如误将它混在泥中敷于墙上，仍可活几年。

螺蛳肉

[性味] 味甘，性寒，无毒。

[主治] 明目利尿。《名医别录》

能止渴。（陈藏器）

可醒酒解热，利大小便，消黄疸水肿。治反胃、痢疾、脱肛痔漏。（李时珍）

螺蛳烂壳

李时珍说：以泥中及墙壁上年久的为好，火煅后用。

[主治]主治痰饮积及胃脘痛。（朱震亨）

治反胃膈气，痰嗽、鼻渊，脱肛痔疮，水火烫伤。（李时珍）

【附方】**汤火伤疮**：用多年干白螺蛳壳煅过，研为末，调油外搽。

海月（江珧）介部 蛤蚌类

【释名】又名：玉珧、江珧、马颊、马甲。

【集解】李时珍说：刘恂《岭表录异》载，海月大如镜，色白浑圆，常死在海边。壳中有肉柱，其壳美如玉。段成式《酉阳杂俎》载，玉珧形状像蚌，长二三寸，宽五寸，上大下小。壳中肉柱烤来吃，味道很好。王氏《宛委录》载，四月南风起，奉化县堤上到处都有江珧。它的外形像蚌但稍大，肉有腥味且韧不堪食。只有四根长一寸左右的肉柱，洁白如雪，用鸡汤煮来吃，很是肥美，但火力太猛则味就全没了。

[性味] 味甘、辛，性平，无毒。

[主治] 主治消渴下气，调中利五脏，止小便，消腹中宿食，使人增强食欲。适宜与生姜、酱同食。（陈藏器）

第十四卷

禽部

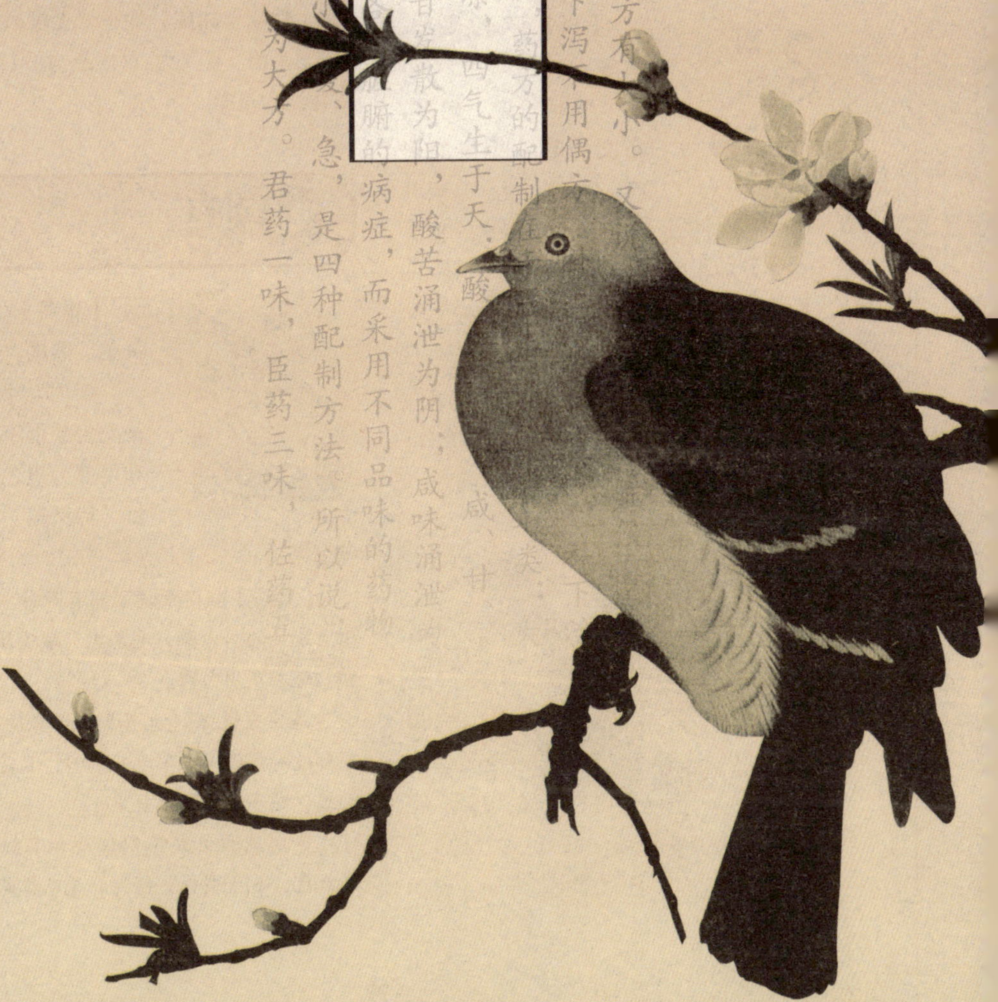

李时珍说：有两足及翅膀的叫禽。师旷在《禽经》中说，羽虫类有三百六十种，它们的羽毛与四季协调，颜色与五方相合。山禽栖息在岩石上，原野之鸟居住在陆地上，林鸟在早晨啼鸣，水鸟则在夜晚鸣叫。山禽喙短而尾长，水禽则喙长而尾短。《礼记》上说，天产物为阳。羽类则为阳中之阳，大抵多养阳。于是汇集了可供食用、药用及毒性清楚的禽鸟，列为禽部，分为水禽、原禽、林禽、山禽四类。

水禽类

鹤

禽部 | 水禽类

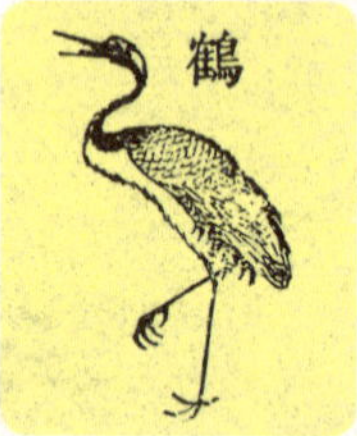

【释名】又名：仙禽、胎禽。

李时珍说：鹤字，篆文像翘首短尾的形状。也有人说，是因其羽毛洁白而得名。世人认为鹤不是卵生的，这是错误的。

【集解】掌禹锡说：鹤有黑色、黄色、白色、灰白色，入药用白色的最好。

李时珍说：鹤比鹄大，长三尺，高三尺多，喙长四寸，头顶、眼睛是红色，颊部色红，

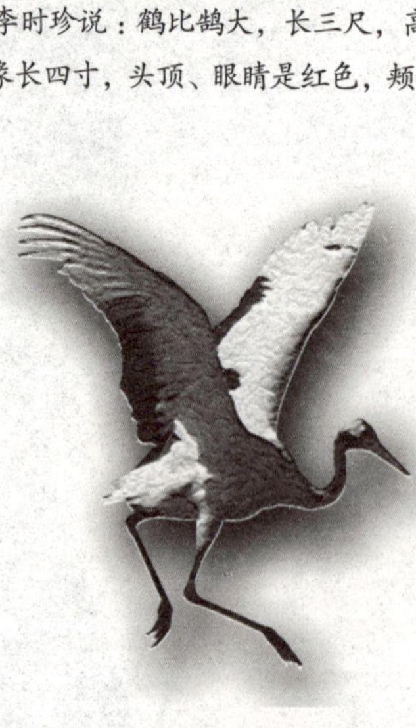

脚部色青，颈部修长，尾巴短，膝部粗大，爪指纤细。鹤羽毛为白色，翅膀和尾部有的羽毛为黑色，也有灰色、苍色的。它常常半夜鸣叫，声音高亢直冲云霄。雄鹤在上风鸣叫，雌鹤在下风鸣叫，通过声音寻配而孕。它能吞食毒蛇，闻到降真香的烟味则降落，粪能化作石头。按《相鹤经》上所说，鹤为阳鸟，游于阴处，它生活在沙滩河流，不在林间栖息。生后两年脱落子毛，换上有黑点的毛，三年后可产卵，再过七年羽翼丰满，又过七年才能搏击长天，再过七年会和着节拍跳舞，又一个七年鸣声可以合音律，再过一个七年则羽毛脱落，长出雪白或漆黑的毛。又按俞琰所说，龟鹤能通运任脉，所以长寿。用鹤骨做成的笛子，声音特别清远。

白鹤血

［性味］味咸，性平，无毒。

［主治］益气力，补虚乏，祛风益肺。《嘉祐补注本草》

鹳

禽部 | 水禽类

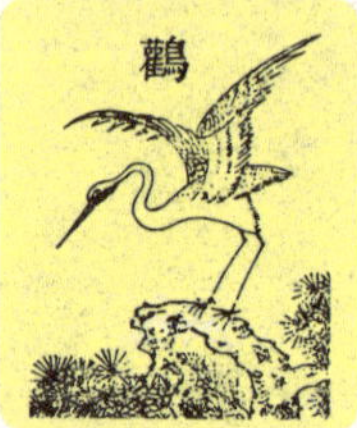

【释名】又名：皂君、负釜、黑尻。

李时珍说：鹳字，篆文为象形字。它的背和尾部为黑色，所以陆机《诗义疏》中有皂君等名字。

【集解】陶弘景说：鹳有两种：像鹄而在树上筑巢的叫白鹳，毛色黑、颈项屈曲的为乌鹳。现在多用白鹳。

寇宗奭说：鹳身形如鹤，但头顶不是红色，项部没有乌带而且不喜欢鸣叫，只是用喙相击而鸣。鹳多在楼殿上筑巢。

李时珍说：鹳像鹤但顶部不红，颈长喙是红色，毛色灰白，翅膀和尾巴都是黑色。鹳

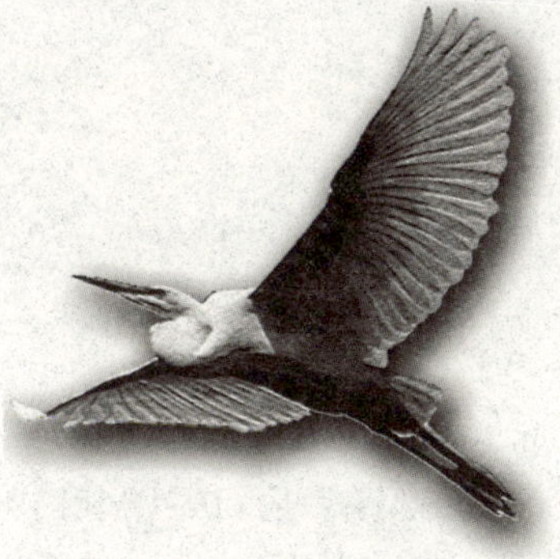

多在高树上筑巢，起飞时立冲云霄仰天鸣号定会下雨。它们孵卵时就隐藏起来，也有人说是发出吵闹声。

鹳骨

［性味］味甘，性大寒，无毒。

陈藏器说：有小毒。如加入沐汤中用来洗头，会令头发脱尽，不能再生。又能杀树木。

［主治］主治鬼蛊各种疰毒，传染病及心腹疼痛。《名医别录》

鸧鸡

禽部 | 水禽类

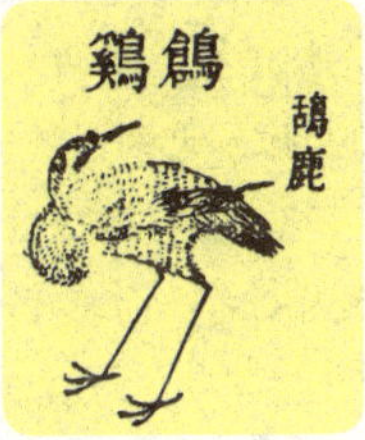

【释名】又名：鸧鸹、麋鸹、鸹鹿、麦鸡。

李时珍说：按罗愿说，鸧麋，其色苍，像麋。关西叫鸹鹿，同东称鸧鸹（讹为错落），南方人叫鸧鸡，江人称麦鸡。

【集解】汪颖说：鸧鸡大如鹤，但是头顶不红，两颊为红色。

李时珍说：鸧是水鸟，生活在水田湖泽中。它体形大如鹤，青苍色，也有的呈灰色，颈长腿高，结群飞行。它的皮毛可制裘衣。

鸧鸡肉

［性味］味甘，性温，无毒。

［主治］杀虫，解蛊毒。（汪颖）

鹈鹕

禽部 | 水禽类

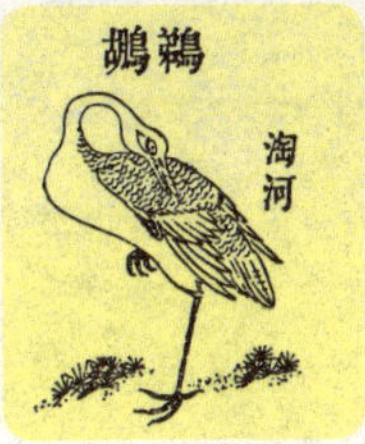

【释名】又名：犁鹕、鸰鸅、逃河、淘河、淘鹅。

李时珍说：据《山海经》所说，沙水中多见犁鹕，它的名字因其叫声而来，后人传为鹈鹕。又有吴谚说，夏至前叫犁鹕，说它主水；夏至后叫犁涂，说它主旱。陆机说鹈鹕遇到浅水沼泽便用颔下肉盛水，使其干涸后则取鱼食用，所以叫鸰鸅、淘河。俗名淘鹅，是因其外形，又讹为驼鹤。

【集解】掌禹锡说：鹈鹕，大如苍鹅。它的颐下有皮袋，可容纳两升物，收缩自如。

李时珍说：鹈鹕到处都有，是一种水鸟。它像鹗但比鹗大很多，色灰像苍鹅，喙长一尺多，直且大，口中为正红色，颔下有袋状结构，可容物数升。鹈鹕喜欢成群飞行，能潜入水中捕食鱼，也能淘干小处的积水而取鱼。当地人吃它的肉，用它的油脂入药。将它的翅骨作筒，用于吹药入喉、鼻，很方便。

鹈鹕脂油

李时珍说：剥取它的油脂，熬化提取，就用鹈鹕的嗉袋盛，则不会渗漏。用其他东西盛装，则会透走。

［性味］味咸，性温、滑，无毒。

［主治］可用来涂痈肿，治风痹，透经络，通耳聋。（李时珍）

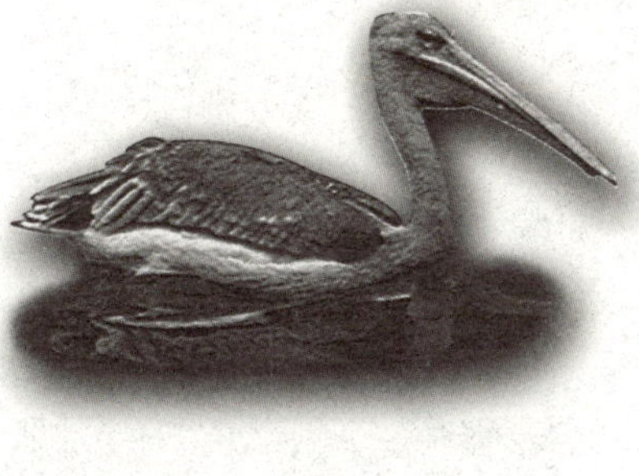

【发明】李时珍说：淘鹅油性走，能引各药入病处拔毒，所以能治聋、痹、肿毒各种疾病。

鹅

禽部 水禽类

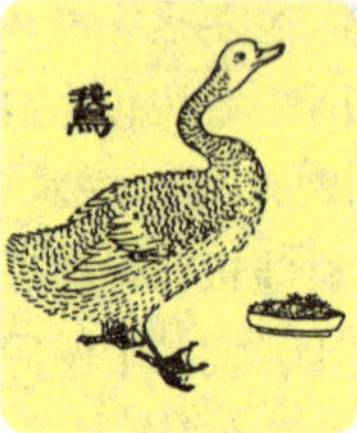

【释名】又名：家雁、舒雁。

李时珍说：鹅的叫声，像在叫自己。江东把鹅叫舒雁，因它像雁但行动迟缓。

【集解】李时珍说：江淮以南的地方，人们多饲养鹅。它有灰、白两种颜色，还有一种体大有胡下垂的。鹅长着绿眼睛，黄嘴，红脚掌，夜晚鸣叫与更声相应。它能吃蛇及蚯蚓，制射工，所以养鹅可避虫蛇。

鹅肉

[性味] 味甘，性平，无毒。

李鹏飞说：嫩鹅肉有毒，老鹅的肉适于食用。

[主治] 利五脏。《名医别录》

解五脏热邪，服丹石药的人适宜食用。(孟诜)

煮汤喝，治消渴。(陈藏器)

【发明】李时珍说：鹅气味俱厚，能发风发疮，用火熏的尤其毒。

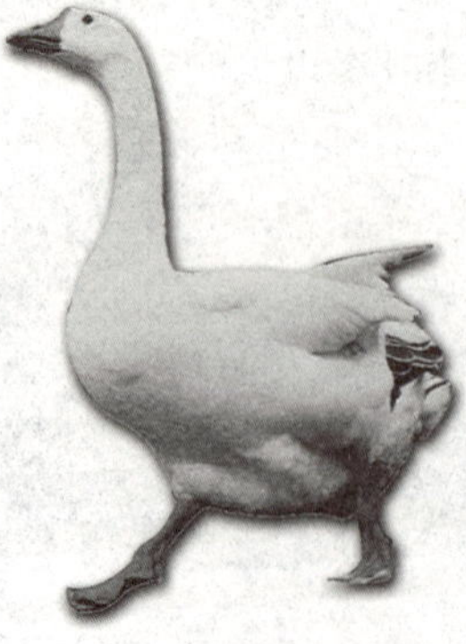

鹅血

[性味] 味咸，性平，微毒。

[主治] 解药毒。(李时珍)

鹅胆

[性味] 味苦，性寒，无毒。

[主治] 解热毒及痔疮初起，用鹅胆频频涂抹，自消。(李时珍)

掌上黄皮

[主治]烧过研末，外搽，治脚趾缝湿烂。焙后研末，用油调，外涂治冻疮。

雁

禽部 水禽类

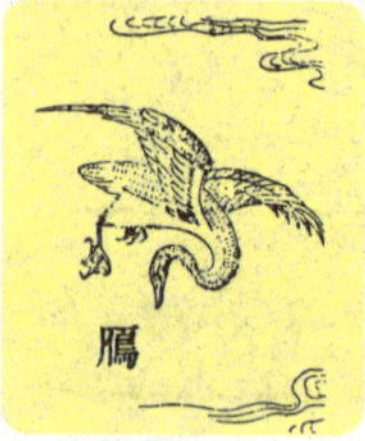

【释名】又名：鸿。

【集解】苏恭说：雁为阳性鸟，与燕子往来相反，冬天南飞，夏天到北方繁殖。

李时珍说：雁外形像鹅，也有苍、白两种颜色。现在的人以白而小的为雁，大的叫鸿，苍色的为野鹅，也叫䲢鹅。雁有四德：寒冷时则自北向南飞，止于衡阳，热时则自南向北飞，归于雁门，此为守信；雁飞行时有序，前鸣后和，此为礼节；雁失偶后则不再交配，此为守其贞节；雁在夜晚群集休息，留一雁作巡警，白天则口衔芦草以躲避射击它的凶器，此为智慧。但雁有一愚，容易被人诱捕，捕雁的人常豢养它作为诱饵去引诱同类。雁儿从南向北飞时消瘦不可吃，从北向南飞时肉肥，可以捕食。

雁肉

[性味] 味甘，性平，无毒。

孙思邈说：七月不要吃雁，否则会伤

人神。

［主治］主中风麻痹。长期食用，能补气，壮筋骨。《日华子诸家本草》

利脏腑，解丹石毒。（李时珍）

雁骨

［主治］烧成灰和淘米水洗头，可以生发。（孟诜）

鹄（天鹅） 禽部 水禽类

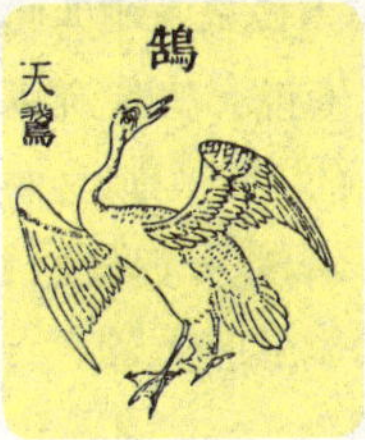

【释名】又名：天鹅。

李时珍说：据师旷《禽经》上所说“鹄鸣哠哠”，所以称为鹄。吴僧赞宁说，凡是大的事物，都以天命名。天，大的意思。所以天鹅名字的意义，大概与此相同。

【集解】李时珍说：鹄比雁大，羽毛洁白有光泽，飞得很高很远，也善步行。所以有“鹄不浴而白，一举千里”的说法。另外，也有黄鹄、丹鹄，湖、海、长江、汉水之间都有。它的皮毛可做衣服等，叫作天鹅绒。

天鹅肉

［性味］味甘，性平，无毒。

［主治］腌炙后食用，益人气力，利脏腑。（李时珍）

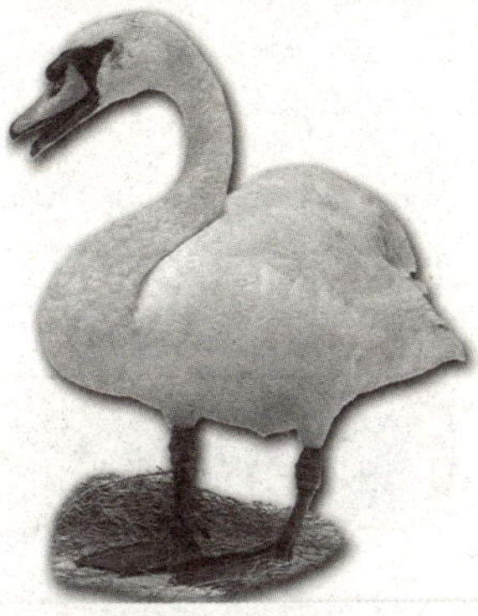

鹜（鸭） 禽部 水禽类

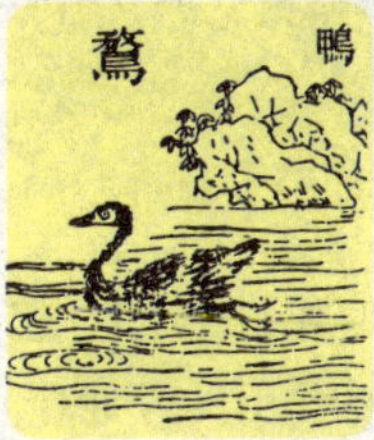

【释名】又名：鸭、舒凫、家凫。

李时珍说：鹜（音木）通木。鹜性质朴，而无他心，所以百姓常以它为礼品。《禽经》上说“鸭鸣呷呷”，其名根据其叫声而来。凫能高飞，而鸭舒缓不能飞，所以叫舒凫。

【集解】李时珍说：《格物论》上说，鸭，雄的为绿头，翅膀上有纹理，雌的为黄斑色。也有纯黑色和纯白色的，还有毛白而骨黑的，入药食更佳。雄鸭不会鸣叫，雌鸭才会叫。重阳节过后鸭子肉肥味美。清明后鸭产卵则肉少不丰满。如果没有母鸭孵鸭蛋，也可以用牛粪孵鸭蛋。

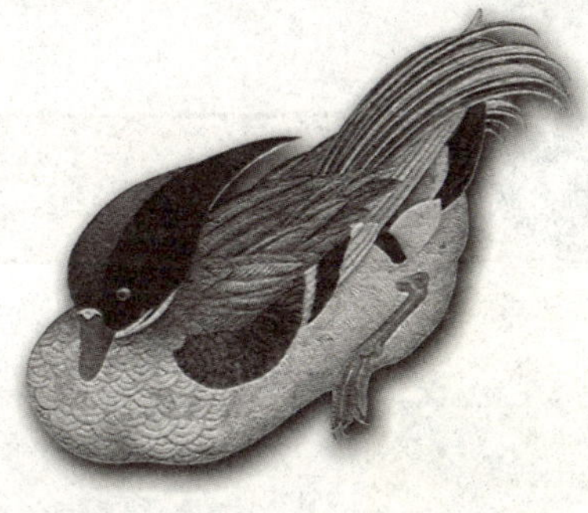

鸭肉

［性味］味甘，性冷，微毒。

孟诜说：白鸭肉最好，黑鸭肉有毒，易损伤中焦致中焦虚寒。

吴瑞说：肠风下血的人不能吃。

李时珍说：嫩鸭毒，老鸭好。

［主治］补虚除客热，调和脏腑，通利水道，疗小儿惊痫。《名医别录》

解丹毒，止热痢。《日华子诸家本草》

治头生疮肿。将鸭肉和葱、豆豉同煮，除心中烦热。（孟诜）

鸭胆

［性味］味苦、辛，性寒，无毒。

［主治］用来涂痔核，效好。也可以用来点赤目初起。（李时珍）

鸭肫衣

［主治］各种骨鲠喉，取其炙后研末，用水送服一钱，取它消食导滞的作用。（李时珍）

鸭卵（鸭蛋）

［性味］味甘、咸，性微寒，无毒。

孟诜说：吃多了会损伤阳气，令人气短背闷。小孩多食导致下肢乏力。用盐藏后食用，好。

陶弘景说：不能与鳖肉、李子一起吃，对人不好。

［主治］治疗心腹胸膈热邪。《日华子诸家本草》

凫　禽部┆水禽类

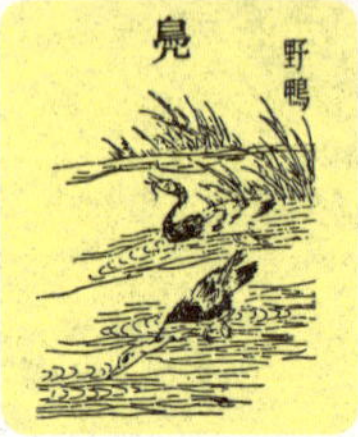

【释名】又名：野鸭、野鹜、沉凫。

【集解】李时珍说：凫，东南江海湖泊中都有。它们常常数百只结成群，飞行时遮蔽天日，而飞行时发出的声音如起风下雨。它们所到之处庄稼尽毁。陆机《诗疏》上说，凫像鸭但比鸭小，羽毛青白夹杂，背部有纹理，喙短尾长，脚小掌红，体形肥胖而耐寒。

凫肉

［性味］味甘，性凉，无毒。

《日华子诸家本草》载：不可与胡桃、木耳、豆豉一起吃。

［主治］能补中益气，平胃消食，除十二种虫。身上有小热疮年久不愈者，多吃野鸭可以治好。《日华子诸家本草》

鸳鸯　禽部┆水禽类

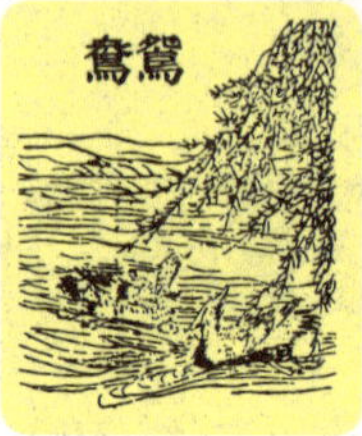

【释名】又名：黄鸭、匹鸟。

李时珍说：鸳鸯终日并游，有宛如在水中央的意思。也有人说，雄的叫声像鸳，雌的叫声像鸯。崔豹《古今注》上说，鸳鸯雌雄不分离，如果人捉了其中的一只，则另一只相思而死，所以称之为匹鸟。《涅槃经》中称它为婆罗迦邻提。

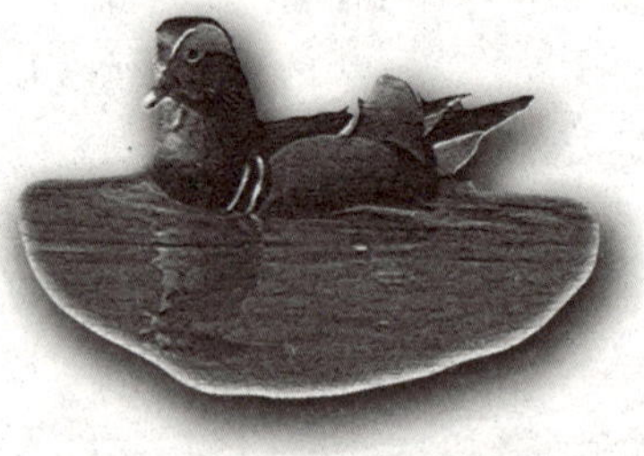

【集解】李时珍说：鸳鸯属凫类，南方的湖溪中常有。它栖于土穴中，如水鸭大小，颜色为杏黄色，有纹理，红头翠颈，黑翅黑尾，红掌，头部有很长的白毛可垂到尾部，交颈而卧。

鸳鸯肉

［性味］味咸，性平，有小毒。

［主治］治各种瘘疮疥癣，将其用酒浸后，炙热外敷疮上，冷后即换。《嘉祐补注本草》

鹭　禽部┆水禽类

【释名】又名：鹭鸶、丝禽、雪客、春锄、

白鸟。

李时珍说：《禽经》上说，鹴飞则下霜，鹭飞则有露，故名。此鸟步于浅水中，喜欢独自低头昂胸，像舂、锄的形状，所以叫舂锄。陆机《诗疏》上说，青海、山东一带叫它舂锄，辽东、江浙一带则叫它白鹭。

【集解】李时珍说：鹭属水鸟。它在树林里栖息，在水中觅食，成群飞行而排列有序。鹭的毛洁白如雪，颈细长，脚呈青色善翘，高约一尺多，脚趾分开，尾巴很短，嘴长三寸，头顶有数十根长毛，毛细如丝，欲捕鱼时则弯如弓状。

鹭肉

[性味] 味咸，性平，无毒。

[主治] 主治虚瘦，能益脾补气，炙熟食用。

鸥

禽部｜水禽类

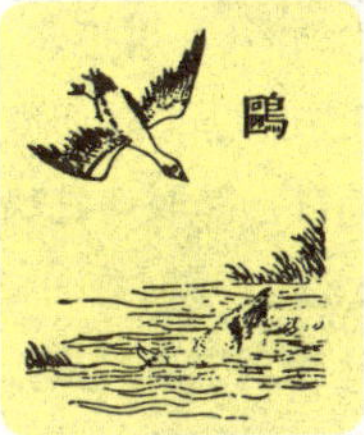

【释名】又名：鹥（音医）、水鸮。

李时珍说：鸥浮于水上，轻漾如沤，故叫鸥。鹥是它的叫声。称水鸮，是其外形与鸮相似。生活在海边的叫海鸥，生活在江边的叫江鸥，江夏人讹传为江鹅。又有一种鸥，随海潮的涨落而来去，人们叫它信鸥。

【集解】李时珍说：鸥生活在南方江海湖溪间。它们的形色像白鸽或小白鸡，长嘴长脚，成群飞翔，三月份产卵。

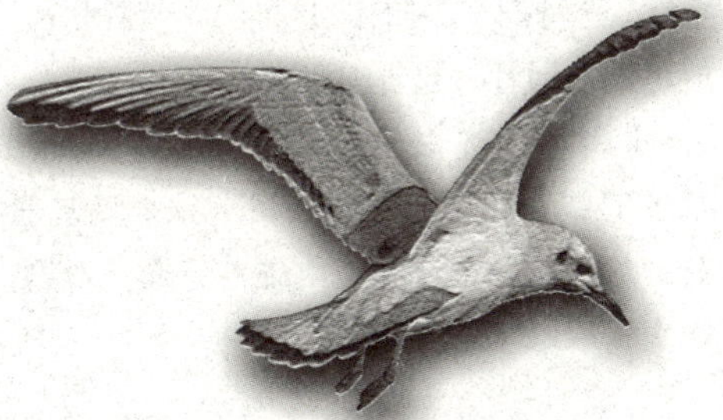

鸬鹚

禽部｜水禽类

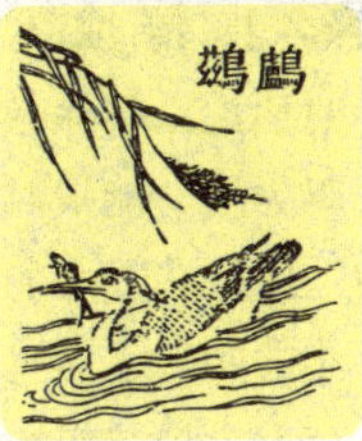

【释名】又名：鹕、水老鸦。

李时珍说：查《韵书》，卢与兹都是黑，此鸟的颜色深黑，所以叫鸬鹚。鹕，是它叫的声音。

【集解】李时珍说：处处水乡都有鸬鹚，像鶂但体小，毛色黑。也像乌鸦，但喙长微钩曲，善于沉入水中捕鱼。它白天聚集在水中的小岛上，夜间栖息于林木中。日久则其粪的毒性会使树木枯死。南方渔民往往养上数十只，用来捕鱼。杜甫诗中"家家养乌龟，顿顿食黄鱼"有人说就是指鸬鹚。

鸬鹚肉

[性味] 味酸、咸，性冷，微毒。

[主治] 治大腹鼓胀，能利水道。（李时珍）

鱼狗（翠鸟）

禽部｜水禽类

【释名】又名：鴗、天狗、水狗、鱼虎、鱼师、翠鸟。

【集解】陈藏器说：此就是翠鸟。它以洞穴为窠。大的叫翠鸟，小的叫鱼狗。羽毛为青翠色，尾巴可用来做装饰品。也有毛色斑白的鱼狗，它们都擅长在水上捕鱼。

李时珍说：到处水涯都有鱼狗，大如燕子，喙尖而长，足红而短，背部毛色翠中带碧，翅膀上的毛呈青黑色，可用作女人的装饰品。

鱼狗肉

[性味] 味咸，性平，无毒。

原禽类

鸡

禽部 | 原禽类

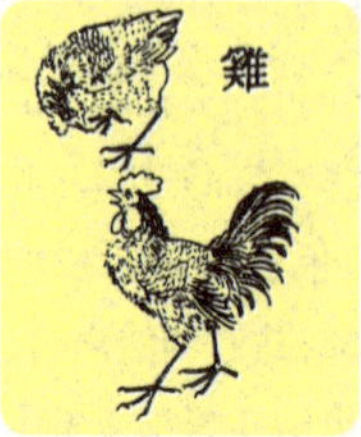

【释名】又名：烛夜。

李时珍说：按徐铉所说，鸡为稽，能报时辰。《广志》说，大的叫蜀，小的叫荆，幼鸡叫觳。梵书上把鸡叫鸠七咤。

【集解】李时珍说：鸡的种类非常多，各地所产的鸡，大小、形态、颜色都不相同。朝鲜有一种长尾鸡，尾巴长三四尺。辽阳有一种食鸡，一种角鸡，肉味比其他的鸡肥美。南越有一种长鸣鸡，不分昼夜鸣啼。南海有一种石鸡，潮水一涨就啼叫。四川有一种鹎鸡，楚中有一种伧鸡，身高都有约三四尺。江南则有一种矮鸡，脚长才二寸左右。鸡属巽卦，在星与昴相应。如果一家人的鸡无故地集体鸣叫，称为荒鸡，为不祥之兆。如果黄昏时只有一只鸡鸣叫，叫盗啼，预示这户人家吉星高照。老鸡能发出像人一样的声音，或母鸡公鸣，或雄鸡产蛋的，这样的鸡要杀掉。

丹雄鸡肉

［性味］味甘，性微温，无毒。

［主治］治妇人崩中漏下。能补虚温中止血。《神农本草经》

治疗疮疡溃烂久不愈。《名医别录》

能补肺。（孙思邈）

【发明】李时珍说：鸡虽然属木，但丹雄鸡得离火阳阴之象，白雄鸡得庚金太白之象，所以宜于辟恶邪；乌雄鸡属木，乌雌鸡属水，所以孕、产妇适宜；黄雌鸡属土，所以适宜养脾胃；而乌骨鸡又得水木的清气，所以虚热的人适宜，都各从其类。

黄雌鸡肉

［性味］味甘、酸、咸，性平，无毒。

［主治］主治伤中、消渴、小便频数而不禁、泄泻痢疾，能补益五脏，续绝伤，疗五劳，益气力。《名医别录》

可治劳劣，添髓补精，助阳气，暖小肠，止泄精，补水汽。《日华子诸家本草》

治产后虚羸，煮汤煎药服，效果好。（李时珍）

【附方】**1. 脾胃弱乏，人痿黄瘦：**黄雌鸡肉五两、白面七两，切肉做成馄饨，下五味煮熟，空腹吃，一天一次。**2. 产后虚羸：**取黄雌鸡一只，去毛及肠肚，从背上破开，加入生百合三枚、白粳米半升，缝合，入五味汁中煮熟后，开腹取出百合及饭，和汁做羹食用，并吃鸡肉。

乌骨鸡

［性味］味甘，性平，无毒。

［主治］补虚劳羸弱，治消渴、心腹疼痛，对产妇有益，能治疗妇人崩中带下，一切虚损病，以及大人小孩下痢噤口，都取乌骨鸡煮汤饮汁，也可以捣和成丸药。（李时珍）

【发明】李时珍说：乌骨鸡有白毛的，有黑毛的，有斑毛的，也有骨和肉都是乌的，还有肉白骨乌的，只要看鸡舌是黑的，则这种鸡便骨肉都乌，入药最好。乌骨鸡禀受了水木的精气，所以患肝、肾、血病的人适宜食用。方法是，男子用母鸡，女子用公鸡。妇人药方中有乌鸡丸，可治妇科百病。这种药丸的制作，是将鸡煮烂后和药，或将鸡连同骨一起研细使用。

【附方】**赤白带下：**白果、莲肉、江米各五钱，胡椒一钱，均研为末。取乌骨鸡一只，治净，在鸡腹中装入药末，煮熟，空腹食用。

鸡冠血（三年雄鸡的好）

［性味］味咸，性平，无毒。

［主治］乌鸡的鸡冠血，主乳汁不通。《名医别录》

丹鸡的鸡冠血，可治白癜风。《日华子诸家本草》

能疗经络间风热。用来涂面颊，治口歪不正。还能用来涂治各种疮癣，解蜈蚣、蜘蛛毒。（李时珍）

鸡肝

［性味］味甘、苦，性温，无毒。

李时珍说：肝有微毒。《内经》上说“吃鸡去肝”，是认为肝对人不利。

鸡内金（膍胵里面的黄皮）

［性味］味甘，性平，无毒。

［主治］治泄泻下痢。《神农本草经》

疗小便频数，能除热止烦。《名医别录》

止遗精、尿血、崩中带下、肠风泻血。《日华子诸家本草》

能消食和胃。治小儿食疟，疗大人淋漓反胃，能消酒积，主喉闭乳蛾，一切口疮，牙疳诸疮。（李时珍）

【附方】**1. 噤口痢疾**：鸡内金焙过，研为末，乳汁送服。**2. 一切口疮**：用鸡内金烧灰敷涂。

鸡蛋（黄雌鸡的最好，乌雌鸡的次之）

［性味］味甘，性平，无毒。

【集解】张鼎说：鸡蛋不宜多吃，多吃使人腹鸣、动风气。与葱、蒜同吃，使人气短；同韭子吃，成风痛；与鳖肉同吃，损人；与獭肉同吃，成遁尸；与兔肉同吃，使人泻痢。

李时珍说：小儿患痘疹时，忌吃鸡蛋，也不要闻煎食的气味，否则会生翳膜。

［主治］镇心，安五脏，止惊安胎，治孕妇急性热病，男子阴囊湿痒，能治声音嘶哑。用醋煮食，治赤白久痢及产后虚痢。用光粉同蛋炒干，止疳痢及妇人阴疮。与豆淋酒同服，治风邪引起的麻痹。用醋浸泡使蛋坏，可用来敷疵。作酒服，可止产后血晕，能温肾，缩小便，止耳鸣。《日华子诸家本草》

【附方】**1. 身面肿满**：用鸡蛋黄、蛋白相和，涂肿处，干了再涂。**2. 妇人白带**：用酒及艾叶煮鸡蛋，每天食用。

鸡蛋清

［性味］味甘，性微寒，无毒。

［主治］蛋清与赤小豆末调和，用来涂一切热毒、丹肿、腮痛，有神效。冬月新生的蛋，取蛋清用酒浸，密封七天后取出，每天晚上用来涂脸，可除面上黑块与疮疔，有美容作用。（李时珍）

【附方】**汤火烧灼**：用鸡蛋清调酒勤洗痛处，忌发物。或者将其生敷也可以。

雉（野鸡） 禽部｜原禽类

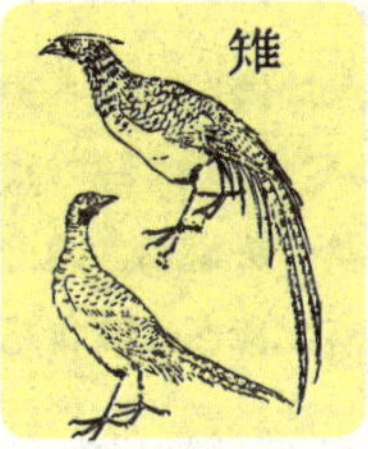

【释名】又名：野鸡。

寇宗奭说：雉飞的时候像矢，一直向前，突然坠下，故字从矢。汉吕太后名雉，所以汉高祖将雉改叫野鸡。

李时珍说：《黄氏韵会》中说，雉，纹理的意思。雉有华丽的花纹，所以《尚书》中称它为华虫，《曲礼》中称作疏趾。雉的种类有很多，也是以各自不同的形态、颜色来区别的。

【集解】李时珍说：雉，南北都有。它的大小如鸡而毛色五彩斑斓。雄雉的羽毛色彩艳丽，尾巴长；雌雉的羽毛色彩较暗，且尾巴也短。其性好斗，叫声为鷕（yǎo），卵为褐色。雌雉要产卵时，会避开雄雉，否则雄雉会吃掉雉卵。

雉肉

［性味］味酸，性微寒，无毒。

《日华子诸家本草》说：性平，微毒。秋冬季节捕食对人体有益，春夏季食用有毒。

苏颂说：雉有小毒，不能经常食用，损多益少。

［主治］补中，益气力，止泻痢，除蚁瘘。《名医别录》

鹧鸪

禽部｜原禽类

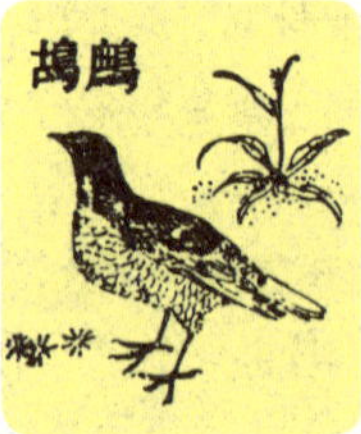

【释名】又名：越雉。

李时珍说：按《禽经》所说，随阳即越雉，起飞时必向着南方。晋安称其为怀南，江左称为逐影。张华注释说，鹧鸪是因其叫声来命名。它飞时必先向南，虽在飞行中也会向东、向西回旋飞翔，但起飞时必定是朝着南方。它有怀南的习惯，从不往北。

【集解】孔志约说：鹧鸪生于江南。

苏颂说：现在江西、福建、广东、广西、四川都有鹧鸪。其外形像母鸡，头像鹑，胸前有白圆点如珍珠，背部羽毛有红紫色波浪状花纹。

李时珍说：鹧鸪畏露霜，早晚很少出来活动，夜间休息时，用草和树叶覆盖身体。鹧鸪雌雄两只相对鸣叫，民间形容它的叫声是“行不得哥”。其性喜好洁净，所以猎人用䊪竿来粘捕，或用媒介诱取。南方人将鹧鸪炙烤后食用，说其肉白且脆，味道比鸡、雉好。

鹧鸪肉

［性味］味甘，性温，无毒。

孟诜说：鹧鸪不能与竹笋一起吃，那样会使人小腹胀。它自己死去的也不能吃。

［主治］岭南野葛、菌子毒，生金毒以及温瘴长期不愈，将鹧鸪连毛熬后用酒浸泡，取汁服。《新修本草》

与酒同服，主治蛊气欲死。《日华子诸家本草》

能补五脏。（孟诜）

【发明】李时珍说：鹧鸪吃多了，也有微毒。但它的功用又能解毒解蛊，功过不相掩。

竹鸡

禽部｜原禽类

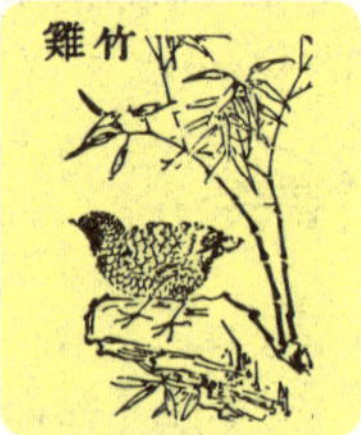

【释名】又名：山菌子、鸡头鹘、泥滑滑。

李时珍说：菌子，是说它的味美如菌。蜀人叫它鸡头鹘，南方人叫泥滑滑，都是因它的叫声。

【集解】陈藏器说：山菌子生活在江东山林中，外形像小鸡，没有尾。

李时珍说：竹鸡现在江南、川、广到处都有。它多生活在竹林中，外形比鹧鸪小，毛为褐色而多斑点，有红色的纹理。其性好啼，每遇同伴必打斗一番。捉它的人便用媒介引诱它打斗，然后用网捕捉。谚语说，家有竹鸡啼，白蚁化为泥。竹鸡喜欢吃白蚁，也能除壁虱。

竹鸡肉

［性味］味甘，性平，无毒。

鹑

禽部｜原禽类

【释名】李时珍说：鹑性淳，窜伏于浅草中，随遇而安，庄子所谓“圣人鹑居”就是此意。鹑在行动中遇小草也要躲避。其子叫鸡。

寇宗奭说：鹑蛋刚生时叫作罗鹑，到

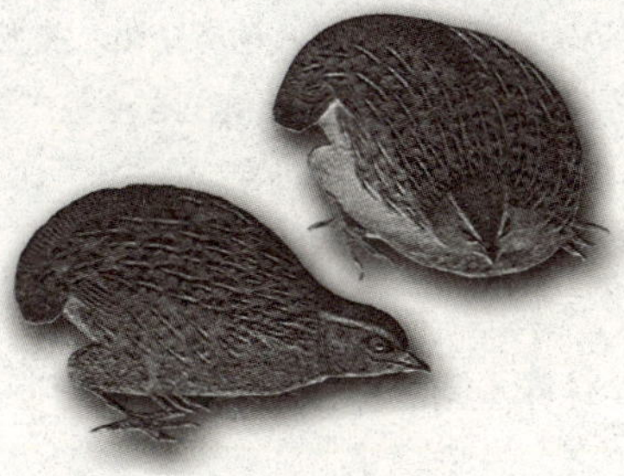

秋初称早秋，中秋后则叫作白唐，一物却有四个名称。

【集解】李时珍说：鹑大小如鸡雏，头细而无尾，毛有斑点，很肥。雄鹑足高，雌鹑足短。其性畏寒，生活在田野里，夜晚成群飞翔，白天则伏在草丛中。人们能用声音来诱捕鹑，将其养起来，让它们打架。

鹑肉

［性味］味甘，性平，无毒。

掌禹锡说：鹑四月以前不能吃。不能与猪肝同食，否则会使人生雀斑；也不能与菌子同食，否则会致痔疮。

［主治］能补五脏，益中气，强筋健骨，耐寒暑，消热结。与小豆、生姜同煮食用，可止泻痢。酥煎食用，令人下焦肥健。《嘉祐补注本草》

鸽

禽部 | 原禽类

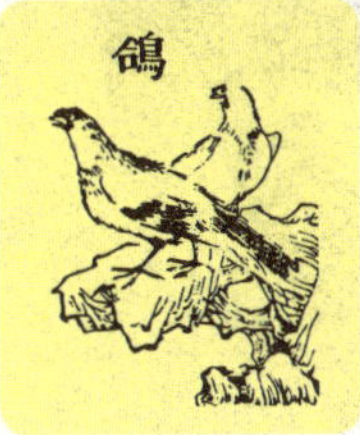

【释名】又名：鹁鸽、飞奴。

李时珍说：鸽性淫而易交合，故名。鹁是它叫声。张九龄以鸽传书，所以也叫飞奴。梵书中称其为迦布德迦。

【集解】寇宗奭说：鸽羽毛的颜色在禽类中是最多的，但只有白鸽入药。鸟类绝大多数是雄性骑在雌性身上，唯独鸽是雌性骑在雄性身上。

李时珍说：各地的人们都饲养鸽子，也有野鸽。鸽的品种虽然很多，但其羽毛的颜色不外乎青、白、皂、绿、鹊斑这几种。鸽的眼睛有大有小，颜色有黄，有红，有绿。

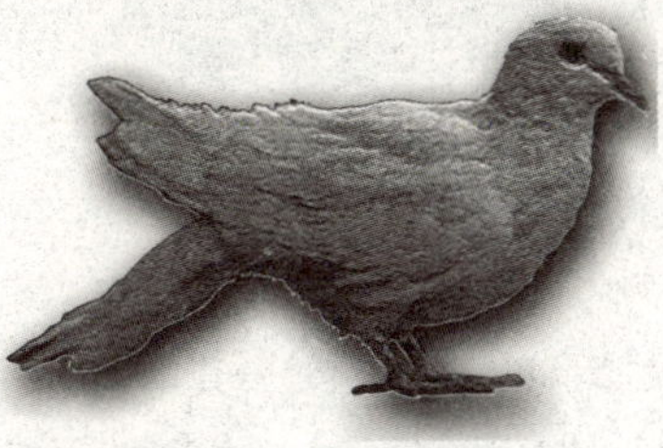

白鸽肉

［性味］味咸，性平，无毒。

［主治］解各种药毒以及人、马久患疮疥。《嘉祐补注本草》

能调精益气，治恶疮疥癣，风瘙白癜，疬疡风，炒熟与酒同服。虽然其对人有益，但吃多了恐减药力。

雀

禽部 | 原禽类

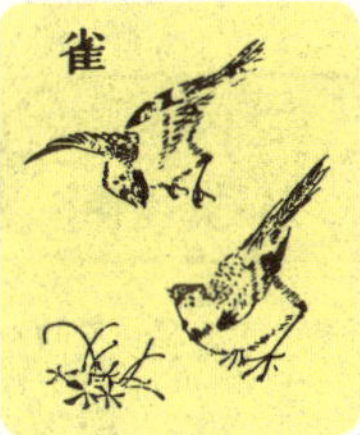

【释名】又名：瓦雀、宾雀。

李时珍说：雀是短尾巴的小鸟，故字从小，从隹。隹（音锥），指鸟的短尾巴。雀栖宿在屋檐和瓦之间，有的还栖息在台阶的边缘，如同宾客，所以称它瓦雀、宾雀，也叫嘉宾。俗呼老而斑的为麻雀，个小而口黄的为黄雀。

【集解】李时珍说：雀，到处都有。它的羽毛为褐色且有斑点，下颌和嘴都是黑色，头形像独蒜，眼睛像大的辣椒。雀的尾巴长约二寸，脚爪是黄白色，只会跳跃，不会行走。它的眼睛在晚上看不见东西。雀蛋有斑点。个小的叫黄雀，八九月份间，成群结队在田间飞翔。

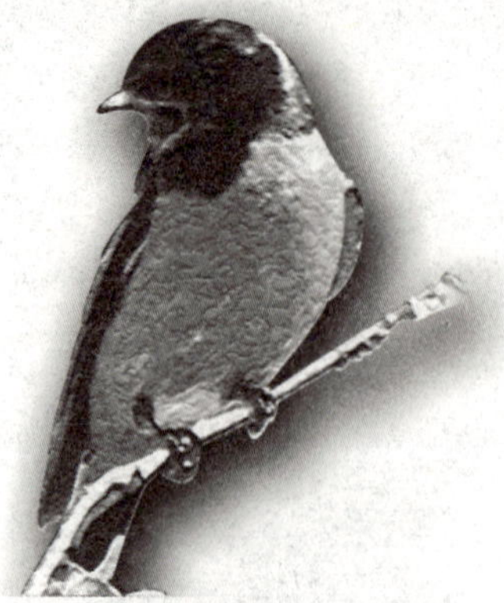

黄雀很肥壮，背部有一层脂肪，如同披了棉衣。雀肉可以烤来吃，油炸后味道更好。

雀肉

［性味］味甘，性温，无毒。

陶弘景说：雀肉不可与李、酱同食。凡服白术的人也忌食用。

［主治］能壮阳益气，暖腰膝，缩小便，治血崩带下。《日华子诸家本草》

【附方】**补益老人，治老人脏腑虚损羸瘦，阳气衰弱**：用雀儿五只，治净，炒熟，加酒一合，稍煮一会，再加水二盏半、粟米一合、葱白三根，同煮粥食用。

燕　禽部｜原禽类

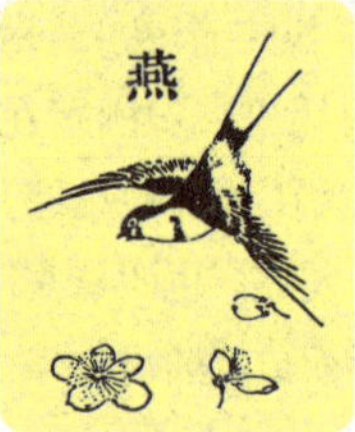

【释名】又名：乙鸟、玄鸟、鸷鸟、鷾鸸、游波、天女。

李时珍说：燕是篆文的象形字。乙鸟是以它的叫声命名。玄鸟是以它的颜色命名。鹰、鹞捕食了它就会死。燕又能制东海的青鹘，故有鸷鸟之名。它能兴波祈雨，所以有游波之号。京房说，人见到白燕，会生贵女，所以燕有天女的名称。

【集解】李时珍说：燕大小如雀而身长，口小而尖，颔大，翅薄且尾有分叉。燕在春天飞来，秋天飞走。它来时衔泥在屋檐下筑巢，飞走后在南方的洞穴中藏身。

燕肉

［性味］味酸，性平，有毒。

伏翼（蝙蝠）禽部｜原禽类

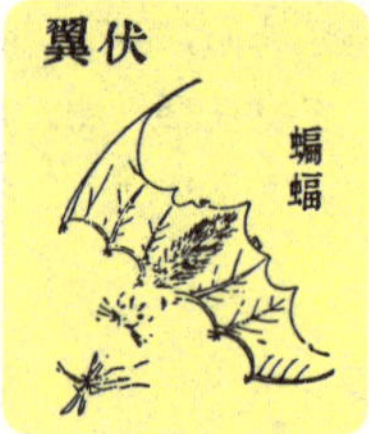

【释名】又名：蝙蝠、天鼠、仙鼠、飞鼠、夜燕。

苏恭说：因此物昼伏而有翼，所以称为伏翼。

李时珍说：伏翼，《尔雅》中作服翼，齐人称之为仙鼠，《仙经》中叫它肉芝。

【集解】李时珍说：伏翼像老鼠，呈灰黑色。它有很薄的肉翅，翅膀与四足、尾巴连为一体。伏翼夏季出来活动，冬季蛰伏在洞中；白天休息，晚上出来觅食。它以蚊蚋为食。生活在钟乳石岩洞中的伏翼较大。也有白色的伏翼。《仙经》认为白色伏翼有千百岁，服用后令人不死。这都是求仙炼丹者骗人的话。

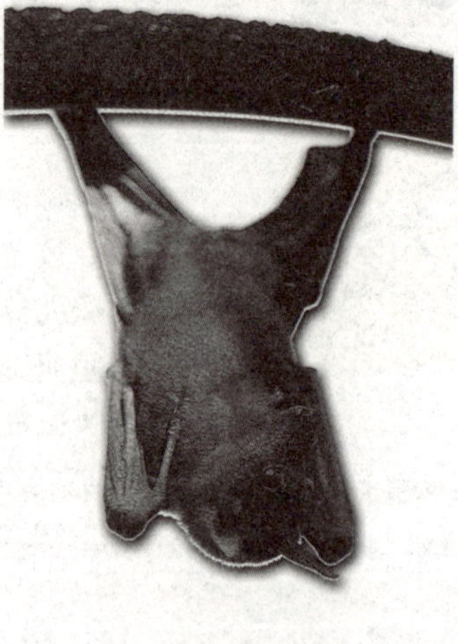

伏翼

【修治】李时珍说：现在多用煅后存性的伏翼。

［性味］味咸，性平，无毒。

［主治］治久咳上气，久疟瘰疬，金疮内漏，小儿惊风。（李时珍）

【附方】**久咳上气，多年服药均无效：**用蝙蝠除去翅、足，烧焦研末，用米汤送服。

寒号鸟 禽部｜原禽类

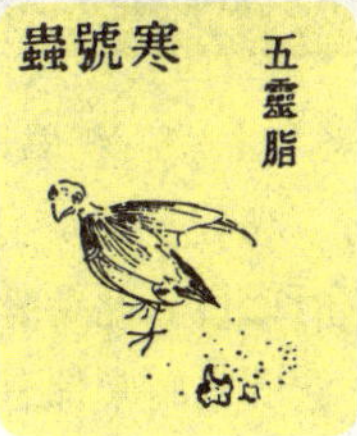

【释名】又名：独春。屎名：五灵脂。

【集解】李时珍说：寒号鸟是候时之鸟，五台诸山较多。它外形像小鸡，四足有肉翅。夏天羽毛呈五彩色，叫声好像是：凤凰不如我。到冬天毛掉落像雏鸟，忍寒而号叫：得过且过。它的屎集中于一处，气味特别臊恶，粒大如豆。采来有像糊的，有黏块像糖的。人们多将沙石掺杂其中出售。凡用以糖心润泽的为真品。

寒号鸟肉

［性味］味甘，性温，无毒。

［主治］食之，能补益人。（汪颖）

五灵脂

【修治】苏颂说：此物多夹杂沙石，很难清理。使用时将其研为细末，用酒飞去沙石，晒干收用。

［性味］味甘，性温，无毒。恶人参，与人参同食，对人有害。

［主治］主治心腹冷气、小儿五疳，能辟疫，治肠风，通利气脉，疗女子血滞经闭。《开宝本草》

疗伤冷积聚。（苏颂）

凡血崩过多者，半炒半生为末，酒服，能行血止血。治血气刺痛很有效。（朱震亨）

止妇人月经过多，赤带不绝，胎前产后血气诸痛，男女一切心腹、胁肋、小腹诸痛，疝痛，血痢肠风腹痛，身体血痹刺痛，肝疟发寒热，反胃消渴，及痰中带血，血贯瞳仁，血凝齿痛，重舌，小儿惊风，五痫癫疾，能杀虫，解药毒，治蛇、蝎、蜈蚣蜇伤。（李时珍）

【发明】李时珍说：五灵脂是足厥阴肝经之药。其气味俱厚，为阴中之阴，故入血分。肝主血，诸痛皆属于木，诸虫皆生于风，所以五灵脂能治血病，散血和血而止诸痛，还能治惊痫，除疟痢，消积化痰，疗疳杀虫，治血痹、血眼诸证。这些疾病都属肝经。

【附方】**1. 血气刺痛：**五灵脂（生研）三钱，加酒一盏煎沸，热服。**2. 小儿蛔虫痛：**五灵脂末二钱、白矾（火飞）半钱，每次取一钱，加水一盏，煎取五分，温服。有虫吐出即愈。**3. 月经不止：**将五灵脂炒至烟尽，研为末。每次取二钱，加当归二片、酒一盏，煎取六分，热服，服三五次后可见效。**4. 化食消气：**五灵脂一两、木香半两、巴豆四十枚（煨熟，去油），共研末，调糊做成绿豆大的丸子，每次用白开水送服五丸。**5. 手足冷麻：**五灵脂二两、没药一两、乳香半两、川乌头一两半（炮，去皮），共研为末，滴水做成弹子大的丸子，每次用生姜温酒磨服一丸。**6. 骨折肿痛：**五灵脂、白及各一两，乳香、没药各三钱，共研末，用熟水同香油调匀，涂患处。**7. 痰血凝结，用紫芝丸：**五灵脂（水飞）、半夏（汤泡）等分，研为末，用姜汁浸过，加蒸饼做成梧桐子大的丸子，每次用水送服二十丸。**8. 虫、蛇咬伤：**用酒调服五灵脂末二钱，并用少许五灵脂末外搽伤口。

林禽类

斑鸠 禽部｜林禽类

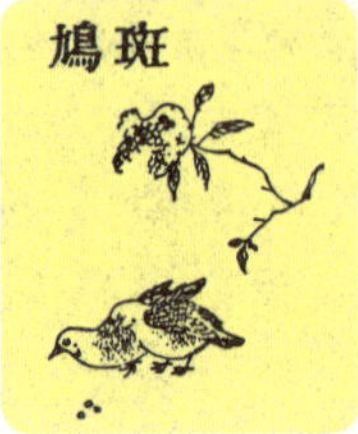

【释名】又名：斑隹、锦鸠、鹁鸠、祝鸠。

【集解】寇宗奭说：斑鸠有斑的，有无斑的，有灰色的，有大的，有小的。

李时珍说：一般体小而灰色的，以及大而如梨花样斑点的，并不善于鸣叫。只有项下有珍珠样斑点的，声音大且能鸣叫。斑鸠性情温和，不善于做巢，它产的卵往往会从巢中落下来。

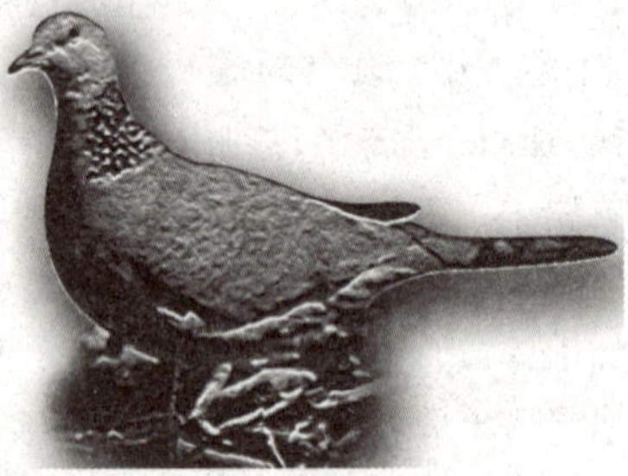

鸠肉

［性味］味甘，性平，无毒。

［主治］明目，久吃可益气，助阴阳。《嘉祐补注本草》

久病虚损的人食用，有补益作用。（寇宗奭）

鸤鸠（布谷）禽部｜林禽类

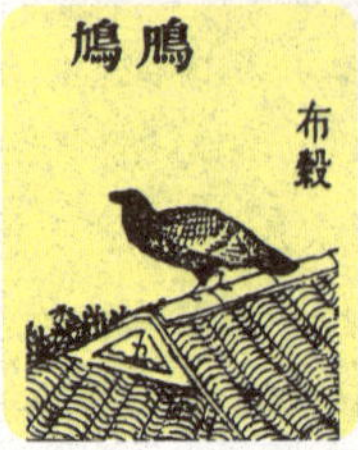

【释名】又名：布谷、鹄鹎、获谷、郭公。

【集解】陈藏器说：布谷像鷂有长尾，雄雌并飞，且用翅膀相互拍击。

李时珍说：按《诗义疏》所载，布谷像斑鸠般大，毛略带黄色，啼叫声相互呼应，却不聚集成群。它拉不会筑巢，常常居住在树洞或是空鹊巢中。布谷哺喂小鸟时，早上是低头自上而下，晚上是抬头自下而上。布谷从农历二月谷雨后开始鸣叫，到夏至后停止。

布谷肉

［性味］味甘，性温，无毒。

［主治］安神定志，令人少睡。

鸜鹆（八哥）禽部｜林禽类

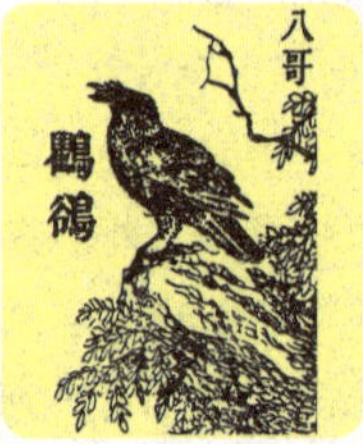

【释名】又名：鸲鹆、哵哵鸟、八哥、寒皋。

李时珍说：此鸟爱戏水，它的眼睛常惊恐紧张地四处张望，故名鸜鹆。哵哵鸟的名字是因它的叫声而来的。冬天将要下雪前，其成群结队相互转告，故名寒皋。皋也就是告诉的意思。

【集解】李时珍说：八哥居住在鹊巢、树洞及人家的屋脊中。头身都是黑色，两只翅膀下各有白点。它的舌头像人舌，能模仿人说话。雏鸟的口为黄色，老八哥则口白。有的八哥头上长着头巾一样的冠毛，有些没有。

八哥肉

［性味］味甘，性平，无毒。

莺（黄鹂）禽部｜林禽类

【释名】又名：黄鸟、黄鹂、鵹黄、仓鹒、青鸟、黄伯劳。

【集解】李时珍说：莺到处都有。它的外

形比鸲鹆大，雌雄双飞，羽毛是黄色，翅膀上和尾部有黑毛。莺的眉黑，嘴尖，脚部色青。立春后开始鸣叫，在小麦黄、桑葚熟的盛夏季节叫得最欢。它的声音圆滑，如织布机的声音。此鸟冬天藏于田塘中，用泥将自己裹成卵状，进入冬眠状态，到第二年春天才出来。

莺肉

［性味］味甘，性温，无毒。

［主治］补益阳气，助脾。（汪颖）

啄木鸟　禽部｜林禽类

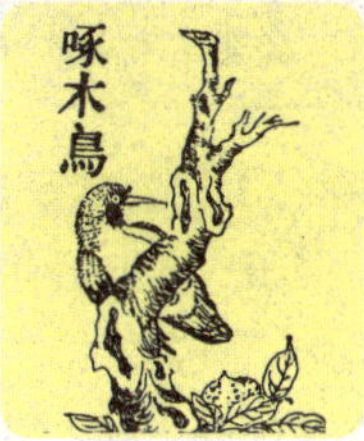

【释名】又名：斫木、䴕。

李时珍说：此鸟能啄破树木而食树中蛀虫，故名啄木鸟。

【集解】掌禹锡说：《异物志》上说，啄木鸟有大，有小，褐色的是雌鸟，有斑点的是雄鸟，能啄木食虫。

李时珍说：啄木鸟小的像雀，大的像乌鸦，面部粉红如桃花，嘴、脚都是青色的。它的爪非常坚硬，嘴锋利如锥，有几寸长。其舌头比嘴长，舌尖有针刺，用嘴啄得虫后，再用舌头钩出吃掉。

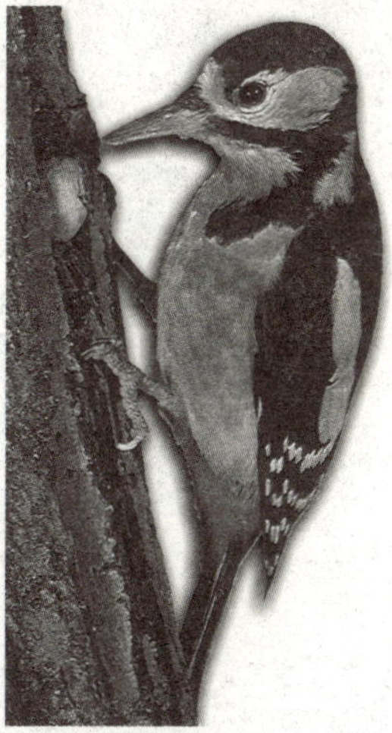

啄木鸟肉

［性味］味甘、酸，性平，无毒。

［主治］治疗痔疮、牙病及龋齿。

慈乌　禽部｜林禽类

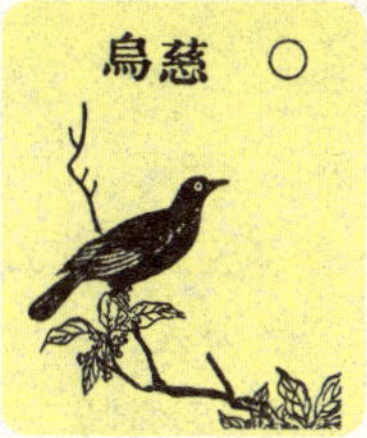

【释名】又名：慈鸦、孝乌、寒鸦。

【集解】李时珍说：乌有四种：体形小而毛色纯黑，小嘴反哺的，是慈乌；像慈乌但嘴大，腹部白，不反哺的，是鸦乌；像鸦乌但体大，白项的，是燕乌；像鸦乌但体小，红嘴穴居的，是山乌。同乌一名鸀乌，出自西方。

慈乌肉

［性味］味酸、咸，性平，无毒。

［主治］补虚劳，治消瘦，助气止咳。《嘉祐补注本草》

乌鸦　禽部｜林禽类

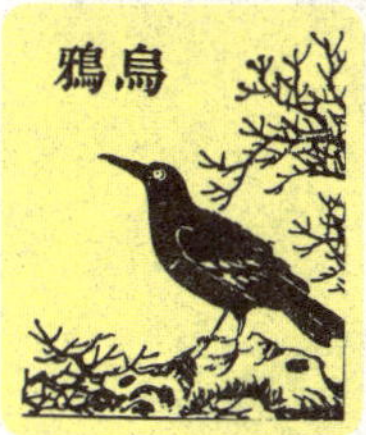

【释名】又名：鸦乌、老雅、楚乌、大嘴乌。

【集解】李时珍说：乌鸦嘴大而性贪鸷，喜欢鸣叫，会躲避绳套。古有《鸦经》来占卜吉凶。只是北方人喜欢乌鸦不喜欢喜鹊，南方人喜欢喜鹊不喜欢乌鸦。

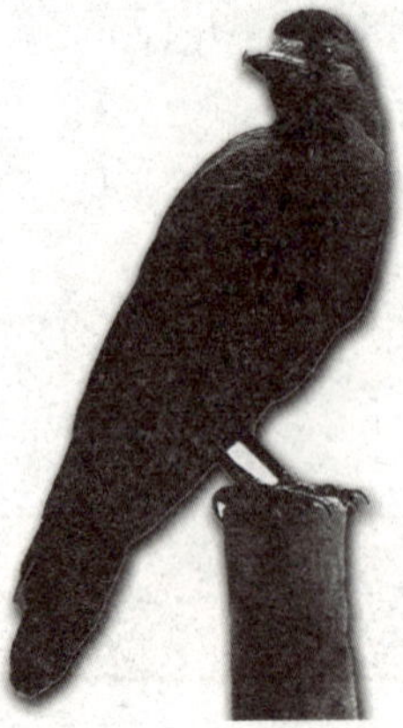

乌鸦肉

［性味］味酸、涩，性平，无毒。

［主治］疗瘦病咳嗽，骨蒸劳疾，腊月取乌鸦。以泥固封烧存性，研为末，每饮服一钱。又治小儿惊痫。《嘉祐补注本草》

治痫疾，五劳七伤，吐血咳嗽，能杀虫。（李时珍）

鹊（喜鹊） 禽部 林禽类

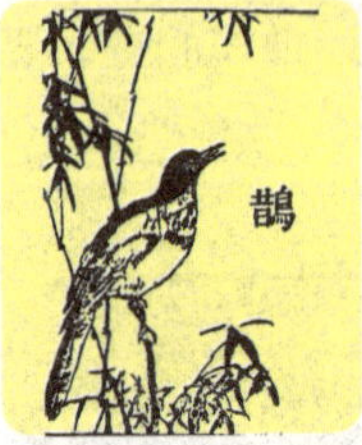

【释名】又名：飞驳乌、喜鹊、干鹊。

【集解】李时珍说：鹊，属乌类，体形如乌鸦大小，尾巴长，嘴尖爪黑，背部羽毛绿色，腹部羽毛为白色，尾巴上的毛黑白相间。鹊常上下来回飞行，喜欢鸣叫，季冬才开始筑巢，巢口面向太乙，背向太岁。观察鹊巢能预测来年的气候，如果来年风多，它必将巢筑在低洼避风处。

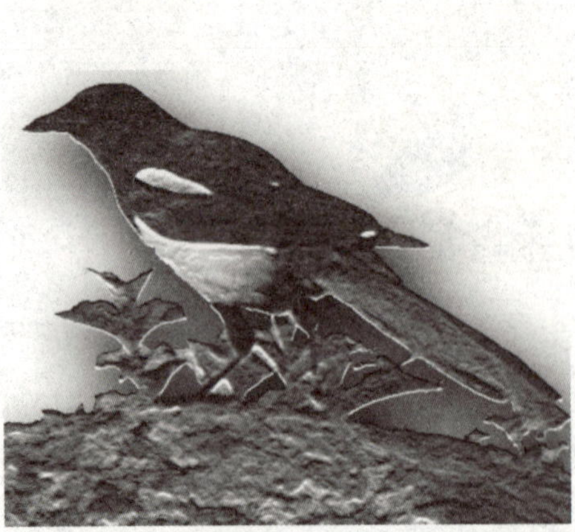

雄鹊肉

［性味］味甘，性寒，无毒。

［主治］主治石淋，消热结。将鹊烧成灰，取石投入灰中，如灰散，则是雄鹊肉。《名医别录》

治疗消渴，能祛风，利大小便，并除四肢烦热，胸膈痰结。妇人不可食。（李时珍）

杜鹃 禽部 林禽类

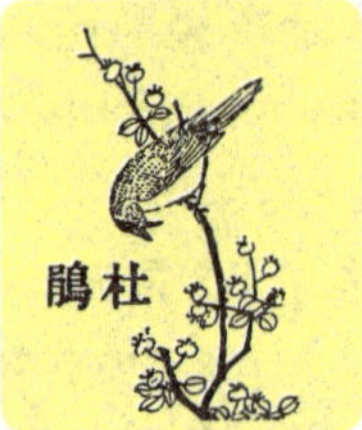

【释名】又名：杜宇、子规、催归、思归、怨鸟、周燕、阳雀。

李时珍说：蜀人看到鹃鸟就思念杜宇，故名杜鹃。子规、催归等名称，都是因其叫声而得名，因各地的方言不同而有不同的叫法。杜鹃鸣叫的声音像“不如归去”。

【集解】李时珍说：杜鹃生活在四川，现在南方也有。它的外形像雀、鹞，但毛色很黑而无光泽，嘴红，头顶有小冠。它在暮春就开始鸣叫，通宵达旦，鸣叫时总是朝向北方。到夏天，杜鹃的鸣叫声更甚，昼夜不止，声音凄凉，极其哀切。种田的人根据它的叫声来安

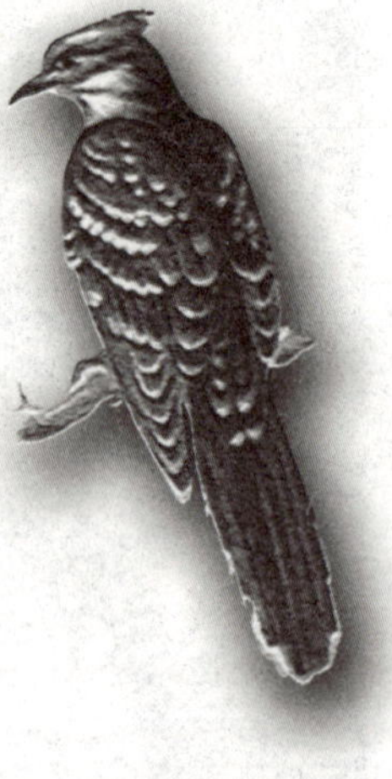

排农事。它以虫为主食，不会做巢，依靠其他鸟的巢来产卵孵子，冬天则躲藏起来。

杜鹃肉

［性味］味甘，性平，无毒。

［主治］主治疮瘘有虫，将杜鹃肉切成薄片烤热外贴。（李时珍）

鹦䳇

禽部 林禽类

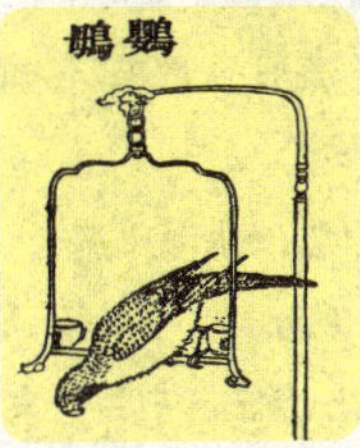

【释名】又名：鹦哥、干皋。

李时珍说：按《字说》上所说，鹦䳇像婴儿学说话，故字从婴、母，也写作鹦鹉。

【集解】李时珍说：鹦鹉有好几个品种，绿鹦哥出自陇蜀，而滇南、交广近海各地尤多，大如乌鹊，经常成百只鸟结群飞翔；红鹦鹉为紫赤色，大小像绿鹦鹉；白鹦鹉出自西洋、南番，大小像母鸡；五色鹦鹉出自海外各国，比绿鹦鹉大但小于白鹦鹉，特别聪慧伶俐。各种鹦鹉都是红嘴，嘴尖弯曲如钩，长尾，赤足，眼放金光而深陷，上下眼睑都能眨动，舌头如婴儿。它的脚趾前后各有二趾，与别的鸟类不同。鹦鹉生性怕冷，受寒生就浑身发颤而死，给它喂余甘子可解其寒。

鹦鹉肉

［性味］味甘、咸，性温，无毒。

［主治］治疗虚劳久咳。（汪颖）

山禽类

孔雀

禽部 山禽类

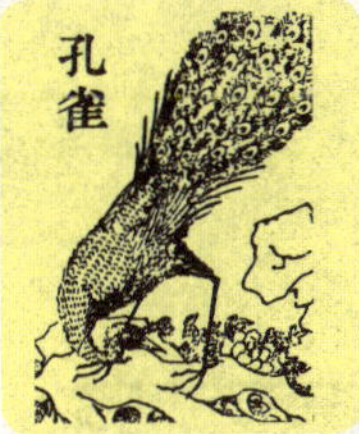

【释名】又名：越鸟。

【集解】李时珍说：按《南方异物志》载，孔雀生长在交趾、雷州、罗州等地的高山乔木树林中。孔雀体大如雁，高三四尺，不矮于鹤。它的颈部细长，背部隆起，头顶有三根约一寸长的毛，常常数十只群飞，栖息于山岗、丘陵。早晨鸣叫声此起彼伏，鸣声像“都护”。雌孔雀尾巴短且没有灿烂的羽毛，三岁的雄孔雀尾巴还小，到它五岁后，可长到二三尺长，夏季羽毛脱落，春天后再长出新的羽毛。雄孔雀从背部到尾巴的羽毛上有圆形的花纹，花纹五彩斑斓、金光翠绿，每两个图案之间相互串绕如铜钱一样。它很爱惜它的尾巴，停栖时必须考虑到有地方容纳它的尾巴。在雨天，孔雀的尾巴淋湿后很重，也就不能飞高了。人们乘此机会捕捉它，或者躲在它经过的地方，扯断它的尾巴。孔雀听到人们唱歌跳舞，则跟着起舞。它性情善妒，见到穿着色彩艳丽衣裳的人就会去啄他。

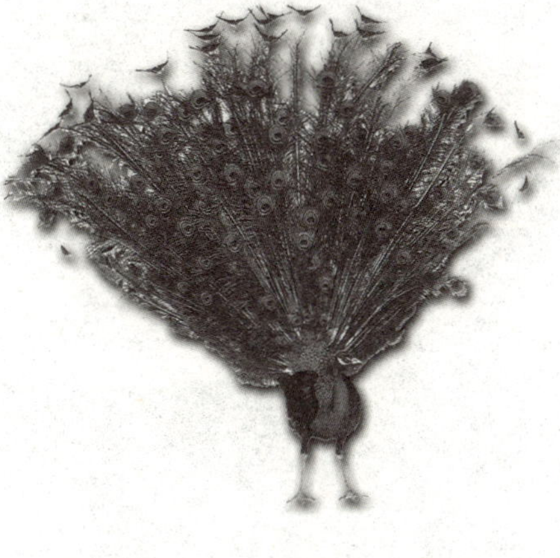

孔雀肉

[性味] 味咸，性凉，微毒。

[主治] 能解药物及虫蛇的毒。《日华子诸家本草》

孔雀尾毛

[性味] 有毒。

寇宗奭说：不能入目，否则使人视物不清。

鹰

禽部 山禽类

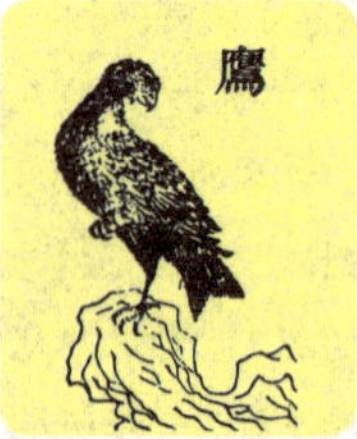

【释名】又名：角鹰、鷞鸠。

李时珍说：鹰用膺部攻击其他鸟类，故名鹰。因它的头顶长有毛角，故名角鹰。其性直爽、勇猛，故名鷞鸠。

【集解】李时珍说：性情凶暴的鸟类，有雉鹰、兔鹰。这类鸟都在夏末的时候学习攻击的本领，到秋初就能捕捉其他的鸟了。鹰的嘴像钩子般锐利，羽毛上有斑点，或白如散花，或黑如点漆；大的花纹像锦，小的斑点像丝织品。它身重如金，爪如钢铁，毛常常脱落，再生出来的毛颜色往往不同。雌鹰体形较大，雄性较小。

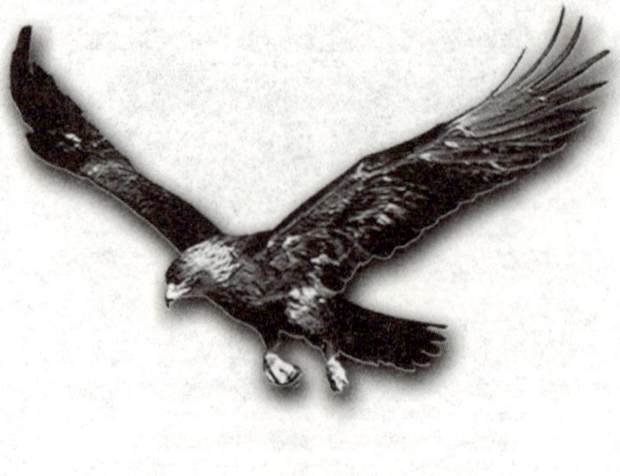

鹰肉

[主治] 吃肉，可治疗精神错乱。(陈藏器)

雕

禽部 山禽类

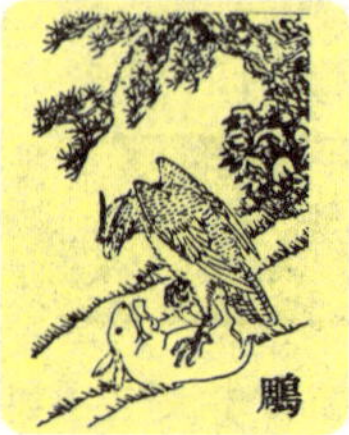

【释名】又名：鹫。

李时珍说：《禽经》上载，鹰用膺部撞击猎物，鹘凭借狡猾，隼靠其威猛，雕倚借周旋，鹫借其凑近，都有不同的攻击方式。

【集解】李时珍说：雕像鹰但体形比鹰大，尾巴长，翅膀短，羽毛是土黄色。其性凶悍强健，盘旋在空中，能看见地上的任何东西。皂雕即鹫，出自北方，色黑；青雕出自辽东；羌雕出自西南夷部，头黄，目赤，羽毛五色俱备。雕类能捕捉鸿鹄、獐、鹿、猪、犬。还有一种虎鹰，翅膀展开有一丈多宽，能与虎捕斗。鹰、雕虽然凶猛，但畏惧燕子。雕翅膀上的羽毛可做箭羽。

鹗（鱼鹰）

禽部 山禽类

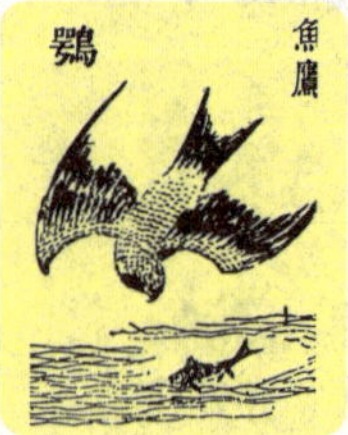

【释名】又名：鱼鹰、鵰鸡、雎鸠、王雎、沸波、下窟乌。

【集解】李时珍说：鹗属于雕类。它的体形像鹰，羽毛为土黄色，眼眶深陷。雄雌之间与鹰不同，交合时雌雄同飞，其他时间则分开。它能在水面上飞翔捕鱼吃，江表人称它为食鱼鹰。它也吃蛇。《诗经》中的"关关雎鸠，在河之洲"说的就是它。鹗肉腥臭，不能食用。

鸱（鸢） 禽部 | 山禽类

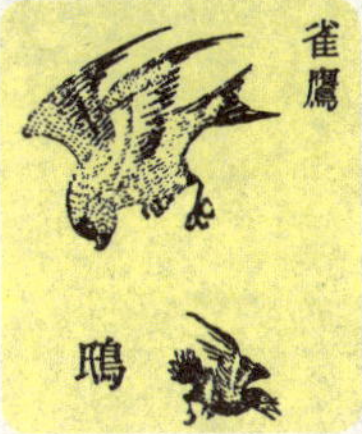

【释名】又名：雀鹰、鸢、隼、鹞。

李时珍说：鸱、鸢二字的篆文是象形字。有一种说法，鸱是形容它的声音；鸢是说它捕捉猎物时动作迅速，像箭一样快；隼是说它攻击目标准确无误；鹞是形容它看得远。《诗经注疏》上载，隼的种类有好几种，通称为鹞。

【集解】陶弘景说：鸱也就是俗称的老鸱。雕、鹗、鸱外形都相似，只是大小不同。

李时珍说：鸱像鹰但比鹰稍小。它的尾巴像船舵，擅长于高空飞行，专门捕捉鸡、雀。隼鹘虽然凶猛，但很讲义气，通常说鹰不伏击猎物，隼不攻击年幼的动物。鹘握鸠以保暖，直至天亮放开，这都说明残忍中还有仁义。

鸱鸺 禽部 | 山禽类

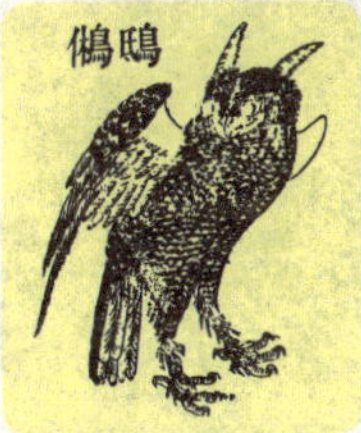

【释名】又名：角鸱、怪鸱、老兔、毂辘鹰、夜食鹰、猫头鹰。

【集解】李时珍说：此物有两种。鸱鸺与鸱鹰差不多大，羽毛为黄黑色，上有斑纹。它的头目像猫，有毛角两耳。此鸟昼伏夜出，鸣叫时雌雄相互呼唤，发出的声音像老人说话，刚开始像呼唤，后来的声音则像笑。它所到的地方多不详。《庄子》中载，鸱鸺夜间能观察秋毫，白天则看不见高山大川。另一种为鸺鹠，大如鸲鹆，毛色像鹞，头目也像猫，鸣叫时，声音连续委婉，像在说“休留、休留”，故名鸺。

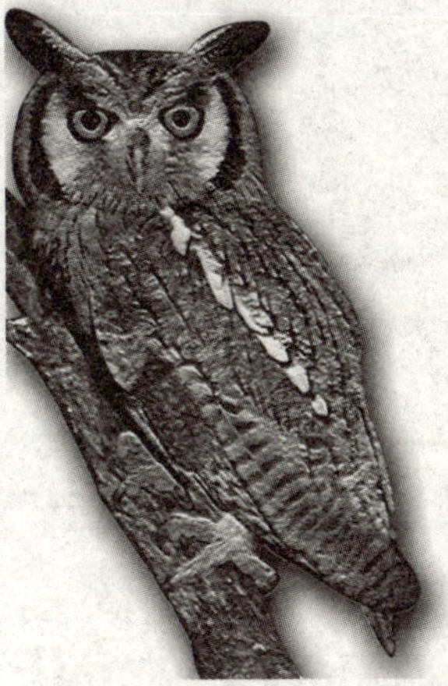

江东人叫它车载板，楚人叫它快扛鸟，蜀人称它为春哥儿，都说它鸣叫也就意味着死了人。

鸩 禽部 | 山禽类

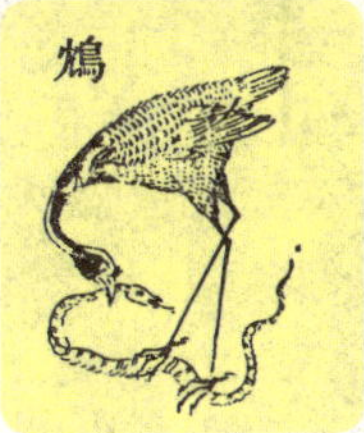

【释名】又名：同力鸟。

【集解】李时珍说：按《尔雅翼》中所说，鸩的体形像鹰，但比鹰大，羽毛为紫黑色，红嘴黑目，颈长七八寸。雄鸟名运日，雌鸟名阴谐，运日鸣叫则天晴，阴谐鸣叫则下雨。它吃蛇及橡实。蛇一旦被咬住，即被腐蚀。鸩鸟的屎落在石头上，石头也会变黄烂掉。它饮过水的沟渠，别的动物再来饮水，都会被毒死，只有犀角才能解它的毒。它发出的声音像打腰鼓。它的巢筑在大树的顶端，巢下数十步内草木不能生长。

鸩毛

［性味］有大毒。入五脏，杀人。《名医别录》

第十五卷

兽部

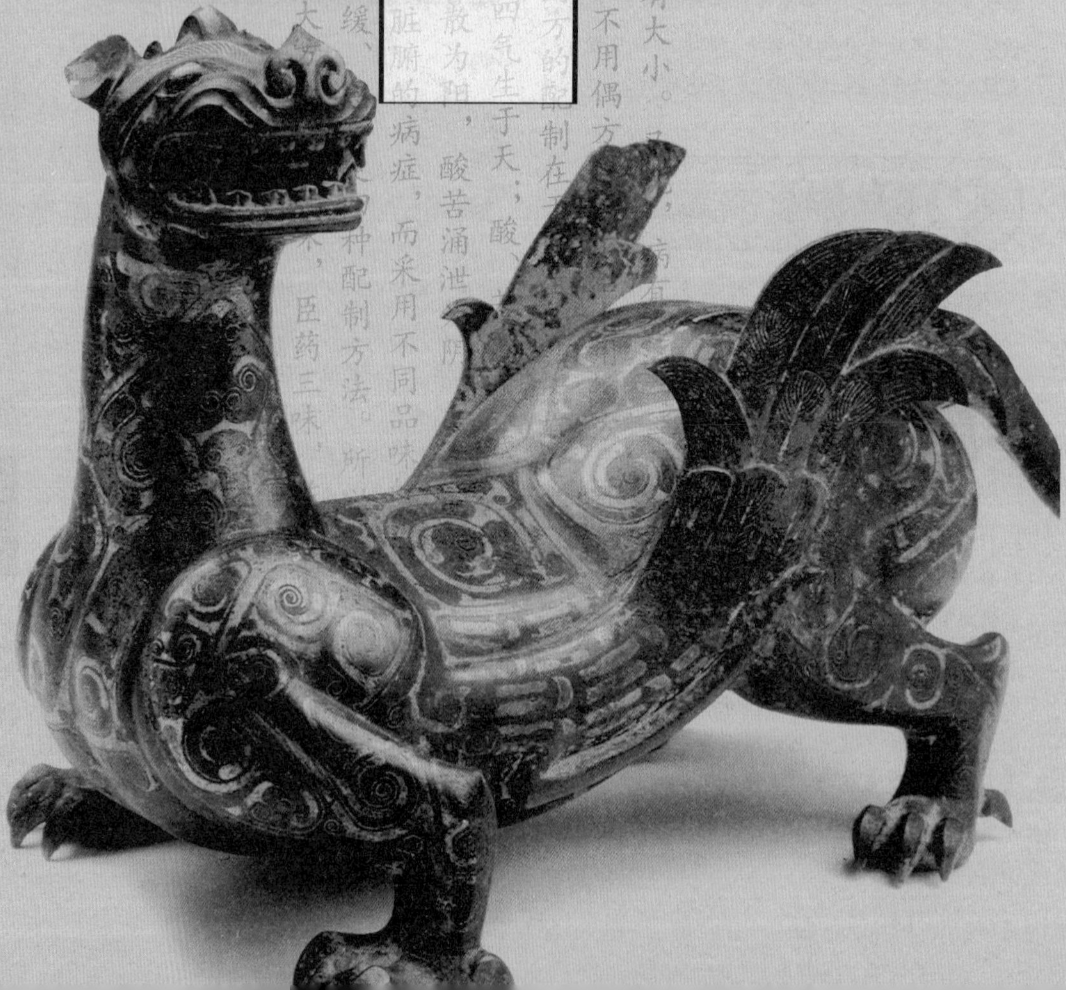

李时珍说：兽是有四条腿而周身长毛的动物的总称，产于地。家养的称为畜。《素问》中说，五畜对人有益。各物的性质、功用都不相同，人们在使用时要慎重，并不是只知道它们的名称就行了。于是集中诸兽中可供膳食、药物、衣饰的为兽部，分为畜、兽、鼠、寓和怪五类。

畜类

猪

兽部 畜类

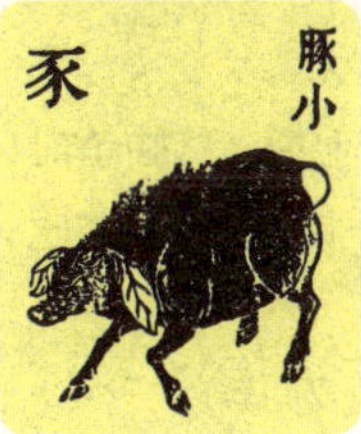

【释名】又名：豕、豚、豭（音加，雄性）、彘（音滞，雌性）、豮（音坟，阉割后的）。

李时珍说：按许慎《说文解字》中说，豕字像周身有毛，长脚而后面有尾巴的样子。

苏颂说：按扬雄《方言》所说："燕、朝鲜之间叫猪为豭；关西把它叫作彘，或者叫豕；南楚叫豨；吴扬之间叫猪子。"叫法不同，其实说的都是一种动物。《礼记》中称它为刚鬣。崔豹的《古今注》还称它为参军。

【集解】苏颂说：大凡猪都骨细、少筋、多油，大的有百多斤重。猪的食物单一，很易于畜养、生长、繁殖。

李时珍说：各处都畜养猪，但地方不同，猪也各不相同。青兖、徐淮的猪，耳朵大；燕冀的猪，皮厚；梁雍的猪，四肢短；辽东的猪，头毛白；江南的猪耳朵小，叫江猪；岭南的猪，皮毛纯白而且很肥。猪受孕四个月左右出生，在畜类中与五行中的水相对应，在八卦中与坎卦相对应，在禽兽中相应于室星。

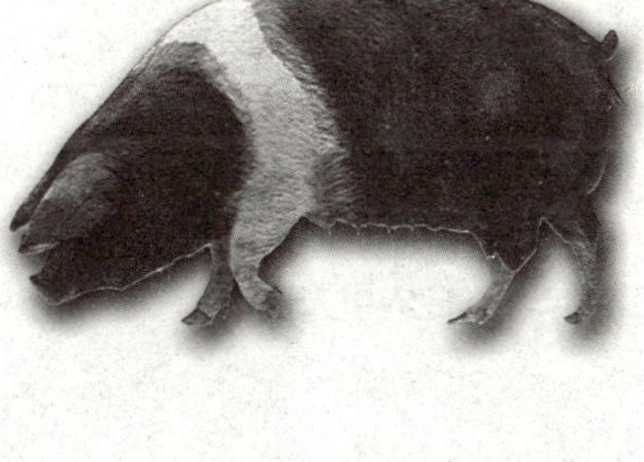

猪肉

［性味］味苦，性微寒，有小毒。

李时珍说：北猪味薄，煮后汤汁清；南猪味厚，煮后汤汁浓，毒性尤其大。入药用纯黑公猪。凡是母猪、病猪、黄膘猪、米猪，都不可以吃。黄膘猪煮后汤汁发黄，米猪肉中有虫卵。猪肉反乌梅、桔梗、黄连、胡黄连，与这些同食，令人泻痢。还与苍耳相反，同食令人动风。猪肉与荞麦同食，会使人毛发脱落，患风病；与葵菜一起吃，使人少气；与百花菜、吴茱萸一起吃，会发痔疾；与胡荽一起吃，会使腹内脐溃烂；与牛肉合食，使人生虫；与羊肝、鸡蛋、鲫鱼、豆黄合食，使人滞气；与龟、鳖肉合食，会伤人。凡是煮猪肉时，加入皂荚子、桑白皮、高良姜、黄蜡，则不致发风气；用旧篱篾烧火煮，容易煮熟。

脂膏

【修治】李时珍说：凝结的叫脂、肪，未凝的叫膏、油，腊月炼净收用。

［性味］味甘，性微寒，无毒。

［主治］可用来煎膏药，可解斑蝥、芫青毒。《名医别录》

解地胆、亭长、野葛、硫黄等毒，也可解各种肝的毒性。利肠胃，通小便，除五疸水肿，生毛发。（李时珍）

破冷结，散瘀血。（孙思邈）

利血脉，散风热，润肺。入膏药，主治各种疮。（苏颂）

杀虫，治皮肤病，外涂治恶疮。《日华子诸家本草》

治疗痈疽。（苏恭）

能滋养皮肤，用做手膏涂手，可使皮肤不皲裂。(陶弘景)

【附方】**1. 大小便不通：**用猪脂、姜汁各二升，微火煎至二升，加酒五合同煎，分次服。**2. 手足皲破：**取猪脂，化热酒中擦洗。**3. 口疮塞咽：**猪膏、白蜜各一斤，黄连末一两，合煎取汁，熬浓。每次服枣大一点，一日五次。**4. 疥疮有虫：**用猪膏煎芫花，外涂。**5. 鼠瘘瘰疬：**用猪膏淹生地黄，煎沸六七次，凉后涂患处。

猪脑

[性味]味甘，性寒，有毒。

李时珍说：《礼记》上说，吃猪时，应去掉脑。孙思邈《食忌》说，猪脑损男子阳道，临房时不能行事，酒后尤其不能吃。《延寿书》上也说：现在的人用盐酒吃猪脑，实在是自引贼邪害自己的身体。

[主治]治痈肿，将其涂在纸上贴患处，待纸干则换。治疗手足皲裂出血，用酒化猪脑涂抹患处。

猪髓

[性味]味甘，性寒，无毒。

[主治]外涂，治小儿解颅、头疮以及脐肿、眉疮。服用，能补骨髓，益虚劳。(李时珍)

猪血

[性味]味咸，性平，无毒。

李时珍说：服用地黄、何首乌等各种补药的人忌食，据说能损阳。与黄豆同吃，滞气。

[主治]生血：疗贲豚暴气以及海外瘴气。《日华子诸家本草》

疗中风绝伤，头痛眩晕及淋沥。(苏恭)

下身突然出血不止，用清酒合猪血炒食。(孙思邈)

用清油炒食，可治嘈杂有虫。(李时珍)

可压丹石，解诸毒。(吴瑞)

猪心

[性味]味甘、咸，性平，无毒。

苏颂说：多吃会耗心气，更不可与吴茱萸同食。

[主治]疗惊邪忧愤。《名医别录》

治虚悸气逆，妇人产后中风，血气惊恐。(孙思邈)

补养血亏、虚劣。(苏颂)

【附方】**心虚自汗失眠：**取公猪心一个，带血剖开，放入人参、当归各二两，扎定后煮熟，去药后食。不过数服即愈。

猪肝

[性味]味苦，性温，无毒。

李时珍说：《延寿书》上说：猪临杀时，惊恐之气入心，绝气则归肝脏，都不可多吃，会伤人。

[主治]治小儿惊痫。(苏恭)

补肝明目，治疗肝虚浮肿。(李时珍)

【附方】**水肿尿涩：**取猪肝尖三块、绿豆四撮、陈仓米一合，同水煮粥吃，毒从小便排出。

猪脾(俗名联贴)

[性味]味涩，性平，无毒。

孙思邈说：六畜的脾，人一生都不要吃。

[主治]治脾胃虚热，同陈橘红、人参、生姜、葱白、陈米煮羹食。(苏颂)

猪肾(俗名腰子)

[性味]味咸，性冷，无毒。

《日华子诸家本草》载：猪肾虽然补肾，但久食则令人少子。

孟诜说：久食，伤肾。

[主治]主理肾气，通膀胱。《名医别录》

补虚壮气，消积滞。(苏颂)

治食生冷食物引起的腹泻。(孙思邈)

止消渴，治产劳虚汗，下痢崩中。（李时珍）

【发明】李时珍说：猪肾性寒，不能补命门精气。方药所用，只是借其引导而已。《名医别录》中的理、通二字最合理。肾有虚热的人，适宜食猪肾。如果是肾气虚寒的人，则不适宜吃。现在的人不了解其中的差异，往往吃猪肾加以补养，不可不慎。

【附方】**1. 肾虚遗精，盗汗**：猪肾一枚，切开去膜，填入附子末一钱，用湿纸裹好，煨熟，空腹食用，同时饮酒一杯。**2. 肾虚腰痛**：猪腰子一个，切成片，用椒、盐腌去腥水，加入杜仲末三钱，包在荷叶中煨食，用酒送服。**3. 突然咳嗽**：猪肾二枚、干姜三两，加水七升，煮至二升，饮服取汗。**4. 久泄不止**：取猪肾一个，劈开，掺入骨碎补末，煨熟吃下，很有效。**5. 产后虚汗、发热、肢体疼痛，此病也叫作蓐劳**：取猪肾一对，切小，加水三升，粳米半合，放入椒、盐、葱白煮粥吃。

猪胆

［性味］味苦，性寒，无毒。

［主治］治伤寒发热口渴。《名医别录》

主治骨热劳极、消渴、小儿五疳，杀虫。（苏颂）

可外敷小儿头疮。治便秘，用芦苇筒从肛门纳入三寸灌汁，立即就会解下。（陈藏器）

通小便，敷恶疮，杀疳，治目赤视物不清，能明目清心，凉肝脾。加在热水中洗头发，可去油腻使头发有光泽。（李时珍）

【附方】**1. 疔疮恶肿**：取猪胆风干，和生葱捣烂，敷患处。**2. 汤火伤疮**：用猪胆调黄蘗末涂搽。

母猪蹄

［性味］味甘、咸，性小寒，无毒。

［主治］煮汤服，可下乳汁，解百药的毒性，还可用来洗伤挞后的各种败疮。《名医别录》

滑肌肤，去寒热。（苏颂）

煮羹吃，通乳脉，托痈疽，压丹石。煮成清汤，用于洗痈疽，渍热毒，消毒气，去烂肉，有效。（李时珍）

【附方】**1. 妇女无乳**：用母猪蹄一具，加水二斗，煮成五、六升，饮服。或加通草六分也可以。又方：母猪蹄四枚，加水二斗，煮成一斗，去蹄，放入土瓜根、通草、漏芦各三两，再煮至六升，去渣，加葱、豉作粥或汤吃。如身觉热并有微汗即为有效。乳若不通，可再次服药。**2. 痈疽发背**：母猪蹄一双，通草六分，用绵裹煮羹吃。

狗

兽部 | 畜类

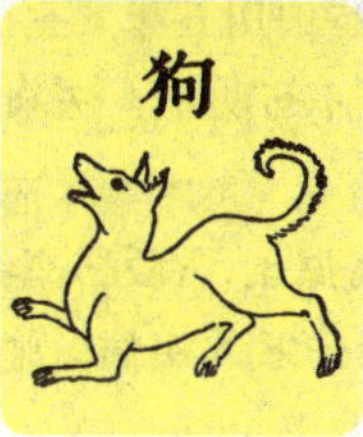

【释名】又名：犬、地羊。

李时珍说：狗，叩的意思。狗吠声有节奏，如同叩击物体一般。也有人说是因其苟且，故称之为狗，即韩非所说“蝇营狗苟”的意思。卷尾有悬蹄的为犬，犬是象形字。所以孔子说，犬字像画狗。齐人称它为地羊。民间因忌讳狗字而为龙，所以狗有乌龙、白龙的名称。

【集解】李时珍说：狗的品种非常多，但就用途来说可分作三类：田犬长嘴，善于狩猎；吠犬短嘴，善于看家；食犬体肥，可供食用。凡本草中所用的，都是食犬。犬孕三个月而生，在畜属五行中的木，在八卦居艮位，在禽与娄星相对应。豺见到狗会下跪，虎吃了狗会醉，狗吃了番木鳖则死，这是物性相制伏。

狗肉

李时珍说：肉以黄犬为上品，黑犬、

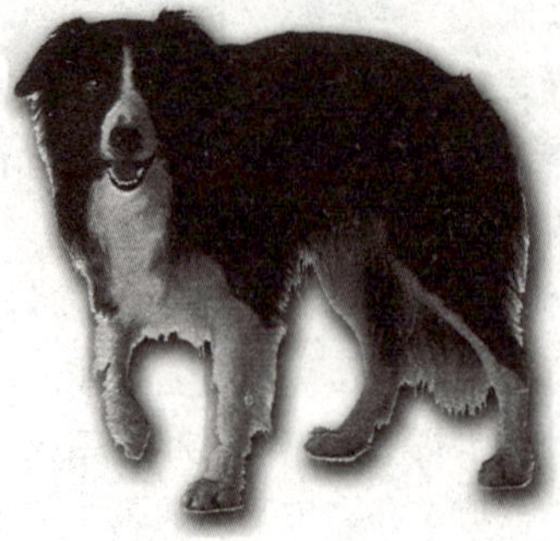

白犬稍次。

[性味]味咸、酸，性温，无毒。反商陆，畏杏仁。与蒜同食，对人不利。

[主治]安五脏，补绝伤，轻身益气。《名医别录》

对肾有益。(孙思邈)

补五劳七伤，益阳事，补血脉，增强肠胃功能，填补精髓，将狗肉用五味烹煮，空腹食用。凡是吃狗肉，不可去血，去血则力少不益人。(孟诜)

【发明】李时珍说：脾胃属土，喜暖恶寒。犬性温暖，所以能治脾胃虚寒的疾病。脾胃温和，则腰肾受益。如素体气壮多火的人，宜忌食。

【附方】**1. 戊戌酒，能大补元气：**黄狗一只，取肉煮熟，再捣成泥，连汁拌煮好的糯米三斗，加曲，按常规方法酿成酒，每日清晨空腹饮适量。 **2. 脾胃虚冷，腹满刺痛：**用肥狗肉半斤加米和盐、豉煮粥吃。

狗胆（青犬、白犬的胆好）

[性味]味苦，性平，有小毒。

[主治]主明目。《神农本草经》

外敷治痂疡恶疮。《名医别录》

疗鼻道阻塞和鼻中息肉。(甄权)

主治鼻出血和耳病，止消渴，杀虫除积，能破血。凡是血气痛以及伤损的人，用热酒送服半个，则瘀血尽下。(李时珍)

治刀箭疮。《日华子诸家本草》

可祛肠中脓水。(孟诜)

【附方】**1. 耳出脓：**用狗胆一枚、枯矾一钱，调匀，棉裹塞耳内。三、四次即愈。**2. 反胃吐食：**取五灵脂末，用黄狗胆汁调和，制成龙眼大的丸子，每次取一丸，用好酒半盏磨化服。不过三服，即可见效。

羊

兽部 | 畜类

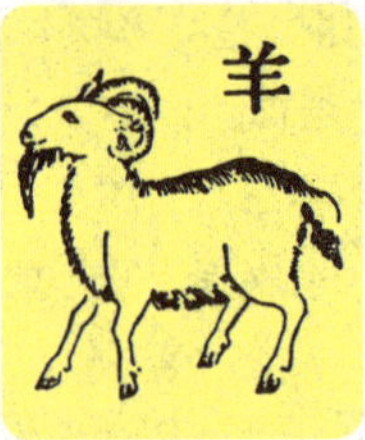

【释名】又名：羖、羝、羯。

李时珍说：《说文解字》上说，羊字像其头角足尾的形状。孔子说，牛、羊两字，各像其形。董子说，羊即祥的意思，所以用作吉祥的礼物。公羊叫羖、羝，母羊叫羜、牂，骗后的羊叫羯。羊之子叫羔。《内经》中称羊为柔毛、少牢。

【集解】寇宗奭说：羖羦羊出自陕西、河东的尤为狠健，毛长而且很厚，入药用最好。如果是食用，则不如北方无角的白大羊。

李时珍说：生长在江南的为吴羊，头身等长而毛短；生长在秦晋的是夏羊，头小身大而毛长。当地人在它两岁时就剪其毛，用来制毡物，也叫绵羊；广南英州有一种乳羊，吃的是仙茅，很肥，几乎不存在血肉之分，吃了很补人。无论何种羊都是孕四个月而生。羊的双

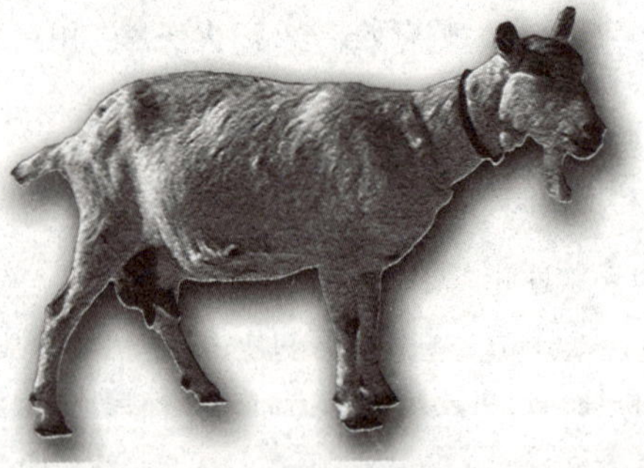

目无神，其肠薄而回曲。羊在畜属五行中的火，所以容易繁殖而性热。在八卦中居兑卦，故其性格外柔内刚，厌恶潮湿而喜干燥。羊吃钩吻则肥，吃仙茅则多脂肪，吃仙灵脾则淫，吃踯躅则死。这是物性的宜忌。

羊肉

［性味］味苦、甘，性大热，无毒。

李时珍说：热病、流行病及疟疾后食用，必定会发热致危。孕妇吃了，会使子女多热。中羊毒者，饮甘草汤可解毒。

汪机说：羊肉反半夏、菖蒲。与荞面、豆酱同食，会引发旧病。与醋同食，伤人心。

［主治］暖中，治乳疾和头脑大风出汗、虚劳寒冷，能补中益气，安心止惊。《名医别录》

止痛，利产妇。（孙思邈）

治因风所致眩晕，消瘦，补男子五劳七伤，疗小儿惊痫。（孟诜）

能开胃健力。《日华子诸家本草》

【发明】李杲说：羊肉是有形之物，能补有形的肌肉之气，所以说补可去弱，是人参、羊肉的属性。人参补气，羊肉补形。凡味与羊肉相同的，都能补血虚，是由于阳生则阴长的缘故。

【附方】**1. 羊肉汤，治疗寒劳虚弱，产后心腹痛**：肥羊肉一斤，加水一斗，煮汁八升，放入当归五两、黄芪八两、生姜六两，煮取二升，分作四次服。**2. 骨蒸久冷**：羊肉、山药各一斤，分别煮烂，研如泥，下米煮粥吃。**3. 壮胃健脾**：羊肉三斤，切小，加粱米二升同煮，下五味做粥吃。**4. 损伤青肿**：新羊肉切片贴上。

羊乳

［性味］味甘，性温，无毒。

［主治］主补寒冷虚乏。《名医别录》

润心肺，治消渴。（甄权）

疗虚劳，益精气，补肺、肾气，调小肠气。同羊脂一起做羹食用，可补肾虚和男女中风。（张鼎）

利大肠，治小儿惊痫。口含，治口疮。《日华子诸家本草》

治大人干呕和反胃，小儿干哕和舌肿，可时时温饮。（李时珍）

解蜘蛛咬毒。

羊脑

［性味］有毒。

羊胆

［性味］味苦，性寒，无毒。

［主治］主治青盲，能明目。《名医别录》

点眼，治赤障、白翳、风泪眼，能解蛊毒。（甄权）

疗疳湿，时行热疮，同醋服用，效果好。（苏恭）

治各种疮，活全身血脉。（孙思邈）

羊胃（羊肚）

［性味］味甘，性温，无毒。

［主治］疗反胃，止虚汗，治虚弱，小便频数，取羊胃做羹食，三五次即愈。

羊脊骨

［性味］味甘，性热，无毒。

［主治］主治虚劳、寒中、羸瘦。《名医别录》

补肾虚，通督脉，治腰痛、下痢。（李时珍）

【附方】**肾虚腰痛**：取羊脊骨一具，捶碎，同蒜、薤煮食，同时饮少量酒为好。

羊胫骨

［性味］味甘，性温，无毒。

［主治］主治虚冷劳。（孟诜）

补脾弱，治肾虚者不能摄精，白浊，

能除湿热，健腰脚，固牙齿，治误吞铜铁。（李时珍）

【附方】**筋骨挛痛**：用羊胫骨泡酒饮服。

黄羊

兽部｜畜类

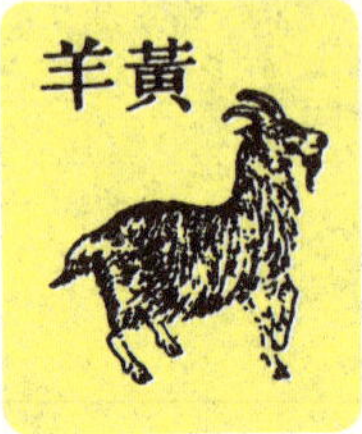

【释名】又名：羳羊、茧耳羊。

【集解】李时珍说：黄羊生活在关西、西番及桂林等地，共有四种。它的外形与羊相同，但四肢短小而肋骨很细，腹下夹杂黄色的毛，角像公羊，爱卧伏于沙地。生活在沙漠，能跑喜卧，独居而尾黑的，叫黑尾黄羊；生活在野草丛中，成群结队的，叫黄羊；生活在临洮等地，个头很大而尾巴像獐、鹿的，叫洮羊。黄羊的皮都能作被褥。南方桂林的黄羊，为深褐色，黑脊白斑，与鹿相近。

黄羊肉

［性味］味甘，性温，无毒。

［主治］补中益气，治劳伤虚寒。（李时珍）

牛

兽部｜畜类

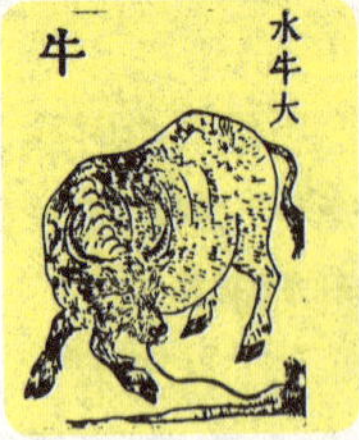

【集解】陈藏器说：牛有好几种。南方人以水牛为牛，北方人则以黄牛、乌牛为牛。

李时珍说：牛有犊牛、水牛两种。犊牛体小而水牛体大。犊牛有黄、黑、赤、白、驳杂等色。水牛为青苍色，腹大头尖锐，有点像猪，角像战矛，护卫其犊，能与虎搏斗，也有白色的。牛只有下齿没有上齿，从牙齿就能知道牛的年龄，二颗牙齿的三岁，四颗牙齿的四岁，六颗牙齿的五岁，六岁以后，每年增加一节脊骨。牛耳聋，用鼻子听声音。牛的瞳孔竖长而不是横的。它的叫声为“牟”，腹中未消化的草叫圣齑。牛在畜居五行的土位，在八卦中居坤位，土性缓和，所以牛的性格也温顺。

黄牛肉

［性味］味甘，性温，无毒。

《日华子诸家本草》载：黄牛肉微毒，食用后会诱发药毒，引发旧疾，不如水牛肉好。

李时珍说：病死的牛有大毒，使人生疔疮而暴亡。黄牛、水牛肉，与猪肉及黍米酒同食，会生寸白虫；与韭、薤同食，使人生热病；与生姜同食，损害牙齿。煮牛肉时加入杏仁、芦叶，则易熟烂。

［主治］安中益气，养脾胃。《名医别录》

补益腰脚，能止消渴和唾涎。（孙思邈）

水牛肉

［性味］味甘，性平，无毒。宜忌与黄牛相同。

［主治］治消渴止吐，能安中益气，养脾胃。《名医别录》

补虚壮健，强筋骨，消水肿，除湿气。（陈藏器）

牛乳

［性味］味甘，性微寒，无毒。

陈藏器说：牛乳与酸物相反。

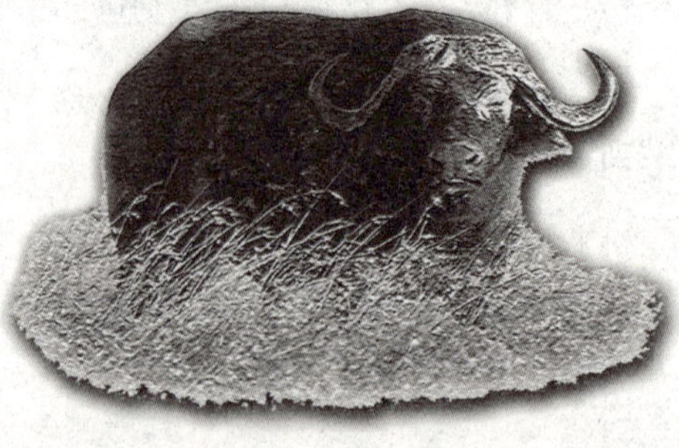

［主治］补虚羸，止渴。《名医别录》

养心肺，解热毒，润皮肤。《日华子诸家本草》

冷补，下热气。与酥煎沸后饮，去冷气所致的胸腹胀痛。（陈藏器）

患热风的人适宜饮用。（孟诜）

老人煮食有益。加姜、葱，可止小儿吐乳，补劳。（孙思邈）

治反胃热哕，补益劳损，润大肠，治气痢，除黄疸，老人煮粥吃十分适宜。（李时珍）

【发明】李时珍说：用牛乳煎荜茇，治疗痢疾有效，因一寒一热能调和阴阳。方法如下：牛乳半斤，荜茇三钱，同煎至一半，空腹一次服完。

牛脂

黄牛的好，炼过后使用。

［性味］味甘，性温，微毒。多食会引发旧病、疮疡。

［主治］治各种疮癣白秃，也可以加到面脂中。（李时珍）

牛髓

黑牛、黄牛、母牛的好，炼过后使用。

［性味］味甘，性温，微毒。

［主治］主补中，填骨髓，久服增寿。《神农本草经》

安五脏，平三焦，续绝伤，益气力，止泻痢，去消渴，都用清酒暖后送服。《名医别录》

平胃气，通十二经脉。（孙思邈）

用黑牛髓、地黄汁、白蜜各等分，煎服，治瘦弱。（孟诜）

能润肺补肾，润泽肌肤，调理折伤，搽损痛，非常好。（李时珍）

牛膍（牛百叶）

牛羊吃草，与其他兽不同，所以其胃内有膍，有胘，有蜂窠，也与其他兽不同。胘即胃最厚的地方。

牛胆

［性味］味苦，性大寒，无毒。

［主治］可制成丸药使用。《神农本草经》

除心腹热渴，止下痢及口干焦躁，还能益目养精。《名医别录》

腊月酿槐子服用，可明目，治疳湿的效果很好。（苏恭）

用牛胆酿南星末，阴干，治疗惊风有神效。（苏颂）

除黄杀虫，治痈肿。（李时珍）

牛角

［性味］味苦，性寒，无毒。

［主治］水牛角烧烤后，治时气寒热头痛。《名医别录》

煎汤，治热毒风及壮热。《日华子诸家本草》

治淋破血。（李时珍）

马

兽部 | 畜类

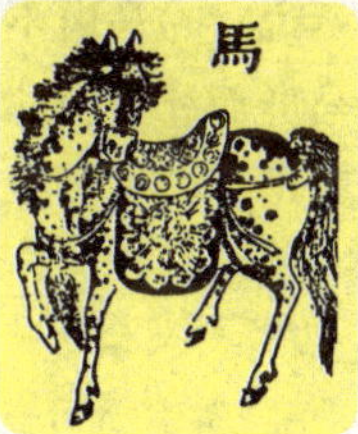

【集解】李时珍说：《名医别录》中以大同府所产的马最好。大抵马以西北的最强壮，东南的劣弱不及。马应月，所以怀孕十二月而生。马在畜属火，在时辰中属午时，在卦属乾，在五行属金。马食杜衡的善于奔跑，吃稻草的则足重。

马肉

以纯白公马的肉最好。

［性味］味辛、苦，性冷，有毒。

《日华子诸家本草》载：只堪煮食，余

食难以消化。将肉用清水浸泡，直至捏出的水无血后才可以煮食。不然则毒不能出，使人生疔肿。或者用冷水煮，不可盖上锅盖。

萧炳说：患痢疾和生疥疮的人不要食，否则会加剧病情。妊妇及乳母也不宜食用。

孟诜说：马肉与苍米、苍耳同食，必得恶病，十有九死。与姜同食，生气嗽。与猪肉同食，致腹泻。吃马肉后毒发心闷者，饮清酒可解，饮浊酒则加重。

李时珍说：吃马肉中毒者，饮芦菔汁、吃杏仁可解毒。

[主治]主治伤中，能除热下气，长筋骨，强腰脊，使人壮健。做成肉干，可治寒热痿痹。《名医别录》

煮汤，用来洗头疮引起的白秃。(李时珍)

马乳

[性味]味甘，性冷，无毒。

[主治]可止渴。《名医别录》

治热。做成酪后则性温，食后会消肉。(苏恭)

马肝

[性味]有大毒。

李时珍说：接汉武帝所说，吃马肉不要吃肝。又说，文成王食马肝而死。由此可知马肝的毒性很大。方家用豆豉汤和鼠屎解马肝中毒。

马鬃毛

[性味]有毒。

[主治]治小儿惊痫，女子崩中赤白。《名医别录》

烧灰服用，能止血，可涂治恶疮。《日华子诸家本草》

马血

[性味]有大毒。

孟诜说：凡生马的血进入人肉中，一二日便会肿起，伤及心后即死。

马汗

[性味]有大毒。

陶弘景说：长疮的人接触了马汗、马气、马毛、马尿、马屎，都会使疮疾加剧。

驴

兽部｜畜类

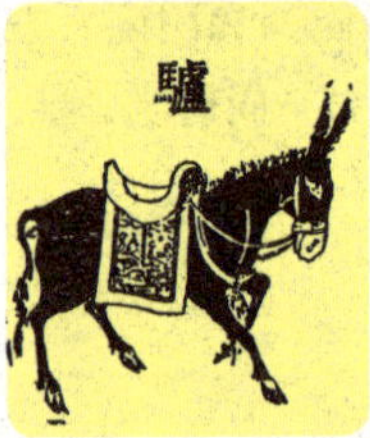

【释名】李时珍说：驴，即胪。胪指腹部。马的力气在前腿，驴的力气在腹部。

【集解】李时珍说：驴的面颊长，额头宽，竖耳朵，长尾巴，夜晚鸣叫与更次相应，善于驮负货物。驴有褐、黑、白三色。女真、辽东等地出野驴，像驴但色驳杂，尾巴和鬃毛很长，骨骼大，食用它的功效与驴相同。西部出的山驴，有角像羚羊。东海的岛上出海驴，能入水。

驴肉

[性味]味甘，性凉，无毒。

吴瑞说：吃驴肉，同时饮荆芥茶，会死人。驴肉与凫茈同食，令人拘挛抽搐。病死的驴有毒。

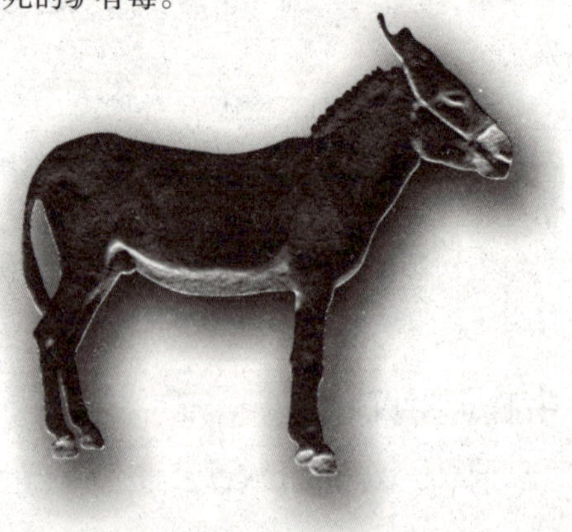

[主治]治忧愁不乐,能安心气。(孟诜)

补血益气，治多年劳损，将其煮汤后空腹饮。还能疗痔引虫。(李时珍)

【发明】寇宗奭说：吃驴肉后动风，脂肥的尤甚，屡试屡验。

驴皮

[主治]煎成胶食用，治一切风毒，骨节疼痛，呻吟不止。如与酒同服效更好。用生驴皮覆盖疟疾病人，疗效好。(孟诜)

煎成胶服，主鼻出血、吐血、肠风血痢，崩中带下等。(李时珍)

详见阿胶。

【附方】**牛皮风癣**：生驴皮一片，用朴硝腌过，烧成灰，用油调后搽涂。名一扫光。

骡 兽部｜畜类

【集解】李时珍说：骡的体形比驴大，而又比马强健。它的力量在腰部，盆骨不能开合，所以不能产子。

骡肉

[性味]味辛、苦，性温，有小毒。

宁源说：骡的品性顽劣，肉不益人，孕妇吃了会难产。

驼 兽部｜畜类

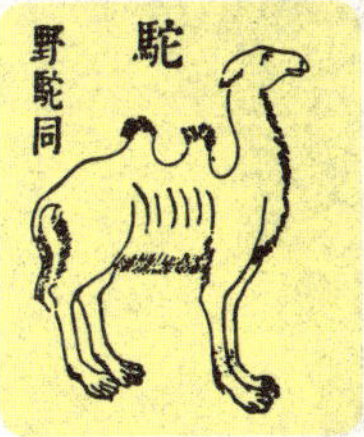

【释名】又名：橐驼、骆驼。

【集解】马志说：野驼、家驼，都生长在塞北、河西一带。其脂在两峰内，都能入药。

李时珍说：驼的形状像马，头像羊，颈

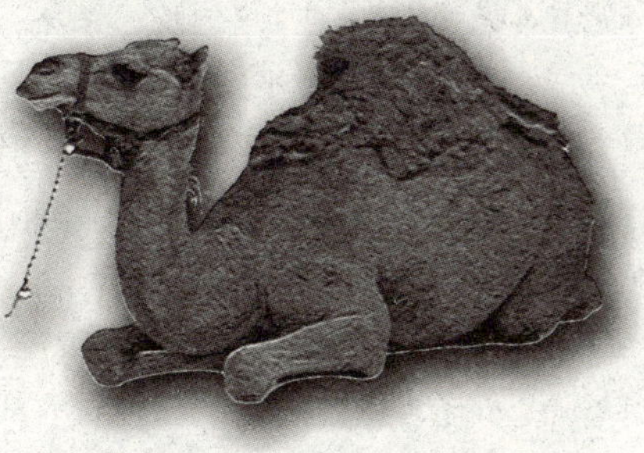

长，垂耳，脚有三节，背上有两个突出的肉峰成鞍形，有苍、褐、黄、紫等皮色。其性耐寒恶热，所以夏至时毛都褪去。它的粪烧出的烟像狼烟一样直冲云霄。它能负重千斤，每天可行二三百里，又能感知泉源水脉和风候。人们在沙漠中找不到水，从驼足踏的地方即可能找到。沙漠的夏季多沙尘暴，旅行者遇到了会死，风来临前，驼必定会聚在一起鸣叫，并会将口鼻埋入沙中。卧倒时腹部不会着地，屈足后腹下能透光的是明驼，最能远行。于阗国有风脚驼，疾如风，可日行千里。土番有独峰的骆驼。

阿胶 兽部｜畜类

【释名】又名：傅致胶。

陶弘景说：出自山东的东阿，所以叫阿胶。

【集解】陶弘景说：胶有三种，清而薄的为画家用；清而厚的名覆盆胶，入药用；浊而黑的不入药用，只能用来胶东西。

李时珍说：制胶在十月到二三月间，用牛皮、驴皮的为上，猪、马、骡、驼皮的次之，旧皮、鞋等为下品。制胶时都取生皮，用水浸泡四五天，洗刮得非常干净后熬煮，不断搅动，并时时添水。熬煮至非常烂的时候，滤汁再熬成胶，倒入盆中等它冷凝。靠近盆底的名坌胶，熬胶水以咸苦的为好。古方多用牛皮，后来才以驴皮为好。假胶都掺有马皮、旧革等，其气浊臭，不能入药用。当以色黄透明如琥珀色，或者黑而光亮如漆的为真品。真的阿胶没有皮革的腥臭味，在夏天也不会湿软。

［性味］味甘，性平，无毒。

张元素说：阿胶性平味淡，气味俱薄，浮而升，属阳。它入手太阴、足少阴、厥阴经。阿胶得火良，与薯蓣相使，畏大黄。

［主治］主治心腹内出血，腰腹痛，四肢酸痛，女子下血，能安胎。《神农本草经》

疗男子小腹痛，虚劳羸瘦，脚酸不能长时间站立，能养肝气。《名医别录》

坚筋骨，益气止痢。《药性论》

疗吐血、衄血、血淋、尿血、肠风下痢、妇人血痛血枯、月经不调、不孕、崩中带下、胎前产生诸病。还能治男女一切风病、骨节疼痛、水汽浮肿、虚劳咳嗽喘急、肺痿唾脓血以及痈疽肿毒。能和血滋阴、除风润燥、化痰清肺、利小便、调大肠。（李时珍）

【发明】陈藏器说：各种胶都主风、止泄、补虚，而以驴皮主风为最。

李时珍说：阿胶主要是补血与液，所以能清肺益阴而治诸证。

【附方】**1. 肺风喘促**：取透明阿胶切小，炒过，加紫苏、乌梅肉（焙研）等份，用水煎服。**2. 老人虚秘**：阿胶（炒）二钱、葱白三根，水煎化，加蜜两匙，温服。**3. 赤白痢疾，用黄连阿胶丸，治肠胃气虚，冷热不调，下痢赤白，里急后重，腹痛口渴，小便不利**：阿胶（炒过，水化成膏）一两、黄连三两、茯苓二两，同研末，捣成梧桐子大的丸子，每次用粟米汤送服五十丸，一天三次。**4. 吐血不止**：阿胶（炒）二两、蒲黄六合、生地黄三升，加水五升，煮取三升，分三次服。**5. 月经不调**：阿胶一钱，蛤粉炒成珠后研末，用热酒送服。**6. 月经不止**：阿胶炒焦研为末，用酒送服二钱。**7. 妊娠胎动，用胶艾汤**：阿胶（炒）二两、熟艾叶二两，葱白一升，水四升，煮成一升半，分次服。**8. 多年咳嗽**：阿胶（炒）、人参各二两，同研末。每次取三钱，加豉汤一盏、葱白少许，煎服，一天三次。

兽类

狮

兽部｜兽类

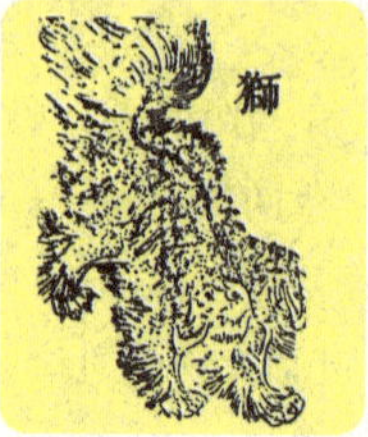

【释名】又名：狻猊、虦。

李时珍说：狮为百兽之长，所以称它为狮。梵书把它叫作僧伽彼。

【集解】李时珍说：狮生活在西域各国。它的形状像虎，但比虎小，皮毛色黄。也像金色的猱狗，但头大尾长。偶尔可见青色的狮子。狮铜头铁额，钩爪锯牙，两耳紧贴头两侧，鼻昂起，目光如电，吼声如雷。它有很长的髯须，雄狮尾巴上的茸毛很多，每天能跑五百里，是野兽之王。它发怒时的威风表现在齿部，高兴时威风则在尾上。当它一吼，百兽都会躲避起来，马会吓出血尿。狮捕食虎、豹、犀牛、象等。即使它死了，虎豹也不敢食它的肉，苍蝇不敢聚集在它的尾巴周围。这是事物相畏的原因。但是，《唐史》记载：唐高宗时，伽毘耶国所献的天铁兽，能擒杀狮子、大象。这就是说，狮虽然凶猛剽悍，还是有能克制它的动物。西域各国畜养狮子，都在幼狮出生不到七日，眼未睁开时加以驯化，如果稍微长大一点，就难以驯养了。

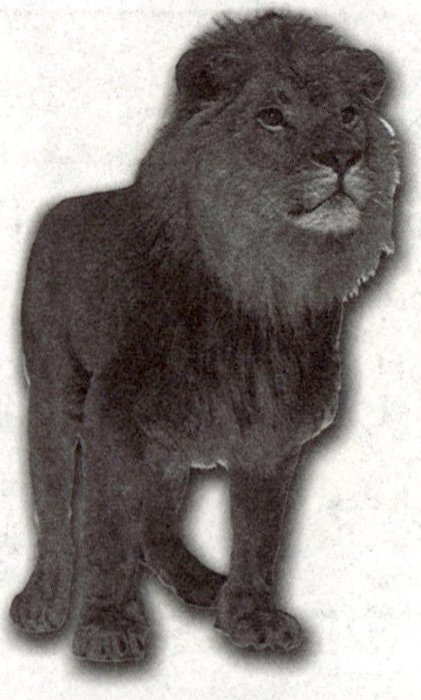

虎

兽部 兽类

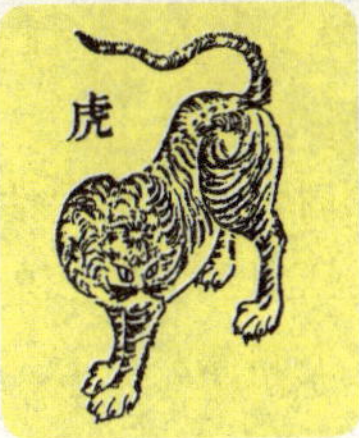

【释名】又名：大虫、李耳。

李时珍说：虎，像其声也。李耳原应当是“狸儿”，方言将狸读为李，将儿读为耳。如今南方人仍然把虎叫作猫，就是此意。

【集解】李时珍说：按《格物论》所说，虎为山兽之王。状如猫但体大如牛，皮毛黄底黑纹，锯牙钩爪，胡须坚硬而尖，舌大如掌，舌上生倒刺，颈项短，鼻发齆（音翁）。虎夜晚看物，一只眼睛放光，一只眼睛辨物。吼声如雷，风随之而生，百兽都震惊恐惧。《周易》载：虎立秋开始啸，仲冬时交配。又说：虎孕七个月而生。虎咬食动物的顺序，随月上、下旬的不同而从首或尾开始。搏杀猎物，三次扑跃不中则舍弃。虎吃狗则醉，狗是虎的酒品。虎闻到羊角烧出的烟味，就会逃走，是厌恶它的臭味。虎虽然能杀害人、兽，但猬和鼠却能制伏它，看来智慧是不以形体大小来衡量的。狮等能捕食虎，威势不以力量的强弱来决定。

虎骨

【修治】苏颂说：虎骨入药，用头及胫骨，色黄的佳。凡虎身上的东西入药，都以雄虎的为好。被毒箭射杀的虎骨不能入药，因其毒浸渍到骨和血中，能伤人。

李时珍说：凡用各种虎骨入药，都要将其槌碎，去掉骨髓，涂酥或用酒或用醋，各随方法，用炭火炙黄入药。

［性味］味辛，性微热，无毒。

［主治］除邪恶气，杀鬼疰毒，止惊悸。治恶疮和鼠瘘，用头骨尤其好。《名医别录》

治风邪入中筋骨，痉挛拘急，屈伸不得，疼痛游走不定。治尸疰腹痛，伤寒温气，温疟，解犬咬毒。（甄权）

虎骨煮汁浸浴，可去骨节风毒肿。与醋一起浸洗膝部，止脚痛肿，用虎胫骨尤其好。初生小儿用虎骨煎的汤洗浴，可辟恶气，去疮疥和惊痫鬼疰。（孟诜）

可追风镇痛健骨，止久痢脱肛，兽骨鲠咽。（李时珍）

【发明】苏颂说：李绛《兵部手集》载有虎骨酒，可治臂胫痛。崔元亮《海上方》载治腰脚不灵，也有虎胫骨酒方。

寇宗奭说：风从虎，是因虎为金，风为木，木受金制，怎能不从？所以虎啸而生风，这是自然之道。所以虎骨能治疗风病挛急，屈伸不得，骨节风毒，癫疾、惊痫等病，都是这个意思。

李时珍说：虎全身的骨都可入药。凡辟邪，治疗惊痫、温疟，疮疽头风，应当用头骨；治手足诸风，当用胫骨；治腰背诸风，当用脊骨，各随其类。按吴球《诸证辨疑》载：虎，为阴；风，为阳。虎啸风生，是阳出阴藏的意思，所以虎骨能追风定痛。虎一身的筋节气力，都出于前足，所以入药以胫骨为好。

【附方】**1. 臂胫疼痛：**用虎胫骨二两（捣碎炙黄），羚羊角（屑）一大两，新芍药二

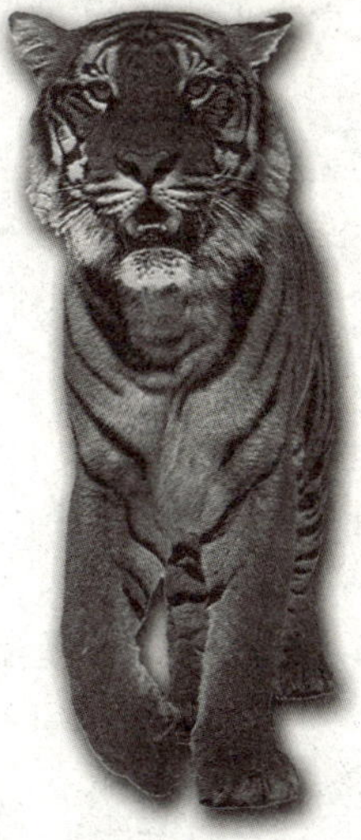

大两（切细），将以上三物用酒泡七日（秋冬季节加倍）。每日空腹饮一杯。**2. 腰脚不灵，挛急冷痛：**取虎胫骨五六寸，刮去肉膜，涂酥炙黄捣细，装入绢袋，放入瓶中，用酒一斗浸泡，在火上微温七日后，随意饮用。微利，便是起效了。又方：用虎腰脊骨一具，前两脚全骨一具，并于石上捶碎，放在铁床上，用文火煅出油，即投酒中密封，春夏七天，秋冬二十一天即可。每天随意饮用三次。患病十年以上者，不过三剂，七年以下者，一剂即愈。**3. 关节疼痛：**用虎胫骨（酒炙）三两、没药七两，共研为末。每次用温酒送服二钱，一日三次。**4. 筋骨急痛：**用虎骨和通草煮汁，空腹服半升。服后稍卧，不一会汗出为效。切忌热服，有害牙齿。小儿齿没长全，不能服用，以免影响牙齿发育。**5. 痔漏脱肛：**虎胫骨两节，用蜜二两炙赤，捣为末，蒸饼丸如梧桐子般大。每日清晨用温酒送服二十丸。**6. 臁胫烂疮：**用齑汁揩洗患处后，刮虎骨末敷涂。

虎肉

［性味］味酸，性平，无毒。

陶弘景说：俗方说，热食虎肉，会坏人齿。

孟诜说：正月不要吃虎肉，伤人神。

李时珍说：虎肉有土气，味不甚佳，加盐吃稍好一些。

［主治］主治恶心欲呕，益气力，止吐唾液。《名医别录》

食之治疟疾，辟三十六种精魅。（孟诜）

虎皮

［主治］治疟疾。（陈藏器）

辟邪魅。（李时珍）

【发明】李时珍说：《起居杂记》上说：在虎豹皮上睡卧，令人神惊。它的毛溃入疮口，有大毒。

豹

兽部 兽类

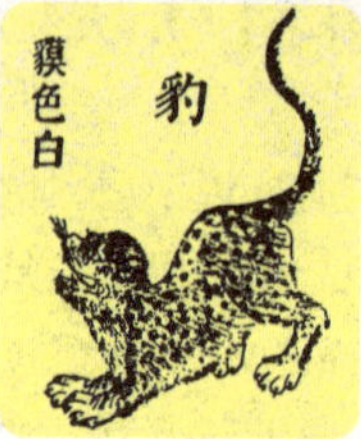

【释名】又名：程、失刺孙。

李时珍说：豹生性暴烈，所以称为豹。东胡叫它失刺孙。

【集解】李时珍说：豹在辽东和西南等地的山中时有出没。形状像虎，但比虎小，白面团头，十分爱惜自己的毛彩。皮毛上花纹像钱币的，叫金钱豹，其皮适宜用来做裘衣。花纹如艾叶的，叫艾叶豹，皮毛比前者稍次。西域还有金钱豹，花纹像金线。海中有水豹，与天上的箕星相应。《广志》上说，狐死时，头朝向洞穴所在的土丘，豹死时，头朝向大山，是它们不忘本的表现。豹胎最好，是八珍之一。

豹肉

［性味］味酸，性平，无毒。

孙思邈说：性温，微毒。正月不能吃，否则会伤神损寿。

［主治］安五脏，补绝伤。《名医别录》

壮筋骨，强志气，耐寒暑，使人威健

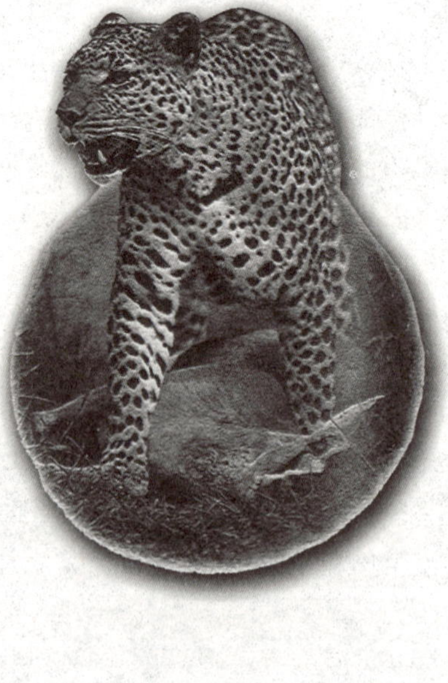

勇猛。《日华子诸家本草》

辟鬼魅神邪。(孙思邈)

豹头骨

[主治]烧灰淋汁,去头风白屑。(孟诜)

作枕睡,可辟邪。(李时珍 出《五行志》)

豹皮

陈藏器说:不可借靠皮睡觉,令人神惊。其毛入人疮中,有毒。

象

兽部 兽类

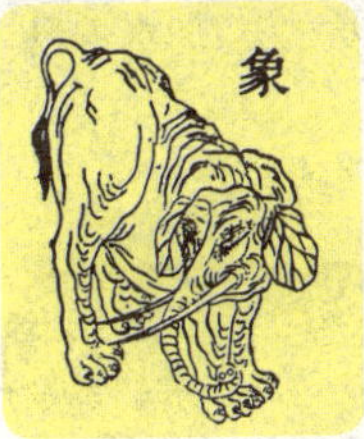

【释名】又名:伽耶。

李时珍说:许慎《说文解字》说:象字,像其耳、牙、鼻、足之形。

【集解】李时珍说:象生活在交、广、云南及西域各地。野象多成群结队。番人畜养象来载重物,酋长则用它来乘坐。象有灰、白二色,形体庞大,面目丑陋。大的身高一丈多。象肉是牛的好几倍,眼睛像猪。四脚像柱子一样,没有指甲而有爪甲。行走时先移动左脚,卧下时用臂着地。它的头不能俯地,颈不能旋转,耳朵下垂。其鼻子大如它的脚臂,下垂到地面,鼻端很深,可以开闭。鼻中有小肉爪,能拾起针芥。吃东西、饮水都用鼻卷入口中。它一身的力量,都在鼻上,所以象伤了鼻就死。象耳朵后有穴,薄如鼓皮,刺这个地方它也会死。口内有食齿,上下嘴唇边露出两颗牙夹住鼻,雄象的牙长六七尺,雌象的才一尺多。雄雌在水中交配,以胸相贴,和其他兽不同。象喜欢吃草、豆、甘蔗和酒,而怕烟火、狮子和巴蛇。南方人杀野象,多设置穴来让它陷入,或在路上埋象鞋,用以索住它的脚。捕活象则用雌象为媒而诱惑捕之。饲养它且与它亲近,久了便会渐渐懂人的语言。象皮可以做成鼓,湿的时候切成条,可以用来穿器物。

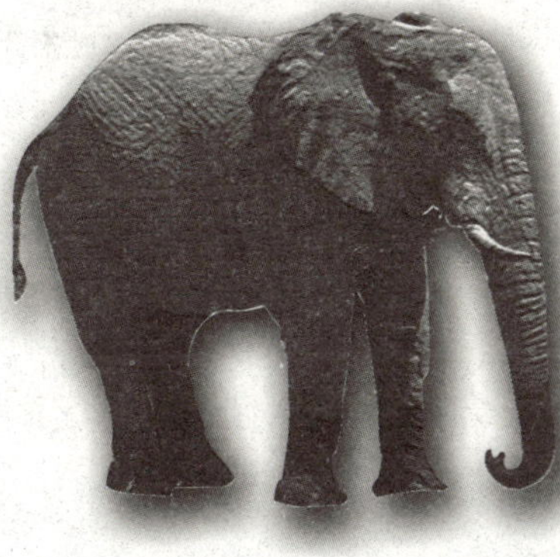

甄权说:西域人器重象牙,用来装饰床座。中国器重它,是用来制作上朝时拿着的手杖。象每次换掉的牙,自己都埋藏好,当地人用木制牙来偷换象牙。

象肉

[性味]味甘、淡,性平,无毒。

[主治]烧灰,和油涂搽秃疮。多吃,让人发胖。(李时珍)

【发明】李时珍说:《尔雅》上说:象肉肥脆,有点像猪肉,味淡而滑,所以利于通小便。烧过,则从火化,所以又能减少小便。

犀

兽部 兽类

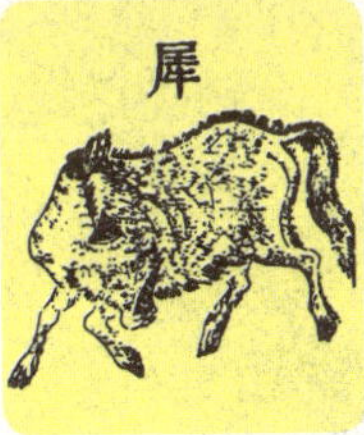

【释名】又名:兕。

李时珍说:犀字,篆文象形。古时多称兕,现在多叫犀;北方多称兕,南方多称犀。

【集解】苏颂说:犀像水牛,猪头、大腹、矮脚。脚像象,有三蹄。黑色。舌上有刺,喜欢吃荆棘。皮上每一毛孔生三根毛,像猪。有一角、二角、三角的犀。

李时珍说:犀牛出自西番、南番、滇南和交州等地。有山犀、水犀、兕犀三种。又有毛犀与其相似。山犀生活在山林中，人们常常猎得。水犀出入水中，最为难得。山犀和水犀都有二角，鼻角长而额角短。水犀皮有串珠样鳞甲，而山犀没有。兕犀即雌犀，头顶只长有一角，纹理细腻，斑白分明，不可入药。一般，雄犀角纹理粗，而雌犀纹理细。犀角纹理如鱼子形，称为粟纹。纹中有眼，称为粟眼。黑中有黄花的为正透，黄中有黑花的为倒透，花中还有花的为重透，以上这些都叫通犀，是上品。花像椒豆斑状的次之，乌犀纯黑无花的为下品。

犀角

［性味］味苦、酸、咸，性寒，无毒。

徐之才说：与松脂相使。恶雷丸、藋菌。

李时珍说：与升麻相使。恶乌头、乌喙。

［主治］主治百毒蛊疰，邪鬼瘴气，杀钩吻、鸩羽、蛇毒，除邪。《神农本草经》

治伤寒温疫，头痛寒热，各种毒气。《名医别录》

避中恶毒气，镇心神，解高热，散风毒。治发背痈疽疮肿，化脓成水，治疗流行性疾病，发热如火烧，烦闷，毒入心中，狂言妄语。《药性本草》

治心烦，止惊，镇肝明目，安五脏，补虚劳，退热消痰，解山溪瘴毒。《日华子诸家本草》

主治风毒攻心，发热胸闷，赤痢，小儿发痘，风热惊痫。《海药本草》

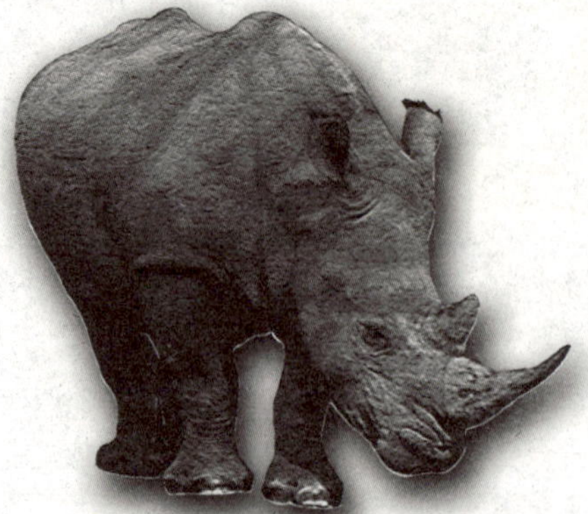

烧灰用水送服，治卒中恶心痛，饮食中毒，药毒热毒，筋骨中风，心风烦闷，中风失音。用水磨汁服，治小儿惊热。山犀、水犀，功用相同。（孟诜）

磨汁服，治吐血、鼻出血、下血及伤寒蓄血、发狂谵语、发黄发斑、痘疮稠密、内热黑陷，或不结痂，能泻肝凉心、清胃解毒的作用。（李时珍）

【附方】**1. 吐血不止，血色像鹅肝或鸭肝**：生犀角、生桔梗一两，同研为末，每次用酒送服二钱。**2. 消毒解热**：生犀角尖，磨成浓汁，频频饮服。**3. 下痢鲜血**：犀角、地榆、生地黄各一两，同研成细末，炼蜜制成弹子大的丸子，每次取一丸，加水一升，煎成五合，去渣，温服。

麝

兽部 兽类

【释名】又名：射父、香獐。

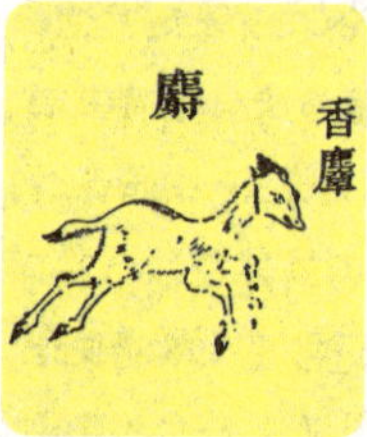

李时珍说：麝的香气能向远处播散，所以叫麝。也有人说麝父之香来射，故名，也说得通。它的外形像獐，所以俗称香獐。梵书上把麝香叫莫诃婆伽。

【集解】陶弘景说：麝的外形像獐但比獐小，为黑色。常吃柏树叶，也吃蛇。麝香长在阴茎前的皮下，并有膜袋裹着。五月时获得香，往往可以在麝香中看到蛇皮和骨。现在的人用蛇蜕皮裹麝香，说是会更香，这是两物相使的原因。麝在夏天捕食很多的蛇、虫，到寒冬时，则香已填满，入春后麝脐内急痛，便自己用爪子剔出香，还拉屎尿将香覆盖住。麝常在一个固定的地方剔香。曾有人遇到麝藏香之处，得香一斗五升，这样的香绝对超过杀取的。

苏颂说：现在陕西、益州、利州、河东等处的山中都有麝出没，而秦州、文州各少数民族地方尤其多。蕲州、光州有时也有，但香特别的小，一子才只有弹丸般大，不过往往是真的，因那的人不大会做假。麝香分三等：最好的是生香，名遗香，是麝自己剔出来的香，极难获得，价同明珠。这种香聚合处，远近的草木都不生长，或者变为焦黄。如有人带香走过园林，则园中的瓜果都不结果实。第二等是脐香，捕杀麝而获得的。第三等是心结香，这是麝遇到大兽追逐，惊恐失心，狂跑跌死。有人获得，剖开心看到血流出，滴在脾上，成干血块的就是，不堪入药用。

慎微说：《谈苑》载，商汝山中有很多麝，遗粪常在一个固定的地方，人以此而获得。麝天生对自己的脐很爱护，如果人追赶它过急，它即跳岩，并举爪剔裂其香，死后仍拱起四足保护脐。所以李商隐有诗说："投岩麝退香。"许浑诗说："寻麝采生香。"

李时珍说：麝居住在山中，獐居住在沼泽之地，可以此来分辨它们。西北产的麝香结实，东南产的叫土麝，也可以用，只是药力次之。中南有灵猫囊，其香气如麝，人们常将它们混淆。

麝脐香

[性味]味辛，性温，无毒。

李鹏飞说：麝香不可接近鼻子，否则有白虫入脑，会得癞病。将麝香长期带在身上，香会穿透关节，让人生怪病。

[主治]辟恶气，杀鬼精物，除三虫蛊毒，治温疟惊痫。《神农本草经》

疗各种凶邪鬼气，中恶，心腹暴痛，胀急痞满，风毒，能去面黑斑、目生翳膜，治妇人难产，可堕胎。《日华子诸家本草》

疗鼻窒，闻不到香臭。(王好古)

通诸窍，开经络，透肌骨，解酒毒，消瓜果食积，治中风、中气、中恶，痰厥，积聚癥瘕。(李时珍)

【附方】**1. 中风不省**：麝香二钱，研为末，加清油二两和匀，灌服，过一会则病人自己苏醒。**2. 瓜果食积，伤脾作胀，气急**：取麝香一钱，生桂末一两，加饭和成绿豆大的丸子。大人服十五丸，小儿服七丸，白开水送下。**3. 催生易产**：用麝香一钱，水研服，立下。**4. 山岚瘴气**：用水送服麝香三分，即解。

麝肉

[性味]味甘，性温，无毒。

孟诜说：蛮人常食用，味像獐肉而带腥气，说是吃了不怕蛇毒。

[主治]主治腹内积块、腹胀痛。(李时珍)

猫

兽部|兽类

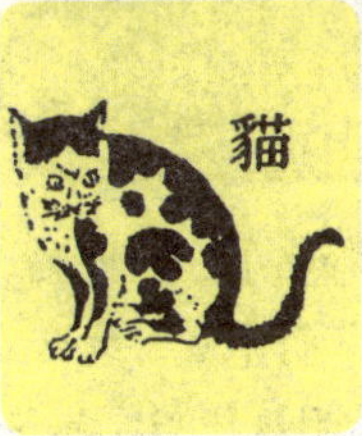

【释名】又名：家狸。

李时珍说：猫，是苗、茅二字的音，它的名字就因其叫声而来。陆佃说，鼠为害禾苗而猫捕食鼠，所以猫字从苗。

【集解】李时珍说：猫是捕鼠的小兽，各处都有畜养，皮毛有黄、黑、白、花数种颜色。它的身形像狸，颜面像老虎，毛柔软而牙齿锐利。一般认为尾长腰短，目光

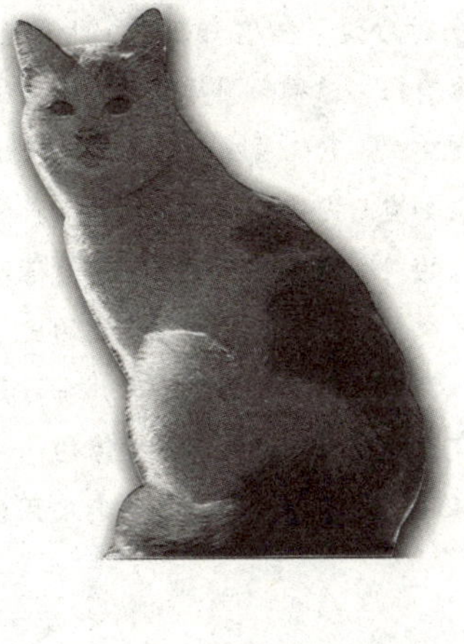

如金银，上腭棱多的为好。也有人说它的眼睛依时间而变化，子、午、卯、酉时像一条线，寅、申、巳、亥时像满月，辰、戌、丑、未时像枣核。猫的鼻端常常是冷的，只有夏至那一天是暖的。猫生性怕冷而不怕热，能以爪画地扑食，随月旬上下而先咬鼠的头还是尾，这些与虎相同，属阴类动物。猫受孕两个月后生子，一胎有数只，也经常有自食其子的现象。

猫肉

［性味］味甘、酸，性温，无毒。

［主治］主劳疰、颈淋巴结核瘘管和血吸虫病。

【发明】李时珍说：《神农本草经》认为猫、狸为一类。然而狸肉可以食用，食用猫肉则不好，也不能归入食品，所以用它的地方很少。

狸

兽部｜兽类

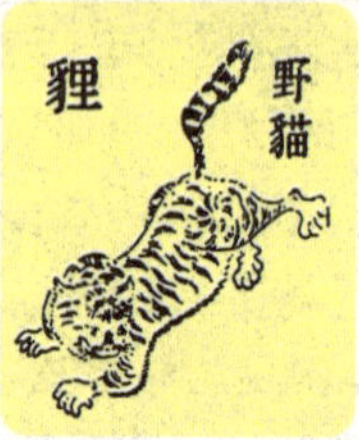

【释名】又名：野猫。

【集解】寇宗奭说：狸的外形很像猫。其花纹有两种：一种像连钱，一种像虎纹。肉味与狐狸肉差不多。江南有一种牛尾狸，其尾巴像牛，人们多是将它用酒糟腌制后食用，没有听说用它入药。

李时珍说：狸有好几种：大小台狐，毛杂黄黑有斑，像猫而圆头尾巴大的是猫狸，善于偷食鸡鸭。它的气味臭，肉不能食用。还有一种斑如虎而尖头方口的是虎狸，善食虫鼠果实。它的肉不臭，可以食用。像虎狸而尾巴有黑白钱纹相间的，叫九节狸。它的皮可用来做裘领。据《宋史》载，宋史安陆州贡野猫、花猫，就是虎狸和九节狸。还有花纹像豹，且发出麝香气味的，是香狸，即灵猫。南方有颜面白色而尾巴像牛的，是牛尾狸，也叫玉面狸，专门攀上树吃各种果实，冬天极肥，人们常把它糟制成珍品，很能醒酒。《广雅》载：人们捕来玉面狸豢养，老鼠都驯服地伏着，不敢出来活动。另外，还有一种像猫狸却很小，色黄有斑纹，居住在沼泽中，吃虫、鼠及草根的，叫作犰（音迅）。又登州岛上有海狸，头像狸而尾像鱼。

狸肉

［性味］味甘，性平，无毒。

李时珍说：《内则》上说“食狸去正脊”，因脊骨对人不利。反藜芦。

［主治］治邪气侵袭肌体所致的疾病。《名医别录》

治风湿鬼毒气，皮中如有针刺。（李时珍）

做成肉羹，治痔疮及鼠瘘。（苏颂）

益气，祛游风。（孙思邈）

狐

兽部｜兽类

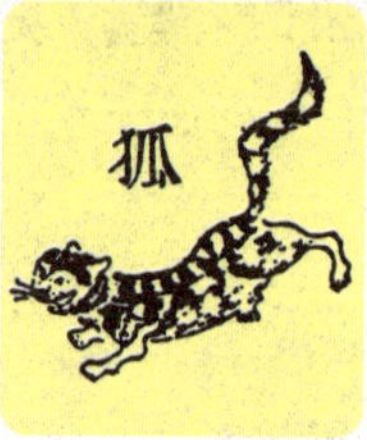

【释名】李时珍说：《埤雅》说，狐，孤也。狐生性多疑，多疑则不合群，所以狐字从孤。也有人说狐善知虚实，以虚击实，实即孤，所以字从孤，也说得通。

【集解】苏恭说：狐外形像小黄狗，但鼻子尖，尾巴大。

李时珍说：狐，南北方都有，北方最多。狐有黄、黑、白三种颜色，白色的尤其稀有。尾有白钱纹理的狐也很好。狐白天在洞穴里伏着，夜间出来偷食。它的声音像婴儿，气味极臊烈，毛皮可做裘衣。它的腋毛为纯白色，叫作狐白。许慎说，狐是妖兽，为鬼邪所附。狐有三个特点，色中和，前小后大，死时头朝向洞穴所在的山坡。

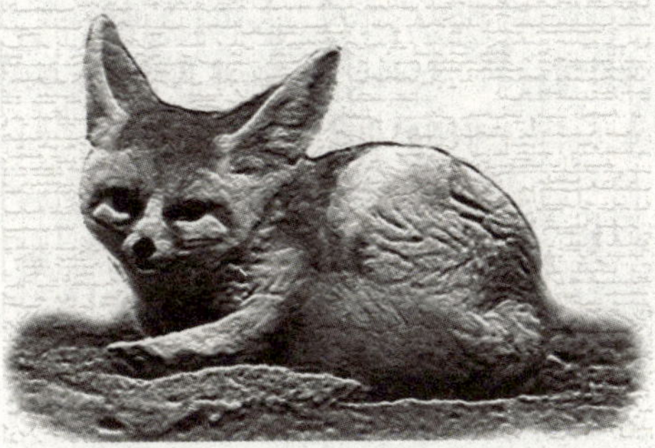

狐肉

［性味］味甘，性温，无毒。

［主治］狐肉同肠一道做肉羹吃，治疮疥不愈。（苏恭）

煮、烤来吃，能补虚损；又主五脏邪气。患蛊毒寒热的人，宜多吃。（孟诜）

切成细肉生吃，可暖中去风，补虚劳。（苏颂）

狐皮

［主治］辟邪魅。（李时珍）

貉　兽部｜兽类

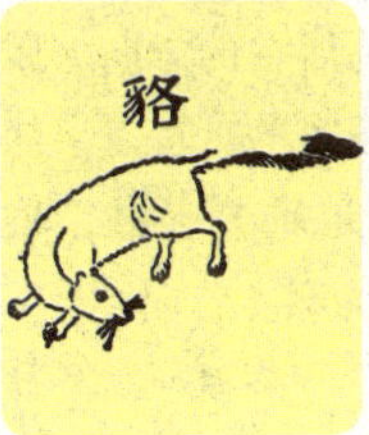

【释名】李时珍说：按《字说》上载，貉与獾在同一洞穴中不同地方，故字从各。《说文解字》作貈。

【集解】寇宗奭说：貉的外形像小狐，毛为黄褐色。

李时珍说：貉生长在山野间。外形像狸，头锐鼻尖，斑色。它的毛深厚温滑，可用来制作裘服。与獾同居一穴而各在一处，白天伏睡夜晚出来，捕食虫物，出来活动总是与獾随行。它生性好睡，人们饲养它，用竹将它叩醒，过不了一会儿它又睡了，所以把好睡的貉叫作貉睡。俗言打瞌睡，是谬误。俚人又说，它其实并不是喜欢睡觉，而是耳朵聋，所以一见到人就走。

貉肉

［性味］味甘，性温，无毒。

［主治］主治五脏虚劳及女子虚惫。（苏颂）

貒（猪獾）　兽部｜兽类

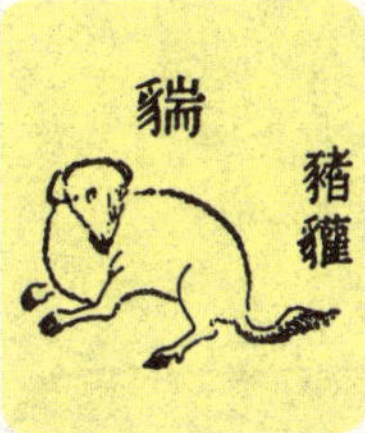

【释名】又名：獾豘、猪獾。

【集解】李时珍说：貒也就是现在所说的猪獾，各处山野间都有，穴居。它的外形像小猪，形体肥而行动迟钝。其耳聋，见人便跑。它短脚短尾，嘴尖，毛为褐色，能打洞入地，吃虫、蚁和瓜果。它的肉微带些土味，皮毛不如狗獾的好。

猪獾肉

［性味］味甘、酸，性平，无毒。

［主治］水胀久不愈而垂死的人，将貒做羹吃，逐水效果好。（苏恭）

服丹石动热，下痢赤白久不愈的，将貒肉煮后露一夜，空腹和酱食用，一顿即愈。瘦人加五味调和煮食，可长肌肉。（孟诜）

野兽中只有猪獾的肉味最甘美，对瘦人有益。（寇宗奭）

治上气虚乏，咳逆劳热，将貒肉加五味煮食。（吴瑞）

獾　兽部｜兽类

【释名】又名：狗獾、天狗。

李时珍说：獾又作貆，因它肥钝的样子，蜀人把它叫作天狗。

【集解】汪颖说：各处山野间都有狗獾。它居住在土洞里，外形像家狗而脚短，吃果实。其肉味很香美，皮可制成裘衣。

李时珍说：貒是猪獾，獾为狗獾，两者相似但略有不同。狗獾像小狗而更肥壮，尖嘴短足，尾短毛长，为褐色，皮可做裘领，也吃虫蚁瓜果。另外，辽东女真地区有海獾，它的皮可用来做裘衣，也属此类。

獾肉

［性味］味甘、酸，性平，无毒。

［主治］补中益气，宜人。（汪颖）

小儿疳瘦，杀蛔虫，适宜食用。（苏颂）

其他功用与猪獾相同。（李时珍）

豺

兽部 | 兽类

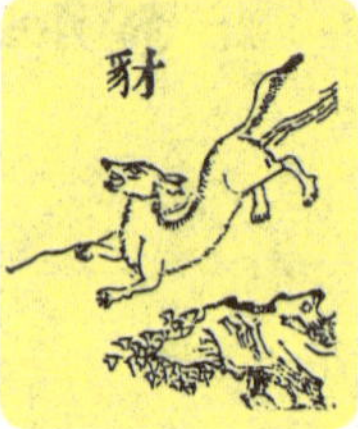

【释名】又名：豺狗。

李时珍说：按《字说》上说法，豺能胜过同类，且知道祭兽，可以说有一定才智，所以字从才。

【集解】李时珍说：山中到处都有豺，属狼类，俗名叫豺狗。它的外形像狗但很白，前足矮，后足高，尾巴长。它的体形细瘦而健猛，毛色黄褐而散乱，牙齿像锥子且能噬物。豺成群行动时，虎也害怕它们。豺喜欢吃羊，声音像狗，人们都讨厌它，认为它能招引鬼怪，是不祥之物。它的气味臊恶无比。罗愿说："世间传言，狗是豺的舅舅，豺见到狗则下跪。"这不过是动物间的相互制约罢了。

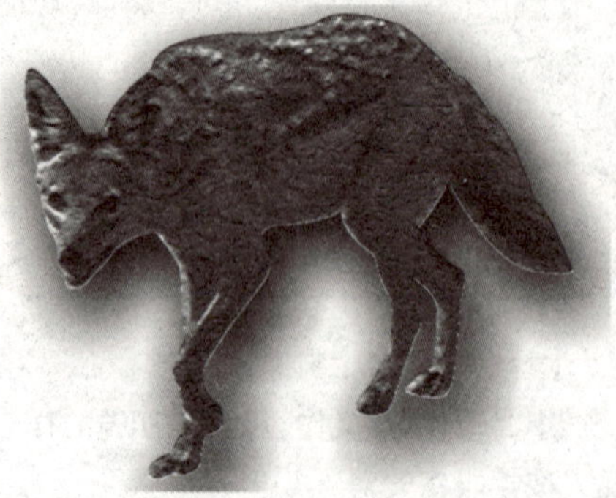

豺肉

［性味］味酸，性热，有毒。

孟诜说：吃豺肉，会损人的精神，消耗人的脂肉，让人消瘦。

豺皮

［性味］性热。

［主治］治冷痹脚软，将皮炮制好后缠裹病处。（苏恭）

疗各种疳痢，腹中各种疮，将其煮汁饮，或烧成灰用酒冲服。烧成的灰也可以用来敷齿疮。（孟诜）

狼

兽部 | 兽类

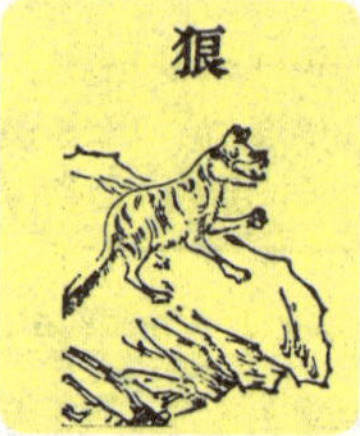

【释名】又名：毛狗。

李时珍说：按《禽书》上的说法，狼追逐猎物时，能倒立，能预测猎物所在的方向，属兽中厉害的，所以字从良。《尔雅》上载，雄狼叫獾，雌狼叫狼，子狼为獥（音叫）。

【集解】李时珍说：狼，属豺类，到处都有，北方尤其多，人们喜欢吃。南方人叫它毛狗。它居住在洞穴中，形体大如狗，锐头尖嘴，面颊白色而两肋相连，身体前部窄、高，后部宽、矮，脚不高，吃鸡、鸭、鼠类。它的毛色黄黑相杂，也有苍灰色的；声音能大能小，还能装作小儿啼哭声来迷惑人，山村人尤其厌恶它冬天的啼叫。它的肠直，所以鸣叫时尾部扬起，粪便接连不断。把它的粪便点成烽烟，烽烟直上而不斜，即使狂风也吹不散，所以军情紧急时点燃它示警。狼生性警惕，食前善于张望而吃时凶暴，践踏猎物，散乱不堪。狼老时，颌下肉垂着像袋子，向前走时会踩到，向后退时会被自己的尾巴绊倒，进退两难。其象上应奎星。

汪颖说：狈前足短，知道哪有食物，狼后足短，背狈而走，所以称为狼狈。

狼肉

［性味］味咸，性热，无毒。味道比狐、犬要好。

［主治］补益五脏，厚肠胃，填精髓，腹内有积冷的人适宜吃。（李时珍）

兔

兽部 兽类

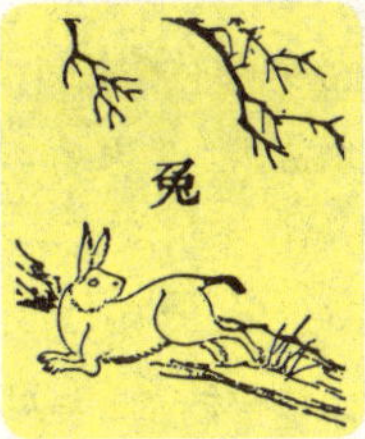

【释名】又名：明视。

李时珍说：《礼记》叫它明视，是说兔子眼睛不眨，看东西清楚明了的意思。梵书上把兔叫舍舍迦。

【集解】苏颂说：到处都有兔子。它是食物中的上味。

李时珍说：按《事类合璧》载，兔大如狸而毛为褐色，外形像鼠而尾短，耳大而尖。上唇缺，体内没有脾，胡须长，前脚短。屁股有九个孔，靠脚背坐，矫健快捷善跑跳。

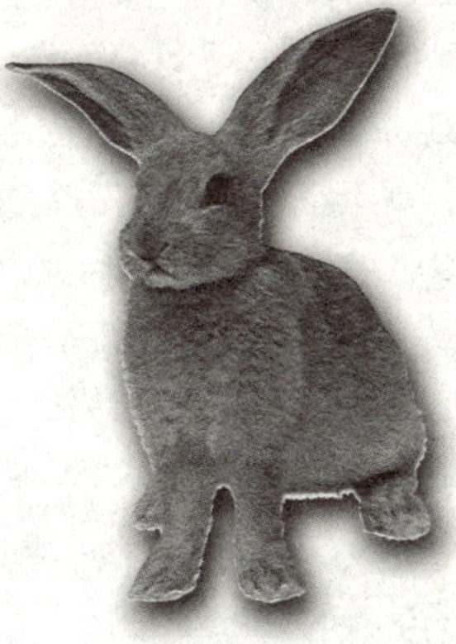

兔肉

［性味］味辛，性平，无毒。

［主治］补中益气。《名医别录》

湿热痹证。（陈藏器）

能止渴健脾，兔肉生吃，可压丹石毒。《日华子诸家本草》

凉血，解热毒，利大肠。（李时珍）

【发明】李时珍说：兔到冬天咬树皮，是因为已得金气，气血充实，所以味美。到春天，食草麦而金气衰退，所以味道不如冬天的好。现在民间给小儿吃兔肉，说是使痘出稀少，大概是因其性寒而解热的缘故，所以又能治消渴，压丹石毒。如果痘已出，及虚寒的人，不要吃兔肉。

山獭

兽部 兽类

【集解】李时珍说：山獭产于宜州、嵠峒以及南丹州，当地人叫它插翘。它性情淫毒，山中有山獭，母兽都会逃避离去。獭没有配偶则抱木而枯死。据说瑶族妇女在春天集体进山捉取它。獭闻妇人的气味，必定会跳起来抱住妇人，牢固不可摆脱，因而可扼杀它。把它背回家，取阴卵一枚，价值黄金一两，如果得到抱木而死的獭就更奇贵了。部族首领对此莪物甚为珍生，有私自将其卖出瑶界的，论罪当死。此物就是本地也不常有，方士们多用鼠璞、猴胎不冒充。

山獭阴茎

［性味］味甘，性热，无毒。

［主治］阳虚阴痿，精寒而清的人，用酒磨少许服用。（李时珍）

山獭骨

［主治］解药箭毒，研少许敷搽，立消。（李时珍）

水獭

兽部 | 兽类

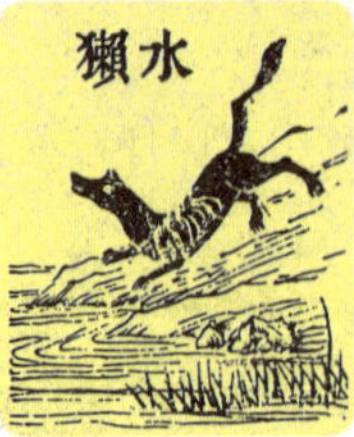

【释名】又名：水狗。

李时珍说：《字说》上载，水獭在正月、十月两次将捕到的鱼陈列水边，如祭祀一般，知恩图报，一些兽多依赖它，又因其外形似狗，所以字从犬，从赖。

【集解】陶弘景说：水獭多在溪岸边出没。有两种水獭，入药只取以鱼祭天的那种。还有一种是猵獭，个大而头像马，身像蝙蝠，不入药用。

寇宗奭说：獭，四脚都短，头、身和尾都狭小，毛色像旧的紫帛。大的身至尾长三尺多。它吃鱼，生活在水中，也在树木上休息。如将獭放在大水瓮中，它在里面旋转如风，水都成漩涡。西戎的人用它的皮来装饰毳服领、袖，说是不沾污垢。

李时珍说：獭像青狐但体形小，毛为青黑色，像狗，皮肤像蝙蝠，尾巴长，有四足，居住在水中，吃鱼。它能知道水的汛期而选择洞穴所在，乡人以此来判断涝旱。古有“熊吃盐而死，獭饮酒而毙”的说法。现在川、沔的渔家，往往驯养它，让它捕鱼，很敏捷。也有白色的水獭。

水獭肉

［性味］味甘、咸，性寒，无毒。

陶弘景说：不可与兔肉一起吃。

［主治］煮汁服，疗疫气温病，以及牛马时令流行病。《名医别录》

治水汽胀满，热毒风。《日华子诸家本草》

主治骨蒸热劳，血脉不行，荣卫虚满，及女子经络不通，血热，大小肠秘。另外，它能消耗男子阳气，不宜多吃。（苏颂）

鼠类

鼠

兽部 | 鼠类

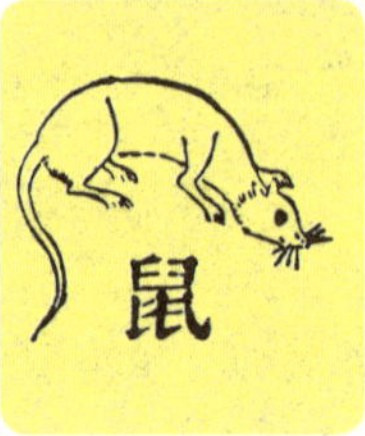

【释名】又名：鼫（音锥）鼠、老鼠、首鼠、家鹿。

李时珍说：此就是居家常见的鼠。因它尖嘴锐牙，善于打洞，所以南阳人叫它鼫鼠。它的寿命很长，所以俗称老鼠。它生性多疑而不果断，所以叫首鼠。因岭南人吃老鼠，为了避讳，故叫它家鹿。鼠字篆文，像其头、齿、腹、尾之形。

【集解】李时珍说：鼠像兔而体形较小，青黑色。有四齿而无牙，长须露眼。前足有四爪，后足为五爪。尾有纹理如织布但没有毛，尾的长短与身长相等。鼠五脏俱全，肝有七叶，胆在肝的短叶间，大如黄豆，纯白色，紧贴肝脏而不下垂。鼠怀孕一个月而生子，多的可达六七个。鼠的种类繁多。

【附录】

鼨鼠 鼨音终。郭璞说：其大小如拳，纹理如豹。

鼩鼱 读为劬精。它像鼠但体形小些，也就是今天的地鼠。

水鼠 李时珍说：洞筑在水边岸穴里，水鼠似鼠但体形小些，吃菱、芡、鱼、虾。

冰鼠 东方朔说：冰鼠生在北方荒野的积冰下，皮毛很柔软，可做成垫席，睡在上面可以驱寒。肉可以做成肉脯，吃了止热。

火鼠 李时珍说：火鼠生活在西域及南海火州，那里的山有野火，春夏生，秋冬灭。鼠产在这样的山中，很大。火鼠的毛以及那里草木的皮，都可用来织布，脏了用火烧，即干净。叫作火浣布。

牡鼠（雄鼠）

［性味］味甘，性微温，无毒。

《日华子诸家本草》说：入药不用雌鼠。

［主治］腊月，用猪脂煎鼠至枯，去滓熬膏收用，治跌打损伤、冻疮、汤火伤。（孟诜）

【发明】刘元素说：鼠善于穿穴，用它来治疮瘘，是因其性而用。

鼠肉

［性味］味甘，性热，无毒。

鼹鼠

兽部 ┊ 鼠类

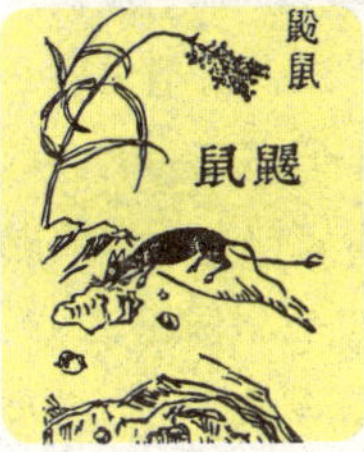

【释名】又名：田鼠、鼢鼠、隐鼠。

【集解】《名医别录》载：鼹鼠在土中行。

苏颂说：田陇间处处都有。其形类鼠而服，多油膏。干旱年很是危害田地。

寇宗奭说：鼹，脚很短，尾长一寸多，眼睛很小，颈项特别短。

［时珍说］隆庆辛未年间夏秋长大水，蕲黄濒江等地，鼹鼠遍野，都是栉鱼变化而导致的。芦稼的根部全被吃完，这些鼹鼠带来的变化，不只是《月令》一书所说的只有一种。

李时珍讲：隆庆辛未年间，夏秋时候发洪水，蕲黄濒江等地，鼹鼠遍野，将芦稼的根部全部吃完。

鼹鼠肉

［性味］味咸，性寒，无毒。

［主治］烤来吃，疗痈疽，各种瘘蚀恶疮、阴部烂疮。《名医别录》

久食可去风，主疮疥痔瘘。（陈藏器）

治风热久积，血脉不行，结成痈疽，可消。（苏颂）

鼹鼠膏

［主治］治各种恶疮。

鼫鼠

兽部 ┊ 鼠类

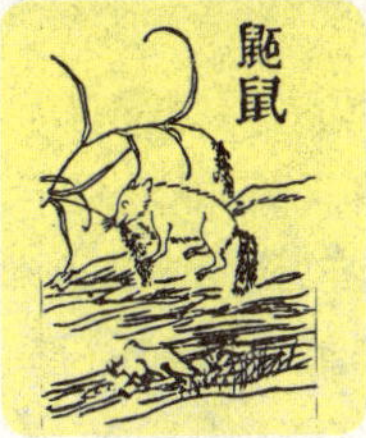

【释名】又名：硕鼠、雀鼠。

【集解】李时珍说：鼫鼠到处都有，住在土洞、树洞中。形体比鼠大，头像兔子，尾有毛，青黄色。善于叫，能像人一样立起，交配前两脚舞动。喜欢吃粟、豆，与鼹鼠都是田害。鼹鼠小，生活在田里，而硕鼠大，生活在山中。

范成大说：宾州硕鼠爱吃山豆根，当地人用它的腹干入药，叫鼫鼠肚。

土拨鼠

兽部 ┊ 鼠类

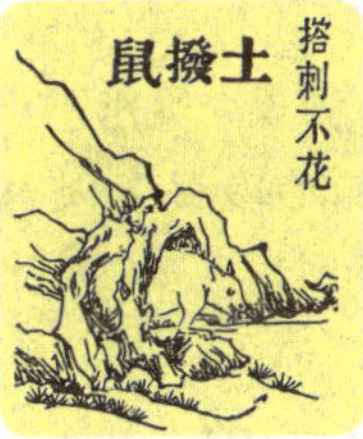

【释名】又名：鼧鼥、答刺不花。

【集解】陈藏器说：土拨鼠生活在西番的山泽间，打土洞而居。形体如獭，当地人掘取食之。

李时珍说：土拨鼠的皮可做成裘，很暖和，湿寒不能穿透。

土拨鼠肉

［性味］味甘，性平，无毒。

李时珍说：按《饮膳正要》所讲：土拨鼠虽然肥，但是煮起来却没有油，多吃难消化，微动风。

貂鼠 兽部｜鼠类

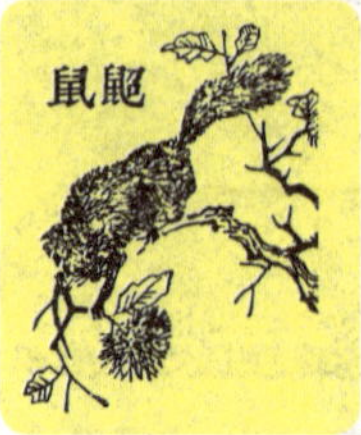

【释名】又名：栗鼠、松狗。

李时珍说：罗愿说，这种氧喜欢吃栗以及松皮，夷人叫它为栗鼠、松狗。

【集解】李时珍说：《说文解字》载：貂鼠，属鼠类，大而黄黑色，生活在丁零国。今辽东、高丽及女真、鞑靼诸胡地都有。这种鼠大如獭而尾粗。它的毛深寸许，紫黑色，蔚而不耀。用此皮制成裘、帽和风领，寒冬腊月穿着，有风吹更暖和，沾水不湿，雪落在上面就融化。拂面如焰，拭眼内异物即出，真是奇物。只是接近火时毛易脱落。汉朝制侍中的帽子，金珰饰首，前插貂尾，加以附蝉，取它的内劲而外温。毛带黄色的为金貂；白的为银貂。

黄鼠 兽部｜鼠类

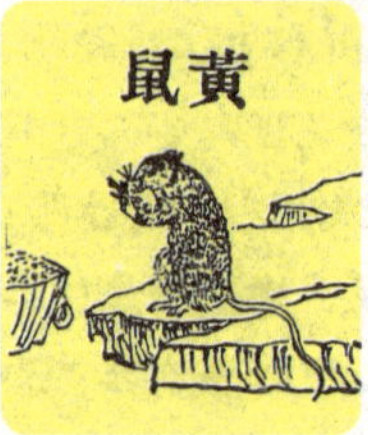

【释名】又名：礼鼠、拱鼠、䶉鼠、貔狸。

李时珍说：天气晴暖的时候，黄鼠就出来坐在洞口，见到人则前足交叉，拱起如作揖行礼一样，立即蹿入洞中。也就是《诗经》所说的，"相鼠有体，人而无礼。"

【集解】李时珍说：黄鼠出于太原、大同，延、绥及沙漠各地都有。辽人尤其视为珍贵之物。它外形像大鼠，黄色，足短善走，极肥。它所居的洞穴有土窖如床榻的形状，则是雄雌共居之处。秋天储藏豆、粟、草木的果实用来过冬，各有小窖，分别储藏。村民用水灌入洞中而捕获它。味道很是肥美，如豚子而且脆。皮可用来做裘领。它最怕黄鼠狼，因黄鼠狼能入洞将它衔出。北胡又有青鼠，皮也可用。银鼠，白色如银。

黄鼠肉

［性味］味甘，性平，无毒。

《饮膳正要》说：多食会发疮。

［主治］润肺生津。煎成膏贴疮，解毒止痛。（李时珍）

鼬鼠（黄鼠狼）兽部｜鼠类

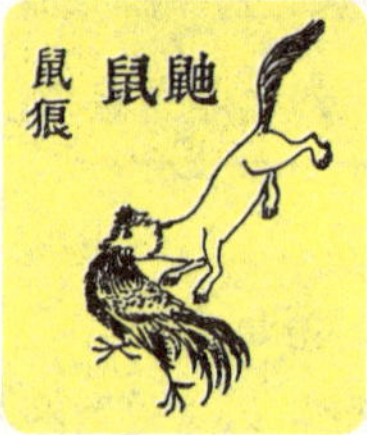

【释名】又名：黄鼠狼、鼪鼠、地猴。

李时珍说：按《广雅》所说，鼠狼也就是鼬。江东称它为鼪。其色黄赤如柚，所以叫鼬鼠。它善于捕鼠及禽畜，也能制伏蛇。

【集解】李时珍说：鼬，到处都有。外形像鼠而身长尾大，黄色带红，气味极臊臭。许慎所说的似貂而大，色黄而赤的，就是它。它的毫和尾可以用来做笔，在严冬使用也不会变硬，也就是人们通常所说的鼠须、栗尾。

鼬鼠肉

［性味］味甘、臭，性温，有小毒。

［主治］煎成油，用来涂疮疥，杀虫。（李时珍）

猬（刺猬）兽部｜鼠类

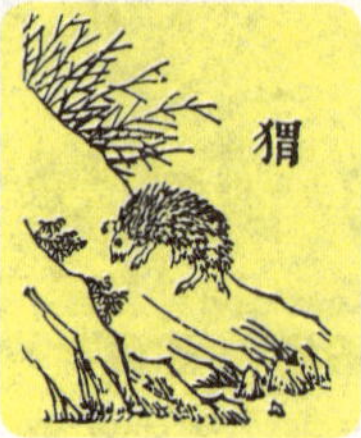

【释名】又名：毛刺、蝟鼠。

李时珍说：它的头足像鼠，所以有鼠名。

寇宗奭说：蝟皮治

胃逆，开胃气有功。其字从虫从胃，很有道理。

【集解】陶弘景说：各地的山野中都有，见人便藏起头足，毛刺蓬张刺人，要捉它不容易。它能跳入虎耳中，而见到鹊便自己仰起腹让鹊啄，动物相互制约如此。

李时珍说：猬的头、嘴似鼠，身上的刺毛如豪猪，蜷缩起来则像芡房和栗房，攒毛外刺，用尿浇它就马上张开。

寇宗奭：干猬皮连刺做成刷子，治纰帛绝佳。

猬皮

【修治】细剉，炒黑入药。

［性味］味苦，性平，无毒。

甄权说：味甘，有小毒。得酒良。畏桔梗、麦门冬。

［主治］五痔阴蚀，白带带血、五色血汁不止，阴肿，痛引腰背，用酒煮服治疗。《神农本草经》

疗腹痛疝积，将其烧灰用酒服用。《名医别录》

治肠风下血，痔病有头，多年不愈，炙后研末，白饮服方寸匕。烧灰吹鼻，止鼻血。用它解一切药力。《药性论》

【附方】**1. 痔疮下血**：用猬皮、穿山甲等分，烧存性，加入肉豆蔻一半，黄研为末。每次空腹用热米汤送服一钱。 **2. 肠风下血**：用猬皮一块，锅内烤焦，去皮留刺，木贼半两（炒黑），共研为末。每次用热酒调服二钱。**3. 大肠脱肛**：猬皮一斤（烧），磁石（煅）五钱，桂心五钱，共研为末。每次用米汤送服二钱。

猬肉

［性味］味甘，性平，无毒。

陈藏器说：食肉时要将骨去掉，误食会使人瘦弱无力，诸骨节变小。

［主治］治反办，炙黄食用。也可以煮汤饮用。又治瘘疮。（陈藏器）

炙食，肥下焦，理胃气，增强食欲。（孟诜）

猬脂

［性味］同猬肉。

［主治］肠风引起的泻血。《日华子诸家本草》

将脂融化后滴耳中，治聋。（陈藏器）

可涂秃疮疥癣，杀虫。（李时珍）

寓类、怪类

猕猴

兽部 | 寓类

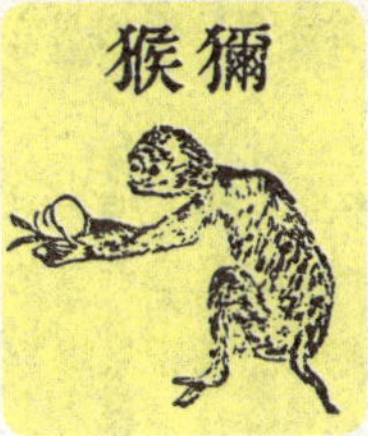

【释名】又名：沐猴、胡孙、王孙、马留、狙。

李时珍说：按斑固《白虎通》记载，猴，候的意思。看见人在放置食物，设置机关时，便凭高四望，善于等候机会。猴爱拭面如同沐浴，所以又称它为“沐”。后来人将沐误说为母，又将母误说为猕，愈错愈远了。猴长相像胡人，所以叫胡孙。《庄子》称之为狙。养马人在厩中饲养它，能预防马病，所以又叫它为马留云。梵书中叫它为摩斯咤。

【集解】唐慎微说：猕猴有好几种，属禺类。

李时珍说：猴在各地深山皆有。外形像人，眼如愁胡，两颊塌陷有颊囊，是藏食物的地方。腹内没有脾以运化食物，屁股无毛而尾短。手脚如人，也能站立起来行走。发出“嗝嗝”的声音如咳嗽一般。怀孕五月而生子，生子后多在山涧洗浴。性情躁动，喜欢毁坏东西，畜养的使它坐在木棒上，鞭打一月半才驯服。其有好几种：小而短尾的，是猴；像猴而又多须的是獿；像猴而体形大的是玃；体形大而尾长，眼睛红赤的叫禺；体形小而尾长，仰鼻的叫狖；像狖而体形大的是果然；像狖而体形小的是蒙颂；像狖而善于腾跃的为獑猢；像猴而臂长的，是猿；像猿而尾巴是金色的，叫狨；像猿而体形大，能吃猿、猴的，是独。

狨

兽部 | 寓类

【释名】又名：猱。

李时珍说：狨的毛柔长如绒，可以用来制褥垫，也可以搓成线用来缝制东西，所以叫狨，猱也从柔字。也有种说法是，狨生于西戎，所以从戎。猱古方作夒，象形。现在把长毛狗叫猱，取其毛长相似。

【集解】陈藏器说：狨生于山南的山谷中。像猴而体形大，毛很长，为黄赤色，人们用它的皮来做鞍褥。

李时珍说：据杨亿《谈苑》载：狨出自川峡深山中，外形、大小类似猿，尾巴长且为金色，俗名金线狨。它行动轻捷，善于攀缘树木，很爱惜自己的尾巴。人们用药箭射它，它中毒后就立即咬自己的尾巴。在宋代，文武三品以上的官才允许用狨皮当坐褥。

猩猩

兽部 | 寓类

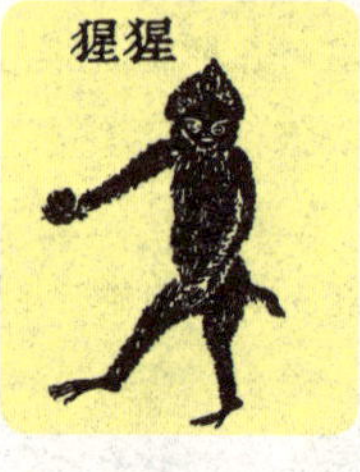

【释名】李时珍说：猩猩能够说话且能预测未来，有惺惺，即清醒、聪明的意思，故名。

【集解】李时珍说：关于猩猩的论述，在《尔雅》《逸周书》中不下数十种，现在参照各种说法概述如下：猩猩长于哀牢边境以及交趾封溪的山谷中。外形像狗和猕猴，毛黄色像猿，耳白色像猪，人面人脚，长发，头颜端正。叫声如小儿啼哭，也像狗的叫声，成队结群而行。阮汧说：当地人把酒和草鞋放置在道路两侧，猩猩见了即叫人祖先姓名，骂之而去。一会儿又来喝酒穿鞋，因而被擒，养在木槛中。按《礼记》的说法，猩猩会说人话，但郭义恭《广志》说猩猩不会说人话，《山海经》则说它能知人言。三种说法都不相同。大抵猩猩与人相像，如猿猴类，纵使能说话，也不过像鹦鹉学舌那样，也未必如阮氏所说的那样。

狒狒

兽部 | 寓类

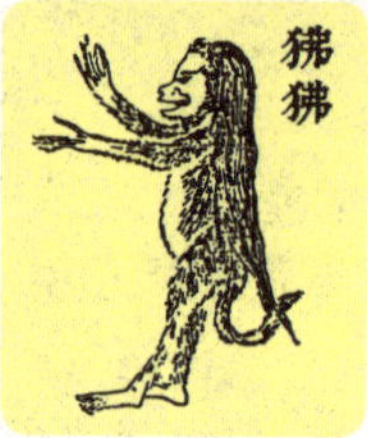

【释名】又名：枭羊、野人、人熊。

【集解】陈藏器说：狒狒生于西南少数民族地区。《尔雅》说：狒狒像人披散着头发，行动迅速，能吃人。《山海经》说：枭羊，长着人面，长唇、黑身，有毛而脚跟上翻。它见人则笑，笑则上唇会掩住眼睛。郭璞说：交广及南康郡的山中，也有狒狒。大的有一丈多长，俗称之为山都。宋孝建年间，獠人进一公一母两头狒狒。皇上问当地人丁銮，丁銮说："它的颜面像人，红赤色，毛像猕猴，有尾巴。能说人话，如鸟声。善知生死，力大能负千钧。脚后跟后翻而没有膝，睡觉时靠着其他物体。抓到人后先笑然后才将人吃掉。猎人因此将竹筒套在自己臂上，等它笑时，抽手用锥把它的唇钉在额上，由它痛得奔跑，等死后收取。狒狒的头发极长，可做成假发。"皇上于是命工匠将它画成图。

李时珍说：按《方舆图志》载：狒狒，西蜀及处州山中有，叫作人熊。人也吃它的掌，剥它的皮。闽中沙县幼山也有，长有一丈多，逢人就笑，叫作山大人，也叫野人及山魈。又有《南康记》载：山都，形如昆仑人，遍身长毛，见人则马上闭目开口，如大笑一般，爱在深涧中翻石头，找蟹吃。

第十六卷

人部

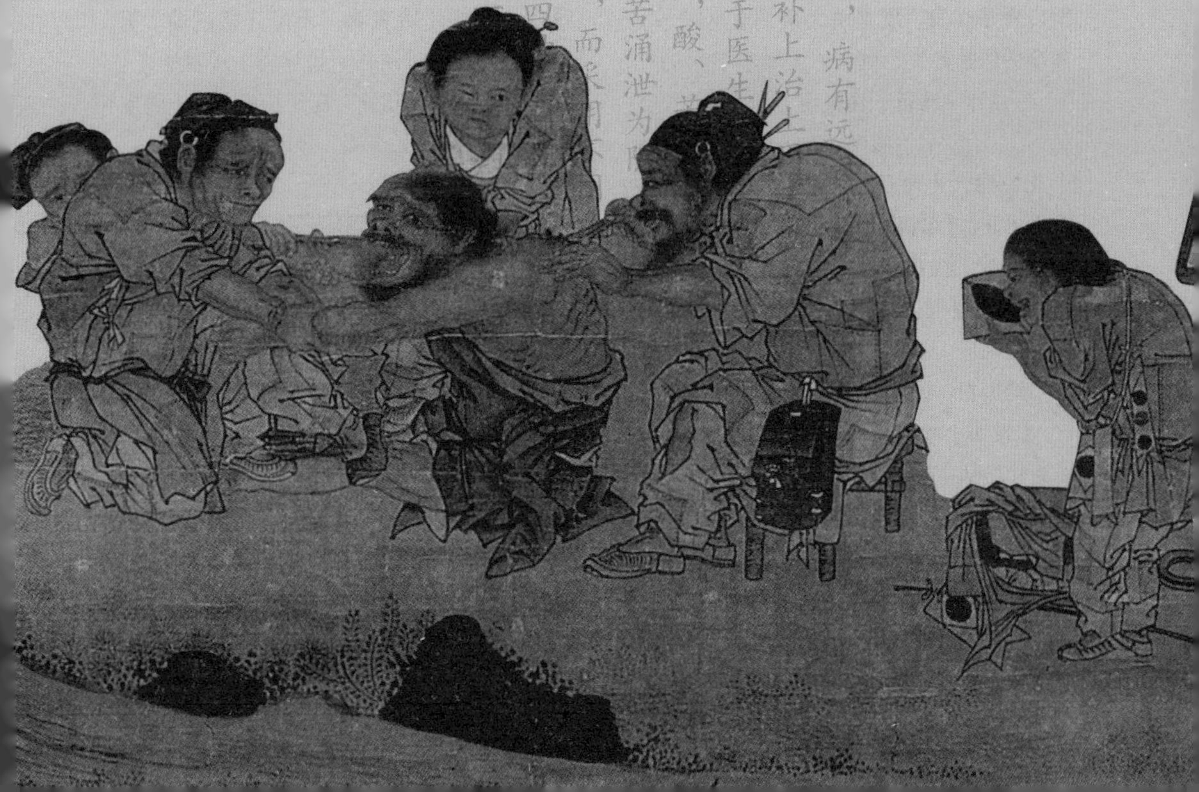

李时珍说：《神农本草经》的人部，只有发髲一种入药用，所以人有别于其他事物。后世的方士医家，把人的骨、肉、胆、血，都入药用，很是不仁。凡于仁义无害的内容才详细论述，那些残忍邪秽的则简略陈述。

乱发 人部

【释名】又名：血余、人退。

李时珍说：头上的叫发，属足少阴、足阳明经；耳前的叫鬓，属手、足少阳经；眼睛上面的叫眉，属手、足阳明经；唇上的叫髭，属手阳明经；颏下的叫须，属足少阴、足阳明经；两颊的叫髯，属足少阳经。各经的气血旺盛，毛发则美而长；气多血少，则毛发美而短；气少血多，则毛发少而恶；气血俱少，则毛发不生。气血俱热，则毛发黄而赤；气血俱衰，则毛发白而脱落。《素问》中说：肾之华在发。王冰注解说：肾主髓，脑为髓之海，发为脑之华，如脑力减退，则发变白。没寿注说：水出高原，所以肾华在发。发是血之余，血是水一类。如今的医家称发为血余，大概本于此义。

［性味］味苦，性微温，无毒。

［主治］主治咳嗽、五淋、大小便不通，小儿惊痫，止血。鼻出血，将乱发烧成灰吹鼻可止。《名医别录》

将乱发烧灰，可以治转胞，小便不通，赤白痢，哽噎，痈肿，狐尿刺，尸疰，疔肿骨疽杂疮。（苏恭）

消瘀血，补阴效果迅速。（朱震亨）

【发明】李时珍说：发为血之余，所以能治疗血病，补阴，疗惊痫，去心窍之血。

【附方】**1. 肺疽吐血：**用发灰一钱，米醋二合，开水一盏，调服。**2. 诸窍出血：**用头发、败棕、陈莲蓬各等分，一起烧成灰，每次服三钱，木香汤送下。**3. 大便泻血：**用乱发半两（烧成灰），鸡冠花根、柏叶各一两（研为末），和匀。临睡前用酒送服二钱，第二天一早再饮温酒一杯，即可见效。

爪甲 人部

【释名】又名：筋退。

李时珍说：指甲为筋之余，是胆的外候。《灵枢经》上说：肝与爪甲相应，指甲厚而颜色黄的胆厚；指甲薄而颜色红的胆薄；指甲坚硬色青的胆急；指甲软而色红的胆缓；指甲直且色白无纹的，胆直；指甲形状不正常而色黑多纹的，胆结。

牙齿 人部

【释名】李时珍说：口两旁的叫牙，当中的称齿。肾主骨，牙齿为骨之余。女子七个月大的时候开始长牙齿；七岁换牙；二十一岁时，肾气充盈，真牙长出；到四十九岁的时候，肾气开始衰竭，牙齿开始松动。男子八个月大的时候开始长牙齿；八岁换牙；二十四岁时肾气充盈，真牙长成；五十六岁的时候，肾气开始衰竭，牙齿开始松动。

乳汁 人部

【释名】又名：奶汁、仙人酒。

李时珍说：乳是阴血所化，生于脾胃，摄于冲任。未受孕则下为月经，受孕后留而养胎，产后则由红变白，上成为乳汁，这是造化之妙。凡是入药，应取首胎生男孩且乳妇健康的乳汁，白而稠的最好。色黄赤、清淡而有腥秽味的都不能用。正在怀孕中的妇人的乳汁，叫忌奶，小儿饮了会出现呕吐腹泻，成疳病，十分有害。

［性味］味甘、咸，性平，无毒。

［主治］补益五脏，使人健壮，白洁、悦泽。治疗眼红肿疼痛流泪，解独肝牛肉毒，用它和浓豉汁同服，有神效。《名医别录》

能益气，治瘦弱，润肌肤，生毛发。《日华子诸家本草》

【发明】李时珍说：人乳无定性。如果乳妇情绪平和，饮食清淡，则其乳性必定平和。如果乳妇脾气暴躁，饮酒食辛辣之物，或者有火病，则其乳必热。凡是服乳汁，须热饮，如能晒干为粉，入药更佳。

【附方】**1. 臁胫生疮：**用人乳、桐油等份，和匀，用鹅翎扫涂患处，有效。**2. 失音不语：**用人乳、竹沥各二合，温服。

人胞（紫河车）人部

【释名】又名：胞衣、胎衣、紫河车、混沌衣、混元母、佛袈裟、仙人衣。

李时珍说：人胞，是因其像衣服包着人，所以得名。

【修治】吴球说：人胞以第一胎的最好，其次用健壮无病的妇人的也可以。人胞取来后，用淘米水洗净，盛于竹器内，在溪流中洗去筋膜，再用乳香酒洗过，放在篾笼内烘干研末。还有用瓦片焙干研末的，用酒煮后捣烂的，放甑中蒸后捣晒的，其中以蒸制的为佳。

［性味］味甘、咸，性温，无毒。

［主治］治疗气血不足，妇女劳损、面干皮黑、腹内诸病瘦弱的，将人胞打理干净，用五味调和后，如做蒸饼的方法做好，给妇人吃，但不要让她知道。（陈藏器）

治男女一切虚损劳极，癫痫失志恍惚，安神养血，益气补精。（吴球）

李时珍说：人胞虽然在陈藏器的《本草拾遗》上有记载，不过以前的人用的很少。近年来，因朱丹溪说到它的功效，才被现在的医家所使用。而吴球始创大造丸一方，更被世人广泛使用。此方药味平补，即使没有人胞，也可以服用。

【附方】**1. 河车丸：**治妇女瘵疾咳嗽、骨蒸劳损等证：紫河车（最好得自初生的男婴）一具，于溪流中洗净，煮熟切细，烘干研末，加山药二两、人参一两、白茯苓半两，共研为末，用酒调糊做成梧桐子大小的药丸，再用麝香末包裹药丸养七天。每次温服三十到五十丸，用盐汤送服。**2. 大造丸：**取紫河车一具（男用女胎，女用男胎，以头胎的为好，用淘米水洗净，在新瓦上焙干研末，或者用淡酒蒸熟，捣晒研末，这样功效保存完好且没有火毒），败龟板（用酥油炙黄）二两，黄柏（去皮，用盐酒浸后炒过）一两半，杜仲（去皮，酥炙）一两半，牛膝（去苗，酒浸，晒干）一两二钱，肥生地黄二两半（加入砂仁六钱、白茯苓二两，一起装入绢袋，放入瓦罐中用酒煮七次后，去砂仁、茯苓不用，只把地黄捣烂为膏），天门冬（去心）、麦门冬（去心）、人参（去芦）各一两二钱，夏季再加五味子七钱，以上各药，除地黄外同研为末，但不接触铁器。然后将药末与地黄膏同入酒中，用米糊成如小豆大的药丸。每次空腹服八九十丸，用盐汤送服，冬季则用酒送服。女子服用则去龟板，加当归二两，用乳煮糊为丸。男子遗精，女子带下，都加牡蛎粉一两。

附录

古今医学常用度量衡对照表

1.重量单位对照表

一厘：约等于 0.03125 克。

一分：约等于十厘（0.3125 克）。

一钱：约等于十分（3.125 克）。

一两：约等于十钱（31.25 克）。

一斤：约等于十六两（500 克）。

2.古代医家用药剂量对照表

一方寸匕：约等于 2.74 毫升，或金石类药末约 2 克；草木类药末约 1 克。

一钱匕：约等于 5 分 6 厘，或 2 克。

一刀圭：约等于一方寸匕的十分之一。

一撮：约等于四圭。

一勺：约等于十撮。

一合：约等于十勺。

一升：约等于十合。

一斗：约等于十升。

一斛：约等于五斗。

一石：约等于二斛或十斗。

另外：

一铢：一两等于二十四铢。

一枚：以较大者为标准计算。

一束：以拳尽量握足，去除多余部分为标准计算。

一片：以一钱重量作为一片计算。

一茶匙：约等于 4 毫升。

一汤匙：约等于 15 毫升。

一茶杯：约等于 120 毫升。

一饭碗：约等于 240 毫升。

一字：古以铜钱抄取药末，钱面共有四字，将药末填去钱面一字之量，即称一字。

索引

A

B

C

D

E

F

G